中华人民共和国兽药典

中药显微鉴别和薄层色谱

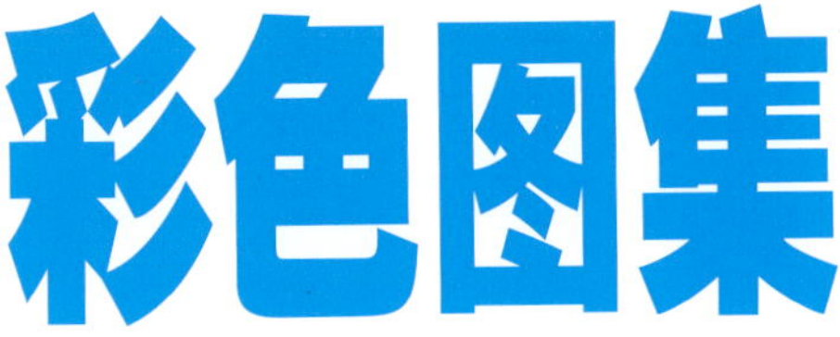

中国兽药典委员会　编著

中国农业出版社

图书在版编目（CIP）数据

中药显微鉴别和薄层色谱彩色图集／中国兽药典委员会编著．—北京：中国农业出版社，2008.9
（中华人民共和国兽药典）
ISBN 978-7-109-12878-1

Ⅰ.中… Ⅱ.中… Ⅲ.①中药鉴定学－显微结构－图集②中药材－薄层色谱－图集 Ⅳ.R282.5-64

中国版本图书馆CIP数据核字（2008）第123780号

中国农业出版社出版
（北京市朝阳区农展馆北路2号）
（邮政编码 100125）
责任编辑 黄向阳 张玲玲

中国农业出版社印刷厂印刷 新华书店北京发行所发行
2009年10月第1版 2009年10月北京第1次印刷

开本：880mm × 1230mm 1/16 印张：23.25
字数：710千字 印数：1～3 000册
定价：360.00元
（凡本版图书出现印刷、装订错误，请向出版社发行部调换）

《中药显微鉴别和薄层色谱彩色图集》编写委员会

主　　编： 高　光

副 主 编： 杨劲松　冯忠泽　董义春

编　　委：（以姓氏笔画为序）

马玉叶　叶　妮　巩忠福

刘印阁　刘自扬　苏　梅

张克家　周明霞　战　石

段文龙　顾进华　高　光

谭　梅

编 著 者：（以姓氏笔画为序）

马玉叶　刘自扬　苏　梅

张克家　战　石　顾进华

高　光　谭　梅

《中药显微鉴别和薄层色谱彩色图集》编写委员会

参加本书图谱制作的单位及个人：

中国兽医药品监察所：马玉叶　刘自扬

云南省兽药饲料检测所：谭梅

吉林省兽药饲料监察所：战石　谢英

江西省兽药饲料监察所：陈文云

山西省兽药监察所：柴桂珍　侯丽丽　宋艳红

山东省兽药质量检验所：苏梅　张志民　冯涛　牛华星

陕西省兽药监察所：周珂　朱育红

江苏省兽药监察所：平星　毕昊容

江苏省畜产品质量检验测试中心：王苏华　宋慧敏

内蒙古自治区兽药监察所：王雅军　赵桂英　武君芳　包青山

辽宁省兽药饲料监察所：吴萍　张明　许彬　鲍春琴

四川省兽药监察所：卢亚艺　何兴国　唐棣

广东省兽药与饲料监察总所：林海丹　崔成富　黄宝珠

湖北省兽药监察所：曾勇　卢芳　舒金秀　金秀娥

河北省兽药监察所：吴兰　张小苓　赵安良

广西壮族自治区兽药监察所：李毅竦　段亚丽　单乃荣

前言

显微鉴别法和薄层色谱分析法是鉴别中药真伪优劣的重要手段之一。《中华人民共和国兽药典》（以下简称《中国兽药典》）大量采用这两种方法。

为了提高显微鉴别和薄层色谱鉴别技术的应用水平，突破显微特征文字描述及手工描绘的原有模式，更加直观地反映中药显微和薄层色谱特征，中国兽药典委员会组织部分兽药监察所从事中药检验工作并富有经验的专家，采用显微图像采集技术和薄层鉴别图谱摄影技术，经过几年的实验研究，编著了这部与《中国兽药典》（2005年版）收载的成方制剂和部分药材相对应的中药粉末显微鉴别和薄层色谱彩色图集。

本书是《中国兽药典》的配套丛书之一，对于指导中药显微鉴别和薄层色谱分析有重要的实用价值，可作为中药检验中比较、鉴别和判断的参照，也可供从事兽药教学、科研、生产、供应及使用的有关人员参考。

中国兽药典委员会

二〇〇八年六月

编写说明

1.本书为《中国兽药典》的配套丛书。全书分为上、下两篇。

2.上篇为中药显微鉴别，共收载中药材21种，成方制剂153种，彩色图版共计1164幅。下篇为中药薄层色谱分析，共收载成方制剂52种，彩色图谱共计82幅。

3.本书上、下两篇收载图谱的品种，按照《中国兽药典》(2005年版)二部，分别以中文名称的笔画顺序排列。

4.上篇中显微鉴别所有图版，均由专业技术人员在实验室应用现代显微图像采集和显微摄影技术制作而成。图版的放大比例均附有标尺。图注说明部分的文字叙述，主要依据《中国兽药典》(2005年版)。

5.下篇中薄层色谱图版，是按《中国兽药典》(2005年版)正文规定的条件操作所得到的色谱图像。其文字说明内容包括：供试液制备、对照液制备、薄层板、点样、展开剂、展开方式、显色、色谱识别、注意事项等。必要的操作要点在相关图谱的【注意事项】中叙述。

6.薄层色谱图谱制作中采用的对照品和对照药材，来源于中国兽医药品监察所和中国药品生物制品检定所。

7.为保证图谱质量，本书中薄层色谱图谱的制作采用进口预制板，有特殊要求的采用自制手铺板。

8.本书附有兽用中药成方制剂中药材显微鉴别特征检索(附录1)及《中国兽药典》(2005年版)成方制剂中显微特征所描述的药材表(附录2)。

目 录

下篇 中药薄层色谱分析 …… 271

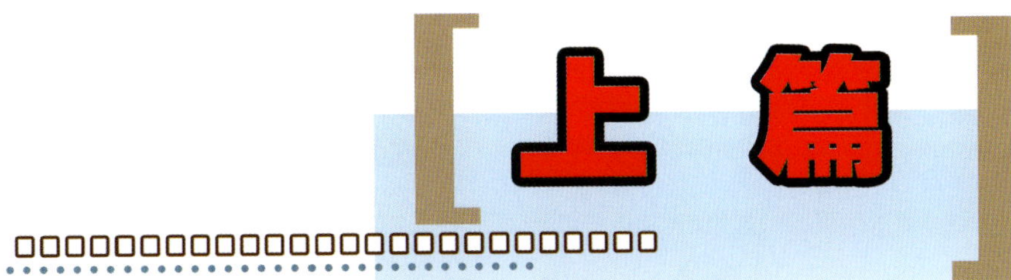

中药显微鉴别

1

第一章 中药粉末显微鉴别技术

一、概述

中药显微鉴别系指用显微镜对药材（饮片）切片、粉末、解离组织或表面制片及含药材粉末制剂中药材的组织、细胞或内含物等特征进行鉴别的方法，中药粉末显微鉴别是其中的重要内容之一，在粉末药材及成方制剂的质量微观检测工作中广泛应用。

药材经过粉碎，原有外表形态特征大部分消失，用肉眼难以鉴别；用多种中药粉末制成的散、片，则更难凭肉眼辨识其真实性。应用中药粉末显微鉴别技术，既可检测出成方制剂所列出的组分，还能够通过指标性鉴别特征检测出处方中某些未列出的组分，包括掺伪、改变处方等情况，从而弥补了理化鉴别的不足。

中药粉末显微鉴别有快速、简便、准确的特点。“快速”是指制样、检验迅速，只要在显微镜下观察到供试品组成药物的各自专属性特征，即可确定其与处方是否吻合；“简便”是指方法和设备简单、方便，一般只需显微镜和一些常规的检验试剂等；“准确”是指药材的细胞、内含物及组织等鉴别特征指标具有生物学上的稳定性，不少成方制剂所具有的显微综合特征专属性强，不易发生混淆。

显微鉴别技术在应用上有一定的局限性：不能检出非药材原粉入药的组分，如提取物及其制剂；受操作者技术水平的影响，可能漏看或误判一些显微特征；显微定量技术尚不成熟。随着显微鉴别与显微化学、高性能显微镜与数码技术的结合应用，显微鉴别技术必将日臻完善。

二、显微镜使用和显微图像采集

（一）显微镜使用

1.显微镜

中药粉末显微鉴别多用生物显微镜。生物显微镜主要由机械装置与光学系统两部分组成（图1）。

（1）机械装置　主要包括镜座、镜臂、镜筒、载物台、物镜转换盘、焦距调节装置等。

镜座和镜臂：镜座的作用是支撑整个显微镜，镜臂的作用是支撑镜筒。

镜台与推进器：镜台也称载物台，它的作用是安放标本片，推进器的作用是使载玻片前后左右移动。

镜筒：是金属制成的圆筒，上端放置目镜，下端连接物镜。镜筒有单筒和双筒两类，单筒又可分为直筒式和倾斜式两种，双筒则都是倾斜式的。斜筒式显微镜较为先进，使用较方便。

焦距调节装置：主要包括粗调节轮和微调节轮两个部分，作用是调节物镜与标本间的距离。

（2）光学系统

物镜：装于转换器下方接近被观察物体的一组透镜，通常为4～5个，不同的物镜上刻有8×、10×、40×、100×或4×、10×、25×、40×、100×等不同的放大倍数。习惯上把放大倍数为10倍以下的物镜叫做“低倍物镜”，放大倍数在40倍以上的叫做“高倍物镜”。

目镜：装于镜筒上端的一组透镜，通常为3～4个，不同的目镜上刻有5×、10×、15×或4×、8×、10×、20×等不同的放大倍数。

聚光器：位于载物台下方，由聚光镜和孔径光阑两部分组成，它可将平行的光线汇集成束，集中一点以增强被检物体的照明。聚光镜为一组用于集中光线的透镜，旋转镜柱右侧的调节轮可调节聚光镜的升降以调节光线的强弱。孔径光阑装于聚光镜下方，由多块金属薄片组成，中央的通光孔呈圆形，移动光柱把手，可任意调节通光圆孔的大小。

反射镜：是一个双面镜，一面平，一面凹，装在没有内光源的显微镜的聚光器下方的镜座上，可任意旋转方向使光源射向聚光器。有的显微镜该部分装置有光源，扳动螺旋可任意调节光量大小。不用聚光器时用凹面镜，凹面镜能起会聚光线的作用；用聚光器时一般都用平面镜。

滤光片：通常安插在视场光阑下方的滤光片架内，它的作用是改变入射光的组成（即色调），使适宜于观察。

照明光源：显微镜的成像质量和照明光源有密切关系，必须使标本得到充分而均匀的照明，才能使观察到的物像清晰。显微镜的照明可以用天然光源或人工光源。

盖玻片和载玻片：位于显微镜的光路中，直接影响到显微镜的成像质量。一般应选用厚度合乎标准、表面平坦、无气泡、无划痕、无色而且透明度好的，使用前应洗净。

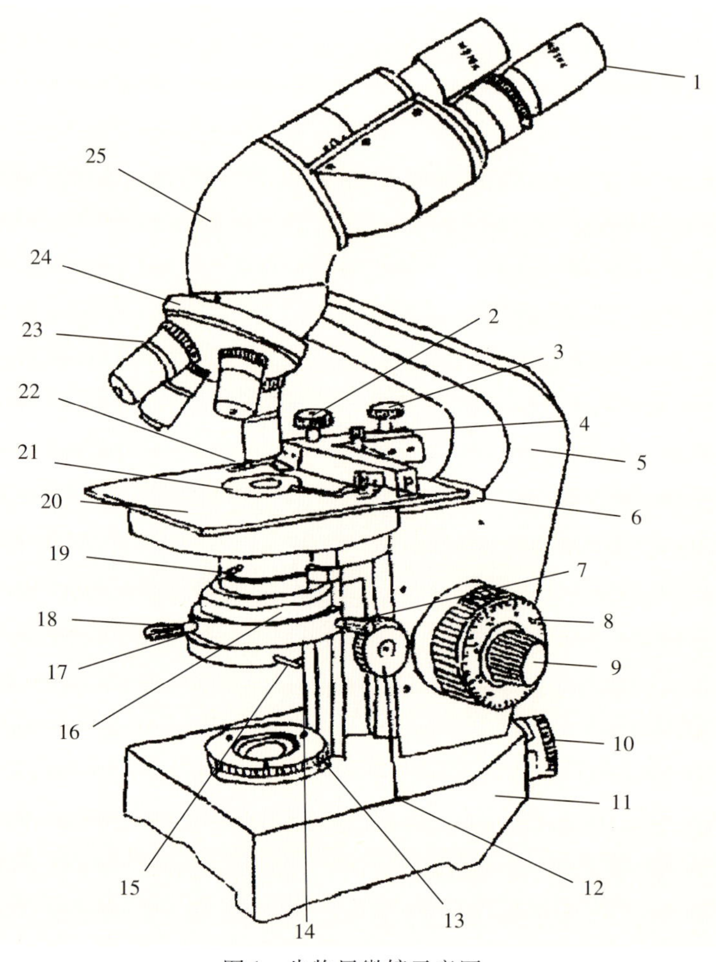

图1　生物显微镜示意图

1.目镜　2.标本横向移动手轮　3.标本纵向移动手轮　4.滚花螺钉　5.弯臂　6.夹头　7.滚花手轮　8.粗调焦轮　9.微调焦轮　10.光源组　11.底座　12.升降调节轮　13.光阑　14.扳杆　15.扳手　16.聚光镜　17.滤色片座　18.弹性顶杆　19.拨杆　20.载物台　21.盖板　22.标本移动器　23.物镜　24.物镜转换器　25.镜筒

2. 使用方法

（1）放置样品装片　将低倍物镜转到工作位置，然后把样品装片放在载物台上，用标本压夹或标本移动器夹好，并使所需观察的部分位于通光孔中央。

（2）低倍镜的观察　旋转粗调节轮将物镜降至距载玻片 0.3～0.5 cm 处，自目镜观察，同时旋转粗调节轮使镜筒慢慢上升至视野清晰后，调节移动器观察样品装片，将欲观察部分移至视野中心。

（3）高倍镜的观察　在低倍镜下全面观察样品装片的概况后，可用高倍镜观察。其方法是：转动物镜转换器将高倍物镜置于光路之中，自目镜观察，同时慢慢旋转微调节轮使镜筒上升，直到清楚为止。

观察完毕，旋转粗调节轮使镜筒上升 0.5～1 cm，将物镜转离光路，取下样品装片，把聚光器下降 1 cm，清扫载物台后，旋转粗调节轮使镜筒下降直到两物镜下端与镜台呈∧形。将移动器旋回原位。将反射镜转至垂直水平。

3．显微镜的维护

显微镜机械装置如有污秽，可用干净的柔软细布擦拭。如有擦不掉的污迹，可用细绸布或擦镜纸蘸少许二甲苯擦拭；不得用酒精或乙醚擦。

光学镜头一般不要随便擦拭，如有灰尘附着可用吹气球吹去；吹不掉时，可用干净毛笔或羽毛轻轻刷去。如有擦不掉的灰尘、油污或指印时，可用棉签或擦镜纸稍蘸少许二甲苯或其他擦镜液轻擦；一定不要重擦、乱擦。另外，要顺着镜头的直径方向擦，不可顺着镜头的圆周方向擦。在镜检或擦拭时，都要防止手指接触镜头表面。

（二）显微图像采集

1．显微图像采集系统的构造

显微图像采集系统（显微鉴别图谱仪）主要是由显微镜、图像采集装置、图像分析系统及其与之配套的连接装置等组成，并安装相关配套软件方可使用（图2）。

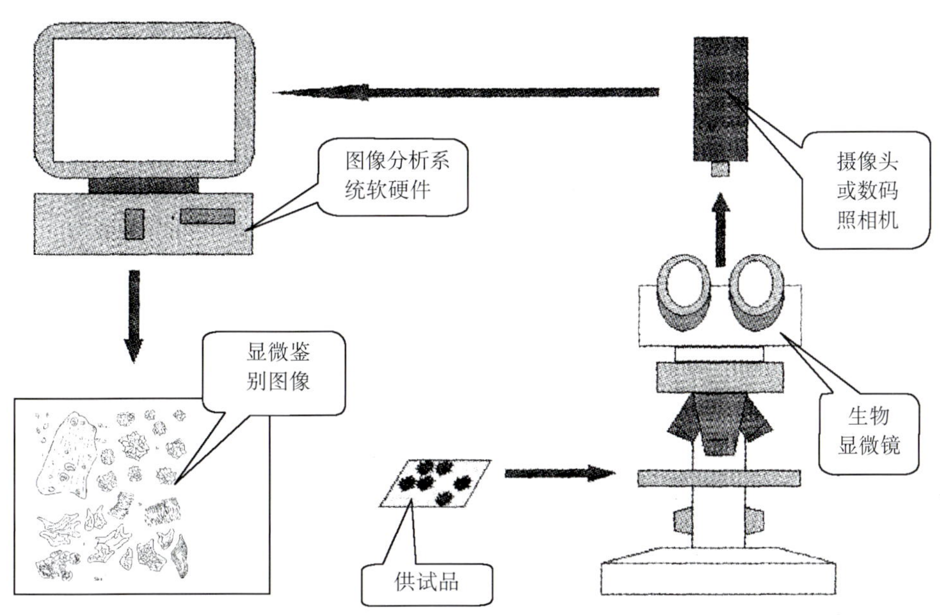

图2　显微图像采集系统

（1）显微镜：一般为生物显微镜。

（2）图像采集装置：一般为摄像头或数码照相机、采集卡等。

（3）图像分析系统：主要为电脑及相应的图像分析软件等。

（4）连接装置：主要是与图像采集装置配套的接口、数据线等。

（5）图像输出设备：主要是打印机、存储设备、网络等。

2．操作步骤

（1）接通显微镜的电源，并打开与之连接的电脑和摄像头或数码照相机。

（2）同显微镜操作，至显微组织观察清楚为止。

（3）观察清楚后，使用配套软件从显示屏上观察组织特征，选择需要拍摄的部分，慢慢旋转微调节轮至图像清晰为止。

（4）使用配套软件采集图像，并对图像进行相应的编辑（叠加比例尺、标注、按比例调整大小等）。

3．注意事项

（1）要保持整个显微图像采集系统的光路系统的洁净，并定期作适当保养，以使之保持最佳状态。

(2) 从显微镜观察的光路与整个显微图像采集系统的光路系统是不同的，故从显微镜观察的结果与显微图像采集系统的显示屏上有一定的差异，要严格按照操作步骤 (3) 执行。

(3) 整个显微图像采集系统的各个组件技术参数要合理，如图像采集装置的白平衡、曝光时间、显微镜孔径光阑的狭缝宽度等；相关软件一定要与硬件相互兼容配套。

三、显微鉴别常用试剂

(一) 水合氯醛试液

取水合氯醛 50 g，加蒸馏水 15 ml 与甘油 10 ml 使溶解，即得。

本试液为透化剂，可使干缩的细胞壁膨胀而透明，并能溶解淀粉粒、树脂、蛋白质及挥发油等。

(二) 甘油醋酸试液(斯氏液)

取甘油、冰醋酸与水各等份，混合即得。

本试液专用于观察淀粉形态，可使淀粉粒不膨胀变形，便于测量其大小。

(三) 甘油－乙醇溶液

取甘油 1 份，50% 乙醇 1 份，混合即得。

本试液为封藏液，用于保存植物材料及临时切片，有软化组织的作用。

(四) 苏丹Ⅲ试液

取苏丹Ⅲ 0.01 g，加 90% 乙醇 5 ml 溶解后，加甘油 5 ml，摇匀即得。本试液应置棕色玻璃瓶内保存，在 2 个月内应用。

本试液可使木栓化、角质化细胞壁及脂肪油、挥发油、树脂等染成红色或淡红色。

(五) 钌红试液

取 10% 醋酸钠溶液 1～2 ml，加钌红适量使呈酒红色即得，本试液应临用新制。

本试液可使黏液染成红色。

(六) 间苯三酚试液

取间苯三酚 1 g，加 90% 乙醇 100 ml 使溶解，滤过即得。应置棕色玻璃瓶内，在暗处保存。

本试液与浓盐酸合用，可使木化细胞壁染成红色或紫红色。

(七) 碘试剂

取碘化钾 0.5 g，溶于少量水中，加碘 1 g，使溶解，加水至 100 ml 即得。应用时通常再加水稀释成淡棕色或淡黄色。应置棕色瓶内保存。

本试液用于检查淀粉，使淀粉粒显蓝色或紫色；蛋白质或糊粉粒呈黄色。

(八) 硝铬酸试剂

取硝酸 10 ml，加入 100 ml 水中，混匀。另取铬酸 10 g，加水 100 ml 使溶解。用时将二液等量混合，即得。

本试液为常用的“植物组织解离液”。样品的解离浸泡时间，因其质地不同而异。

（九）α－萘酚试剂

取15%的α-萘酚乙醇溶液10.5 ml，缓缓加入硫酸6.5 ml，混匀后再加乙醇40.5 ml及水4 ml，混匀即得。

本试液用于检查菊糖，显紫红色，并很快溶解。

（十）硝酸汞试液（米隆氏试液）

取汞4.5 g，加发烟硝酸3 ml，俟作用完毕，加等量水稀释即得。应置棕色玻璃塞瓶内，在暗处保存。

本试液用于检查糊粉粒，染成砖红色。

（十一）氯化锌碘试液

取碘化钾8 g，加水8.5 ml使溶解，再加无水氧化锌2.5 g，使溶解，加碘适量至饱和，即得。应置棕色玻璃塞瓶内。

本试液用于检查木质化与纤维素细胞壁，前者显黄棕色，后者显蓝色或紫色。

四、显微鉴别基本技术

（一）制片

1.制片的基本要求

（1）载玻片与盖玻片　载物台下的聚光器是按一定厚度的载玻片设计的，应选择规格统一的载玻片与盖玻片。使用前，将载玻片与盖玻片用稀酸溶液浸泡，清水及蒸馏水洗净，烘干，备用。或将干净的盖玻片用无水乙醇浸泡后，用柔软的绸布或无纤维人造纸揩擦，至表面洁净无瑕。

（2）制片　将供显微观察的粉末药材或样品置于载玻片上，然后加入适宜的试液适量，用解剖针或细玻棒搅匀，用镊子将盖玻片沿一侧轻轻放下，使液体自然展匀即可。可用滤纸吸拭溢出的液体或从盖玻片边缘补充液体不足的空隙。

2.显微制片方法

（1）前处理　药材要先干燥，磨或锉成细粉，装瓶，贴上标签。粉末制备时，注意取样的代表性，应注意各部位的全面性，例如：根要切取根头、根中段及根尾等部位，必须全部磨成粉，不得丢弃渣头。并需通过4号筛，混合均匀。干燥时，一般温度不能超过60℃，避免因高温使淀粉粒糊化，而造成难以观察其完整者。

成方制剂要按以下方法操作：

去辅料：为便于观察，可对成方制剂的制造过程中使用的辅料做适当的前处理。

除去水溶性干扰物：将供试品置于蒸馏水中研匀，离心处理，取沉淀物检查。

除去脂溶性干扰物：将供试品置于适量三氯甲烷中浸泡研匀，离心处理，取沉淀挥干三氯甲烷后检查。

除去淀粉、糊化淀粉的干扰：将供试品滴加蒸馏水研匀，置烧杯中煮沸，冷却、离心处理，取沉淀检查。

去除干扰后的供试品，晾干后，研细，通过4号筛，混合均匀（若供试品为片剂，同法操作）。

以上操作中，为防止某些显微特征的流失，应进行留样观察。

（2）制片法　挑取供试品粉末少许置载玻片上，滴加甘油醋酸试液、水合氯醛试液或其他适宜的试液，盖上盖玻片。必要时滴加水合氯醛试液后，在酒精灯上加热透化，并滴加甘油乙醇试液或稀甘油，盖上盖玻片。

(3) 成方制剂的鉴别按剂型不同，分别将样品处理后，装片观察。

散剂：可直接取出粉末装片或透化装片。

片剂：可取2～3片研细后，取粉末适量装片或透化装片。

含挥发性成分的制剂，取其粉末进行微量升华装片。

(4) 注意事项 ①粉末加液体搅拌、加热透化及加盖玻片时容易产生气泡。如用水或甘油装片时，可先加少量乙醇使其润湿，可避免或减少气泡的形成，或反复将盖玻片的一侧轻抬，亦可使多数气泡逸出。搅拌时产生的气泡可随时用针将其移出。②装片用的液体如易挥发，应装片后立即观察。用水装片也较易蒸发而干涸，通常滴加少许甘油可延长保存时间。③冬日室温较低时，应透化后不待放冷即滴加甘油－乙醇液，以防水合氯醛结晶析出而妨碍观察。④制片时，每片取用量宜少不宜多，为使观察全面，可多做些制片。如取量多，显微特征单一、轮廓不清，反而费时，不易得出准确结论。成方制剂的粉末检查，因在多味药材粉末中寻找某一味药的某一显微特征，有时较难查见，可以取粉末量多些，置试管或小烧杯中，加入水合氯醛试液，加热透化。透化好后再用吸管吸出，滴在载玻片上，加盖玻片，即可观察。

（二）染色

为使标本片特征显著，可根据细胞壁及细胞内含物的性质，加入不同染色剂染色。

1.细胞壁性质的检定

(1) 木化细胞壁 加间苯三酚试液1～2滴，稍放置，加盐酸1滴，因木化程度不同，显粉色、红色或紫红色。此操作最好在水合氯醛透化后再进行，效果较好。

(2) 木栓化或角质化细胞壁 加苏丹Ⅲ试液，稍放置或微热，呈橘红色至红色。

(3) 纤维素细胞壁 加氯化锌碘试液，或先加碘试液湿润后，稍放置，再加硫酸溶液 (33→50)，显蓝色或紫色。

(4) 硅质化细胞壁 加硫酸无变化。

2.细胞内含物性质的检定

(1) 淀粉粒 加稀碘试液，呈蓝色或紫色。

(2) 糊粉粒 ①加碘试液，呈黄棕色；②加硝酸汞试液，呈砖红色 (材料中如含有多量脂肪油，宜先用乙醚或石油醚脱脂后进行)。

(3) 脂肪油、挥发油和树脂 ①加苏丹Ⅲ试液，呈橘红色、红色或紫红色；②加90%乙醇，脂肪油和树脂不溶解 (蓖麻油及巴豆油例外)，挥发油则溶解。

(4) 菊糖 加10% α-萘酚乙醇溶液，再加80%硫酸1～2滴，显紫红色并很快溶解。

(5) 黏液 加钌红试液，呈红色。

(6) 草酸钙结晶 ①加稀醋酸不溶解，加稀盐酸即溶解但无气泡发生；②加硫酸 (1→2) 逐渐溶解，片刻后析出针状硫酸钙结晶。

(7) 碳酸钙 (钟乳体) 加稀盐酸溶解，同时有气泡发生。

(8) 硅质 加硫酸不溶解。

（三）微量升华

中药的某些化学成分可以采用升华的方法分离出来，然后进行化学的或微观的鉴定。当试样量很少的时候，可以采用微量升华的装置来进行。微量升华的装置可以有多种形式，以下简介常用的装置及操作方法。

取铜板、铝板或白铁板一块，放在中心有孔的石棉板上。铜板的中心对准石棉板上的孔。在铜板的中心放一个小铜圈。将试料粉末装入铜圈中成一层，再在铜圈上盖一张载玻片，用微型煤气灯或酒精灯在石棉网下小心加热，逐渐升高温度。当有水汽冷凝或出现升华物时，随即换一张载玻片。从铜圈上换下的带有升华物的载玻片应在无尘处放凉，然后直接在显微镜下观察。

例如，取大黄粉末少量，进行微量升华，可见菱状针晶或羽状针晶。

（四）显微测量

显微鉴定时应用测量方法以测定细胞及细胞内含物等的大小，应用最多的则是长度测定。常用的量具是目镜测微尺与载物台测微尺。

1. 目镜测微尺

又称目镜量尺或目微尺。它是放在目镜内的一种标尺，是一个直径18～20 mm的圆形玻璃片，中央刻有精确等距离的平行线刻度，常为50格或100格(图3)。

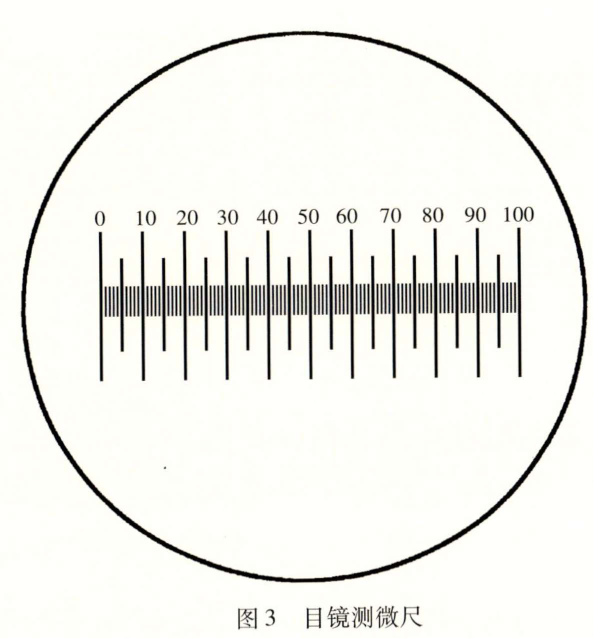

图3　目镜测微尺

目镜测微尺用以直接测量物体，但其刻度所代表的长度是根据显微镜放大倍数不同而改变的，故使用前必须用载物台测微尺来标定。

2. 载物台测微尺

又称镜台测微尺或台微尺。它是一种特制的载玻片，中央黏有一小圆形玻片、上刻有将1 mm (或2 mm)精确等分为100 (或200) 小格的细线，每一小格长为10 μm (图4)，它是用以标化目镜测微尺的。

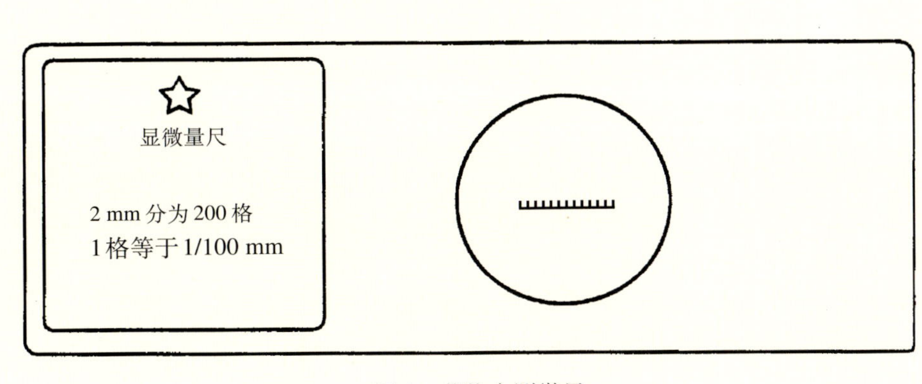

图4　载物台测微尺

3. 目镜测微尺的标定

目的：确定使用同一显微镜及特定倍数的物镜、目镜和镜筒长度时，目镜测微尺上每一格所代表的实际长度。

方法：取载物台测微尺置显微镜载物台上，在高倍物镜（或低倍物镜）下，将测微尺刻度移至视野中央。将目镜测微尺（正面向上）放入目镜镜筒内，旋转目镜，并移动载物台测微尺，使目镜测微尺的“0”刻度线与载物台测微尺的某刻度线相重合，然后再找第二条重合刻度线，根据两条重合线间两种测微尺的小格数，计算出目镜测微尺每一小格在该物镜条件下相当的长度（μm），如图5所示，目镜测微尺77个小格（0～77）与载物台测微尺的30个小格（0.7～1.0）相当，已知载物台测微尺每一小格的长度为10 μm。目镜测微尺每一小格长度为：10 μm × 30 ÷ 77 ≈ 3.8 μm。

当测定时要用不同的放大倍数时，应分别标定。

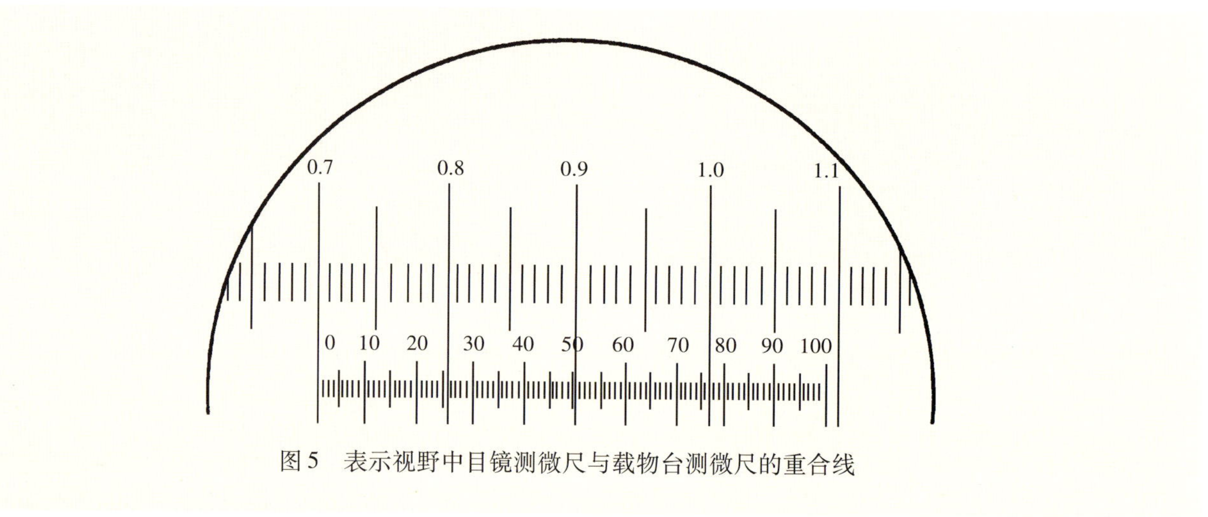

图5 表示视野中目镜测微尺与载物台测微尺的重合线

4. 测量方法

将需测量的目的物显微制片置显微镜载物台上，对光、调焦、移动载片，使需测量的目的物置于目镜量尺范围内，调清物像，用目镜测微尺测量目的物的小格数，乘以上述每一小格的微米数。通常是在高倍镜下测量，但欲测量较长的目的物，如纤维、导管、非腺毛等的长度时，需在低倍镜下测量。记录最大值与最小值（μm），允许有少量数值略高或略低于规定。

计算公式：

$$\text{待测物体长度(μm)}=\frac{\text{镜台测微尺与目镜测微尺重合时所具的长度(μm)}}{\text{目镜测微尺与镜台测微尺重合时所占的格数}}\times\text{所测物体占有目镜测微尺的格数}$$

例如：测得淀粉粒长径为20小格，每小格长2.35 μm，20 × 2.35 μm = 47 μm。

5. 注意事项

（1）通常测量是在高倍镜下进行，因目镜量尺的每一小格的长度值较小，结果较为准确。但如测量较长的物体如纤维、非腺毛等的长度时，则在低倍镜下测量较为方便。

（2）记下每次测量数据，并分析数据最小量值、最大量值和多见量值（μm）。如浙贝母淀粉粒直径为6～56 μm，表示最小量值和最大量值；如为6～40～56 μm，中间的数值表示多见量值。测量直径时，应以物体中部为准。

（3）目镜测微尺所代表的长度值随不同目镜与物镜配合而异，因此在实验前，应将专用的目镜测微尺，在所用显微镜不同倍数的目镜与物镜组合后，进行测量其长度值，全部测定后记载于实验记录本或将数值表贴在显微镜座上，备用。

（4）测量时，如大小与规定有差异时，允许有少量略高于或低于规定的数值。

五、显微鉴别要点

（一）熟悉组方药材显微特征

成方制剂的显微鉴别与中药材粉末显微鉴别相比要复杂得多，因为成方制剂一般多由两味以上药材混合而成，不仅使单味药的显微特征被观察到的几率降低，而且处方中的各个单味药的显微特征还会出现相互影响和干扰。为减少这种干扰对检验的影响，必须熟悉组成处方的各个单味药的显微特征。

1.根及根茎类药材

根及根茎类药材的粉末显微鉴别，以具有特征性的后含物、厚壁组织、分泌组织为观察重点，其次是导管、木栓细胞等。

（1）细胞后含物

淀粉粒：其形态随植物种类而异。观察时，应注意淀粉粒的多少、形状、类型、大小、脐点形状及位置、层纹等特征。一般说来，根类中的淀粉粒常较小，层纹一般也不明显；而根茎类中的淀粉粒则较大，层纹大多明显，如山药、干姜等。淀粉类型分为单粒、复粒、半复粒及多脐点单粒，如贝母类等。

菊糖：为菊科、桔梗科植物药所特有，如苍术、木香、桔梗等。含菊糖的药材一般不含有淀粉粒。

结晶：大多为草酸钙结晶。观察时，应注意结晶的类型、大小，排列及含晶细胞的形态等。草酸钙结晶的形态常因植物基原不同而异：蓼科多为簇晶，如大黄、何首乌等；豆科多为方晶，如甘草、苦参等；苋科等多为砂晶，如牛膝、川牛膝等；天南星科多为针晶，如天南星、半夏等。

（2）分泌组织　有分泌细胞、分泌腔（室）、分泌管（道）及乳汁管等类型。观察时应注意分泌细胞的形状、分泌物的颜色、周围细胞的排列及形态等特征，如香附、细辛等；分泌腔与分泌道在粉末中大都破碎，应注意分泌物颜色及状态等，如防风、柴胡的油管；乳汁管多为有节联结乳汁管，注意其直径等特征，如桔梗、党参等。

（3）厚壁组织

纤维：常分为韧皮纤维和木纤维两大类，其中木纤维又分为韧型纤维和纤维管胞。除短梭状外，大多碎断，成束或单个散在。观察时要注意纤维的类型、形状、长短粗细、端壁有无分叉、胞壁增厚的程度及性质、纹孔类型、孔沟形态、有无横隔（分隔纤维，如姜）、排列等特征。

同时还要注意纤维束的周围细胞是否含有结晶形成晶纤维。晶纤维的观察，除注意纤维的形态外，还要注意结晶的形态和含晶细胞的形状，壁增厚的程度和性质，如甘草等。

石细胞：多成群或单个散在，有的与木栓细胞或薄壁细胞相连接。观察时，应注意石细胞的形状、大小、细胞壁增厚形态和程度、纹孔形状及大小、孔沟密度等特征。如麦冬石细胞的纹孔细密，孔沟细密而短等。

（4）导管　导管多为梯纹、网纹或具缘纹孔，少为螺纹和环纹。要注意观察导管的类型、直径、细胞壁的性质、纹孔及穿孔板形态等特征。如大黄的网纹导管直径较大，非木化；川芎的网状螺纹导管较小等。

（5）木栓组织　双子叶植物根和根茎中常见，单子叶植物根茎中少有存在。观察时，应注意木栓细胞表面观的形状、颜色、内含物、细胞壁的性质等特征。如川芎木栓细胞壁波状弯曲，前胡的木栓细胞多层重叠等。

（6）表皮及下皮　表皮一般在单子叶植物药材中较普遍，双子叶植物药材仅见于较细长的须状根，如龙胆等。鳞茎类药材表皮可见气孔，如贝母；有的根茎类药材具鳞叶表皮的特征，如黄连。

（7）内皮层细胞　多见于单子叶植物根、根茎类粉末中，如泽泻等。少数双子叶植物的根具有分隔的内皮层细胞，如龙胆等。

（8）薄壁细胞　包括皮层、韧皮部、木质部、射线及髓部的薄壁细胞。薄壁细胞中的内含物或特殊物质是重要的鉴别特征，如熟地黄具黑棕色核状物的薄壁组织等。

2.皮类药材

主要指木本植物形成层以外的部分，显微鉴别时，以观察厚壁细胞、木栓组织等为重点。

(1) 木栓组织　大多为棕色，极少数浅红色或紫红色，少数无色，常有不同颜色的后含物。木栓细胞表面观大多为多角形，细胞壁栓质化；也有的细胞壁呈不均匀木化增厚，并具纹孔，形似石细胞，如肉桂等。

(2) 纤维　普遍存在。应注意是单个散在或成束，颜色、形状、直径、长短、壁增厚的程度、纹孔及孔沟形状等特征。同时注意有无晶纤维，如黄柏等。

(3) 石细胞　较普遍存在。应注意形状、大小、颜色、细胞壁形态、有无分枝、有无内含物等特征。如厚朴和黄柏石细胞分枝状，前者淡褐色，后者亮黄色；肉桂石细胞有三面壁厚一面壁薄者等。

(4) 射线细胞　多碎断。应注意观察射线细胞的宽度和高度 (有时破碎不易看清)、细胞内含物等特征。如肉桂射线细胞含草酸钙针晶等。

(5) 筛管　为皮类药材的标志，观察其分子端壁的筛板及筛域的分布状态，如厚朴等。裸子植物皮类药材无筛管，而有筛胞，如土荆皮等。

此外，还应注意分泌组织的有无、类型、形状、大小及分泌物的颜色，细胞后含物 (晶体、淀粉粒等) 的有无、形态、大小等特征。

3.叶类药材

叶肉组织和气孔是叶类药材的主要标志。观察时应注意以下特征。

(1) 表皮细胞　表面观、断面观的形状、颜色、垂周壁的弯曲程度、胞壁增厚状况、角质层的形态以及有无纹孔等。

(2) 气孔　轴式及副卫细胞数目。如大青叶 (菘蓝) 气孔为不等式，副卫细胞3～4个；桑叶气孔为环式，副卫细胞4～6个；薄荷叶气孔为直轴式，副卫细胞2个。

(3) 毛茸

腺毛：重点观察腺头的形状、大小、分泌物的颜色及腺柄的细胞数目、大小等特征；唇形科植物叶的腺毛形成腺鳞，头部由8个细胞组成，如薄荷叶。

非腺毛：重点观察形状、大小、细胞数目、表面有无纹理、疣点等特征。如艾叶等菊科植物叶的非腺毛T字形，多细胞；藿香非腺毛为1～4细胞，壁厚，具疣状突起等。

(4) 晶体　注意观察其类型、大小及存在方式。有的叶类药材有2种以上晶体形态，桑叶既有钟乳体结晶又有草酸钙簇晶和方晶；穿心莲叶含大型螺状钟乳体。

此外，还要注意栅栏细胞的列数、长度和直径，导管的类型和直径、厚壁组织的有无等特征。

4.花类药材

以花粉粒、毛茸、柱头表皮细胞为主要鉴别点。

(1) 花粉粒　是鉴别花类药材的主要特征。主要注意花粉粒的形状、大小、萌发孔形态、外壁构造及纹饰 (理) 等特征。

形状：指立体状态或极面观、赤道面观的轮廓。一般呈圆球形如金银花等；三角形如丁香等。

大小：除圆球形只测其直径外，一般需分别测量极轴或赤道轴的长度。较小的直径小至4 μm，如丁香；较大的可达90 μm，如金银花。

花粉壁：花粉一般具有较厚的外壁和较薄的内壁。外壁上不同的雕纹是重要的鉴别依据，常见的纹理有：刺状如金银花；条纹状如洋金花；网状如蒲黄等。

萌发孔：为花粉外壁较薄的区域，当花粉有萌发时，花粉内壁由萌发孔外伸出形成花粉管。花粉粒的形状、数目及大小，因种而异。有的有副合沟如丁香，有的具圆形萌发孔如红花等。

(2) 毛茸　注意其类型、形状、大小、细胞数目、排列及表面特征等。有时腺毛和非腺毛是一些花类中药的重要鉴别依据，如金银花、洋金花等。

5.果实类药材

果实类药材一般为完整果实或果实的某一部分。显微鉴别时，以外果皮、中果皮、内果皮为观察重点。

(1) 外果皮 注意观察细胞形状、垂周壁增厚状况、角质层纹理 (如连翘)、非腺毛 (如覆盆子)、分泌组织的有无等特征。

(2) 中果皮 注意观察草酸钙结晶 (如枳壳)、橙皮苷结晶 (如陈皮) 及厚壁组织的有无等特征。

(3) 内果皮 注意观察石细胞、纤维 (如连翘) 等特征。

对含有种子的果实类药材，还应注意种皮 (如栀子)、胚乳组织 (如槟榔) 等特征。

6. 种子类药材

种子类药材一般为干燥成熟的种子，有的只用种子的某一部分。显微鉴别时，多以观察栅状细胞层或厚壁细胞层中特化后的特征组织为重点。

(1) 栅状细胞层 豆科及旋花科植物等大都有种皮栅状细胞，要注意种皮栅状细胞的列数、形状、有无光辉带及所处位置等。豆科种皮栅状细胞多为 1 列，如决明子等；旋花科则 2 列或更多，如菟丝子等。

(2) 厚壁细胞层 常由石细胞构成，是重要的鉴别依据，如五味子的种皮石细胞孔沟细密；杏仁的种皮石细胞贝壳形，纹孔大而密等。

其次应注意种皮支持细胞、油细胞、色素细胞的有无和形态；有无毛茸、草酸钙结晶、淀粉粒、分泌组织碎片等。有时胚乳细胞也是鉴别依据，如砂仁等。

7. 全草类药材

大多为草本植物的地上部分，少数为带根的全株。全草类包括了草本植物药的各个部位，除草质茎外，其他前文均已论述。草质茎与木质茎药材粉末的主要区别在于：机械组织较少，导管直径较小；一般无木栓组织；绿色薄壁组织较多；毛茸多见。表皮角质层纹理、气孔较明显，如麻黄的哑铃状特异型气孔是该药的重要鉴别特征。

8. 菌类药材

菌类药材的药用部分主要是其子实体和菌核，无淀粉粒和高等植物的显微特征。观察时应注意菌丝的形状、有无分枝、颜色、大小；团块、孢子的形态；结晶的有无及形态、大小与类型，如茯苓、猪苓等。

9. 动物类药材

因药用部位不同，有动物全体、分泌物、病理产物和角甲类之分。

动物全体应注意皮肤碎片细胞的形状与色素颗粒的颜色，如肌纤维的类型、形态、直径、横断面有无孔隙，如全蝎的横纹肌纤维；刚毛的形态、大小及颜色，如土鳖虫；体壁碎片颜色、形态、表面纹理及菌丝体，如僵蚕；骨碎片颜色、形状、骨陷窝形态与排列方式，骨小管形状、是否明显，如龙骨等。贝壳类药材应注意珍珠层的片层结构是否紧密，棱柱层断面观、顶面观的形状、表面特征，如珍珠母、牡蛎、石决明等。

角甲类药材应注意碎块的形状、颜色、横断面和纵断面观的形态特征及色素颗粒颜色，如水牛角等。

10. 矿物类药材

除龙骨等少数化石类药材外，一般无植 (动) 物性显微特征。主要应注意晶体的大小、直径或长径；晶形的棱角、锐角或钝角；色泽、透明度、表面纹理及方向、光洁度等，如朱砂、石膏、雄黄等。

(二) 分析处方，明确专属显微特征

确定专属性特征是进行中药粉末显微鉴别的关键。在对各组成药物粉末分析比较观察时，需要分析处方，排除交叉干扰，选取各药在成方制剂中的专属性特征，作为鉴别依据。因此，单一药材粉末的主要特征在成方制剂中有时不一定能作为鉴别依据，而某些较次要特征有时则可起到鉴别作用。一般地说，每味组成药物选取 1 个能代表该药的专属特征即可，如果该特征与其他组成药的类似组织、细胞、内含物或赋形剂有交叉，则应选取其他特征。如果改换其他特征亦较难时，可考虑增加 1～2 个辅助性特征，但要本着少而精的原则，避免繁乱。

处方分析：由于大多数兽用中药成方制剂是由多种药材的粉末配制而成，其显微特征容易彼此相

混，互相干扰，而且在制剂过程中有时还要添加某些辅料。因此，在检验工作开始之前，应当详细阅读该检品的处方及其制作方法，将处方中的全部药料及所用辅料进行分类排队。方法是：

（1）先按植物性、动物性和矿物性药材分成三大类。再把植物性药材按药用部分分成小类，如根与根茎类、果实类、种子类、叶类、花类、皮类、藤木类、全草类等(植物性药材各小类中，还可按植物科属排队)；把动物性药材分成全动物类、角类、骨类、贝壳类、分泌物类等；把矿物性药材分成含汞化合物类、含砷化合物类、含碳酸钙类等。有些药材在加工过程中如失去细胞组织，例如已水煎成膏或已将挥发油蒸馏供药用弃去残渣，则不可能用显微方法鉴别，应单独列出。

（2）把各种药材的显微特征罗列出来(可查阅参考书或取对照药材粉末检查)，互相比较。首先找出某种药材所独有的特征，然后对几种药材所共有的特征进行比较，找出其区别点，这样就可得出该成方制剂中各种原料药材的鉴别特征。

（3）根据处方中各药材的用量比例及鉴别特征在该药材粉末中含量的比例与突出性，估计各鉴别特征在此成方制剂中检出的难易程度。

例：兽用中药成方制剂“通肠散”

【处方】大黄150 g　枳实60 g　厚朴60 g　槟榔30 g　玄明粉200 g

【制法】以上五味粉碎成粉末，过筛，混匀，即得。

归类　按药用部分归类：

根茎类——大黄；果实类——枳实；种子类——槟榔；皮类——厚朴；矿物类——玄明粉。

各味药的显微特征

大黄：①草酸钙簇晶直径60～140 μm，有的至190 μm；②具缘纹孔、网纹、螺纹及环纹导管非木化；③淀粉粒甚多，单粒类球形或多角形，直径3～45 μm，脐点星状；复粒由2～8分粒组成。

枳实：①中果皮细胞类圆形或形状不规则，壁大多呈不均匀增厚；②果皮表皮细胞表面观多角形、类方形或长方形，气孔近环形，直径18～26 μm，副卫细胞5～9个；侧面观外被角质层；③草酸钙方晶存在于果皮和汁囊细胞中，呈斜方形、多面形或双锥形，直径2～24 μm；④螺纹、网纹导管和管胞细小；⑤橙皮苷结晶存在于薄壁细胞中，黄色或无色，呈圆形或无定形团块，有的显放射状纹理；⑥油室碎片多见，分泌细胞狭长而弯曲。

槟榔：①内胚乳碎片无色，壁较厚，有较多大的类圆形纹孔；②外胚乳细胞呈长方形、类多角形或长条状，直径40～72 μm，壁厚约8 μm，无色，纹孔少数，细小，孔沟可察见，胞腔内大多充满红棕色至深棕色物；③种皮石细胞呈鞋底形、纺锤形、多角形或长条状，直径24～64 μm，壁厚5～12 μm，淡黄棕色，纹孔少数，裂缝状，有的胞腔内充满淡红棕色物；④中果皮纤维偶有存在，微木化，纹孔多而明显，纤维束周围的长圆形或类长方形细胞中，常含圆簇状硅质块；⑤内果皮细胞偶有存在，较大，上下层交叠，呈不规则多角形、类圆形或椭圆形，直径48～88 μm，壁厚约3 μm，纹孔较多，明显。

厚朴：①纤维甚多，直径15～32 μm，壁甚厚，有的呈波浪形或一边呈锯齿状，木化，孔沟不明显；②石细胞类方形、椭圆形、卵圆形或不规则分枝状，直径11～65 μm，有时可见层纹；③油细胞椭圆形或类圆形，直径50～85 μm，含黄棕色油状物。

玄明粉：用乙醇装片观察，不规则结晶近无色，边缘不整齐，表面有细长裂隙且显颗粒性。

特征的比较与鉴别点的选定

从以上所列特征可以看出具有独特鉴别特征的有：

大黄：草酸钙簇晶大，直径60～140 μm。

枳实：草酸钙方晶成片存在于薄壁组织中。

槟榔：内胚乳碎片无色，壁较厚，有较多大的类圆形纹孔。

厚朴：石细胞分枝状，壁厚，层纹明显。

玄明粉：不规则结晶近无色，边缘不整齐，表面有细长裂隙且现颗粒性。

（三）加强规范化操作，确保结果准确

显微鉴别与一般的仪器分析方法相比，受主观因素影响较大，对操作者来说，不仅要有扎实的生药学理论基础，还要有娴熟的显微观察技能。每个样品应制5枚标准片，先重点观察后，再纵向扫描观察30行，每次观察幅宽约0.5 mm（有的显微镜可通过自动移动装置控制）。一般可在100～200～400倍下观察，并按照观察结果绘图或显微摄像。含细胞内含物较多者，制片静置1周后应复查制片的稳定性。

2

第二章
成方制剂显微鉴别图（153种）

二母冬花散

Ermu Donghua San

处方： 知母 30 g　浙贝母 30 g　款冬花 30 g　桔梗 25 g　苦杏仁 20 g　马兜铃 20 g
黄芩 25 g　桑白皮 25 g　白药子 25 g　金银花 30 g　郁金 20 g

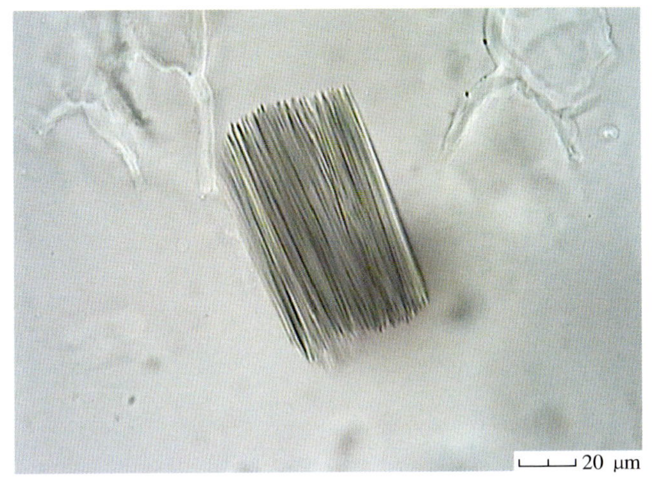

知母：草酸钙针晶成束或散在，长 26～110 μm。

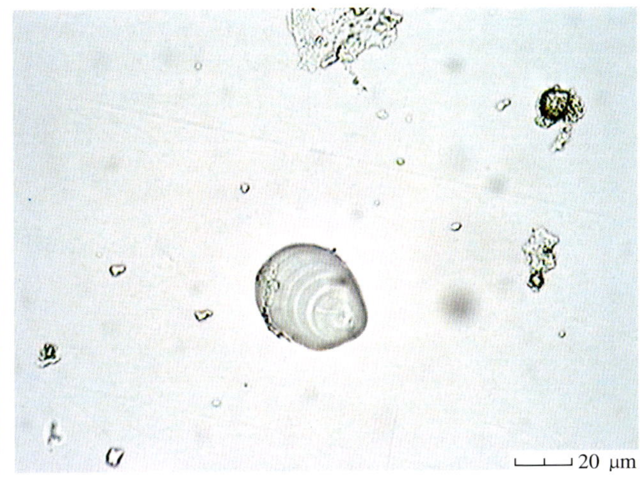

浙贝母：淀粉粒卵圆形，直径 35～48 μm，脐点点状、人字状或马蹄状，位于较小端，层纹细密。

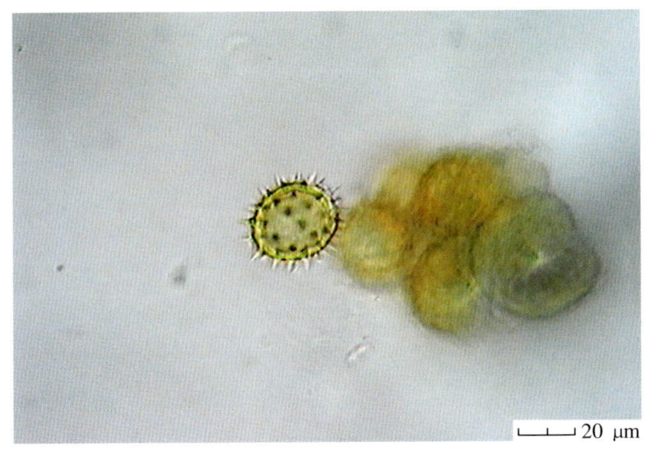

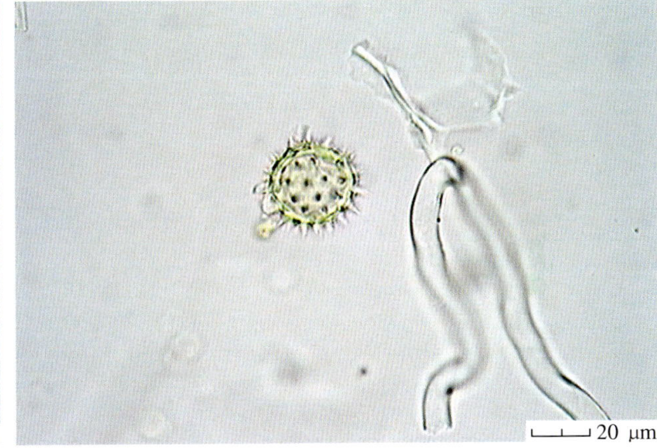

款冬花：花粉粒球形，直径约至 32 μm，外壁有刺，较尖。

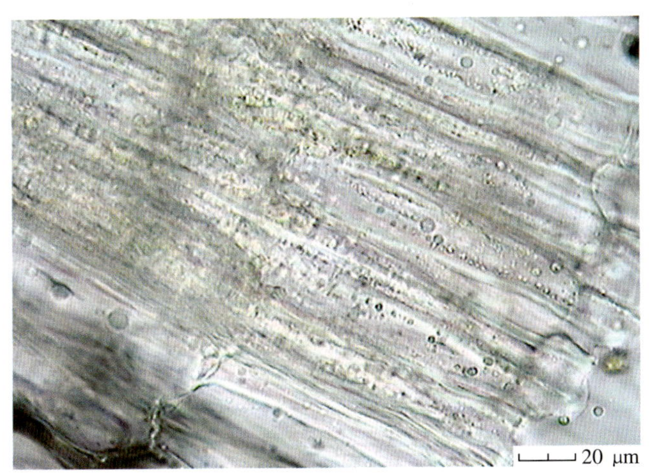

桔梗：联结乳管直径 14～25 μm，含淡黄色颗粒状物。

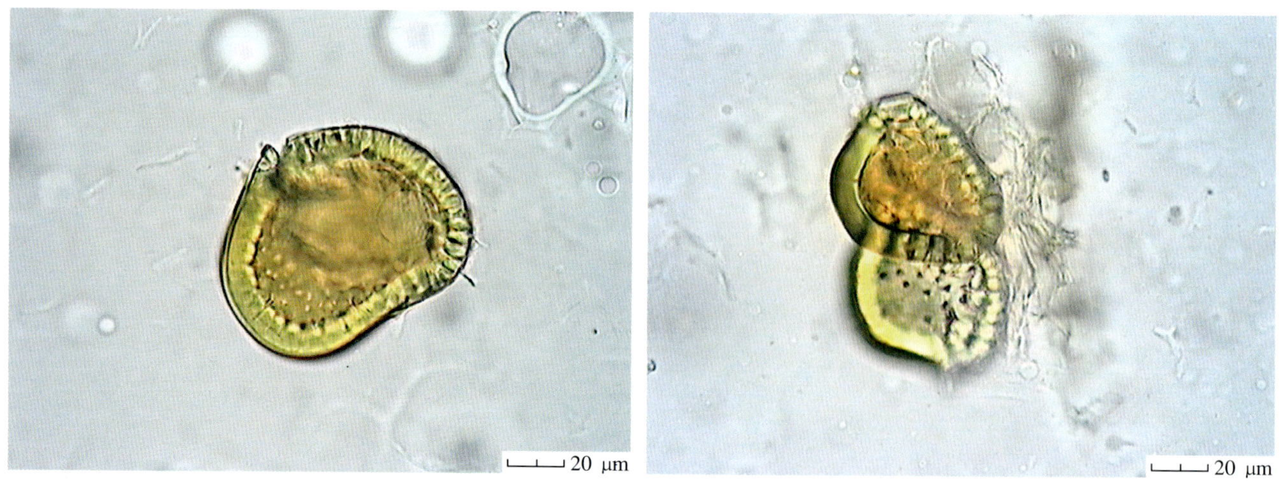

苦杏仁：石细胞橙黄色，贝壳形，壁较厚，较宽一边纹孔明显。

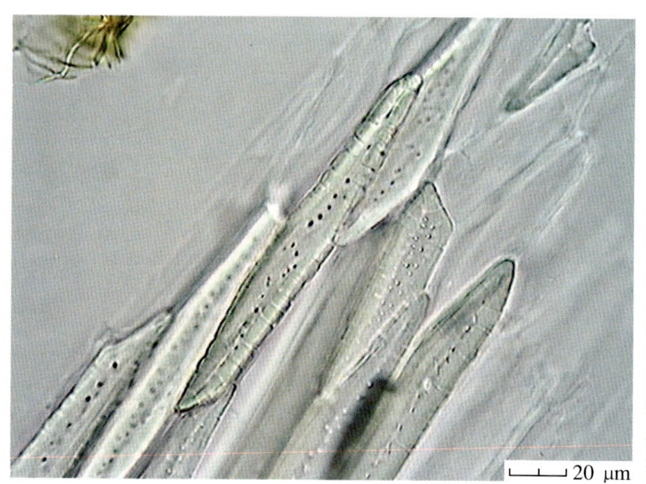

黄芩：纤维淡黄色，梭形，壁厚，孔沟细。

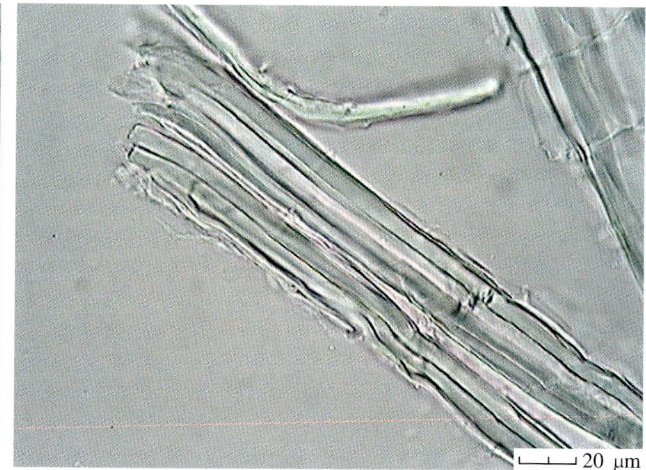

桑白皮：纤维无色，直径13～26 μm，壁厚，孔沟不明显。

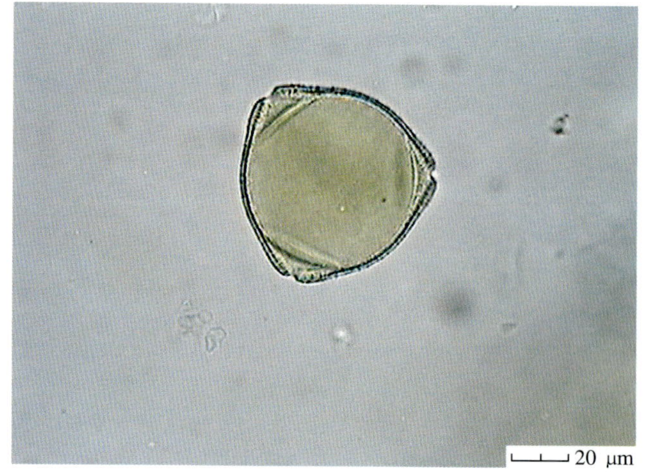

金银花：花粉粒类圆形，直径约至76 μm，外壁有刺状雕纹，具3个萌发孔。

二　陈　散

Erchen San

处方： 半夏（姜制）45 g　陈皮 50 g　茯苓 30 g　甘草 15 g

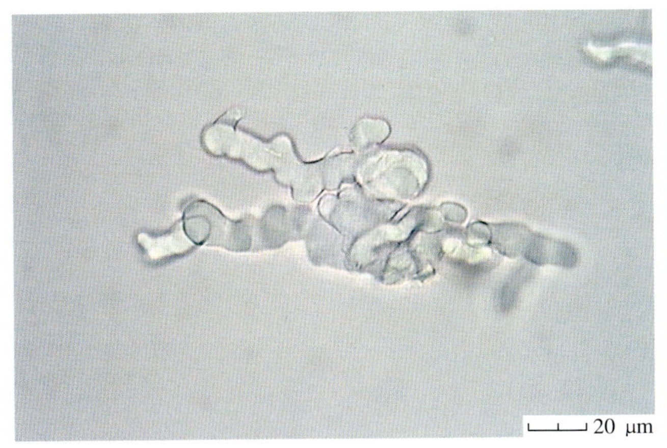

茯苓：不规则分枝状团块无色，遇水合氯醛液溶化；菌丝无色或淡棕色，直径4～6 μm。

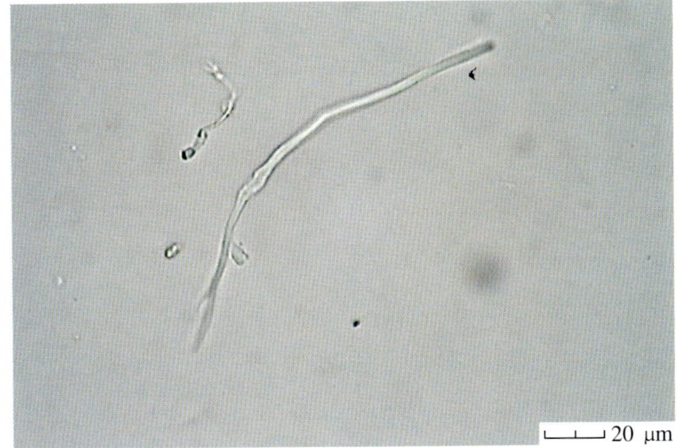

茯苓：菌丝。

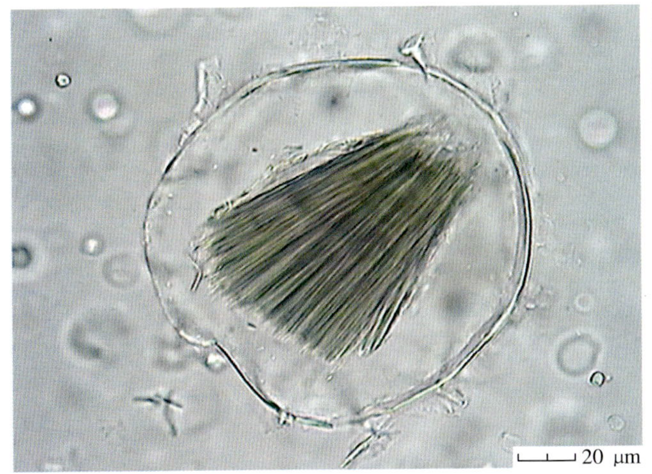

半夏：草酸钙针晶成束，长32～144 μm，存在于黏液细胞中或散在。

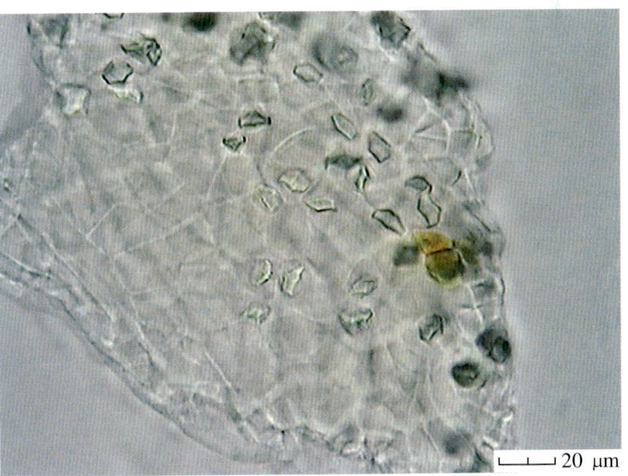

陈皮：草酸钙方晶成片存在于薄壁组织中。

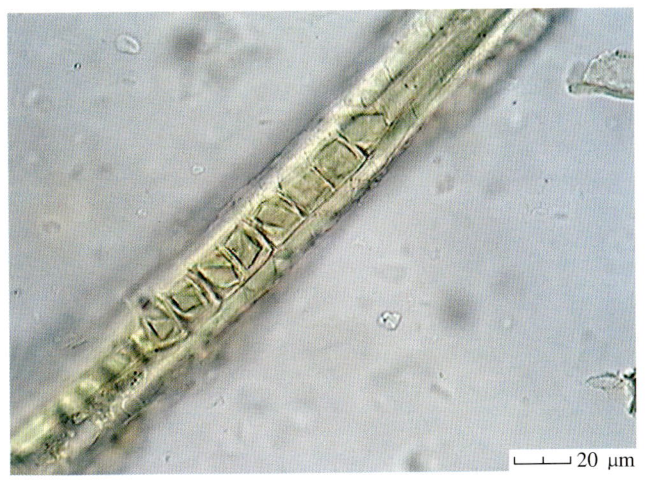

甘草：纤维束周围薄壁细胞含草酸钙方晶，形成晶纤维。

七 补 散

Qibu San

处方： 党参 30 g 白术（炒）30 g 茯苓 30 g 甘草 25 g 黄芪（炙）30 g
山药 25 g 酸枣仁（炒）25 g 当归 30 g 秦艽 30 g 陈皮 20 g
川楝子 25 g 香附（醋炙）25 g 麦芽 30 g

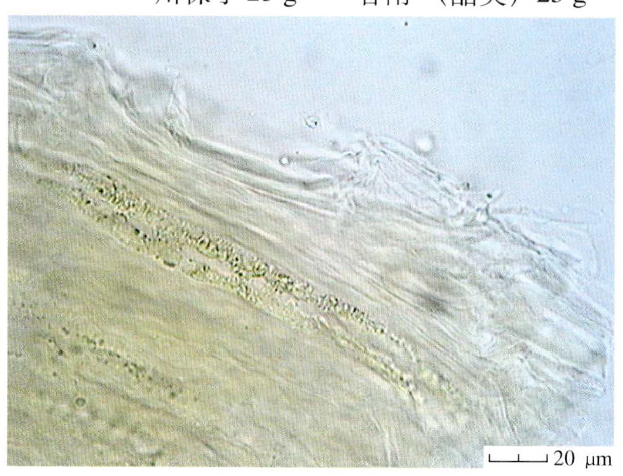

党参：联结乳管直径 12～15 μm，含细小颗粒状物。

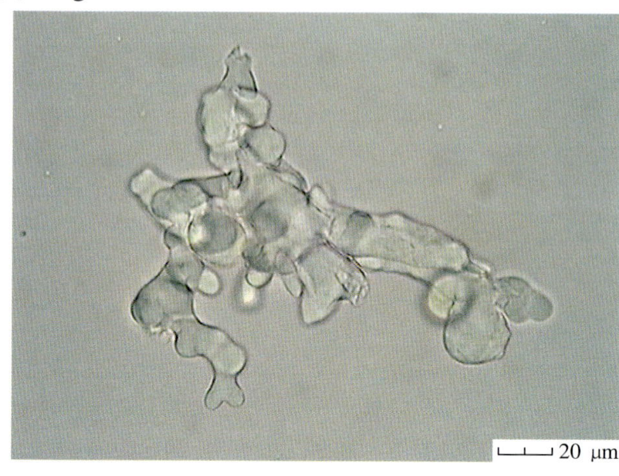

茯苓：不规则分枝状团块无色，遇水合氯醛液溶化；菌丝无色或淡棕色，直径 4～6 μm。

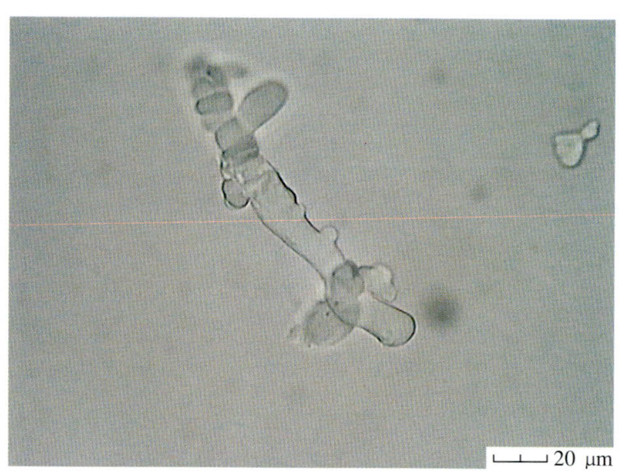

茯苓：不规则分枝状团块。

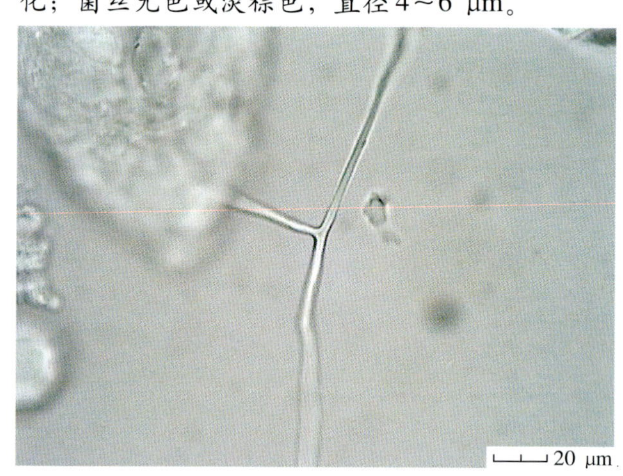

茯苓：菌丝。

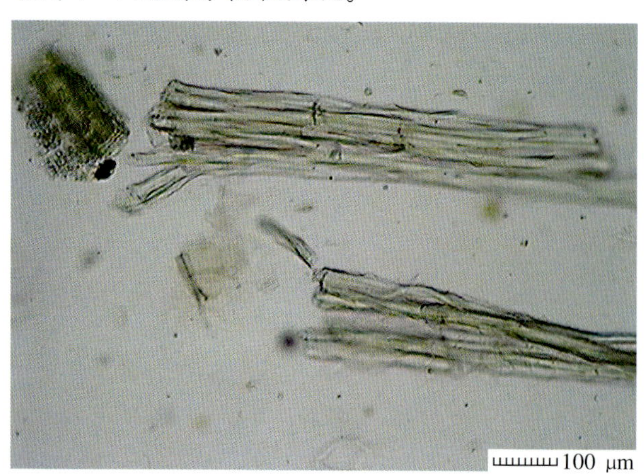

黄芪：纤维成束或散离，壁厚，表面有纵裂纹，两端断裂成帚状或较平截。

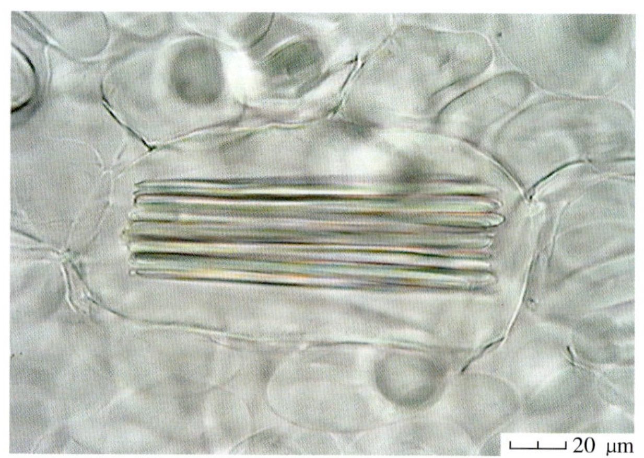

山药：草酸钙针晶束存在于黏液细胞中，长 80～240 μm，直径 2～8 μm。

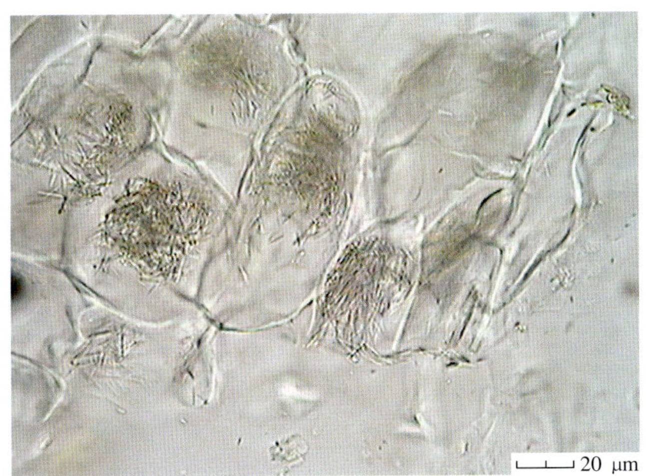

白术：草酸钙针晶细小，长 10～32 μm，不规则地充塞于薄壁细胞中。

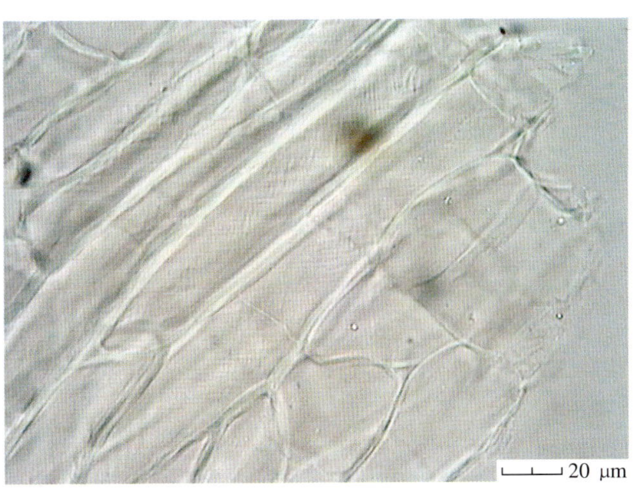

当归：薄壁细胞纺锤形，壁略厚，有极微细的斜向交错纹理。

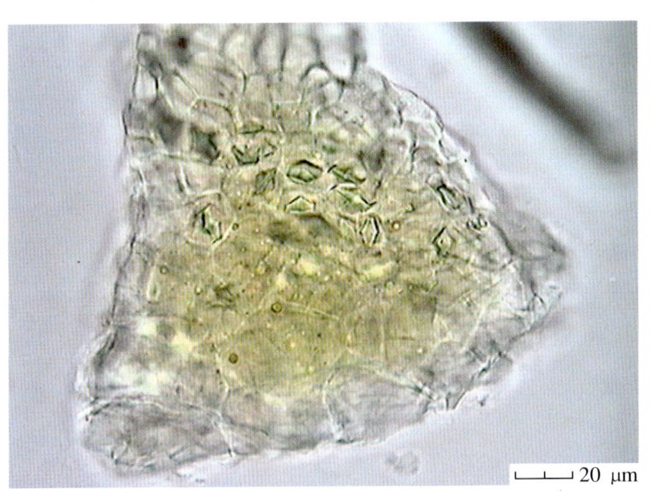

陈皮：草酸钙方晶成片存在于薄壁组织中。

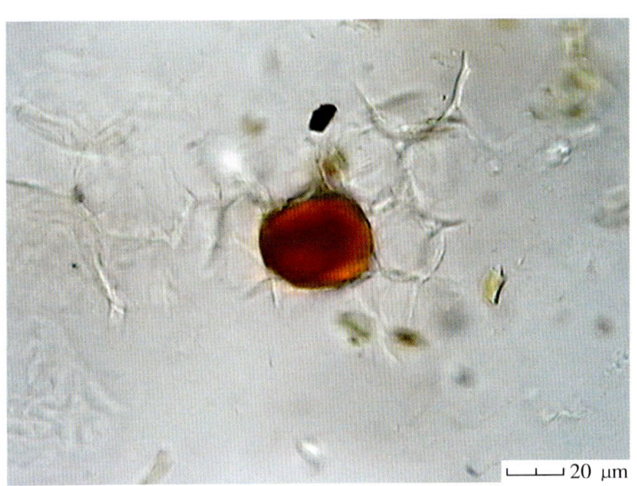

香附：分泌细胞类圆形，含淡黄棕色至红棕色分泌物，其周围细胞作放射状排列。

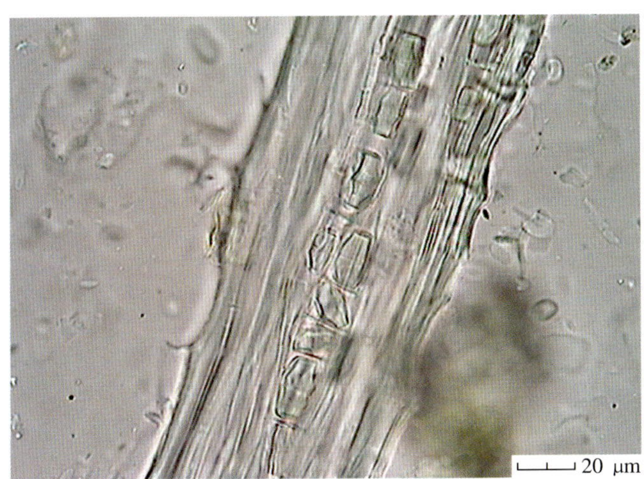

甘草：纤维束周围薄壁细胞含草酸钙方晶，形成晶纤维。

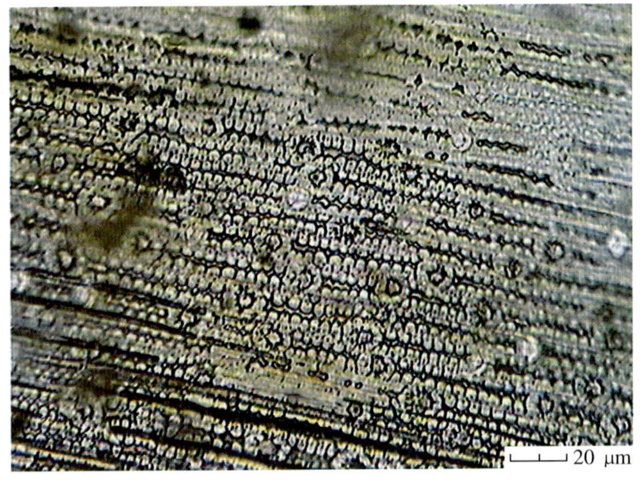

麦芽：果皮细胞纵列，常有 1 个长细胞与 2 个短细胞相间连接，长细胞壁厚，波状弯曲，木化。

七味胆膏散

Qiwei Dangao San

处方： 胆膏 50 g　连翘 150 g　木鳖子 125 g　麦冬 100 g　香附 200 g　关木通 50 g　丹参 80 g

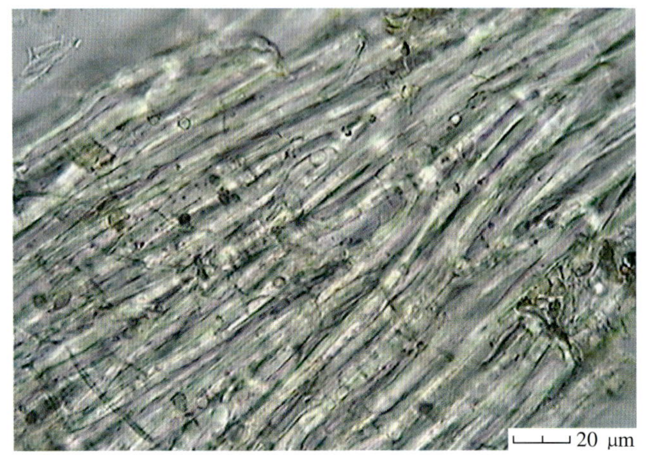

连翘：内果皮纤维上下层纵横交错，纤维短梭形。

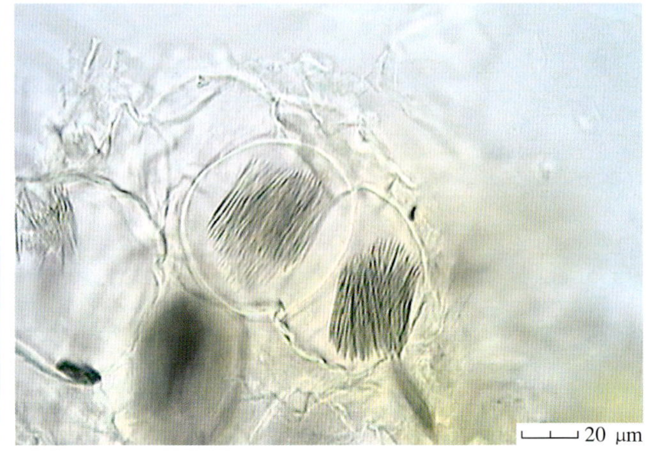

麦冬：草酸钙针晶成束或散在，长24～50 μm，直径约3 μm。

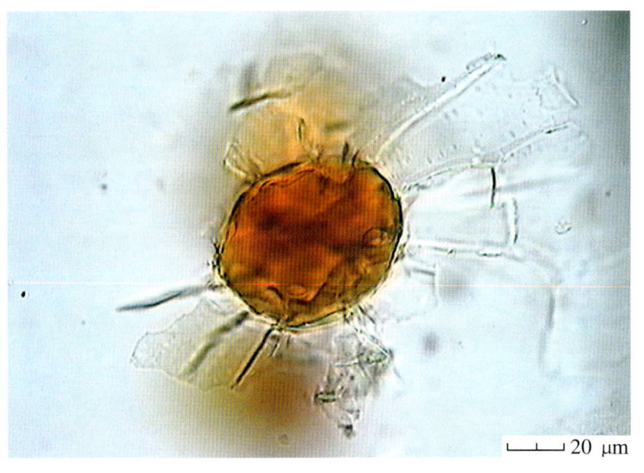

香附：分泌细胞类圆形，含淡黄棕色至红棕色分泌物，其周围细胞作放射状排列。

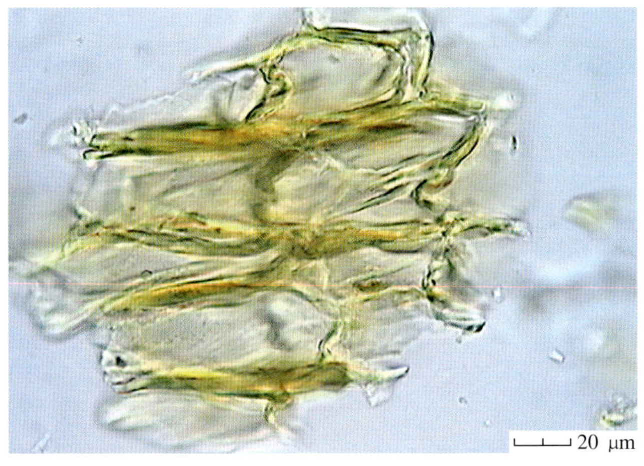

丹参：木栓细胞红棕色，多角形，壁薄。

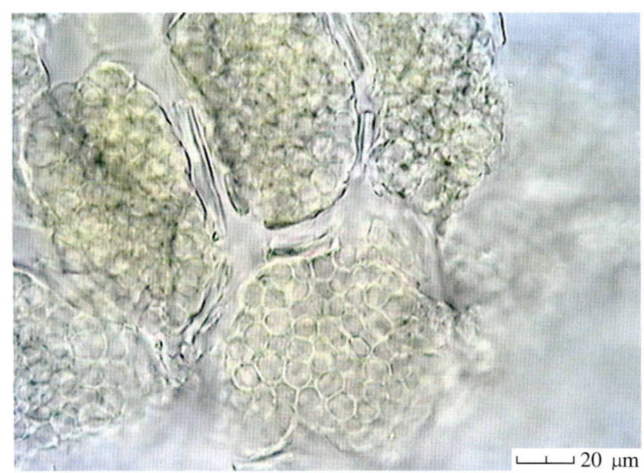

木鳖子：子叶细胞长方形或多角形，含糊粉粒及脂肪油块。

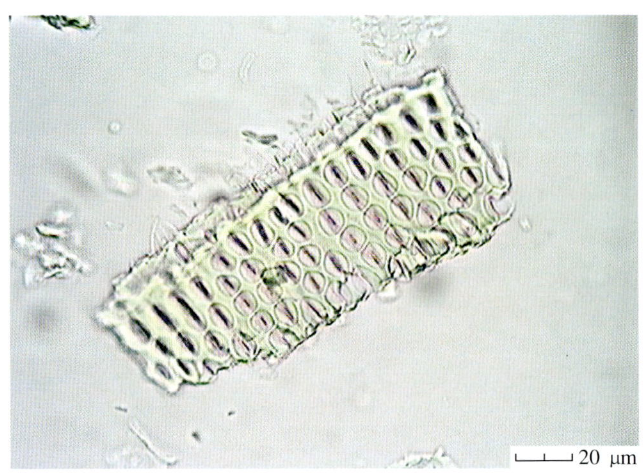

关木通：具缘纹孔导管大，直径约至328 μm，具缘纹孔类圆形，排列紧密。

八　正　散

Bazheng San

处方：关木通 30 g　瞿麦 30 g　萹蓄 30 g　车前子 30 g　滑石 60 g
甘草 25 g　栀子（炒）30 g　大黄（酒制）30 g　灯心草 15 g

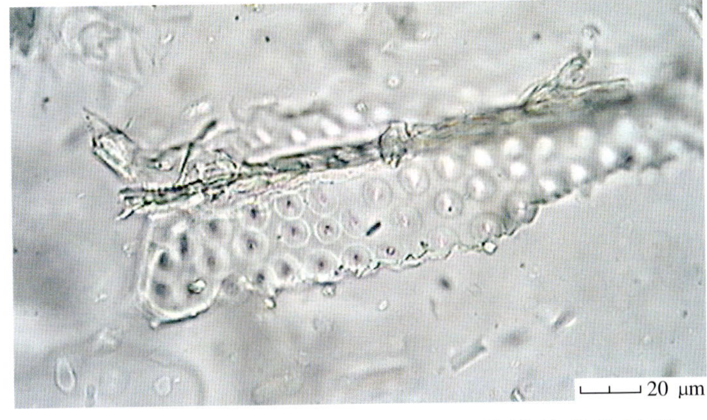

关木通：具缘纹孔导管大，直径约至 328 μm，具缘纹孔类圆形，排列紧密。

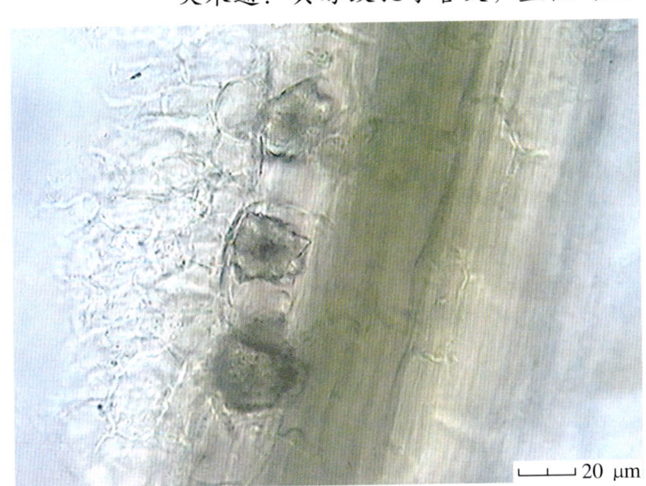

瞿麦：纤维束周围薄壁细胞含草酸钙簇晶，形成晶纤维，含晶细胞纵向成行。

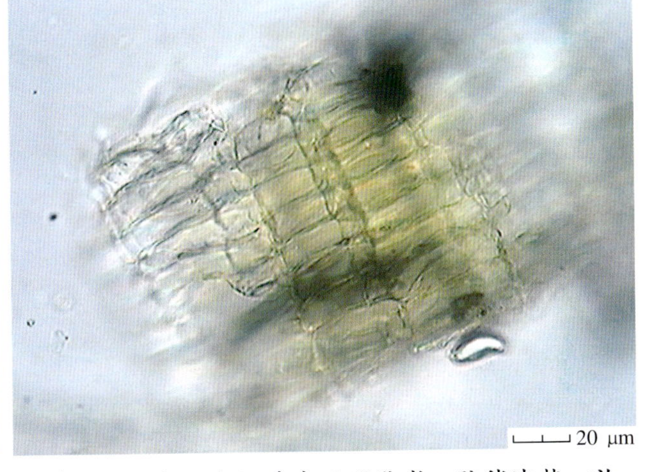

车前子：种皮下皮细胞表面观狭长，壁稍波状，以数个细胞为一组，略作镶嵌状排列。

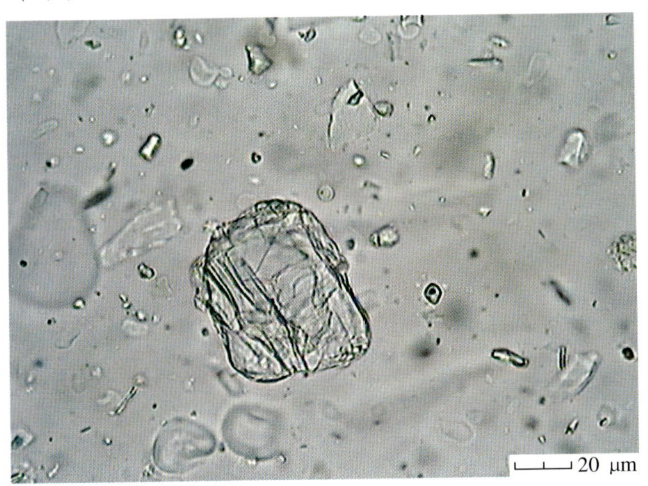

滑石：不规则块片无色，有层层剥落痕迹。

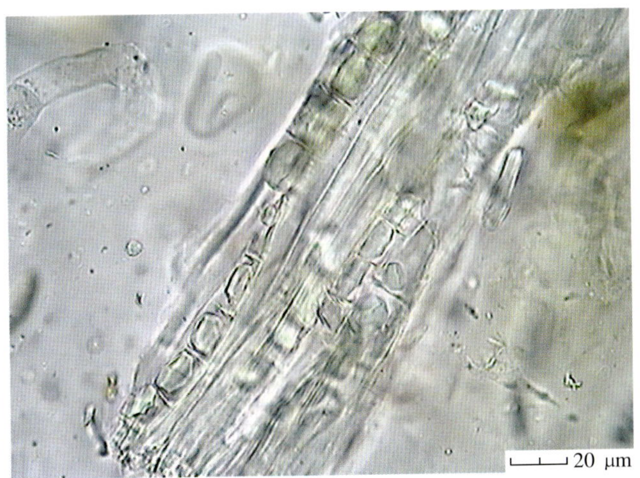

甘草：纤维束周围薄壁细胞含草酸钙方晶，形成晶纤维。

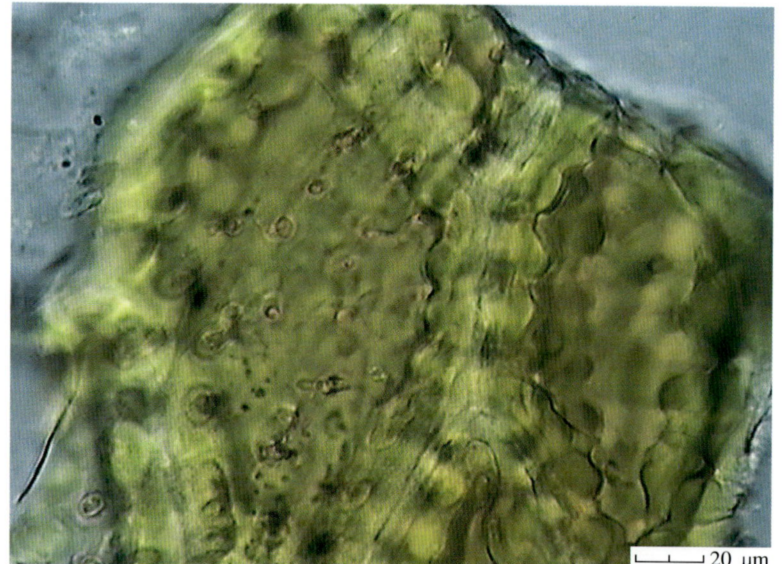

栀子：种皮石细胞黄色或淡棕色，多破碎，完整者长多角形、长方形或形状不规则，壁厚，有大的圆形纹孔，胞腔棕红色。

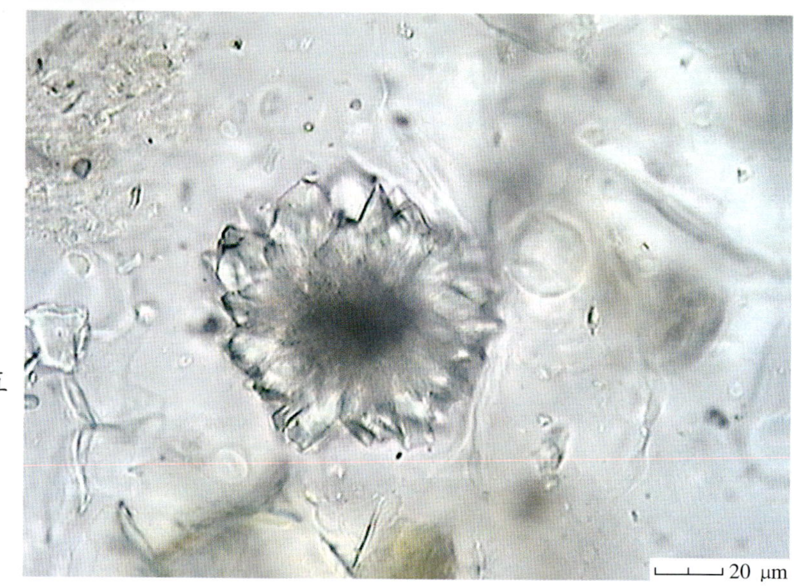

大黄：草酸钙簇晶大，直径 60～140 μm。

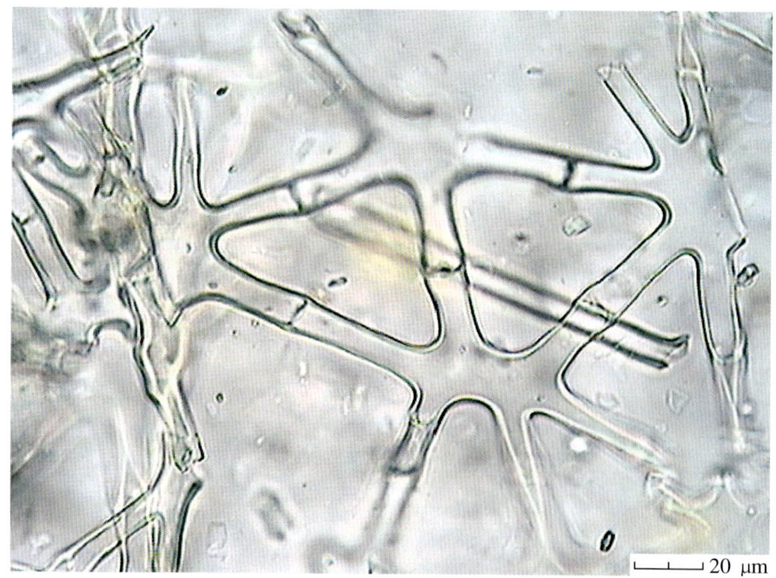

灯心草：星状薄壁细胞彼此以星芒相接，形成大的三角形或四边形气腔。

三　子　散

Sanzi San

处方： 诃子 200 g　　川楝子 200 g　　栀子 200 g

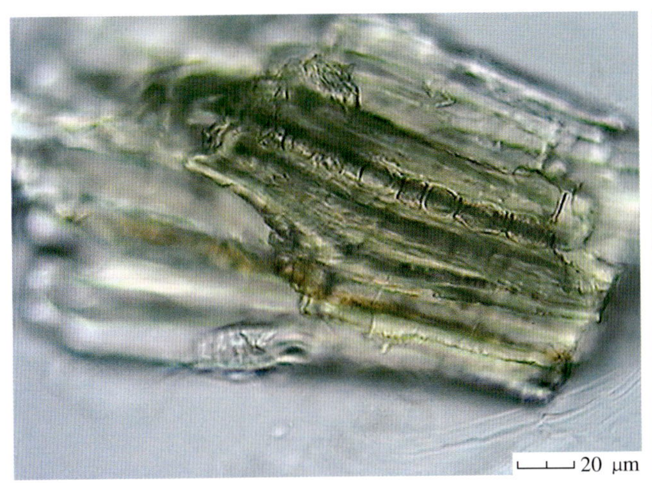

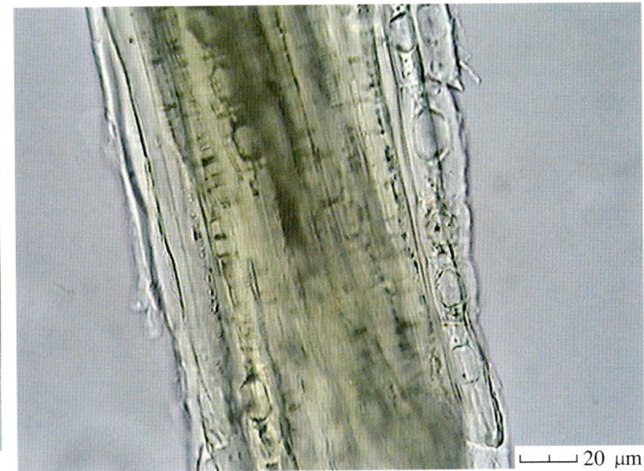

川楝子：果皮纤维束旁的细胞中含草酸钙方晶或少数簇晶，形成晶纤维，含晶细胞壁厚薄不一，木化。

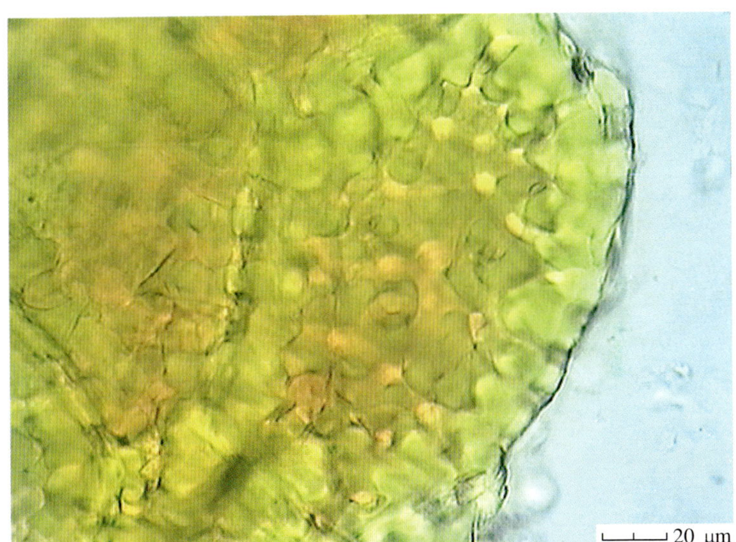

栀子：种皮石细胞黄色或淡棕色，多破碎，完整者长多角形、长方形或形状不规则，壁厚，有大的圆形纹孔，胞腔棕红色。

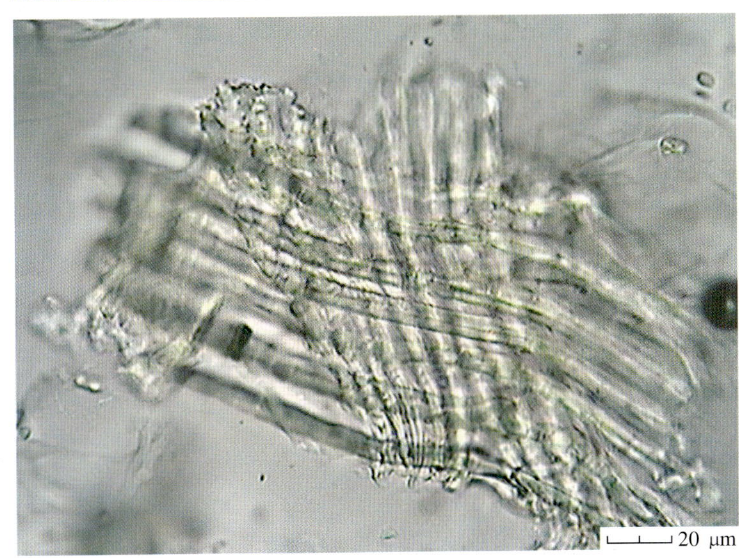

诃子：果皮纤维层淡黄色，斜向交错排列，壁较薄，有纹孔。

三　白　散

Sanbai San

处方： 玄明粉 400 g　　石膏 300 g　　滑石 300 g

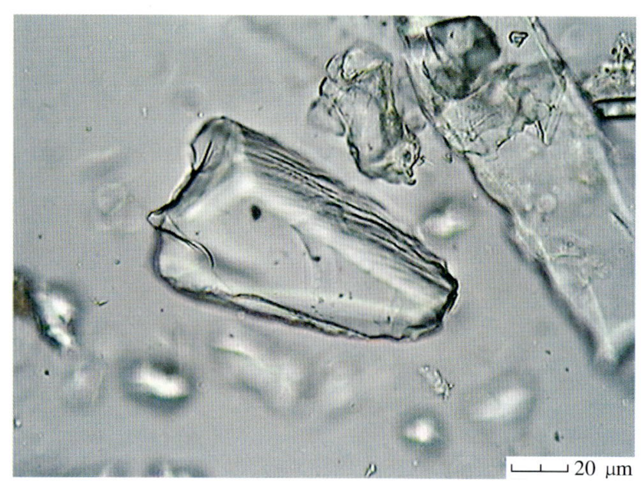

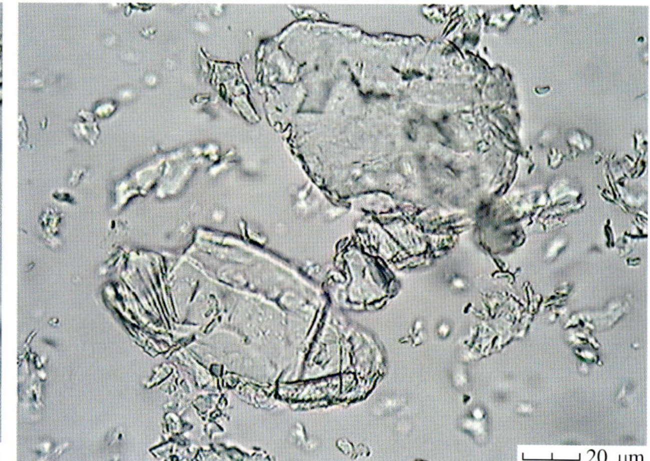

滑石：不规则块片无色，有层层剥落痕迹。

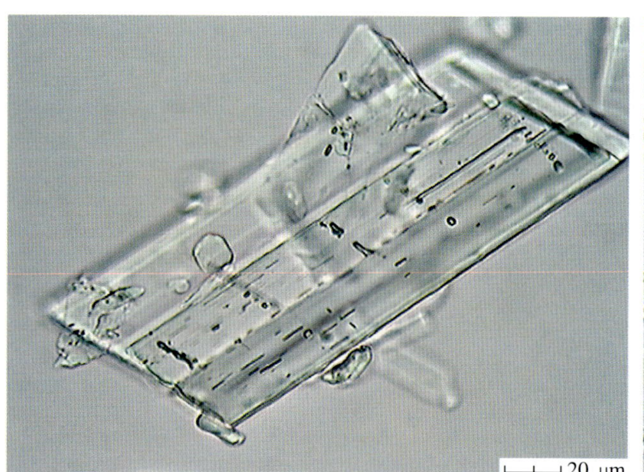

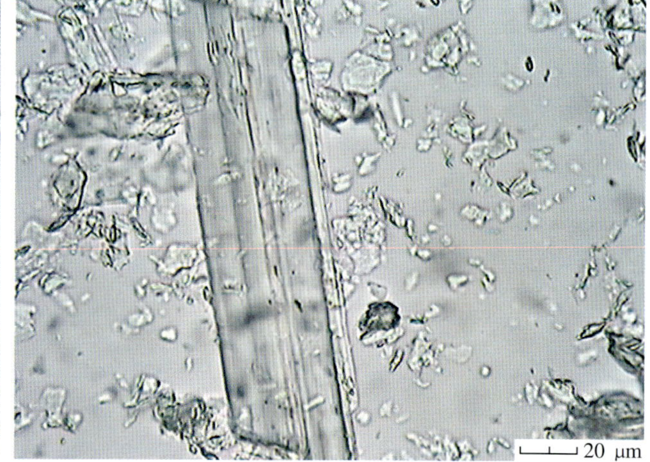

石膏：不规则片状结晶无色，有平直纹理。

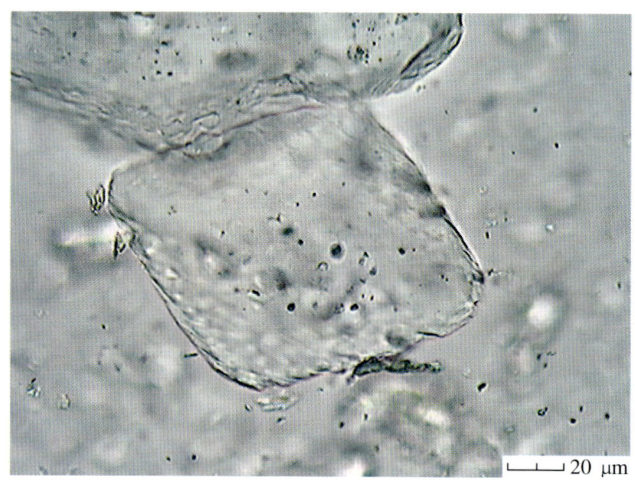

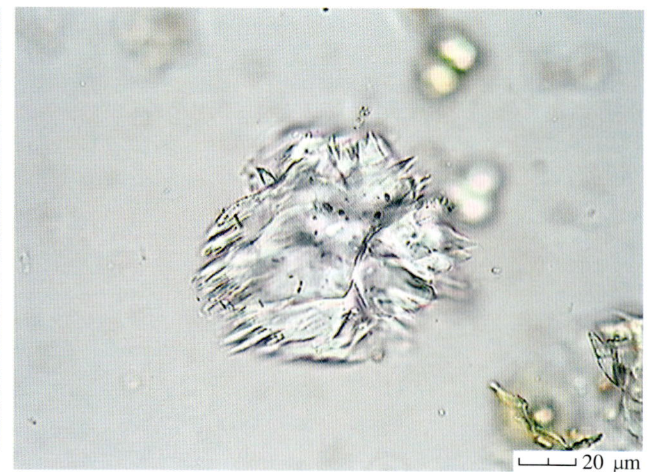

玄明粉：用乙醇装片观察，不规则形结晶近无色，边缘不整齐，表面有细长裂隙且现颗粒性。

三 香 散

Sanxiang San

处方： 丁香 25 g 木香 45 g 藿香 45 g 青皮 30 g 陈皮 45 g 槟榔 15 g 牵牛子 (炒) 45 g

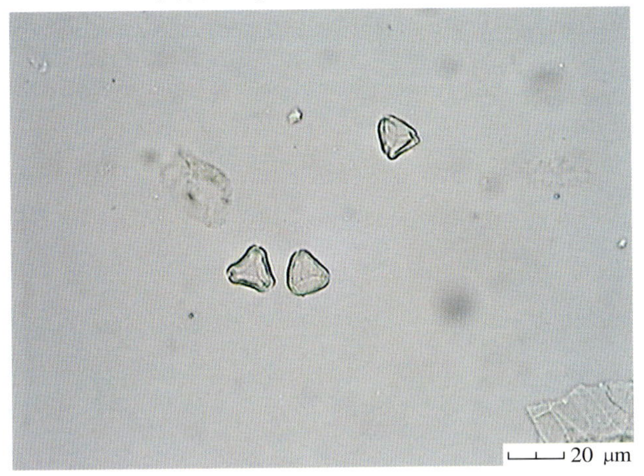

丁香：花粉粒三角形，直径约 16 μm。

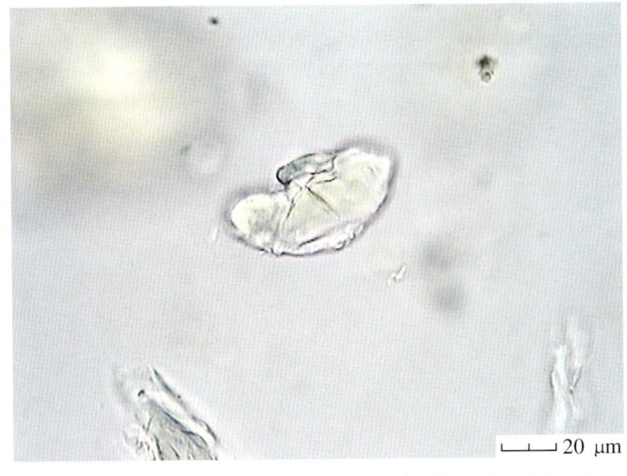

木香：菊糖团块形状不规则，有时可见微细放射状纹理，加热后溶解。

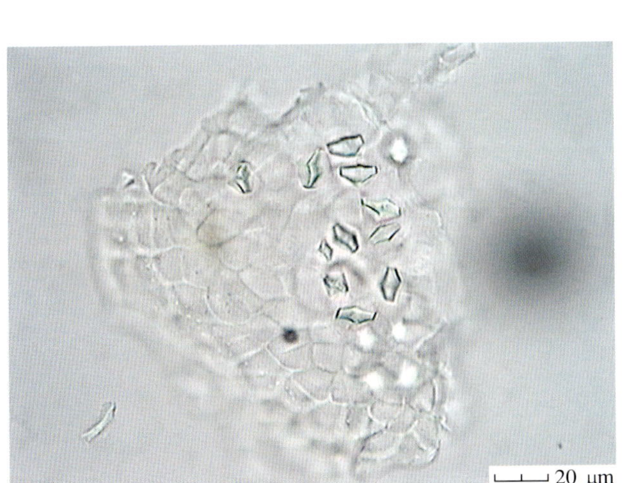

陈皮：草酸钙方晶成片存在于薄壁组织中。

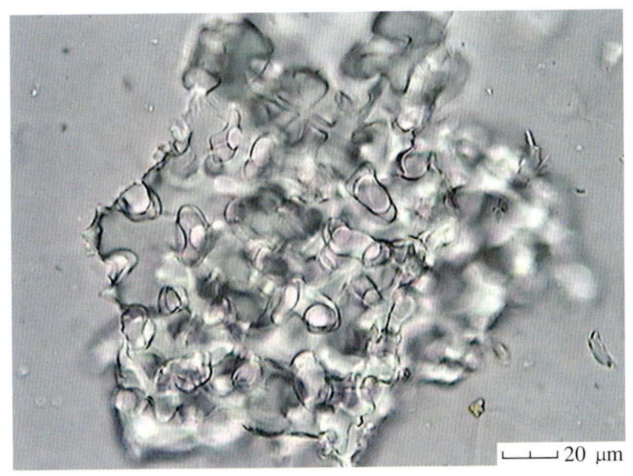

槟榔：内胚乳碎片无色，壁较厚，有较多大的类圆形纹孔。

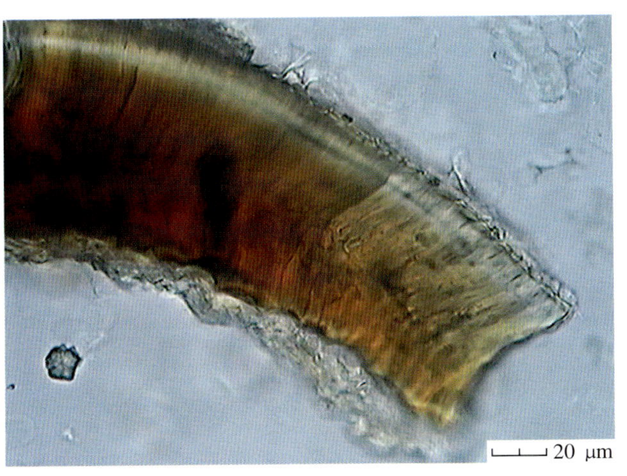

牵牛子：种皮栅状细胞淡棕色或棕色，长48～80 μm。

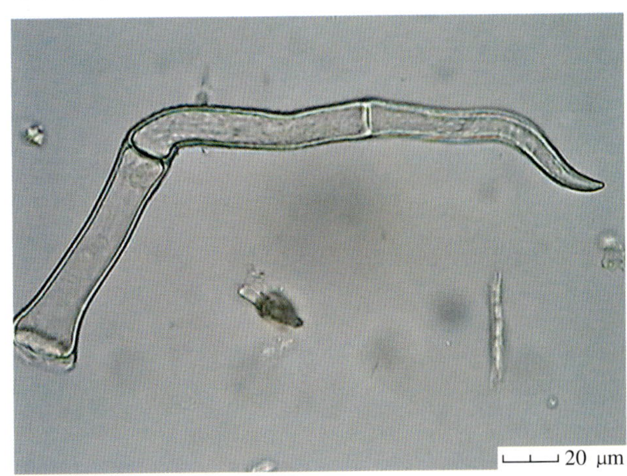

藿香：非腺毛1～4细胞，壁有疣状突起。

大 承 气 散

Dachengqi San

处方：大黄 60 g　　厚朴 30 g　　枳实 30 g　　玄明粉 180 g

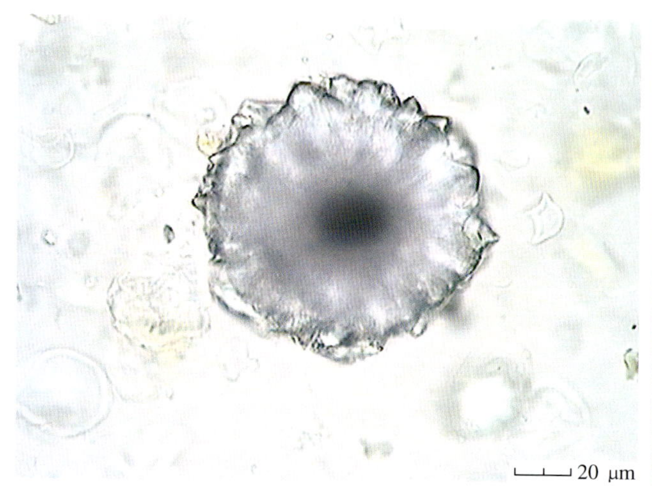

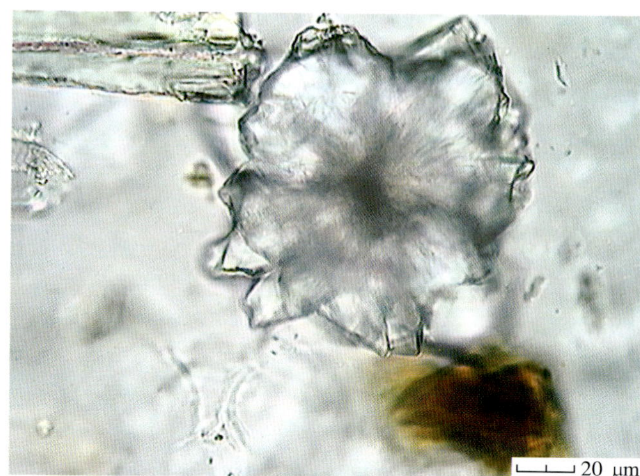

大黄：草酸钙簇晶大，直径60～140 μm。

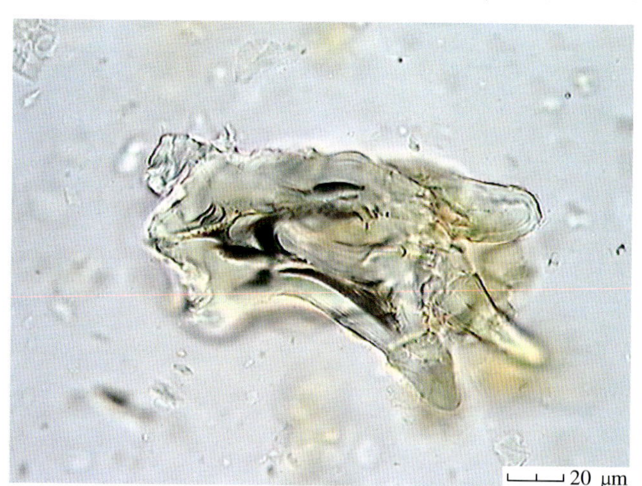

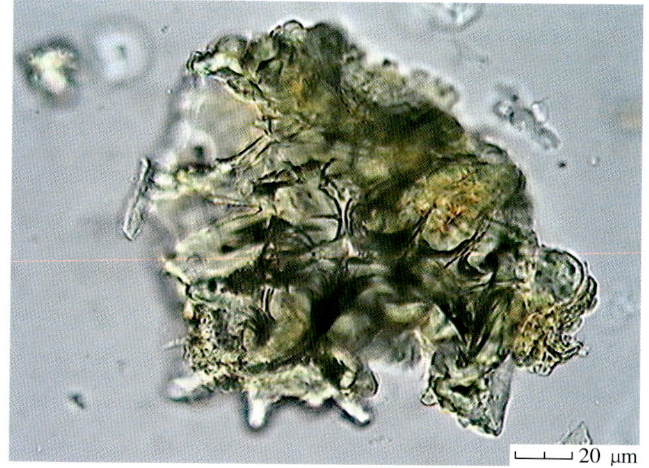

厚朴：石细胞分枝状，壁厚，层纹明显。

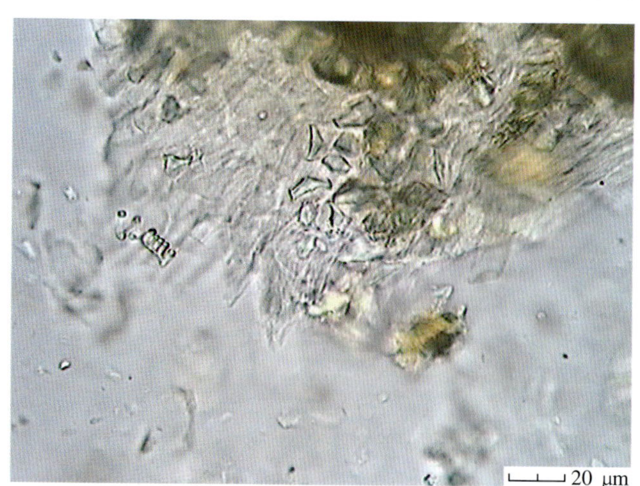

枳实：草酸钙方晶成片存在于薄壁组织中。

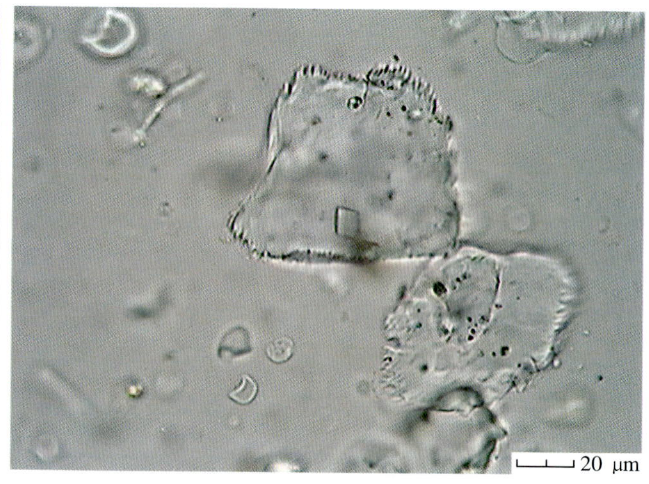

玄明粉：用乙醇装片观察，不规则形结晶近无色，边缘不整齐，表面有细长裂隙且现颗粒性。

大　黄　末

Dahuang Mo

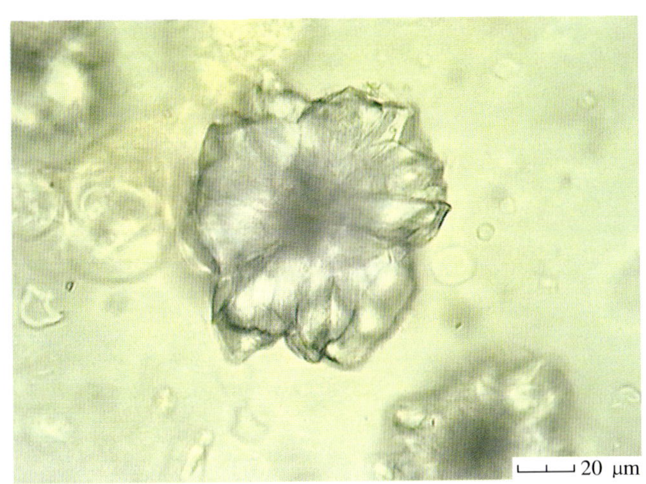

草酸钙簇晶直径20～160 μm，有的至190 μm。

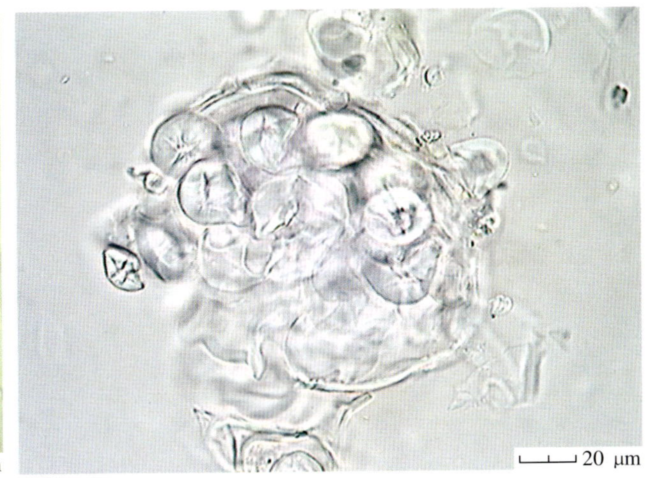

淀粉粒甚多，单粒类球形或多角形，直径3～45 μm，脐点星状；复粒由2～8分粒组成。

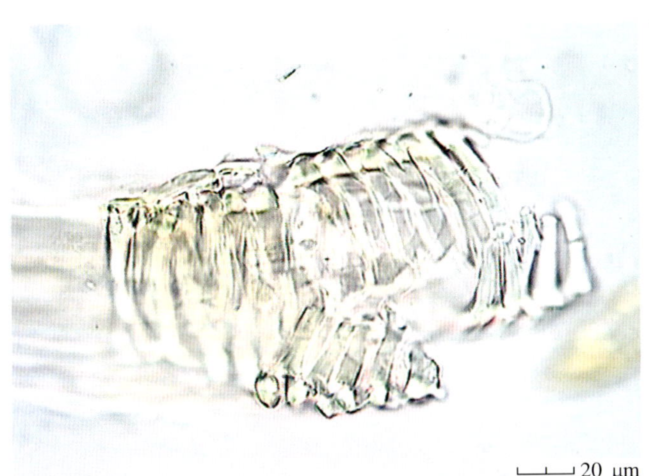

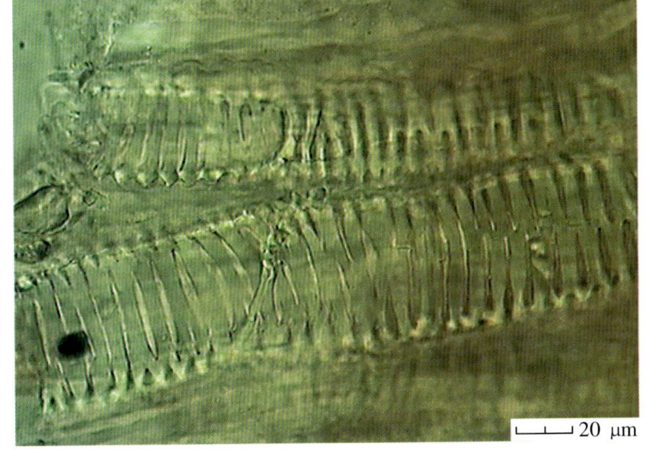

具缘纹孔、网纹、螺纹及环纹导管非木化。

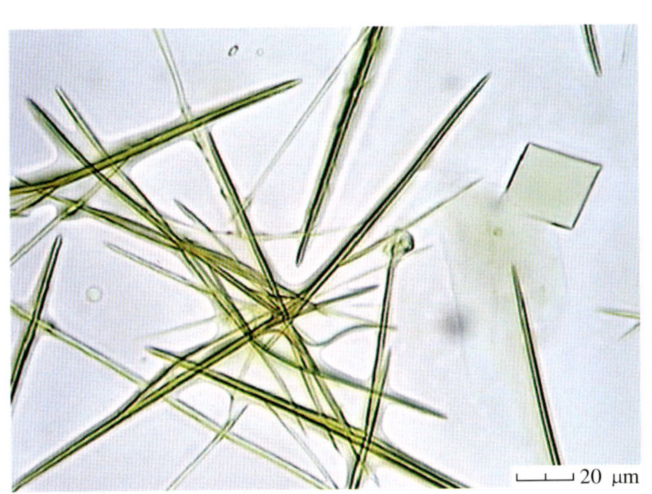

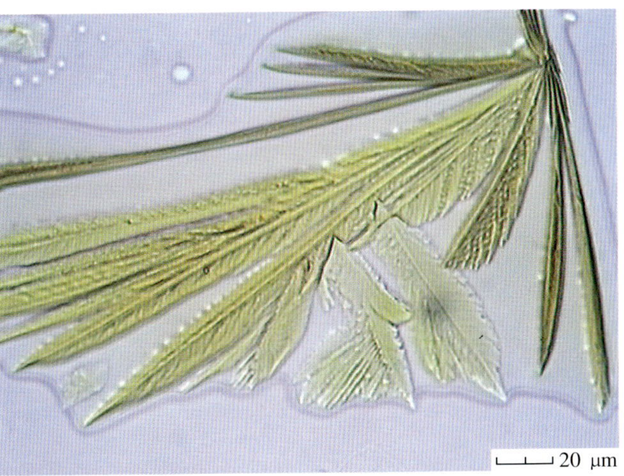

微量升华物：菱状针晶或羽状结晶。

大 戟 散

Daji San

处方： 京大戟 30 g　滑石 90 g　甘遂 30 g　牵牛子 60 g　黄芪 45 g　玄明粉 200 g　大黄 60 g

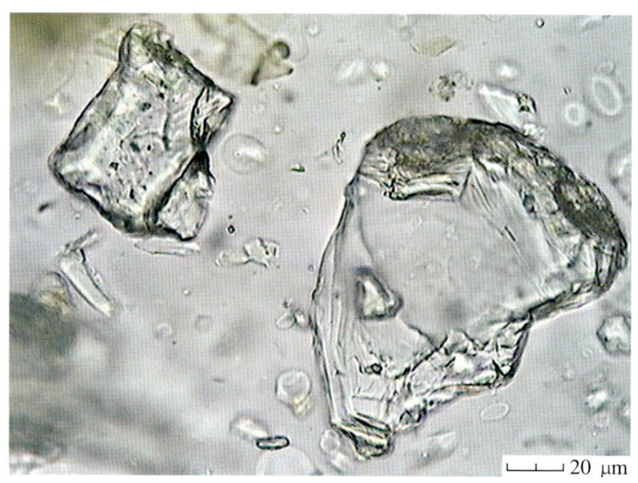

滑石：不规则块片无色，有层层剥落痕迹。

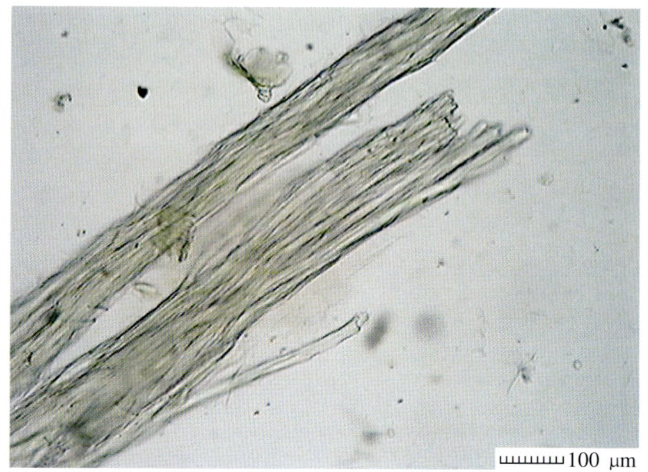

黄芪：纤维成束或散离，壁厚，表面有纵裂纹，两端断裂成帚状或较平截。

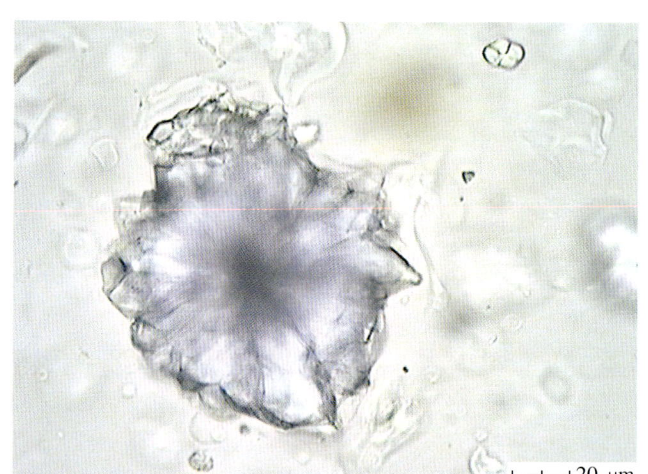

大黄：草酸钙簇晶大，直径 60～140 μm。

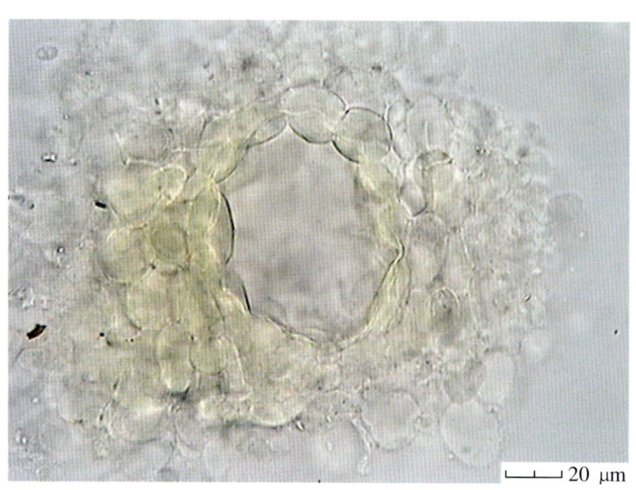

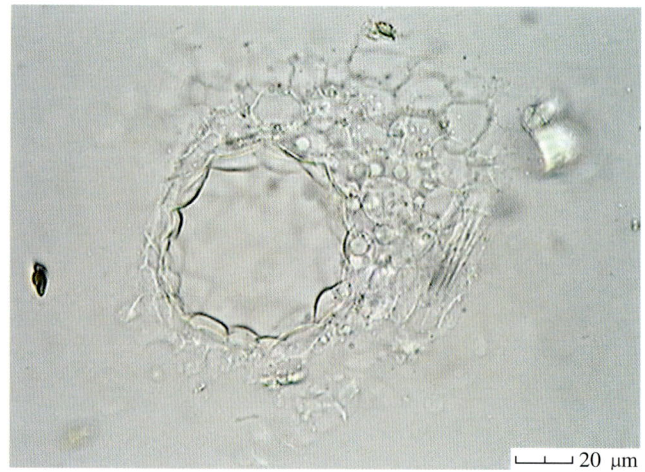

牵牛子：分泌腔类圆形或长圆形，直径 30～150 μm，周围子叶细胞扁圆形，腔内含油滴。

千　金　散

Qianjin San

处方： 蔓荆子 20 g　旋覆花 20 g　僵蚕 20 g　天麻 25 g　乌梢蛇 25 g
南沙参 25 g　桑螵蛸 20 g　何首乌 25 g　天南星（制）25 g　防风 25 g
阿胶 20 g　川芎 15 g　羌活 25 g　蝉蜕 30 g　细辛 10 g
全蝎 20 g　升麻 25 g　藿香 20 g　独活 25 g

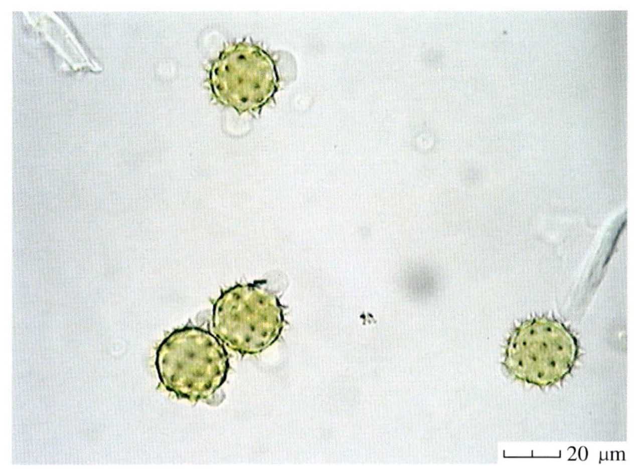

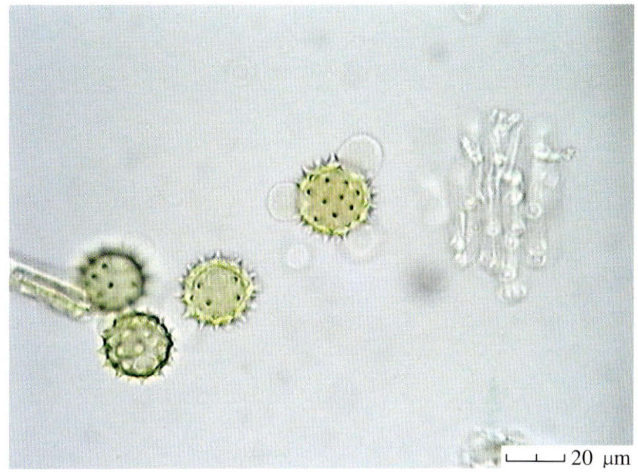

旋覆花：花粉粒类球形，直径 22～33 μm，外壁有刺，长约 3 μm，具 3 个萌发孔。

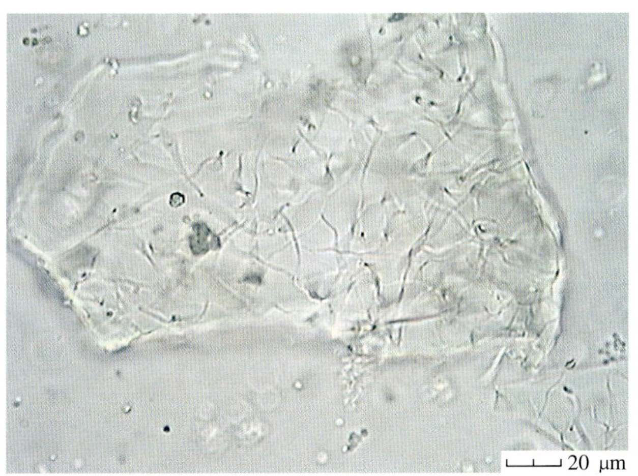

僵蚕：体壁碎片无色，表面有极细的菌丝体。

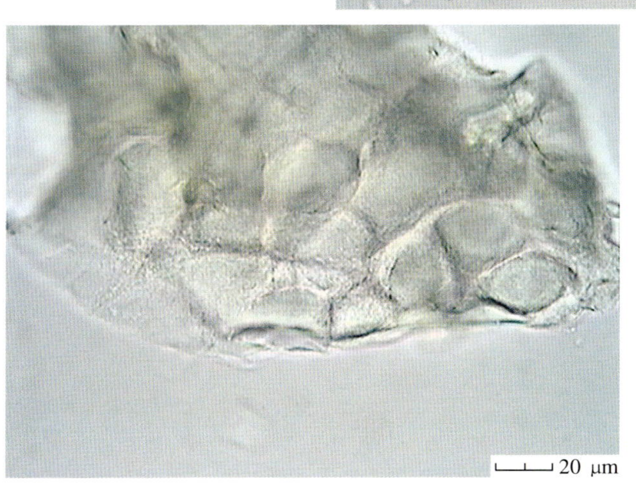

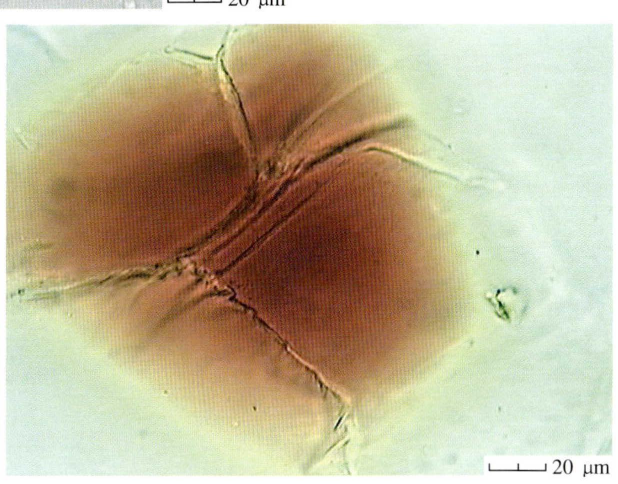

天麻：含糊化多糖类物的组织碎片遇碘液显棕色或淡棕紫色。

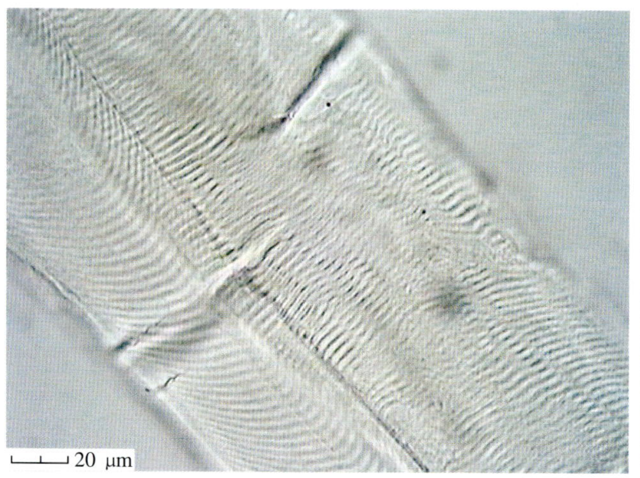

乌梢蛇：条状肌肉纤维淡黄色，现横波状纹理。

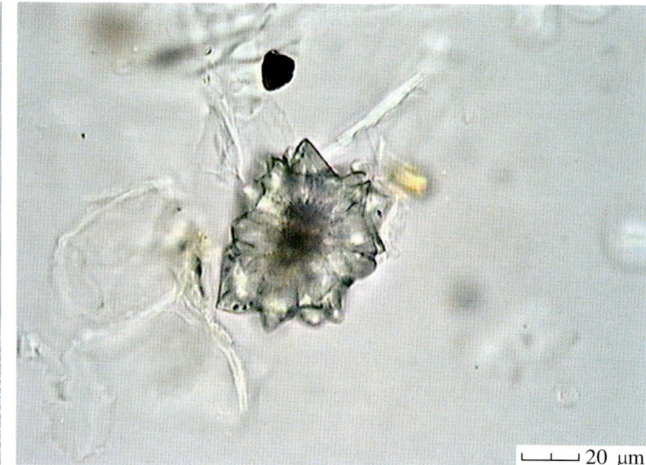

何首乌：草酸钙簇晶直径约至 80 μm。

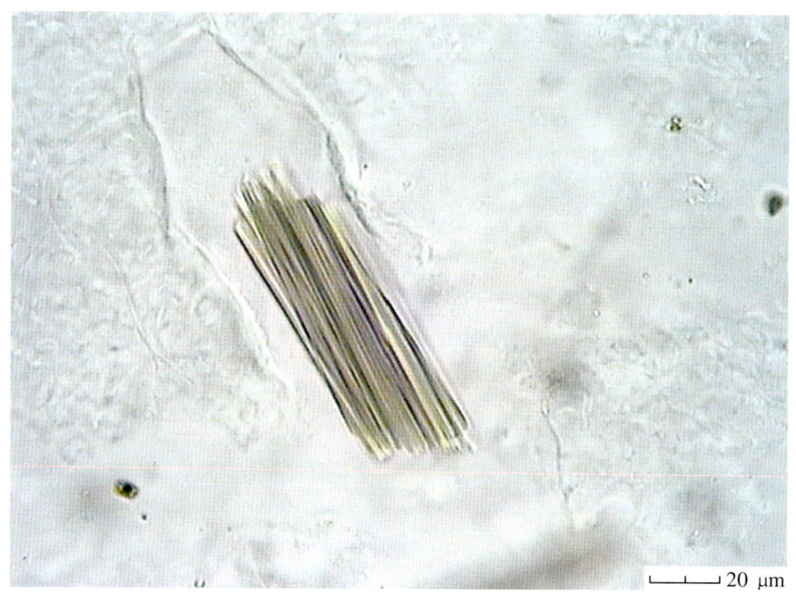

天南星：草酸钙针晶成束或散在，长约至 90 μm。

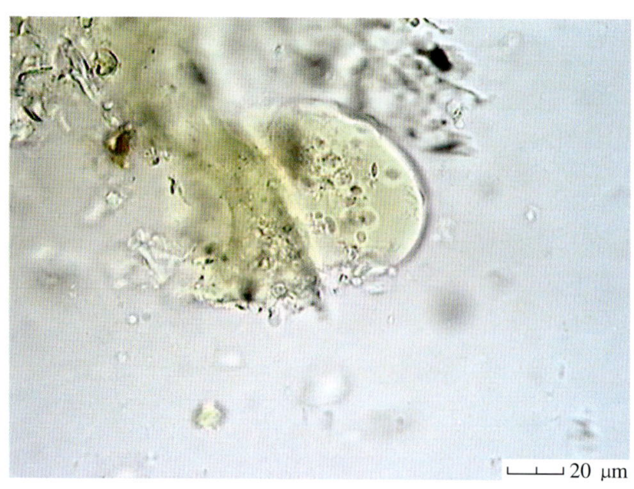

阿胶：不规则透明块片微黄色，有圆孔纹及细小孔点，并有油滴渗出，放置久后溶化。

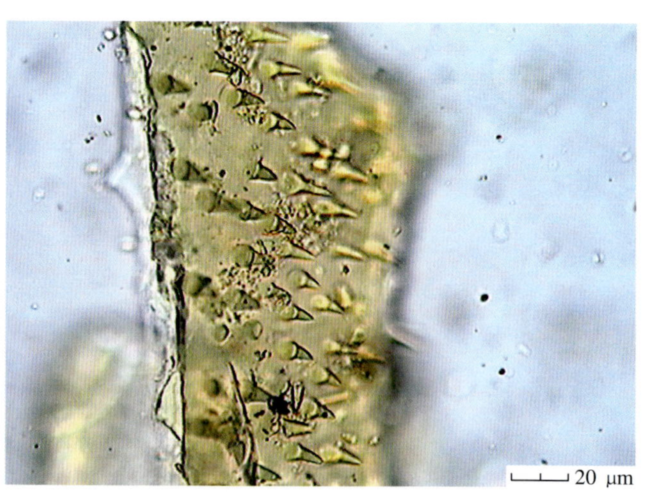

蝉蜕：几丁质皮壳碎片淡黄棕色，半透明，密布乳头状或短刺状突起。

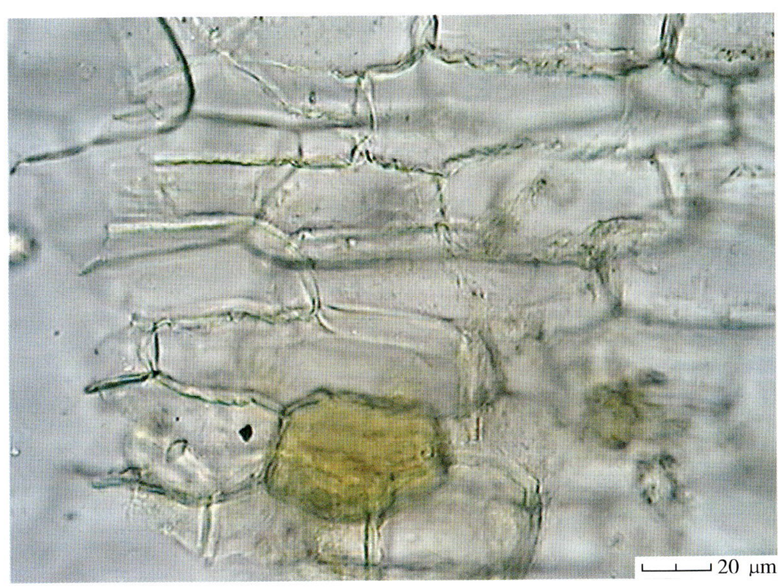

细辛：下皮细胞类长方形，壁细波状弯曲，夹有类方形或长圆形分泌细胞。

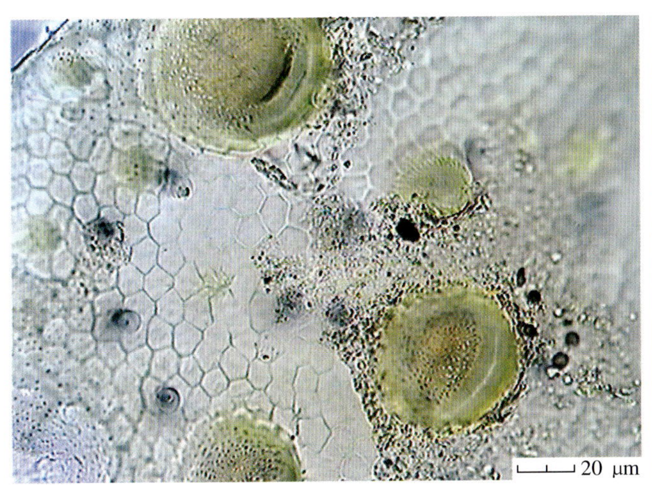

全蝎：体壁碎片淡黄色至黄色，有网状纹理及圆形毛窝，有的可见棕褐色刚毛。

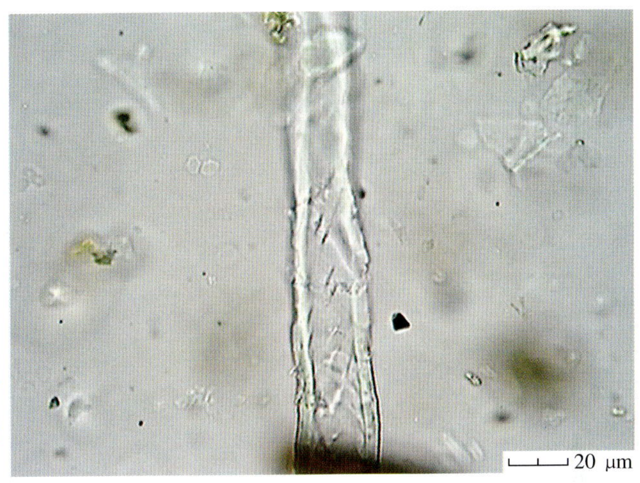

升麻：木纤维成束，多碎断，淡黄绿色，末端狭尖或钝圆，有的有分叉，直径 14～41 μm，壁稍厚，具十字形纹孔对，有的胞腔中含黄棕色物。

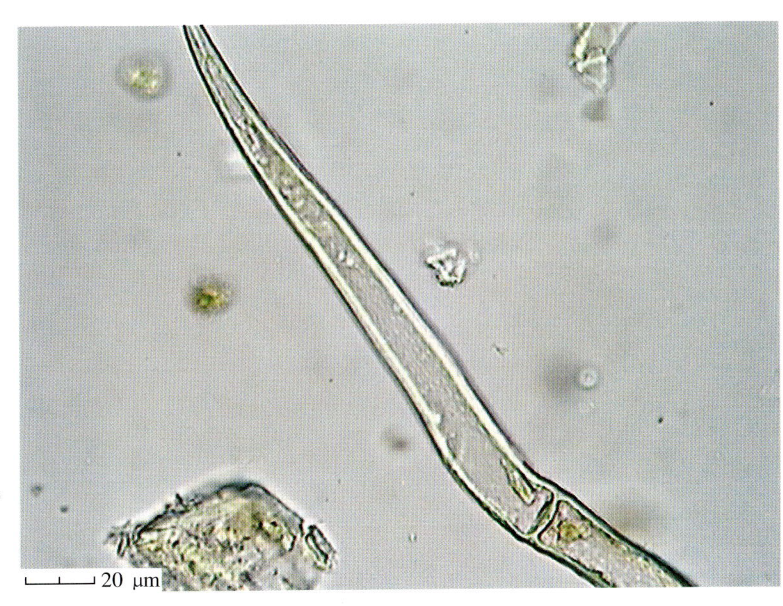

藿香：非腺毛 1～4 细胞，壁有疣状突起。

小 柴 胡 散

Xiaochaihu San

处方： 柴胡 45 g　黄芩 45 g　姜半夏 30 g　党参 45 g　甘草 15 g

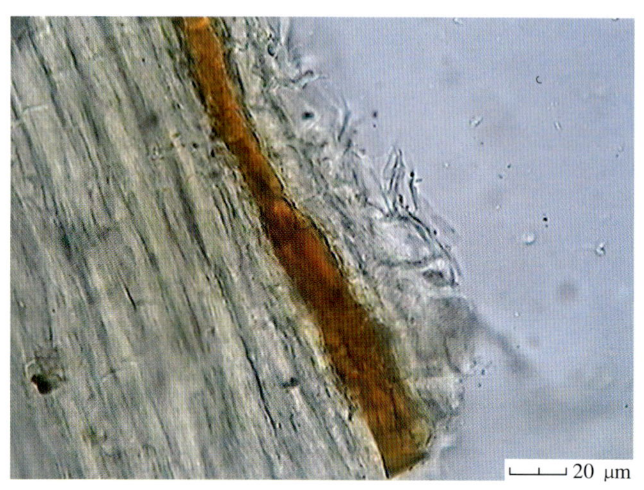

柴胡：油管含淡黄色或黄棕色条状分泌物，直径8～25 μm。

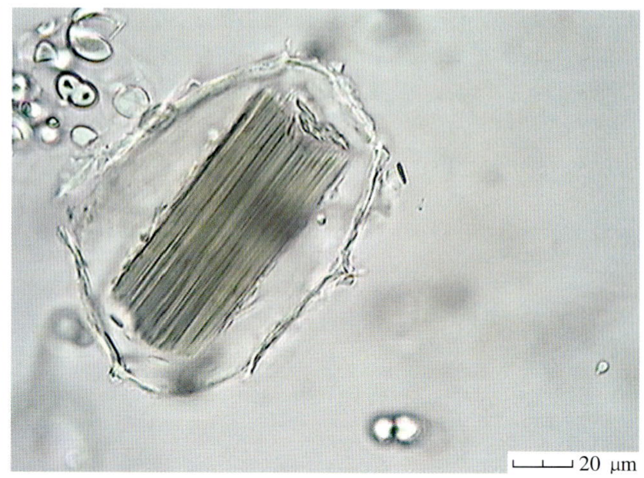

半夏：草酸钙针晶成束，长32～144 μm，存在于黏液细胞中或散在。

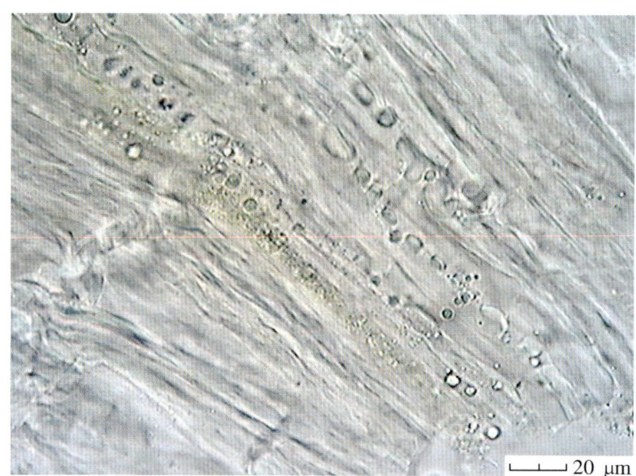

党参：联结乳管直径12～15 μm，含细小颗粒状物。

黄芩：纤维淡黄色，梭形，壁厚，孔沟细。

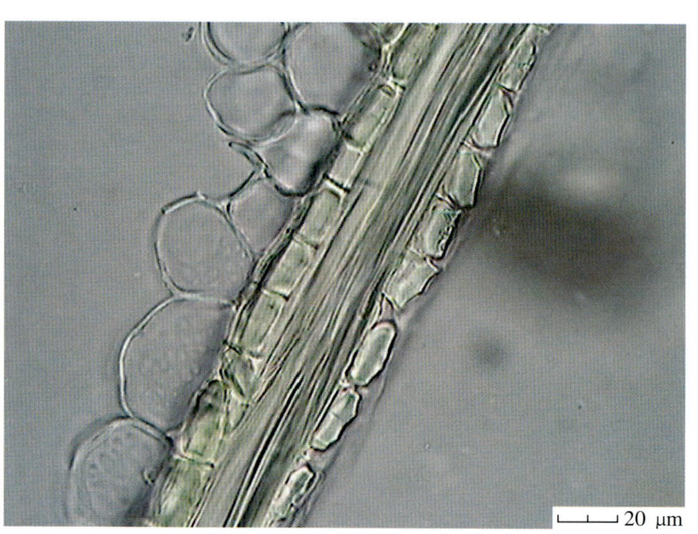

甘草：纤维束周围薄壁细胞含草酸钙方晶，形成晶纤维。

天　麻　散

Tianma San

处方： 天麻 30 g　党参 45 g　防风 25 g　荆芥 30 g　薄荷 30 g　何首乌（制）30 g
茯苓 45 g　甘草 25 g　川芎 25 g　蝉蜕 30 g

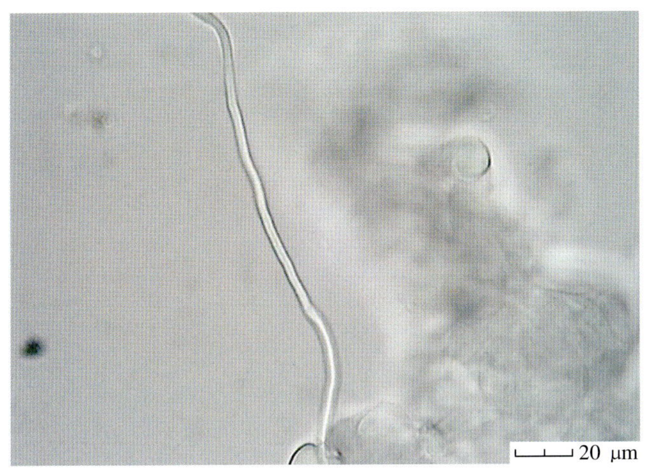

茯苓：不规则分枝状团块无色，遇水合氯醛液溶化；菌丝无色或淡棕色，直径 4～6 μm。

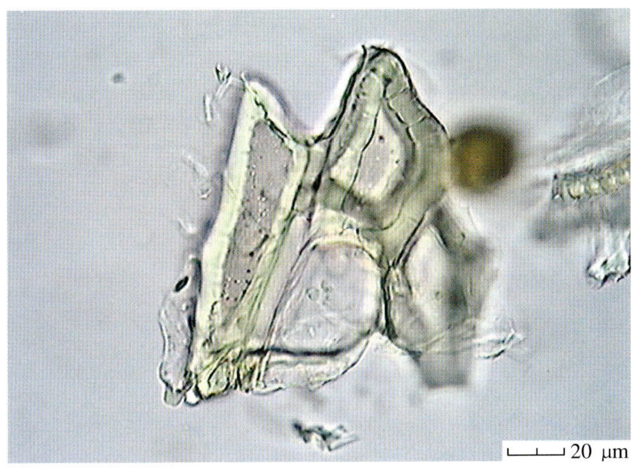

党参：石细胞斜方形或多角形，一端稍尖，壁较厚，纹孔稀疏。

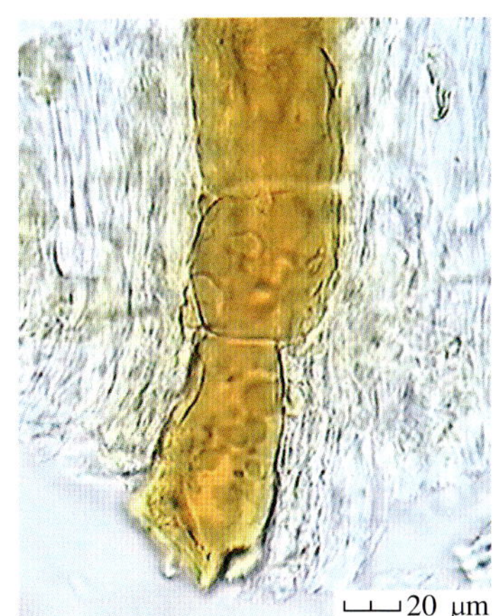

防风：油管含金黄色分泌物，直径 17～60 μm。

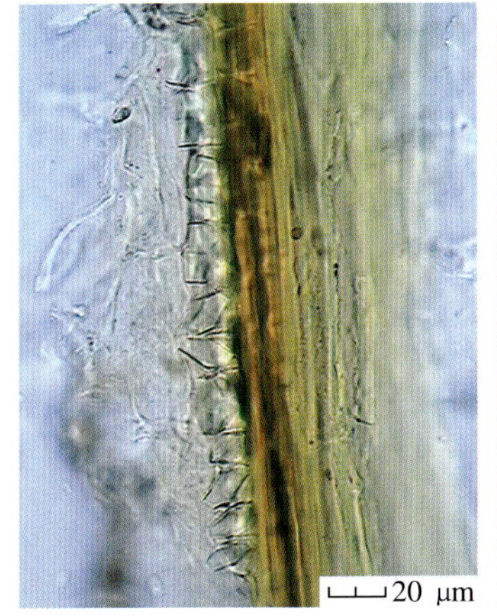

甘草：纤维束周围薄壁细胞含草酸钙方晶，形成晶纤维。

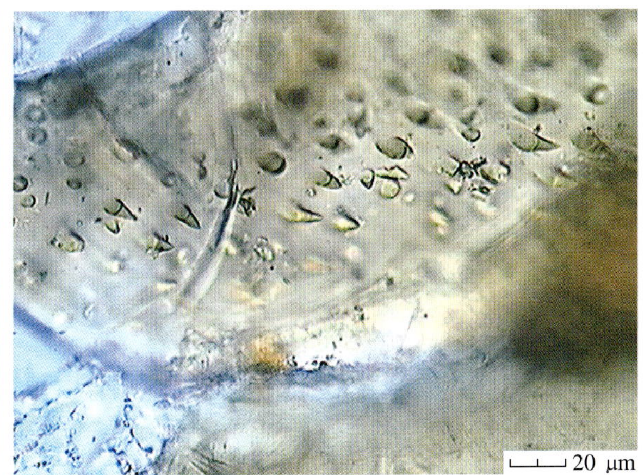

蝉蜕：几丁质皮壳碎片淡黄棕色，半透明，密布乳头状或短刺状突起。

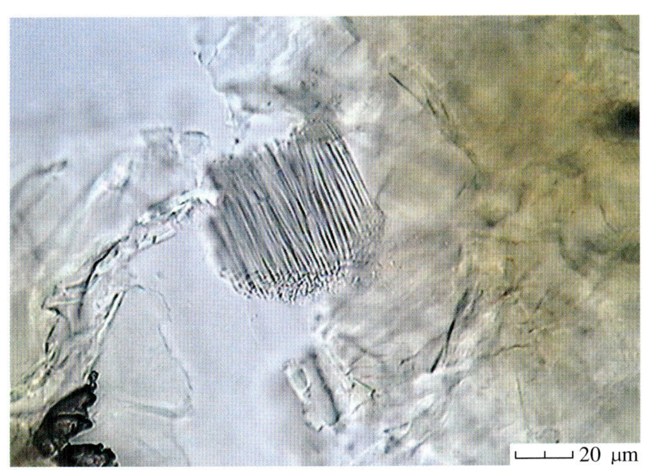

天麻：草酸钙针晶成束或散在，长 25～48 μm。

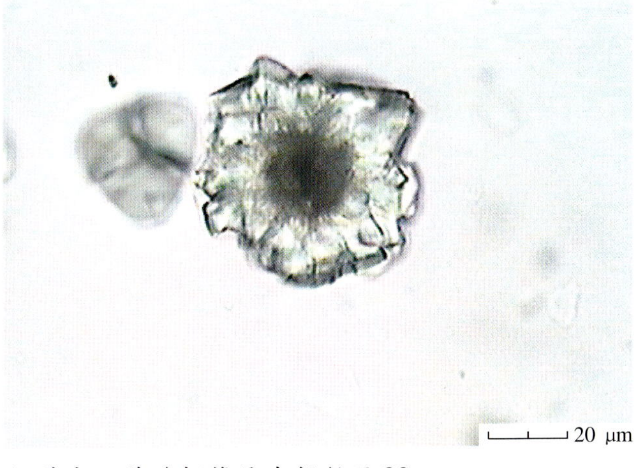

何首乌：草酸钙簇晶直径约至 80 μm。

无　失　散

Wushi San

处方： 槟榔 20 g　牵牛子 45 g　郁李仁 60 g　木香 25 g　关木通 20 g　青皮 30 g
三棱 25 g　大黄 75 g　玄明粉 200 g

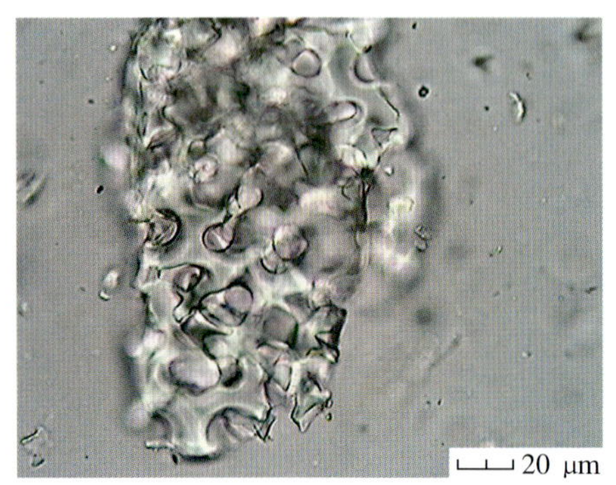

槟榔：内胚乳碎片无色，壁较厚，有较多大的类圆形纹孔。

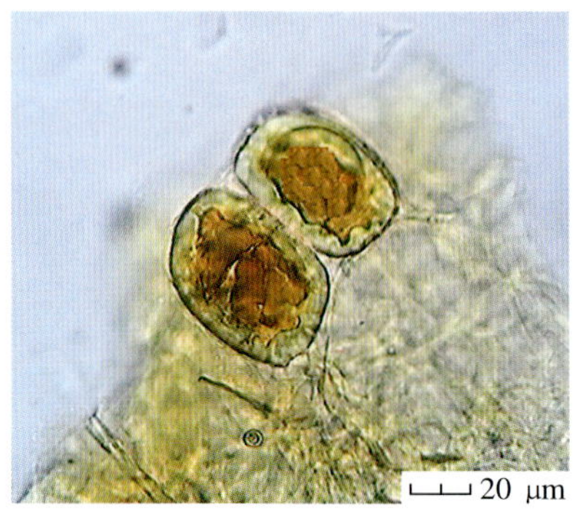

郁李仁：石细胞类圆形或贝壳形，壁较厚，较宽一边纹孔明显，胞腔含橙红色物。

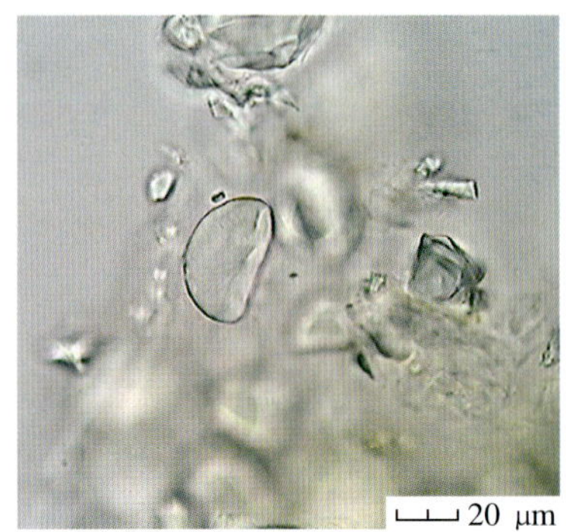

木香：菊糖团块形状不规则，有时可见微细放射状纹理，加热后溶解。

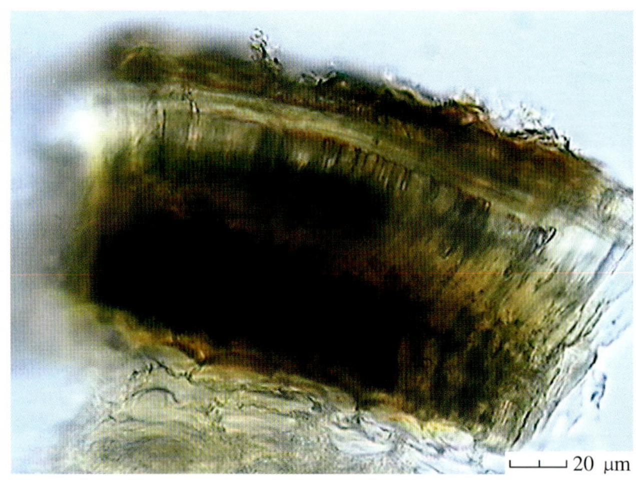

牵牛子：种皮栅状细胞淡棕色或棕色，长48～80 μm。

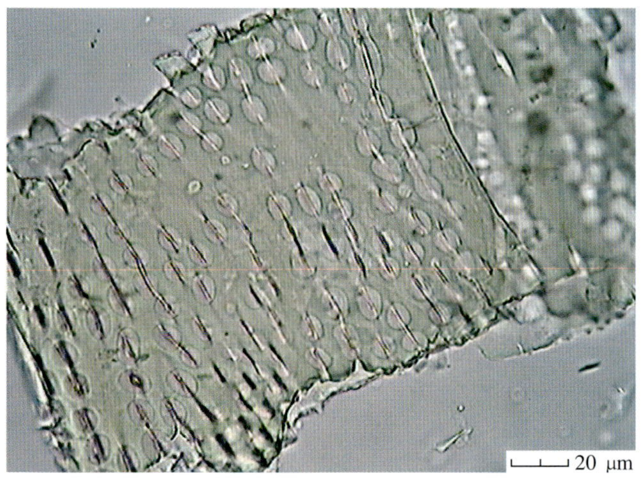

关木通：具缘纹孔导管大，直径约至328 μm，具缘纹孔类圆形，排列紧密。

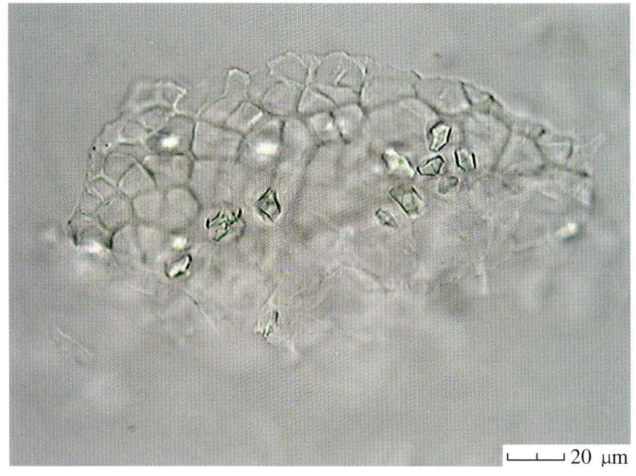

青皮：草酸钙方晶成片存在于薄壁组织中。

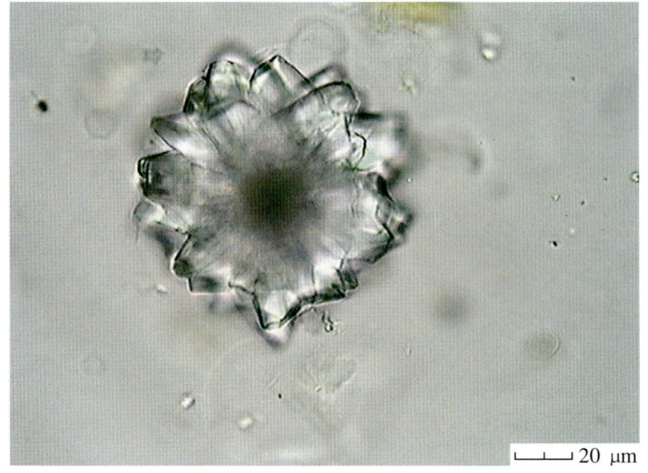

大黄：草酸钙簇晶大，直径60～140 μm。

木香槟榔散

Muxiang Binlang San

处方： 木香 15 g　槟榔 15 g　枳壳 (炒) 15 g　陈皮 15 g　青皮 (醋制) 50 g　香附 (醋制) 30 g　三棱 15 g　莪术 (醋制) 15 g　黄连 15 g　黄柏 (酒炒) 30 g　大黄 30 g　牵牛子 (炒) 30 g　玄明粉 60 g

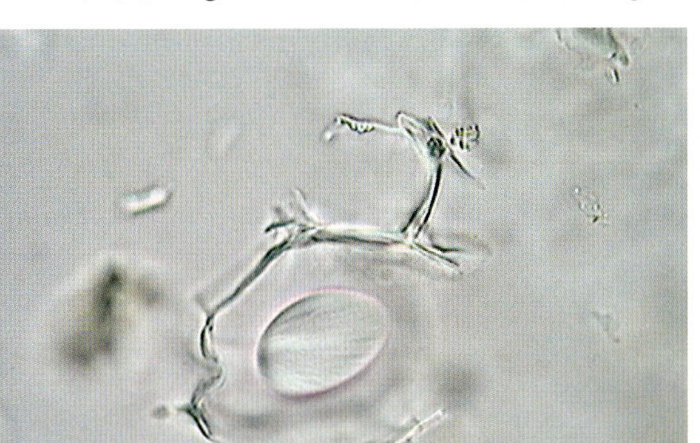

木香：菊糖团块形状不规则，有时可见微细放射状纹理，加热后溶解。

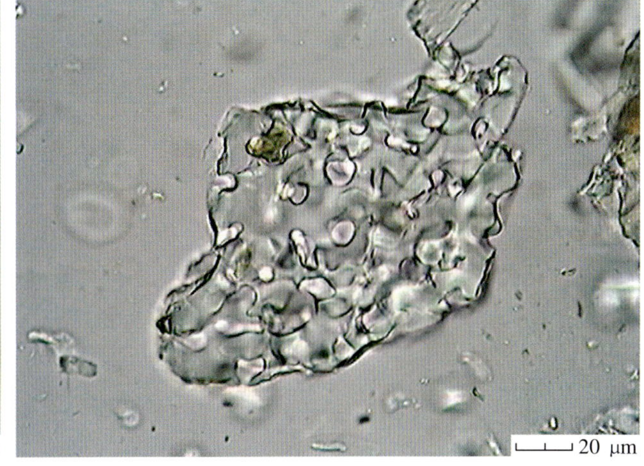

槟榔：内胚乳碎片无色，壁较厚，有较多大的类圆形纹孔。

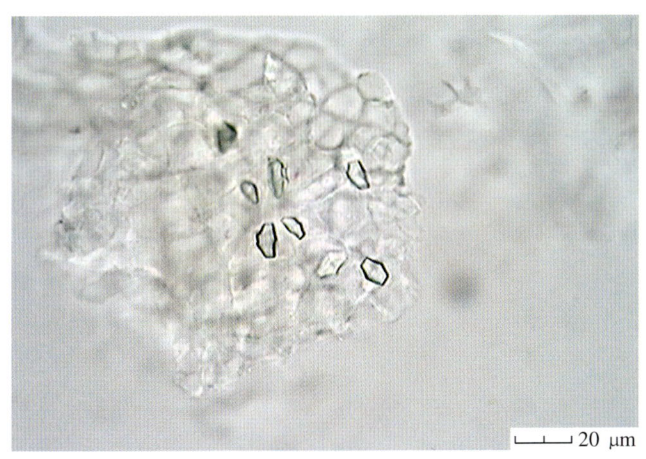

枳壳、陈皮、青皮：草酸钙方晶成片存在于薄壁组织中。

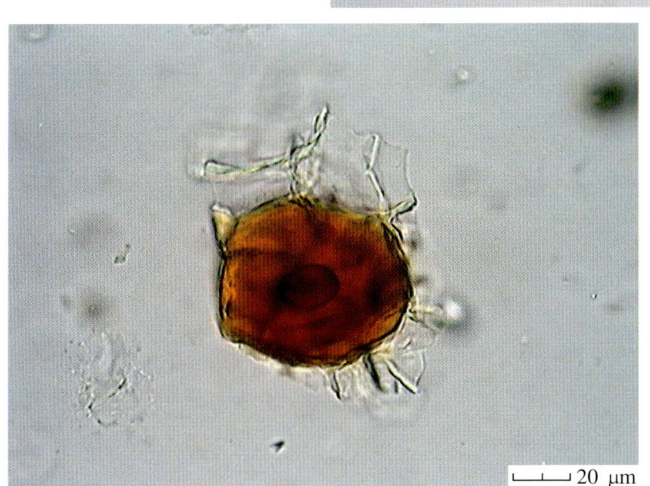

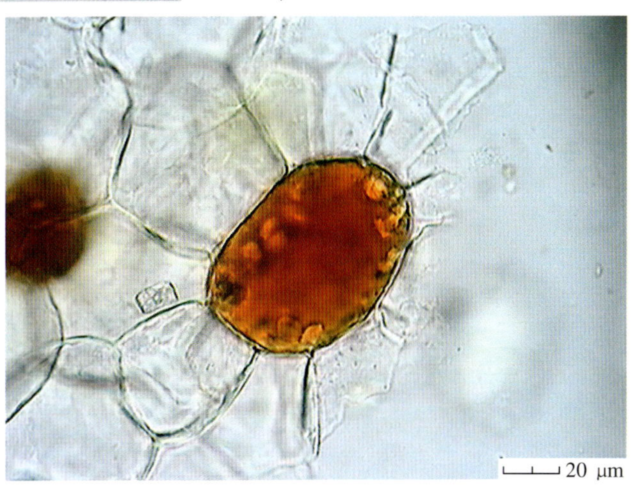

香附：分泌细胞类圆形，含淡黄棕色至红棕色分泌物，其周围细胞作放射状排列。

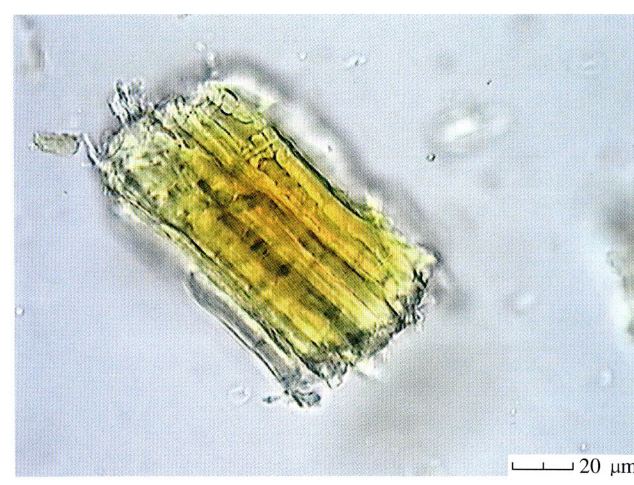

黄连：纤维束鲜黄色，壁稍厚，纹孔明显。

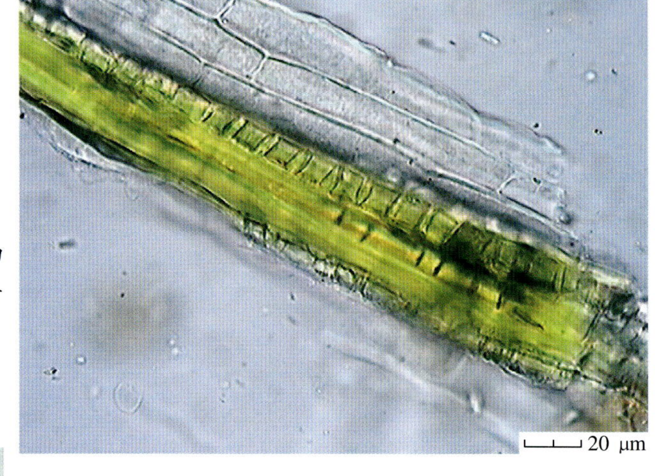

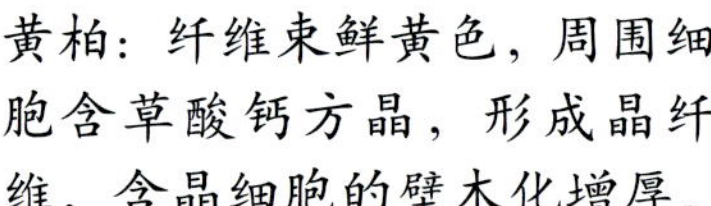
黄柏：纤维束鲜黄色，周围细胞含草酸钙方晶，形成晶纤维，含晶细胞的壁木化增厚。

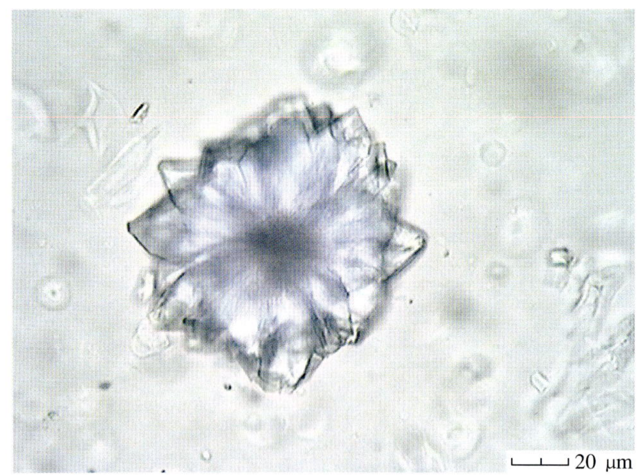

大黄：草酸钙簇晶大，直径60～140 μm。

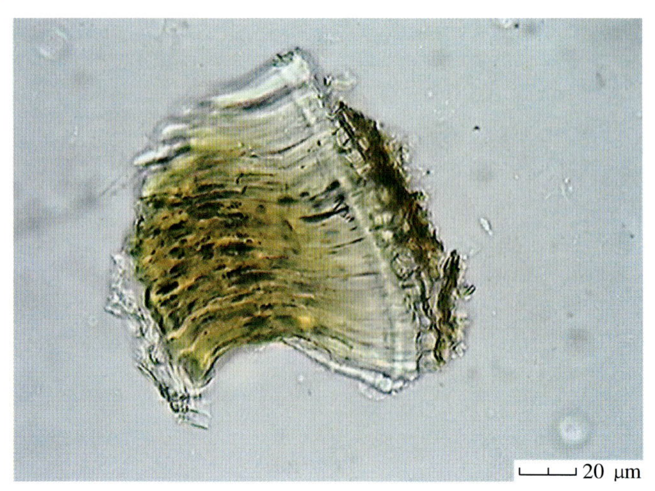

牵牛子：种皮栅状细胞淡棕色或棕色，长48～80 μm。

木槟硝黄散

Mubin Xiaohuang San

处方：槟榔 30 g　　大黄 90 g　　玄明粉 110 g　　木香 30 g

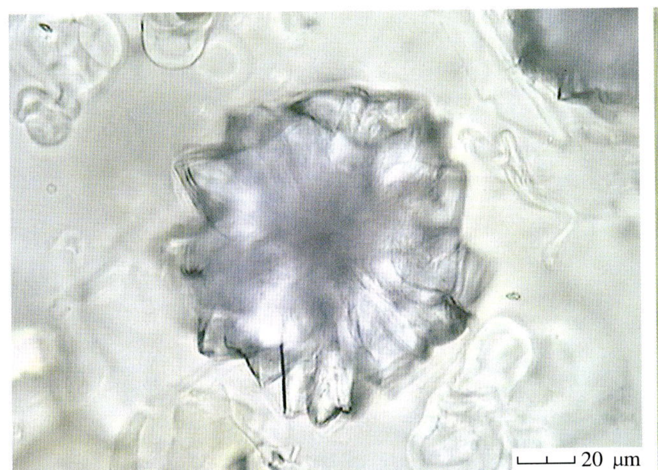

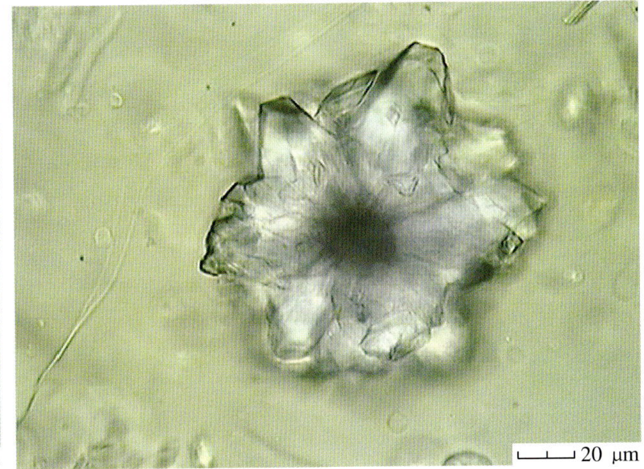

大黄：草酸钙簇晶大，直径 60～140 μm。

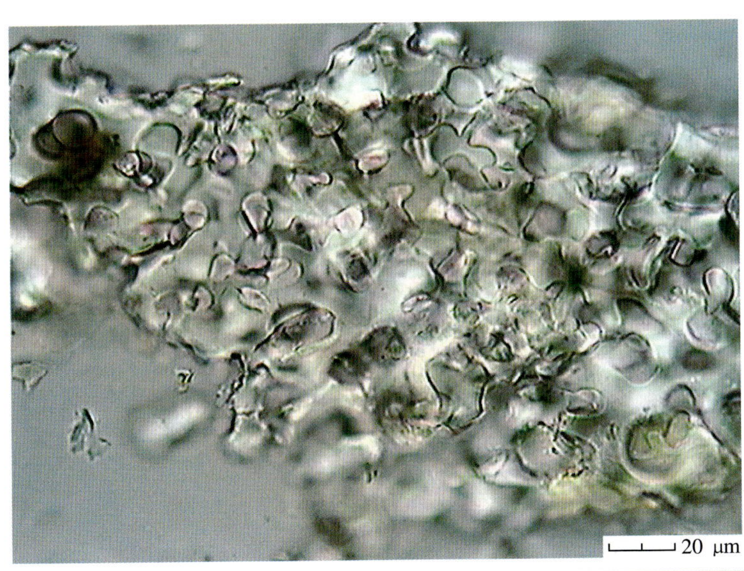

槟榔：内胚乳碎片无色，壁较厚，有较多大的类圆形纹孔。

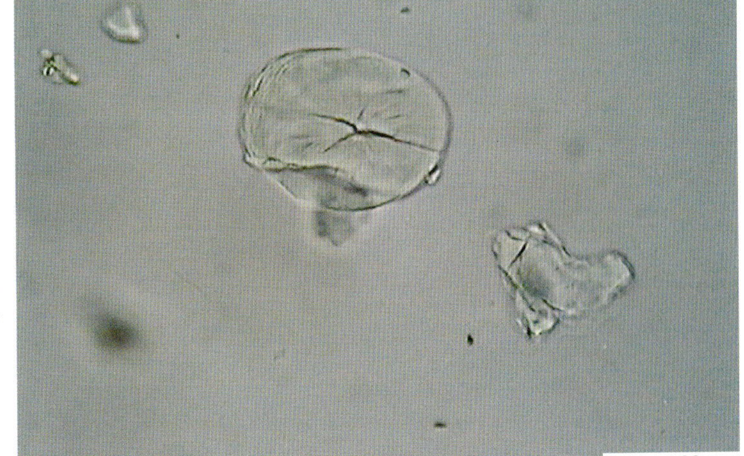

木香：菊糖团块形状不规则，有时可见微细放射状纹理，加热后溶解。

五　皮　散

Wupi San

处方： 桑白皮 30 g　陈皮 30 g　大腹皮 30 g　姜皮 15 g　茯苓皮 30 g

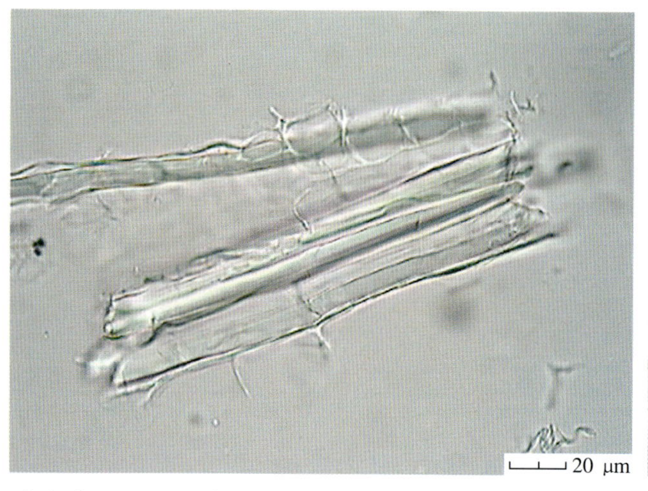

桑白皮：纤维无色，直径13～26 μm，壁厚，孔沟不明显。

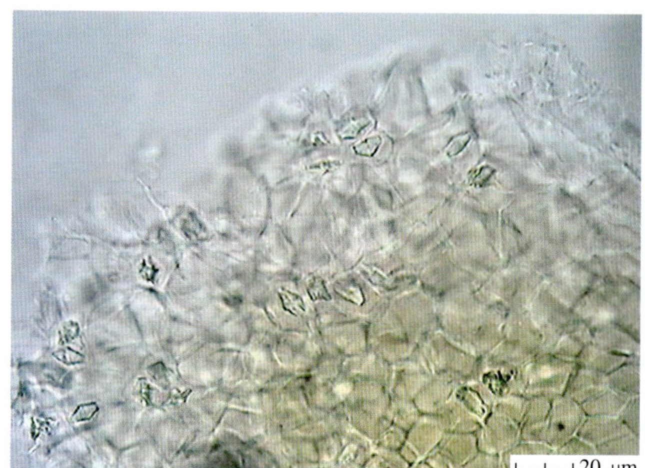

陈皮：草酸钙方晶成片存在于薄壁组织中。

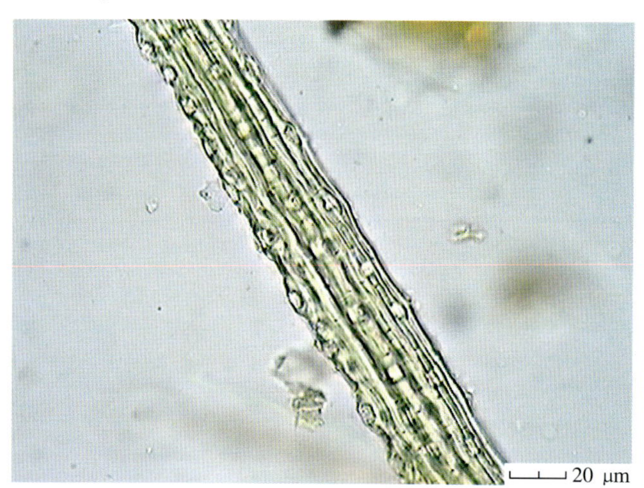

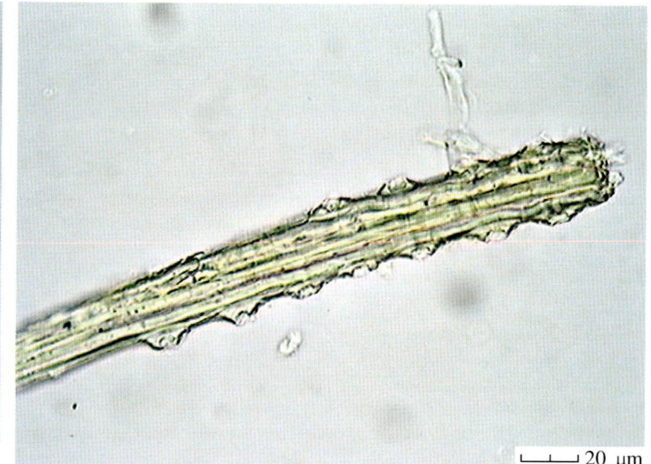

大腹皮：中果皮纤维成束，细长，直径8～15 μm，微木化，纹孔明显，周围细胞中含有圆簇状硅质块，直径约8 μm。

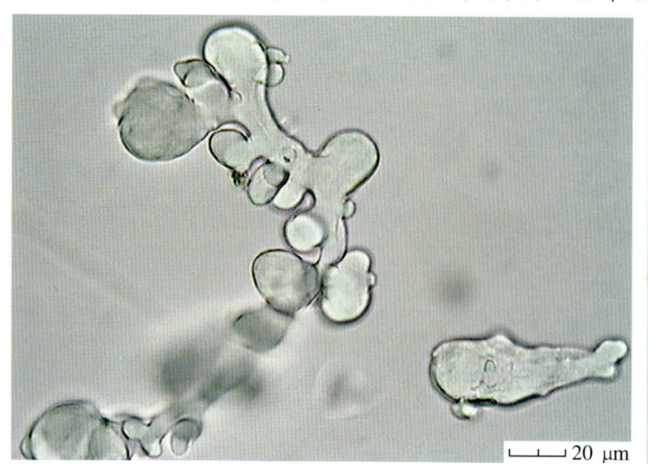

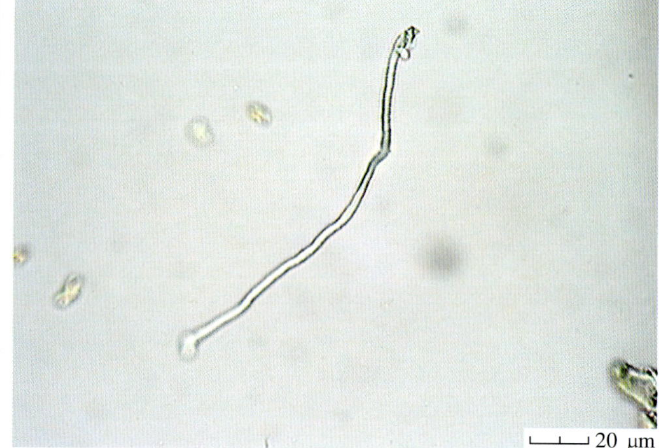

茯苓皮：不规则分枝状团块无色，遇水合氯醛液溶化；菌丝无色或淡棕色，直径4～6 μm。

五　苓　散

Wuling San

处方：茯苓100 g　泽泻200 g　猪苓100 g　肉桂50 g　白术(炒) 100 g

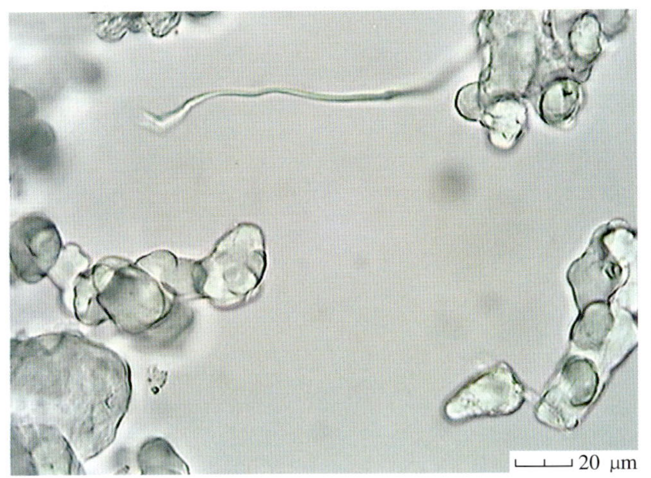

茯苓：不规则分枝状团块无色，遇水合氯醛液溶化；菌丝无色或淡棕色，直径4～6 μm。

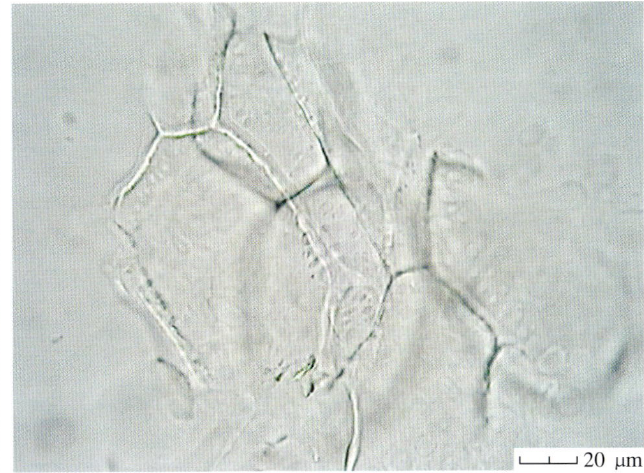

泽泻：薄壁细胞类圆形，有椭圆形纹孔，集成纹孔群。

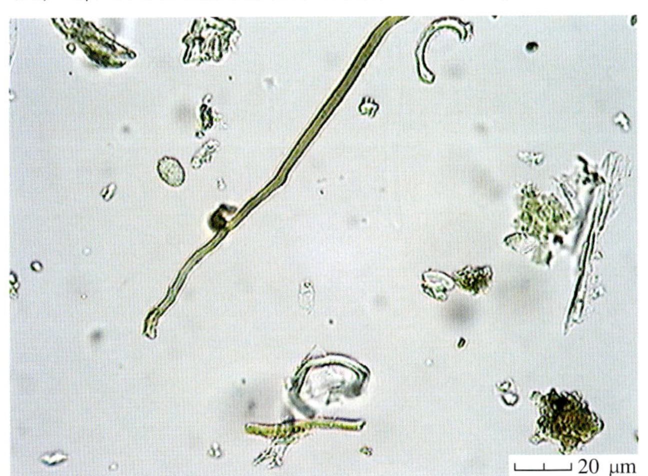

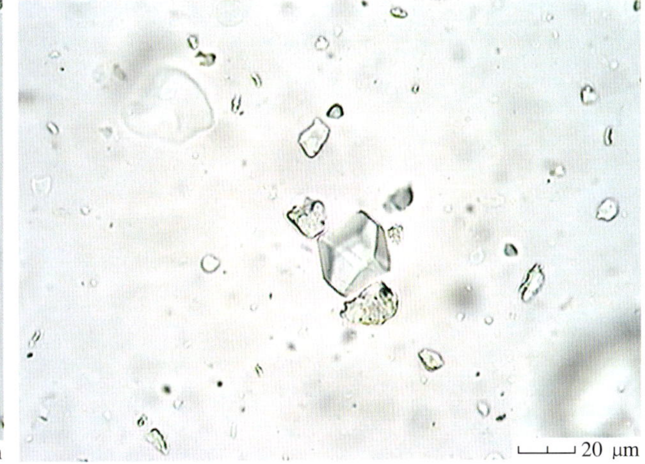

猪苓：菌丝黏结成团，大多无色；草酸钙方晶正八面体形，直径32～60 μm。

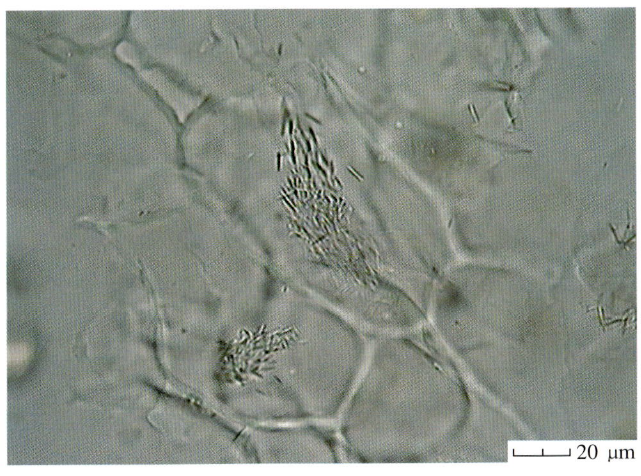

白术：草酸钙针晶细小，长10～32 μm，不规则地充塞于薄壁细胞中。

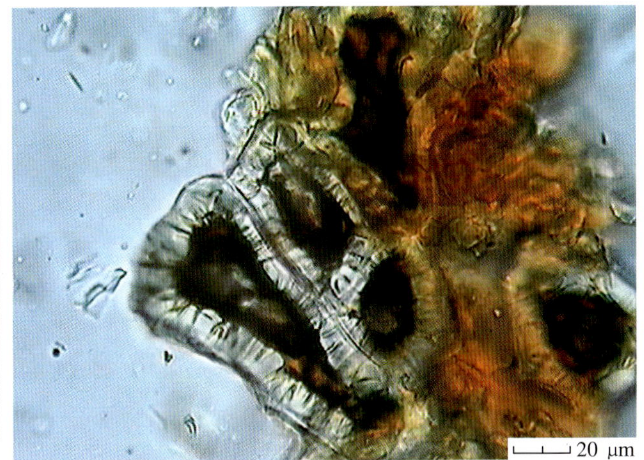

肉桂：石细胞类方形或类圆形，壁一面菲薄。

五虎追风散

Wuhu Zhuifeng San

处方：僵蚕 15 g 天麻 30 g 全蝎 15 g 蝉蜕 150 g 天南星（制）30 g

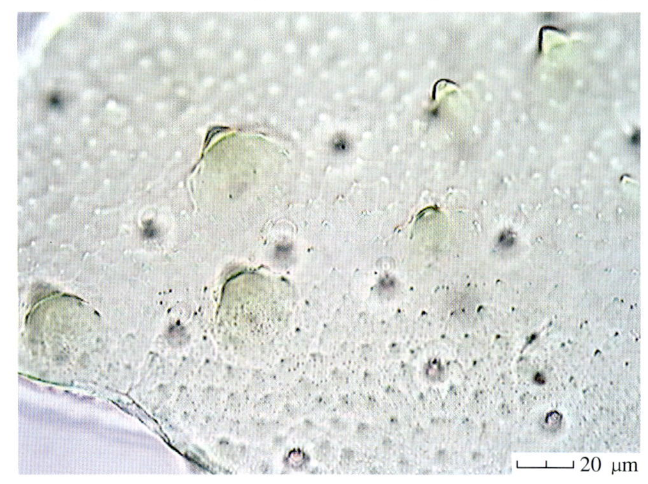

全蝎：体壁碎片淡黄色至黄色，有网状纹理及圆形毛窝，有时可见棕褐色刚毛。

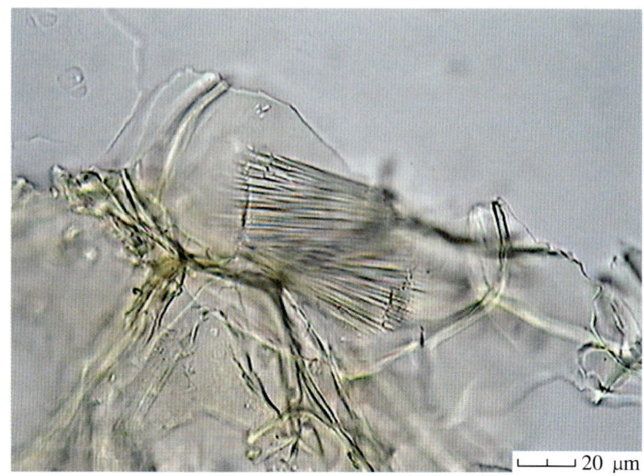

天麻：草酸钙针晶成束或散在，长 25～48 μm。

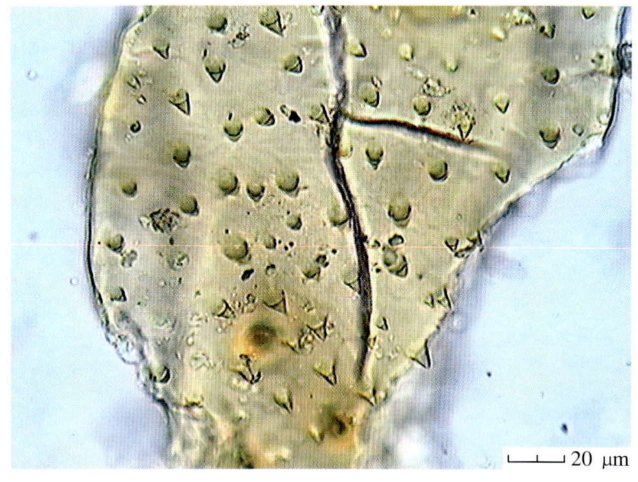

蝉蜕：几丁质皮壳碎片淡黄棕色，半透明，密布乳头状或短刺状突起。

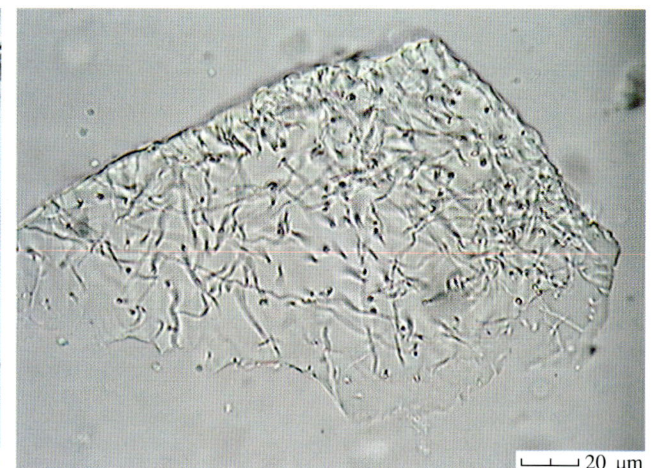

僵蚕：体壁碎片无色，表面有极细的菌丝体。

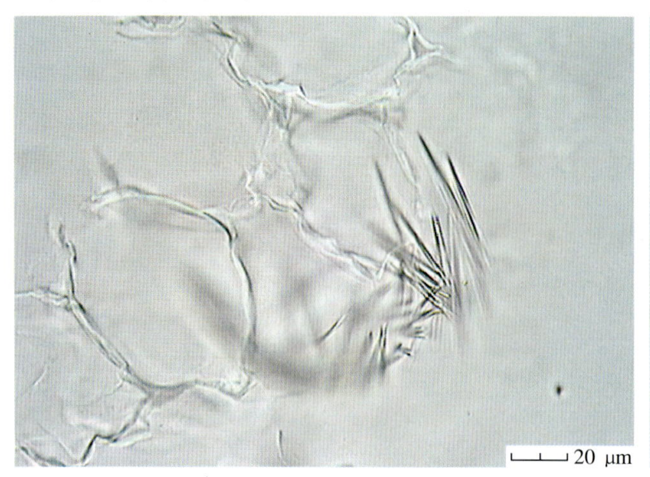

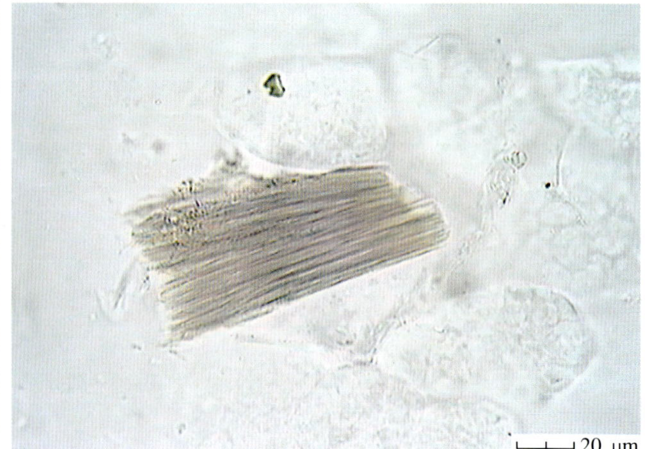

天南星：草酸钙针晶成束或散在，长约至 90 μm。

五味石榴皮散

Wuwei Shiliupi San

处方： 石榴皮 30 g　红花 25 g　益智仁 35 g　肉桂 30 g　荜茇 25 g

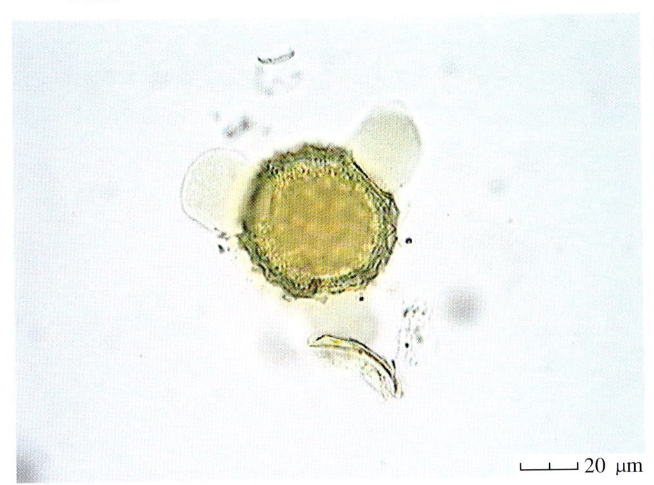

红花：花粉粒类圆形或椭圆形，直径43～66 μm，外壁具短刺和点状雕纹，有3个萌发孔。

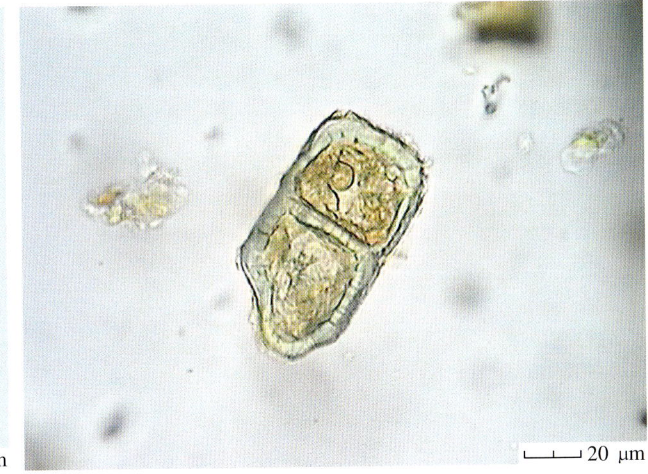

肉桂：石细胞类方形或类圆形，壁一面菲薄。

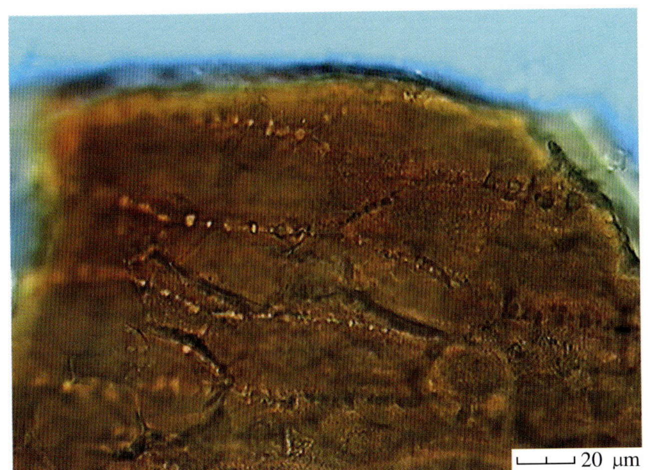

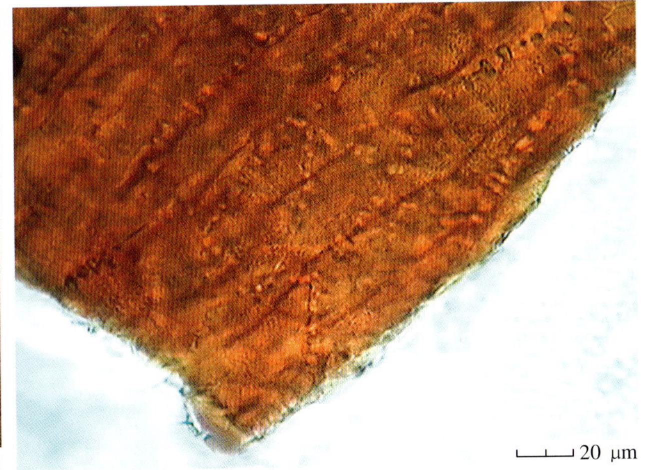

荜茇：种皮细胞红棕色或黄棕色，长多角形，壁略作波状或连珠状增厚。

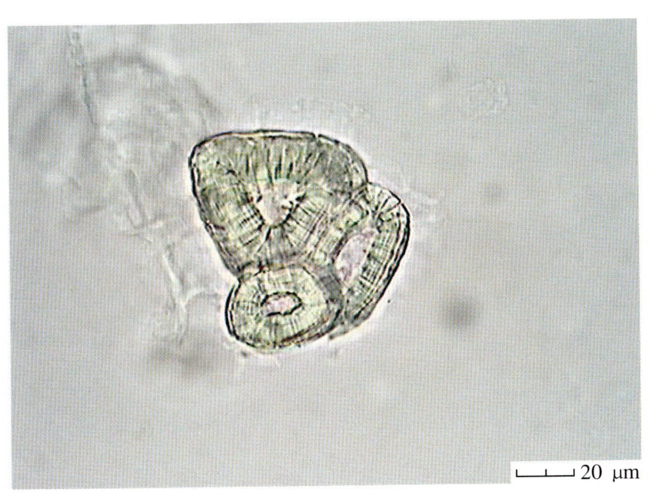

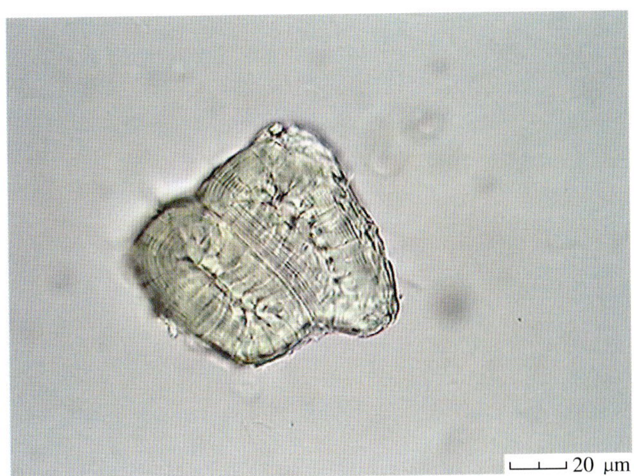

石榴皮：石细胞无色，椭圆形或类圆形，壁厚，孔沟细密。

止　咳　散

Zhike San

处方： 知母 25 g　枳壳 20 g　麻黄 15 g　桔梗 30 g　苦杏仁 25 g　葶苈子 25 g　桑白皮 25 g　陈皮 25 g　石膏 30 g　前胡 25 g　射干 25 g　枇杷叶 20 g　甘草 15 g

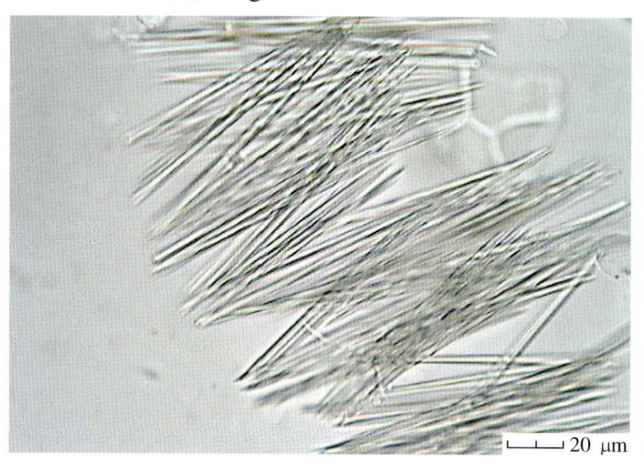

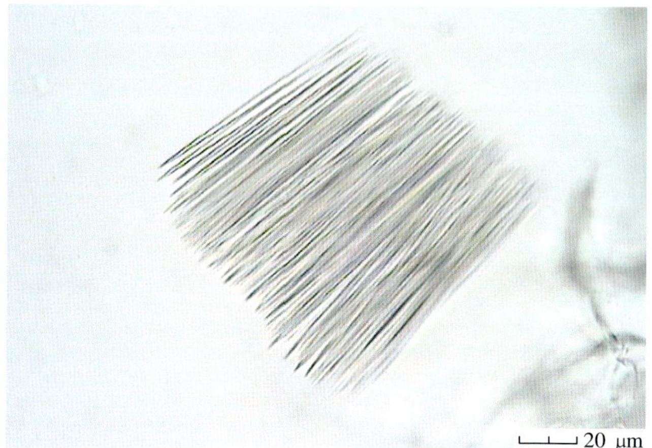

知母：草酸钙针晶成束或散在，长 26～110 μm。

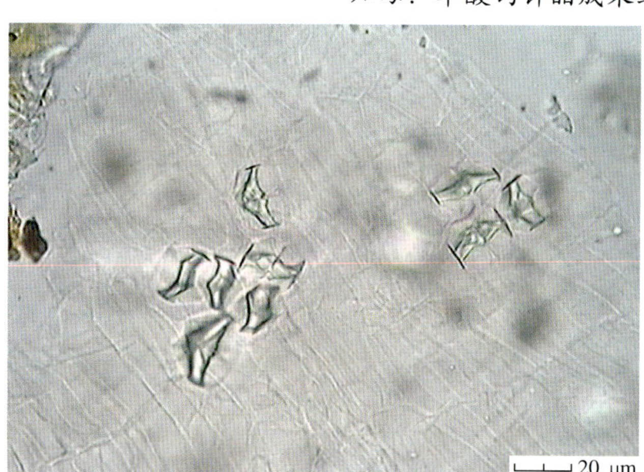

枳壳、陈皮：草酸钙方晶成片存在于薄壁组织中。

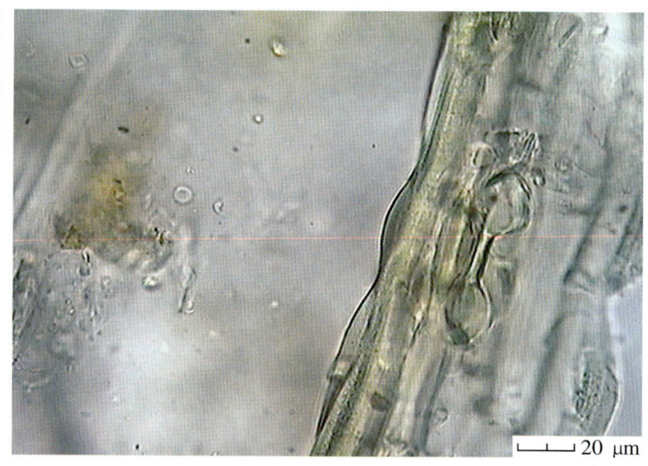

麻黄：气孔特异，保卫细胞侧面观呈哑铃状。

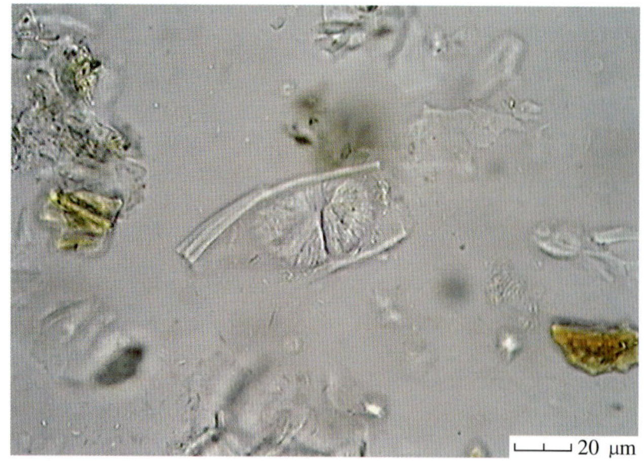

桔梗：菊糖团块不规则形，有时可见放射状纹理，加热后溶解。

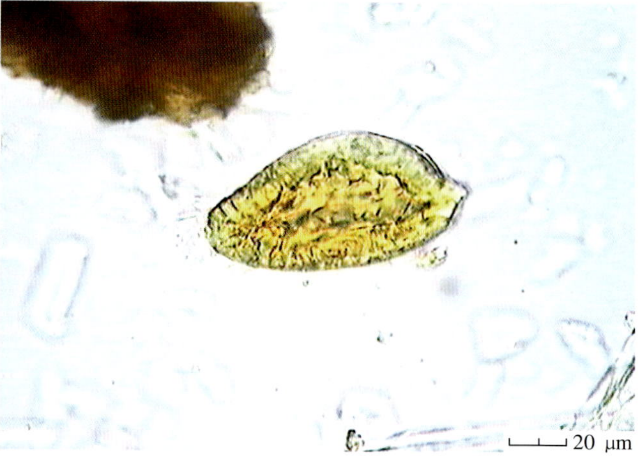

苦杏仁：石细胞橙黄色，贝壳形，壁较厚，较宽一边纹孔明显。

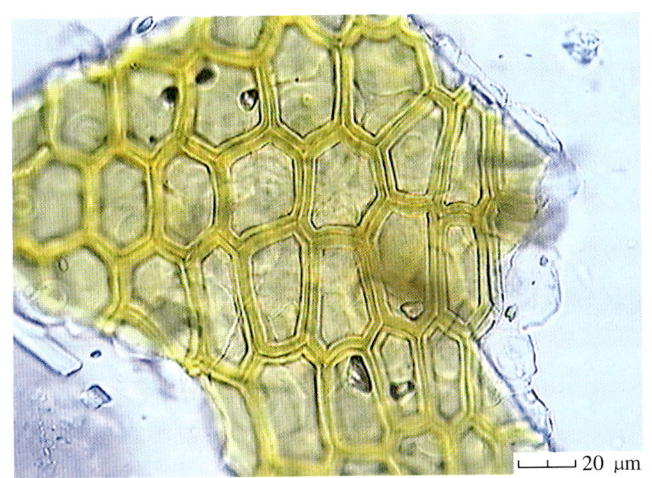

葶苈子：种皮下皮细胞黄色，多角形或长多角形，壁稍厚。

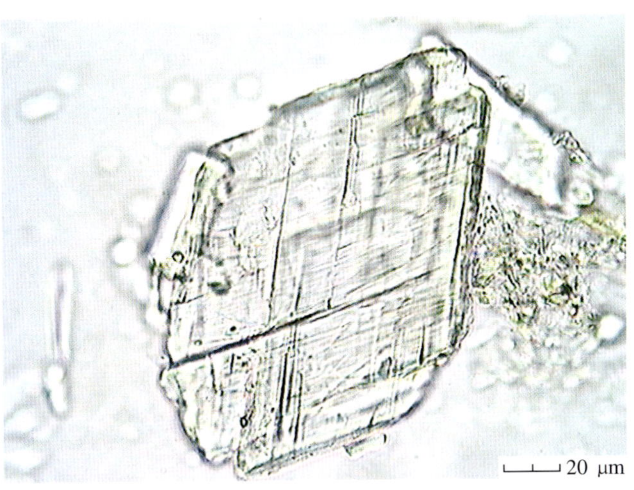

石膏：不规则片状结晶无色，有平直纹理。

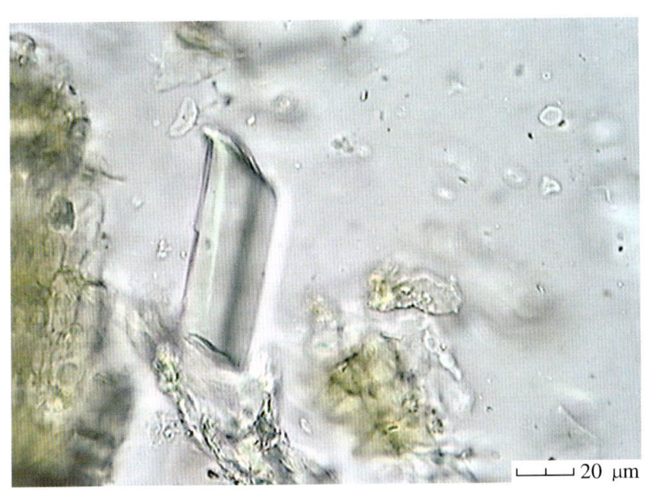

射干：草酸钙柱晶直径约至 34 μm。

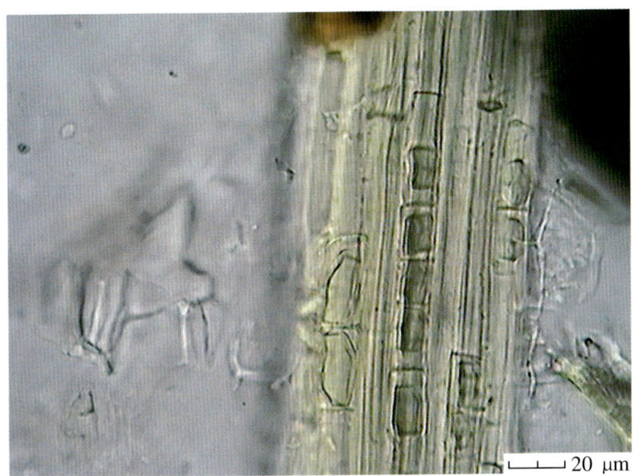

甘草：纤维束周围薄壁细胞含草酸钙方晶，形成晶纤维。

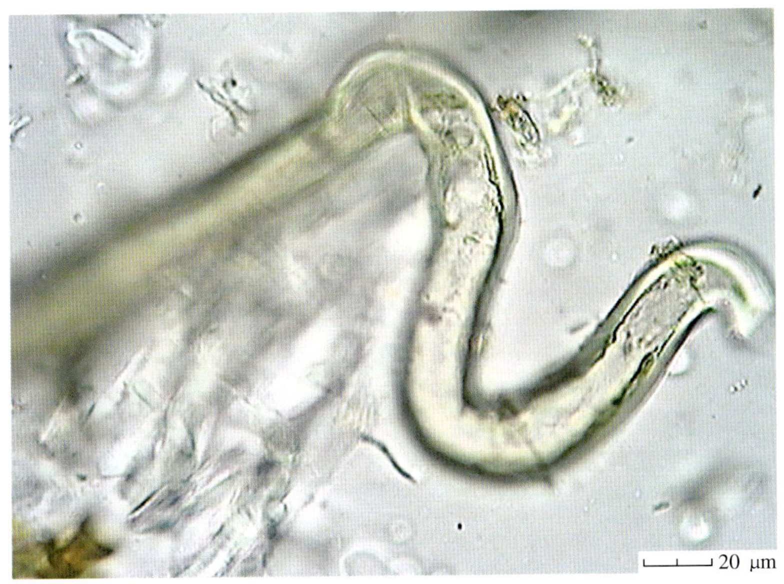

枇杷叶：非腺毛大型，单细胞，多弯曲，完整者长约至1260 μm。

止　痢　散

Zhili San

处方：雄黄 40 g　　藿香 110 g　　滑石 150 g

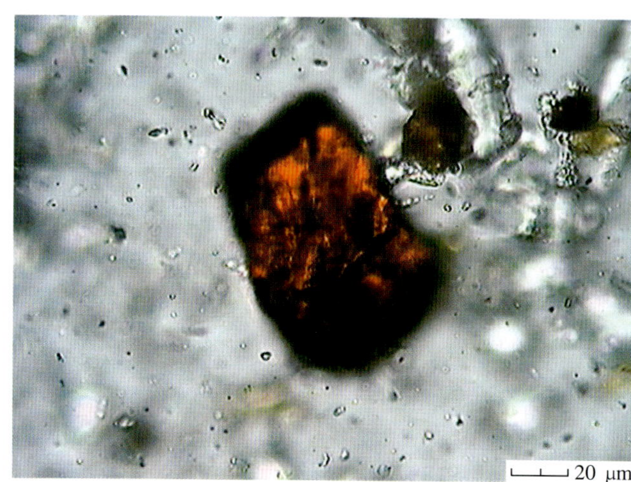

雄黄：不规则碎块金黄色或橙黄色，有光泽。

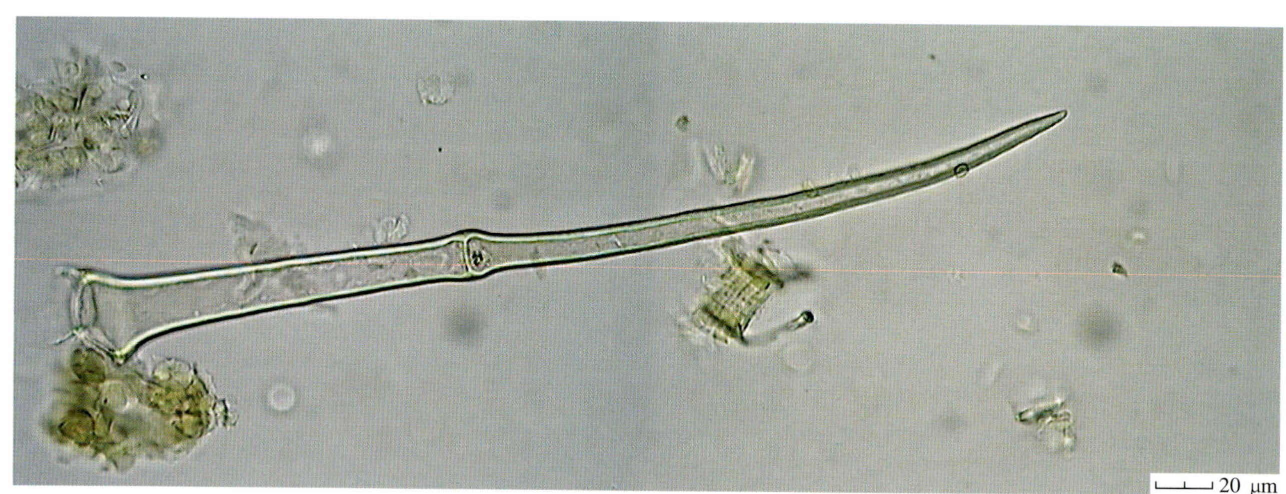

藿香：非腺毛 1～4 细胞，壁有疣状突起。

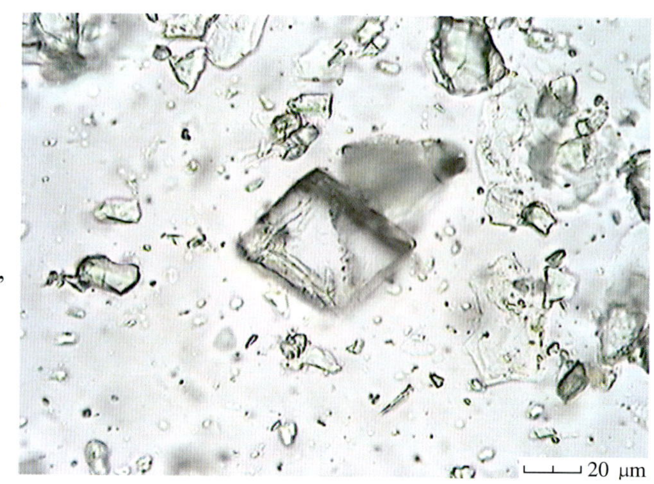

滑石：不规则块片无色，有层层剥落痕迹。

公　英　散

Gongying San

处方： 蒲公英60 g　金银花60 g　连翘60 g　丝瓜络30 g　通草25 g　芙蓉叶25 g　浙贝母30 g

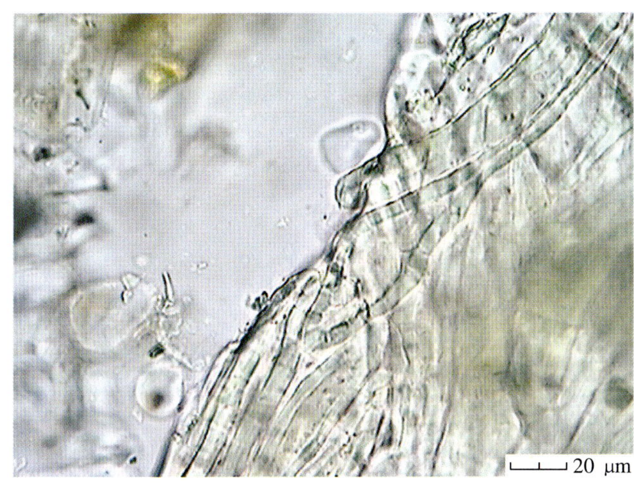

连翘：内果皮纤维上下层纵横交错，纤维短梭形。

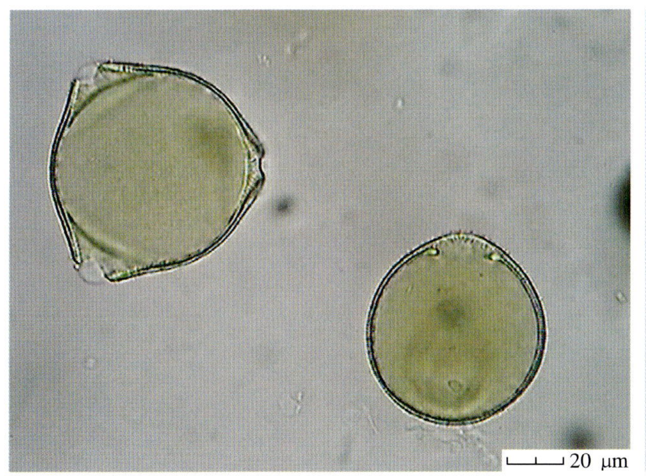

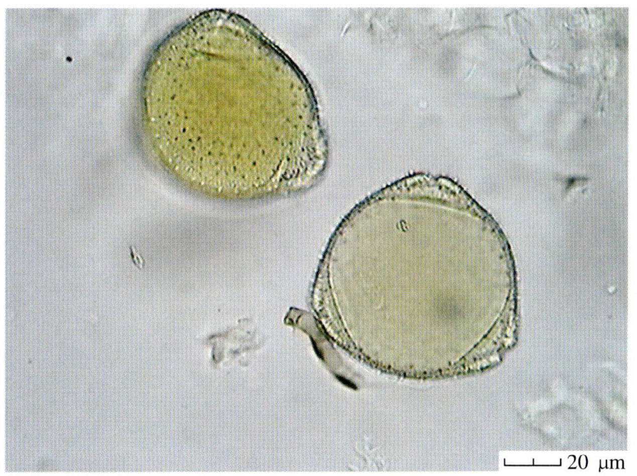

金银花：花粉粒类圆形，直径约至76 μm，外壁有刺状雕纹，具3个萌发孔。

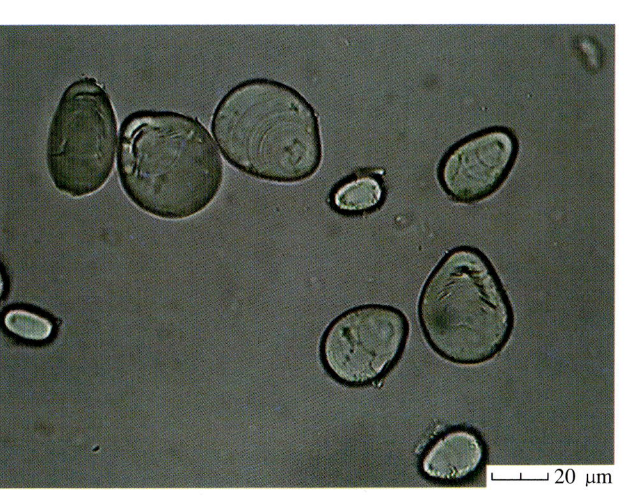

浙贝母：淀粉粒卵圆形，直径35～48 μm，脐点点状、人字状或马蹄状，位于较小端，层纹细密。

风湿活血散

Fengshi Huoxue San

处方： 羌活 15 g　独活 15 g　广防己 15 g　防风 10 g　荆芥 10 g　当归 10 g
红花 10 g　威灵仙 10 g　桂枝 15 g　秦艽 10 g　槲寄生 10 g　续断 20 g
苍术 10 g　川楝子 10 g　香加皮 15 g

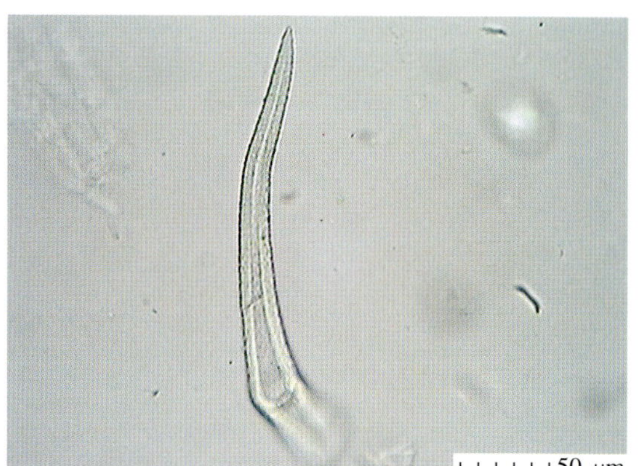

荆芥：非腺毛1～6细胞，大多具壁疣。

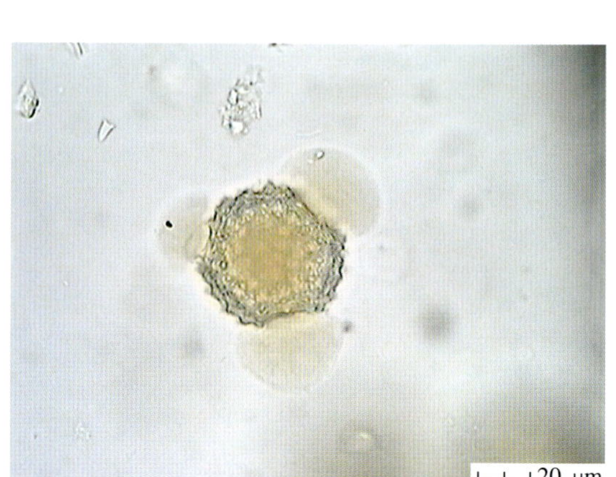

红花：花粉粒类圆形或椭圆形，直径43～66 μm，外壁具短刺和点状雕纹，有3个萌发孔。

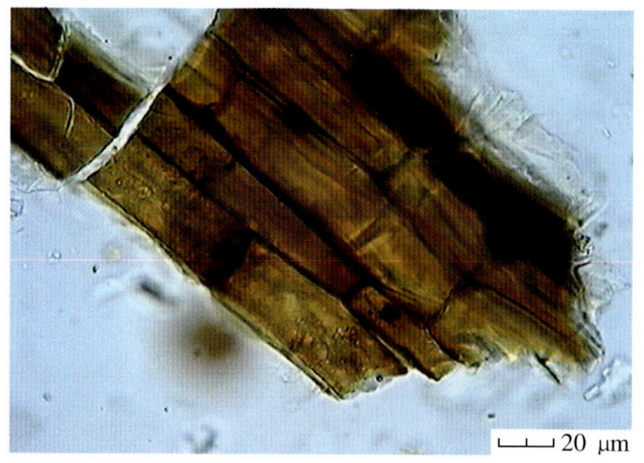

威灵仙：表皮细胞深棕色，表面观呈类长方形，直径22～53 μm，现颗粒性。

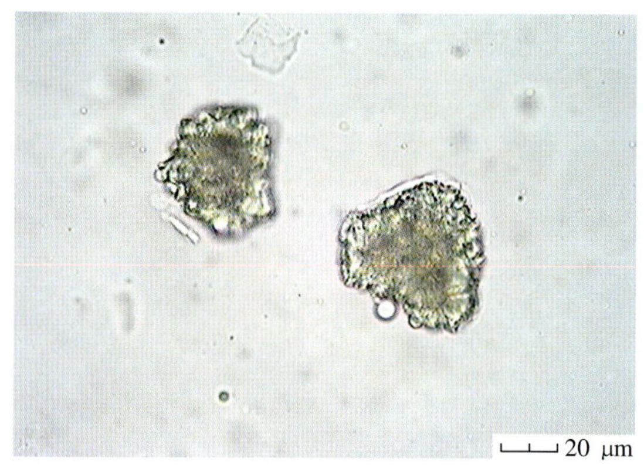

槲寄生：草酸钙簇晶散在，或1至数个存在于壁稍厚的薄壁细胞中，呈类圆形、矩圆形或扇形，直径14～54 μm，棱角大小不一，多短钝或细小而密集，似绒球状。

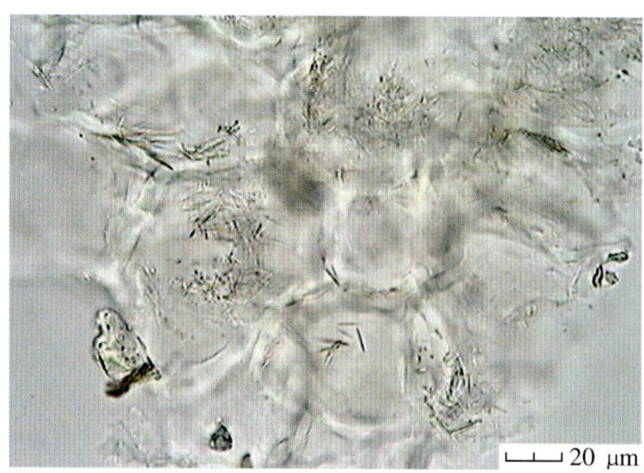

苍术：草酸钙针晶细小，长5～32 μm，不规则地充塞于薄壁细胞中。

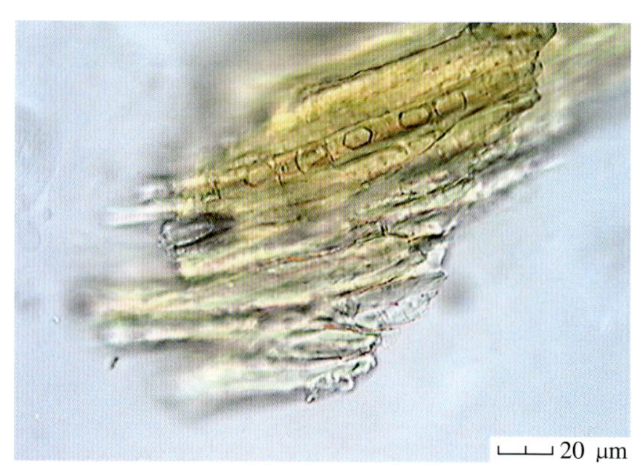

川楝子：果皮纤维束旁的细胞中含草酸钙方晶或少数簇晶，形成晶纤维，含晶细胞壁厚薄不一，木化。

乌　梅　散

Wumei San

处方：乌梅 15 g　柿饼 24 g　黄连 6 g　姜黄 6 g　诃子 9 g

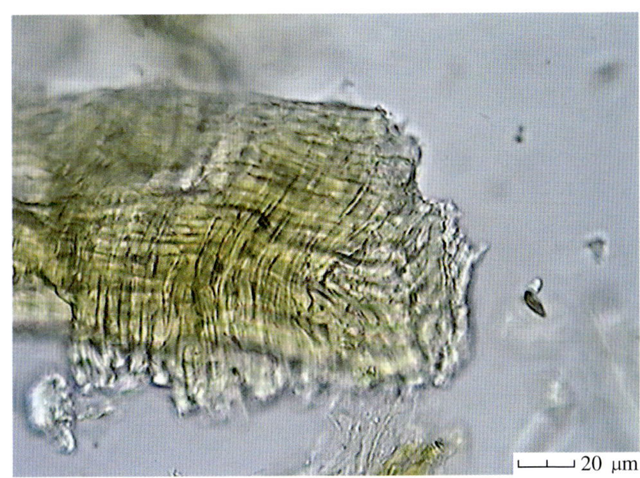

诃子：果皮纤维层淡黄色，斜向交错排列，壁较薄，有纹孔。

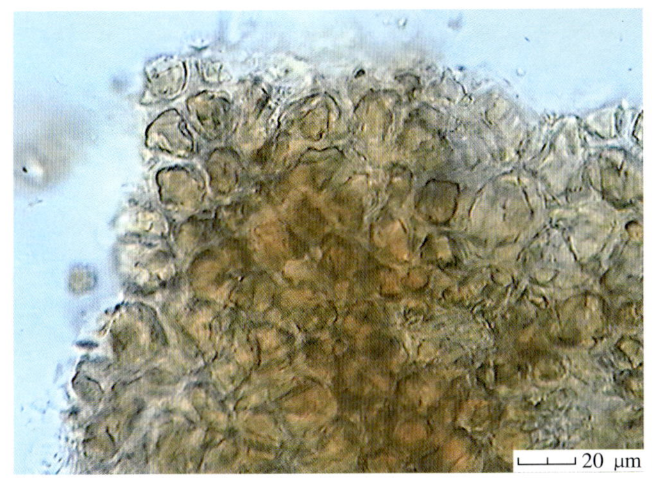

乌梅：果皮表皮细胞淡黄棕色，细胞表面观类多角形，壁稍厚，表皮布有单细胞非腺毛或毛茸脱落后的痕迹。

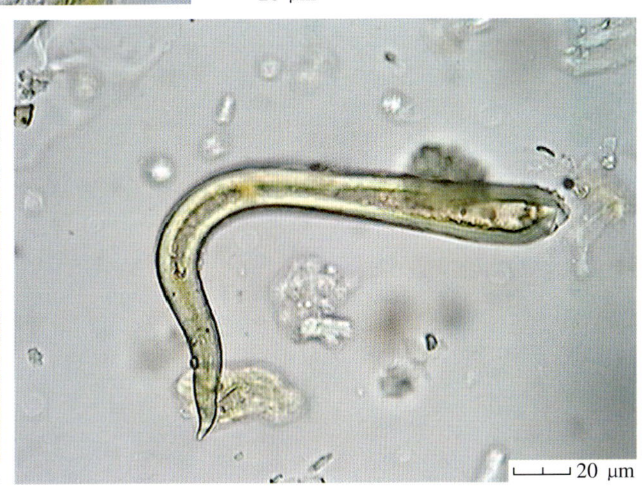

乌梅：单细胞非腺毛。

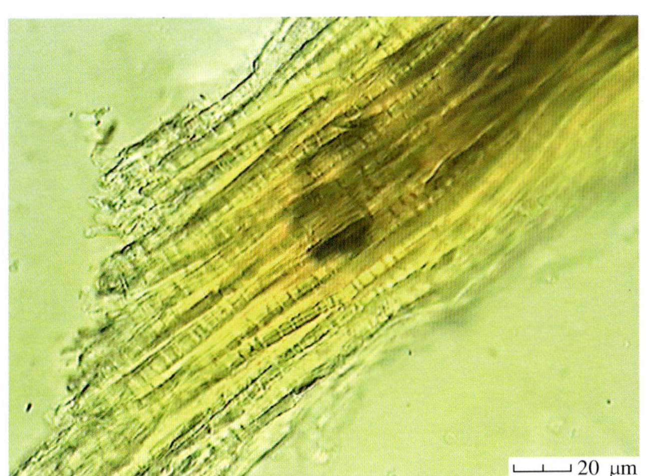

黄连：纤维束鲜黄色，壁稍厚，纹孔明显。

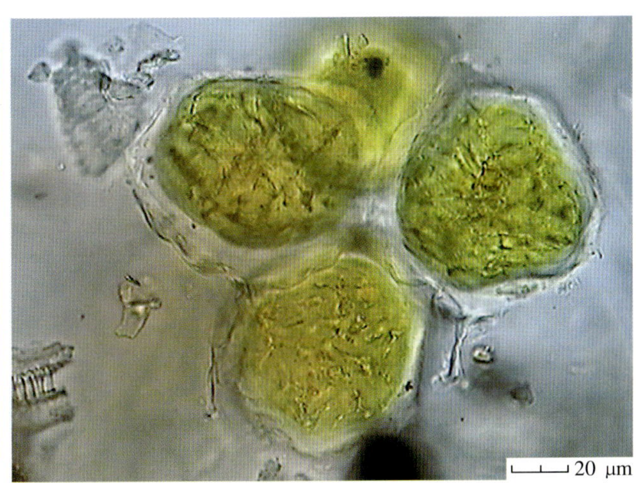

姜黄：糊化淀粉粒团块黄色。

六味地黄散

Liuwei Dihuang San

处方： 熟地黄 70 g　山茱萸（制）35 g　山药 35 g　牡丹皮 30 g　茯苓 30 g　泽泻 30 g

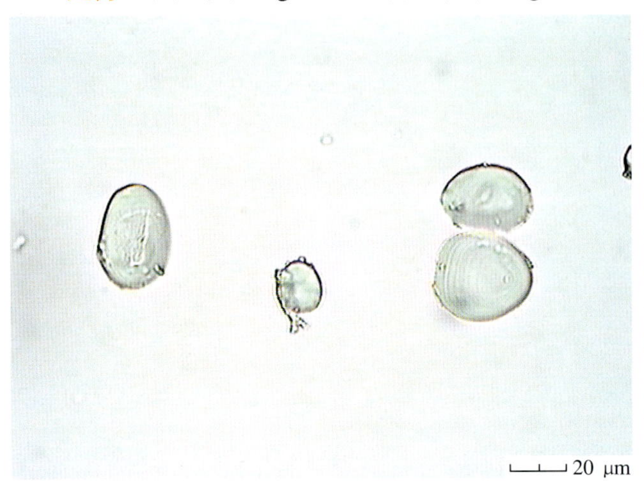

山药：淀粉粒三角状卵形或矩圆形，直径24～40 μm，脐点短缝状或人字状。

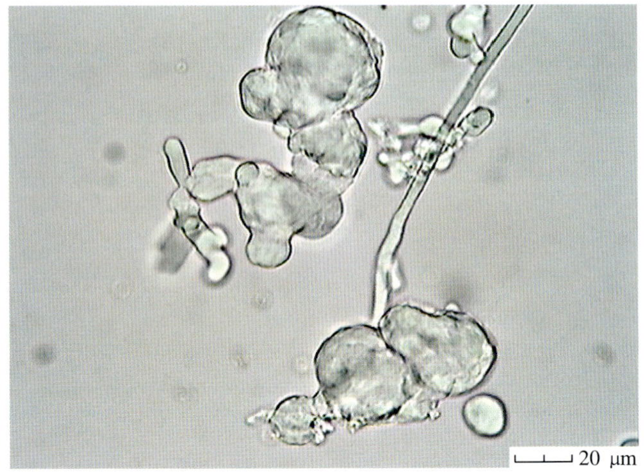

茯苓：不规则分枝状团块无色，遇水合氯醛液溶化；菌丝无色或淡棕色，直径4～6 μm。

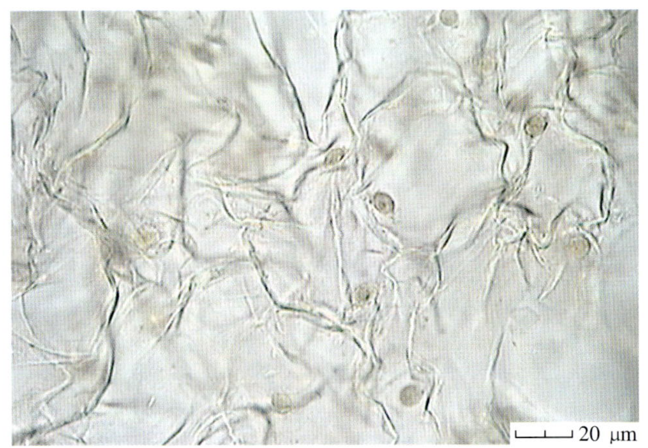

熟地黄：薄壁组织灰棕色至黑棕色，细胞多皱缩，内含棕色核状物。

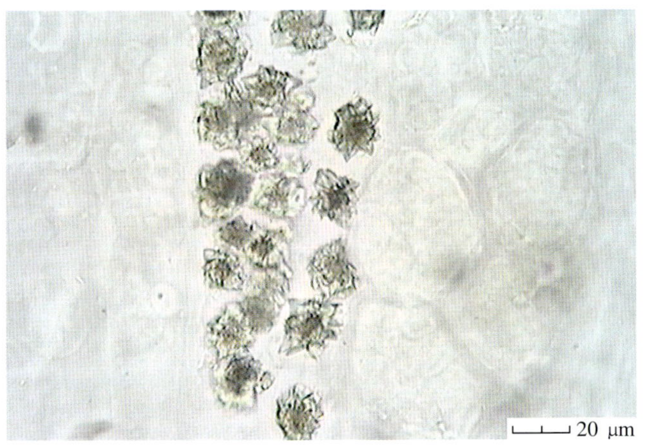

牡丹皮：草酸钙簇晶存在于薄壁细胞中，有时数个排列成行。

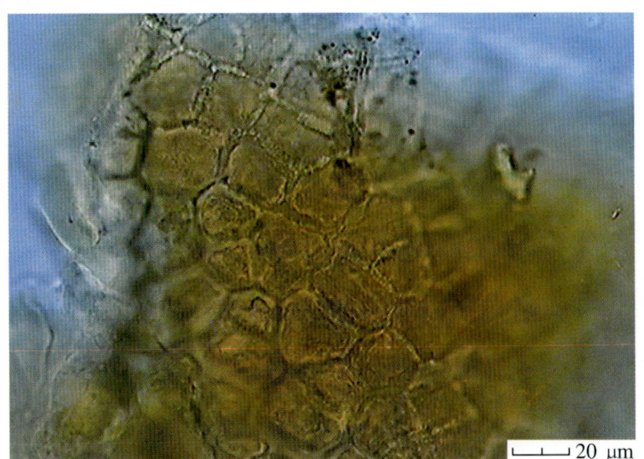

山茱萸：果皮表皮细胞橙黄色，表面观类多角形，垂周壁略连珠状增厚。

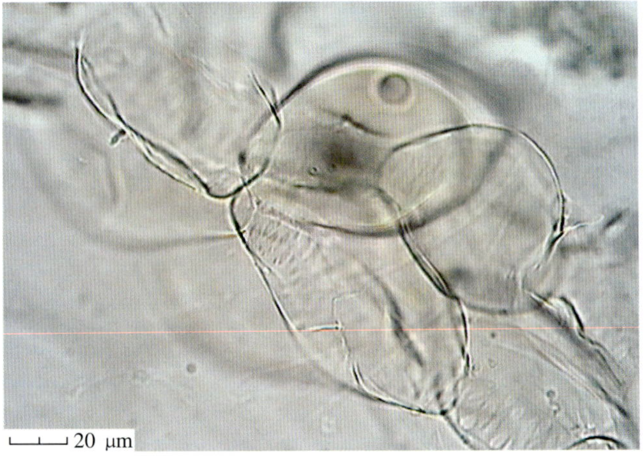

泽泻：薄壁细胞类圆形，有椭圆形纹孔，集成纹孔群。

巴　戟　散

Baji San

处方： 巴戟天 30 g　小茴香 30 g　槟榔 12 g　肉桂 25 g　陈皮 25 g　肉豆蔻 (煨) 20 g　肉苁蓉 25 g　川楝子 20 g　补骨脂 30 g　胡芦巴 30 g　关木通 15 g　青皮 15 g

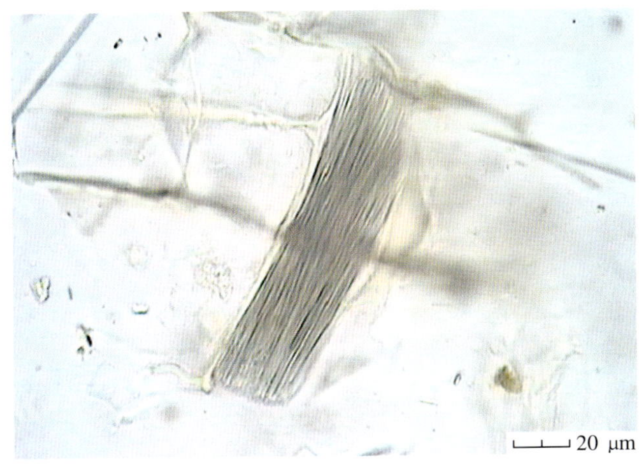

巴戟天：草酸钙针晶多成束存在于薄壁细胞中，针晶长至 184 μm。

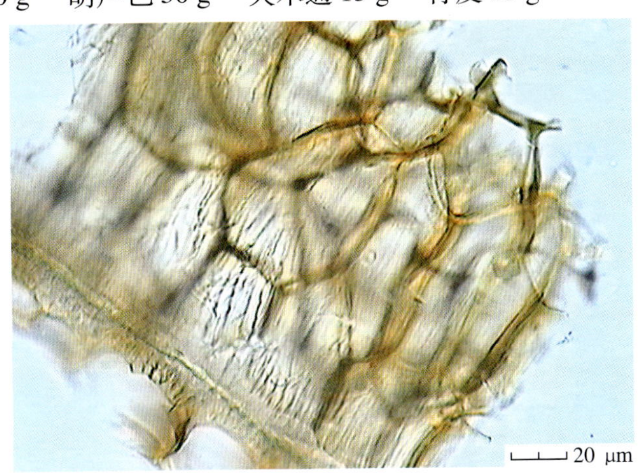

小茴香：内果皮镶嵌层细胞表面观狭长，壁菲薄，常数个细胞为一组，以其长轴作不规则方向嵌列，常与较大的多角形中果皮细胞重叠。

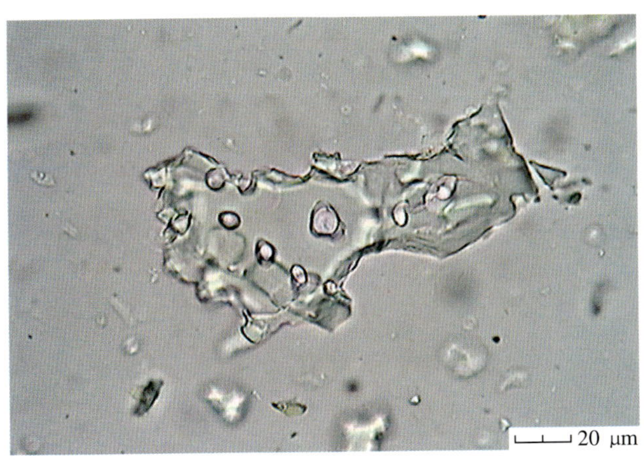

槟榔：内胚乳碎片无色，壁较厚，有较多大的类圆形纹孔。

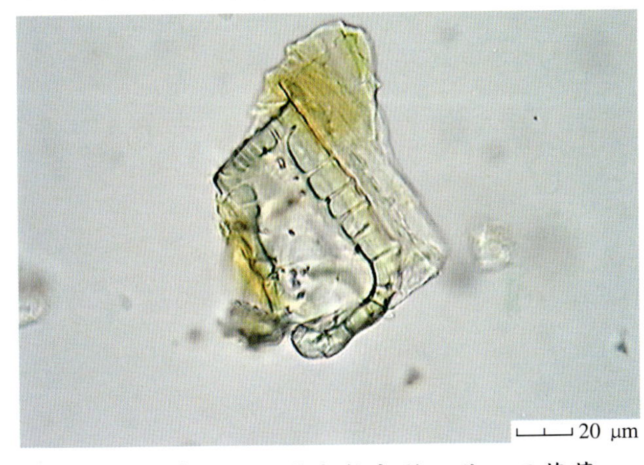

肉桂：石细胞类圆形或类长方形，壁一面菲薄。

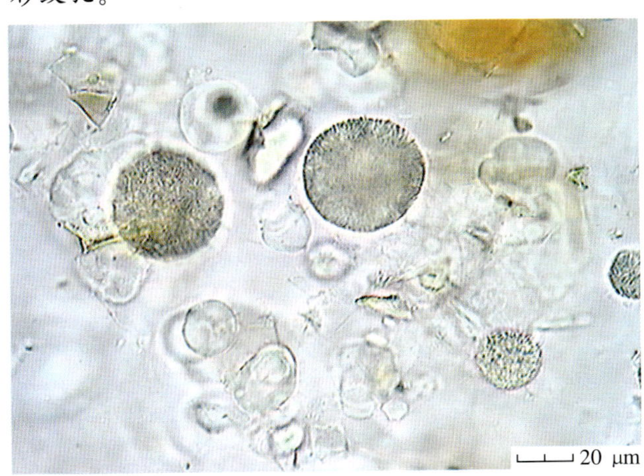

肉豆蔻：脂肪油滴众多，放置后析出针簇状结晶。

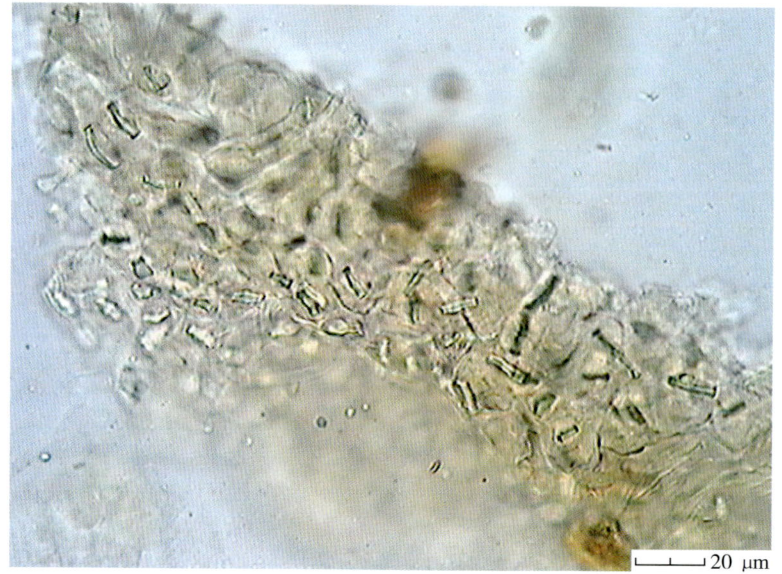

补骨脂：草酸钙结晶成片存在于灰绿色的中果皮碎片中，结晶长方形、长条形或呈骨状，长 9～22 μm，直径 2～4 μm。

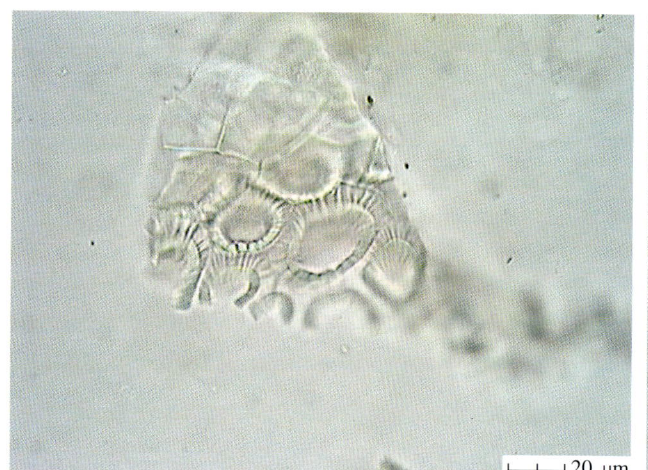

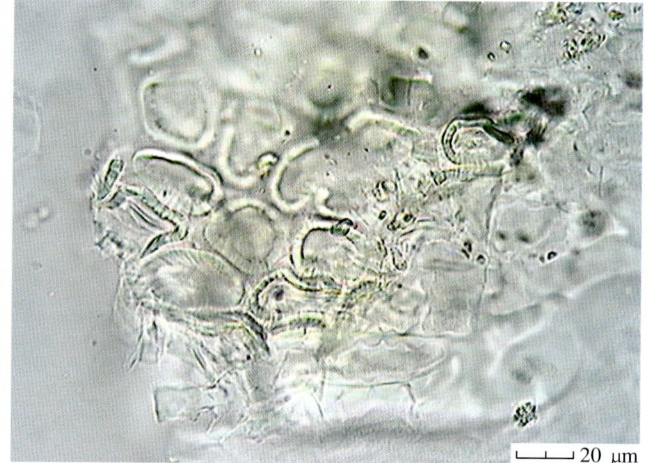

胡芦巴：种皮支持细胞底面观呈类圆形或六角形，有密集的放射状条纹增厚，似菊花纹状，胞腔明显。

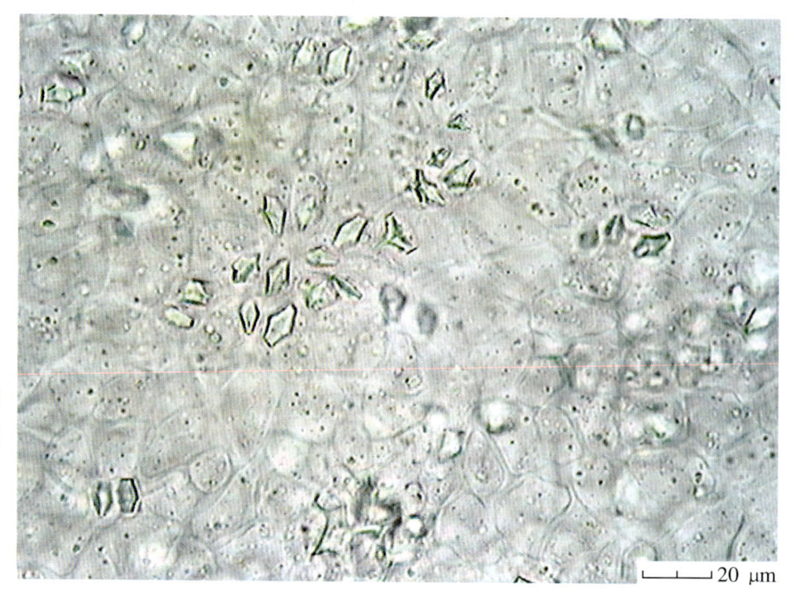

陈皮、青皮：草酸钙方晶成片存在于薄壁组织中。

龙胆泻肝散

Longdan Xiegan San

处方： 龙胆 45 g 车前子 30 g 柴胡 30 g 当归 30 g 栀子 30 g 生地黄 45 g 甘草 15 g 黄芩 30 g 泽泻 45 g 木通 20 g

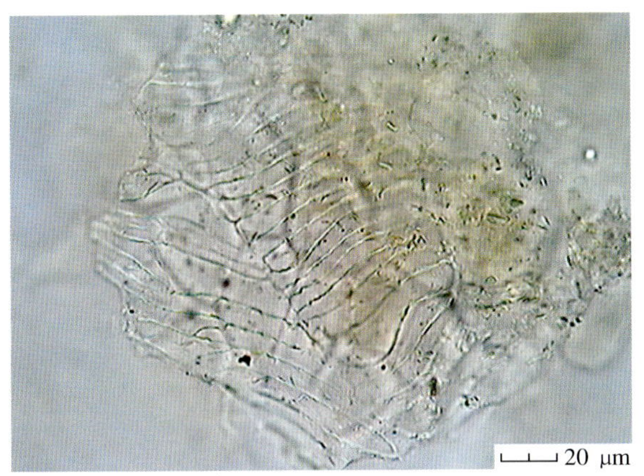

车前子：种皮下皮细胞表面观狭长，壁稍波状，以数个细胞为一组，略作镶嵌状排列。

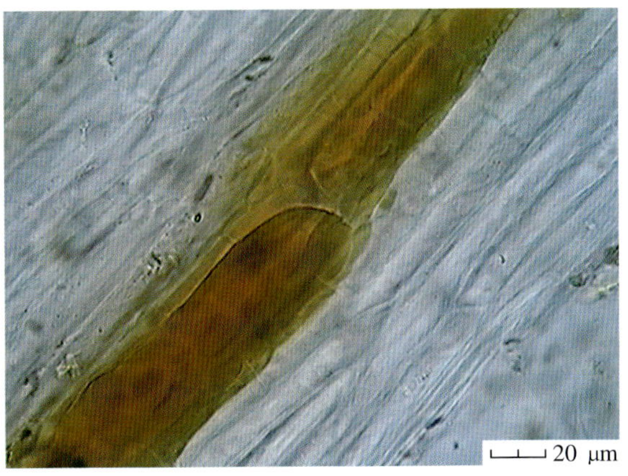

柴胡：油管含淡黄色或黄棕色条状分泌物，直径 8～25 μm。

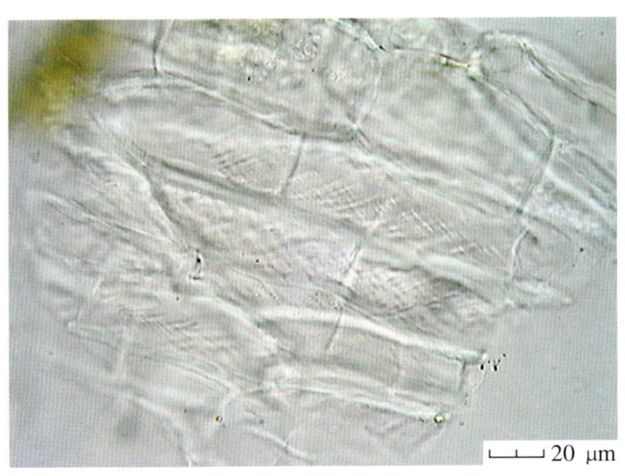

当归：薄壁细胞纺锤形，壁略厚，有极微细的斜向交错纹理。

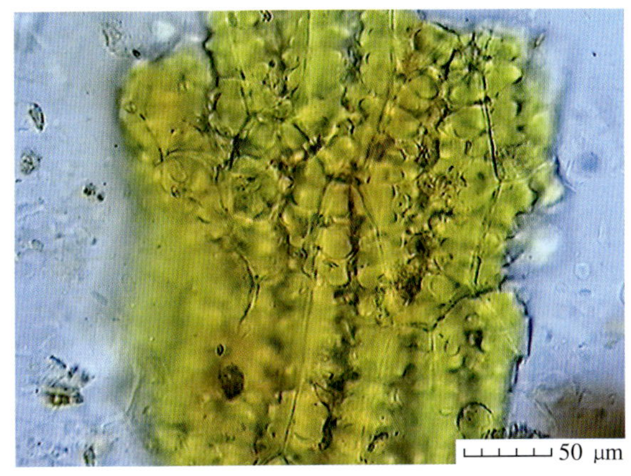

栀子：种皮石细胞黄色或淡棕色，多破碎，完整者长多角形、长方形或形状不规则，壁厚，有大的圆形纹孔，胞腔棕红色。

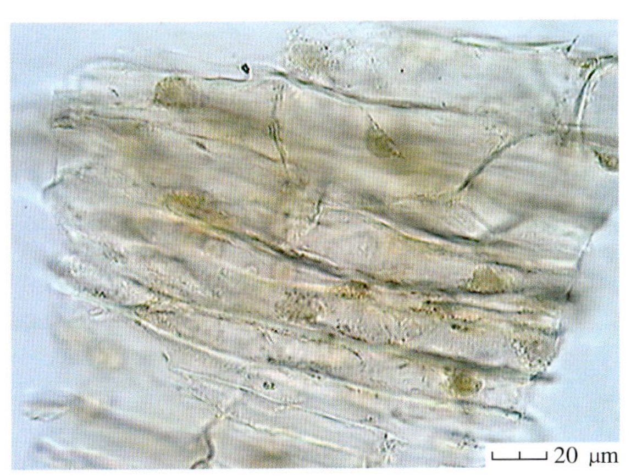

生地黄：薄壁组织灰棕色至黑棕色，细胞多皱缩，内含棕色核状物。

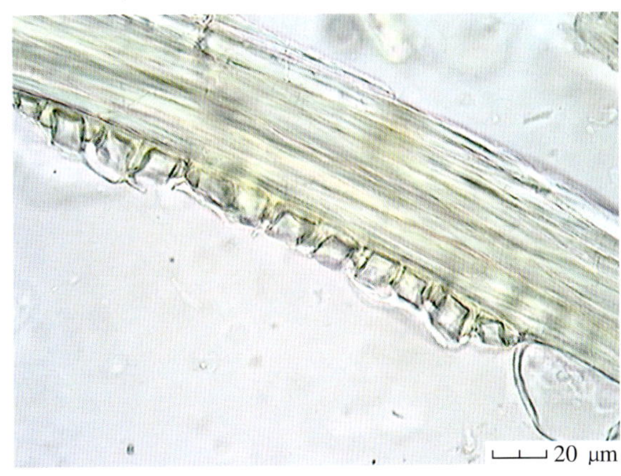

甘草：纤维束周围薄壁细胞含草酸钙方晶，形成晶纤维。

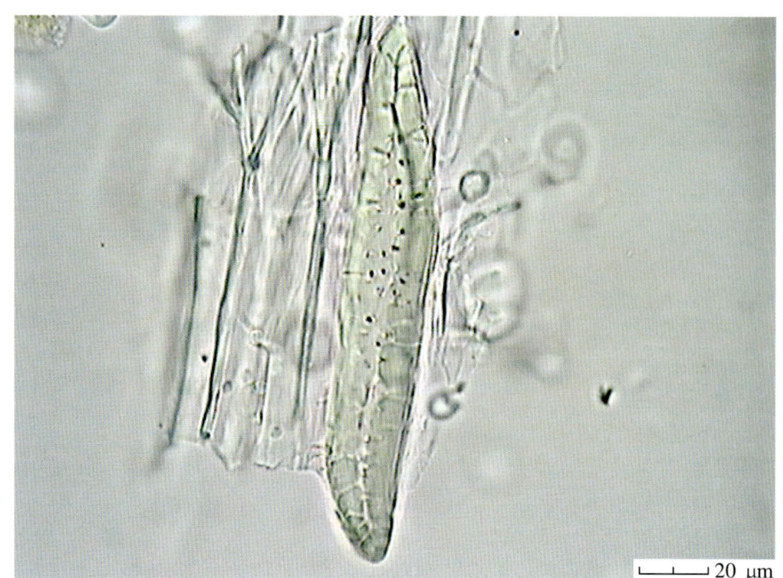

黄芩：纤维淡黄色，梭形，壁厚，孔沟细。

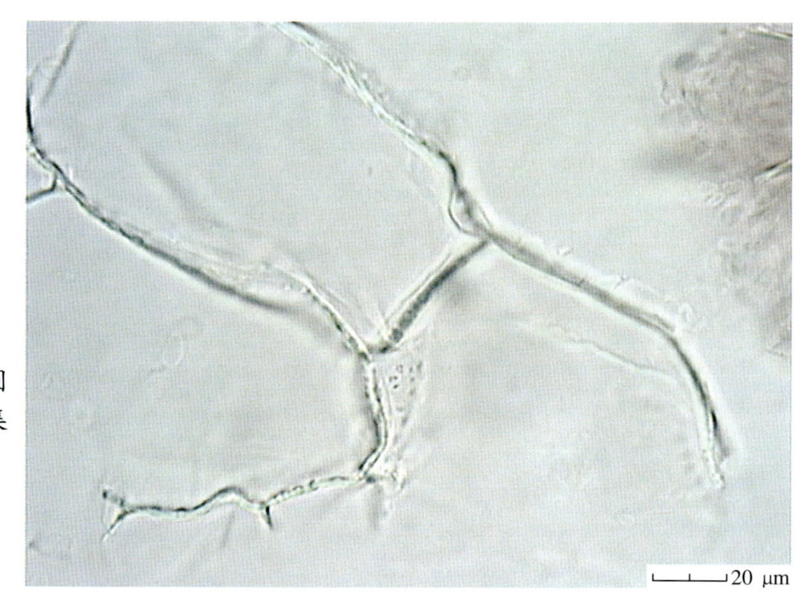

泽泻：薄壁细胞类圆形，有椭圆形纹孔，集成纹孔群。

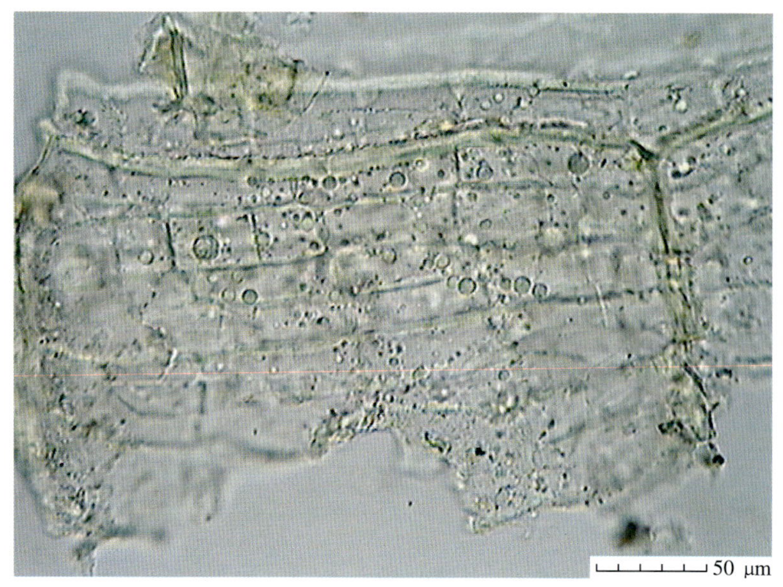

龙胆：外皮层细胞表面观纺锤形，每个细胞由横壁分隔成数个小细胞。

龙胆碳酸氢钠片

Longdan Tansuanqingna Pian

处方：龙胆 100 g　　碳酸氢钠 150 g

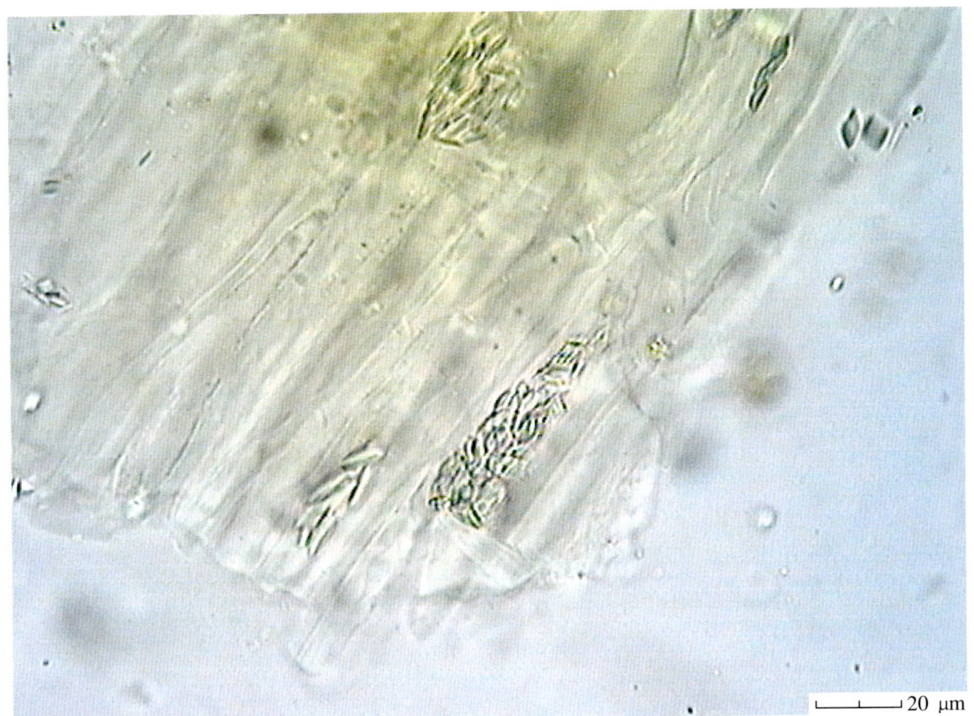

龙　胆

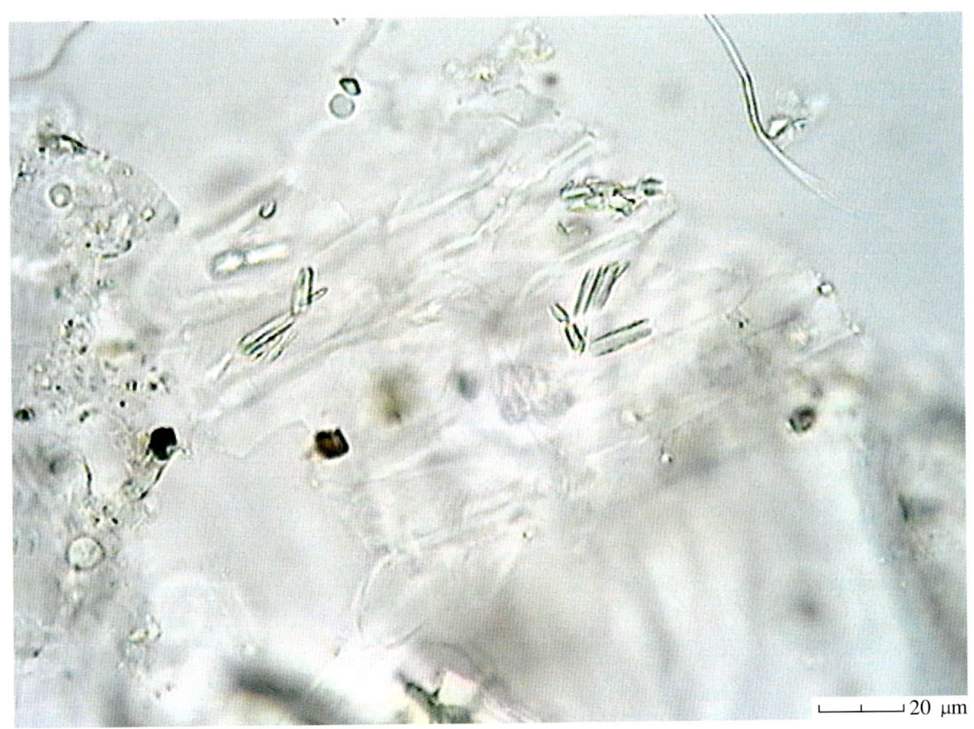

龙胆：薄壁细胞含细小草酸钙针晶。

平　胃　散

Pingwei San

处方：苍术 80 g　厚朴 50 g　陈皮 50 g　甘草 30 g

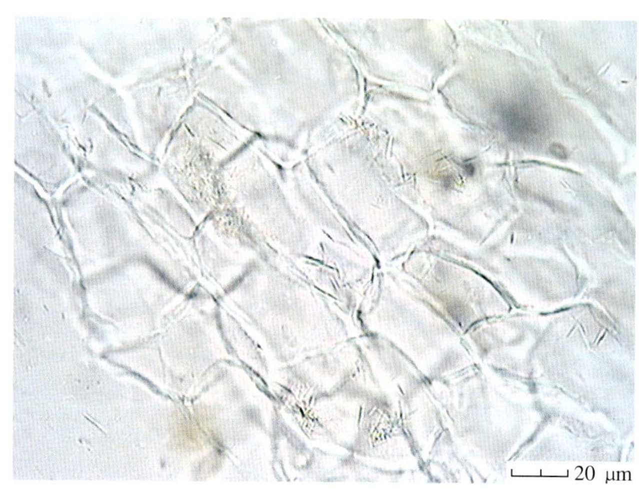

苍术：草酸钙针晶细小，长 5～32 μm，不规则地充塞于薄壁细胞中。

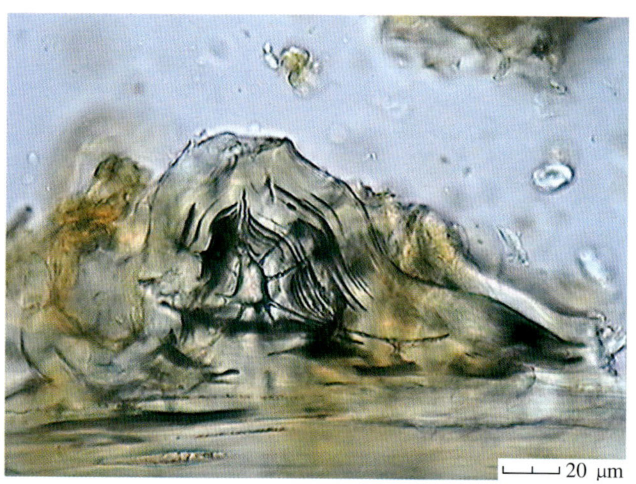

厚朴：石细胞分枝状，壁厚，层纹明显。

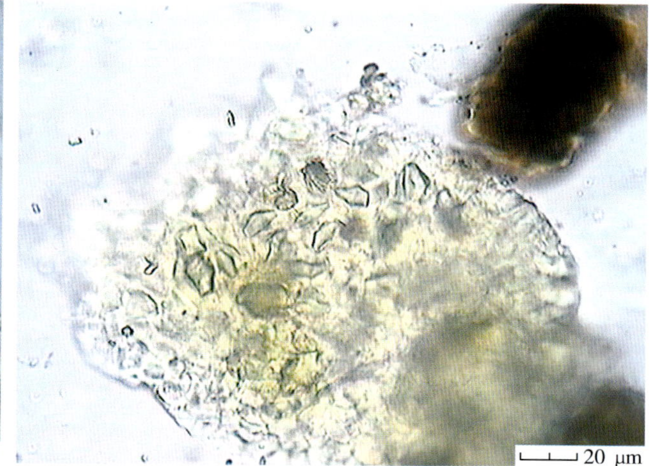

陈皮：草酸钙方晶成片存在于薄壁组织中。

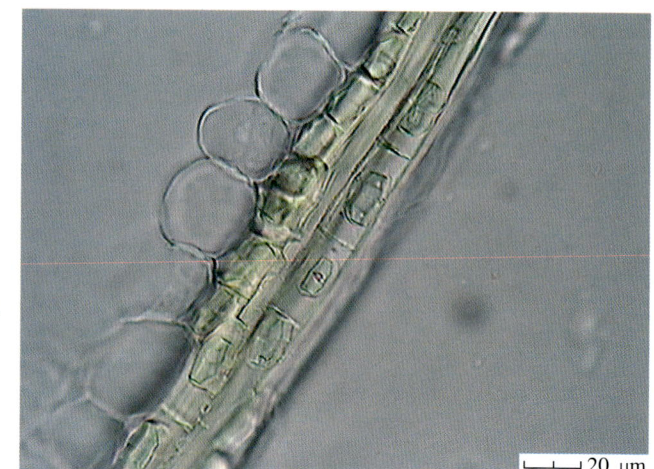

甘草：纤维束周围薄壁细胞含草酸钙方晶，形成晶纤维。

四 君 子 散

Sijunzi San

处方： 党参 60 g　白术 (炒) 60 g　茯苓 60 g　甘草 (炙) 30 g

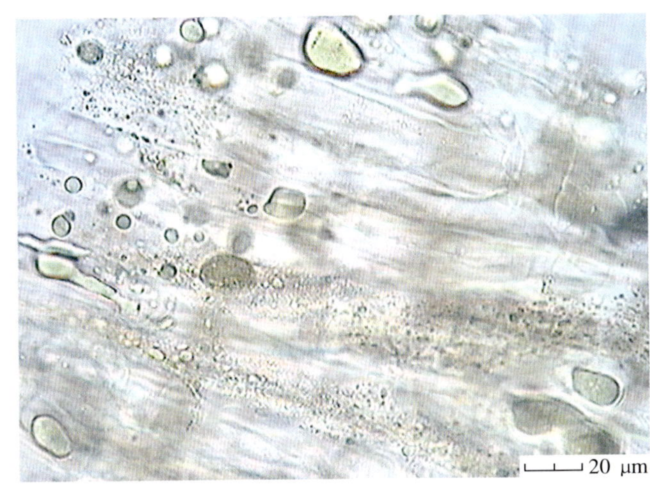

党参：联结乳管直径12～15 μm，含细小颗粒状物。

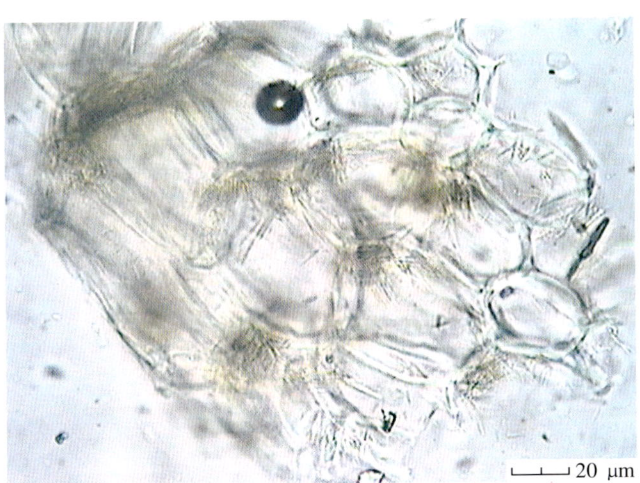

白术：草酸钙针晶细小，长10～32 μm，不规则地充塞于薄壁细胞中。

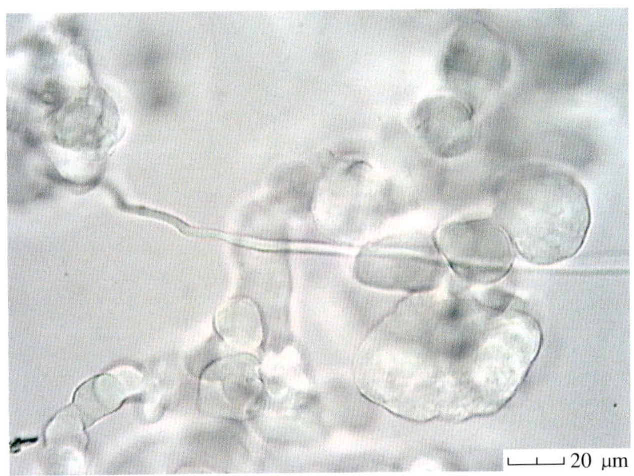

茯苓：不规则分枝状团块无色，遇水合氯醛液溶化；菌丝无色或淡棕色，直径4～6 μm。

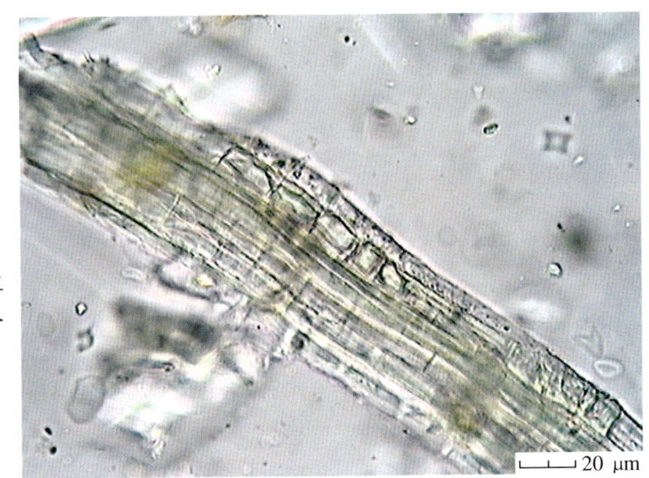

甘草：纤维束周围薄壁细胞中含草酸钙方晶，形成晶纤维。

四味穿心莲散

Siwei Chuanxinlian San

处方： 穿心莲 450 g　　辣蓼 150 g　　大青叶 200 g　　葫芦茶 200 g

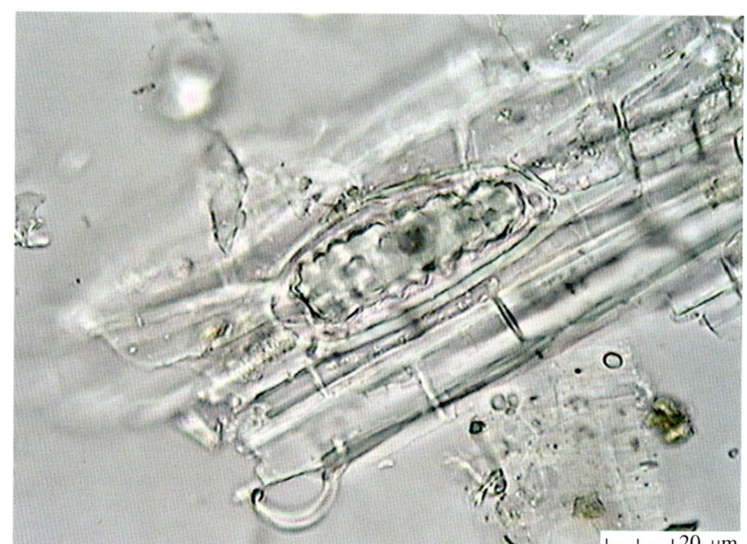

穿心莲：叶表皮组织中含钟乳体晶细胞。

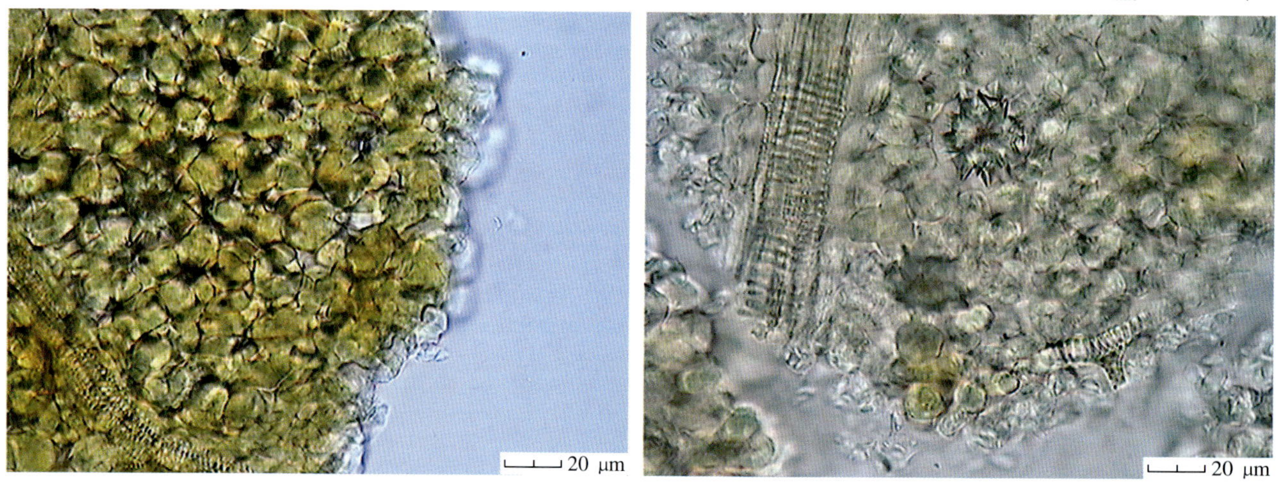

辣蓼：厚角细胞内含黄棕色物，草酸钙簇晶散在。

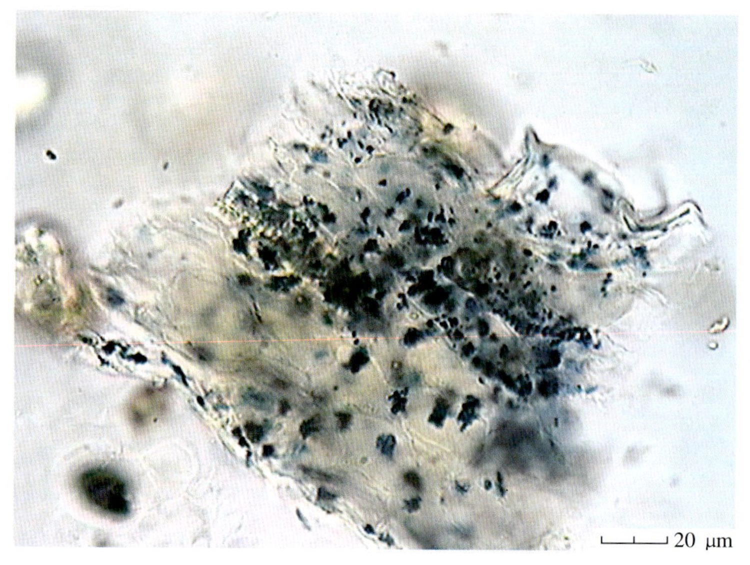

大青叶：靛蓝结晶蓝色，存在于叶肉组织和表皮细胞中，呈细小颗粒状或片状，常聚集成堆。

生　肌　散

Shengji San

处方： 血竭 30 g　赤石脂 30 g　乳香（制）30 g　龙骨（煅）30 g
冰片 10 g　没药（制）30g　儿茶 30 g

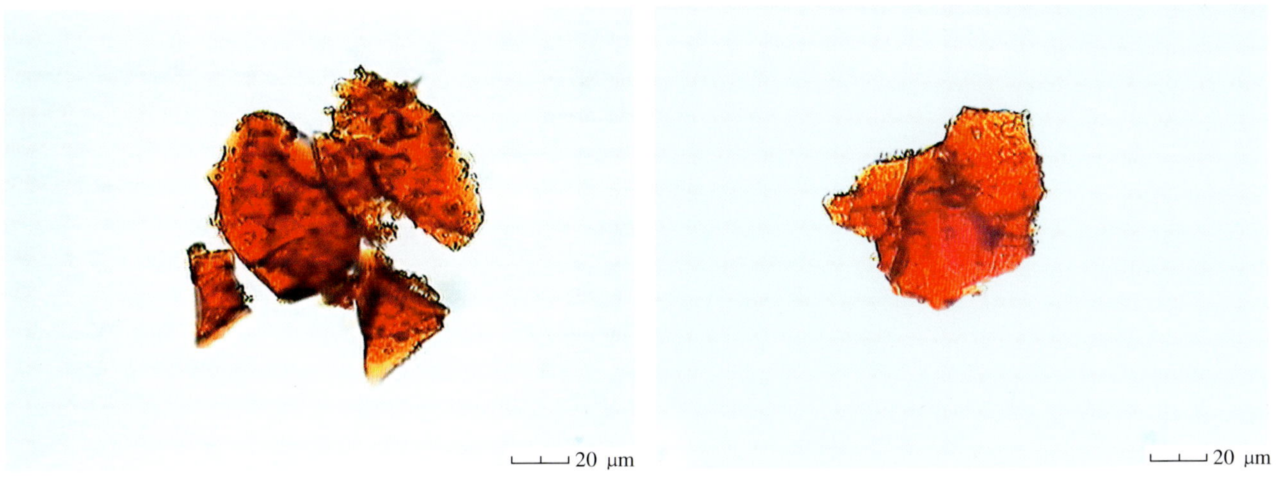

血竭：不规则块片血红色，周围液体显鲜黄色，渐变红色。

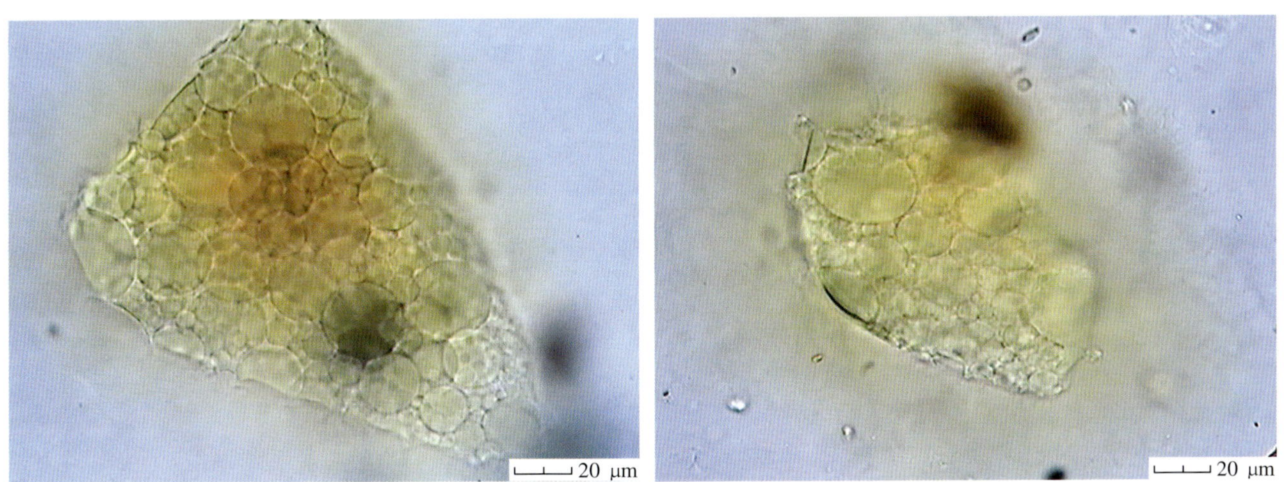

没药：不规则碎块淡黄色，半透明，渗出油滴，加热后油滴溶化，现正方形草酸钙结晶。

生 乳 散

Shengru San

处方： 黄芪 30 g 党参 30 g 当归 45 g 通草 15 g 川芎 15 g 白术 30 g 续断 25 g 木通 15 g 甘草 15 g 王不留行 30 g 路路通 25 g

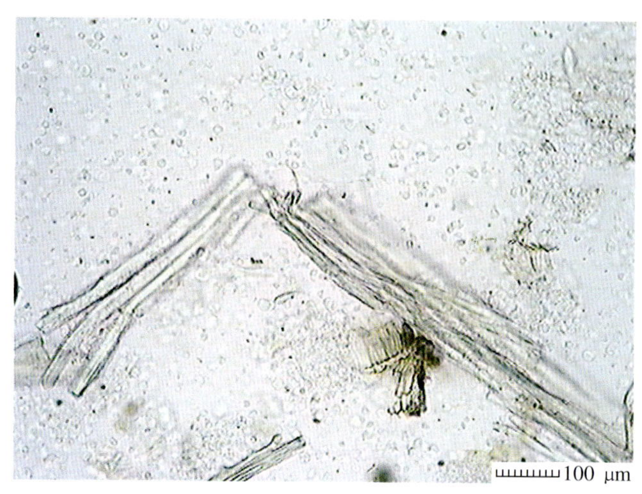

黄芪：纤维成束或散离，壁厚，表面有纵裂纹，两端断裂成帚状或较平截。

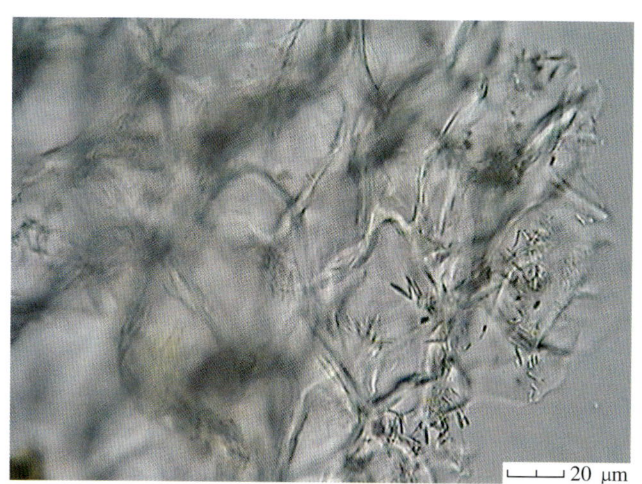

白术：草酸钙针晶细小，长10～32 μm，不规则地充塞于薄壁细胞中。

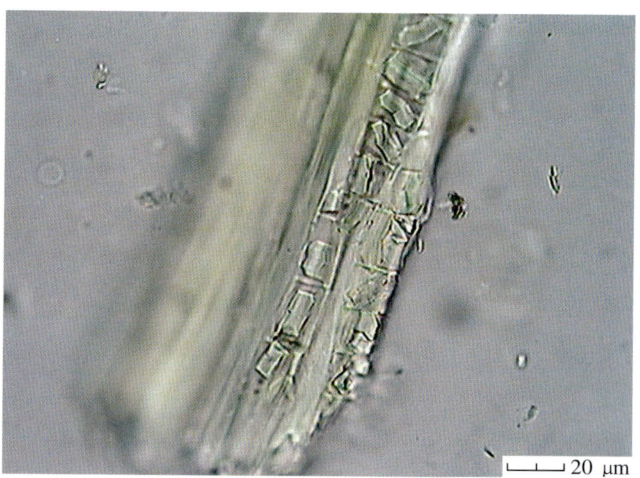

甘草：纤维束周围薄壁细胞含草酸钙方晶，形成晶纤维。

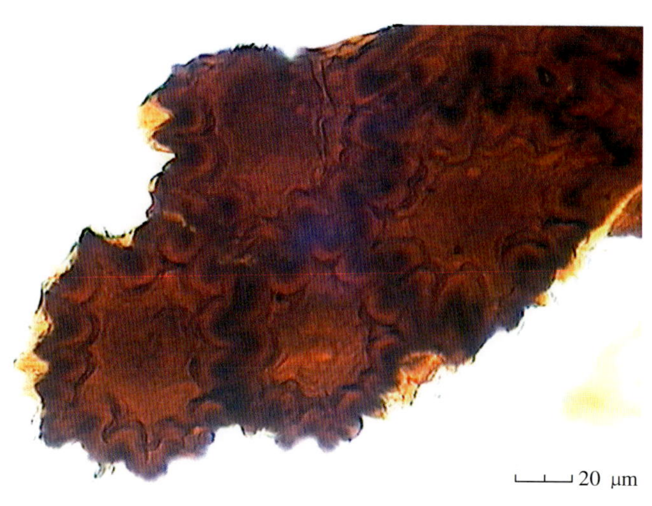

王不留行：种皮表皮细胞红棕色或黄棕色，表面观多角形或长多角形，直径 50～120 μm，垂周壁增厚，星角状或深波状弯曲。

白　术　散

Baizhu San

处方： 白术 30 g　当归 25 g　川芎 15 g　党参 30 g　甘草 15 g　砂仁 20 g　熟地黄 30 g　陈皮 25 g　紫苏梗 25 g　黄芩 25 g　白芍 20 g　阿胶（炒）30 g

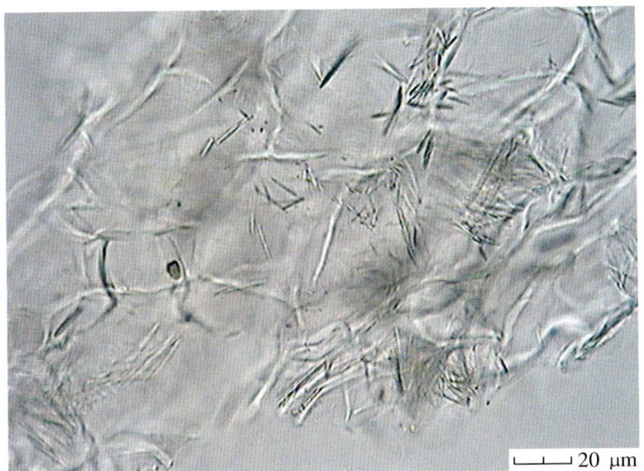

白术：草酸钙针晶细小，长 10～32 μm，不规则地充塞于薄壁细胞中。

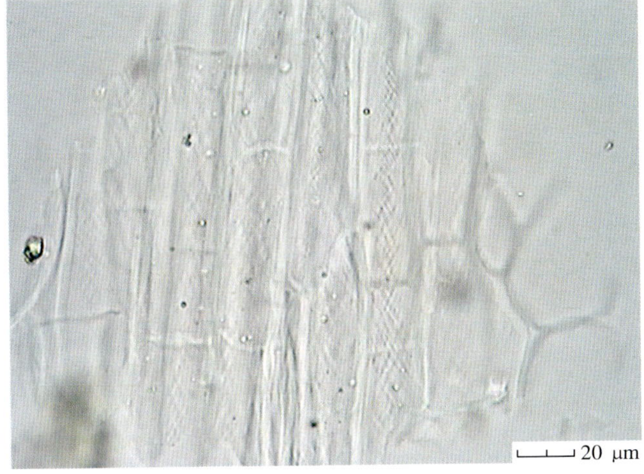

当归：薄壁细胞纺锤形，壁略厚，有极微细的斜向交错纹理。

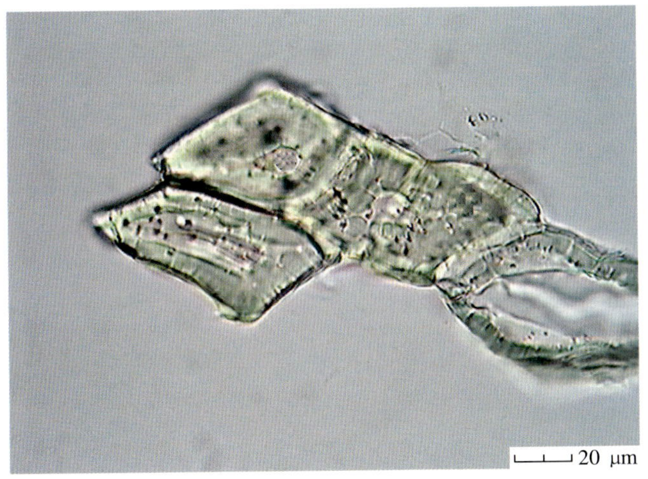

党参：石细胞斜方形或多角形，一端稍尖，壁较厚，纹孔稀疏。

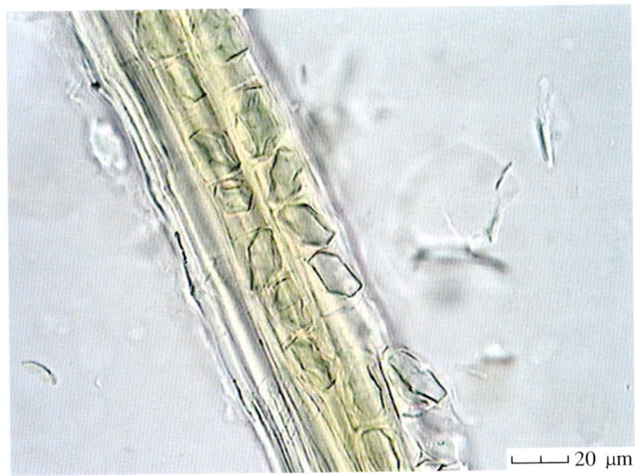

甘草：纤维束周围薄壁细胞含草酸钙方晶，形成晶纤维。

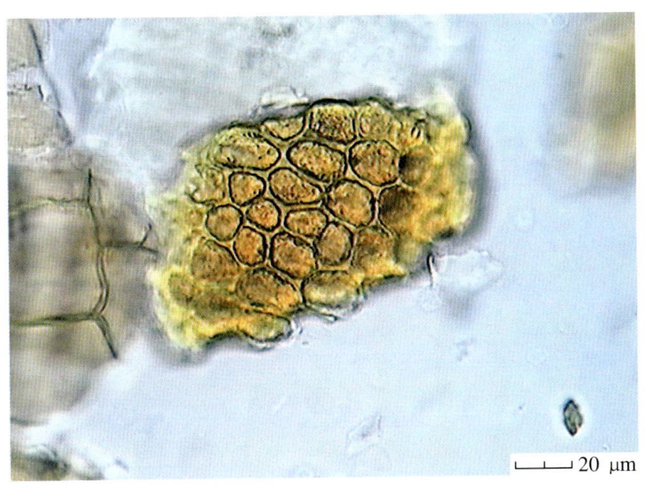

砂仁：内种皮厚壁细胞黄棕色或棕红色，表面观类多角形，壁厚，胞腔含硅质块。

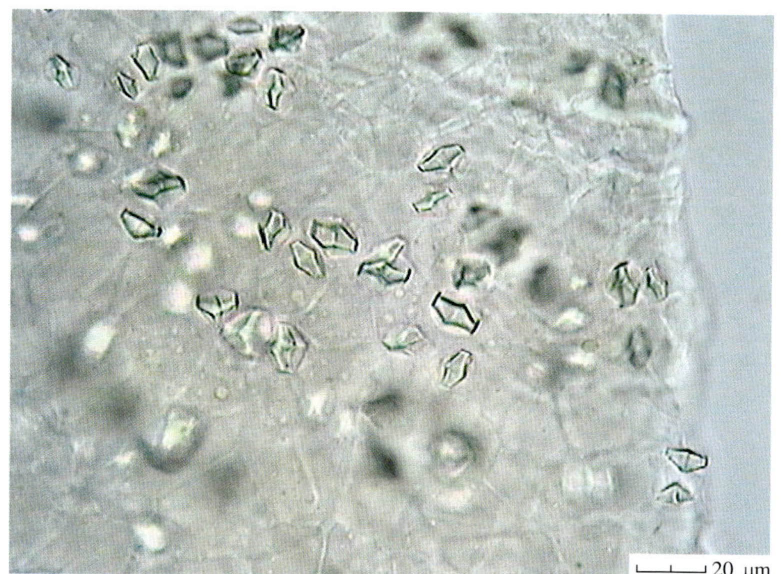

陈皮：草酸钙方晶成片存在于薄壁组织中。

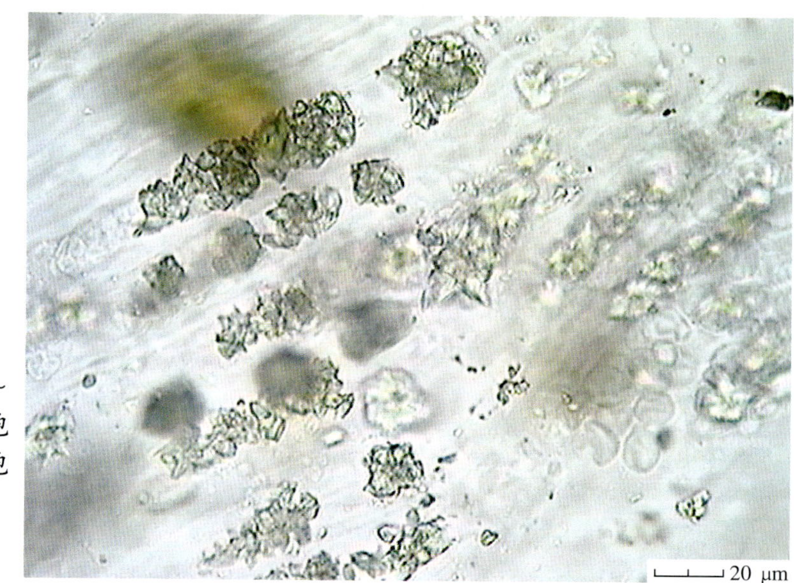

白芍：草酸钙簇晶直径18～32 μm，存在于薄壁细胞中，常排列成行或一个细胞中含有数个簇晶。

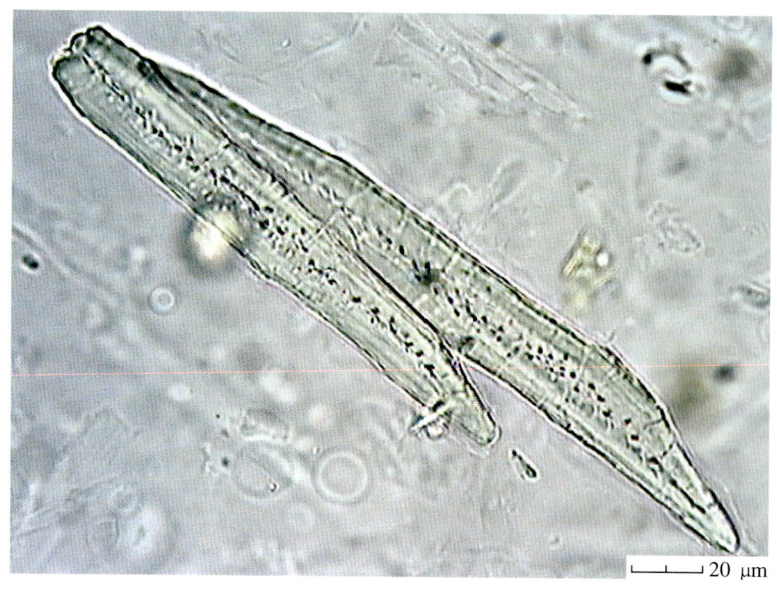

黄芩：纤维淡黄色，梭形，壁厚，孔沟细。

白　龙　散

Bailong San

处方： 白头翁600 g　龙胆300 g　黄连100 g

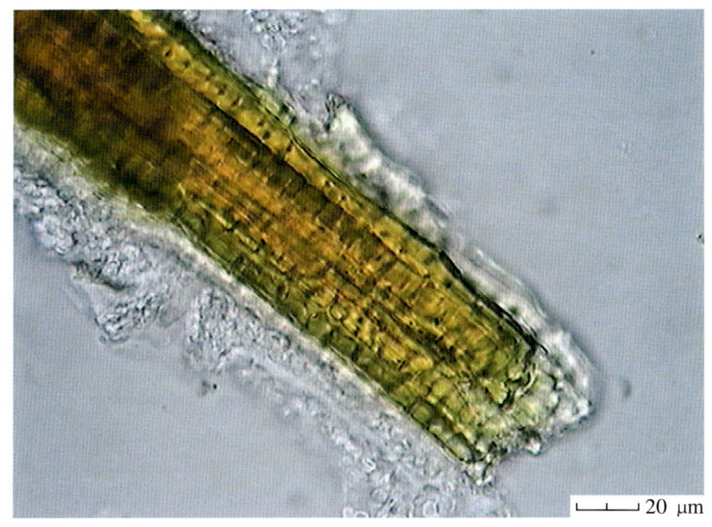

黄连：纤维束鲜黄色，壁稍厚，纹孔明显。

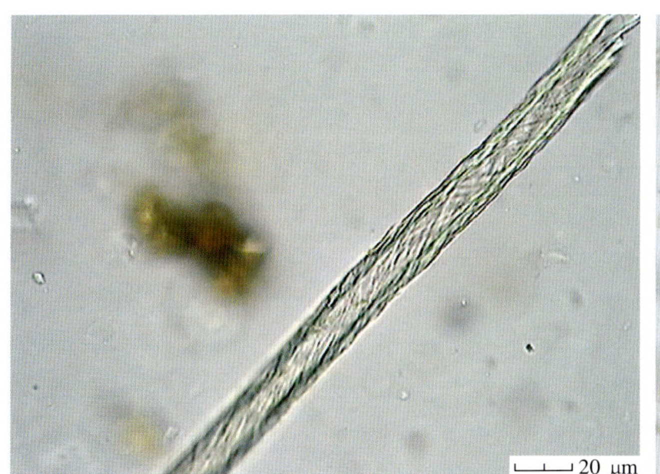

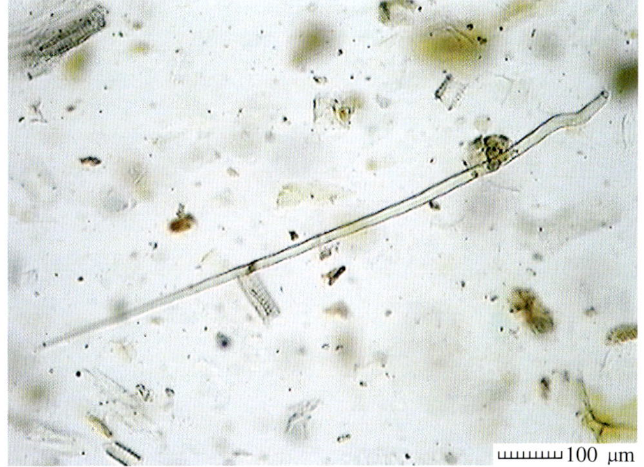

白头翁：非腺毛单细胞，直径13～33 μm，基部稍膨大，壁大多木化，有的可见螺状或双螺状纹理。

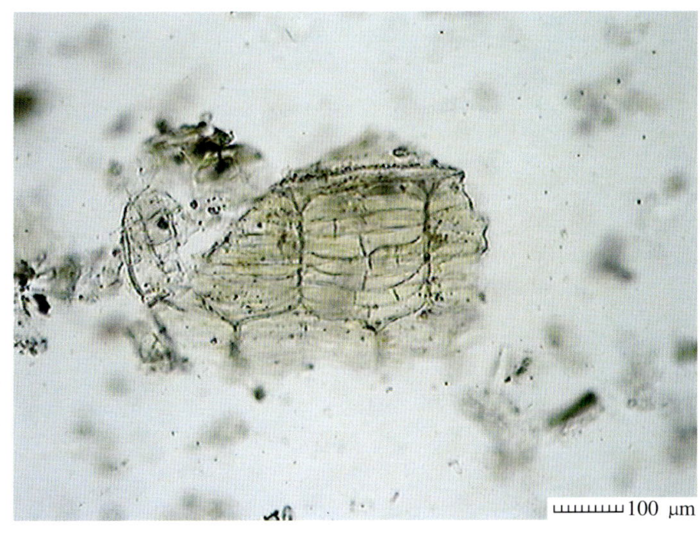

龙胆：外皮层细胞表面观纺锤形，每个细胞由横壁分隔成数个小细胞。

白 头 翁 散

Baitouweng San

处方： 白头翁 60 g　　黄连 30 g　　黄柏 45 g　　秦皮 60 g

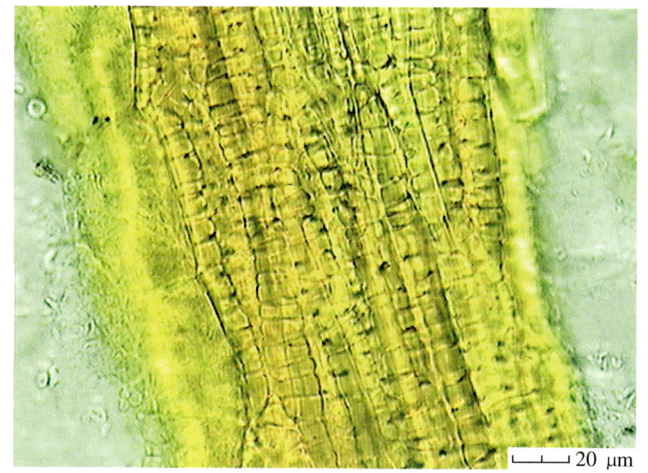

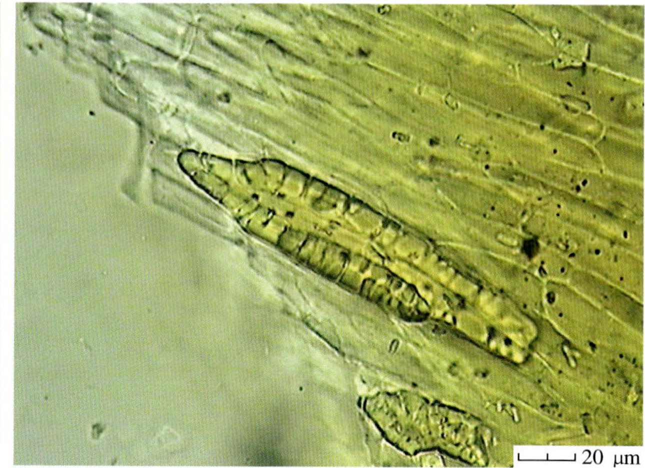

黄连：纤维束鲜黄色，壁稍厚，纹孔明显。

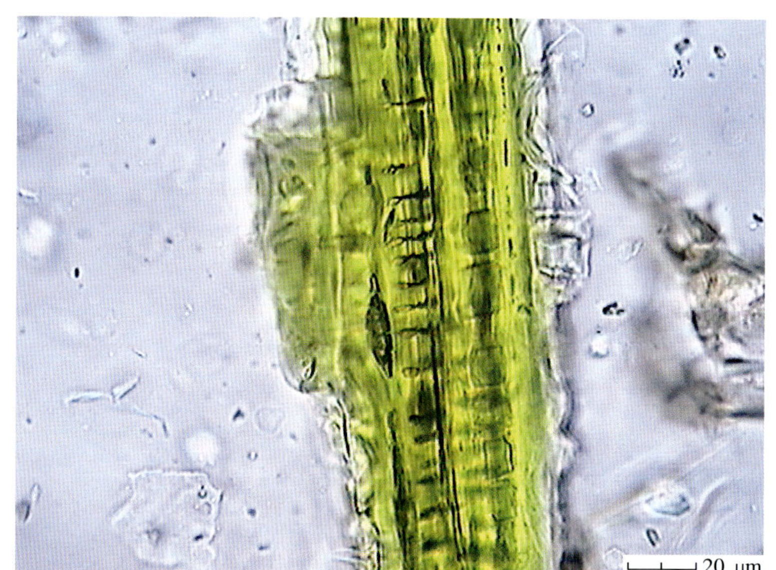

黄柏：纤维束鲜黄色，周围细胞含草酸钙方晶，形成晶纤维，含晶细胞的壁木化增厚。

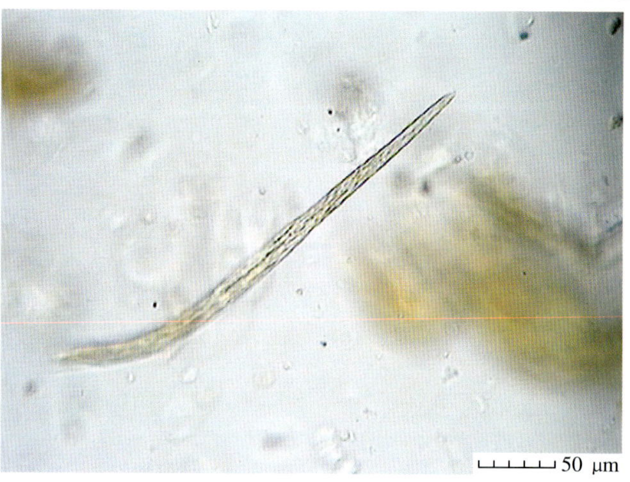

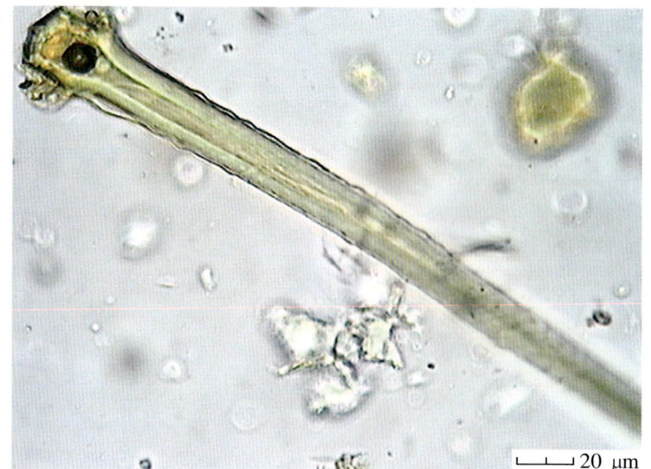

白头翁：非腺毛单细胞，直径 13～33 μm，基部稍膨大，壁大多木化，有的可见螺状或双螺状纹理。

白　矾　散

Baifan San

处方： 白矾 60 g　浙贝母 30 g　黄连 20 g　白芷 20 g　郁金 25 g　黄芩 45 g
大黄 25 g　葶苈子 30 g　甘草 20 g

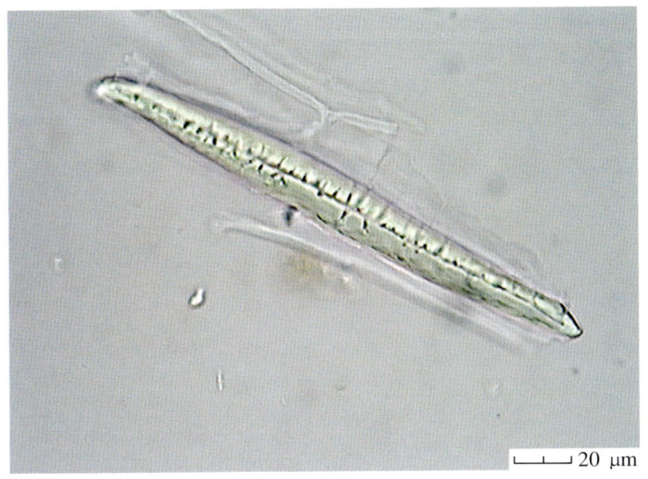

黄芩：纤维淡黄色，梭形，壁厚，孔沟细。

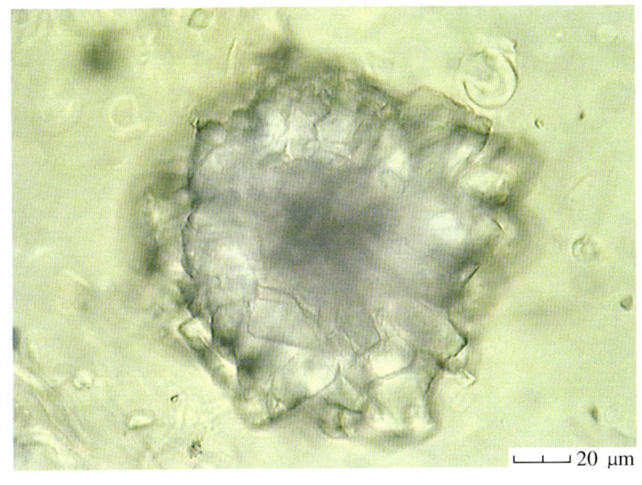

大黄：草酸钙簇晶大，直径 60～140 μm。

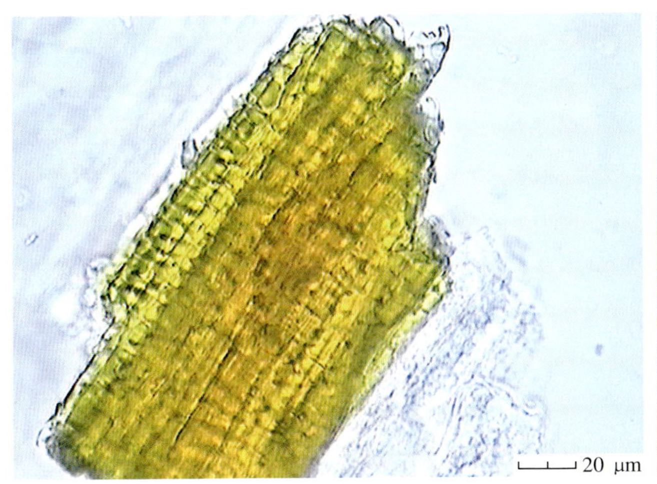

黄连：纤维束鲜黄色，壁稍厚，纹孔明显。

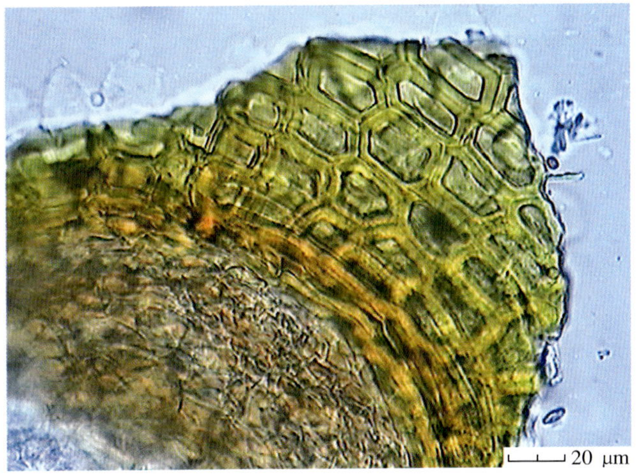

葶苈子：种皮下皮细胞黄色，多角形或长多角形，壁稍厚。

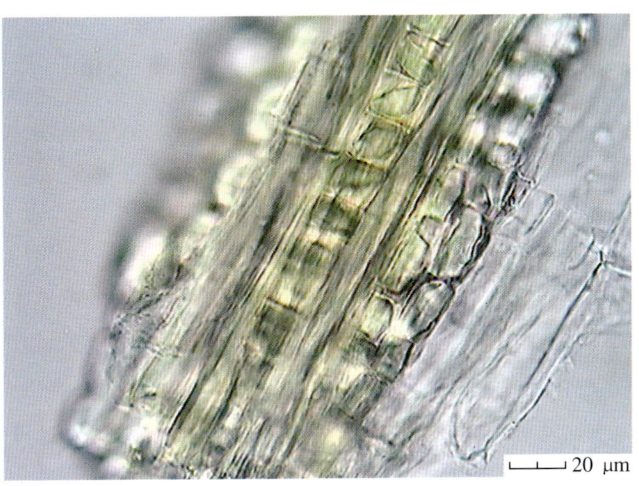

甘草：纤维束周围薄壁细胞含草酸钙方晶，形成晶纤维。

半　夏　散

Banxia San

处方：半夏(制) 30 g　　升麻 45 g　　防风 25 g　　枯矾 45 g

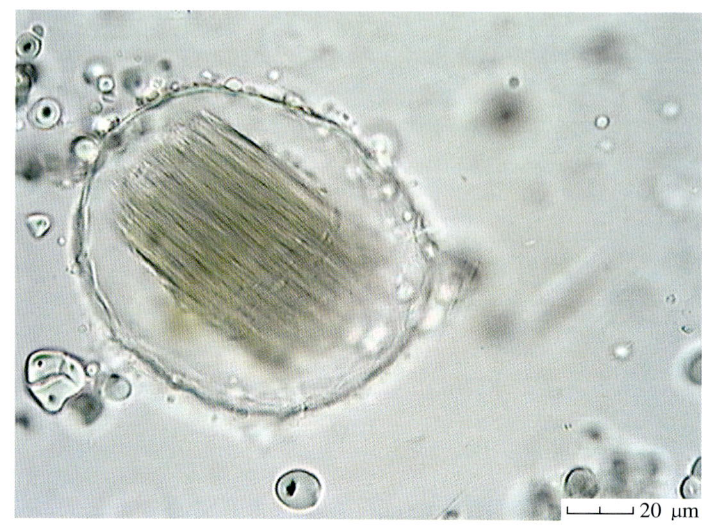

半夏：草酸钙针晶成束，长 32～144 μm，存在于黏液细胞中或散在。

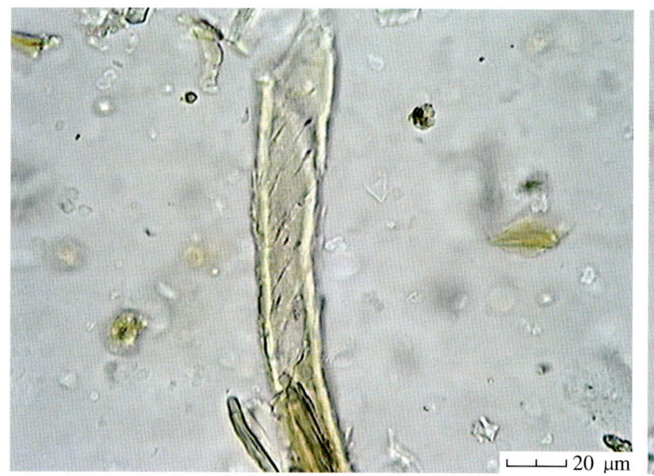

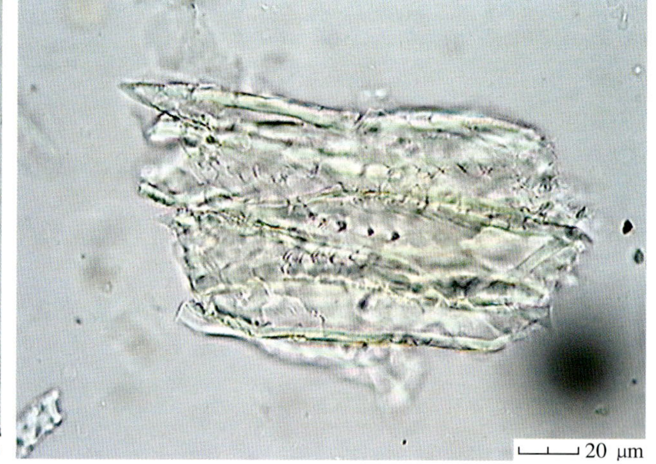

升麻：木纤维成束，多碎断，淡黄绿色，末端狭尖或钝圆，有的有分叉，直径 14～41 μm，壁稍厚，具十字形纹孔对，有的胞腔中含黄棕色物。

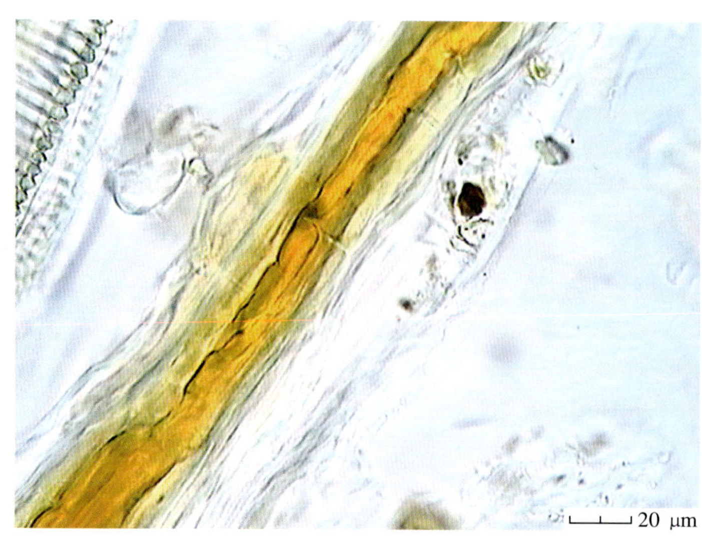

防风：油管含金黄色分泌物，直径 17～60 μm。

加味知柏散

Jiawei Zhibo San

处方： 知母（酒炒）120 g　黄柏（酒炒）120 g　木香 20 g　乳香（制）25 g
没药（制）25 g　连翘 20 g　桔梗 20 g　金银花 30 g
荆芥 15 g　防风 15 g　甘草 15 g

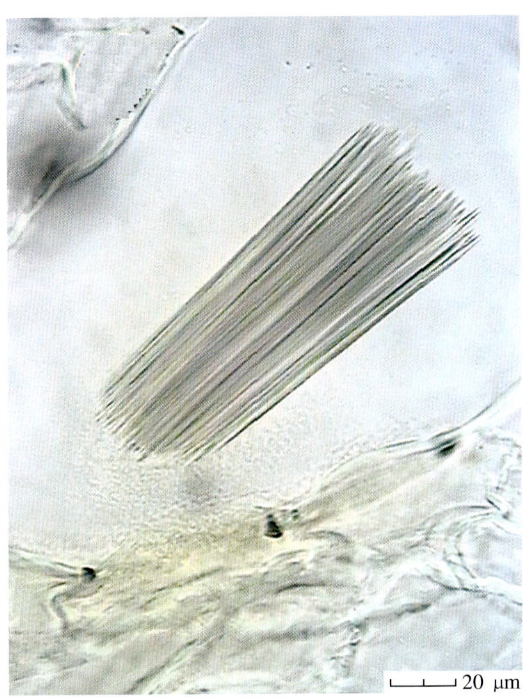

知母：草酸钙针晶成束或散在，长26～110 μm。

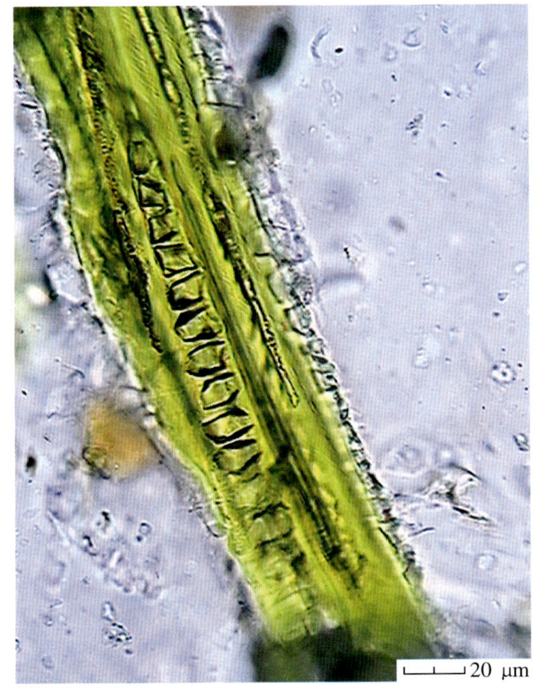

黄柏：纤维束鲜黄色，周围细胞含草酸钙方晶，形成晶纤维，含晶细胞的壁木化增厚。

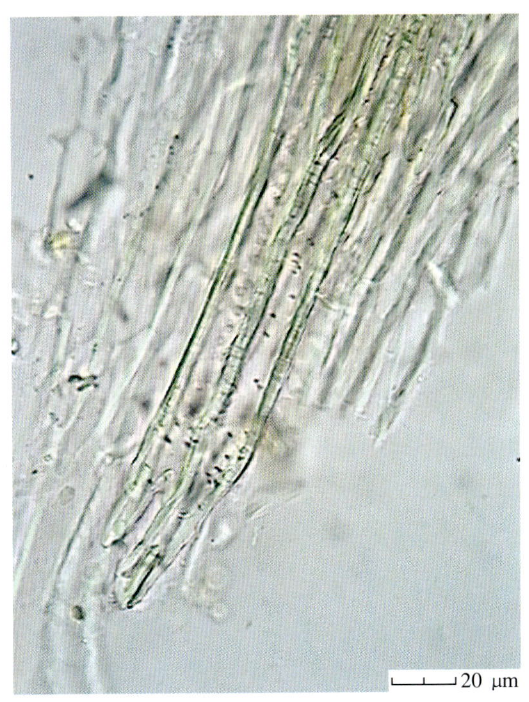

木香：木纤维长梭形，直径16～24 μm，壁稍厚，纹孔口横裂缝状、十字状或人字状。

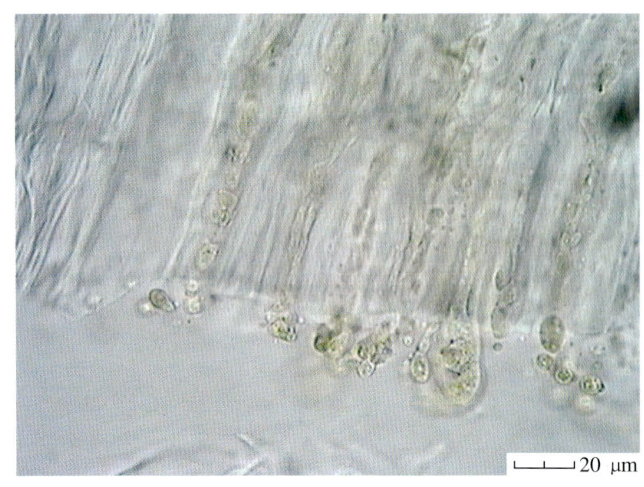

桔梗：联结乳管直径14～25 μm，含淡黄色颗粒状物。

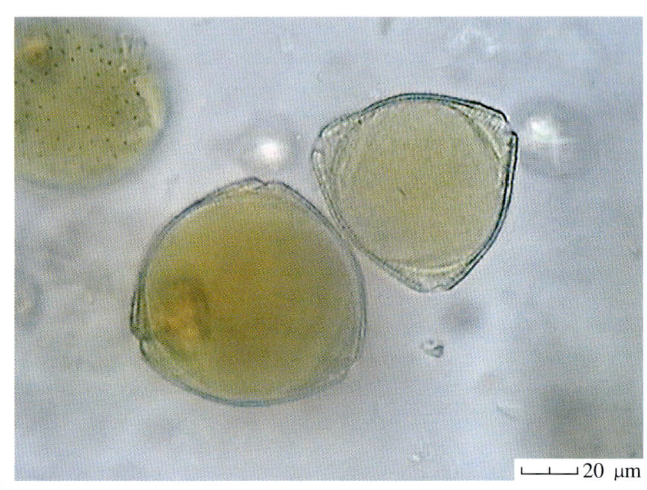

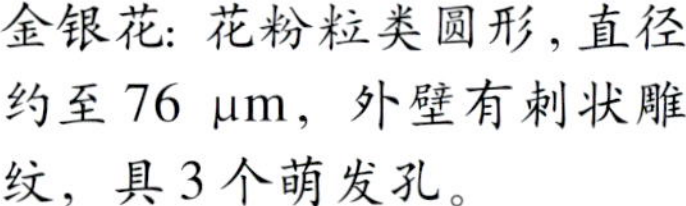

金银花：花粉粒类圆形，直径约至76 μm，外壁有刺状雕纹，具3个萌发孔。

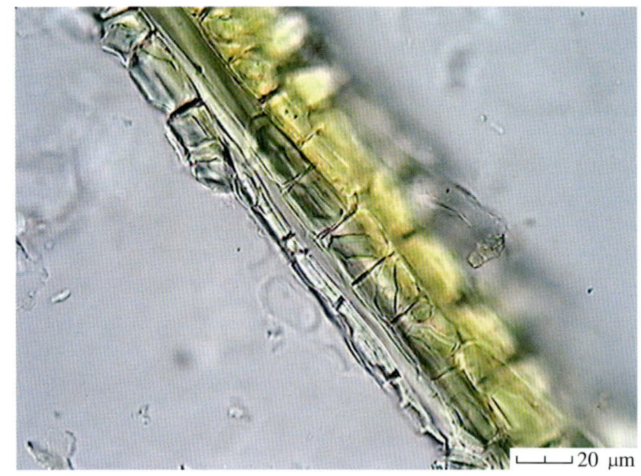

甘草：纤维束周围薄壁细胞含草酸钙方晶，形成晶纤维。

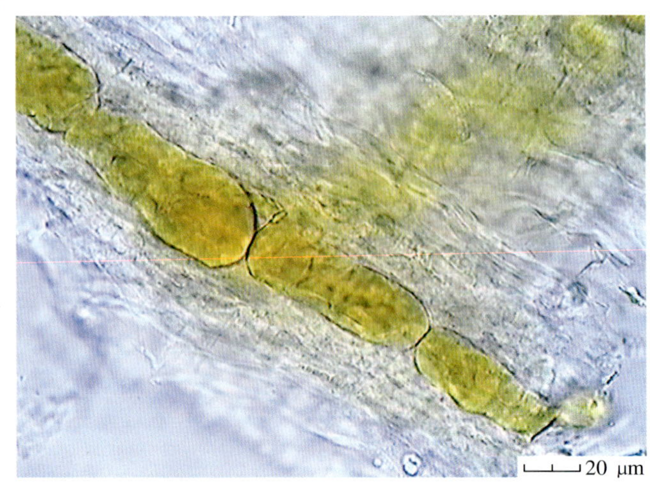

防风：油管含金黄色分泌物，直径17～60 μm。

加减消黄散

Jiajian Xiaohuang San

处方： 大黄30 g　玄明粉40 g　知母25 g　浙贝母30 g　黄药子30 g　栀子30 g
连翘45 g　白药子30 g　郁金45 g　甘草15 g

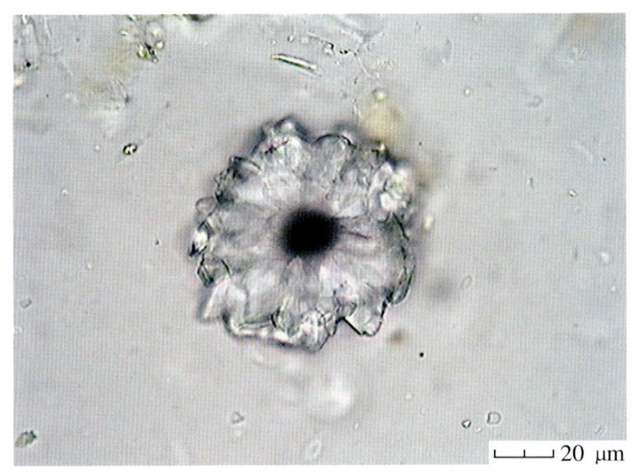

大黄：草酸钙簇晶大，直径60～140 μm。

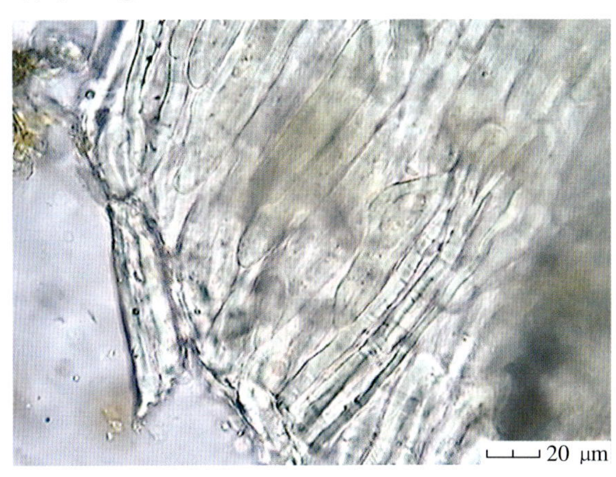

连翘：内果皮纤维上下层纵横交错，纤维短梭形。

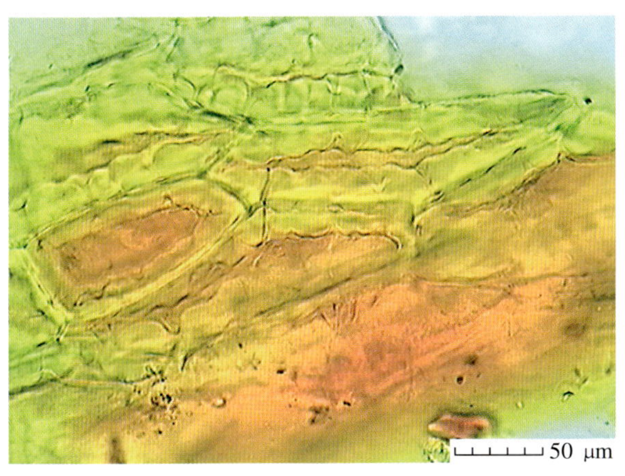

栀子：种皮石细胞黄色或淡棕色，多破碎，完整者长多角形、长方形或形状不规则，壁厚，有大的圆形纹孔，胞腔棕红色。

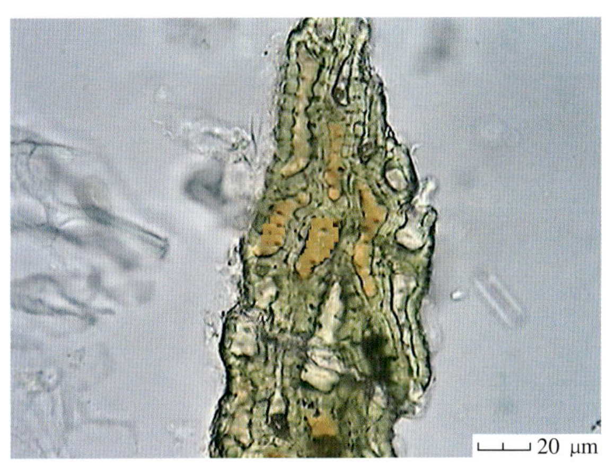

知母：木化厚壁细胞类长方形、长多角形或延长作短纤维状，稍弯曲，略交错排列，直径16～48 μm，木化，孔沟较密。

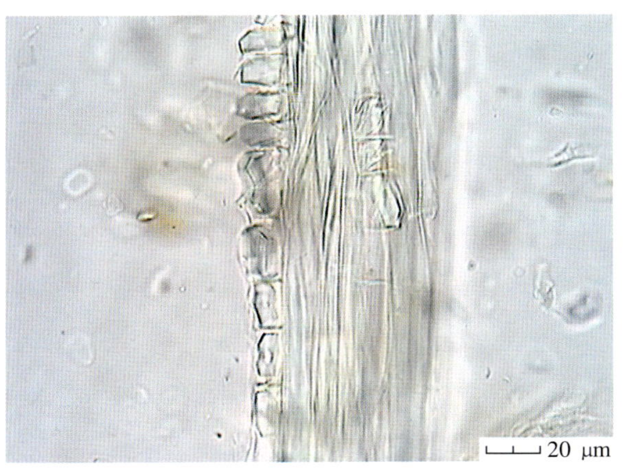

甘草：纤维束周围薄壁细胞含草酸钙方晶，形成晶纤维。

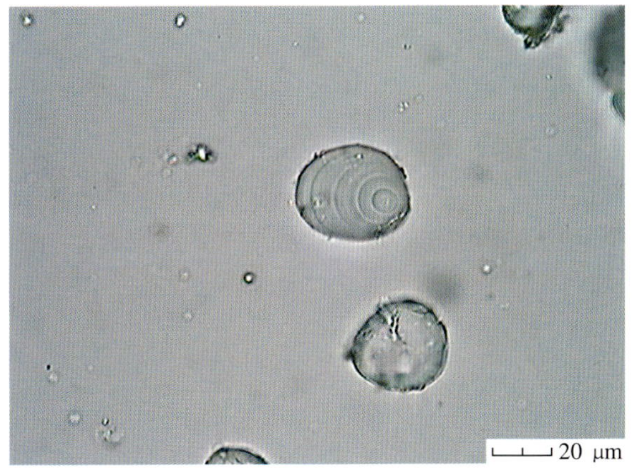

浙贝母：淀粉粒卵圆形，直径35～48 μm，脐点点状、人字状或马蹄状，位于较小端，层纹细密。

百合固金散

Baihe Gujin San

处方： 百合 45 g　白芍 25 g　当归 25 g　甘草 20 g　玄参 30 g　川贝母 30 g
生地黄 30 g　熟地黄 30 g　桔梗 25 g　麦冬 30 g

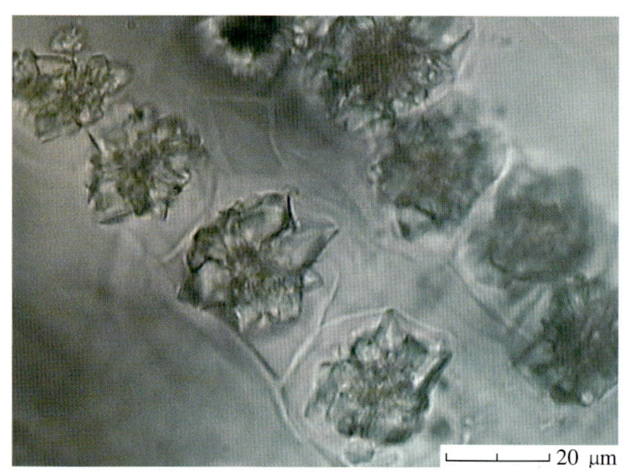

白芍：草酸钙簇晶直径 18～32 μm，存在于薄壁细胞中，常排列成行或一个细胞中含有数个簇晶。

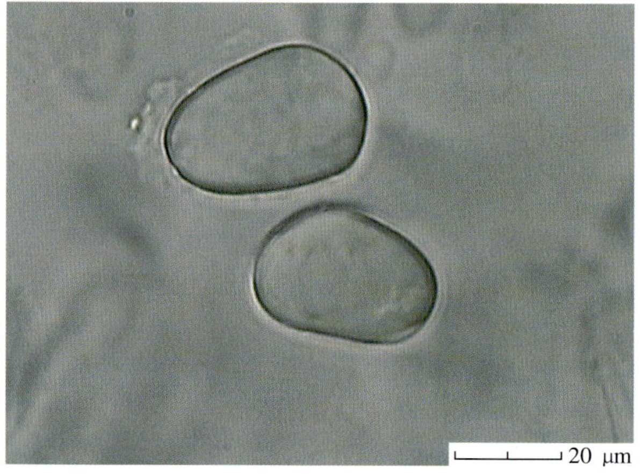

川贝母：淀粉粒广卵形或贝壳形，直径40～64 μm，脐点短缝状、人字状或马蹄状，层纹可察见。

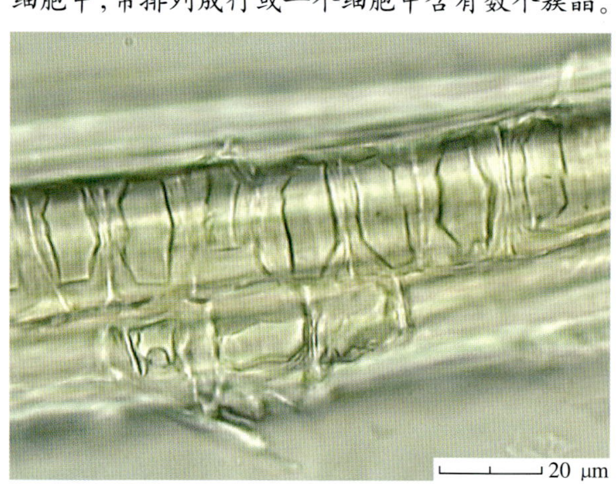

甘草：纤维束周围薄壁细胞含草酸钙方晶，形成晶纤维。

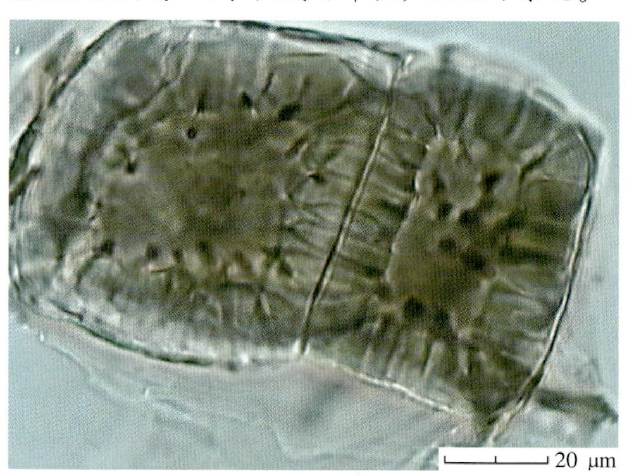

玄参：石细胞黄棕色或无色，类长方形、类圆形或形状不规则，直径约至 94 μm。

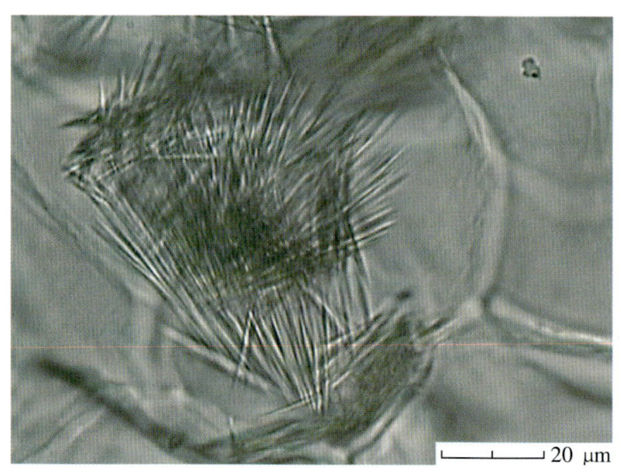

麦冬：草酸钙针晶成束或散在，长 24～50 μm，直径约 3 μm。

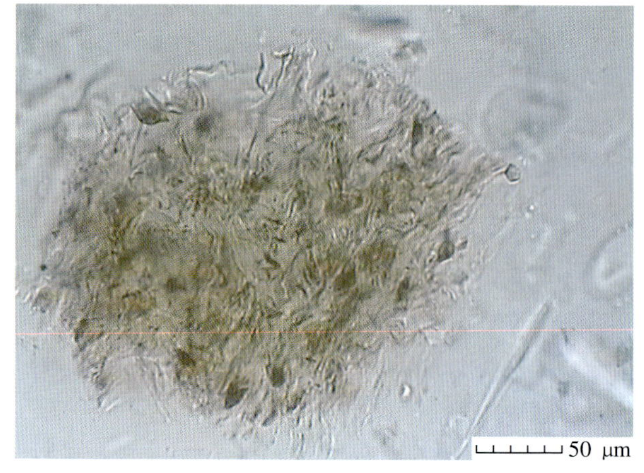

地黄：薄壁组织淡灰棕色至黑棕色，细胞多皱缩，内含棕色核状物。

当归苁蓉散

Danggui Congrong San

处方： 当归（麻油炒）180 g　肉苁蓉 90 g　番泻叶 45 g　瞿麦 15 g　六神曲 60 g　木香 12 g　厚朴 45 g　枳壳 30 g　香附（醋制）45 g　通草 12 g

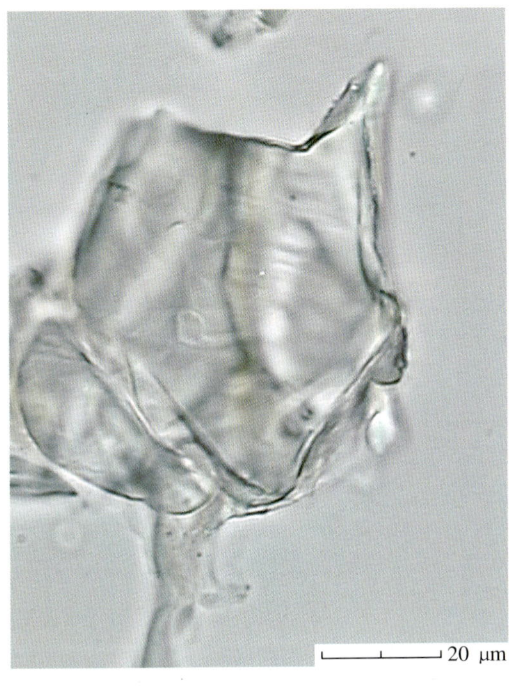

木香：菊糖团块形状不规则，有时可见微细放射状纹理，加热后溶解。

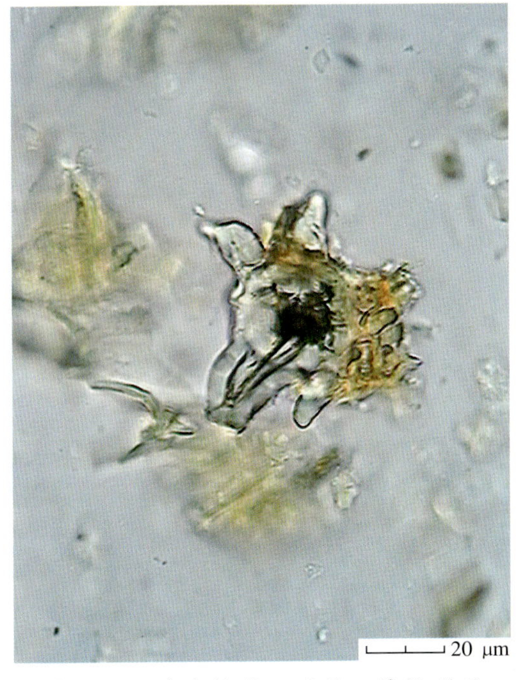

厚朴：石细胞分枝状，壁厚，层纹明显。

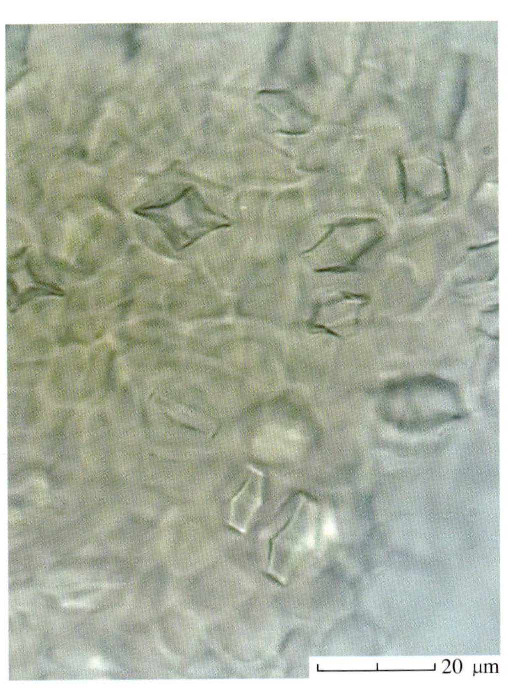

枳壳：草酸钙方晶成片存在于薄壁组织中。

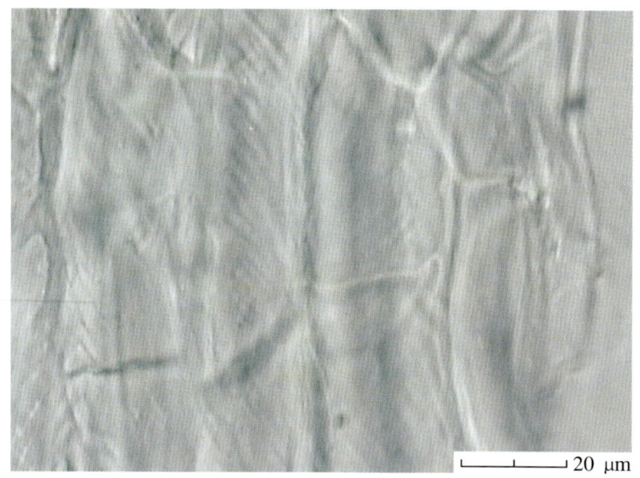

当归：薄壁细胞纺锤形，壁略厚，有极微细的斜向交错纹理。

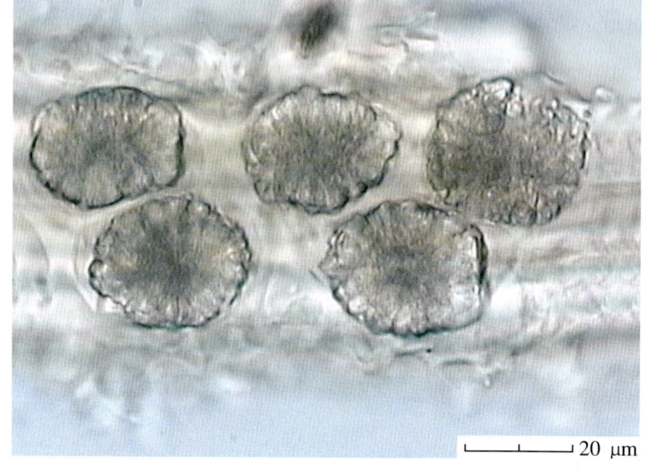

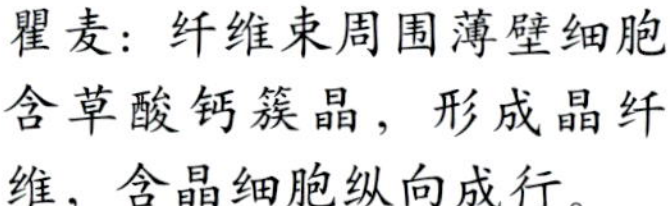

瞿麦：纤维束周围薄壁细胞含草酸钙簇晶，形成晶纤维，含晶细胞纵向成行。

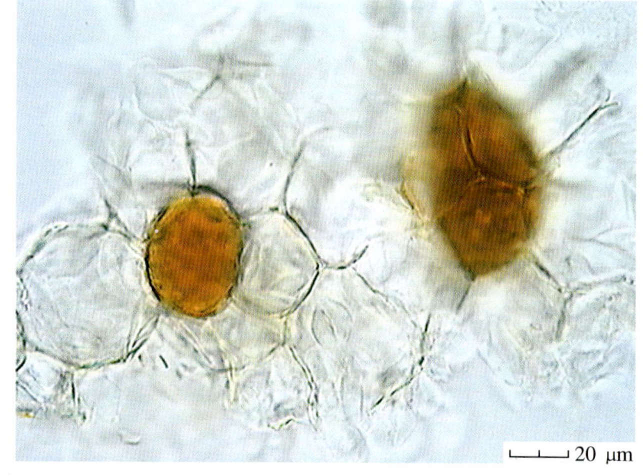

香附：分泌细胞类圆形，含淡黄棕色至红棕色分泌物，其周围细胞作放射状排列。

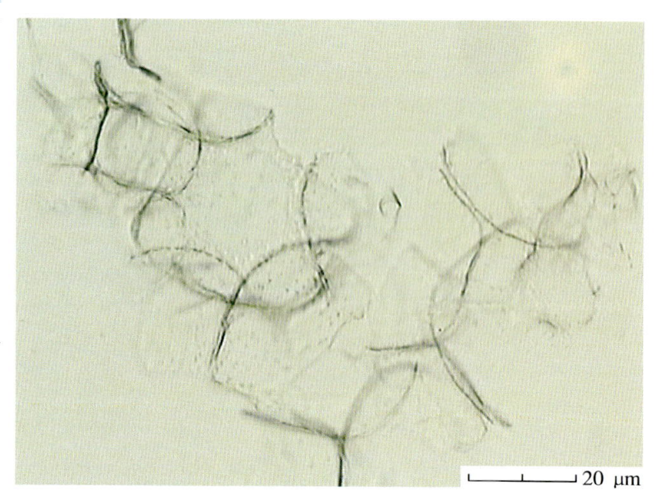

通草：薄壁细胞椭圆形、类圆形或近多角形，纹孔明显。

当 归 散

Danggui San

处方： 当归 30 g 红花 25 g 牡丹皮 20 g 白芍 20 g 没药(制) 25 g 大黄 30 g 天花粉 25 g 枇杷叶 20 g 黄药子 25 g 白药子 25 g 桔梗 25 g 甘草 15 g

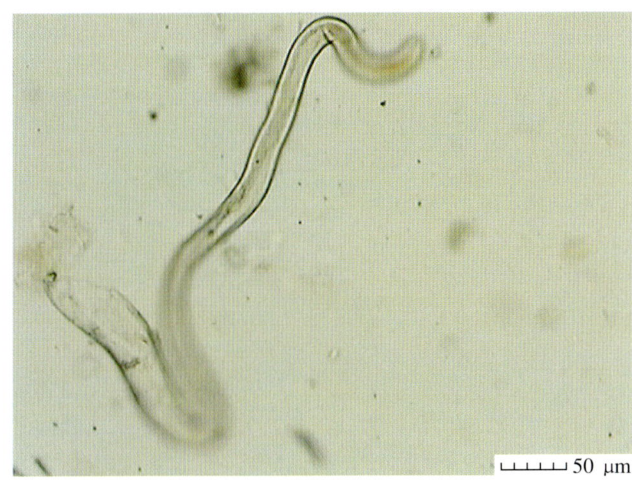

枇杷叶：非腺毛大型，单细胞，多弯曲，完整者长约至 1 260 μm。

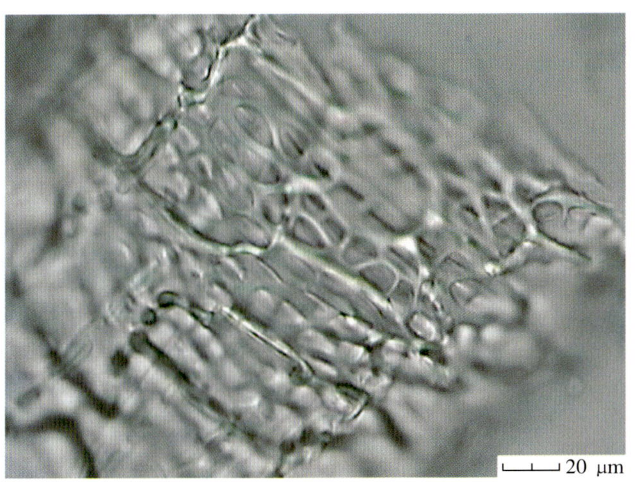

天花粉：具缘纹孔导管大，多破碎，有的具缘纹孔呈六角形或斜方形，排列紧密。

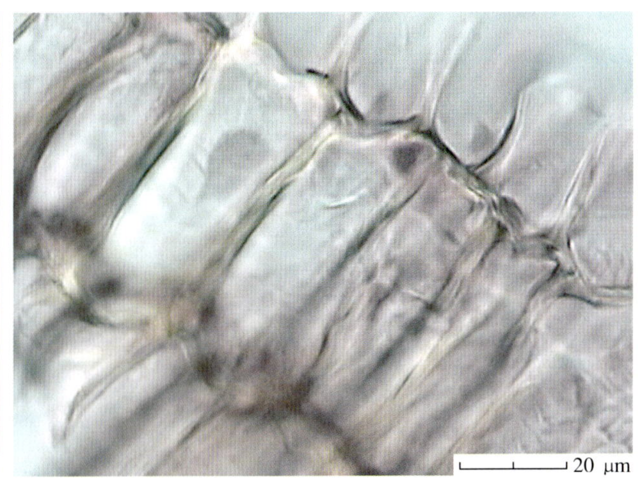

牡丹皮：木栓细胞淡红色至微紫色，壁稍厚。

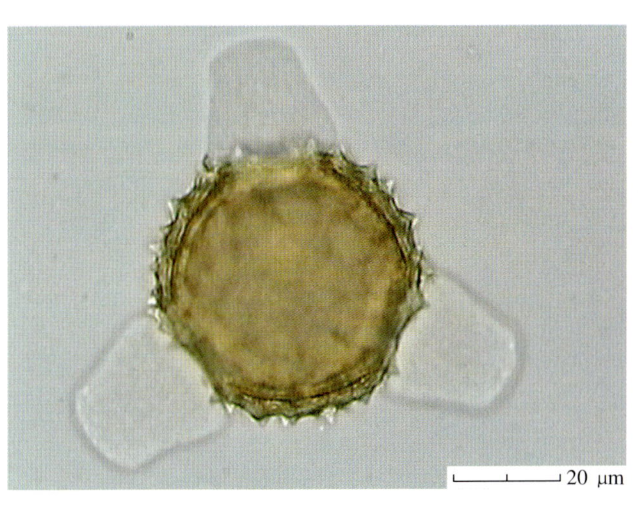

红花：花粉粒类圆形或椭圆形，直径 43～66 μm，外壁具短刺和点状雕纹，具 3 个萌发孔。

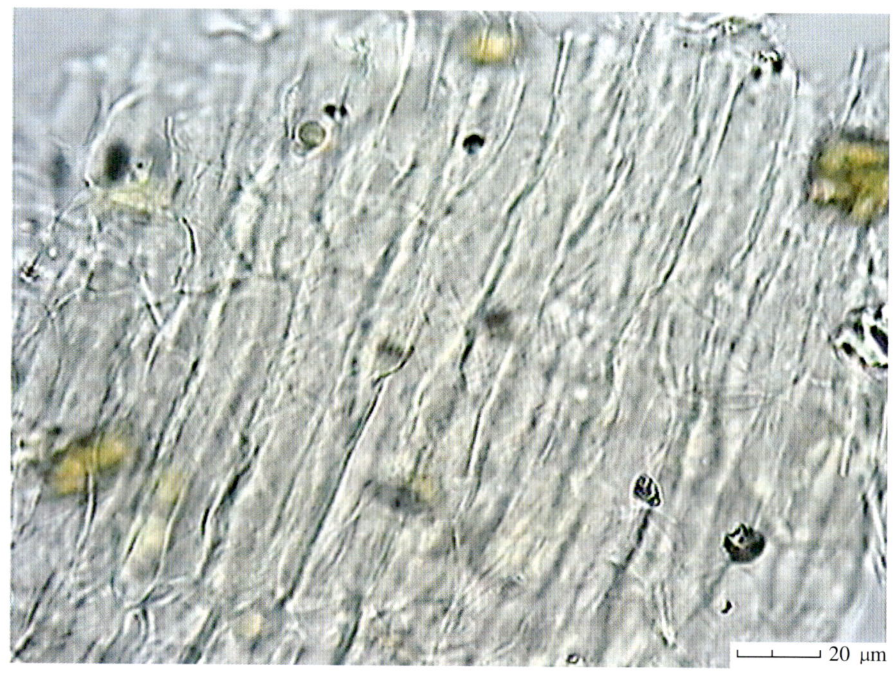

当归：薄壁细胞纺锤形，壁略厚，有极微细的斜向交错纹理。

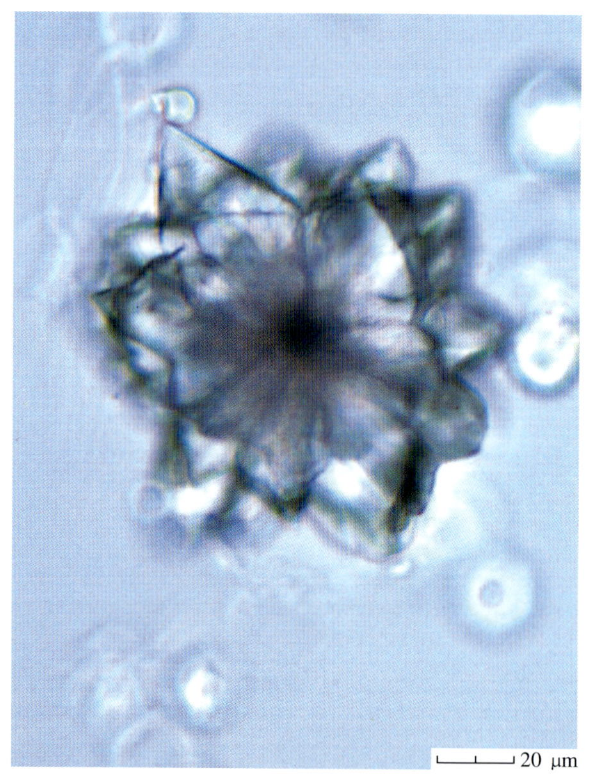

大黄：草酸钙簇晶大，直径60～140 μm。

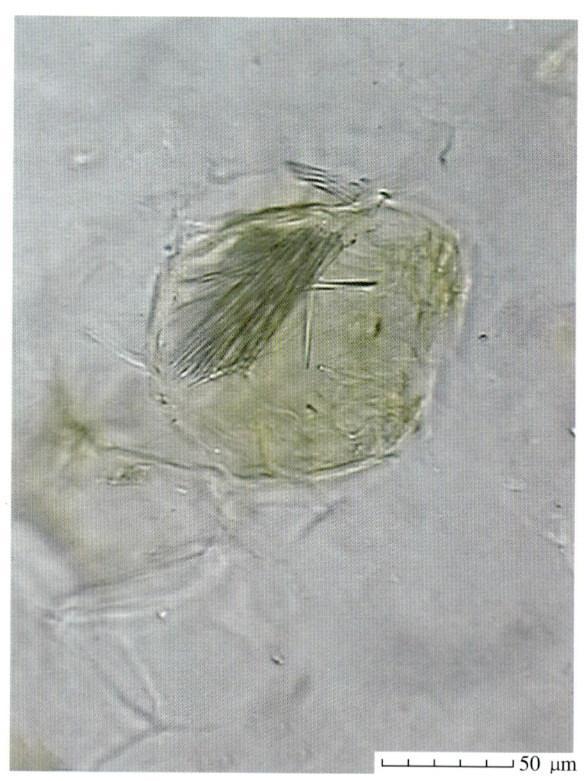

黄药子：草酸钙针晶成束，长约至85 μm。

曲 麦 散

Qumai San

处方： 六神曲 60 g 麦芽 30 g 山楂 30 g 厚朴 25 g 枳壳 25 g 陈皮 25 g 青皮 25 g 苍术 25 g 甘草 15 g

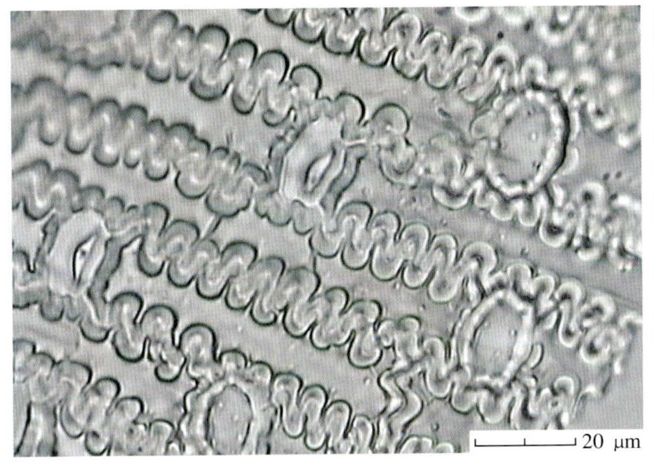

麦芽：果皮细胞纵列，常有1个长细胞与2个短细胞相间连接，长细胞壁厚，波状弯曲，木化。

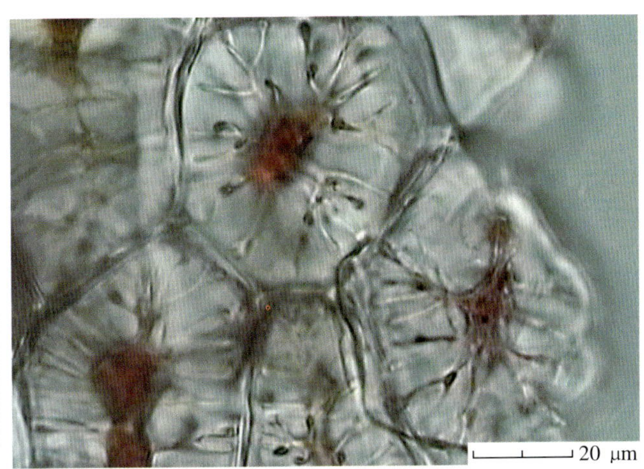

山楂：果皮石细胞淡紫红色、红色或黄棕色，类圆形或多角形，直径约至125 μm。

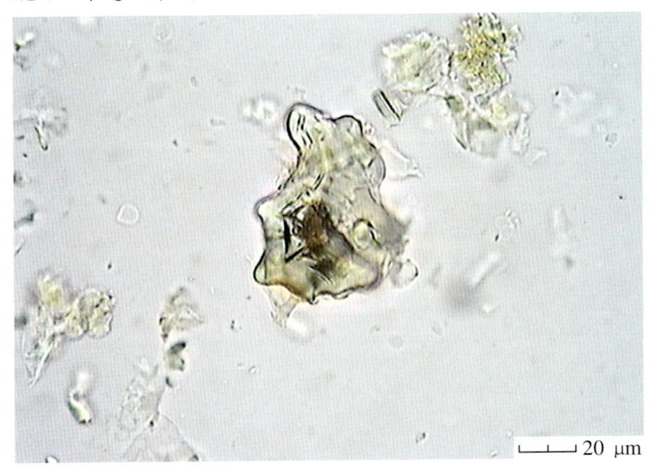

厚朴：石细胞分枝状，壁厚，层纹明显。

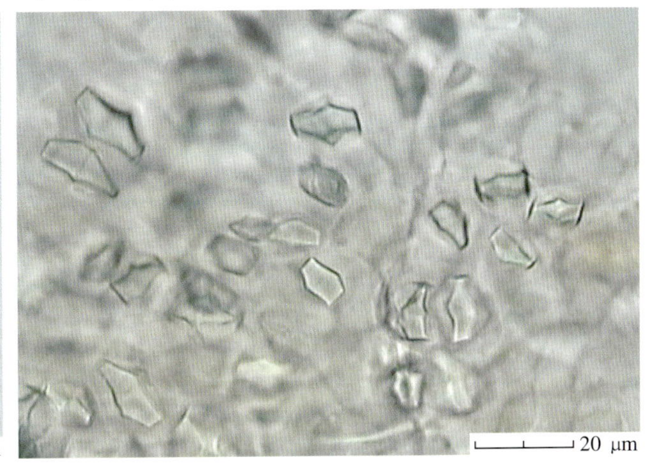

枳壳、陈皮、青皮：草酸钙方晶成片存在于薄壁组织中。

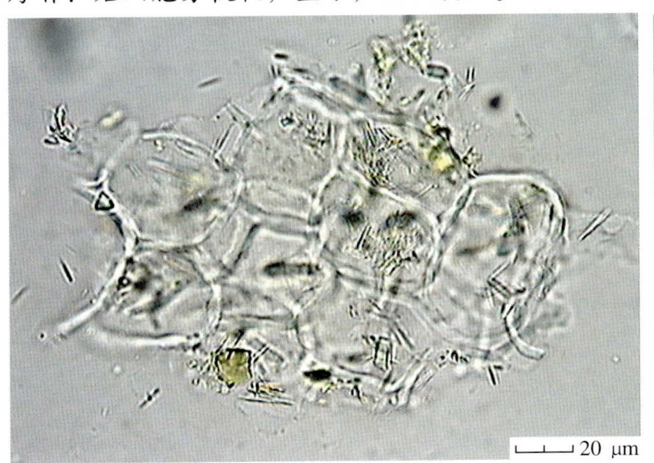

苍术：草酸钙针晶细小，长5～32 μm，不规则地充塞于薄壁细胞中。

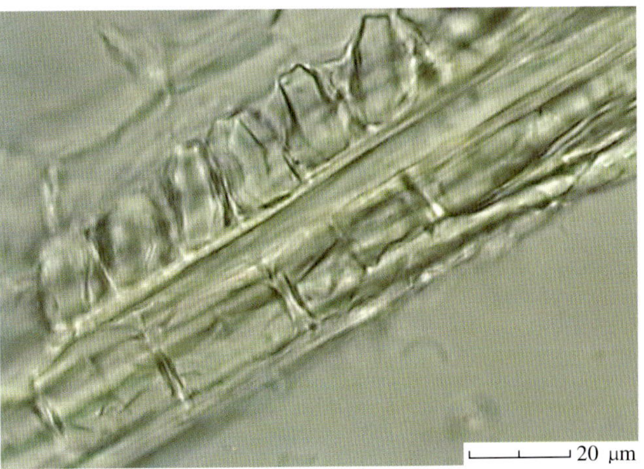

甘草：纤维束周围薄壁细胞含草酸钙方晶，形成晶纤维。

朱 砂 散

Zhusha San

处方：朱砂 5 g　　党参 60 g　　茯苓 45 g　　黄连 60 g

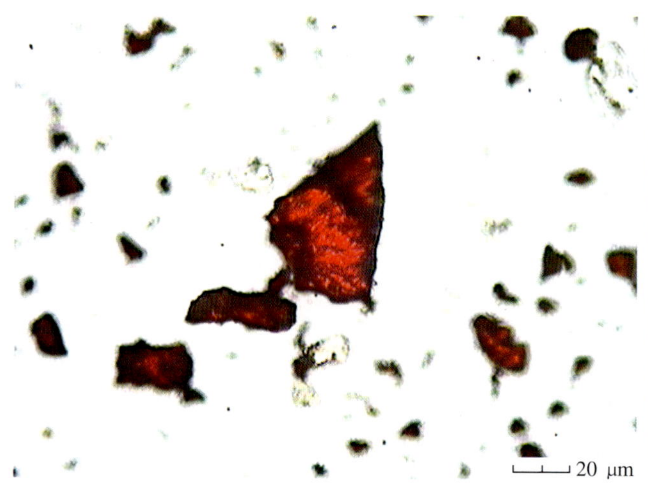

朱砂：不规则细小颗粒暗棕红色，有光泽，边缘暗黑色。

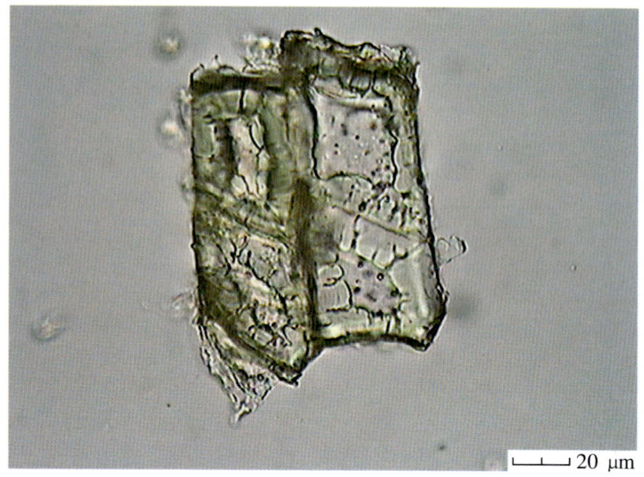

党参：石细胞斜方形或多角形，一端稍尖，壁较厚，纹孔稀疏。

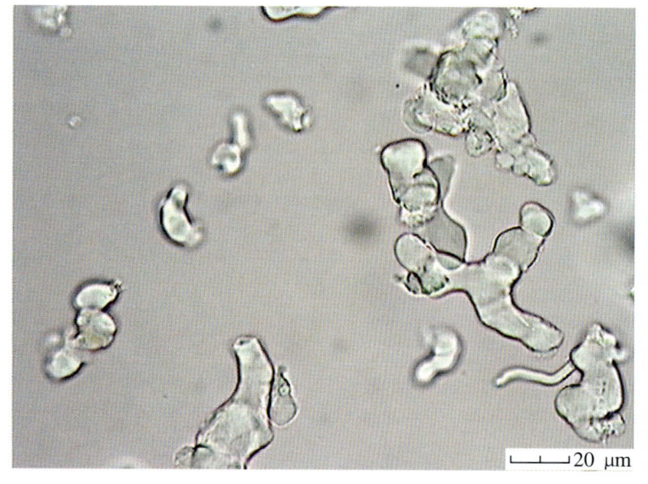

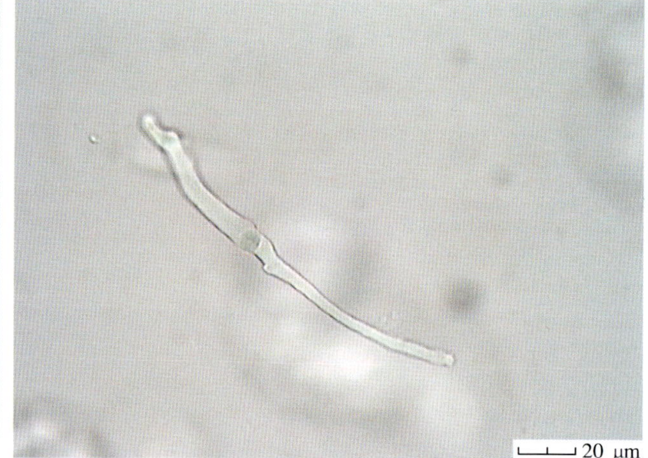

茯苓：不规则分枝状团块无色，遇水合氯醛液溶化；菌丝无色或淡棕色，直径 4～6 μm。

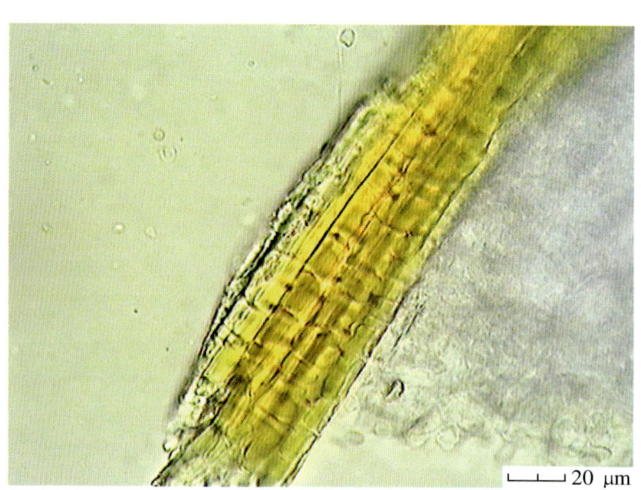

黄连：纤维束鲜黄色，壁稍厚，纹孔明显。

伤　力　散

Shangli San

处方： 党参 50 g　白术 (炒焦) 40 g　茯苓 30 g　黄芪 50 g　山药 50 g　当归 50 g　陈皮 50 g　秦艽 30 g　香附 40 g　甘草 40 g

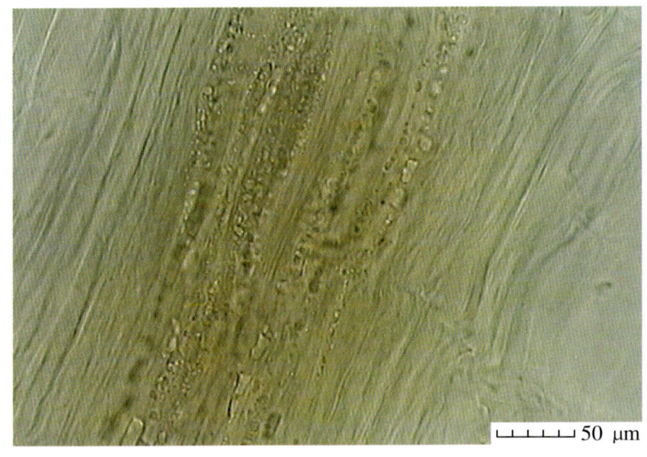

党参：联结乳管直径12～15 μm，含细小颗粒状物。

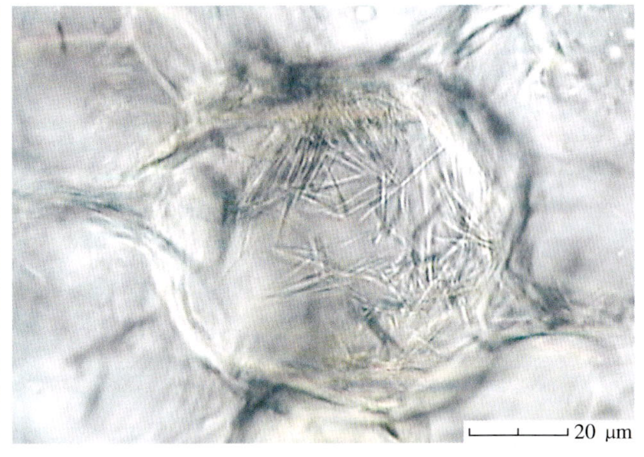

白术：草酸钙针晶细小，长10～32 μm，不规则地充塞于薄壁细胞中。

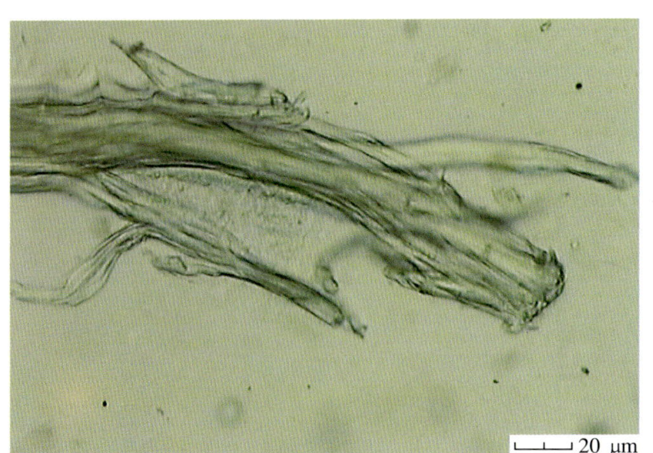

黄芪：纤维成束或散离，壁厚，表面有纵裂纹，两端断裂成帚状或较平截。

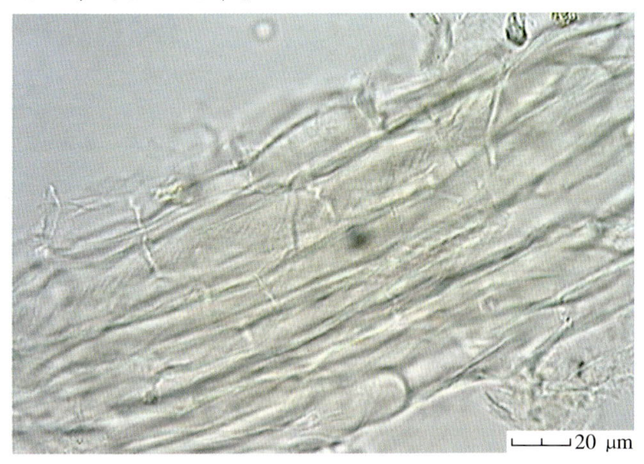

当归：薄壁细胞纺锤形，壁略厚，有极微细的斜向交错纹理。

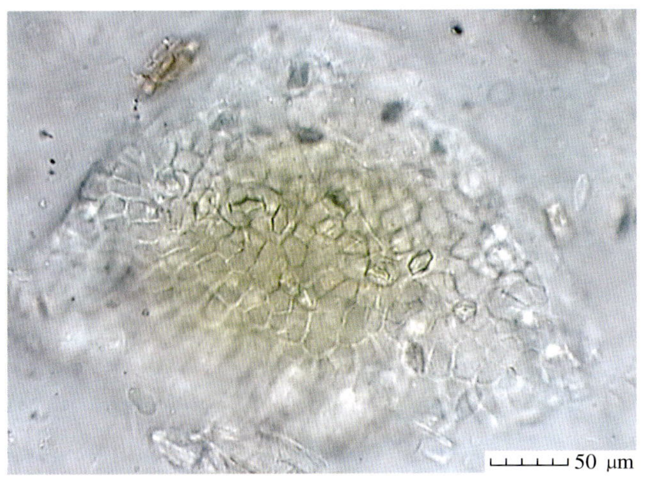

陈皮：草酸钙方晶成片存在于薄壁组织中。

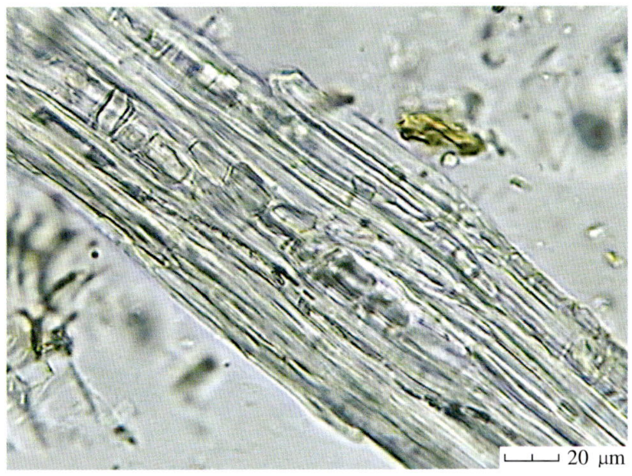

甘草：纤维束周围薄壁细胞含草酸钙方晶，形成晶纤维。

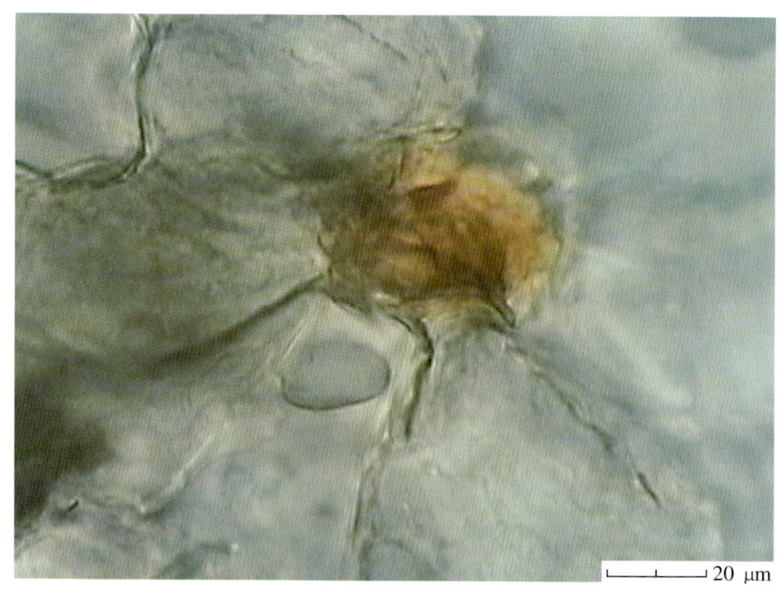

香附：分泌细胞类圆形，含淡黄棕色至红棕色分泌物，其周围细胞作放射状排列。

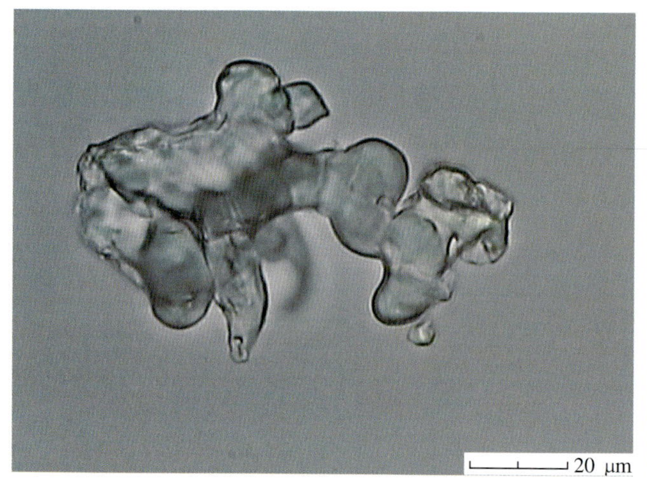

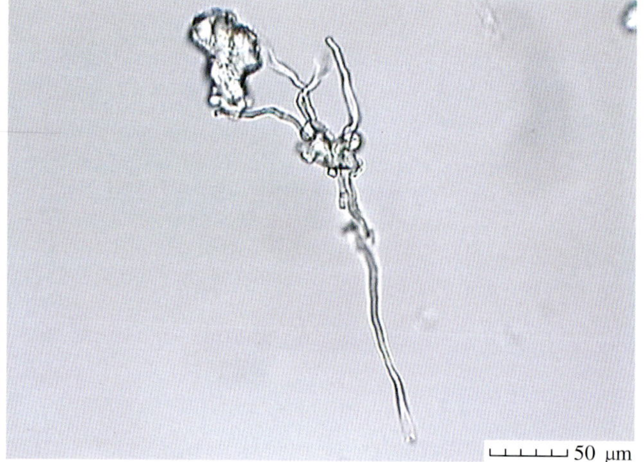

茯苓：不规则分枝状团块无色，遇水合氯醛液溶化；菌丝无色或淡棕色，直径4～6 μm。

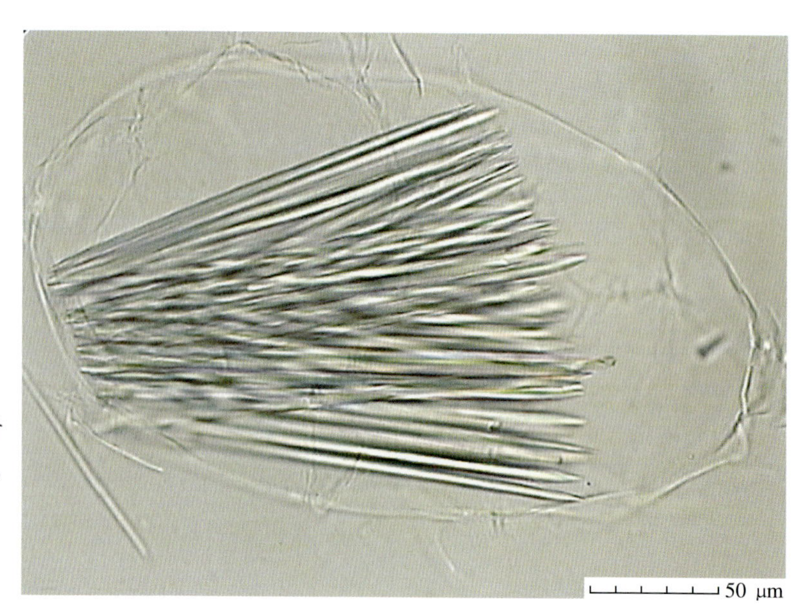

山药：草酸钙针晶束存在于黏液细胞中，长80～240 μm，直径2～8 μm。

多味健胃散

Duowei Jianwei San

处方：木香 25 g　槟榔 20 g　白芍 25 g　厚朴 20 g　枳壳 30 g　黄柏 30 g
苍术 50 g　大黄 50 g　龙胆 30 g　焦山楂 40 g　香附 50 g　陈皮 50 g
大青盐(炒) 40 g　苦参 40 g

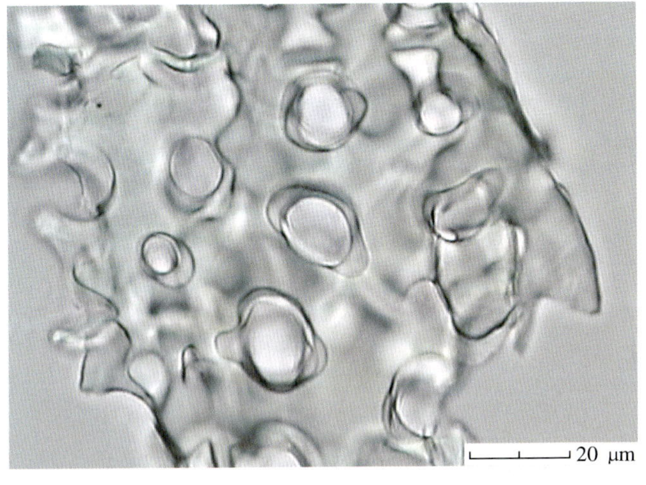

槟榔：内胚乳碎片无色，壁较厚，有较多大的类圆形纹孔。

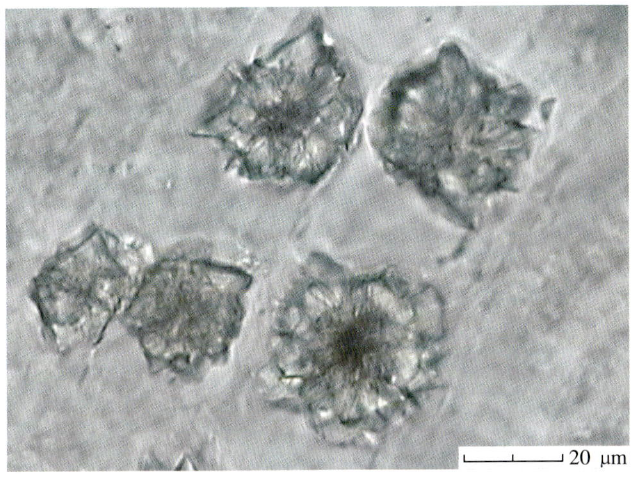

白芍：草酸钙簇晶直径18～32 μm，存在于薄壁细胞中，常排列成行或一个细胞中含有数个簇晶。

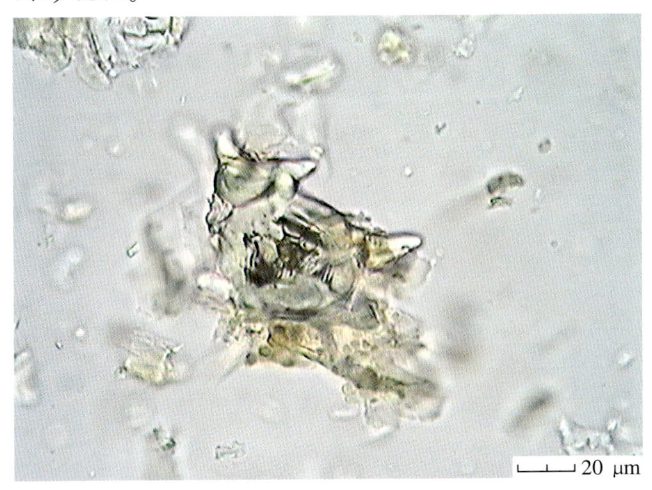

厚朴：石细胞分枝状，壁厚，层纹明显。

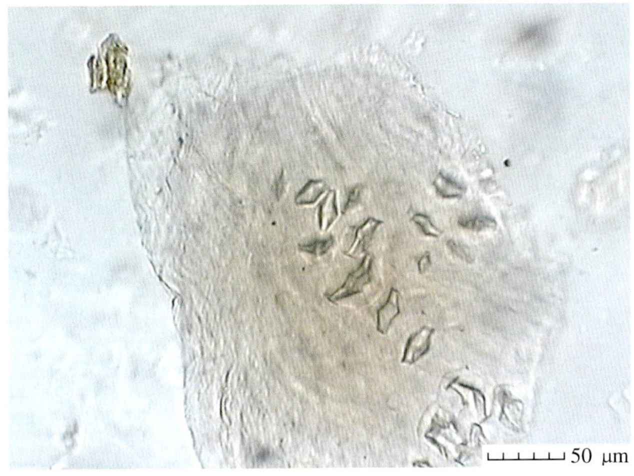

枳壳、陈皮：草酸钙方晶成片存在于薄壁组织中。

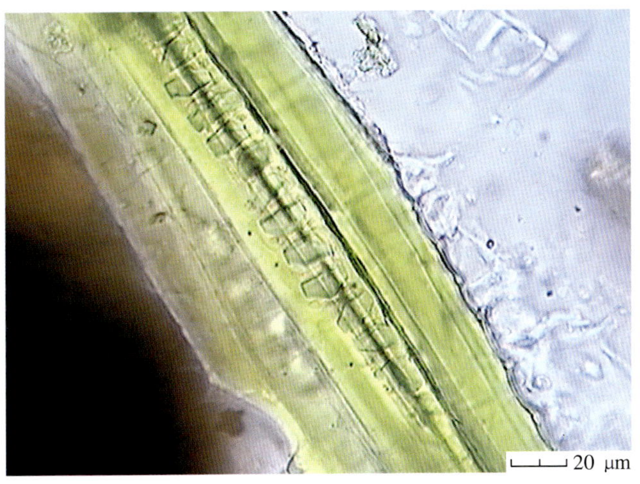

黄柏：纤维束鲜黄色，周围细胞含草酸钙方晶，形成晶纤维，含晶细胞的壁木化增厚。

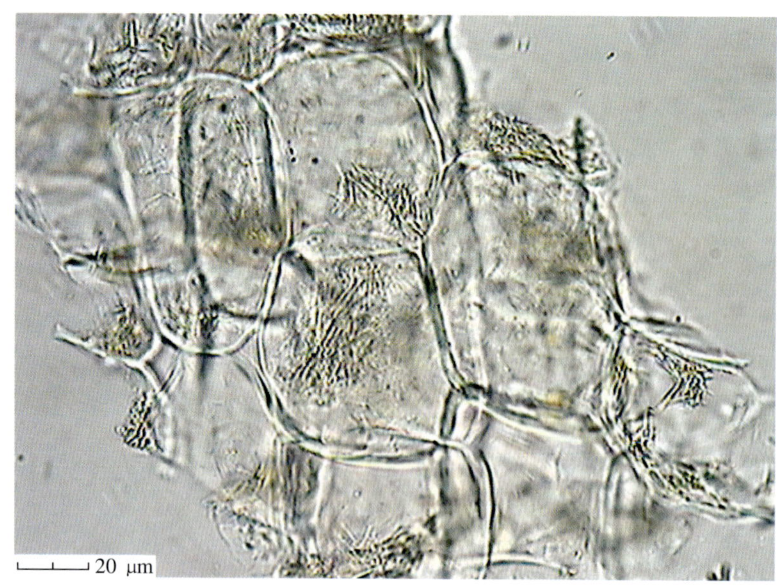

苍术：草酸钙针晶细小，长5～32 μm，不规则地充塞于薄壁细胞中。

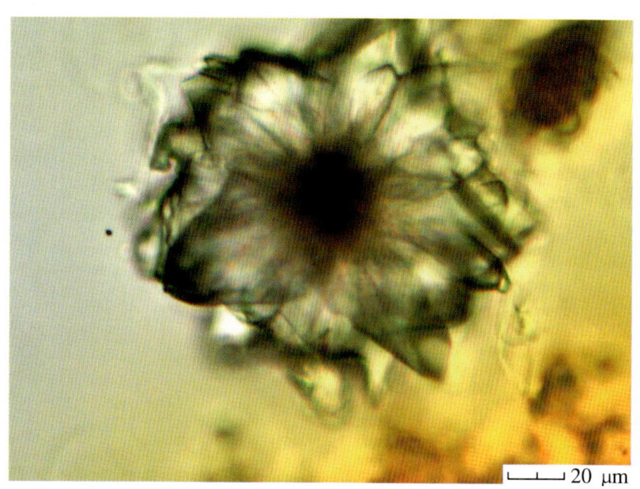

大黄：草酸钙簇晶大，直径60～140 μm。

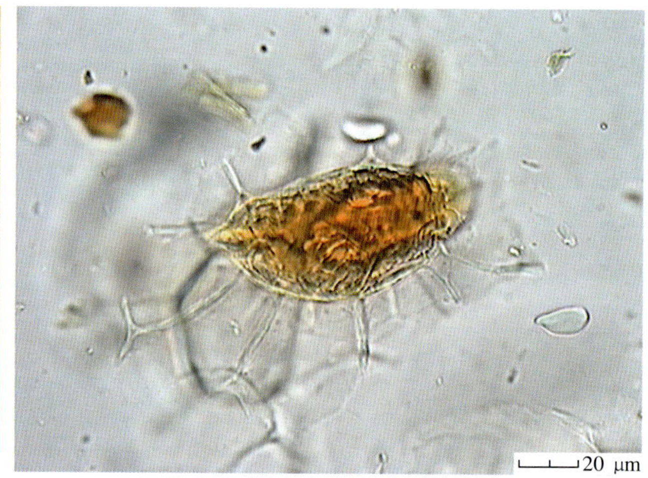

香附：分泌细胞类圆形，含淡黄棕色至红棕色分泌物，其周围细胞作放射状排列。

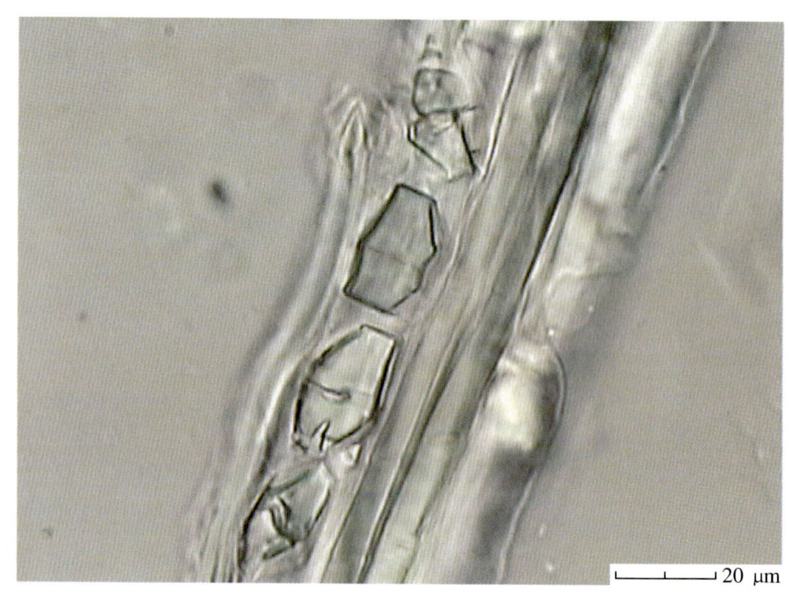

苦参：纤维束无色，周围薄壁细胞含草酸钙方晶，形成晶纤维。

壮　阳　散

Zhuangyang San

处方： 熟地黄 45 g　补骨脂 40 g　阳起石 20 g　淫羊藿 45 g　锁阳 45 g
菟丝子 40 g　五味子 30 g　肉苁蓉 40 g　山药 40 g　肉桂 25 g
车前子 25 g　续断 40 g　覆盆子 40 g

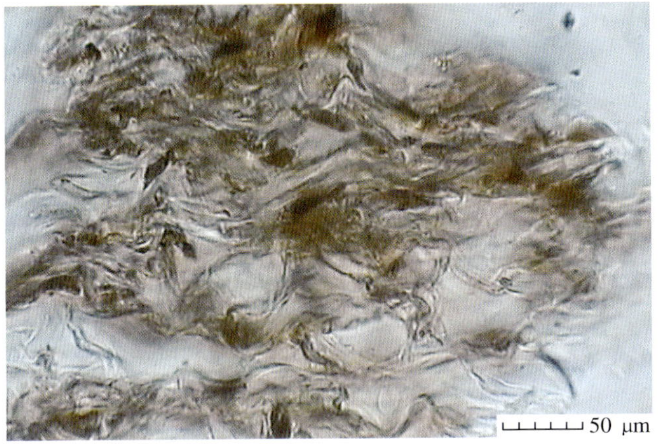

熟地黄：薄壁细胞灰棕色至黑棕色，细胞多皱缩，内含棕色核状物。

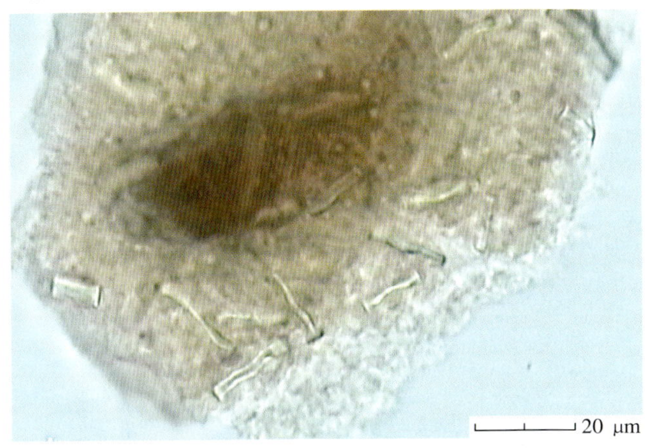

补骨脂：草酸钙结晶成片存在于灰绿色的中果皮碎片中，结晶长方形、长条形或呈骨状，长9～22 μm，直径2～4 μm。

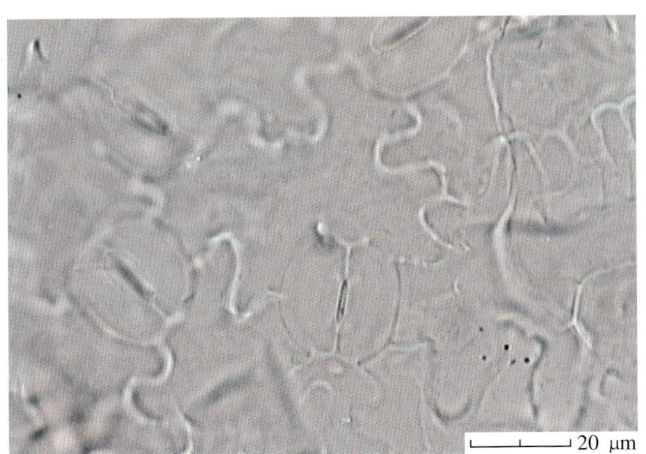

淫羊藿：叶表皮细胞壁深波状弯曲。

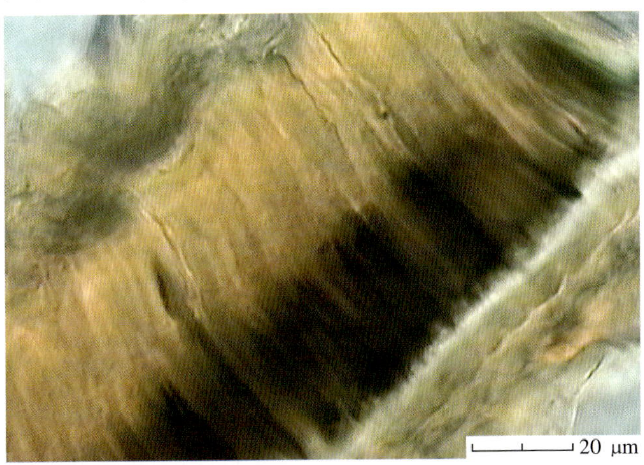

菟丝子：种皮栅状细胞2列，内列较外列长，有光辉带。

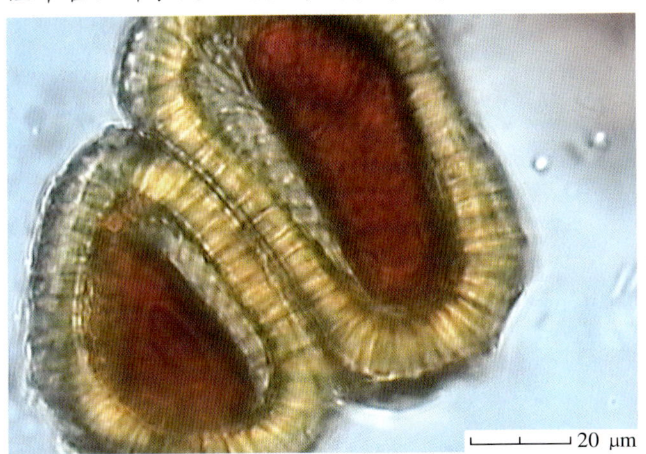

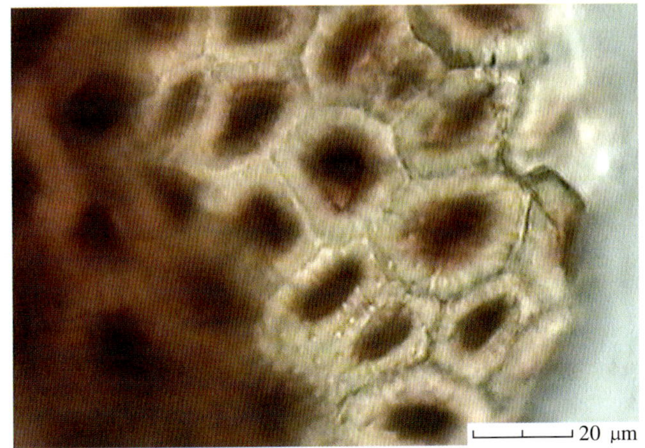

五味子：种皮表皮石细胞淡黄棕色，表面观类多角形，壁较厚，孔沟细密，胞腔含暗棕色物。

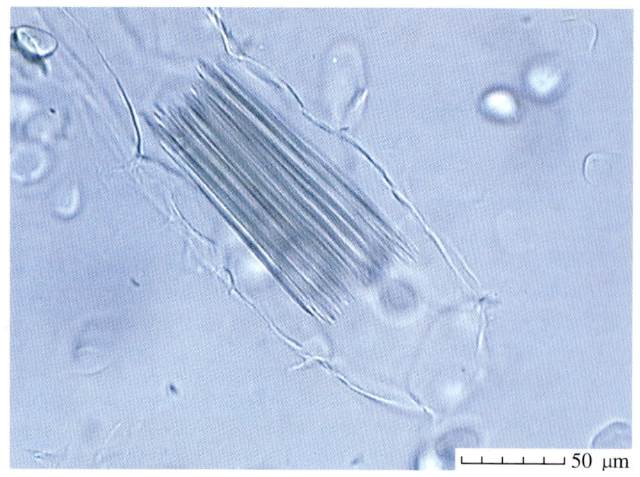

山药：草酸钙针晶束存在于黏液细胞中，长80～240 μm，直径2～8 μm。

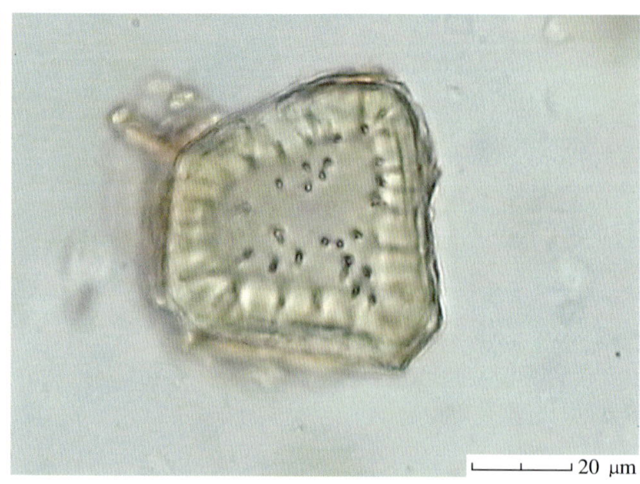

肉桂：石细胞类圆形或类长方形，壁一面菲薄。

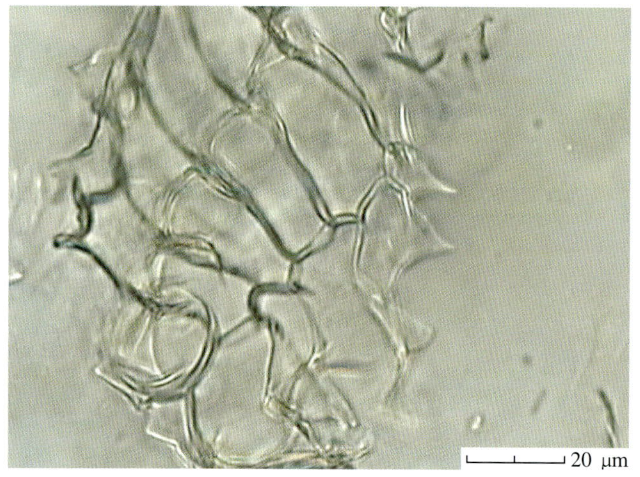

车前子：种皮下皮细胞表面观狭长，壁稍波状，以数个细胞为一组，略作镶嵌状排列。

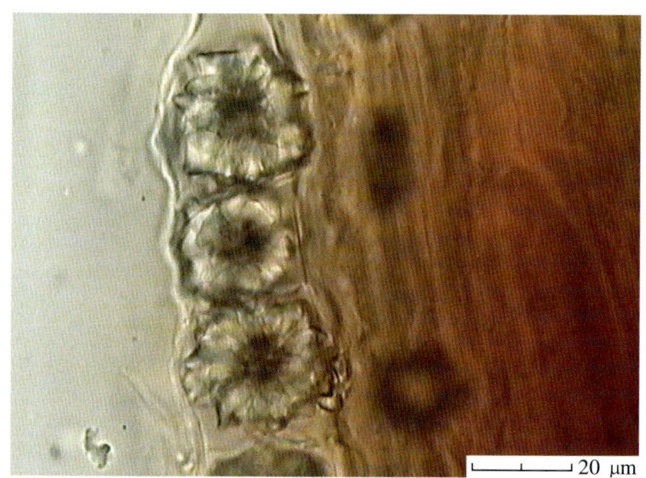

续断：草酸钙簇晶直径约至45 μm，存在于淡黄棕色皱缩的薄壁细胞中，常数个排列成行。

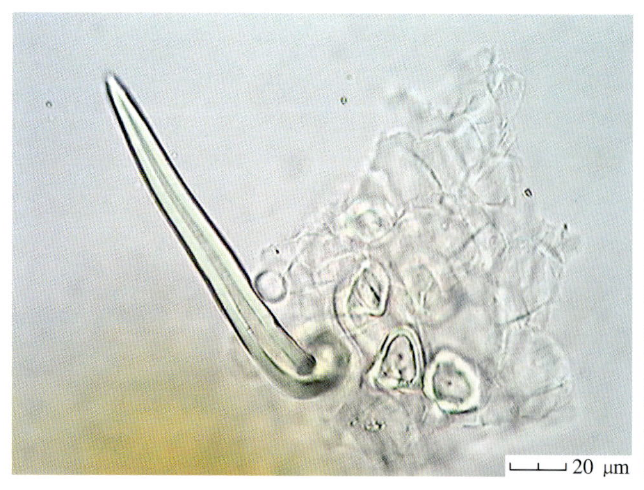

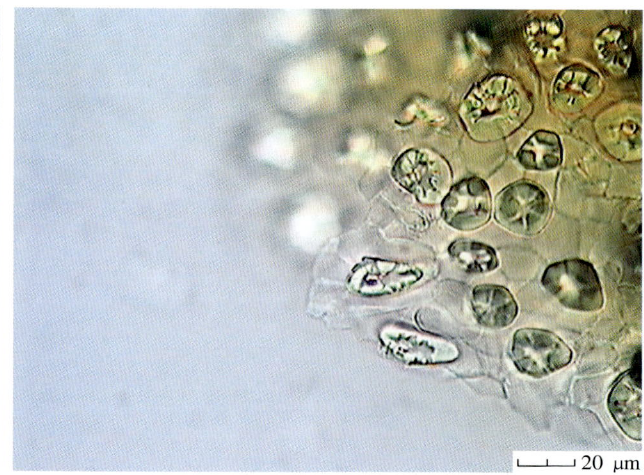

覆盆子：非腺毛单细胞，壁厚，木化，脱落后残迹似石细胞状。

决　明　散

Jueming San

处方： 石决明（煅）30 g　决明子 30 g　栀子 20 g　大黄 25 g　黄芪 30 g　郁金 20 g　黄芩 30 g　马尾连 25 g　没药（制）20 g　白药子 20 g　黄药子 20 g

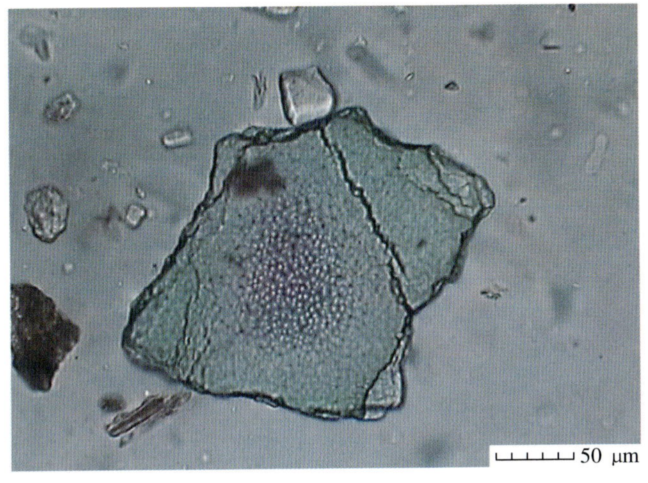

石决明：不规则团块暗灰色，不透明，加酸发生气泡。

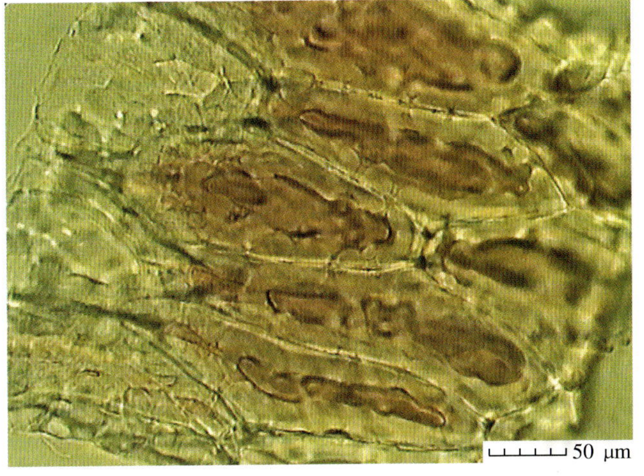

栀子：种皮石细胞黄色或淡棕色，多破碎，完整者长多角形、长方形或形状不规则，壁厚，有大的圆形纹孔，胞腔棕红色。

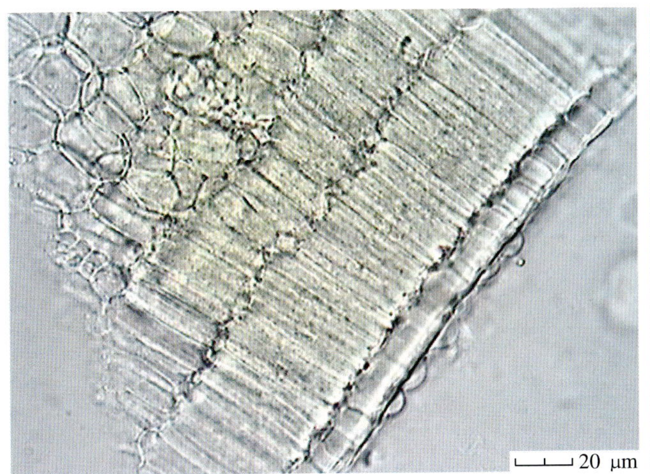

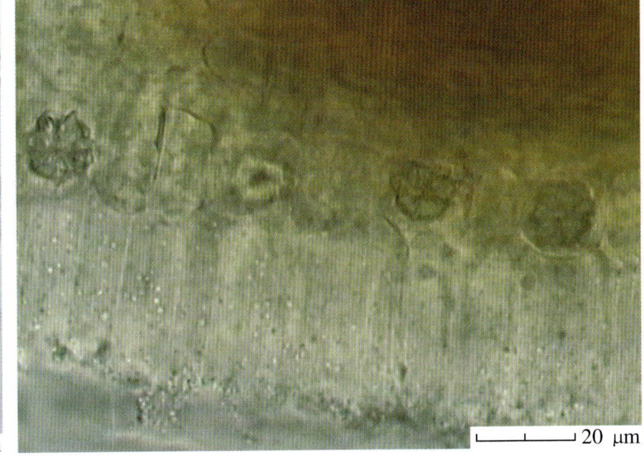

决明子：种皮栅状细胞1列，长40～72 μm，其下数列细胞含草酸钙簇晶及方晶。

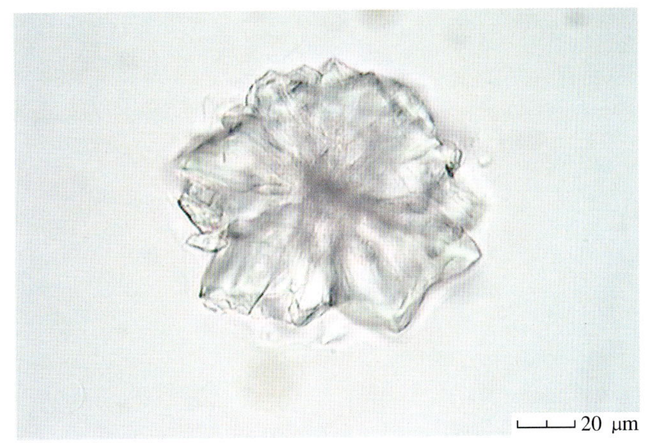

大黄：草酸钙簇晶大，直径60～140 μm。

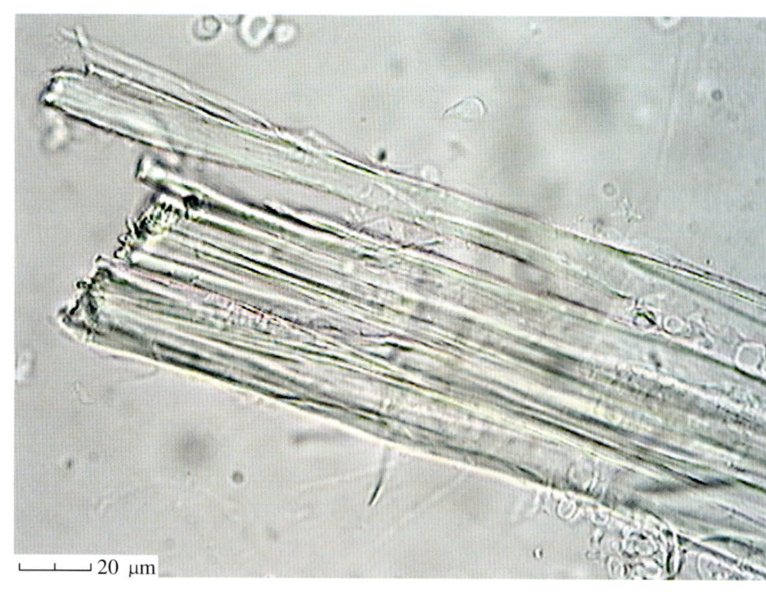

黄芪：纤维成束或散离，壁厚，表面有纵裂纹，两端断裂成帚状或较平截。

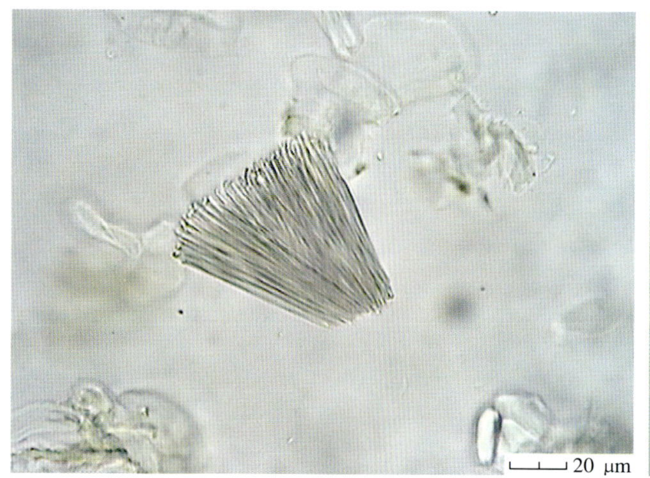

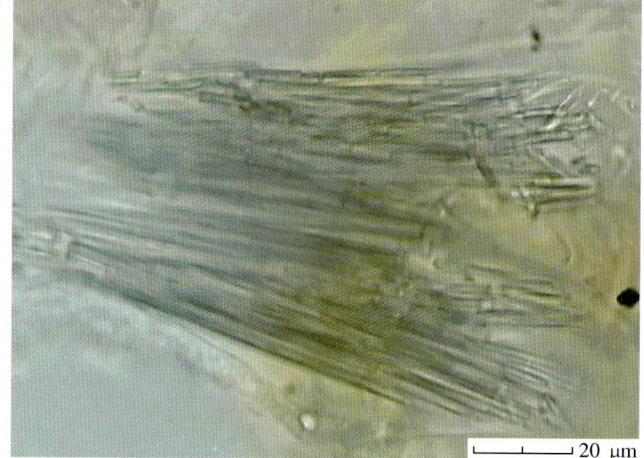

黄药子：草酸钙针晶成束，长约至85 μm。

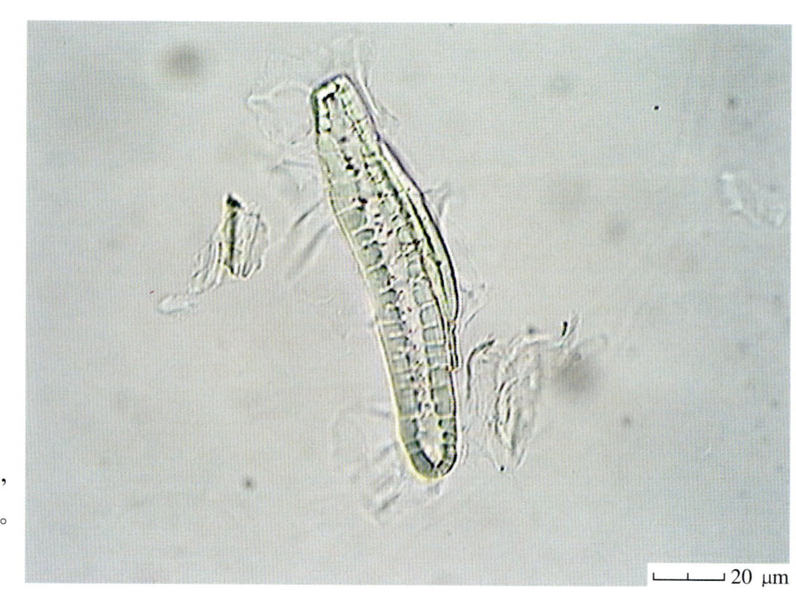

黄芩：纤维淡黄色，梭形，壁厚，孔沟细。

阳 和 散

Yanghe San

处方： 熟地黄 90 g　鹿角胶 30 g　白芥子 20 g　肉桂 20 g　干姜（炮）20 g　麻黄 10 g　甘草 20 g

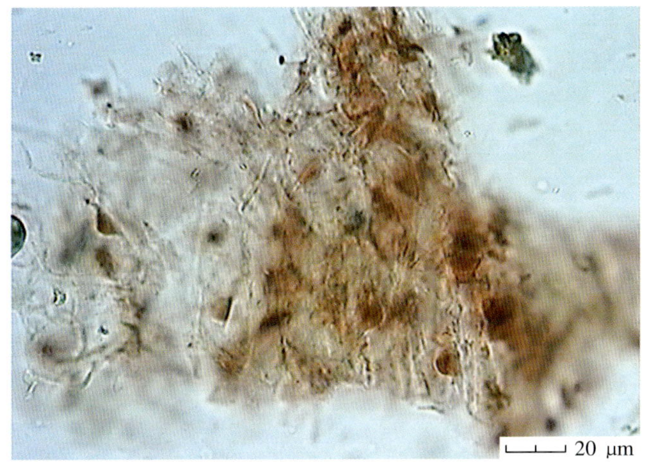

熟地黄：薄壁组织灰棕色至黑棕色，细胞多皱缩，内含棕色核状物。

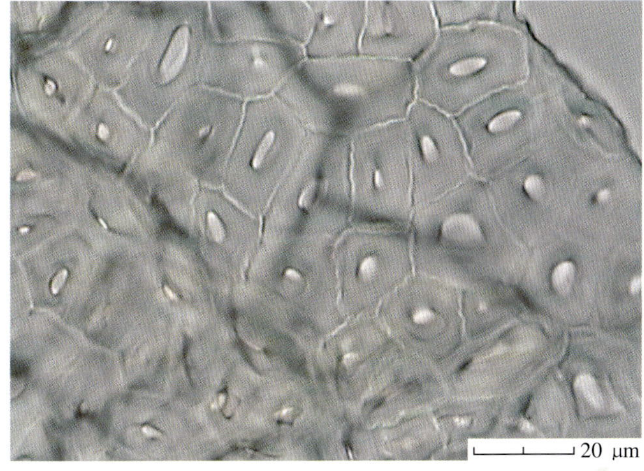

白芥子：种皮栅状细胞表面观细小多角形，壁厚，侧面观类长方形，侧壁及内壁增厚。

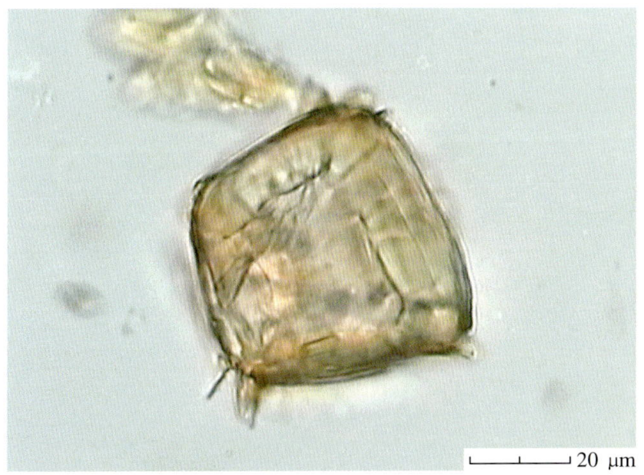

肉桂：石细胞类圆形或类长方形，壁一面菲薄。

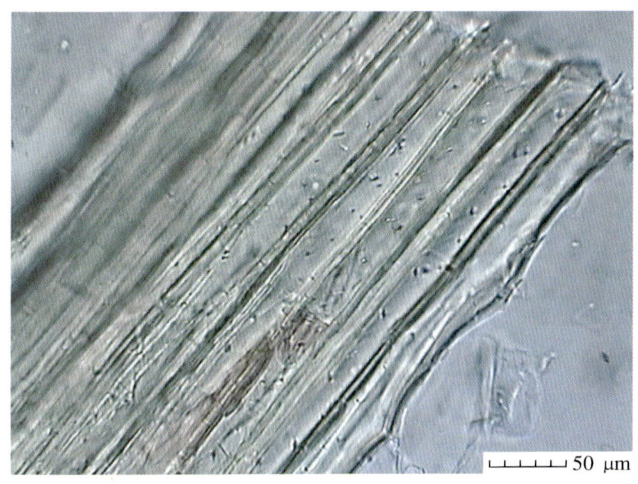

干姜：分隔纤维壁稍厚，非木化，斜纹孔明显。

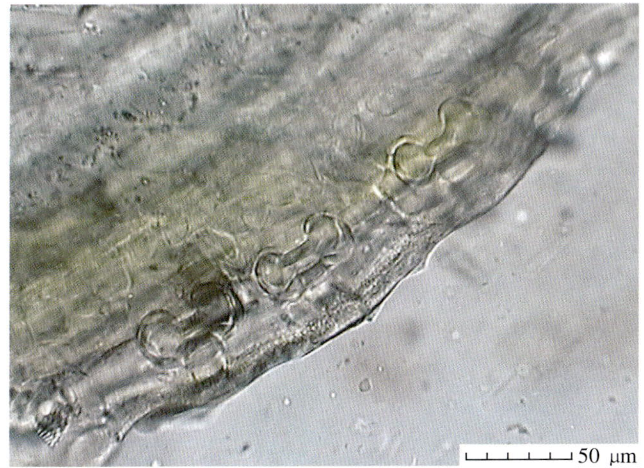

麻黄：气孔特异，保卫细胞侧面观似哑铃状。

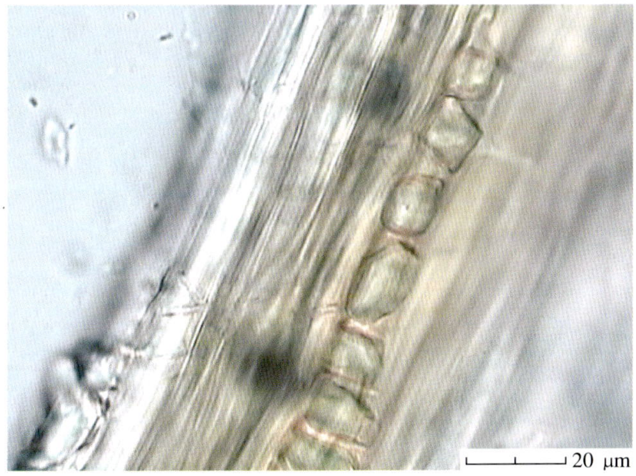

甘草：纤维束周围薄壁细胞含草酸钙方晶，形成晶纤维。

防 己 散

Fangji San

处方： 防己 25 g 黄芪 30 g 茯苓 25 g 肉桂 30 g 胡芦巴 20 g 厚朴 15 g 补骨脂 30 g 泽泻 45 g 猪苓 25 g 川楝子 25 g 巴戟天 25 g

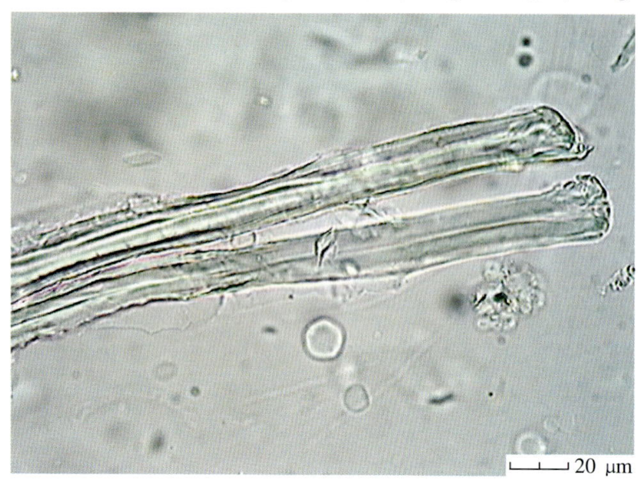

黄芪：纤维成束或散离，壁厚，表面有纵裂纹，两端断裂成帚状或较平截。

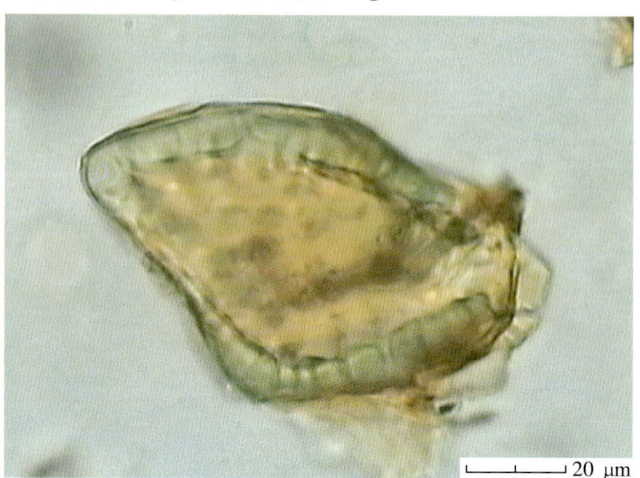

肉桂：石细胞类圆形或类长方形，壁一面菲薄。

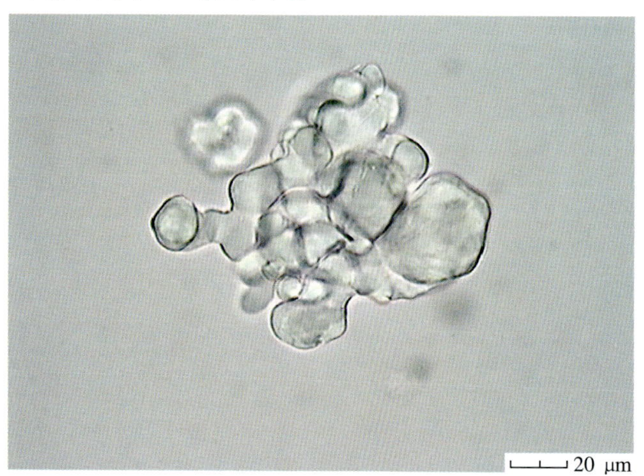

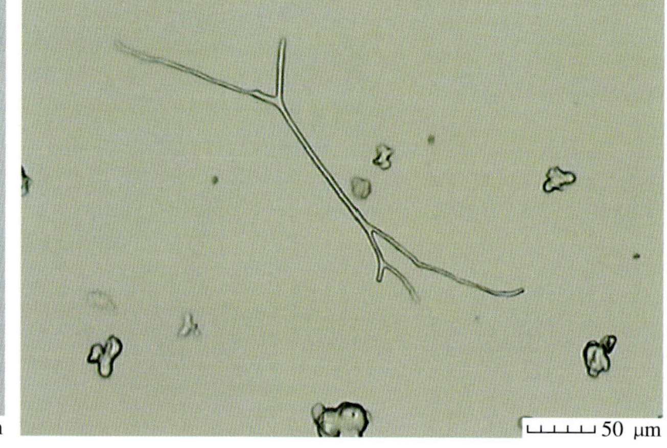

茯苓：不规则分枝状团块无色，遇水合氯醛液溶化；菌丝无色或淡棕色，直径4～6 μm。

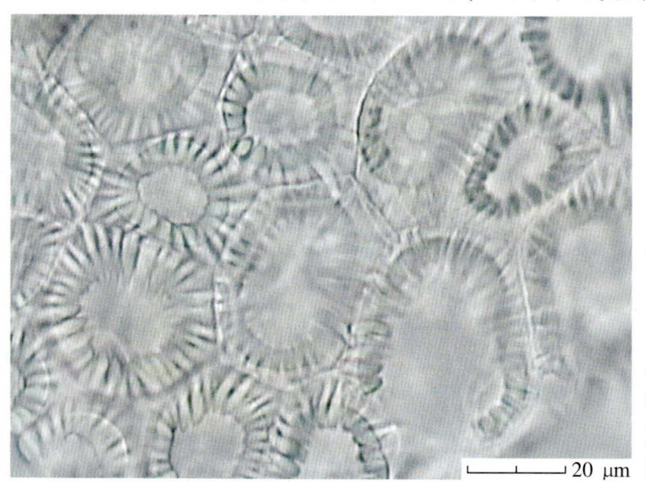

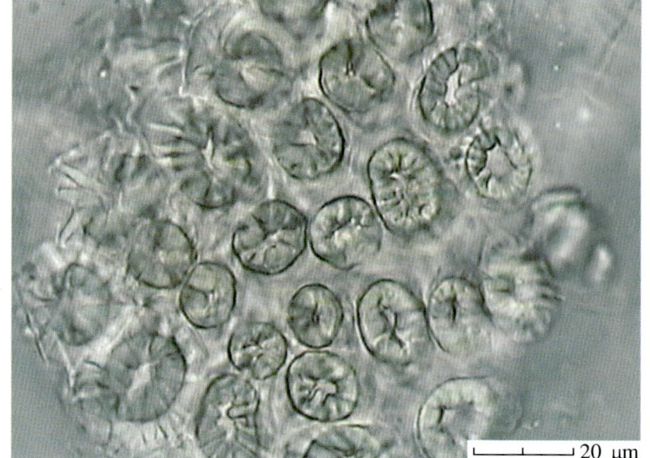

胡芦巴：种皮支持细胞底面观呈类圆形或六角形，有密集的放射状条纹增厚，似菊花纹状，胞腔明显。

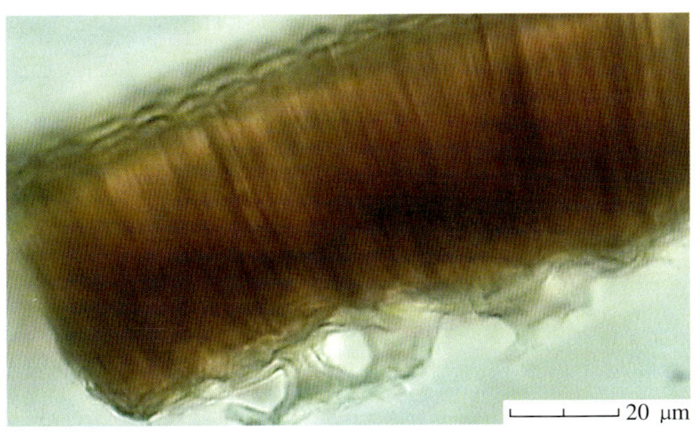

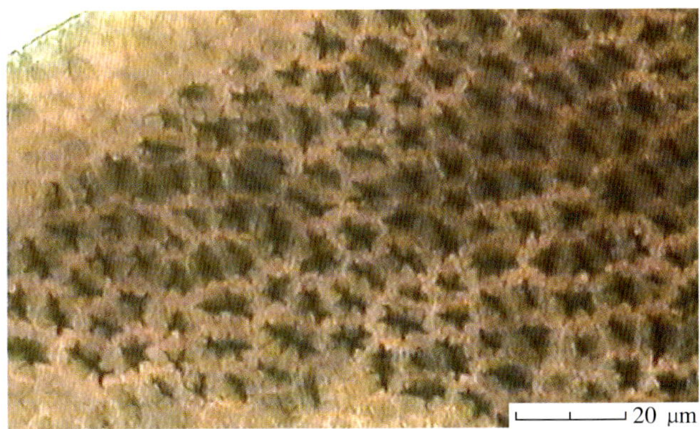

补骨脂：种皮栅状细胞淡棕色或红棕色，表面观类多角形，壁稍厚，胞腔含红棕色物。

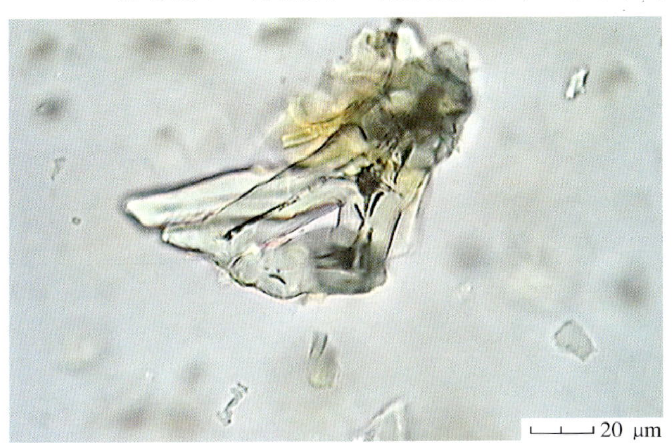

厚朴：石细胞分枝状，壁厚，层纹明显。

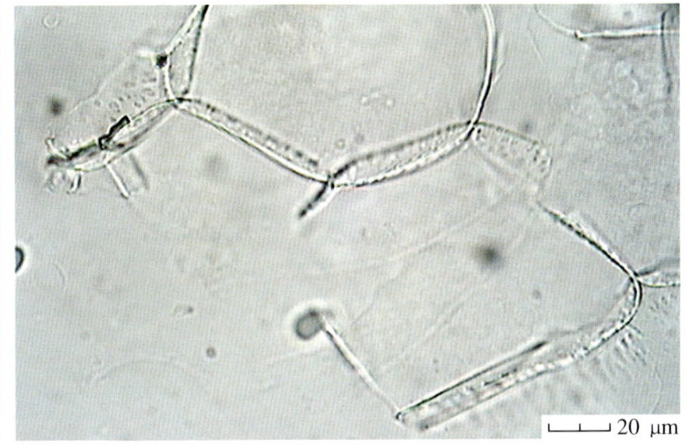

泽泻：薄壁细胞类圆形，有椭圆形纹孔，集成纹孔群。

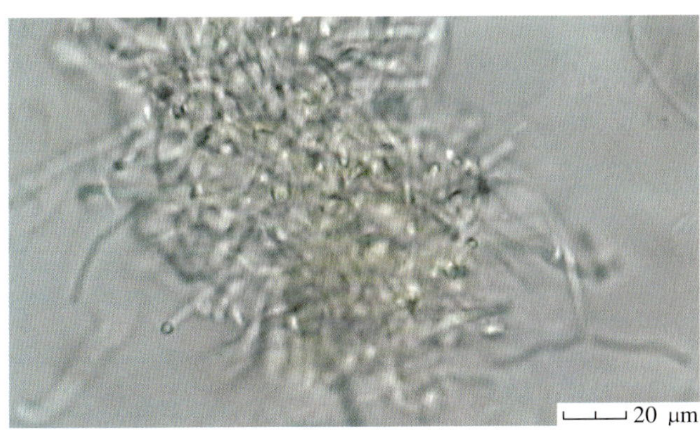

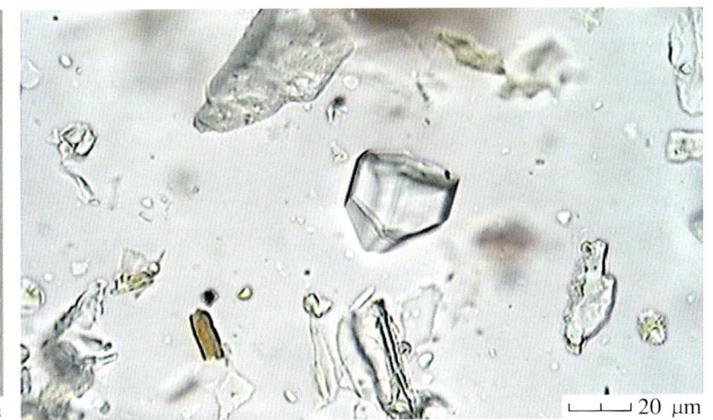

猪苓：菌丝黏结成团，大多无色；草酸钙方晶正八面体形，直径32～60 μm。

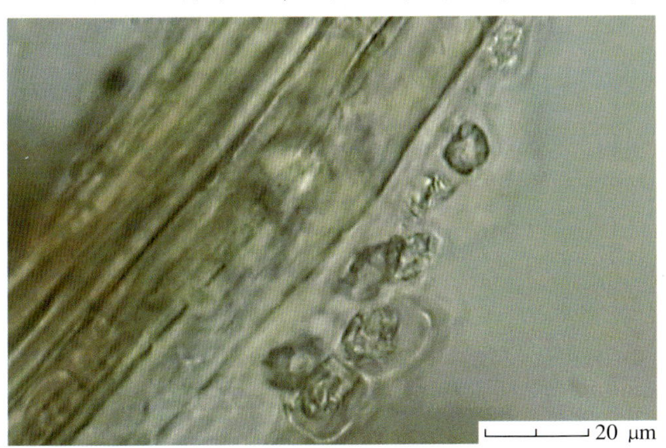

川楝子：果皮纤维束旁的细胞中含草酸钙方晶或少数簇晶，形成晶纤维，含晶细胞壁厚薄不一，木化。

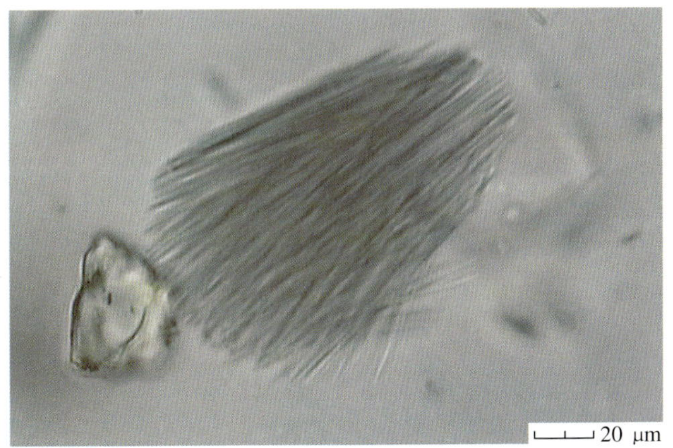

巴戟天：草酸钙针晶多成束，存在于薄壁细胞中，针晶长至184 μm。

防 风 散

Fangfeng San

处方： 防风 30 g 独活 25 g 连翘 15 g 升麻 25 g 柴胡 20 g 附子（制）15 g
乌药 20 g 羌活 25 g 当归 25 g 甘草 15 g 葛根 20 g 山药 25 g

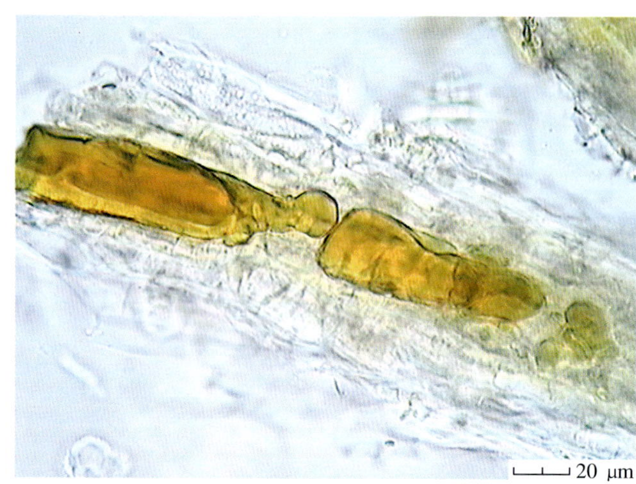

防风：油管含金黄色分泌物，直径 17～60 μm。

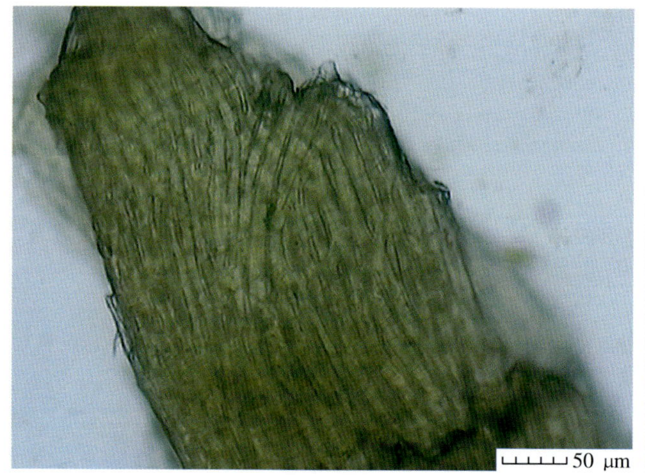

连翘：内果皮纤维上下层纵横交错，纤维短梭形。

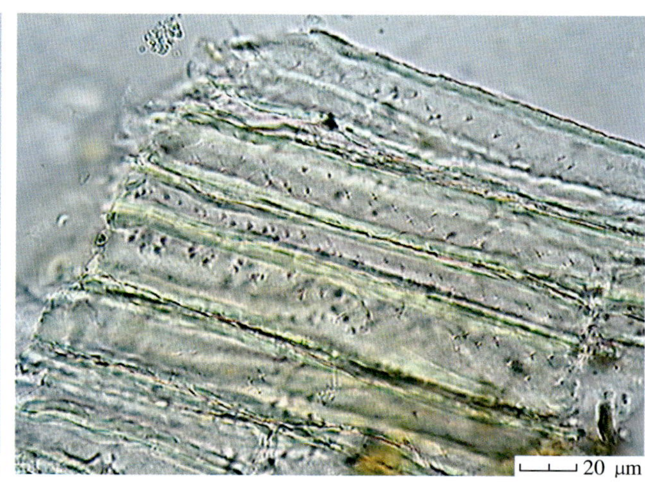

升麻：木纤维成束，多碎断，淡黄绿色，末端狭尖或钝圆，有的有分叉，直径 14～41 μm，壁稍厚，具十字形纹孔对，有的胞腔中含黄棕色物。

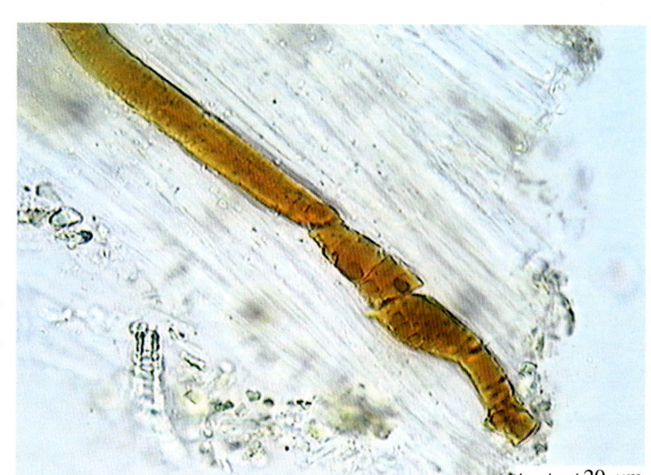

柴胡：油管含淡黄色或黄棕色条状分泌物，直径 8～25 μm。

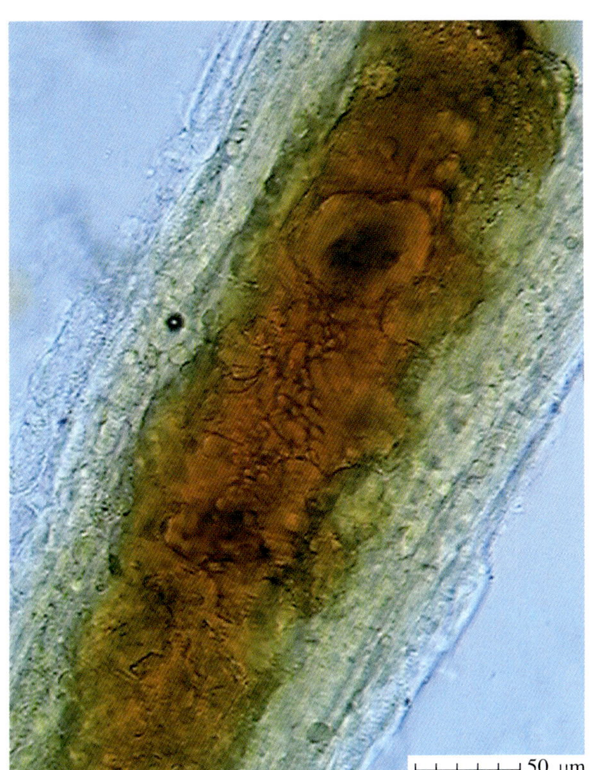

羌活：油管含棕黄色分泌物，直径约100 μm。

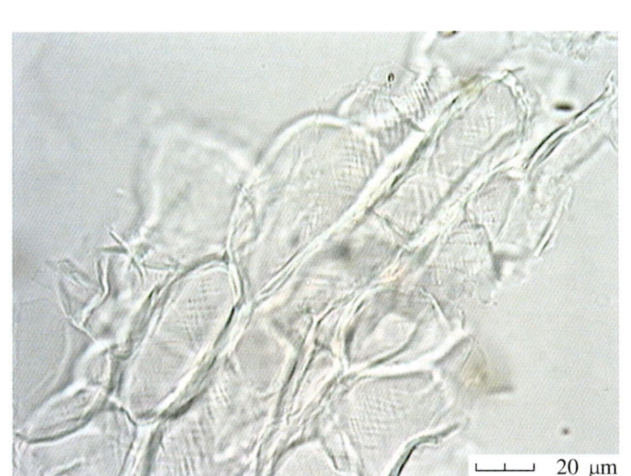

当归：薄壁细胞纺锤形，壁略厚，有极微细的斜向交错纹理。

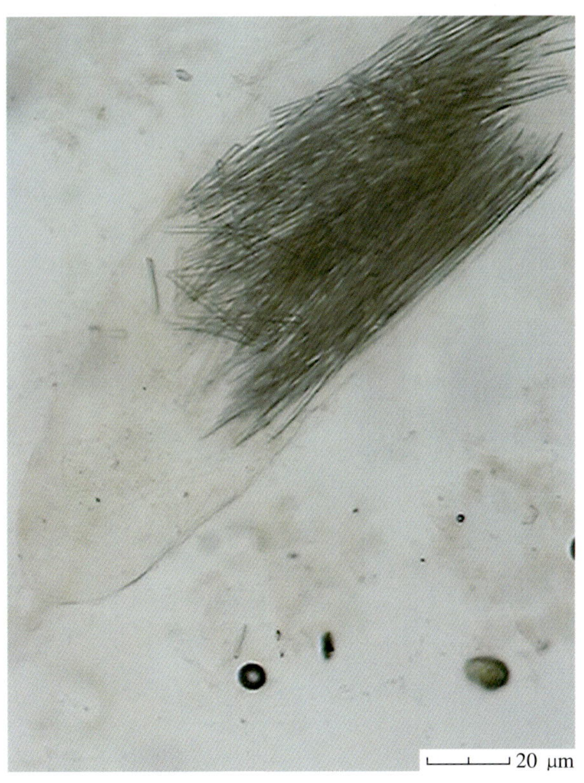

山药：草酸钙针晶束存在于黏液细胞中，长80～240 μm，直径2～8 μm。

防腐生肌散

Fangfu Shengji San

处方： 枯矾 30 g　陈石灰 30 g　血竭 15 g　乳香 15 g　没药 25 g　煅石膏 25 g
铅丹 3 g　冰片 3 g　轻粉 3 g

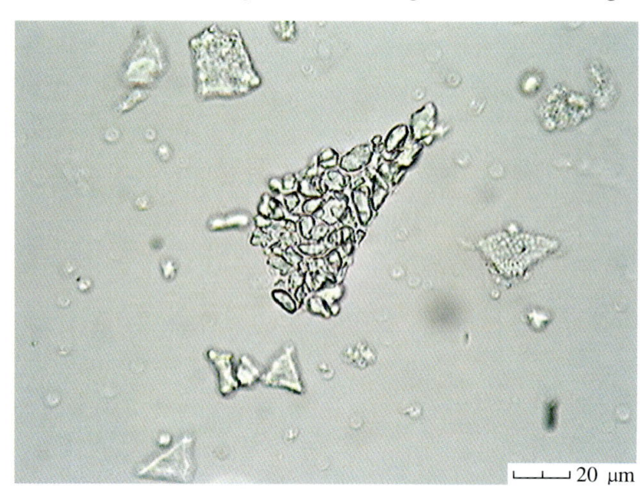

枯矾：不规则块片无色透明，可见棱柱晶体堆积。

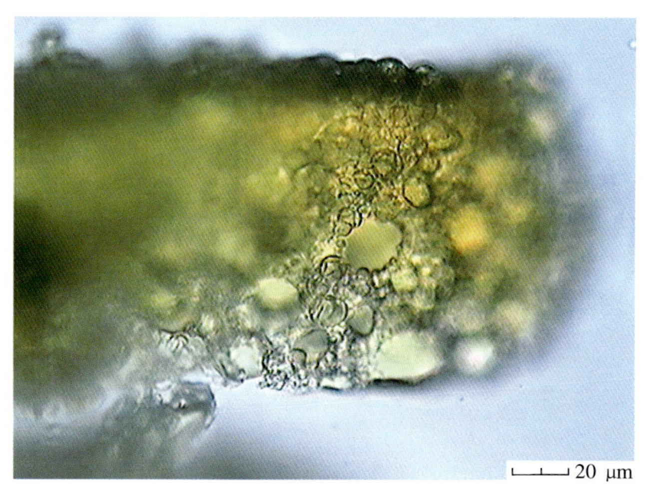

没药：不规则碎块淡黄色，半透明，渗出油滴，加热后油滴溶化，现正方形草酸钙结晶。

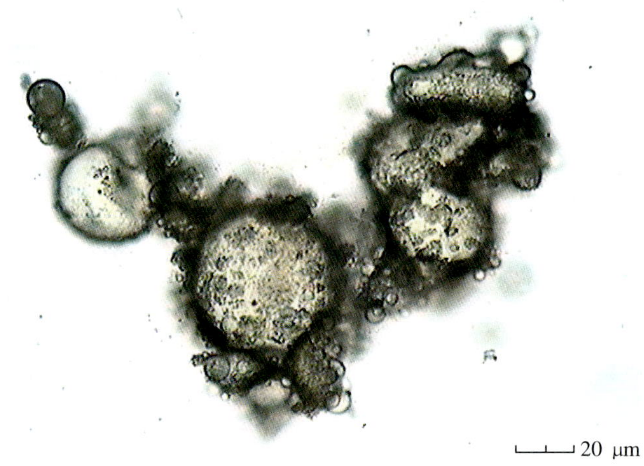

乳香：不规则团块无色或淡黄色，表面及周围扩散出众多细小颗粒，久置溶化。

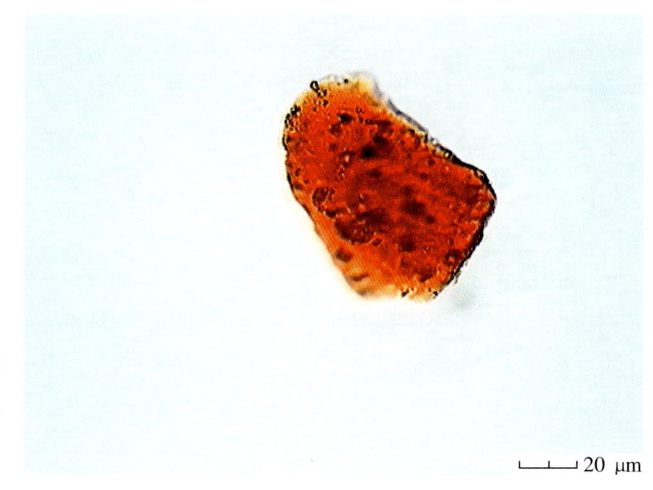

血竭：不规则块片血红色，周围液体显鲜黄色，渐变红色。

如意金黄散

Ruyi Jinhuang San

处方： 天花粉 60 g　黄柏 30 g　大黄 30 g　姜黄 30 g　白芷 30 g　厚朴 12 g
苍术 12 g　甘草 12 g　陈皮 12 g　生天南星 12 g

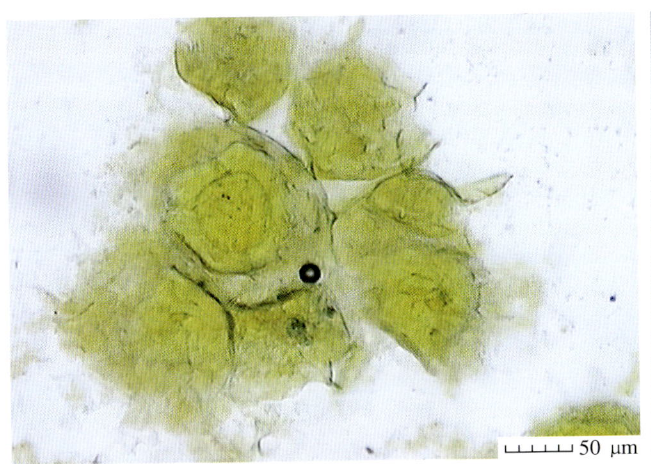

姜黄：糊化淀粉粒团块黄色。

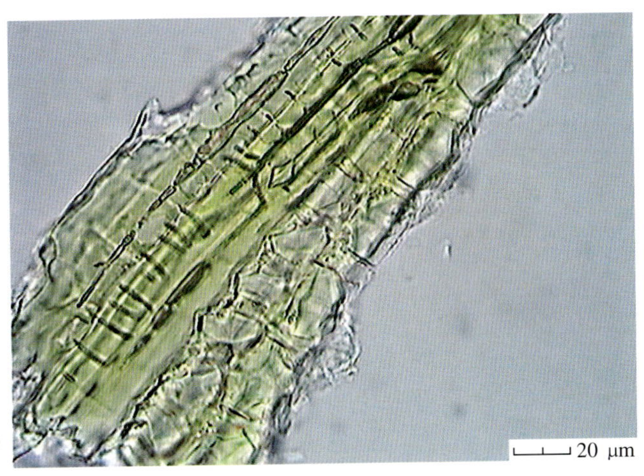

黄柏：纤维束鲜黄色，周围细胞含草酸钙方晶，形成晶纤维，含晶细胞的壁木化增厚。

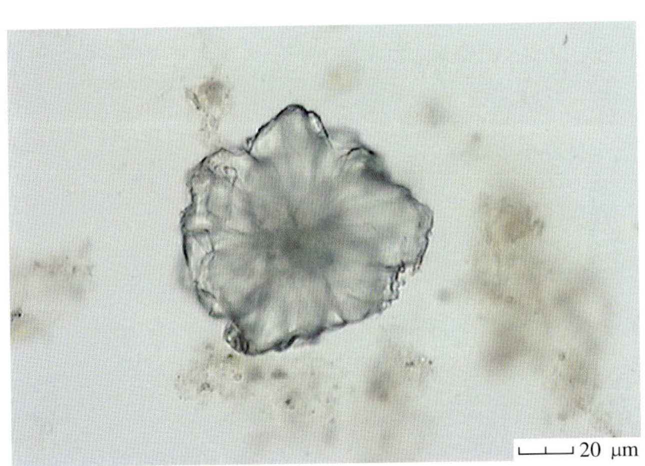

大黄：草酸钙簇晶大，直径 60～140 μm。

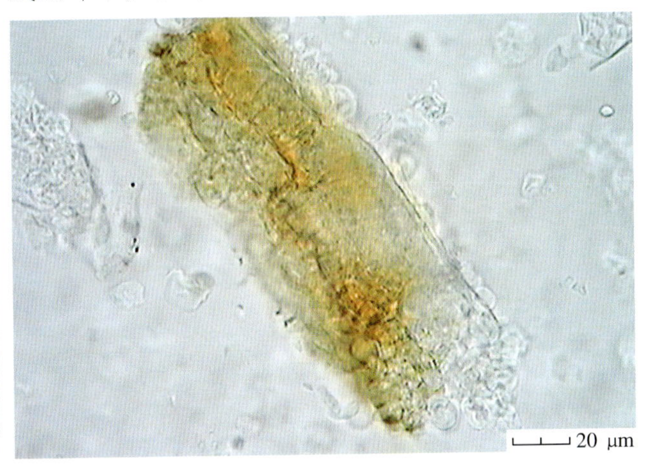

白芷：油管碎片含黄棕色分泌物。

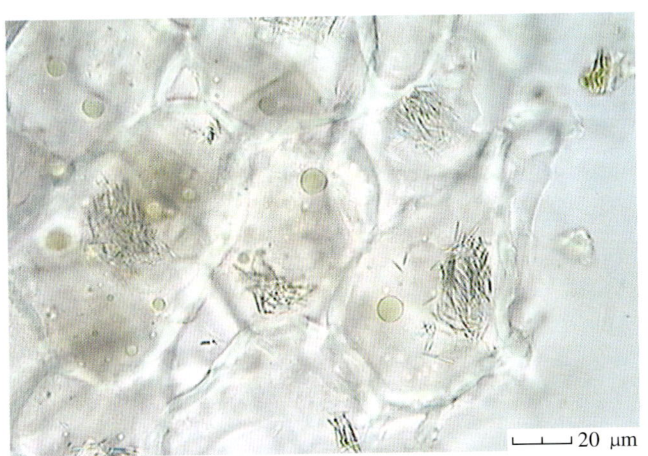

苍术：草酸钙针晶细小，长 5～32 μm，不规则地充塞于薄壁细胞中。

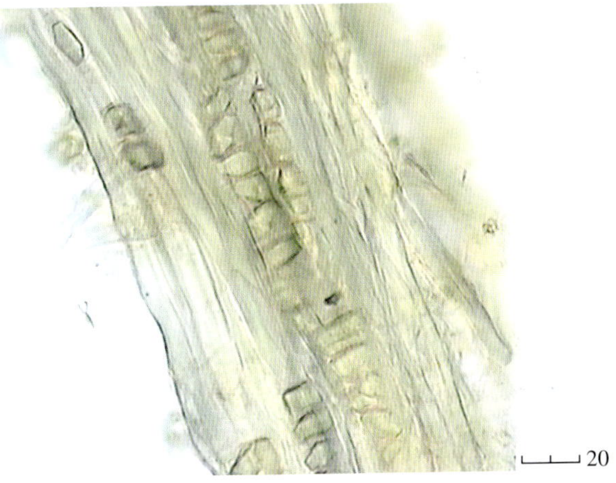

甘草：纤维束周围薄壁细胞含草酸钙方晶，形成晶纤维。

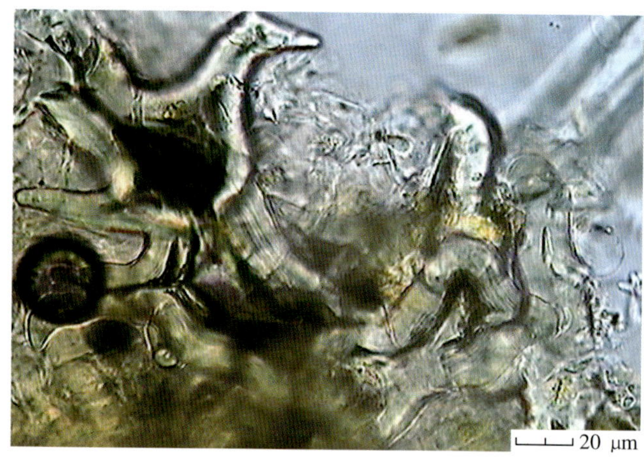

厚朴：石细胞分枝状，壁厚，层纹明显。

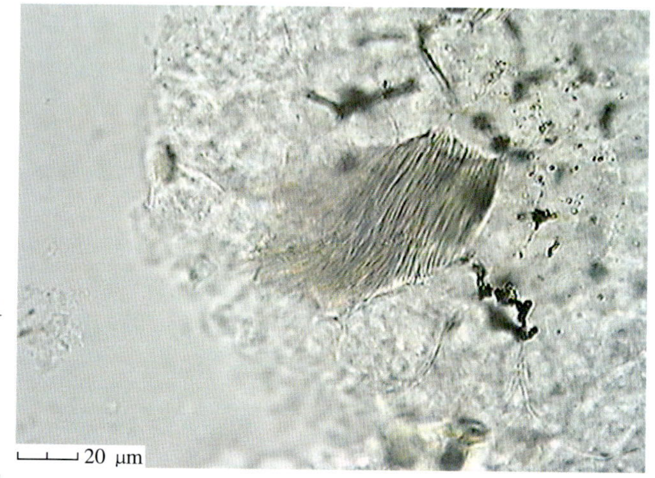

生天南星：草酸钙针晶成束或散在，长约至90 μm。

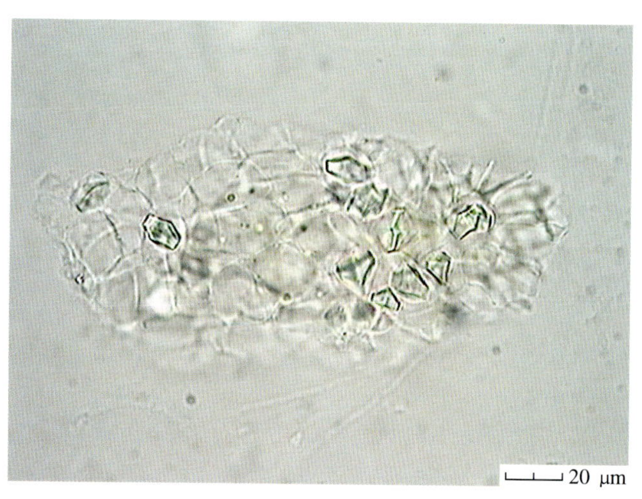

陈皮：草酸钙方晶成片存在于薄壁组织中。

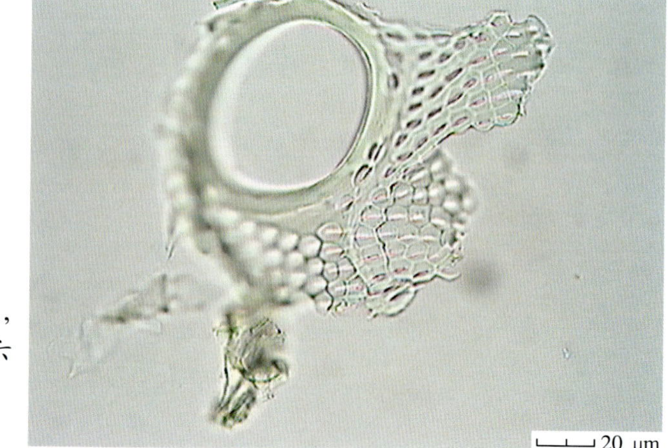

天花粉：具缘纹孔导管大，多破碎，有的具缘纹孔呈六角形或斜方形，排列紧密。

红　花　散

Honghua San

处方： 红花 20 g　没药（制）20 g　桔梗 20 g　六神曲 30 g　枳壳 30 g　当归 30 g　山楂 30 g　厚朴 20 g　陈皮 25 g　甘草 15 g　白药子 25 g　黄药子 25 g　麦芽 30 g

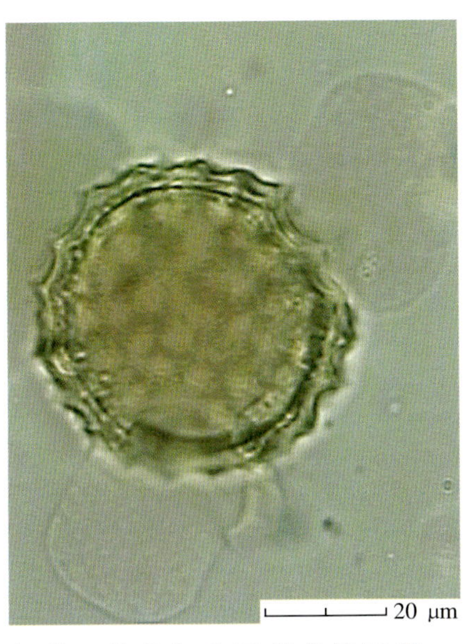

红花：花粉粒类圆形或椭圆形，直径43～66 μm，外壁具短刺和点状雕纹，有3个萌发孔。

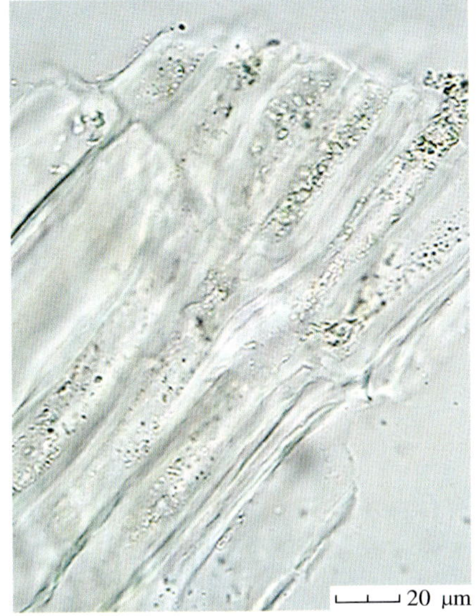

桔梗：联结乳管直径14～25 μm，含淡黄色颗粒状物。

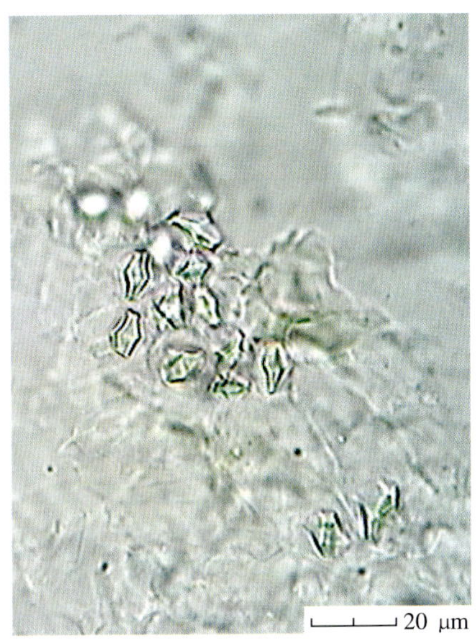

枳壳、陈皮：草酸钙方晶成片存在于薄壁组织中。

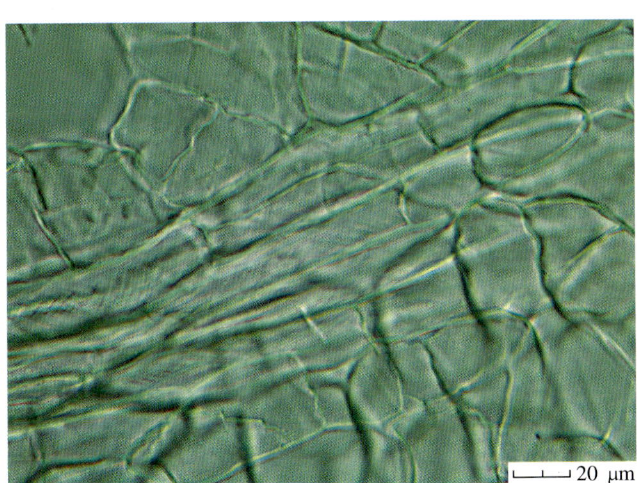

当归：薄壁细胞纺锤形，壁略厚，有极微细的斜向交错纹理。

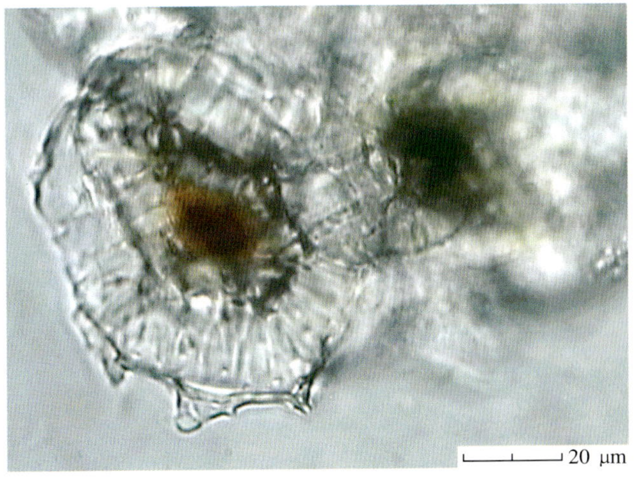

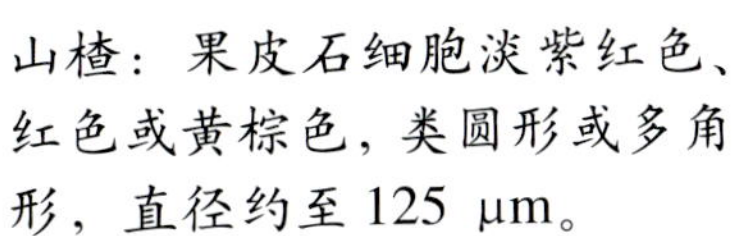
山楂：果皮石细胞淡紫红色、红色或黄棕色，类圆形或多角形，直径约至125 μm。

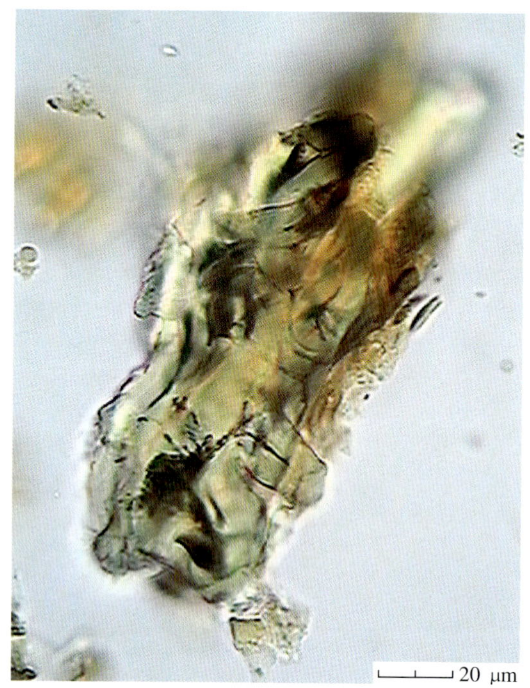

厚朴：石细胞分枝状，壁厚，层纹明显。

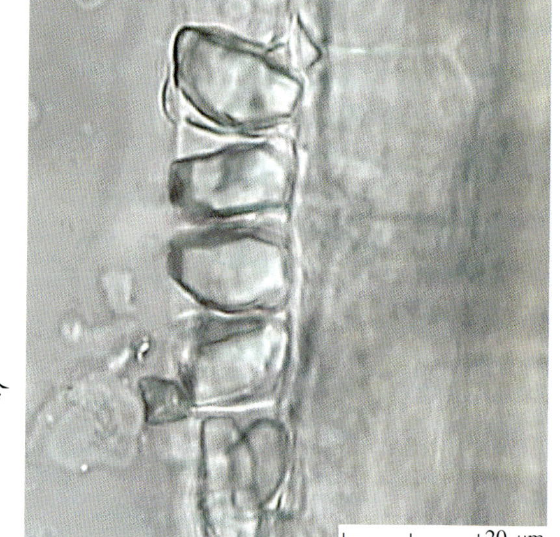

甘草：纤维束周围薄壁细胞含草酸钙方晶，形成晶纤维。

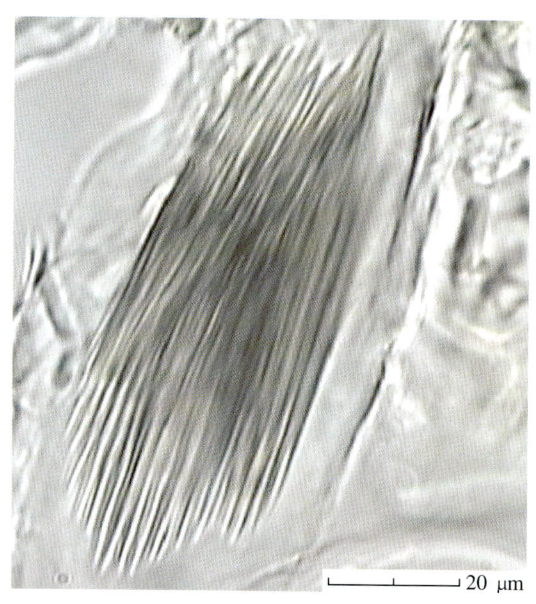

黄药子：草酸钙针晶成束，长约至85 μm。

苍术香连散

Cangzhu Xianglian San

处方： 黄连 30 g　木香 20 g　苍术 60 g

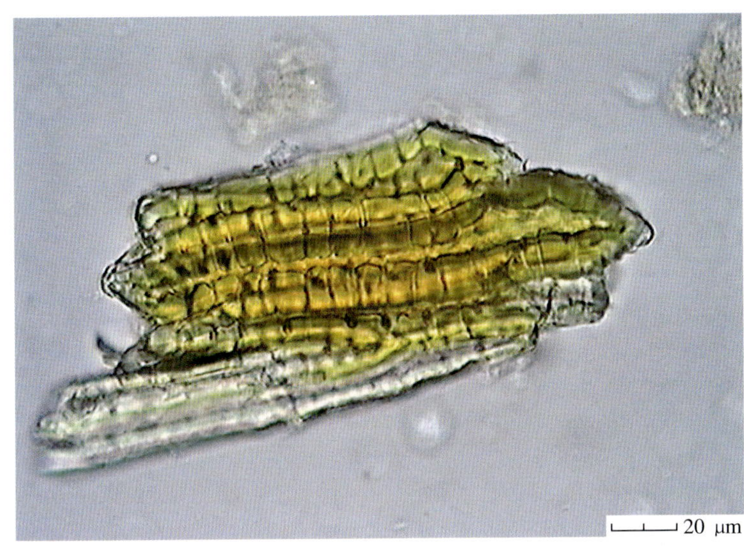

黄连：纤维束鲜黄色，壁稍厚，纹孔明显。

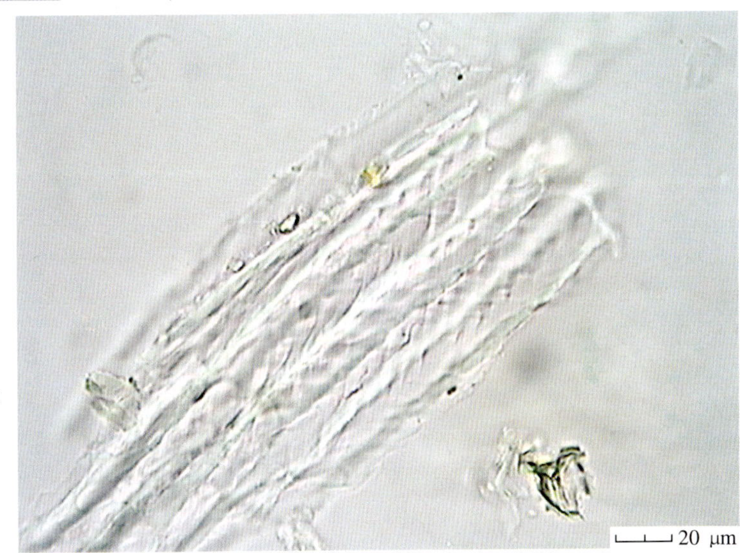

木香：木纤维长梭形，直径16～24 μm，壁稍厚，纹孔口横裂缝状、十字状或人字状。

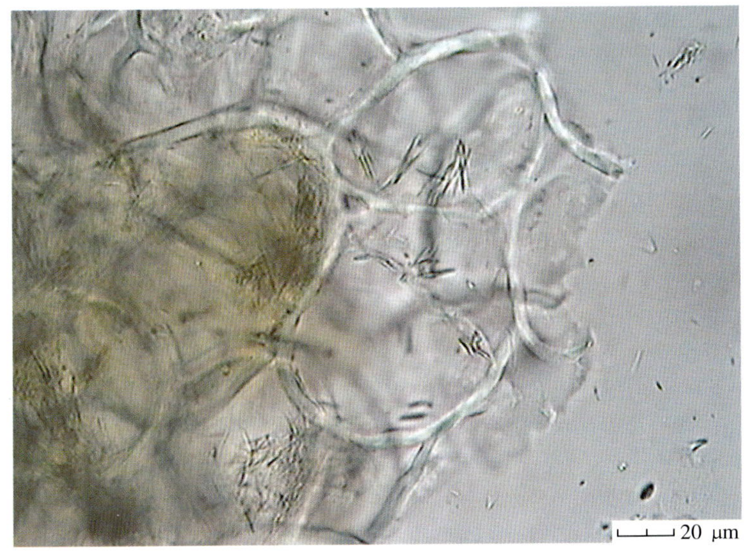

苍术：草酸钙针晶细小，长5～32 μm，不规则地充塞于薄壁细胞中。

扶正解毒散

Fuzheng Jiedu San

处方：板蓝根 60 g　　黄芪 60 g　　淫羊藿 30 g

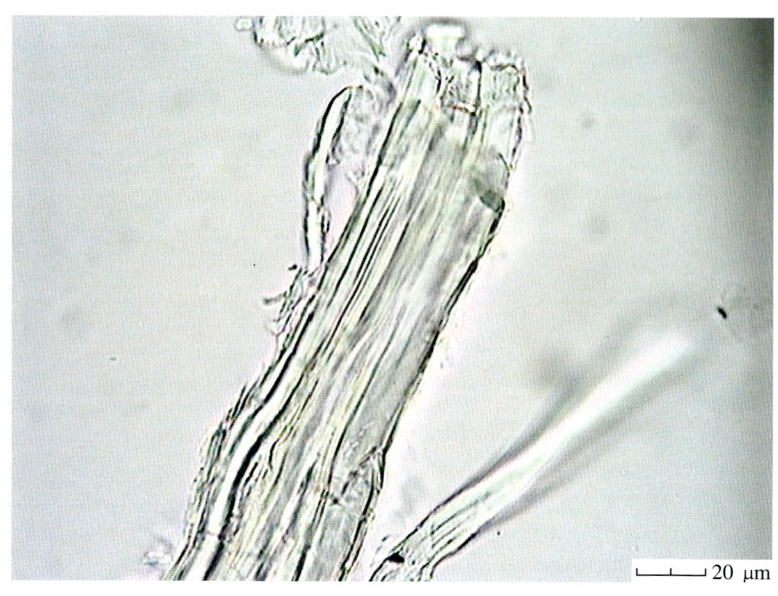

黄芪：纤维成束或散离，壁厚，表面有纵裂纹，两端断裂成帚状或较平截。

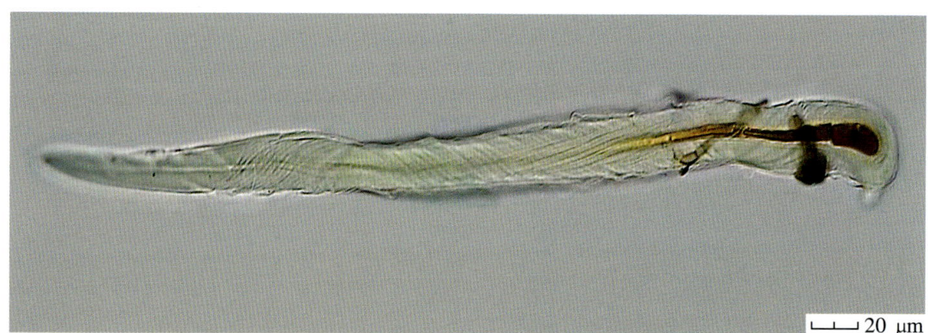

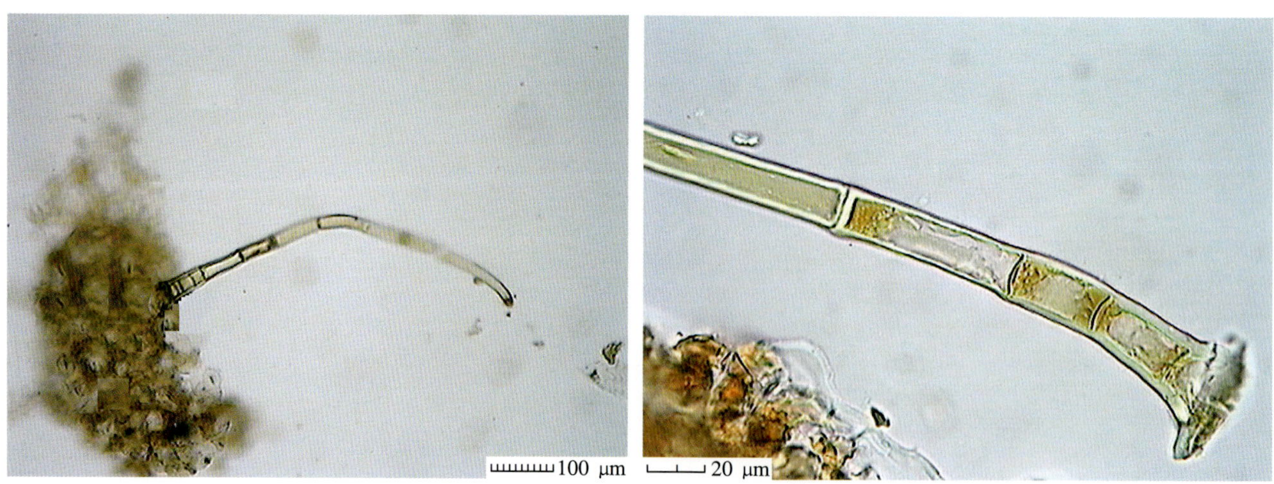

淫羊藿：非腺毛 3～10 细胞，长 200～1 000 μm，顶端细胞长，有的含棕色或黄棕色物。

牡 蛎 散

Muli San

处方：牡蛎（煅）60 g　黄芪 60 g　麻黄根 30 g　浮小麦 120 g

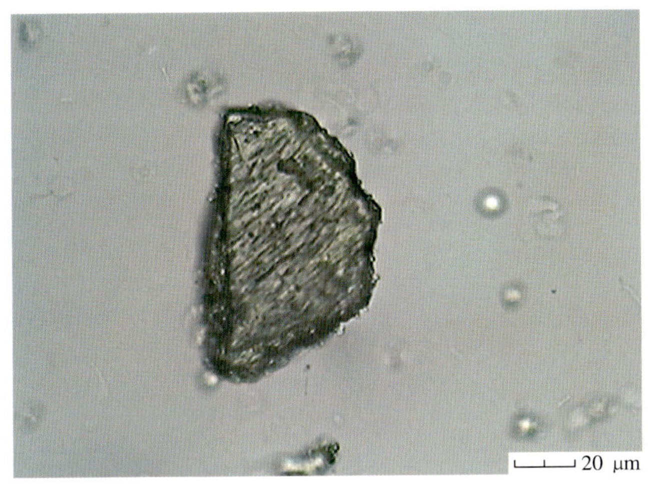

牡蛎：不规则块片无色或淡黄褐色，表面具细纹理。

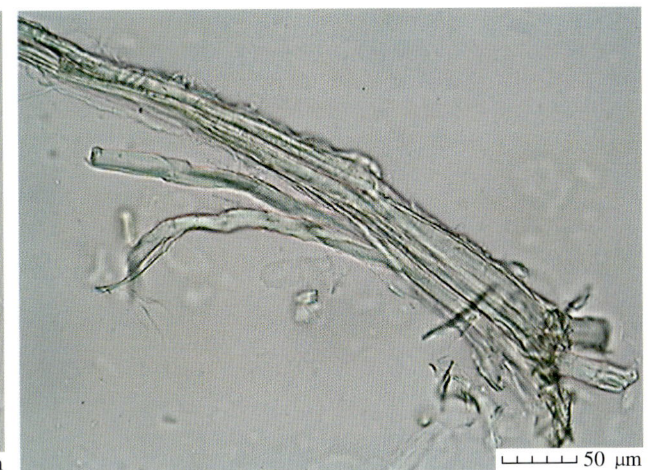

黄芪：纤维成束或散离，壁厚，表面有纵裂纹，两端断裂成帚状或较平截。

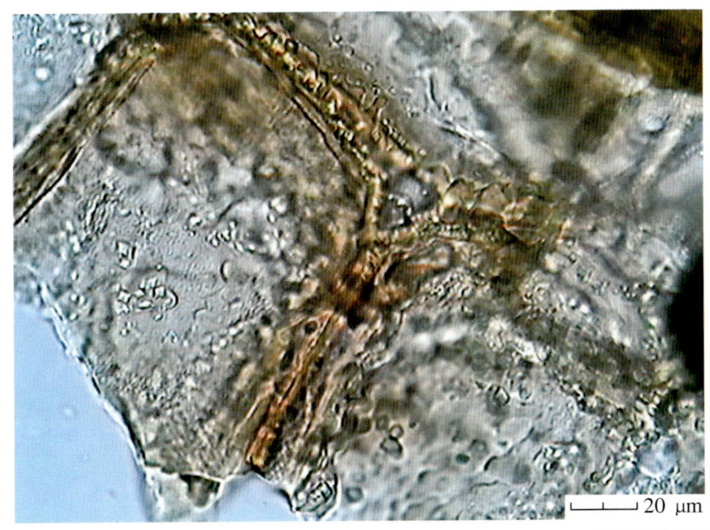

麻黄根：木栓细胞呈长方形或六角形，棕色，含草酸钙砂晶。

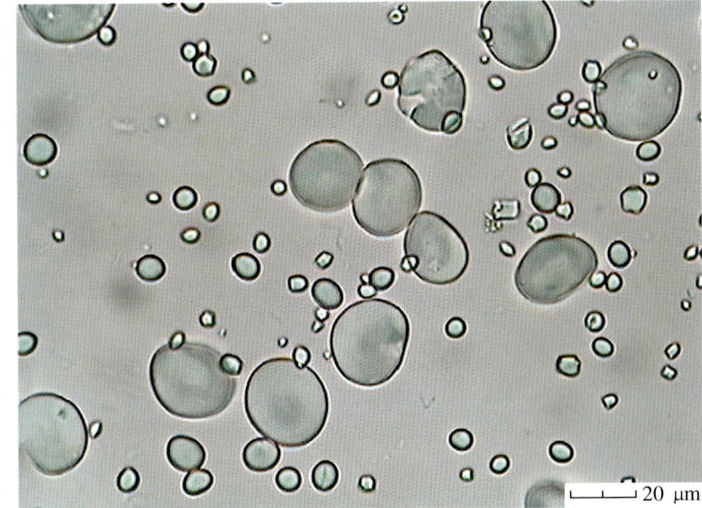

浮小麦：淀粉粒单粒圆形或广卵形，略扁，直径 12～40 μm。

肝　蛭　散

Ganzhi San

处方： 绵马贯众 60 g　槟榔 24 g　苏木 25 g　肉豆蔻 25 g　茯苓 25 g　龙胆 25 g
木通 25 g　甘草 25 g　厚朴 25 g　泽泻 25 g

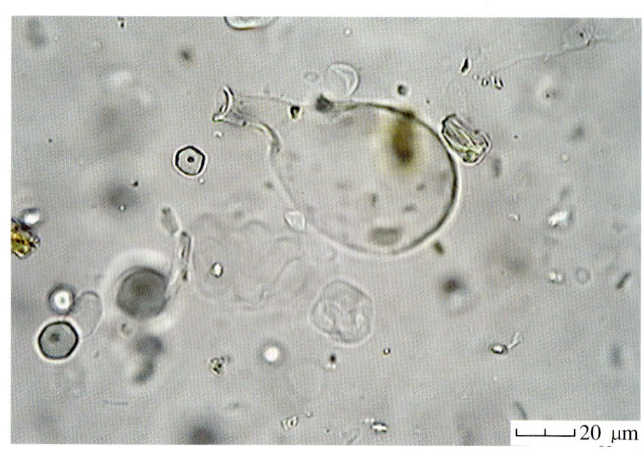

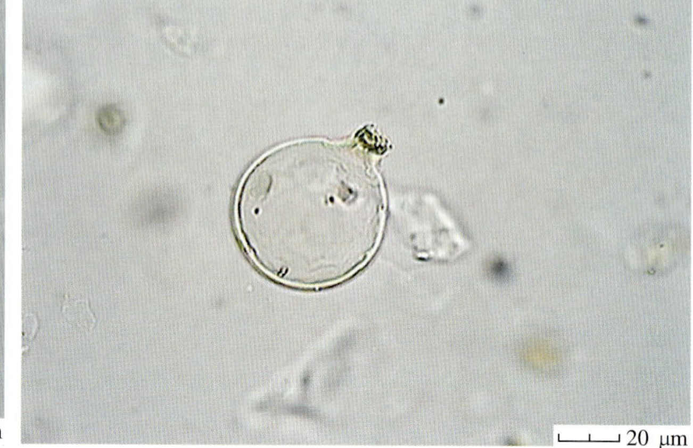

绵马贯众：间隙腺毛类圆形或长卵形，直径23～48 μm，基部延长似柄状，有的含黄色或黄棕色分泌物。

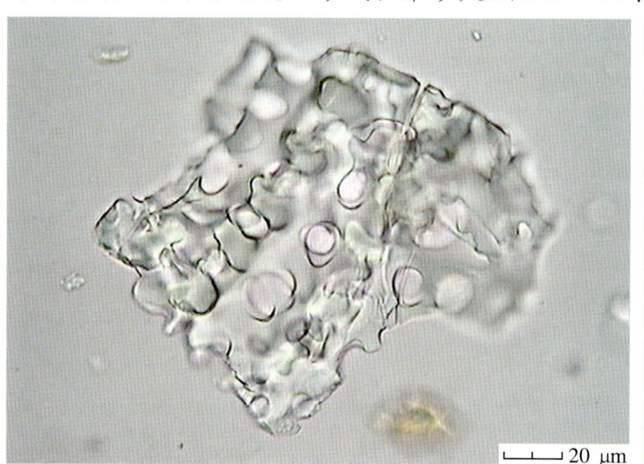

槟榔：内胚乳碎片无色，壁较厚，有较多大的类圆形纹孔。

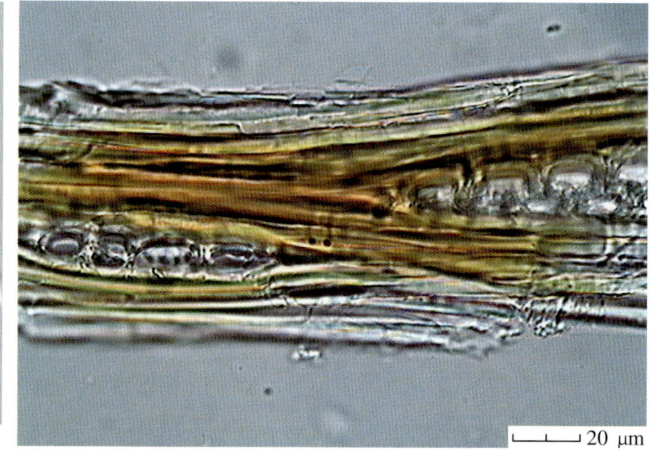

苏木：纤维束橙黄色，周围薄壁细胞含草酸钙方晶，形成晶纤维。

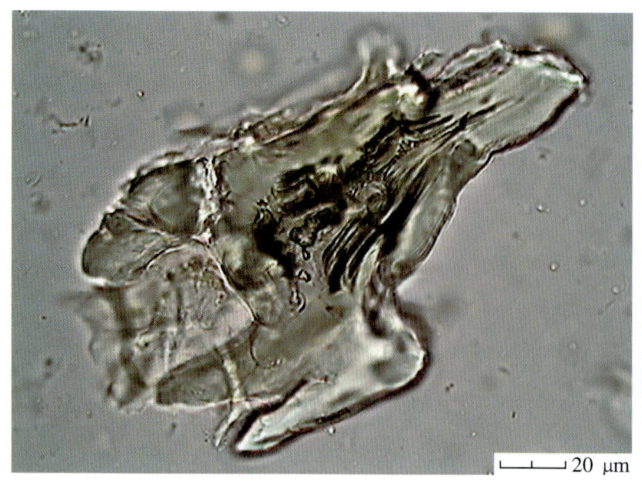

厚朴：石细胞分枝状，壁厚，层纹明显。

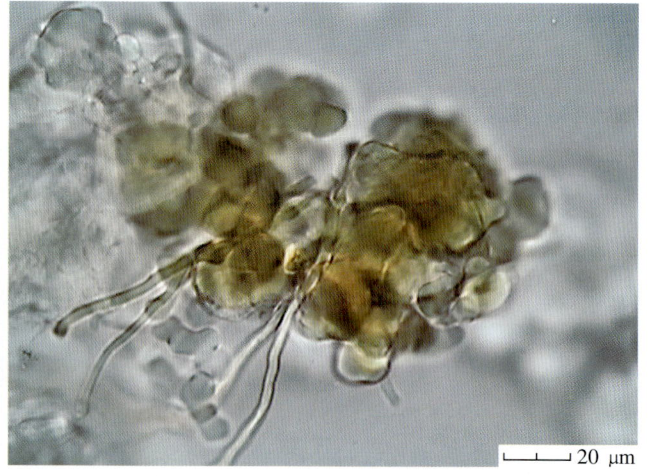

茯苓：不规则分枝状团块无色，遇水合氯醛液溶化；菌丝无色或淡棕色，直径4～6 μm。

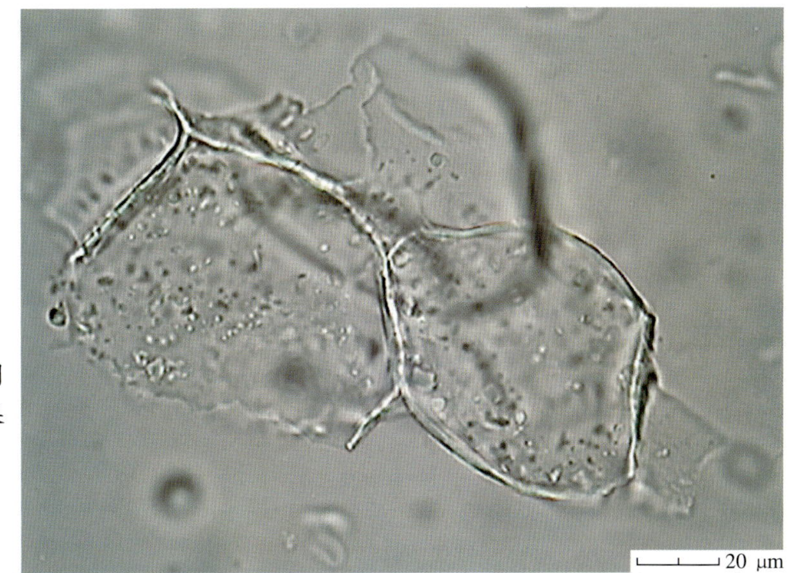

泽泻：薄壁细胞类圆形，有椭圆形纹孔，集成纹孔群。

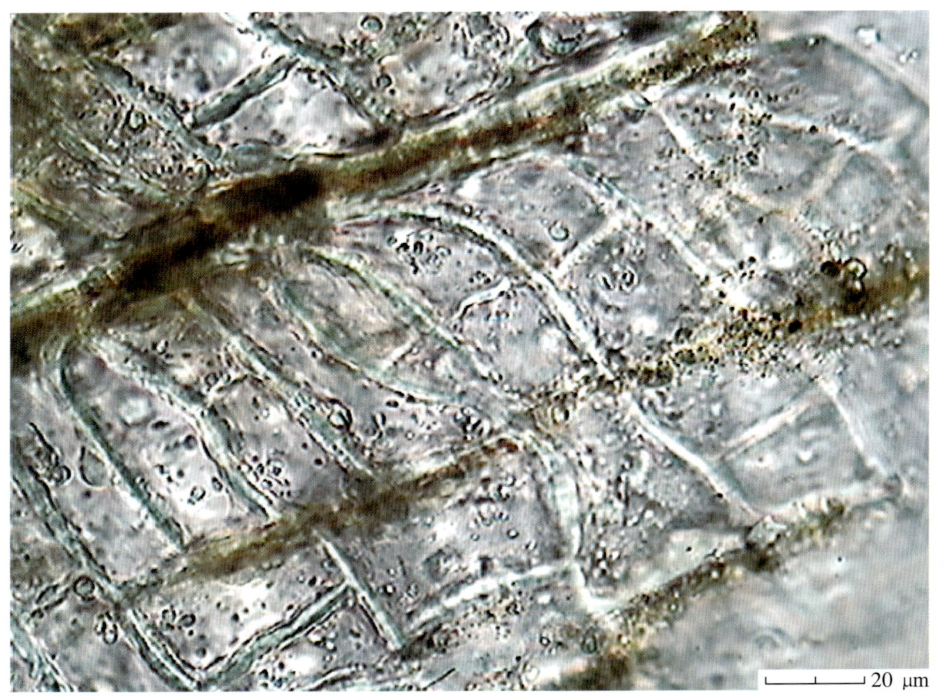

龙胆：外皮层细胞表面观纺锤形，每个细胞由横壁分隔成数个小细胞。

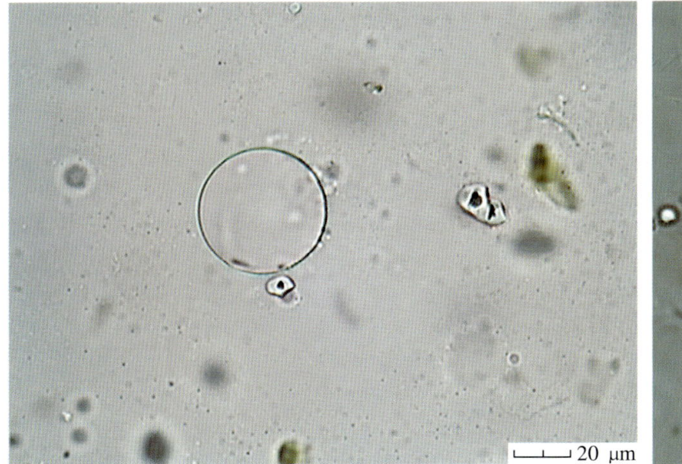

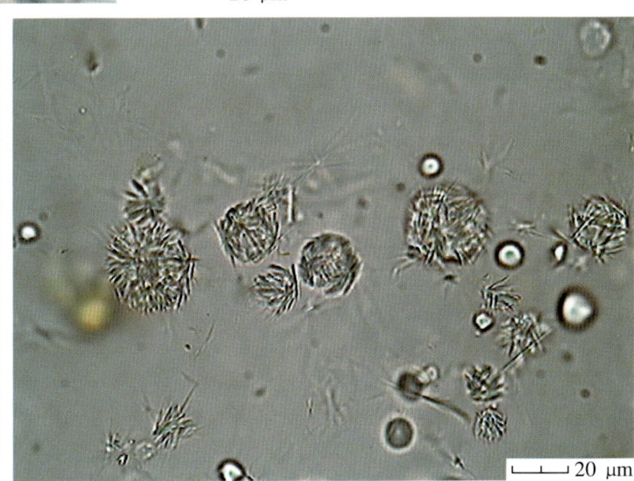

肉豆蔻：脂肪油滴众多，放置后析出针簇状结晶。

辛 夷 散

Xinyi San

处方： 辛夷 60 g　知母 (酒制) 30 g　黄柏 (酒制) 30 g　北沙参 30 g
木香 15 g　郁金 30 g　明矾 20 g

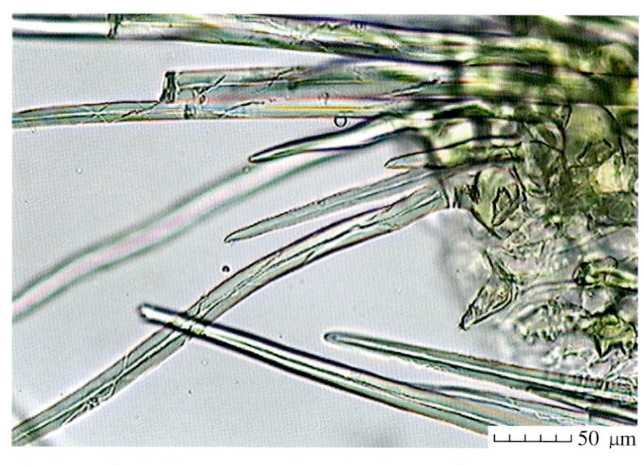

辛夷：非腺毛 1～4 细胞，多碎断，先端锐尖，直径 10～33 μm。

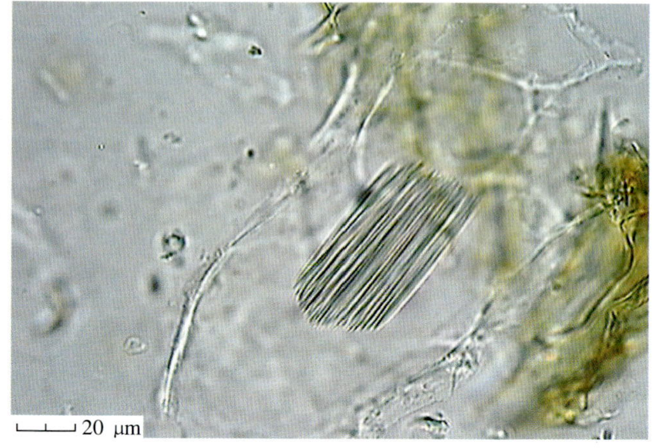

知母：草酸钙针晶成束或散在，长 26～110 μm。

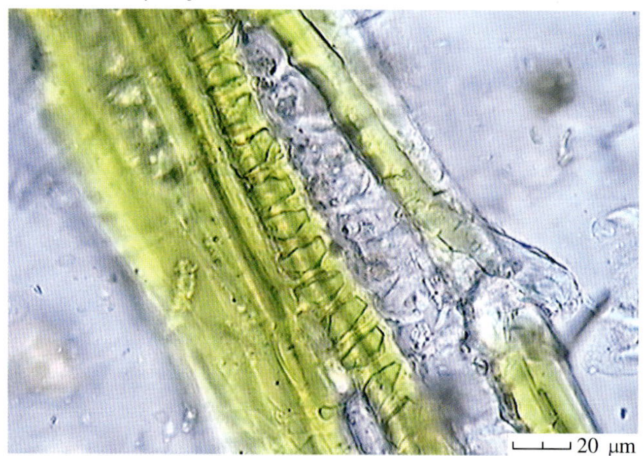

黄柏：纤维束鲜黄色，周围细胞含草酸钙方晶，形成晶纤维，含晶细胞的壁木化增厚。

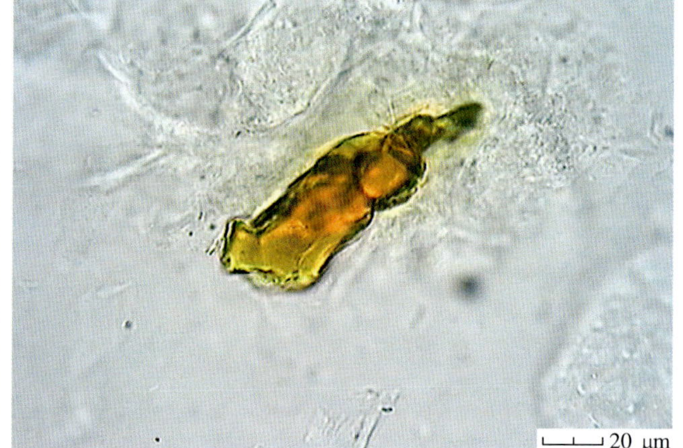

北沙参：油管含棕黄色分泌物。

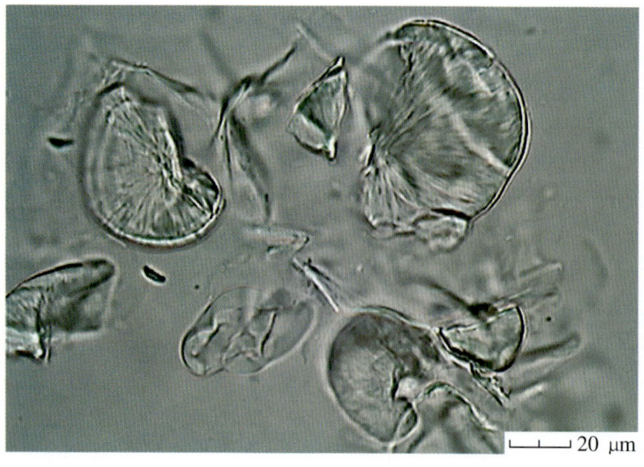

木香：菊糖团块形状不规则，有时可见微细放射状纹理，加热后溶解。

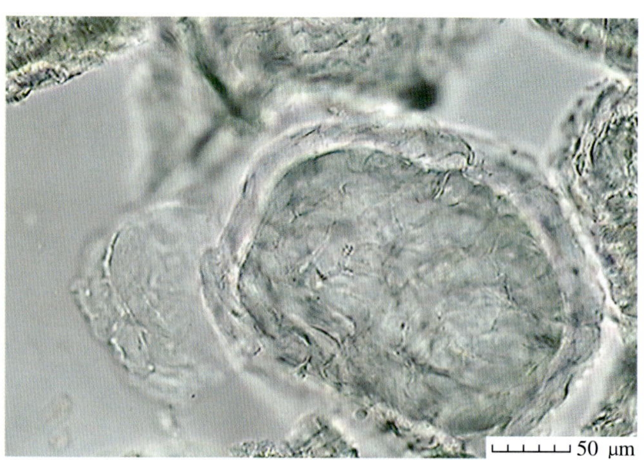

郁金：含糊化淀粉粒的细胞无色透明或半透明。

补中益气散

Buzhong Yiqi San

处方： 黄芪(炙) 75 g　党参 60 g　白术(炒) 60 g　甘草(炙) 30 g　当归 30 g　陈皮 20 g　升麻 20 g　柴胡 20 g

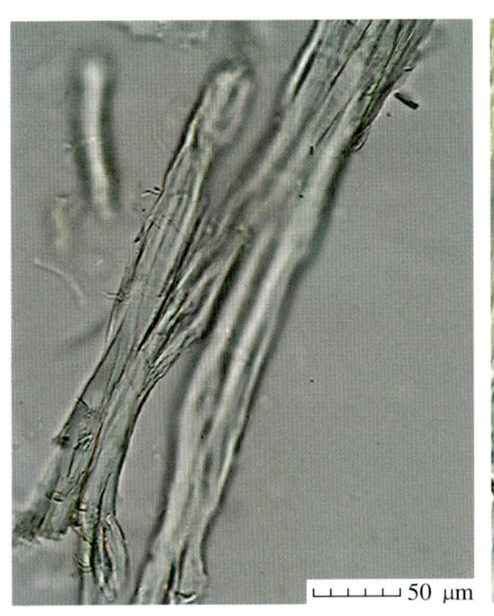

黄芪：纤维成束或散离，壁厚，表面有纵裂纹，两端断裂成帚状或较平截。

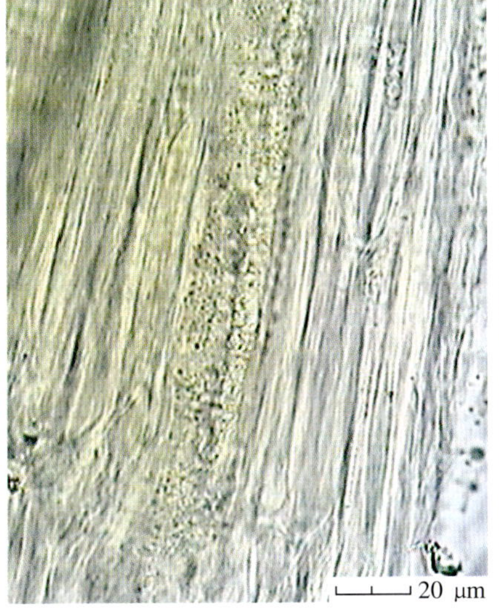

党参：联结乳管直径12～15 μm，含细小颗粒状物。

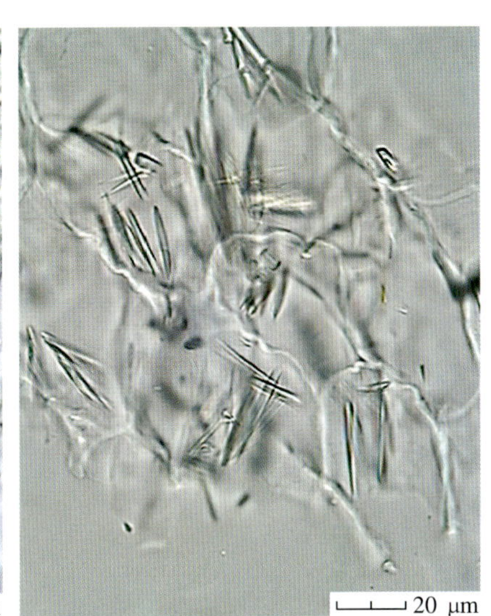

白术：草酸钙针晶细小，长10～32 μm，不规则地充塞于薄壁细胞中。

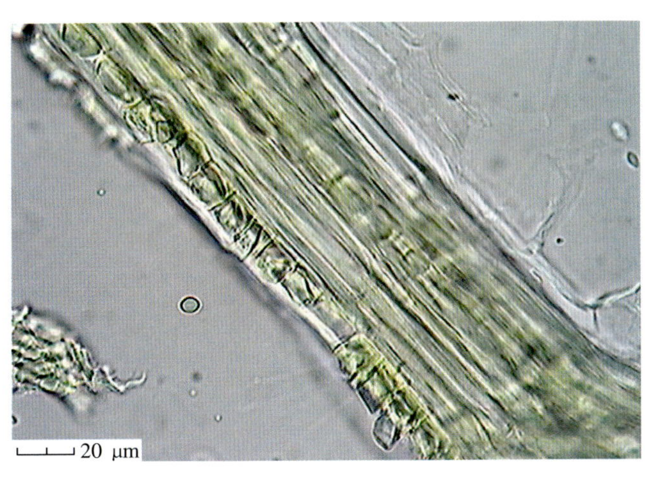

甘草：纤维束周围薄壁细胞含草酸钙方晶，形成晶纤维。

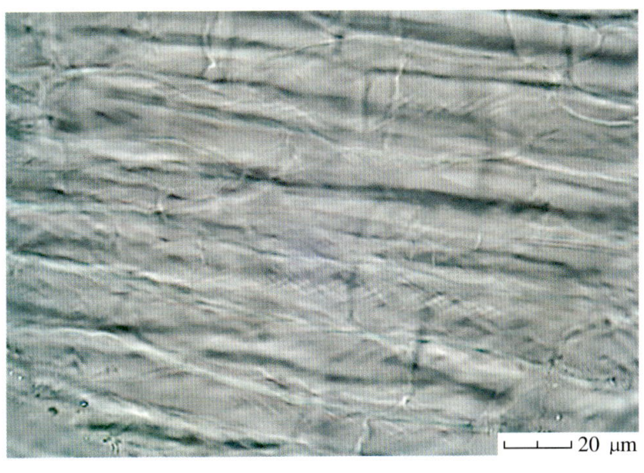

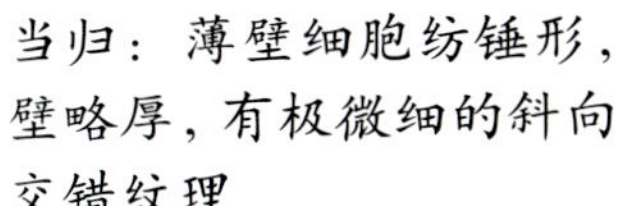

当归：薄壁细胞纺锤形，壁略厚，有极微细的斜向交错纹理。

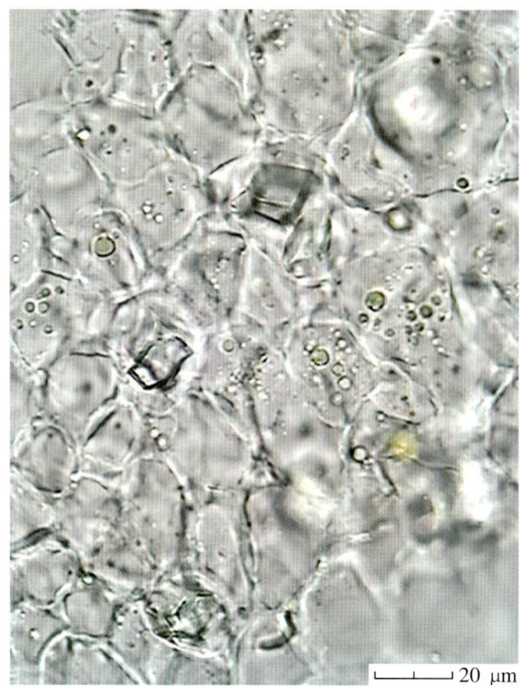

陈皮：草酸钙方晶成片存在于薄壁组织中。

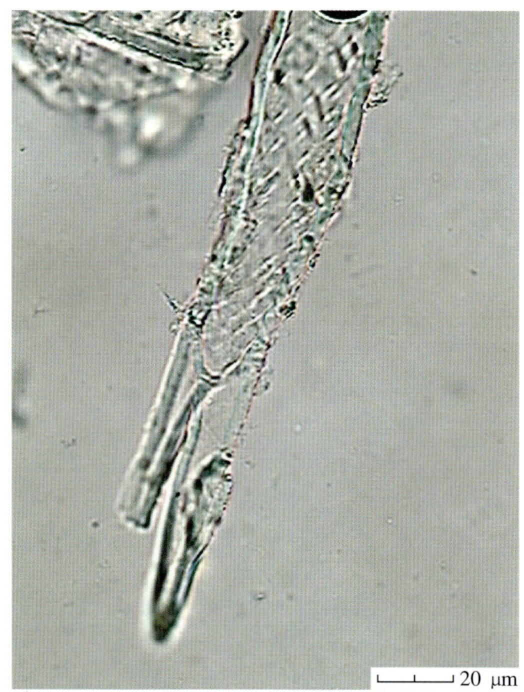

升麻：木纤维成束，多碎断，淡黄绿色，末端狭尖或钝圆，有的有分叉，直径14～41 μm，壁稍厚，具十字形纹孔对，有的胞腔中含黄棕色物。

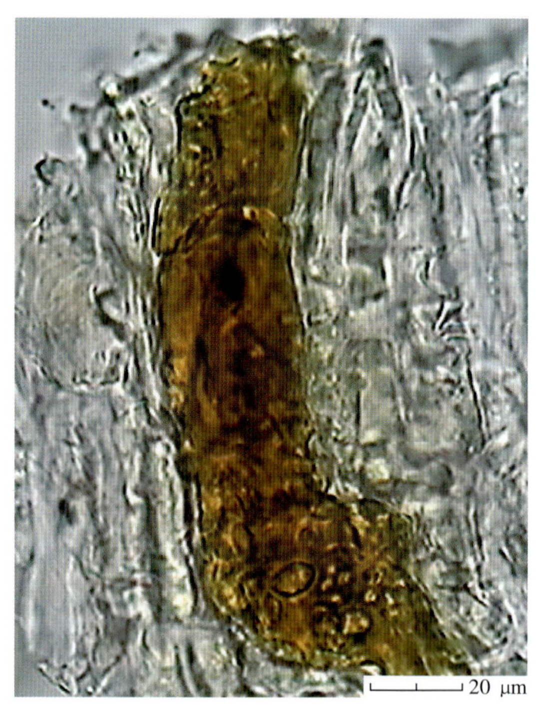

柴胡：油管含淡黄色或黄棕色条状分泌物，直径8～25 μm。

补肾壮阳散

Bushen Zhuangyang San

处方： 淫羊藿 35 g　熟地黄 30 g　胡芦巴 25 g　远志 35 g　丁香 20 g　巴戟天 30 g　锁阳 35 g　菟丝子 35 g　五味子 35 g　蛇床子 35 g　韭菜子 35 g　覆盆子 35 g　沙苑子 35 g　肉苁蓉 30 g　莲须 30 g　补骨脂 20 g

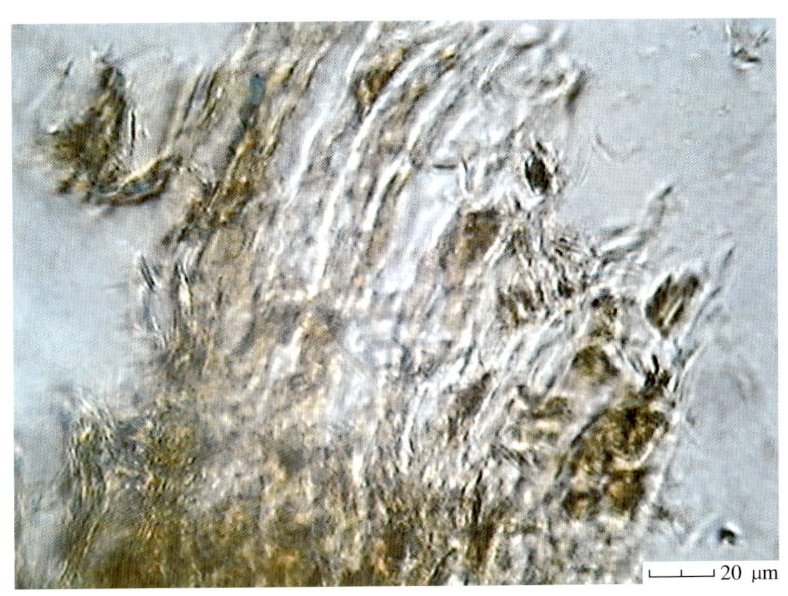

熟地黄：薄壁组织灰棕色至黑棕色，细胞多皱缩，内含棕色核状物。

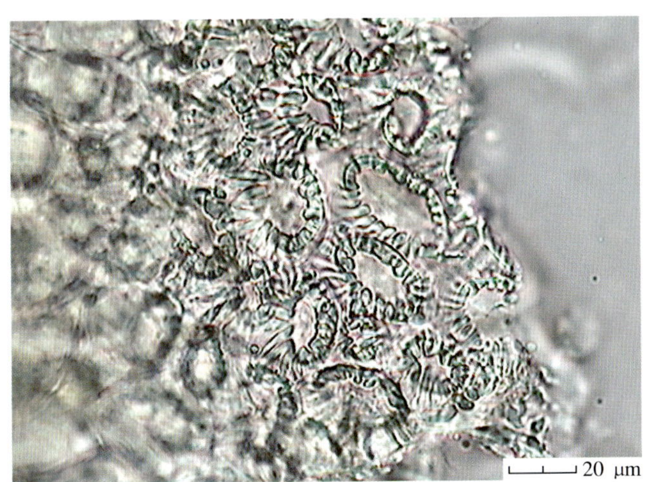

胡芦巴：种皮支持细胞底面观呈类圆形或六角形，有密集的放射状条纹增厚，似菊花纹状，胞腔明显。

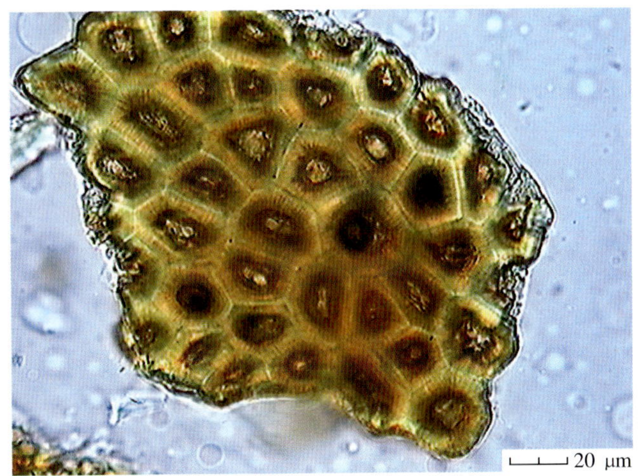

五味子：种皮表皮石细胞淡黄棕色，表面观类多角形，壁较厚，孔沟细密，胞腔含暗棕色物。

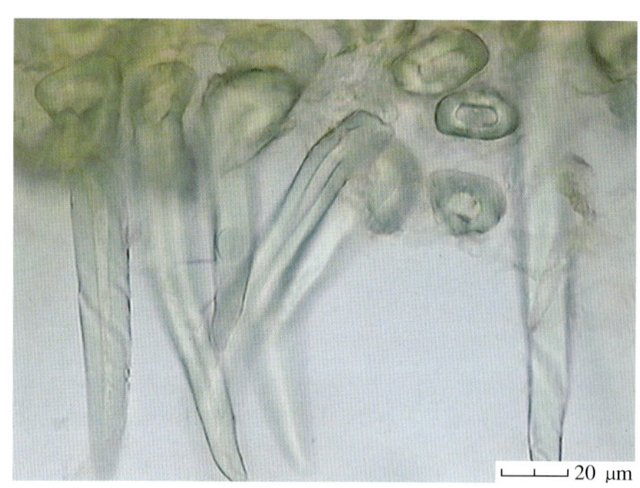

覆盆子：非腺毛单细胞，壁厚，木化，脱落后残迹似石细胞状。

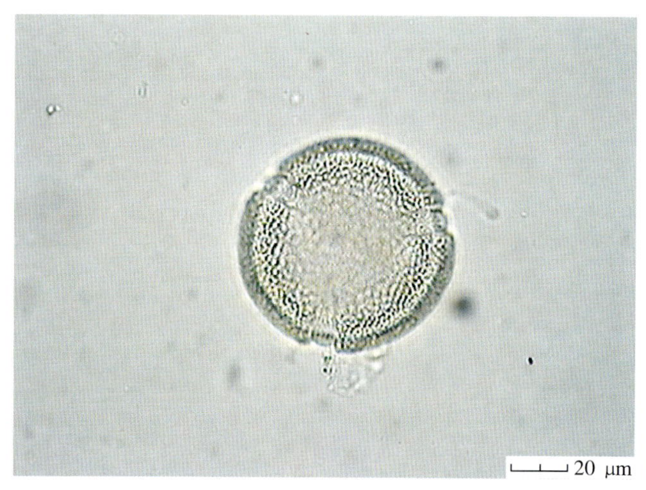

莲须：花粉粒类球形或长圆形，直径45～86 μm，具3孔沟，表面有颗粒网纹。

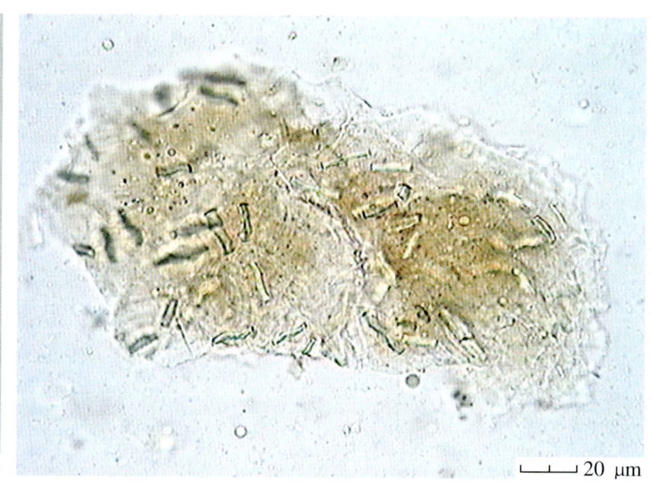

补骨脂：草酸钙结晶成片存在于灰绿色的中果皮碎片中，结晶长方形、长条形或呈骨状，长9～22 μm，直径2～4 μm。

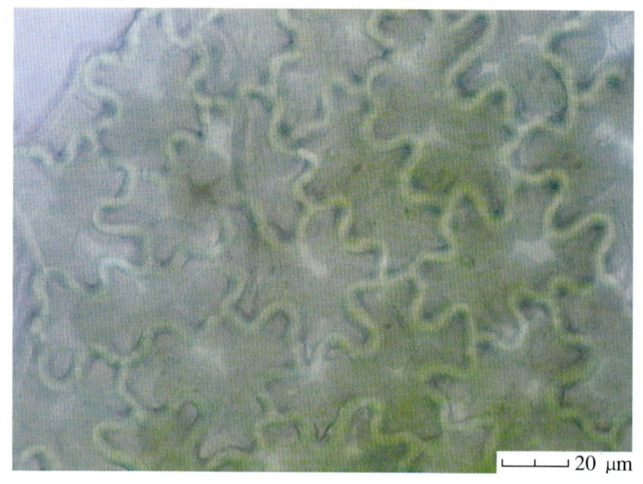

淫羊藿：叶表皮细胞壁深波状弯曲。

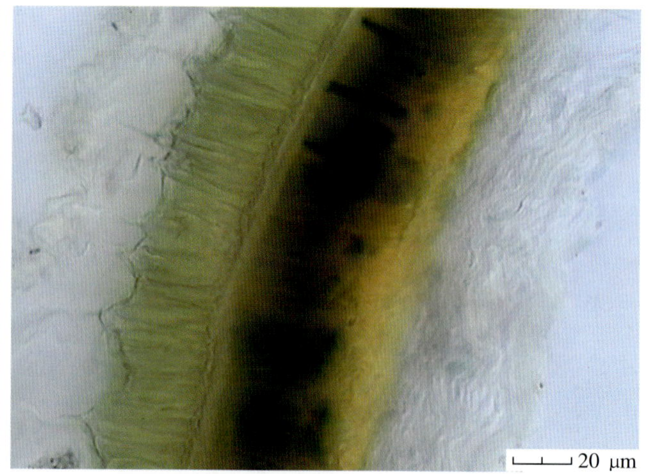

菟丝子：种皮栅状细胞2列，内列较外列长，有光辉带。

鸡痢灵散(片)

Jililing San (Pian)

处方：雄黄 10 g　藿香 10 g　白头翁 15 g　滑石 10 g　诃子 15 g
马齿苋 15 g　马尾连 15 g　黄柏 10 g

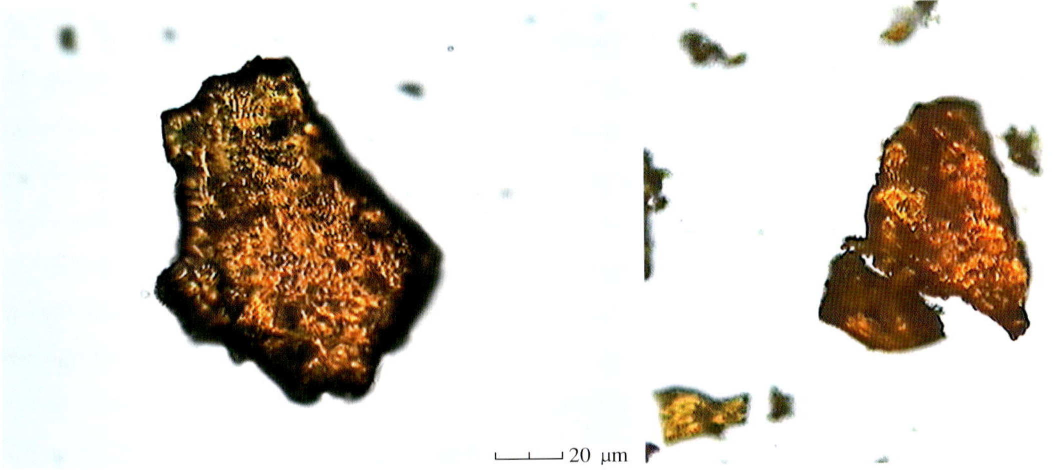

雄黄：不规则碎块金黄色或橙黄色，有光泽。

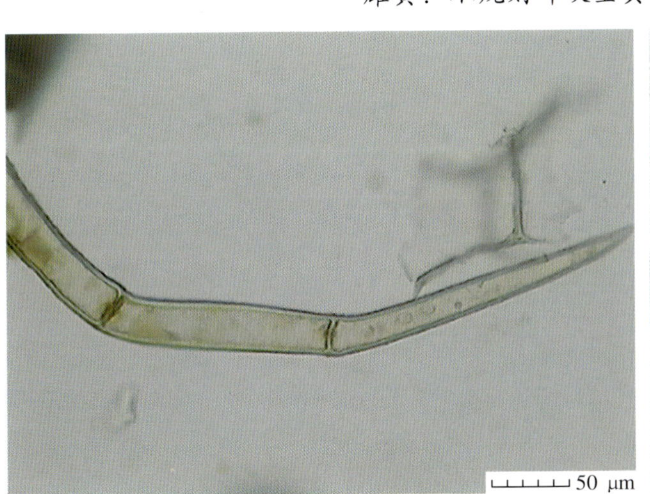

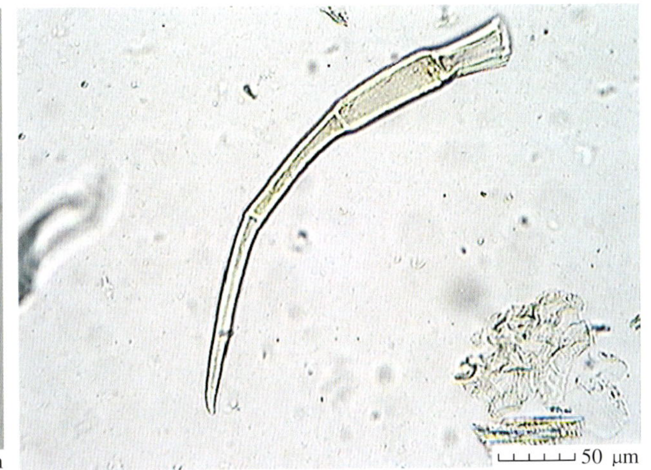

藿香：非腺毛1～4细胞，壁有疣状突起。

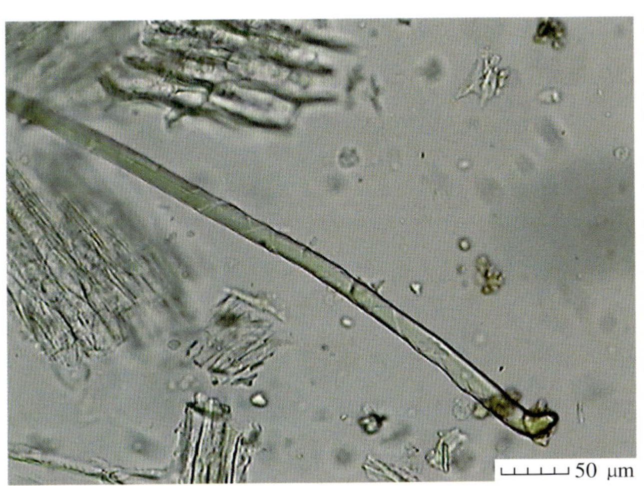

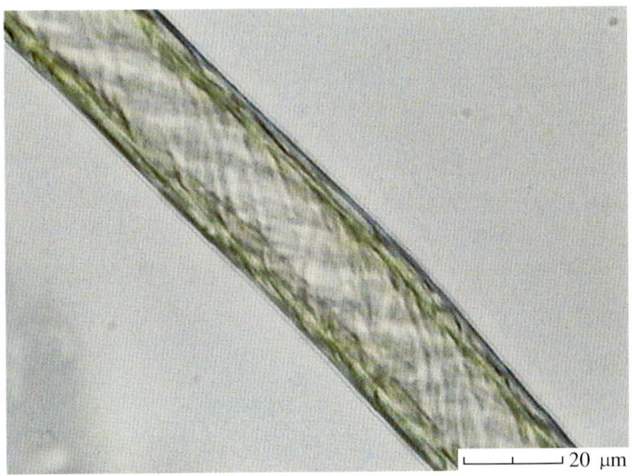

白头翁：非腺毛单细胞，直径13～33 μm，基部稍膨大，壁大多木化，有的可见螺状或双螺状纹理。

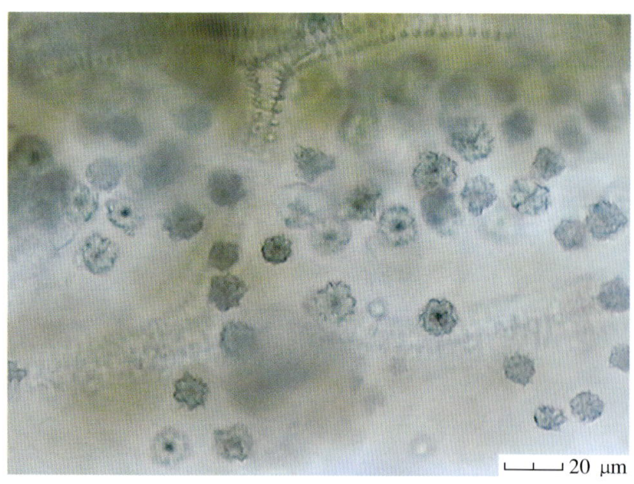

马齿苋：草酸钙簇晶直径7～37 μm，存在于叶肉组织中。

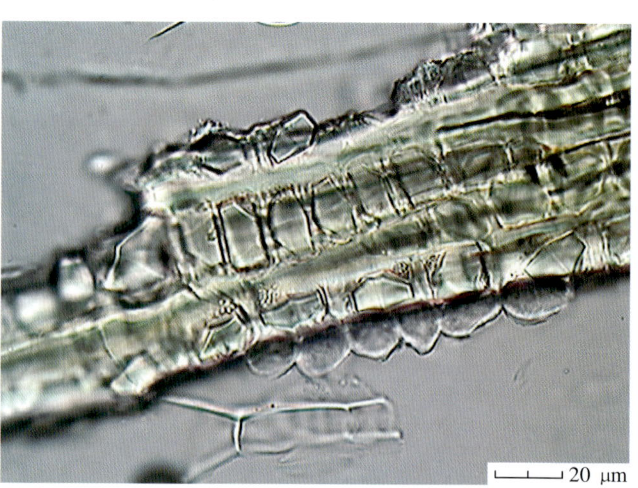

黄柏：纤维束鲜黄色，周围细胞含草酸钙方晶，形成晶纤维，含晶细胞的壁木化增厚。

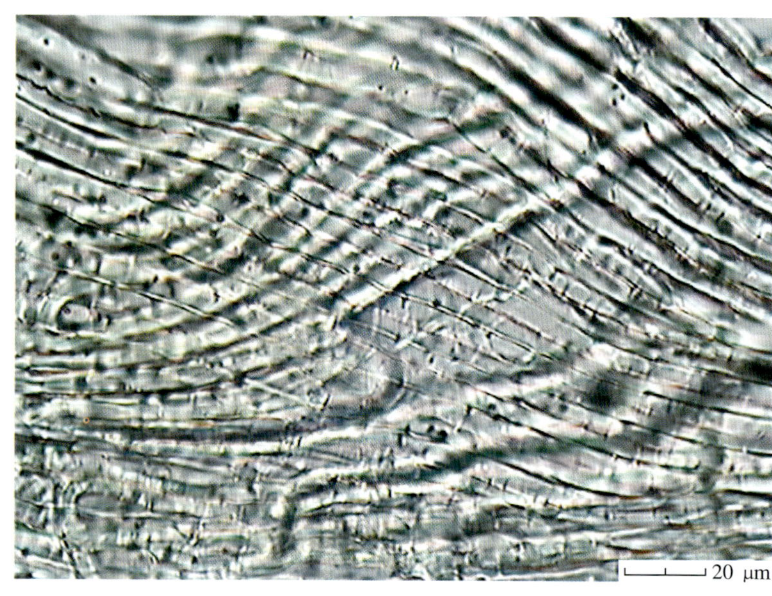

诃子：果皮纤维层淡黄色，斜向交错排列，壁较薄，有纹孔。

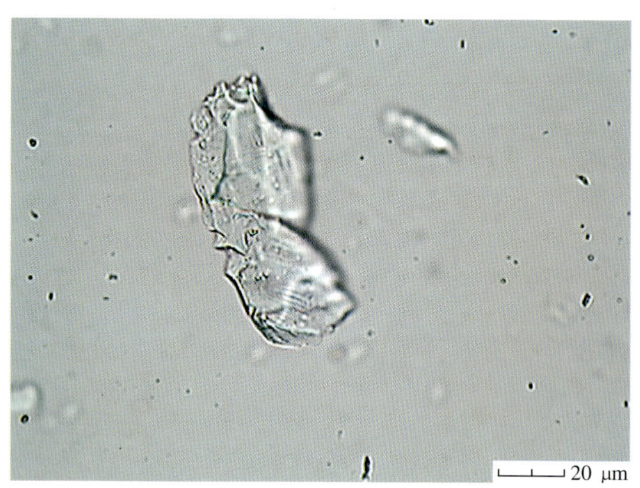

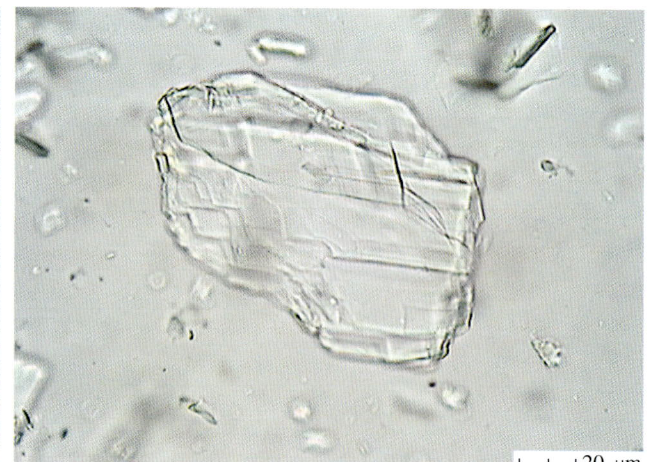

滑石：不规则块片无色，有层层剥落痕迹。

驱　虫　散

Quchong San

处方： 鹤虱 30 g　使君子 30 g　槟榔 30 g　芜荑 30 g　雷丸 30 g
绵马贯众 60 g　干姜（炒）15 g　附子（制）15 g　乌梅 30 g　诃子 30 g
大黄 30 g　百部 30 g　木香 15 g　榧子 30 g

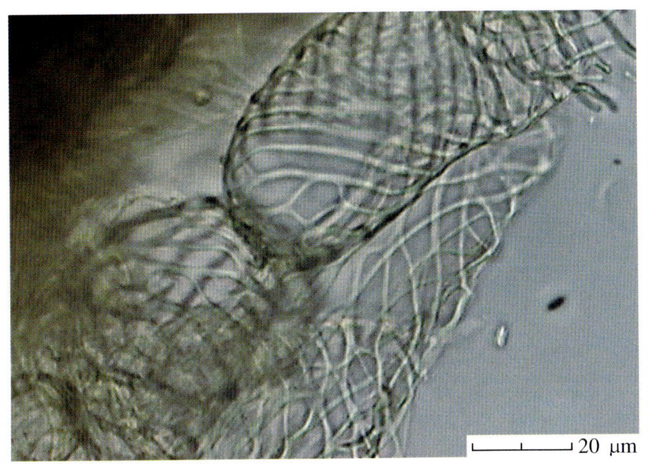

使君子：种皮表皮细胞淡黄色，多角形，壁薄，下方叠合有网纹细胞。

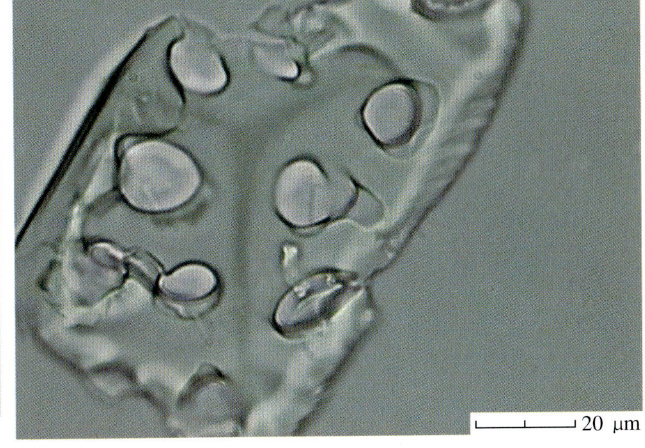

槟榔：内胚乳碎片无色，壁较厚，有较多大的类圆形纹孔。

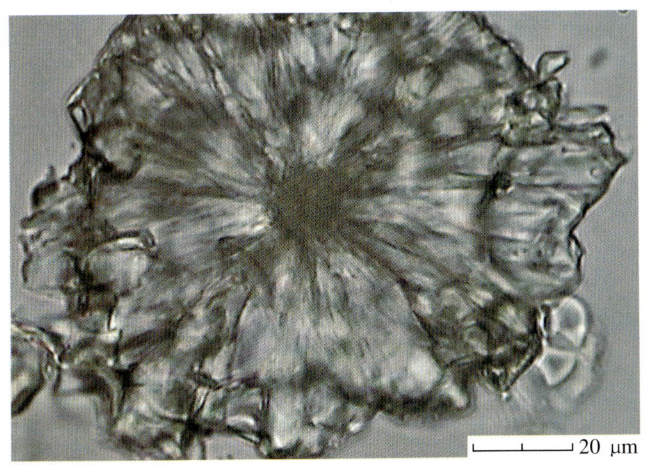

大黄：草酸钙簇晶大，直径60～140 μm。

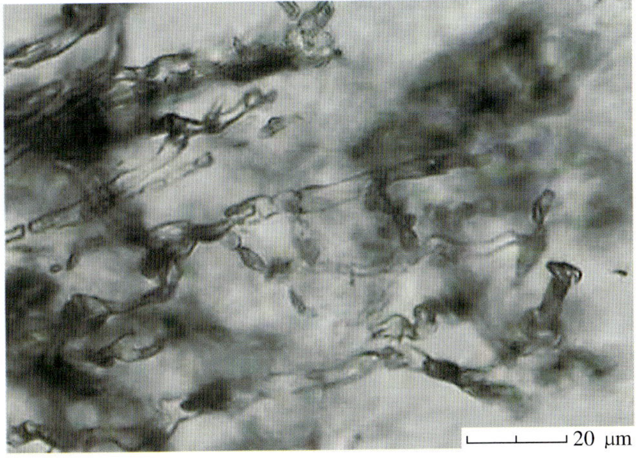

雷丸：不规则菌丝团块多无色，遇水合氯醛黏化成胶冻状，加热后菌丝团块部分溶化，露出菌丝。

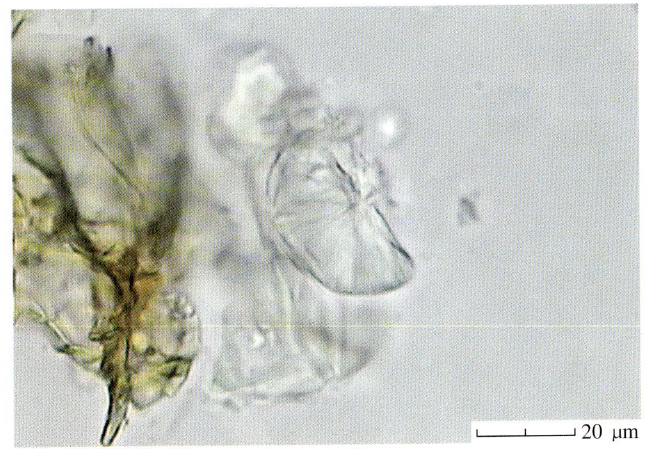

木香：菊糖团块形状不规则，有时可见微细放射状纹理，加热后溶解。

青 黛 散

Qingdai San

处方： 青黛 200 g 黄连 200 g 黄柏 200 g 薄荷 200 g 桔梗 200 g 儿茶 200 g

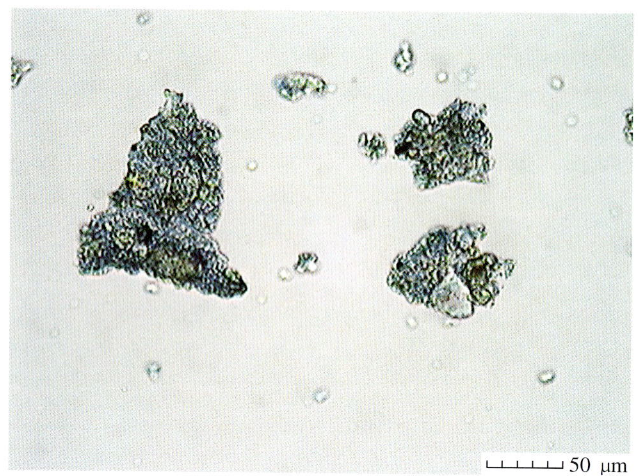

青黛：不规则块片或颗粒蓝色。

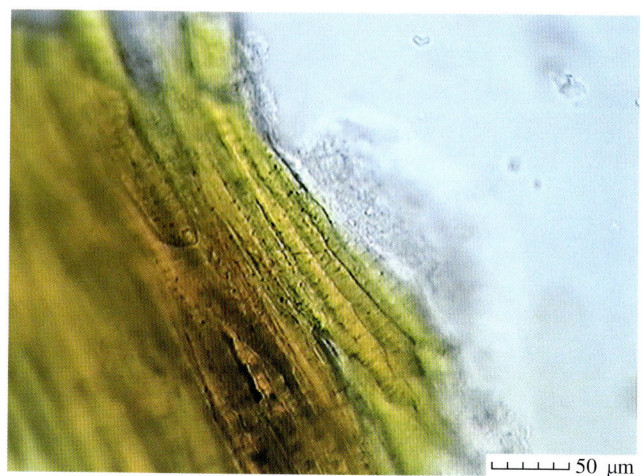

黄连：纤维束鲜黄色，壁稍厚，纹孔明显。

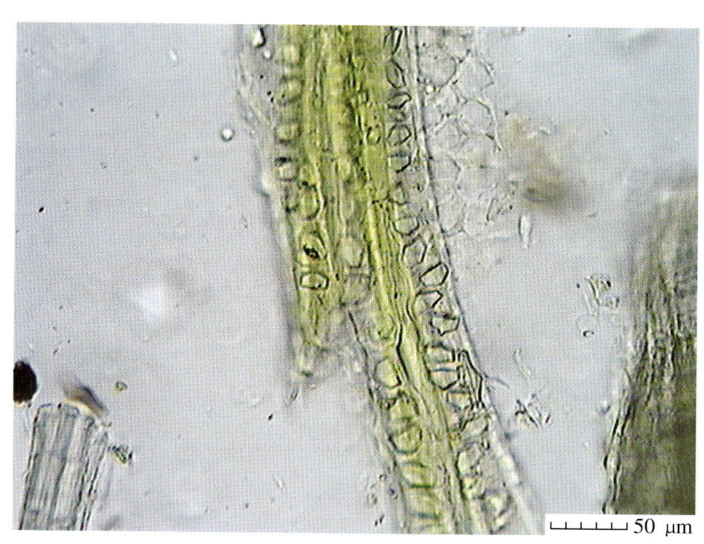

黄柏：纤维束鲜黄色，周围细胞含草酸钙方晶，形成晶纤维，含晶细胞的壁木化增厚。

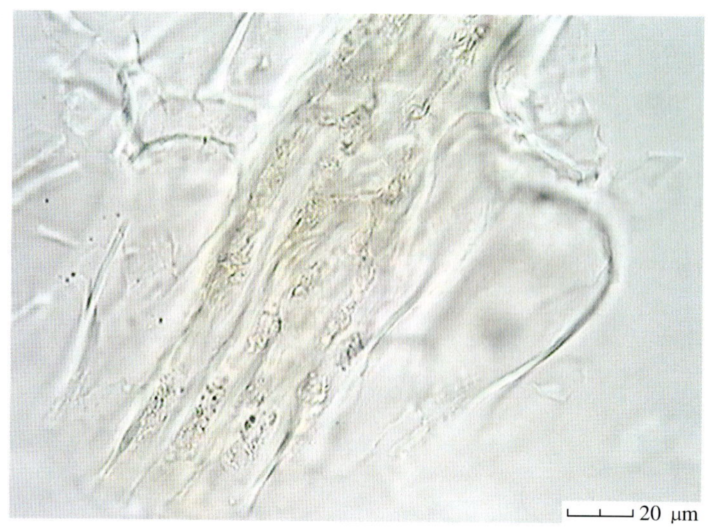

桔梗：联结乳管直径 14～25 μm，含淡黄色颗粒状物。

郁　金　散

Yujin San

处方： 郁金 30 g　　诃子 15 g　　黄芩 30 g　　大黄 60 g　　黄连 30 g
黄柏 30 g　　栀子 30 g　　白芍 15 g

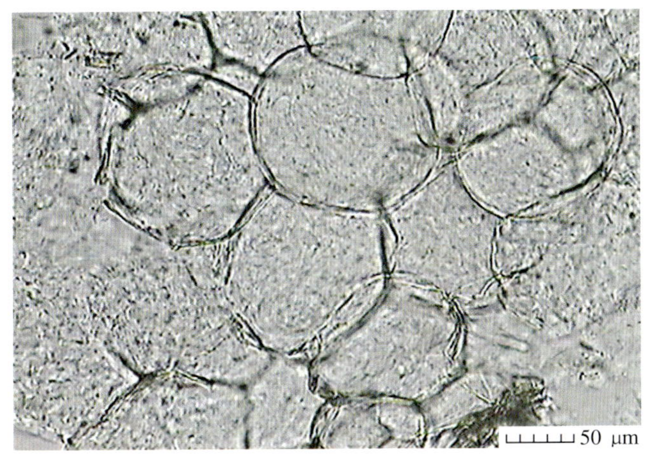

郁金：含糊化淀粉粒的薄壁细胞无色透明或半透明。

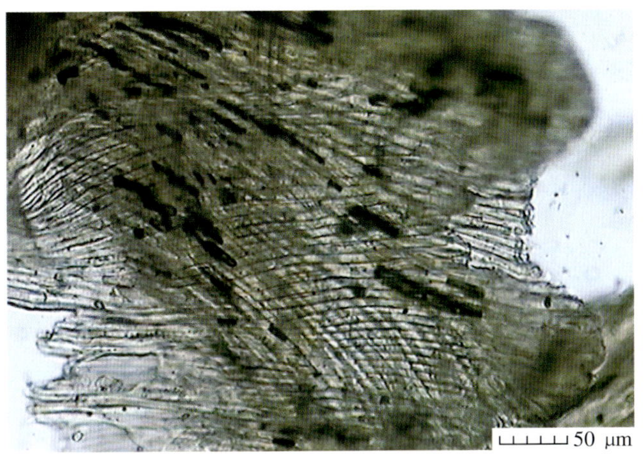

诃子：果皮纤维层淡黄色，斜向交错排列，壁较薄，有纹孔。

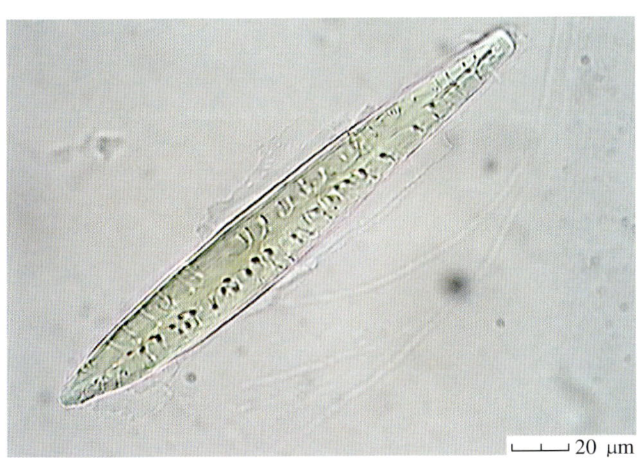

黄芩：纤维淡黄色，梭形，壁厚，孔沟细。

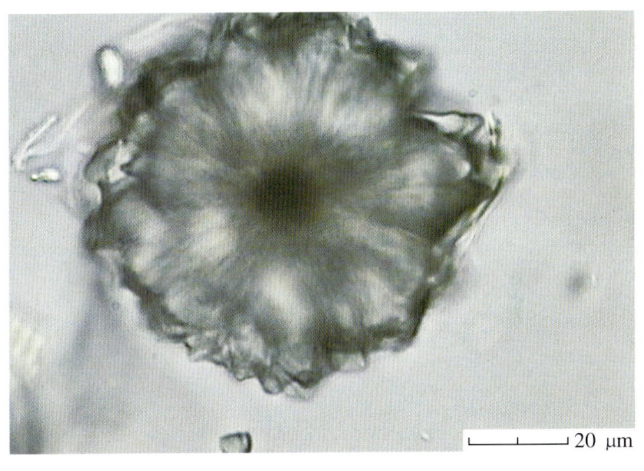

大黄：草酸钙簇晶大，直径 60～140 μm。

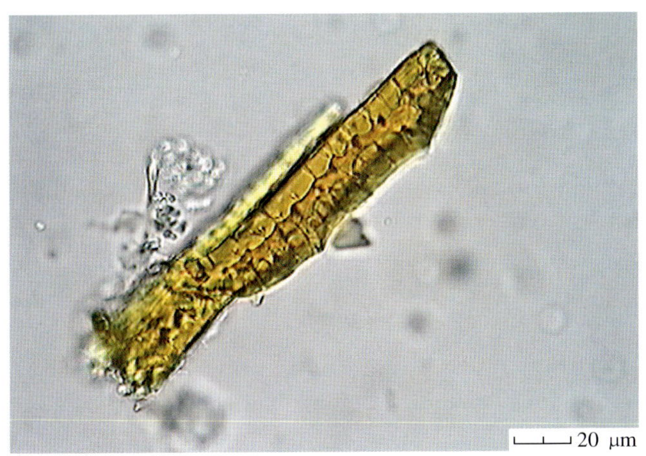

黄连：纤维束鲜黄色，壁稍厚，纹孔明显。

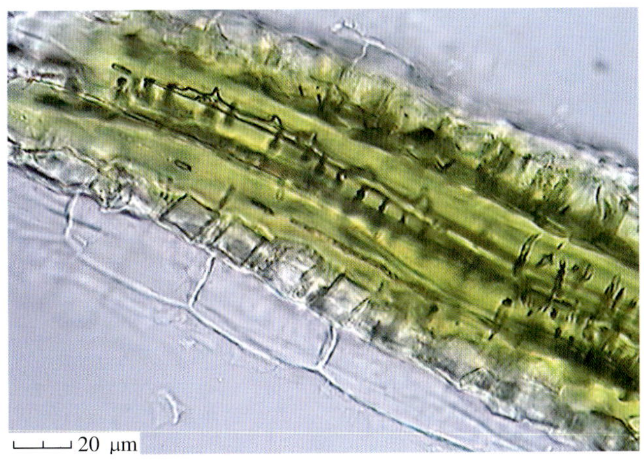

黄柏：纤维束鲜黄色，周围细胞含草酸钙方晶，形成晶纤维，含晶细胞的壁木化增厚。

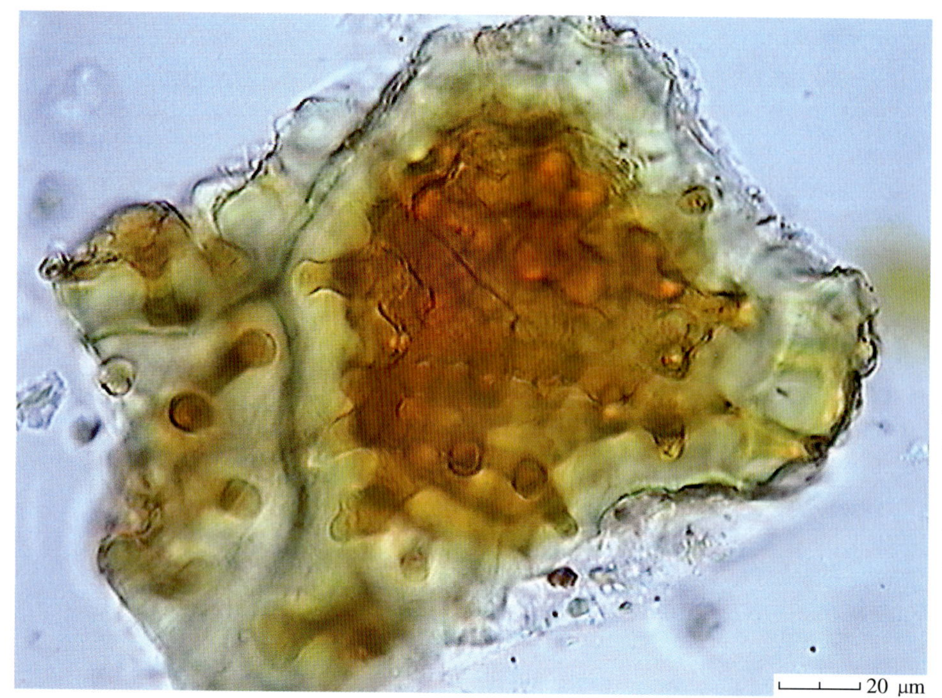

栀子：种皮石细胞黄色或淡棕色，多破碎，完整者长多角形、长方形或形状不规则，壁厚，有大的圆形纹孔，胞腔棕红色。

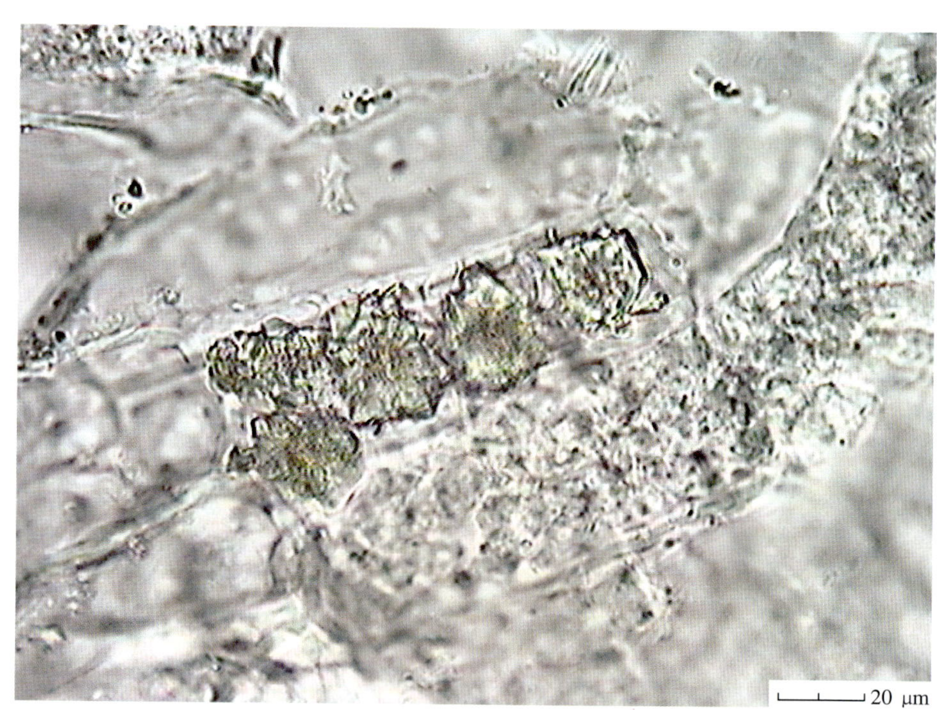

白芍：草酸钙簇晶直径18～32 μm，存在于薄壁细胞中，常排列成行或一个细胞中有数个簇晶。

拨　云　散

Boyun San

处方： 炉甘石9 g　硼砂9 g　大青盐9 g　黄连9 g　铜绿9 g
硇砂3 g　冰片3 g

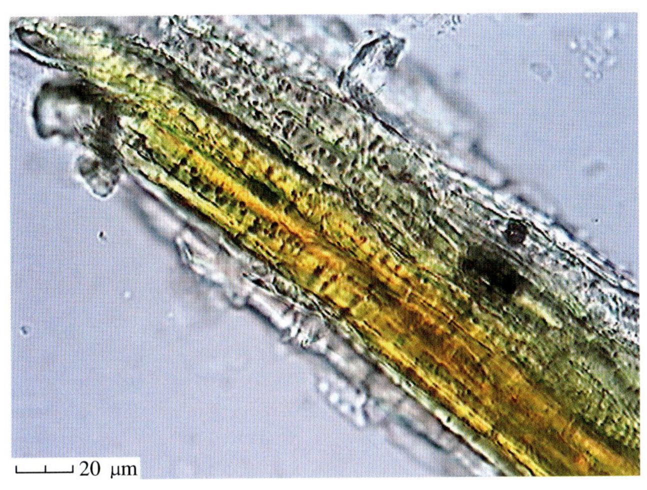

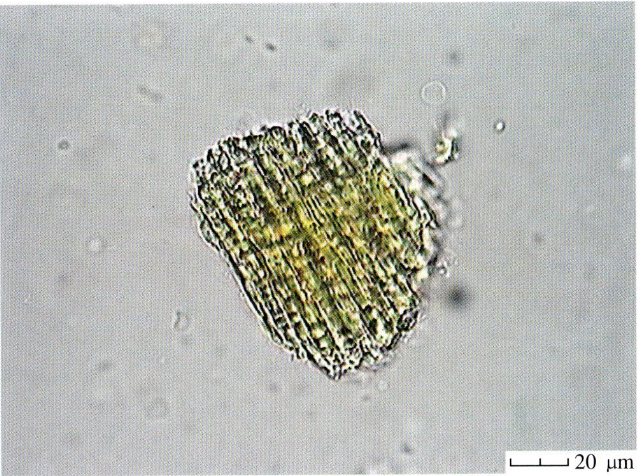

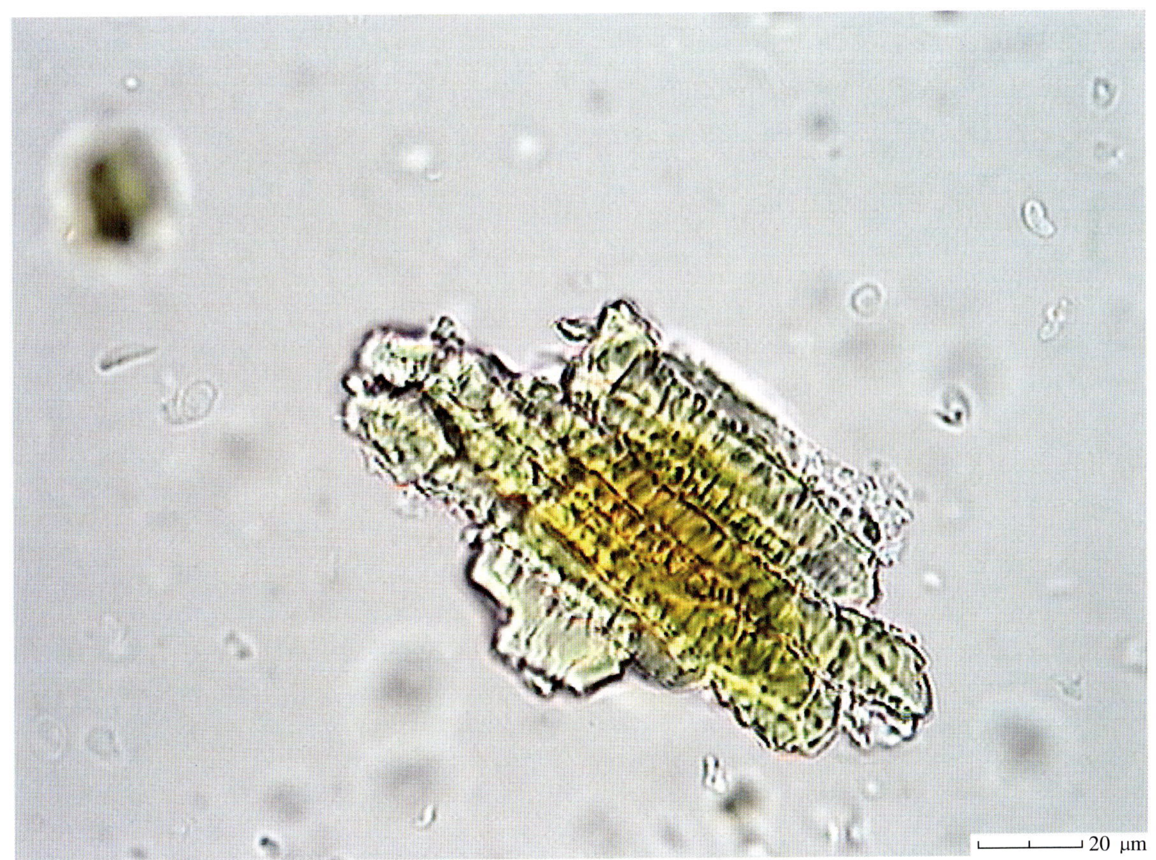

黄连：鲜黄色纤维多碎断，壁稍厚，纹孔明显。

金花平喘散

Jinhua Pingchuan San

处方： 洋金花 200 g　麻黄 100 g　苦杏仁 150 g　石膏 400 g　明矾 150 g

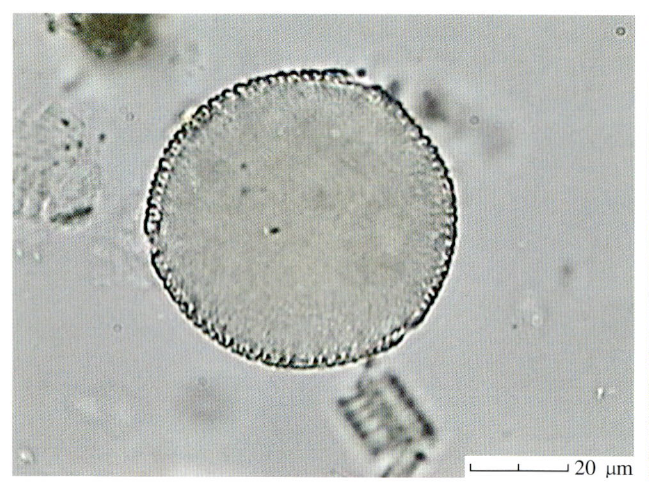

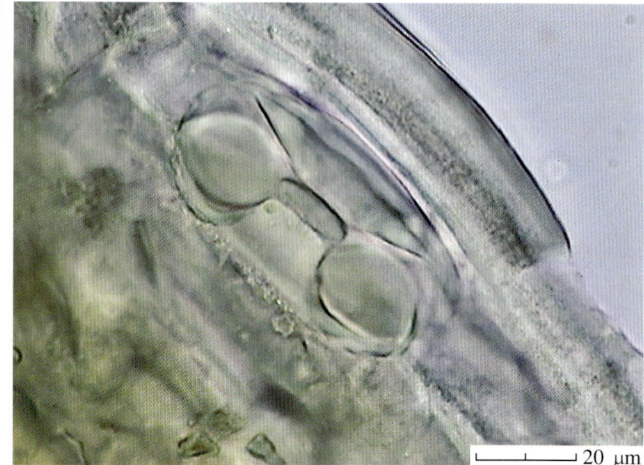

洋金花：花粉粒类球形或长圆形，直径42～65 μm，表面有条纹状雕纹。

麻黄：气孔特异，保卫细胞侧面观呈哑铃状。

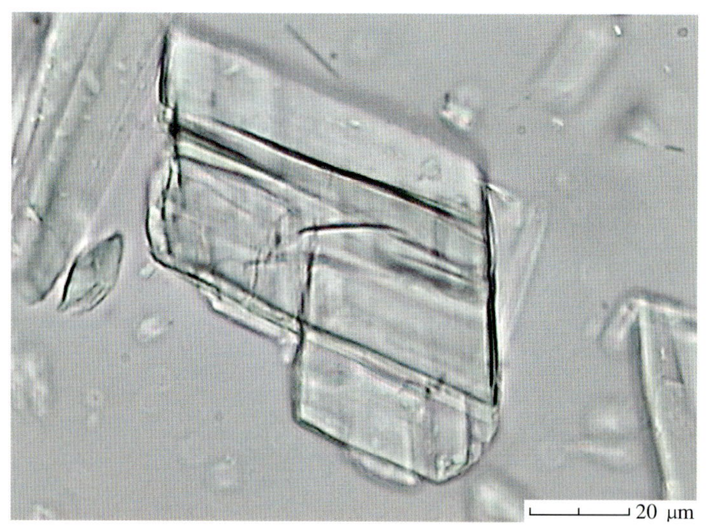

石膏：不规则片状结晶无色，有平直纹理。

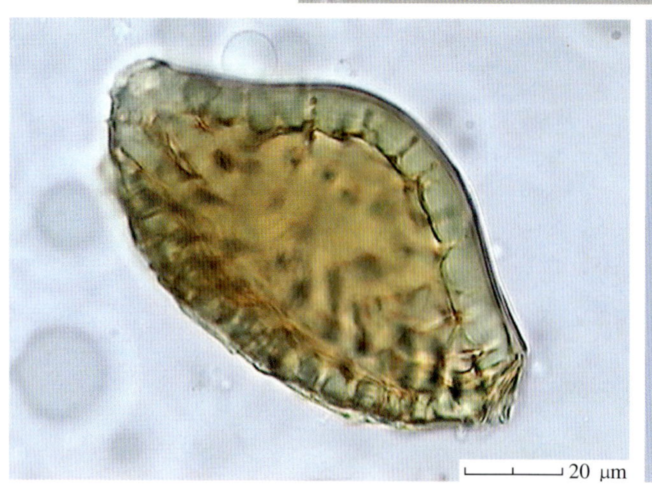

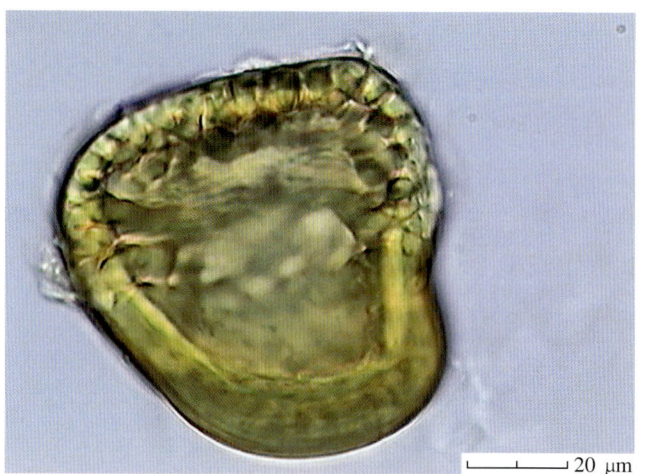

苦杏仁：种皮石细胞橙黄色，贝壳形，壁较厚，较宽，一边纹孔明显。

金 荞 麦 片

Jinqiaomai Pian

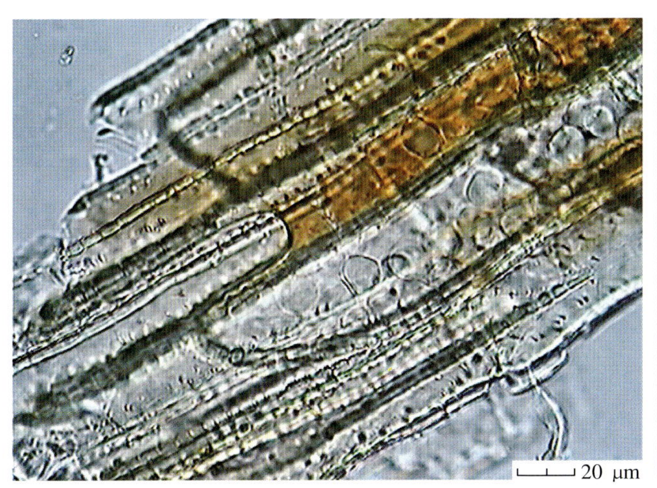

木纤维成束，直径 10～38 μm，纹孔呈单斜纹孔或十字形纹孔。

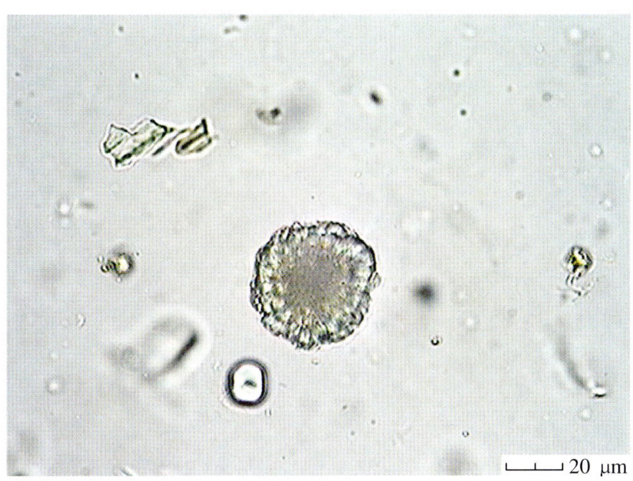

草酸钙簇晶直径 10～62 μm。

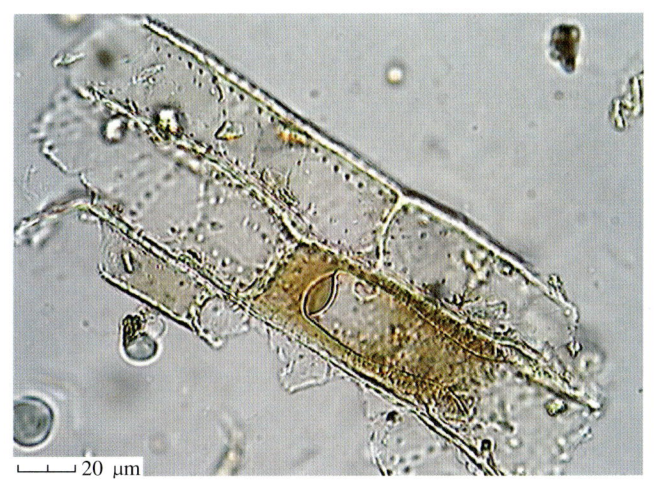

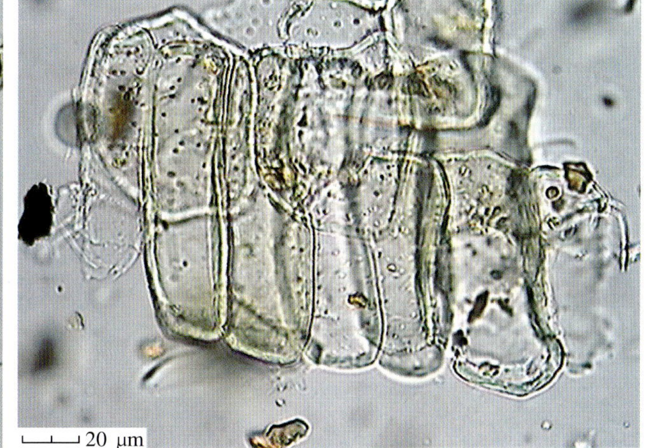

木薄壁细胞类方形、椭圆形，直径 28～37 μm，长约至 100 μm，壁厚约 5 μm，胞腔可见稀疏的纹孔。

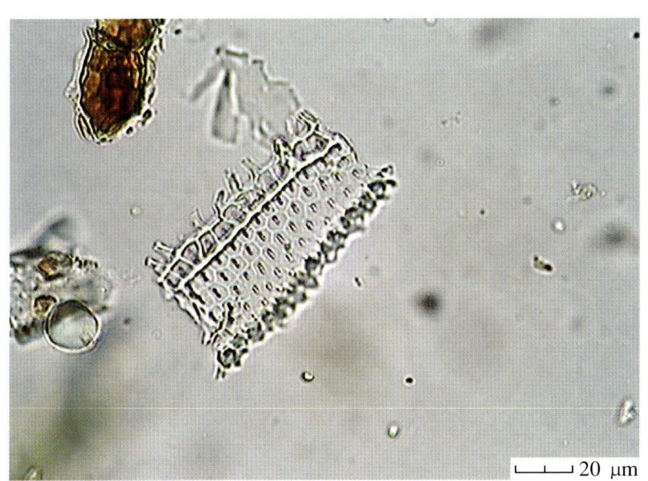

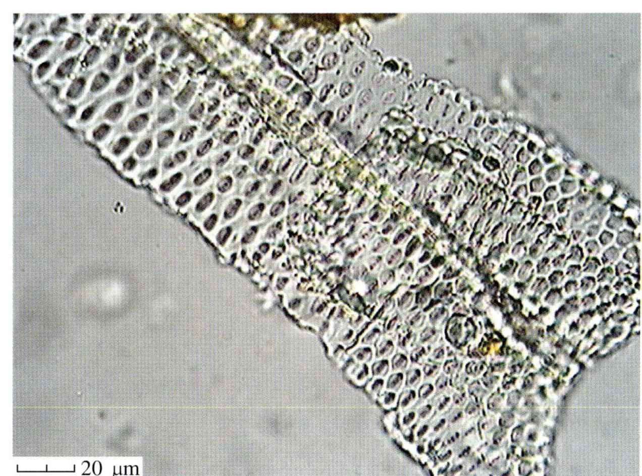

具缘纹孔导管及网纹导管直径 21～83 μm。

金锁固精散

Jinsuo Gujing San

处方： 沙苑子 (炒) 60 g　茨实 (盐炒) 60 g　莲须 60 g　龙骨 (煅) 30 g
牡蛎 (煅) 30 g　莲子 30 g

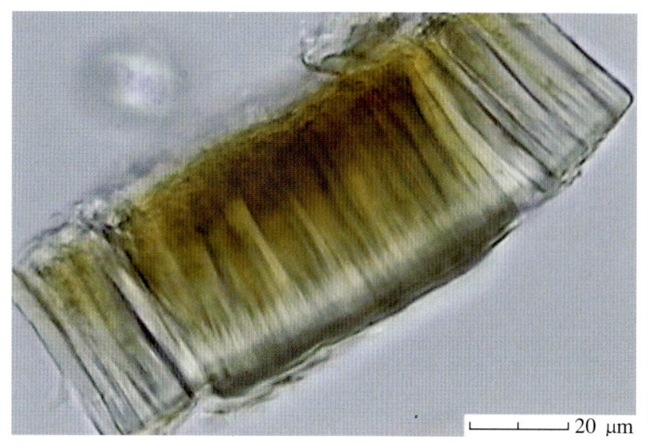

沙苑子：表皮栅状细胞为一列，上端有纵向纹理，无色或含棕色物。

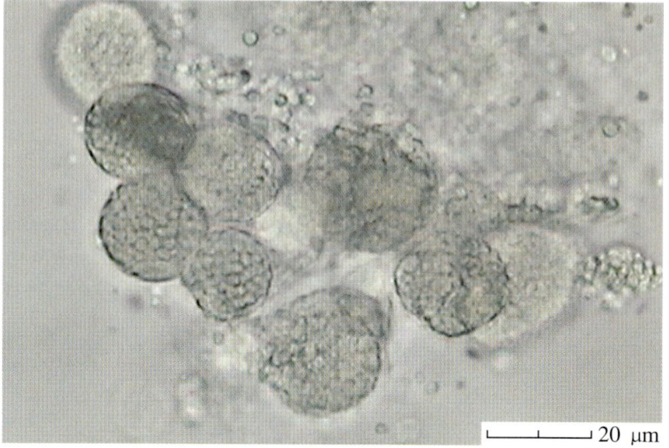

芡实：淀粉粒复粒多由百余分粒组成，类球形，直径 13～35 μm。

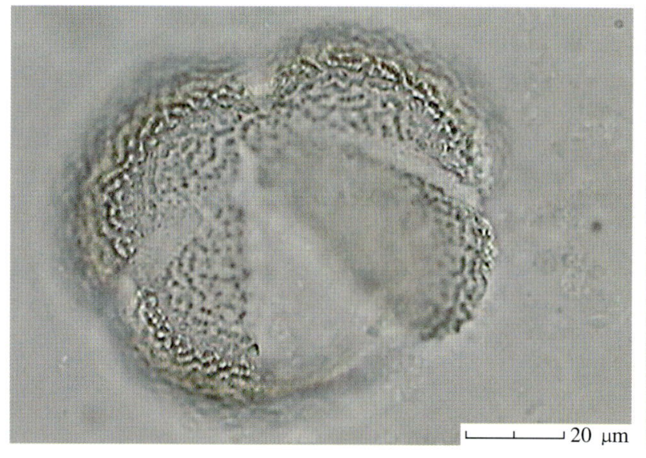

莲须：花粉粒类球形或长圆形，直径 45～86 μm，具 3 孔沟，表面有颗粒网纹。

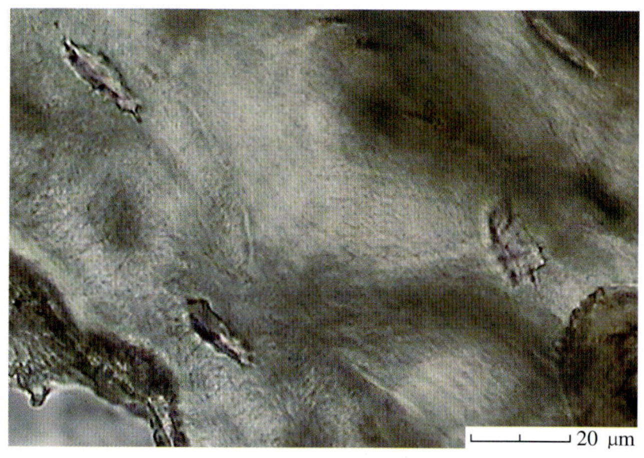

龙骨：不规则碎块淡灰褐色，有的具凹凸纹理。

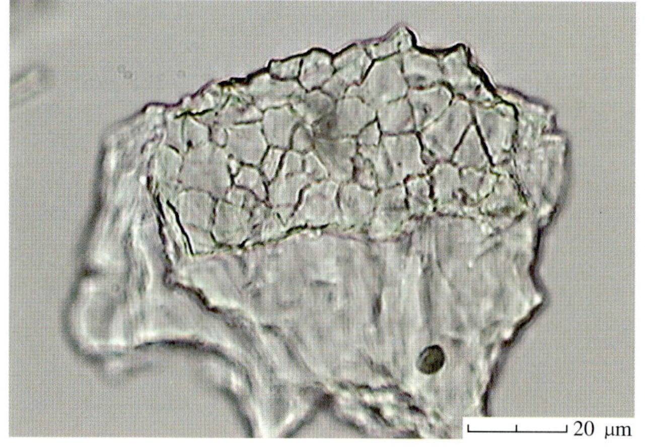

牡蛎：不规则块片无色或淡黄褐色，表面具细纹理。

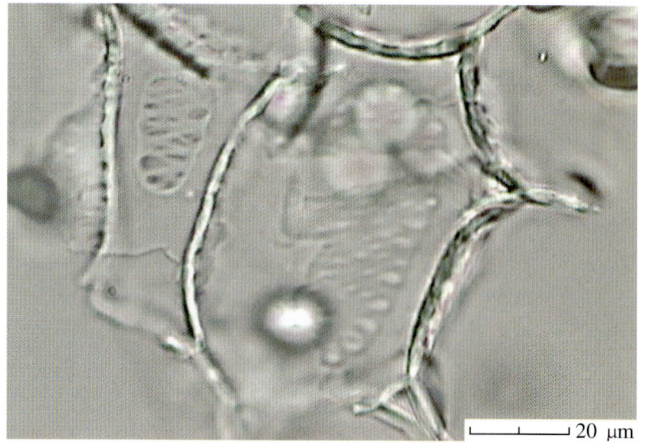

莲子：子叶薄壁细胞类长圆形或类圆形，细胞壁稍厚，部分呈细密连珠状。

肥　猪　菜

Feizhu Cai

处方：白芍 20 g　　前胡 20 g　　陈皮 20 g　　滑石 20 g　　碳酸氢钠 20 g

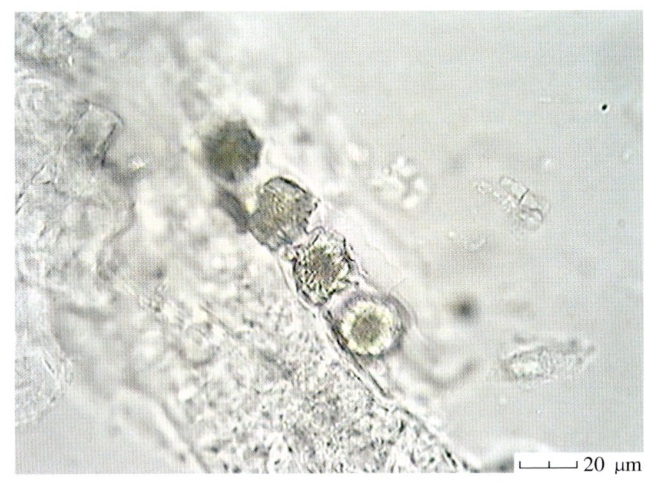

白芍：草酸钙簇晶直径 18～32 μm，存在于薄壁细胞中，常排列成行或一个细胞中含数个簇晶。

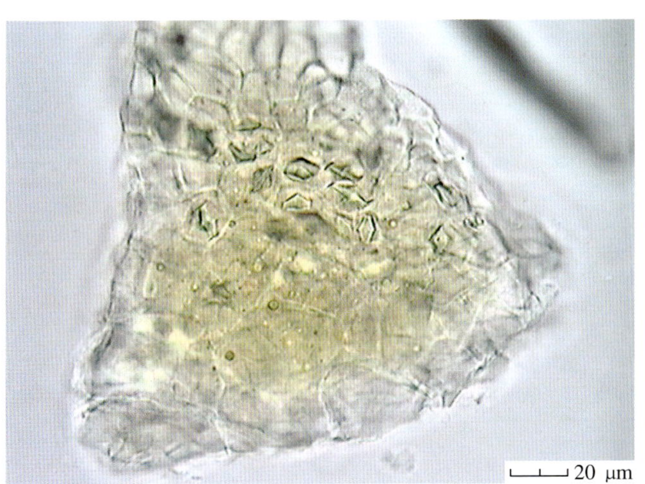

陈皮：草酸钙方晶成片存在于薄壁组织中。

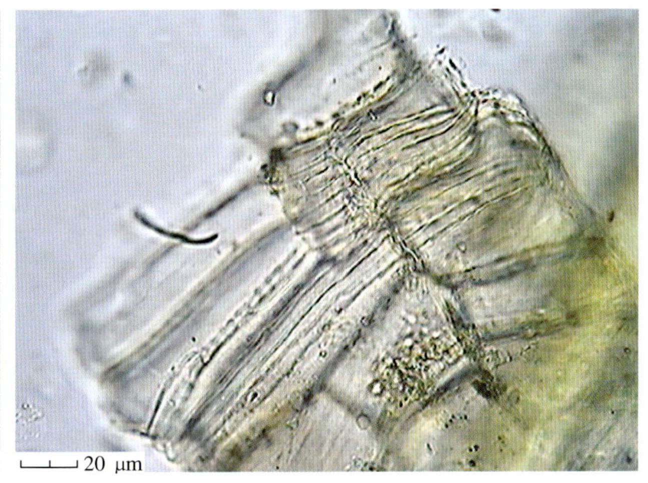

前胡：木栓细胞淡棕黄色，常多层重叠，表面观呈长方形。

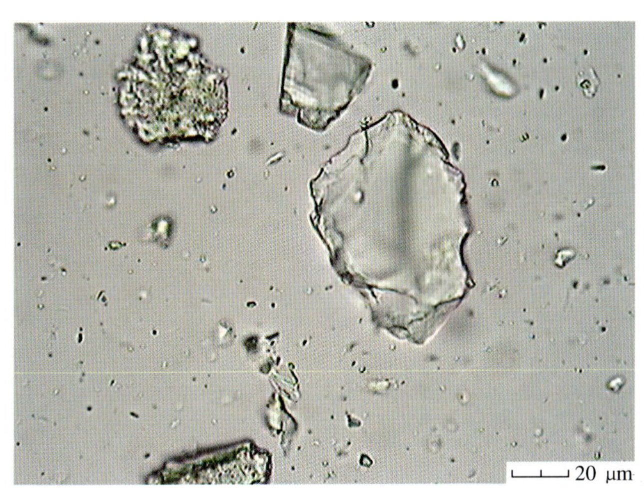

滑石：不规则块片无色，有层层剥落痕迹。

肥　猪　散

Feizhu San

处方： 绵马贯众 30 g　何首乌 (制) 30 g　麦芽 500 g　黄豆 (炒) 500 g

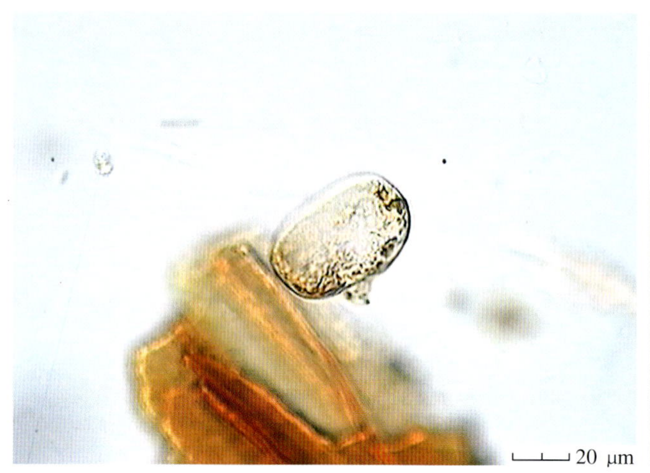

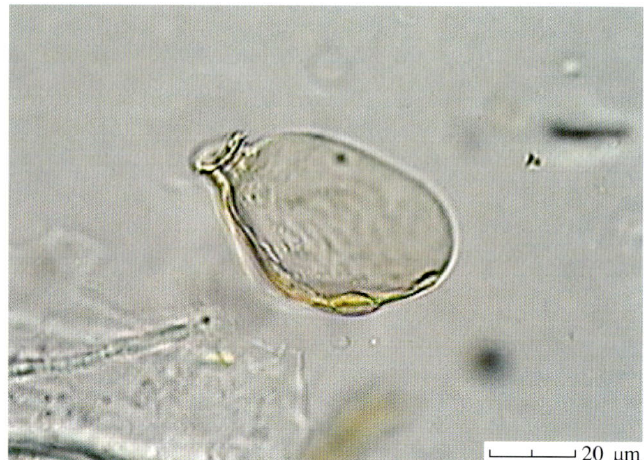

绵马贯众：间隙腺毛类圆形或长卵形，直径23～48 μm，基部延长似柄状，有的含黄色或黄棕色分泌物。

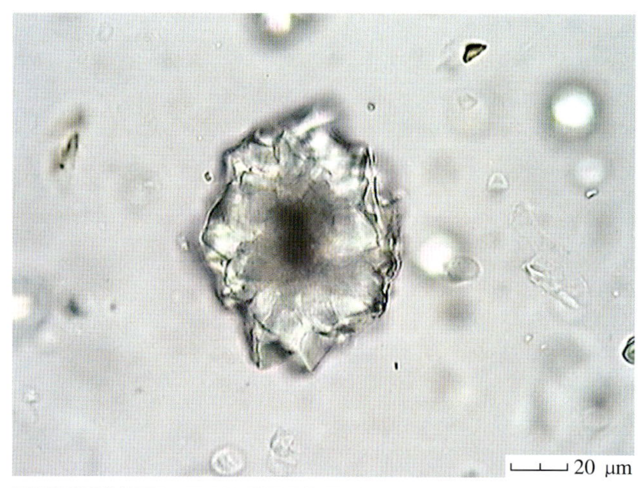

何首乌：草酸钙簇晶直径约至80 μm。

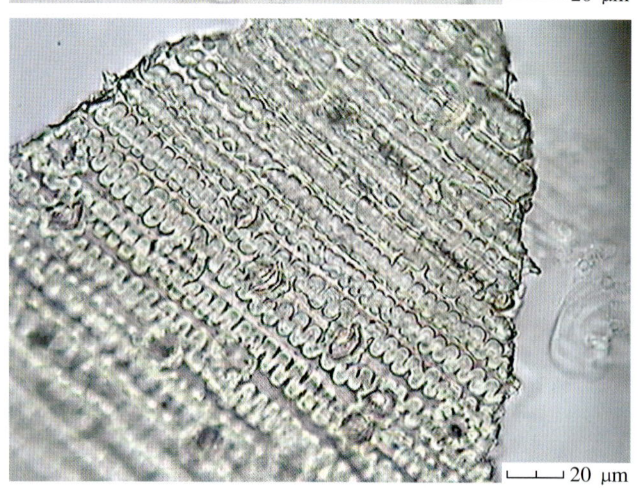

麦芽：果皮细胞纵列，常有1个长细胞与2个短细胞相间连接，长细胞壁厚，波状弯曲，木化。

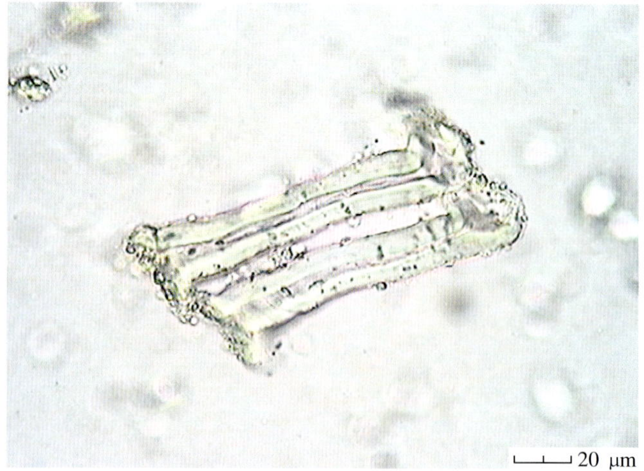

黄豆：种皮支持细胞侧面观呈哑铃状或骨状，长26～170 μm，宽20～73 μm，缢缩部位宽12～26 μm。

定　喘　散

Dingchuan San

处方： 桑白皮 25 g　苦杏仁（炒）20 g　莱菔子 30 g　葶苈子 30 g　紫苏子 20 g
党参 30 g　白术（炒）20 g　关木通 20 g　大黄 30 g　郁金 25 g
黄芩 25 g　栀子 25 g

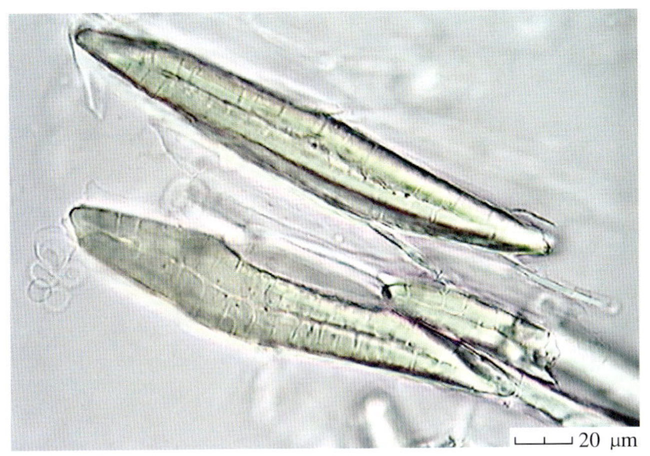

黄芩：纤维淡黄色，梭形，壁厚，孔沟细。

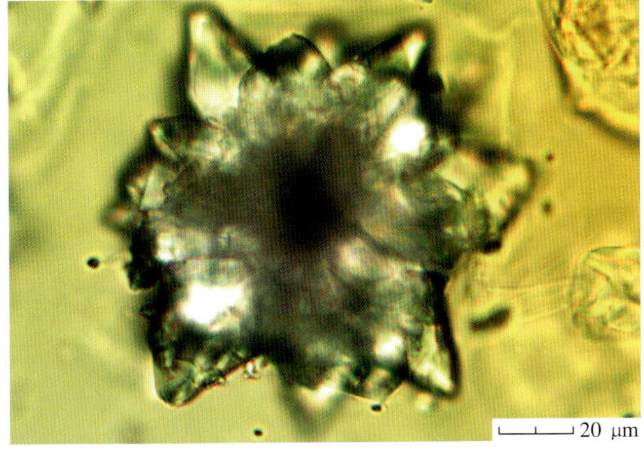

大黄：草酸钙簇晶大，直径 60～140 μm。

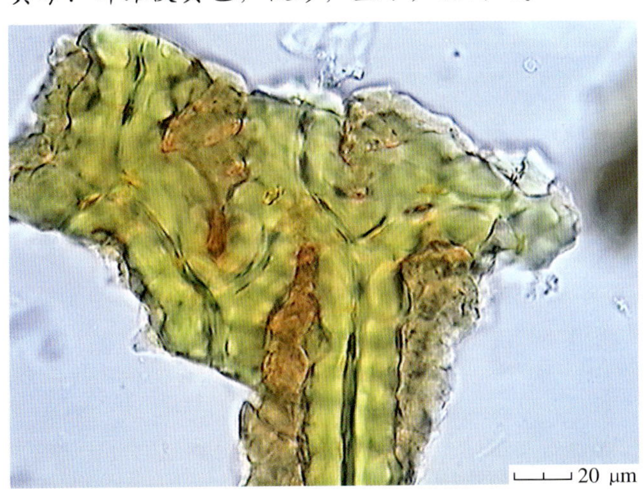

栀子：种皮石细胞黄色或淡棕色，多破碎，完整者长多角形、长方形或形状不规则，壁厚，有大的圆形纹孔，胞腔棕红色。

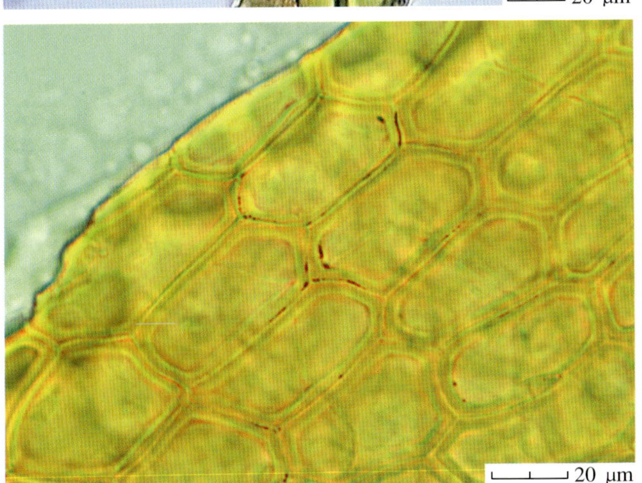

葶苈子：种皮下皮细胞黄色，多角形或长多角形，壁稍厚。

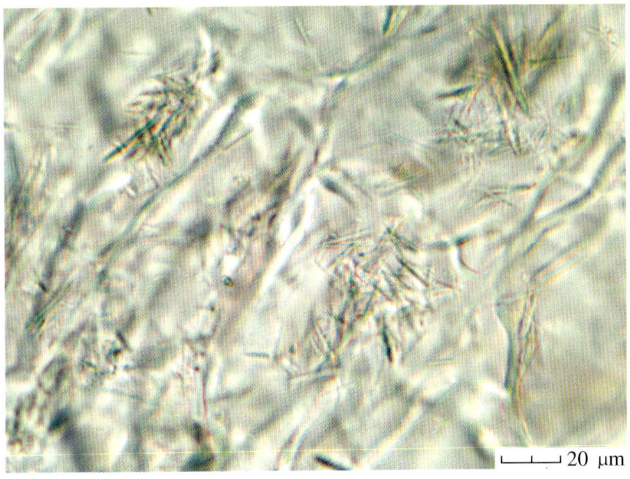

白术：草酸钙针晶细小，长 10～32 μm，不规则地充塞于薄壁细胞中。

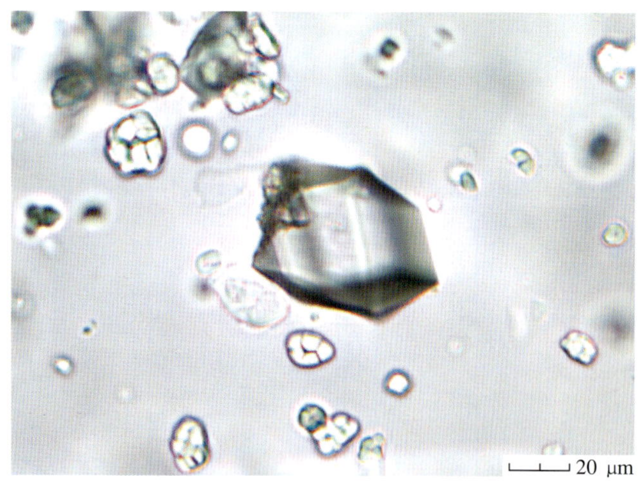

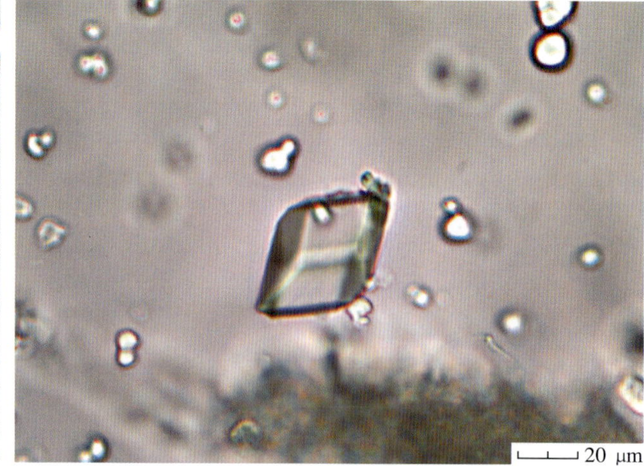

桑白皮：草酸钙方晶多面形、正立方形或菱形，直径11～32 μm。

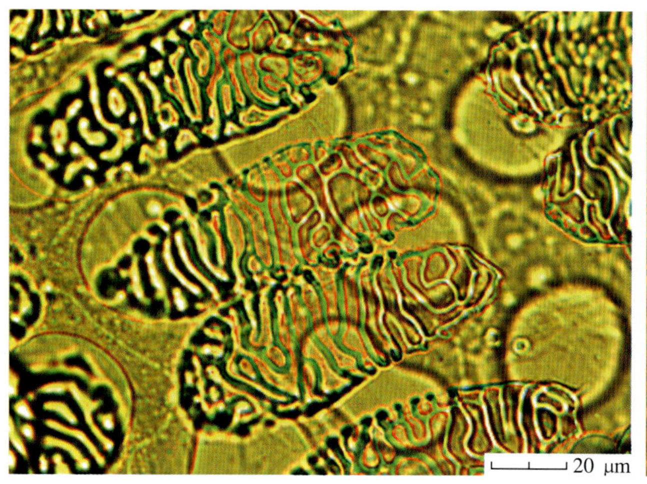

紫苏子：种皮细胞类圆形、长圆形或形状不规则，壁网状增厚似花纹样。

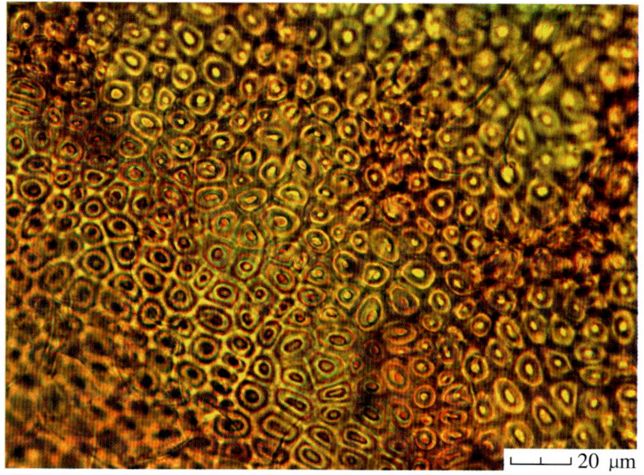

莱菔子：种皮碎片黄色或棕红色，细胞小，多角形，壁厚。

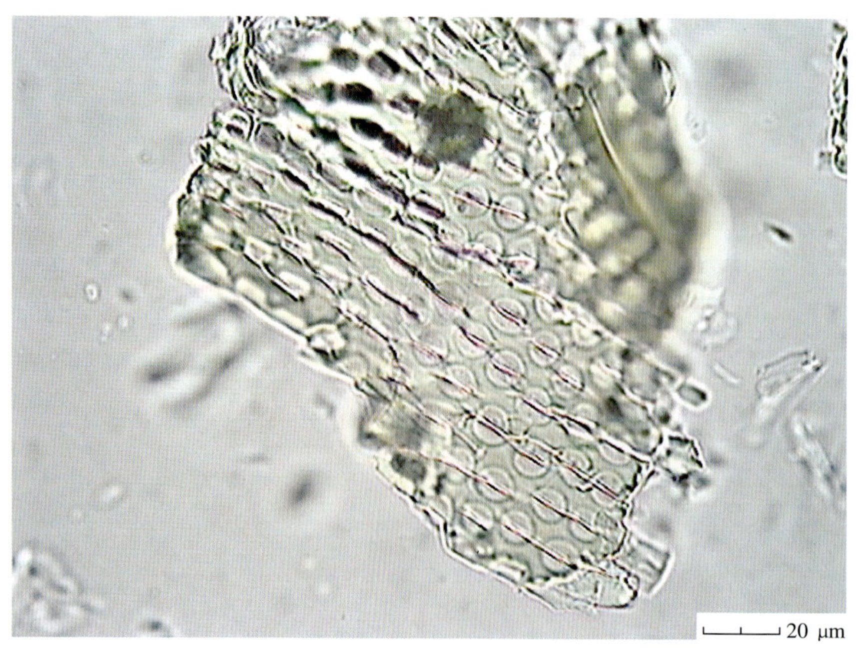

关木通：具缘纹孔导管大，直径约至328 μm，具缘纹孔圆形，排列紧密。

降脂增蛋散

Jiangzhi Zengdan San

处方： 刺五加 50 g　仙茅 50 g　何首乌 50 g　当归 50 g　艾叶 50 g　党参 80 g　白术 80 g　山楂 40 g　六神曲 40 g　麦芽 40 g　松针 200 g

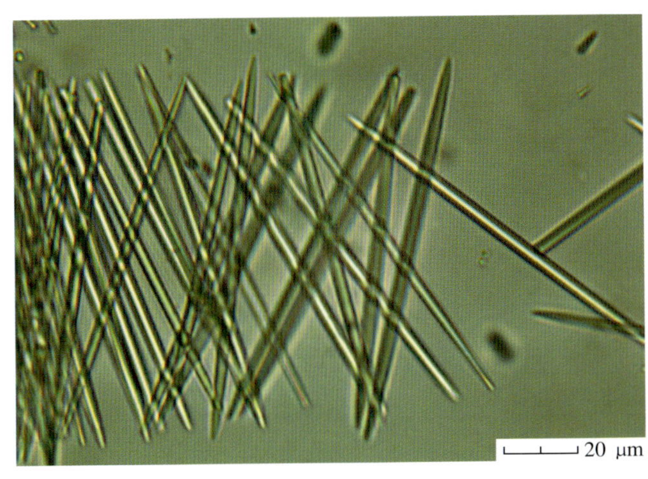

仙茅：草酸钙针晶长至 180 μm。

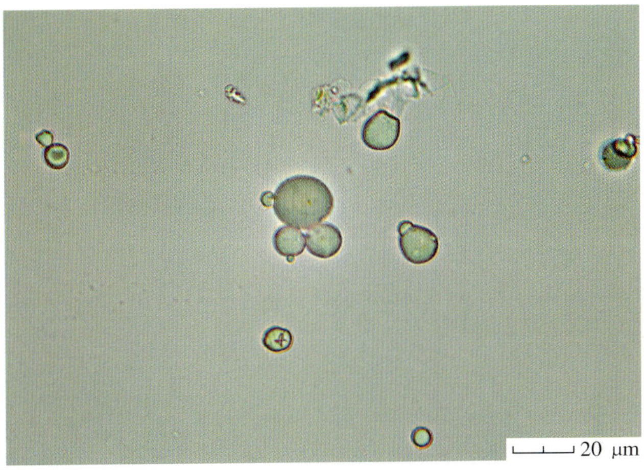

何首乌：淀粉粒单粒类球形，脐点星状或三叉状，复粒由 2～9 分粒组成。

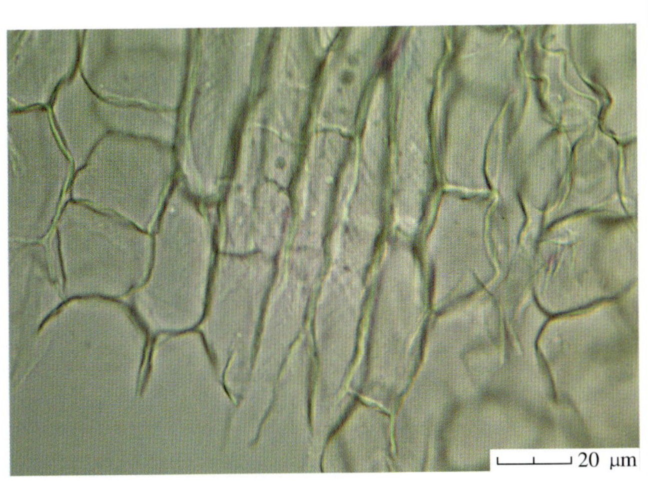

当归：薄壁细胞纺锤形，壁略厚，有极微细的斜向交错纹理。

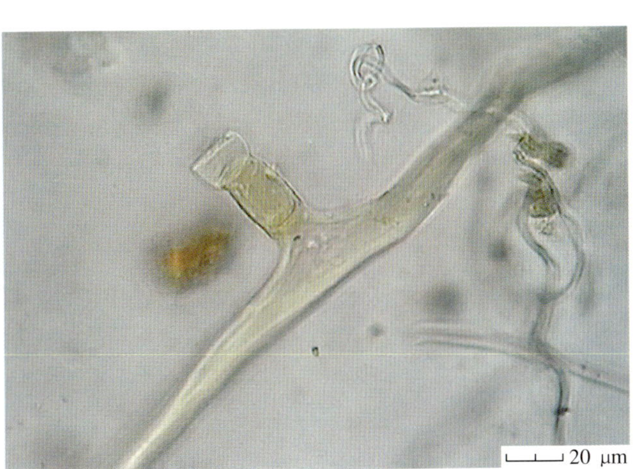

艾叶：T 字形毛弯曲，柄 2～4 细胞。

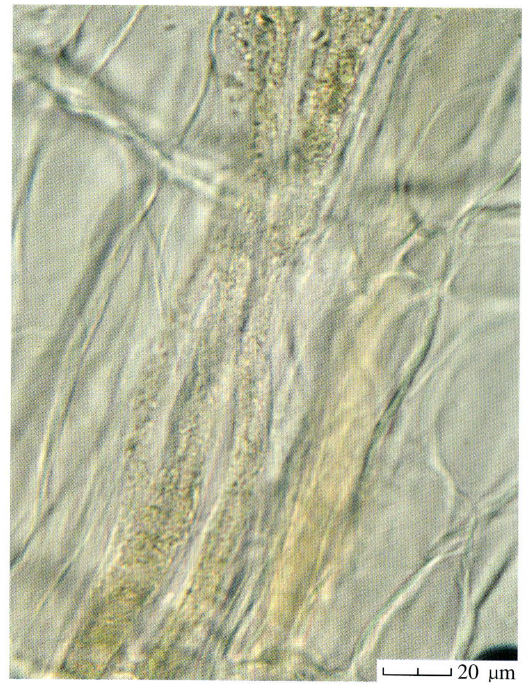

20 μm

党参：联结乳管直径12～15 μm，内含细小颗粒状物。

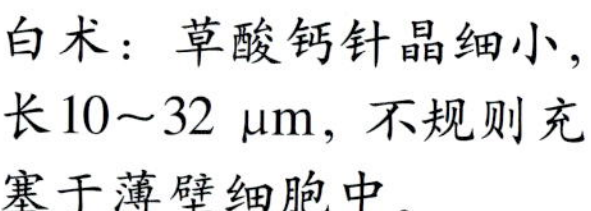

白术：草酸钙针晶细小，长10～32 μm，不规则充塞于薄壁细胞中。

20 μm

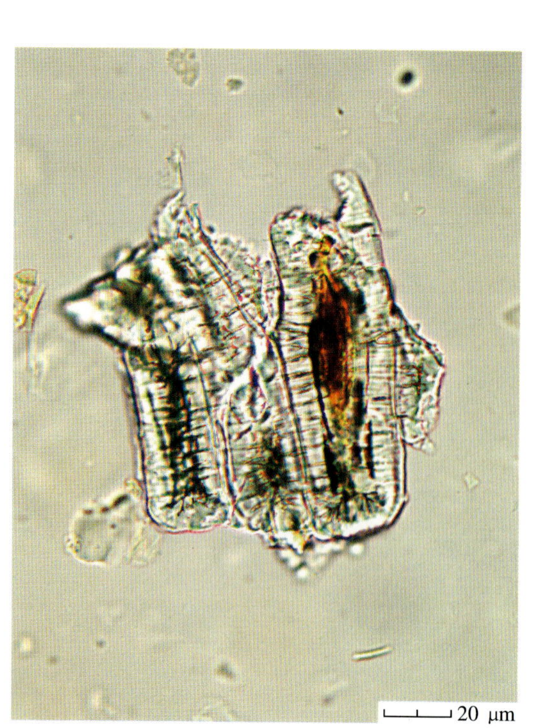

20 μm

山楂：果皮石细胞淡紫红色、红色或黄棕色，类圆形或多角形，直径约至125 μm。

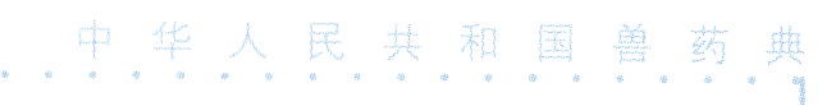

参苓白术散

Shenling Baizhu San

处方： 党参 60 g　茯苓 30 g　白术 (炒) 60 g　山药 60 g　甘草 30 g
白扁豆 (炒) 60 g　莲子 30 g　薏苡仁 (炒) 30 g　砂仁 15 g　桔梗 30 g　陈皮 30 g

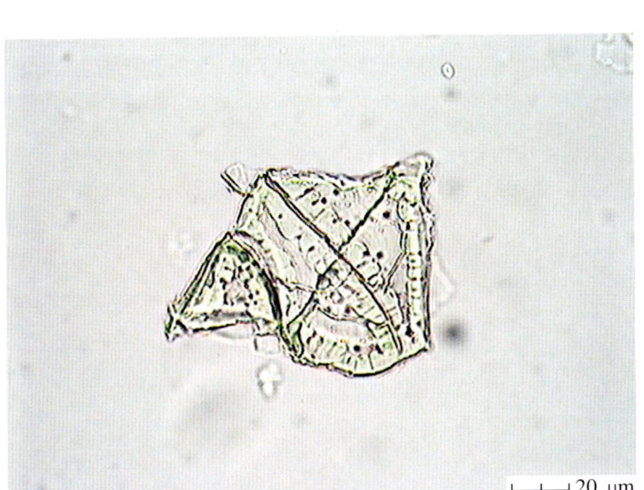

党参：石细胞类斜方形或多角形，一端稍尖，壁较厚，纹孔稀疏。

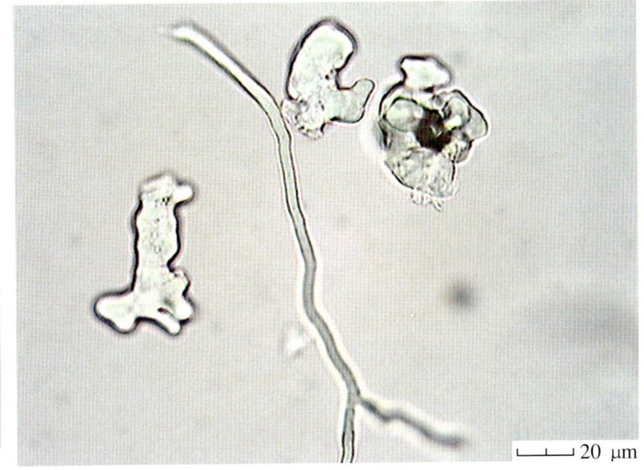

茯苓：不规则分枝状团块无色，遇水合氯醛液溶化；菌丝无色或淡棕色，直径4～6 μm。

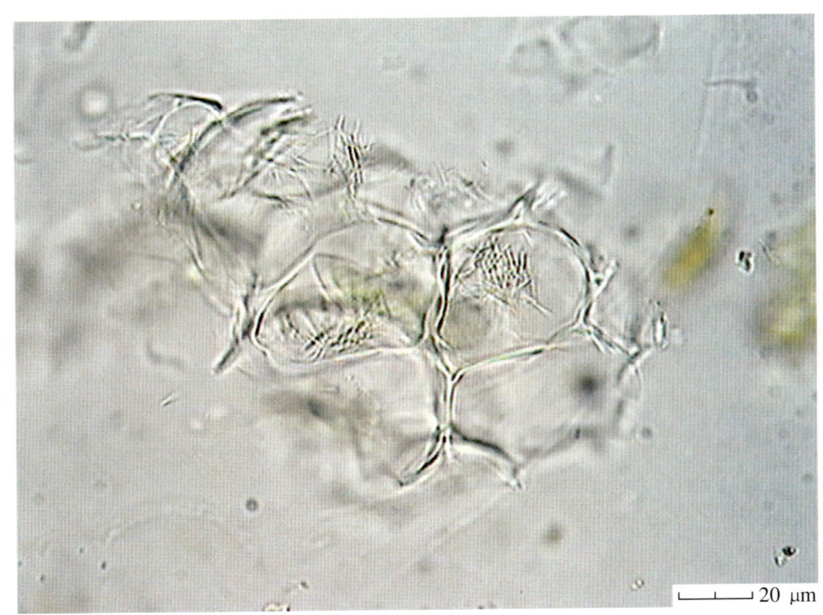

白术：草酸钙针晶细小，长10～32 μm，不规则地充塞于薄壁细胞中。

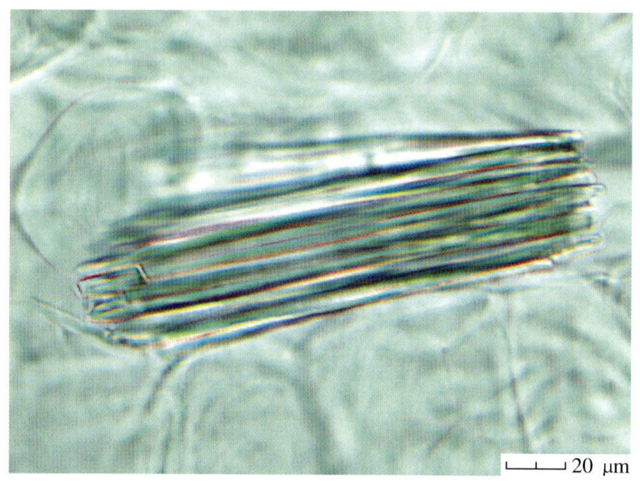

山药：草酸钙针晶束存在于黏液细胞中，长80～240 μm，直径2～8 μm。

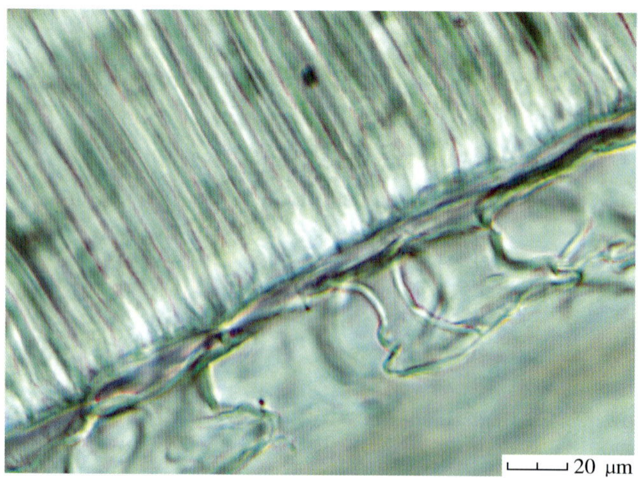

白扁豆：种皮栅状细胞成片，无色，长26～213 μm，宽5～26 μm。

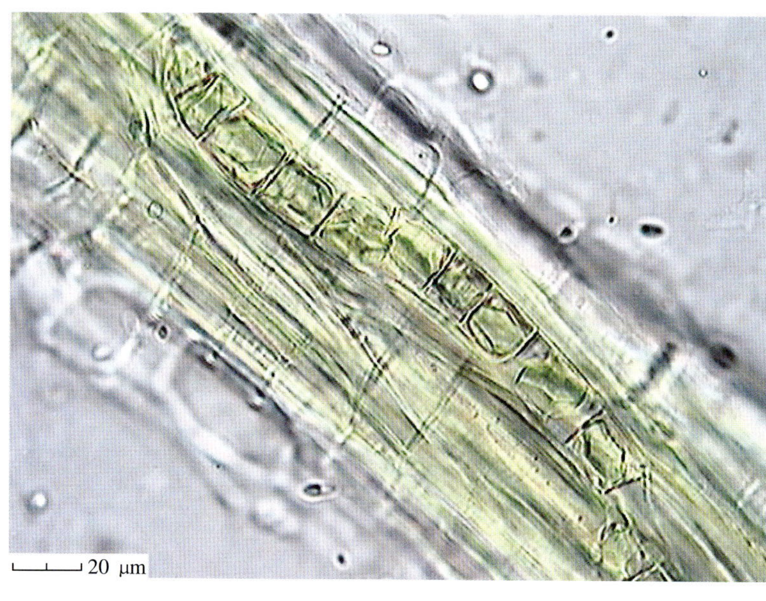

甘草：纤维束周围薄壁细胞含草酸钙方晶，形成晶纤维。

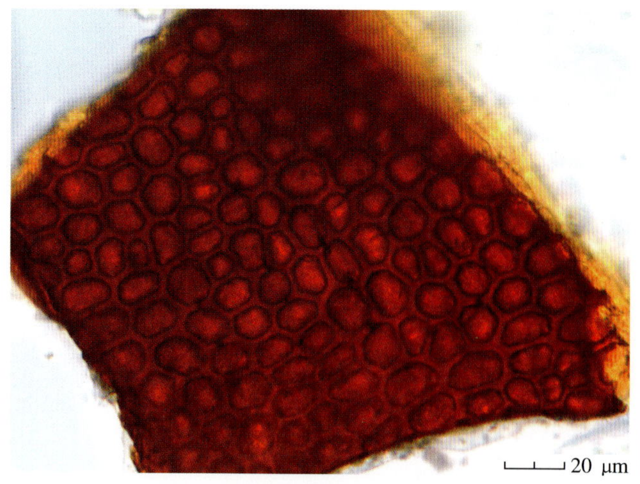

砂仁：内种皮厚壁细胞黄棕色或棕红色，表面观类多角形，壁厚，胞腔含硅质块。

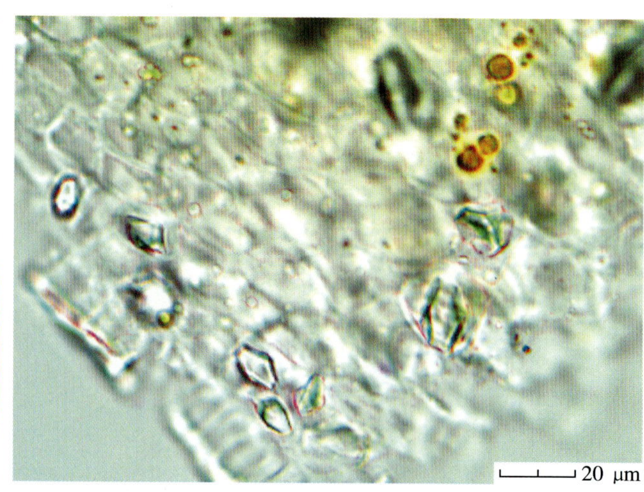

陈皮：草酸钙方晶成片存在于薄壁组织中。

荆防败毒散

Jingfang Baidu San

处方： 荆芥 45 g　防风 30 g　羌活 25 g　独活 25 g　柴胡 30 g　前胡 25 g
枳壳 30 g　茯苓 45 g　桔梗 30 g　川芎 25 g　甘草 15 g　薄荷 15 g

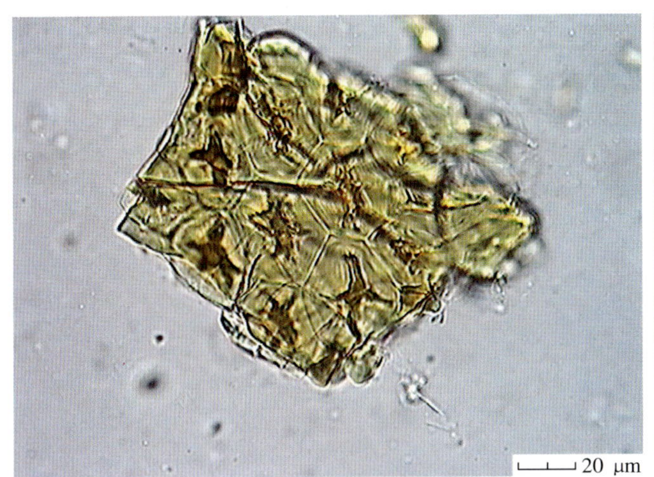

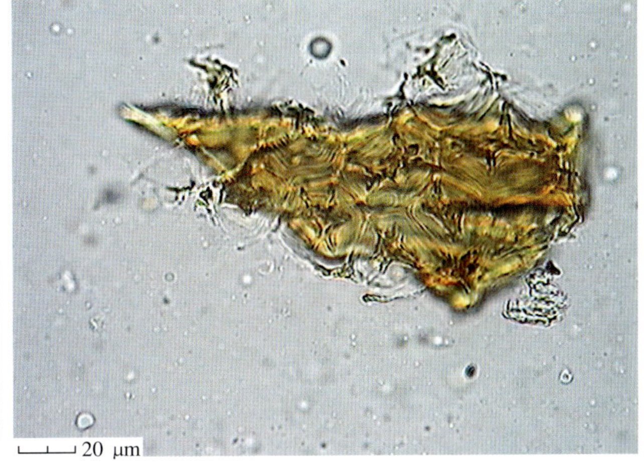

荆芥：外果皮细胞表面观多角形，壁黏液化，胞腔含棕色物。

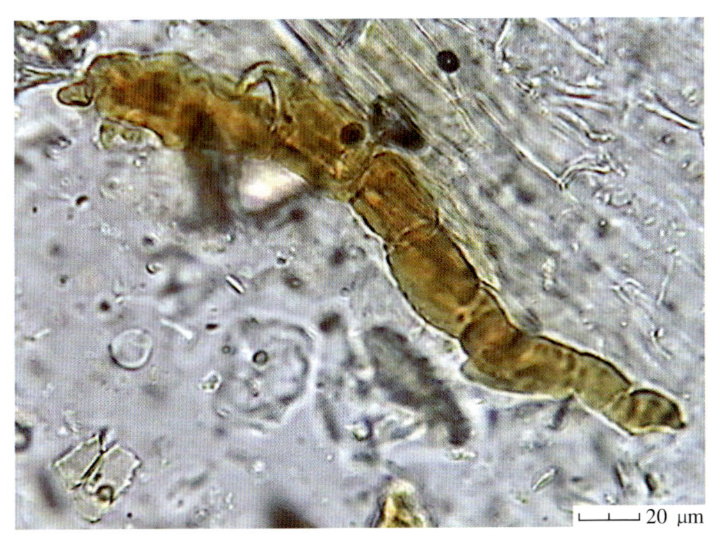

柴胡：油管含淡黄色或黄棕色条状分泌物，直径 8～25 μm。

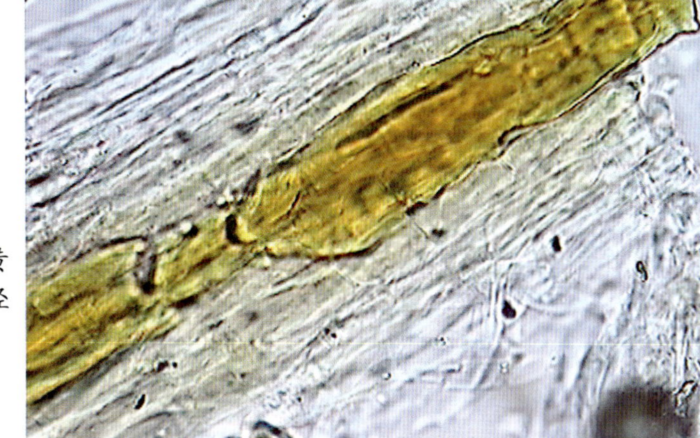

防风：油管含金黄色分泌物，直径 17～60 μm。

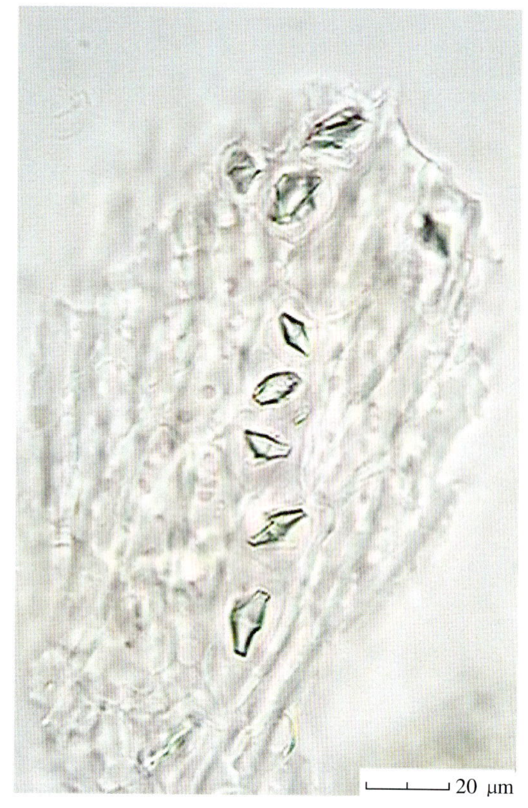

枳壳：草酸钙方晶成片存在于薄壁组织中。

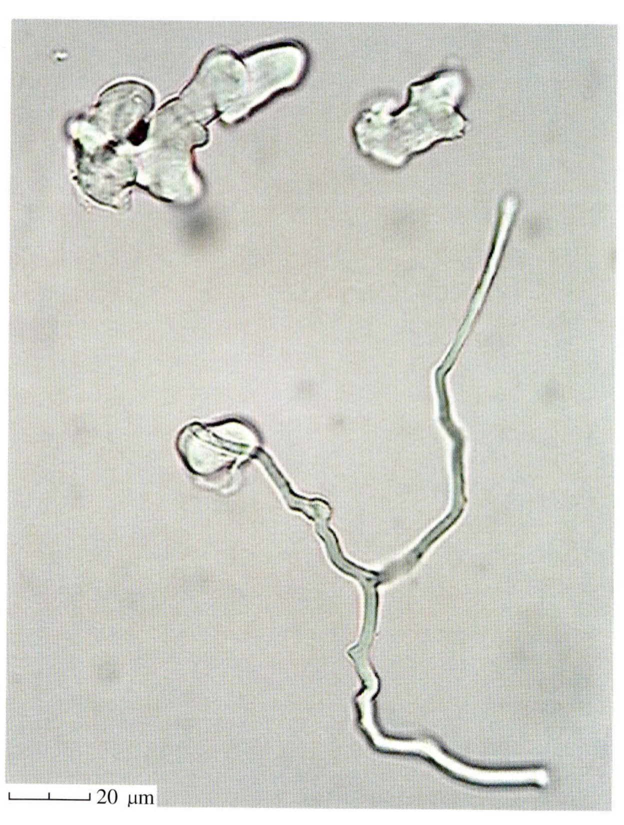

茯苓：不规则分枝状团块无色，遇水合氯醛液溶化；菌丝无色或淡棕色，直径4～6 μm。

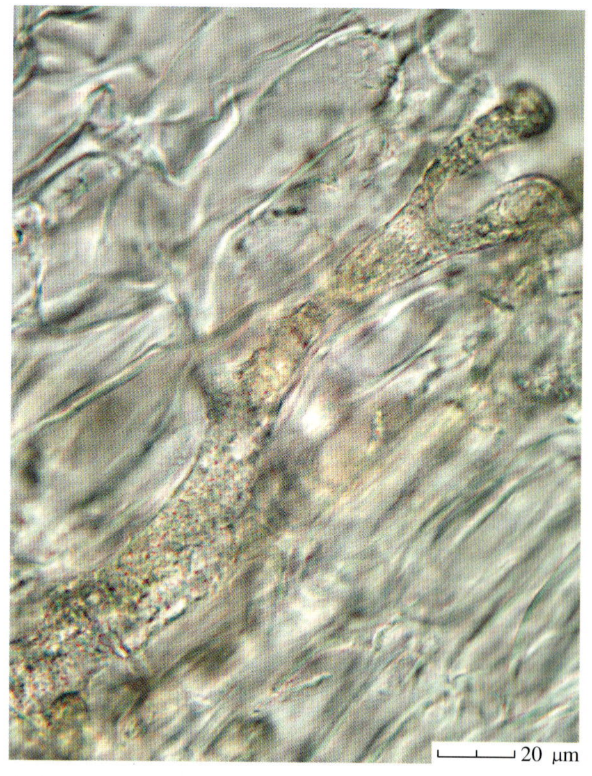

桔梗：联结乳管直径14～25 μm，含淡黄色颗粒状物。

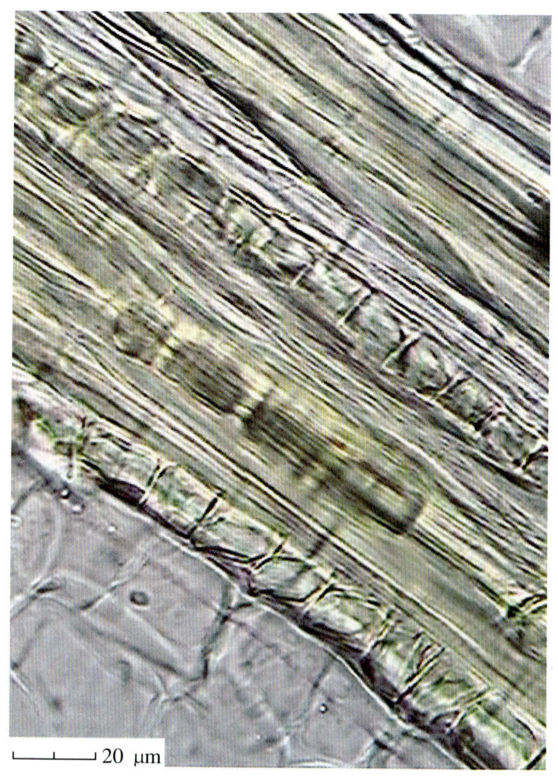

甘草：纤维束周围薄壁细胞含草酸钙方晶，形成晶纤维。

荆防解毒散

Jingfang Jiedu San

处方：金银花 30 g　连翘 30 g　生地黄 15 g　牡丹皮 15 g　赤芍 15 g　荆芥 15 g　薄荷 15 g　防风 15 g　苦参 30 g　蝉蜕 30 g　甘草 15 g

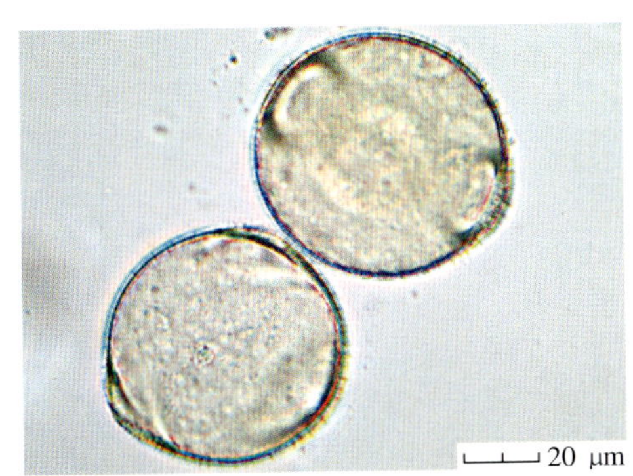

金银花：花粉粒类圆形，直径约至 76 μm，外壁有刺状雕纹，具3个萌发孔。

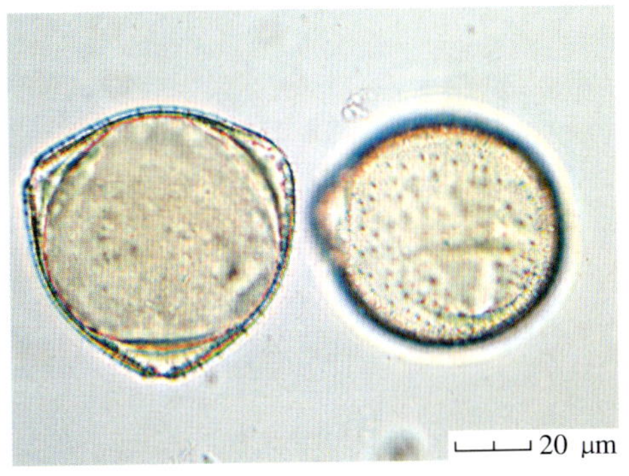

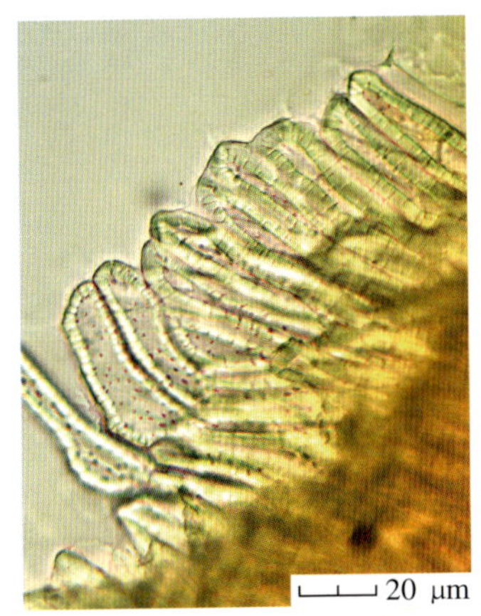

连翘：内果皮纤维上下层纵横交错，纤维短梭形。

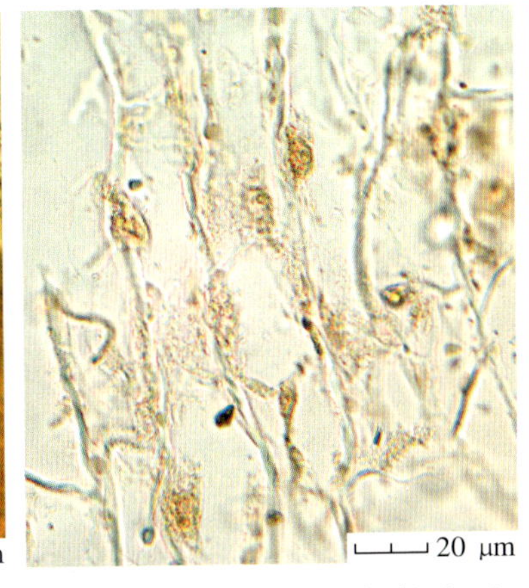

生地黄：薄壁组织灰棕色至黑棕色，细胞多皱缩，内含棕色核状物。

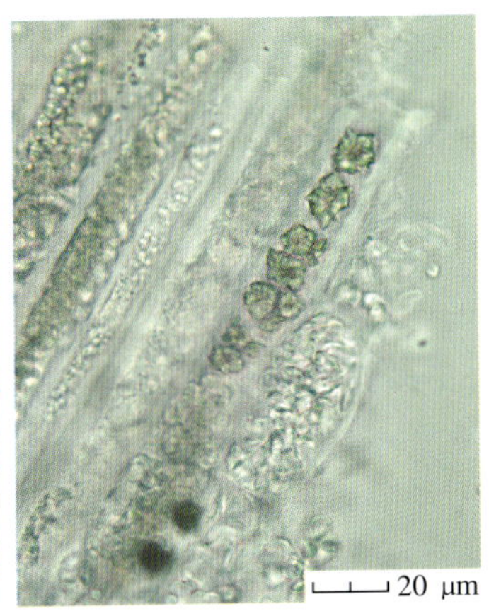

牡丹皮：草酸钙簇晶存在于无色薄壁细胞中，有时数个排列成行。

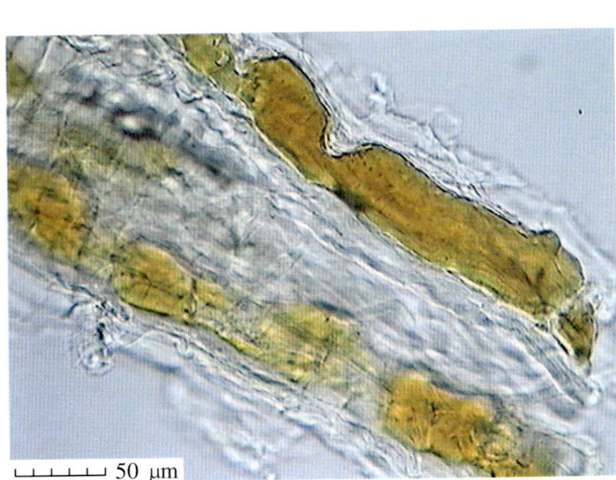

防风：油管含金黄色分泌物，直径17～60 μm。

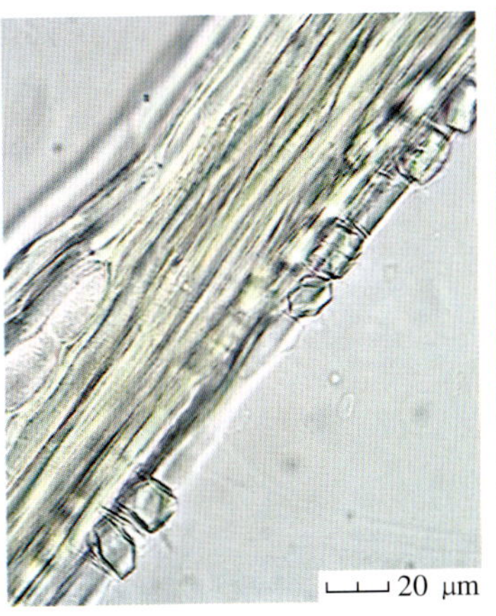

甘草：纤维束无色，周围薄壁细胞含草酸钙方晶，形成晶纤维。

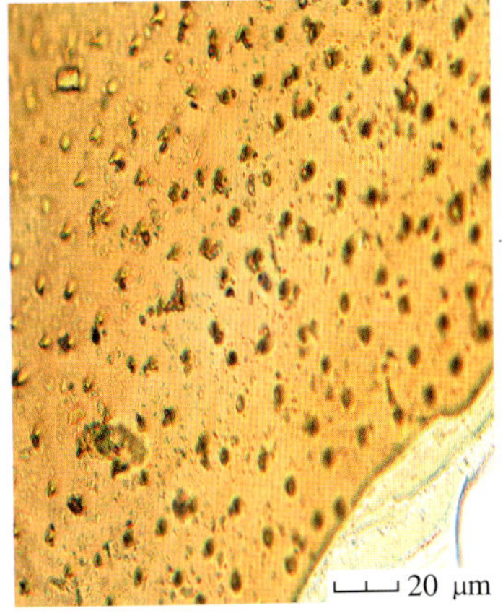

蝉蜕：几丁质皮壳碎片淡黄棕色，半透明，密布乳头状或短刺状突起。

茵陈木通散

Yinchen Mutong San

处方： 茵陈 15 g　连翘 15 g　桔梗 12 g　川木通 12 g　苍术 18 g　柴胡 12 g
升麻 9 g　青皮 15 g　陈皮 15 g　泽兰 12 g　荆芥 9 g　防风 9 g
槟榔 15 g　当归 18 g　牵牛子 18 g

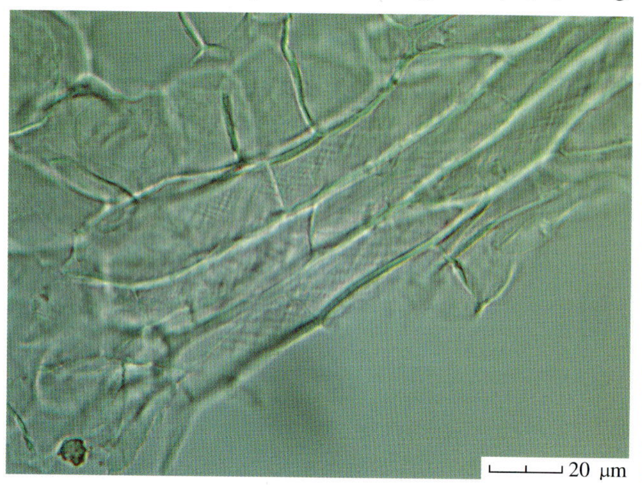

当归：薄壁细胞纺锤形，壁略厚，有极微细的斜向交错纹理。

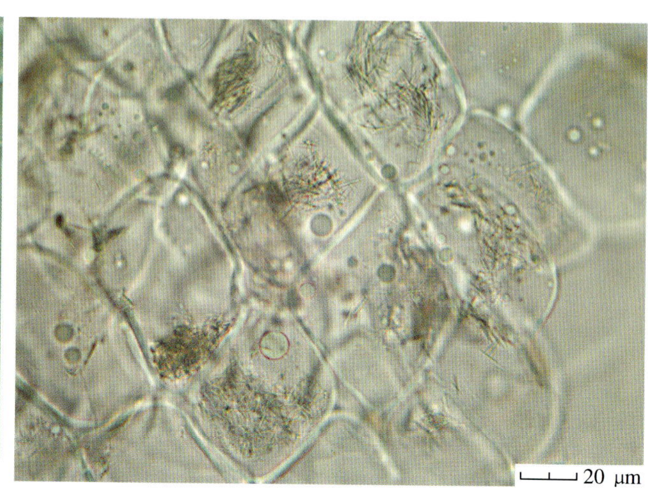

苍术：草酸钙针晶细小，长5～32 μm，不规则地充塞于薄壁细胞中。

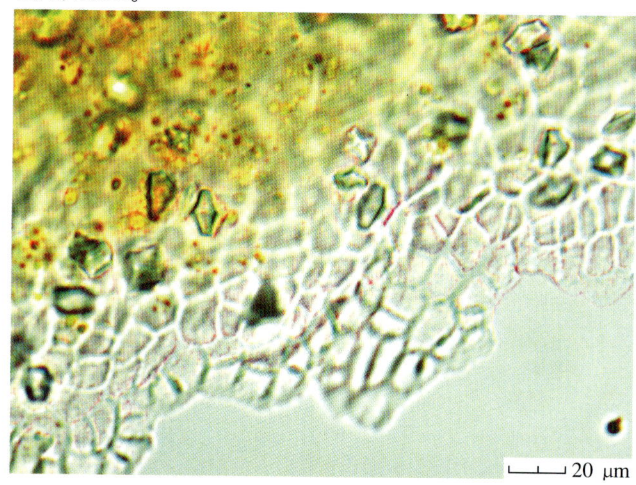

青皮、陈皮：草酸钙方晶成片存在于薄壁组织中。

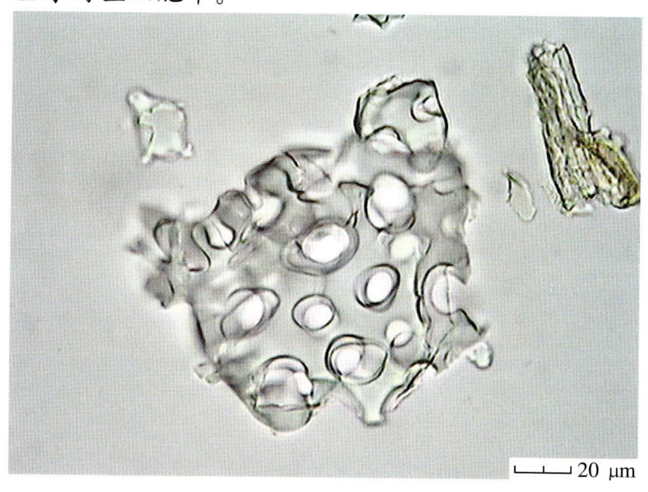

槟榔：内胚乳碎片无色，壁较厚，有较多大的类圆形纹孔。

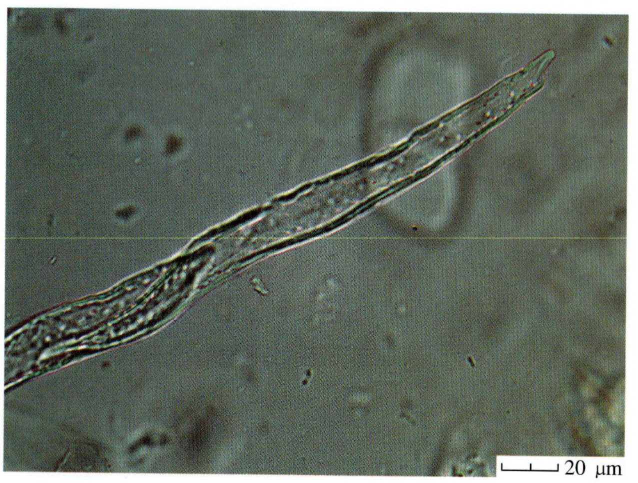

升麻：木纤维成束，多破碎，淡黄绿色，末端狭尖或钝圆，有的有分叉，直径14～41 μm，壁稍厚，具十字形纹孔对，有的胞腔中含黄棕色物。

茵　陈　蒿　散

Yinchenhao San

处方： 茵陈 120 g　　栀子 60 g　　大黄 45 g

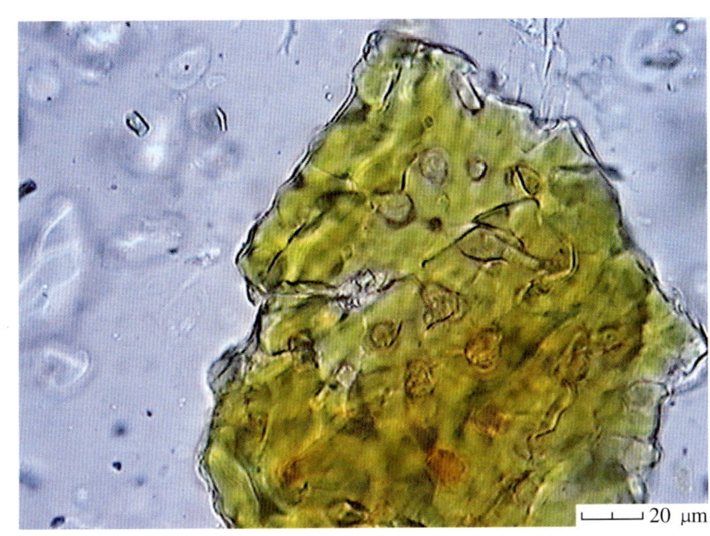

栀子：种皮石细胞黄色或淡棕色，多破碎，完整者长多角形、长方形或形状不规则，壁厚，有大的圆形纹孔，胞腔棕红色。

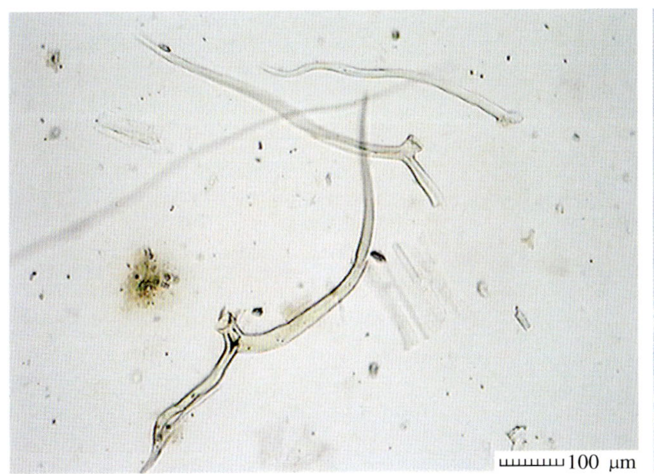

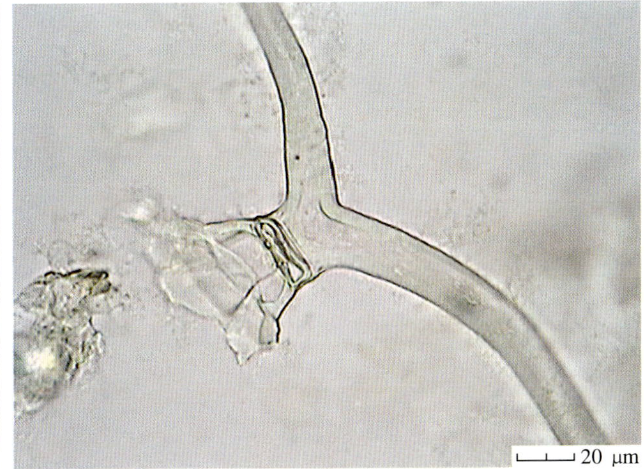

茵陈：T 形非腺毛，具柄部及单细胞臂部，两臂不等长，壁厚，柄细胞 1～2 个。

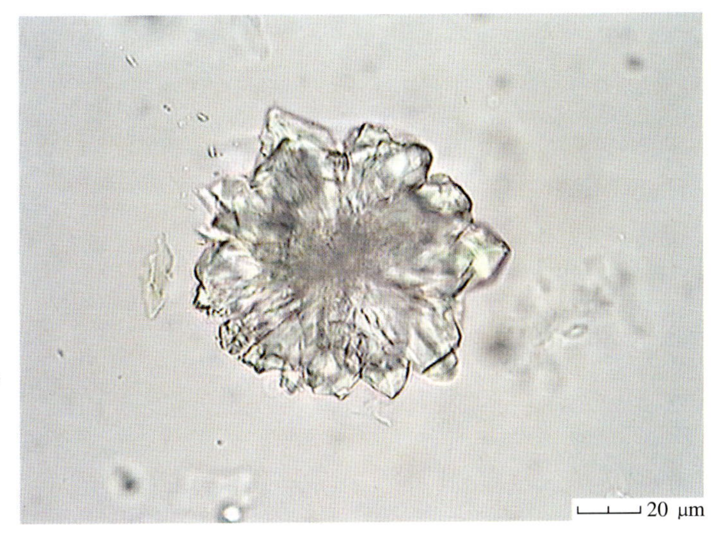

大黄：草酸钙簇晶大，直径 60～140 μm。

茴　香　散

Huixiang San

处方： 小茴香 30 g　肉桂 20 g　槟榔 10 g　白术 25 g　木通 10 g
巴戟天 20 g　当归 20 g　牵牛子 10 g　藁本 20 g　白附子 15 g
川楝子 20 g　肉豆蔻 15 g　荜澄茄 20 g

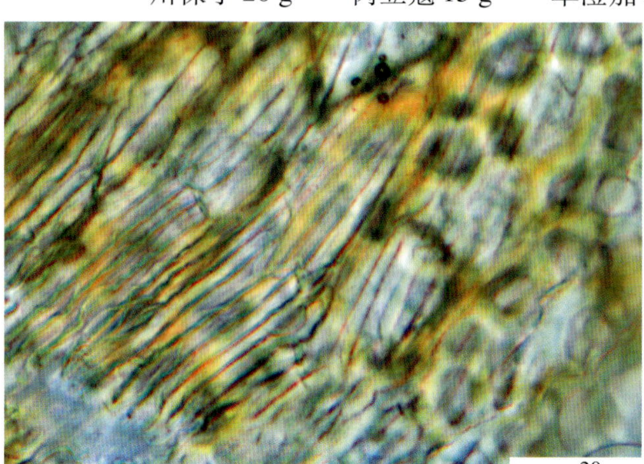

小茴香：内果皮镶嵌细胞狭长，壁菲薄，常与较大的多角形中果皮细胞重叠。

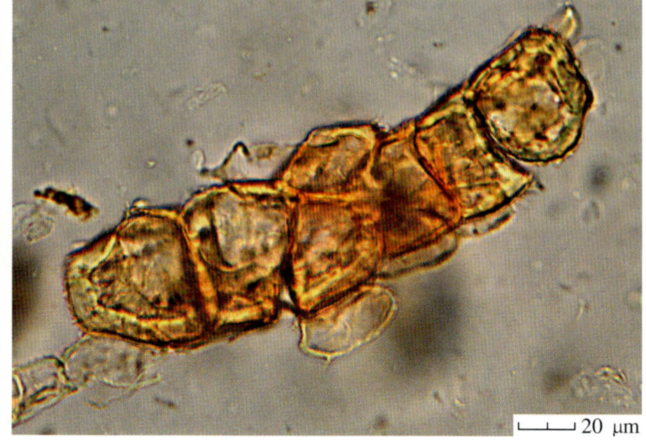

肉桂：石细胞类圆形或类长方形，壁一面菲薄。

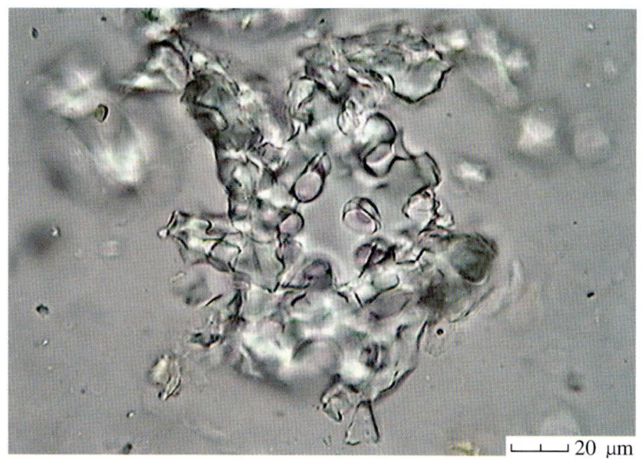

槟榔：内胚乳碎片无色，壁较厚，有较多的大的类圆形纹孔。

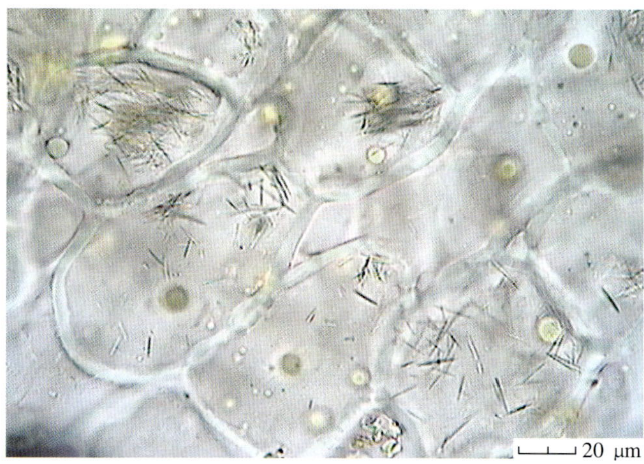

白术：草酸钙针晶细小，长 10～32 μm，不规则地充塞于薄壁细胞中。

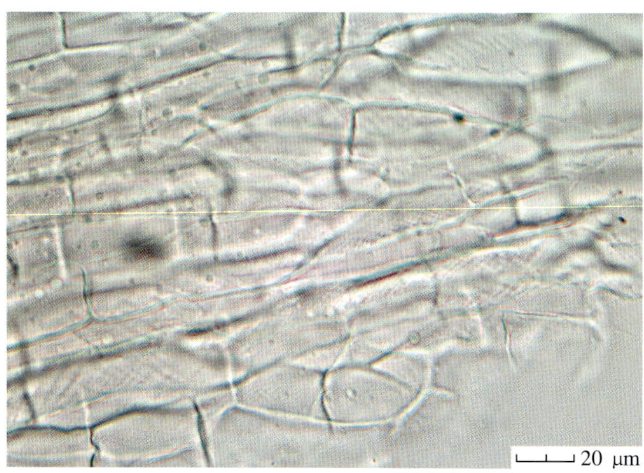

当归：薄壁细胞纺锤形，壁略厚，有极微细的斜向交错纹理。

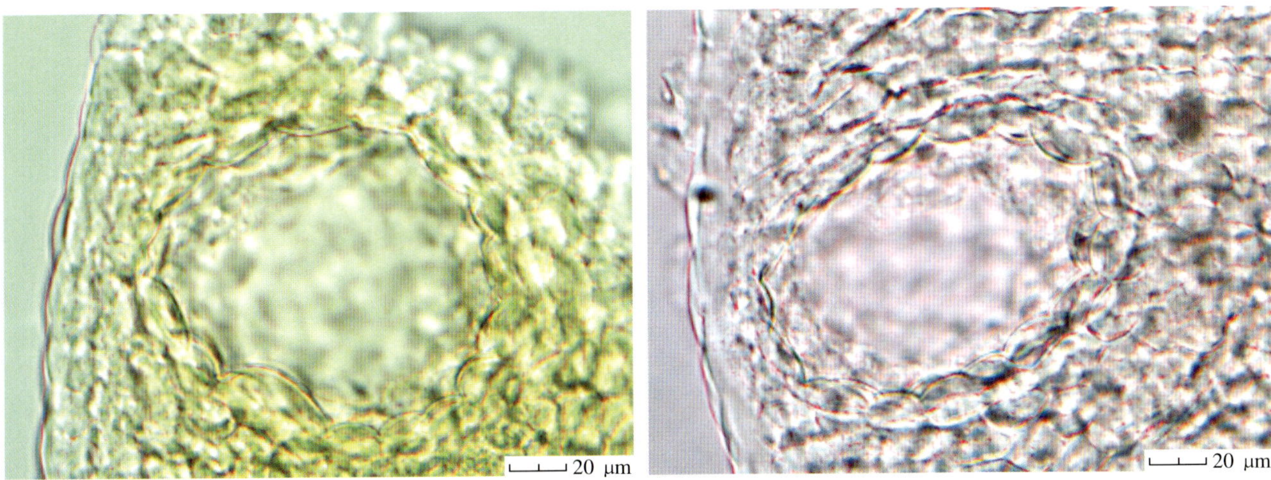

牵牛子：分泌腔类圆形或长圆形，直径30～150 μm，周围子叶细胞扁圆形，腔内含油滴。

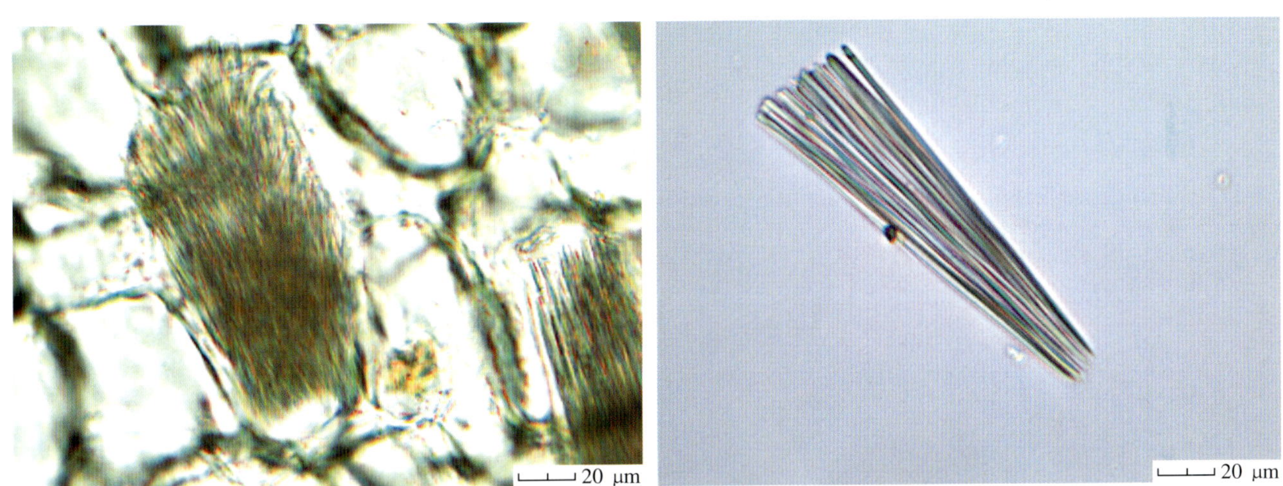

巴戟天：草酸钙针晶多成束，存在于薄壁细胞中，针晶长约至184 μm。

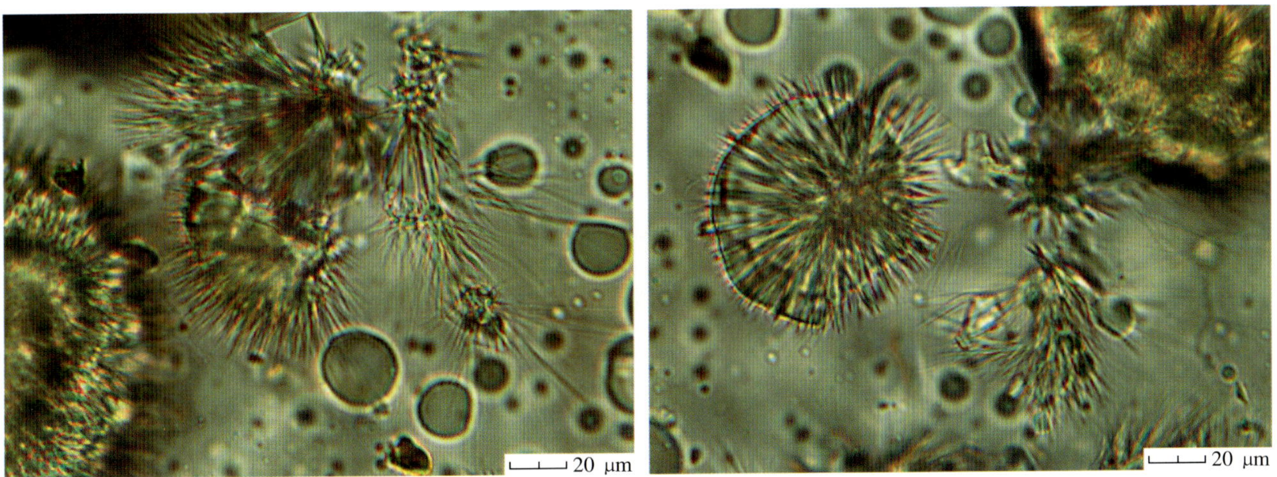

肉豆蔻：脂肪油滴众多，放置后析出针簇状结晶。

厚 朴 散

Houpo San

处方： 厚朴 30 g　陈皮 30 g　麦芽 30 g　五味子 30 g　肉桂 30 g
砂仁 30 g　牵牛子 15 g　青皮 30 g

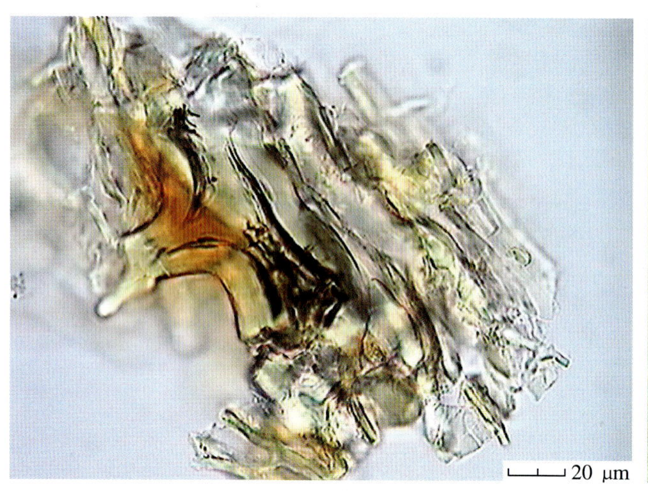

厚朴：石细胞分枝状，壁厚，层纹明显。

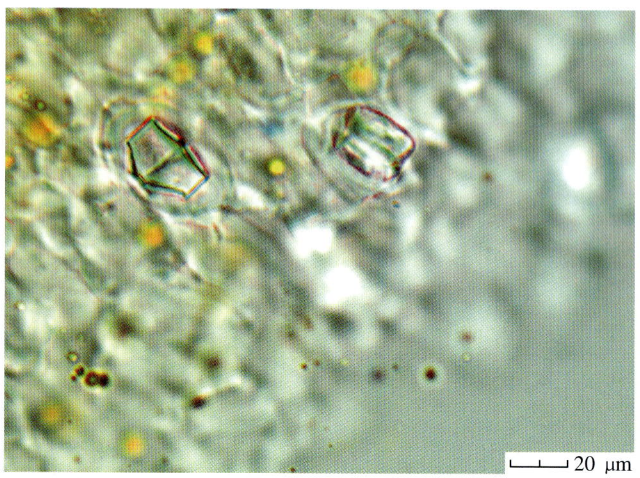

陈皮：草酸钙方晶成片存在于薄壁组织中。

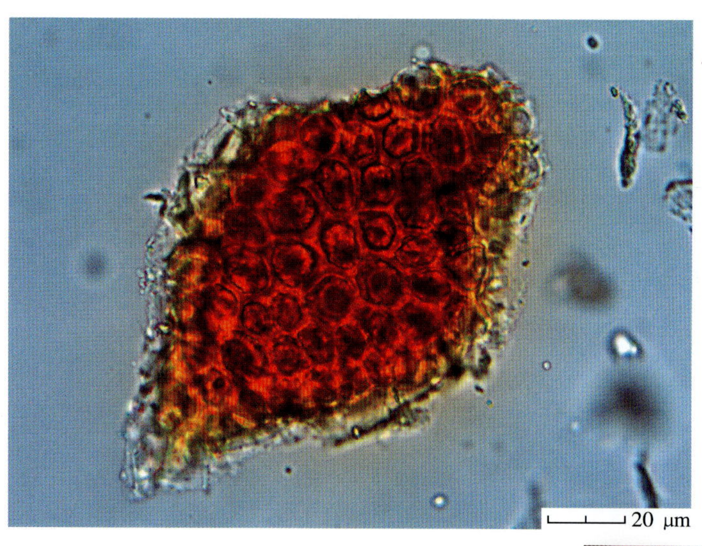

砂仁：内种皮厚壁细胞黄棕色或棕红色，表面观类多角形，壁厚，胞腔含硅质块。

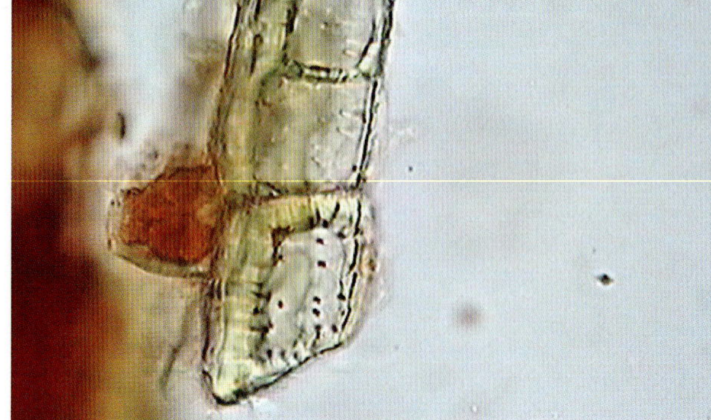

肉桂：石细胞类圆形或类长方形，壁一面菲薄。

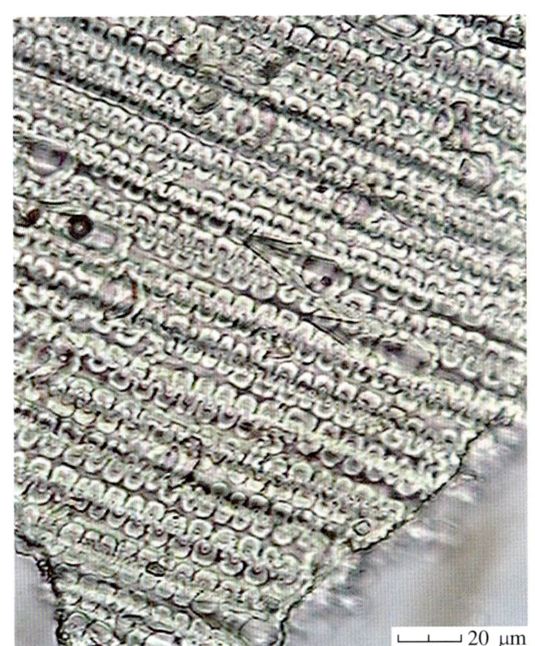

麦芽：果皮细胞纵列，常有1个长细胞与2个短细胞相间连接，长细胞壁厚，波状弯曲，木化。

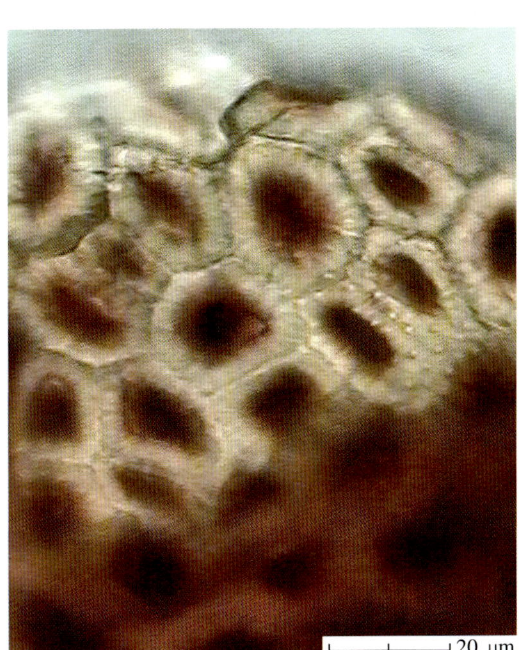

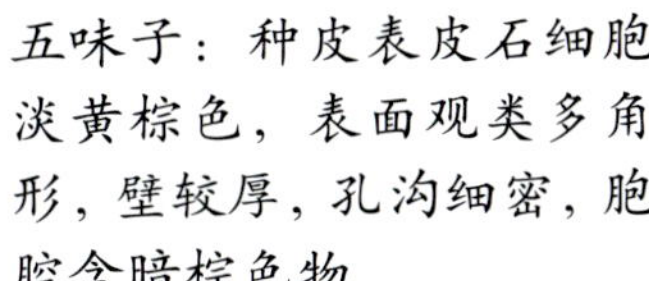

五味子：种皮表皮石细胞淡黄棕色，表面观类多角形，壁较厚，孔沟细密，胞腔含暗棕色物。

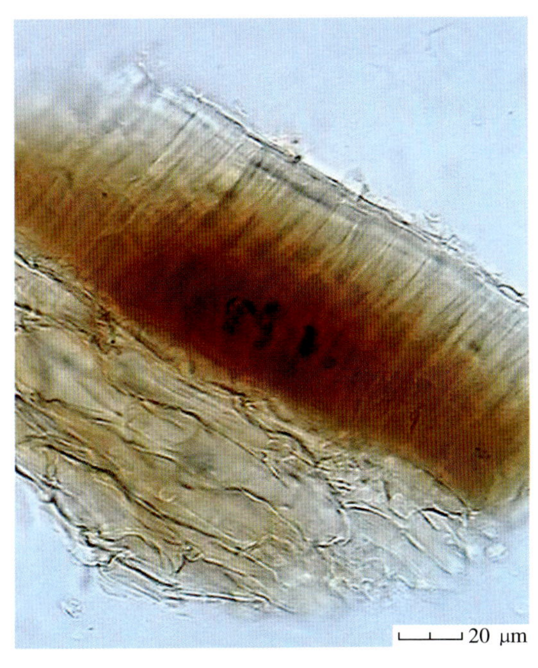

牵牛子：种皮栅状细胞淡棕色或棕色，长48～80 μm。

胃 肠 活

Weichanghuo

处方： 黄芩 20 g　陈皮 20 g　青皮 15 g　大黄 25 g　白术 15 g　木通 15 g
槟榔 10 g　知母 20 g　玄明粉 30 g　六神曲 20 g　石菖蒲 15 g　乌药 15 g
牵牛子 20 g

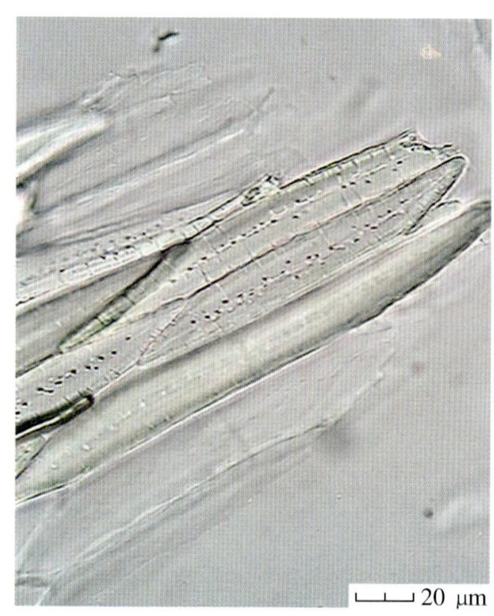

黄芩：纤维淡黄色，梭形，壁厚，孔沟细。

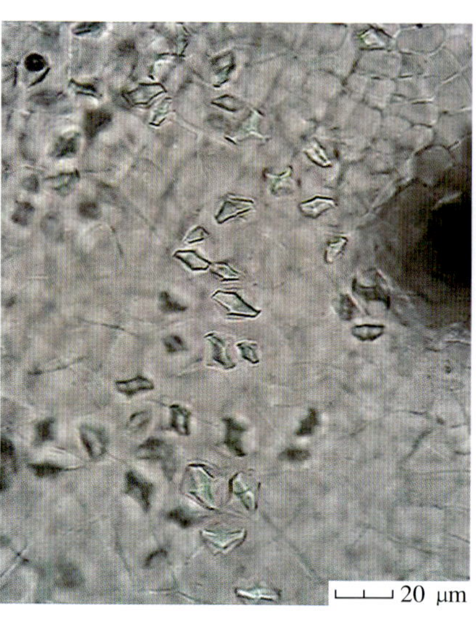

陈皮、青皮：草酸钙方晶成片存在于薄壁组织中。

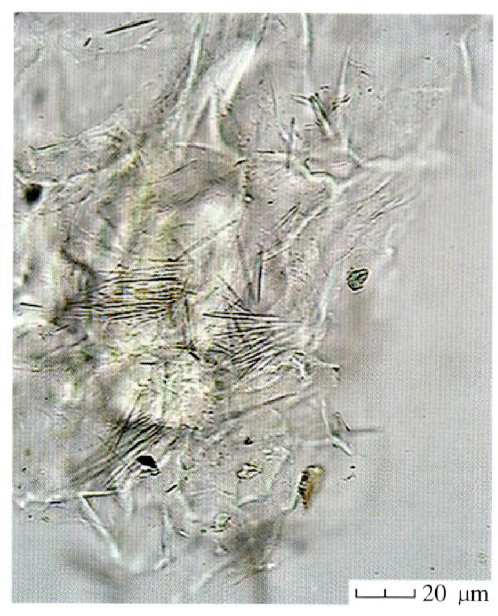

白术：草酸钙针晶细小，长 10～32 μm，不规则地充塞于薄壁细胞中。

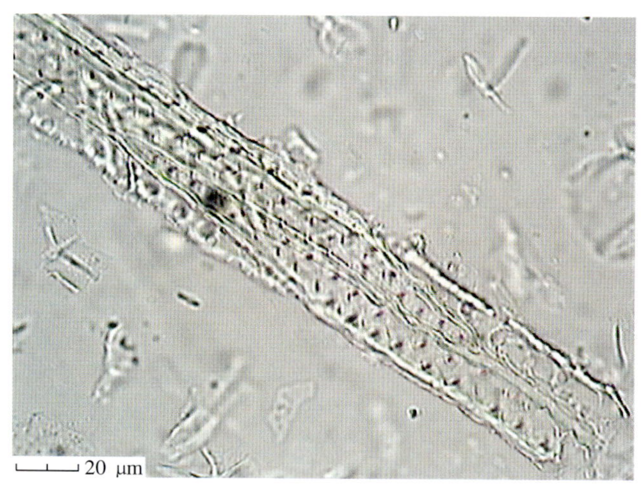

木通：纤维管胞大多成束，有明显的具缘纹孔，纹孔口斜裂缝状或十字状。

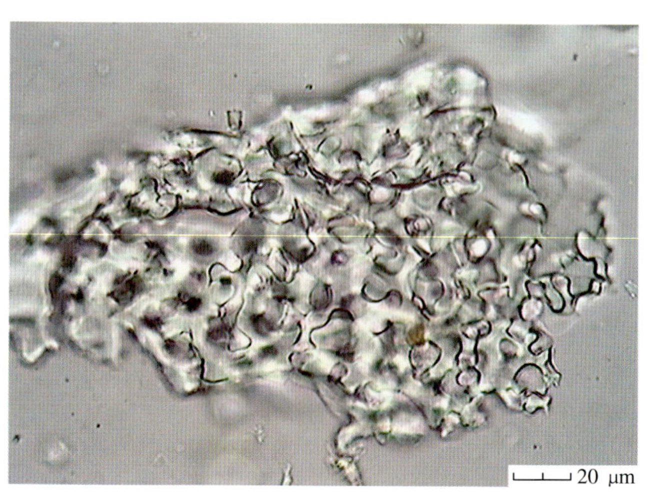

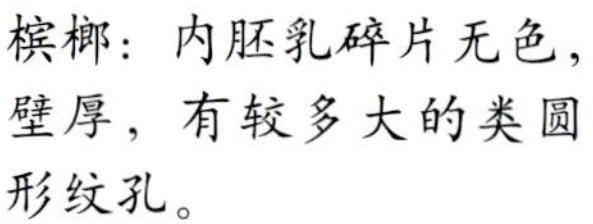

槟榔：内胚乳碎片无色，壁厚，有较多大的类圆形纹孔。

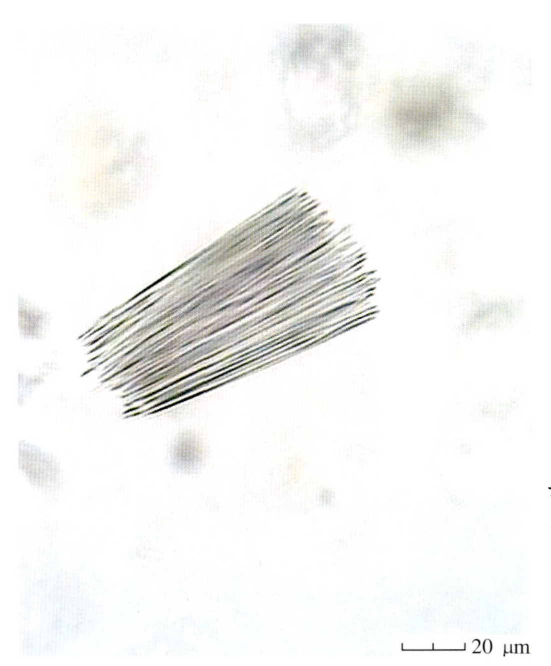

知母：草酸钙针晶成束或散在，长26～110 μm。

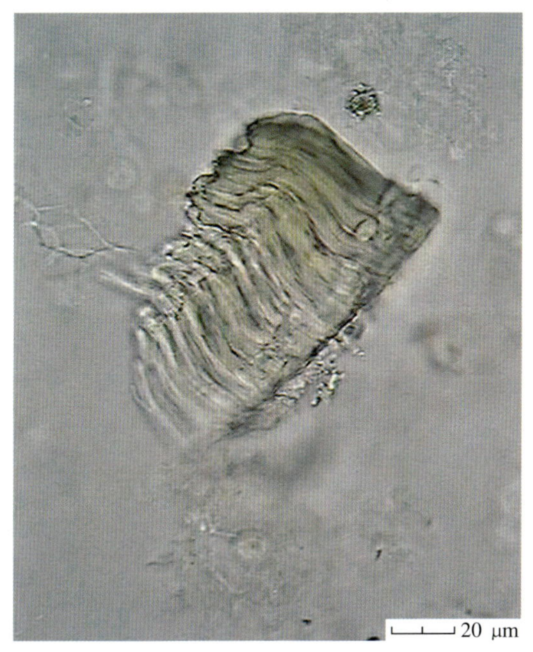

牵牛子：种皮栅状细胞淡棕色或棕色，长48～80 μm。

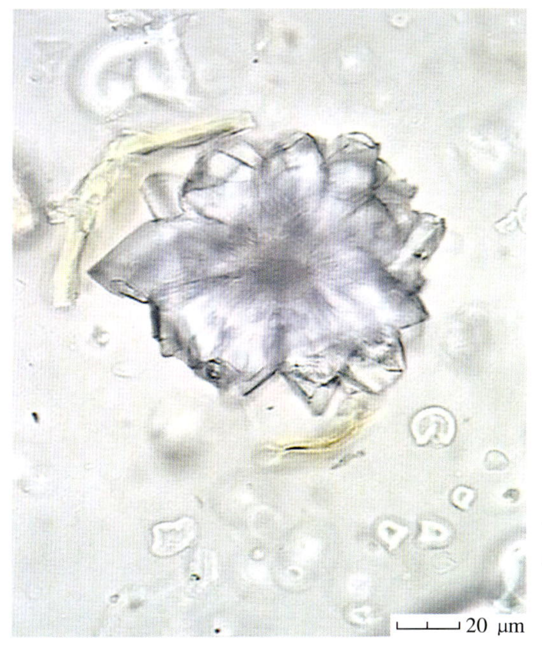

大黄：草酸钙簇晶大，直径60～140 μm。

虾蟹脱壳促长散

Xiaxie Tuoke Cuzhang San

处方： 露水草 50 g 龙胆 150 g 泽泻 100 g 沸石 350 g 夏枯草 100 g
筋骨草 150 g 酵母 50 g 稀土 50 g

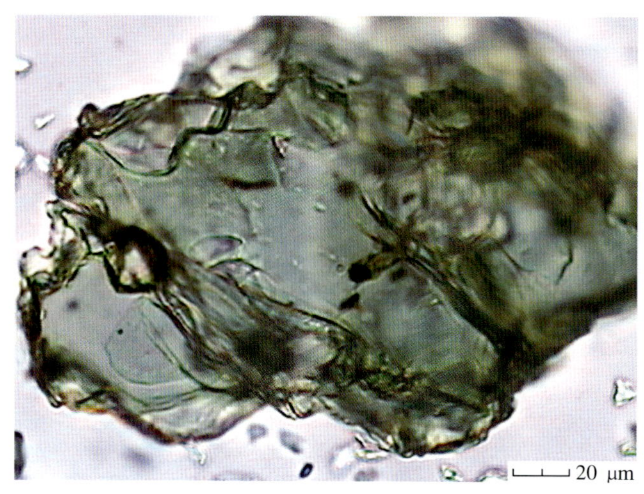

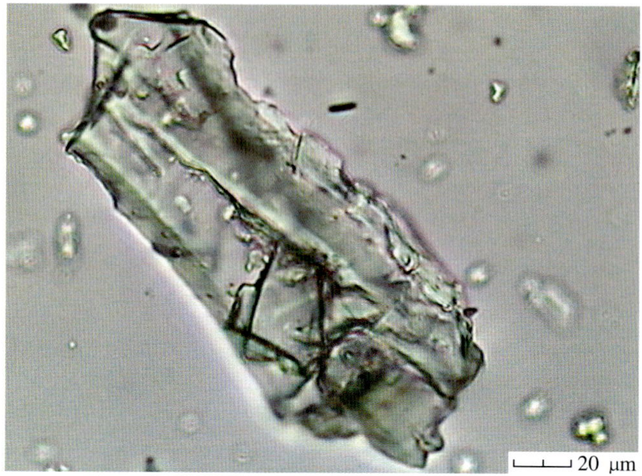

沸石：不规则或类圆形碎片无色，透明或半透明，表面有的有层纹。

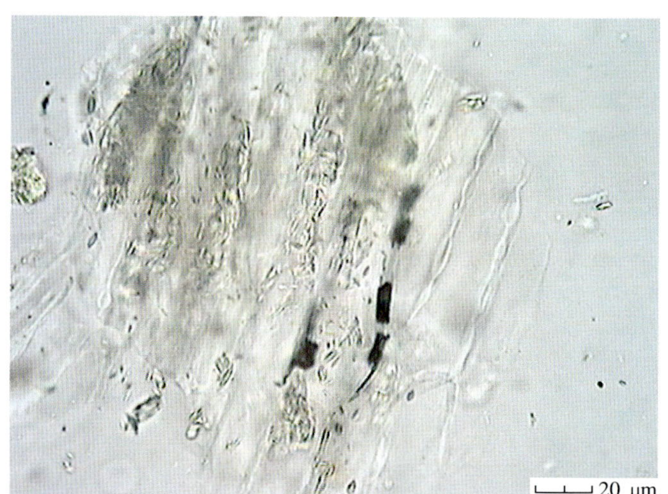

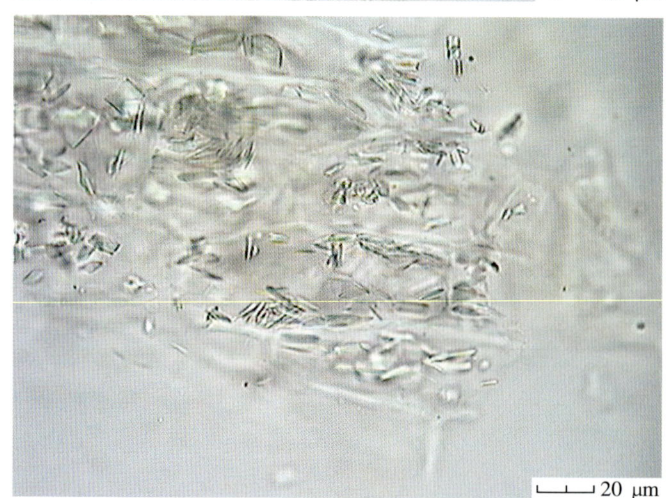

龙胆：薄壁细胞含细小草酸钙针晶。

钩　吻　末

Gouwen Mo

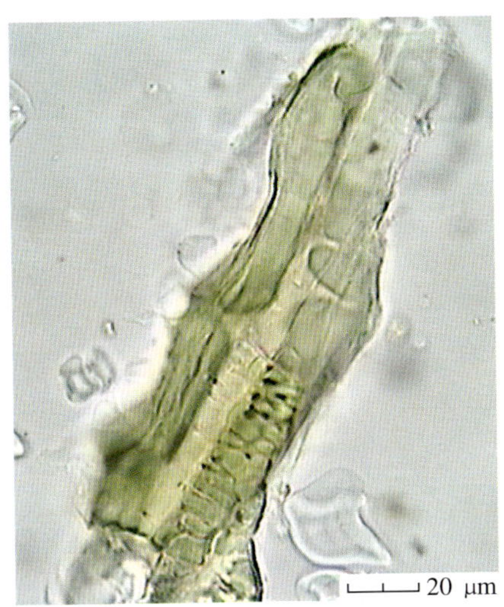

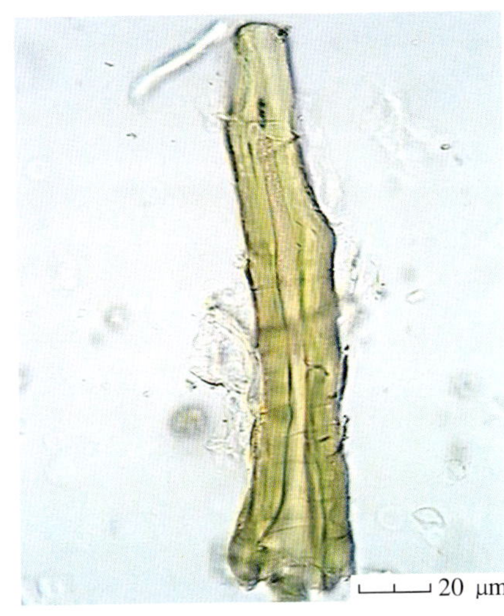

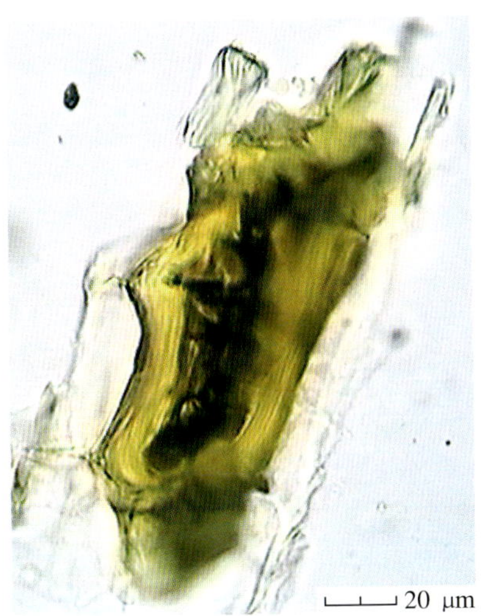

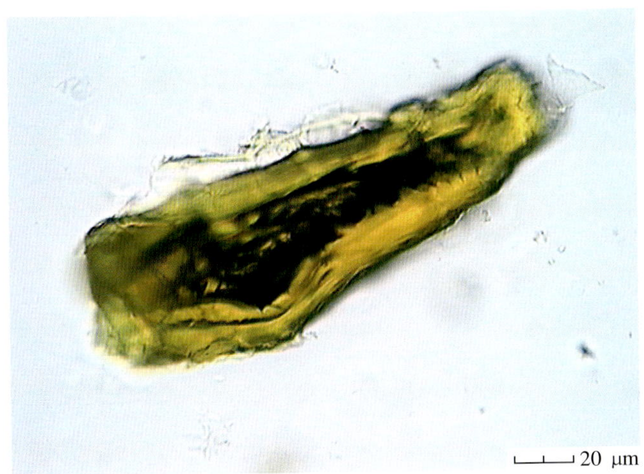

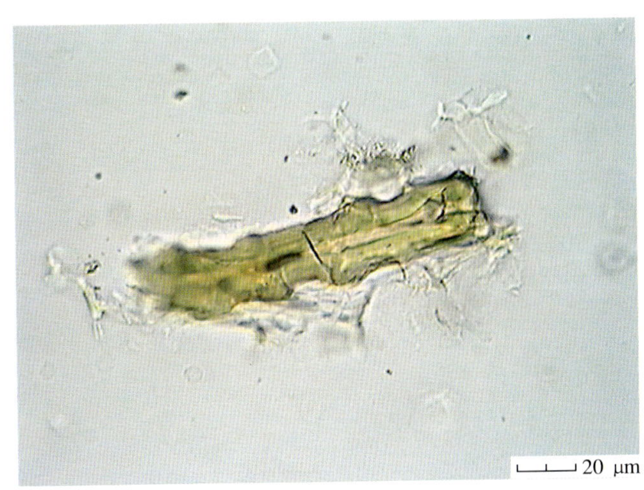

纤维状石细胞黄色，呈长梭形，一端或两端钝尖或具短分叉，长 400～900 μm，直径 20～140 μm，孔沟明显。

香 薷 散

Xiangru San

处方： 香薷 30 g　黄芩 45 g　黄连 30 g　甘草 15 g　柴胡 25 g　当归 30 g
连翘 30 g　栀子 30 g　天花粉 30 g

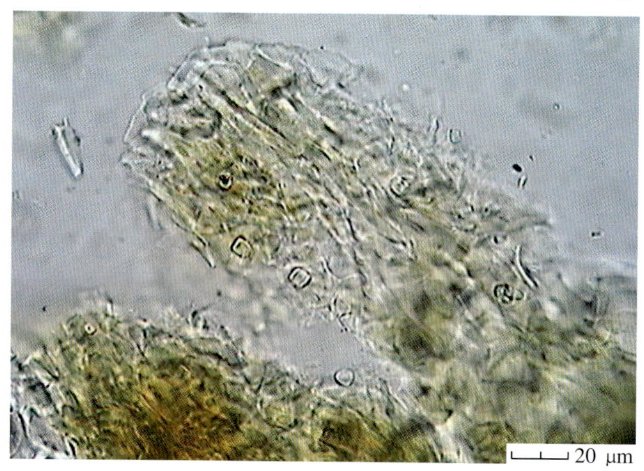

香薷：叶肉组织碎片中散有草酸钙方晶。

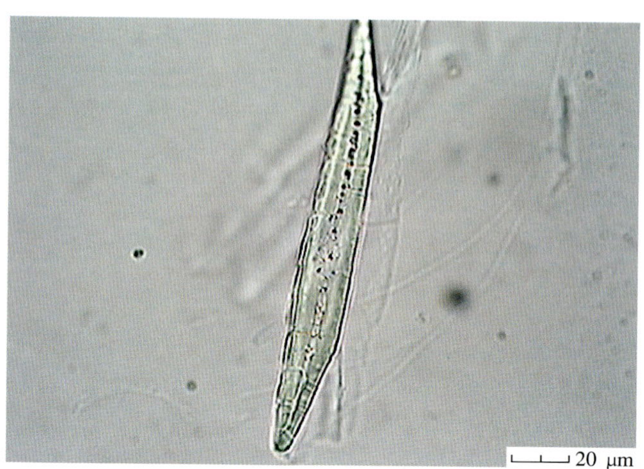

黄芩：纤维淡黄色，梭形，壁厚，孔沟细。

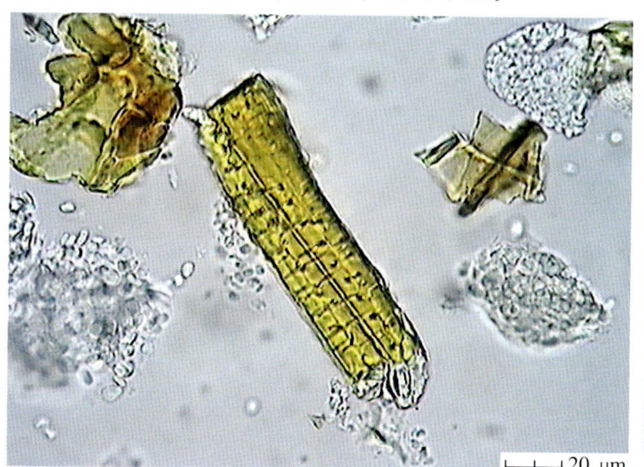

黄连：纤维束鲜黄色，壁稍厚，纹孔明显。

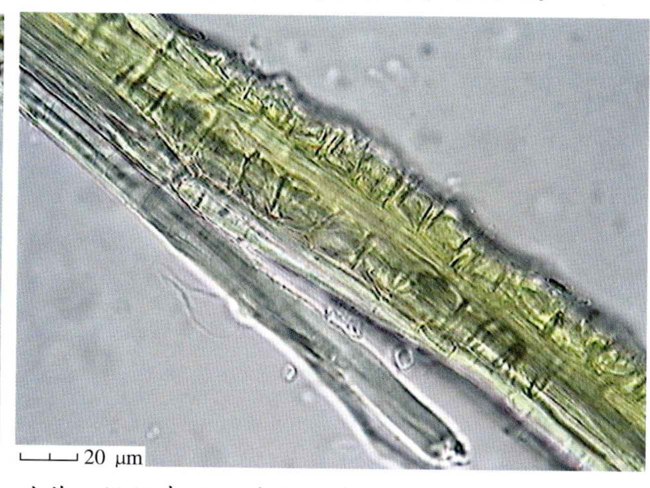

甘草：纤维束周围薄壁细胞含草酸钙方晶，形成晶纤维。

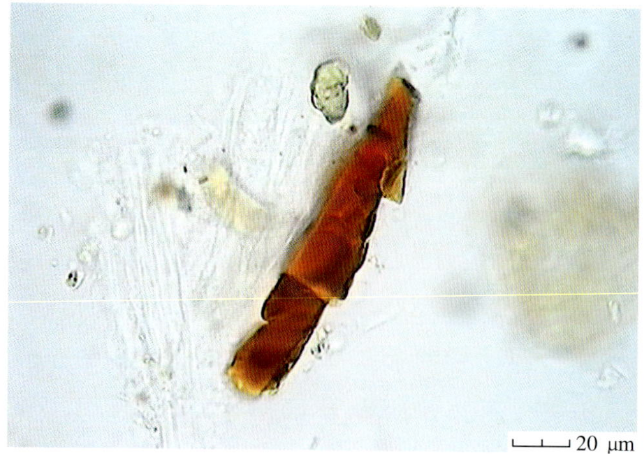

柴胡：油管含淡黄色或黄棕色条状分泌物，直径8～25 μm。

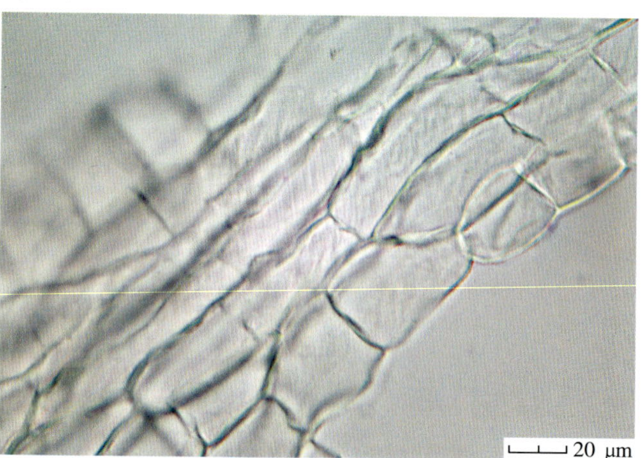

当归：薄壁细胞纺锤形，壁略厚，有极微细的斜向交错纹理。

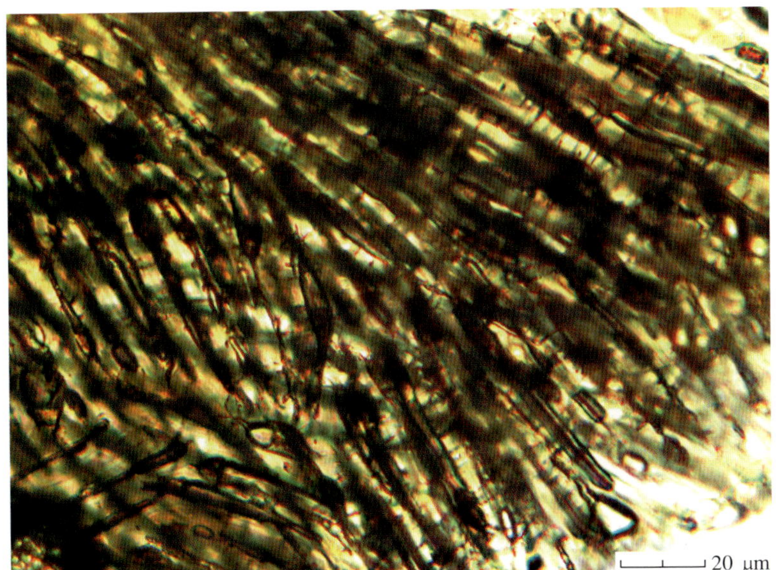

连翘：内果皮纤维上下层纵横交错，纤维短梭形。

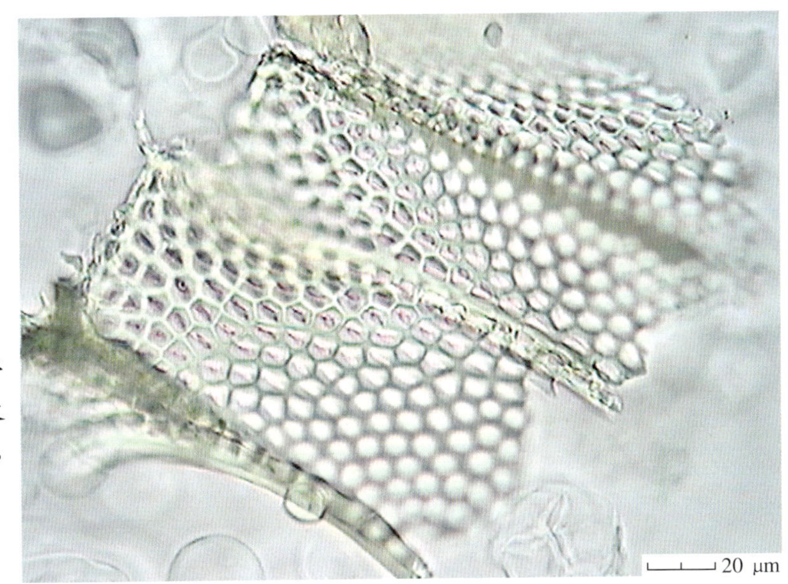

天花粉：具缘纹孔导管大，多破碎，有的具缘纹孔呈六角形或斜方形，排列紧密。

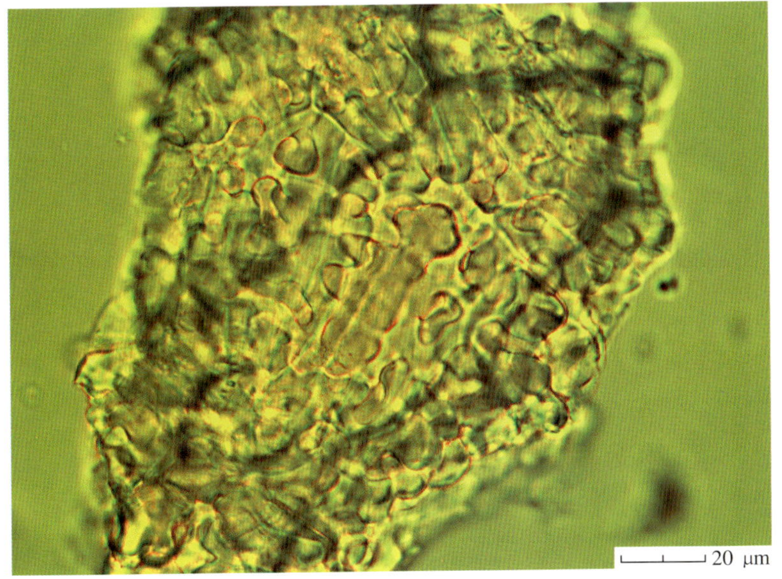

栀子：种皮石细胞黄色或淡棕色，多破碎，完整者长多角形、长方形或形状不规则，壁厚，有大的圆形纹孔，胞腔棕红色。

复明蝉蜕散

Fuming Chantui San

处方： 蝉蜕 35 g　龙胆 35 g　生地黄 25 g　菊花 25 g　珍珠母 50 g　决明子 30 g
栀子 25 g　黄芩 40 g　白芷 25 g　防风 25 g　苍术 35 g　蒺藜 25 g
青葙子 25 g　木贼 35 g　旋覆花 25 g

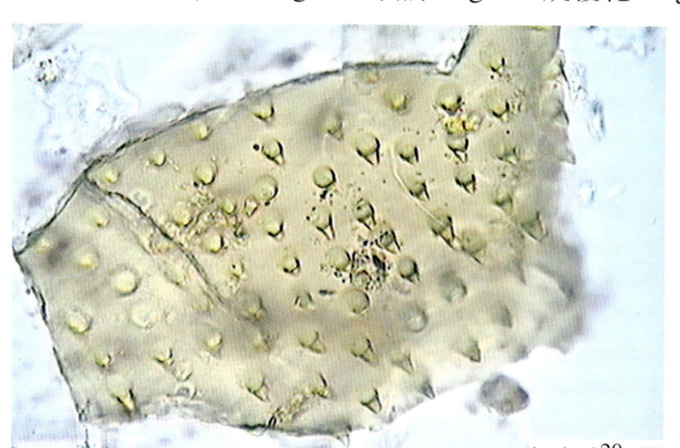

蝉蜕：几丁质皮壳碎片淡黄棕色，半透明，密布乳头状或短刺状突起。

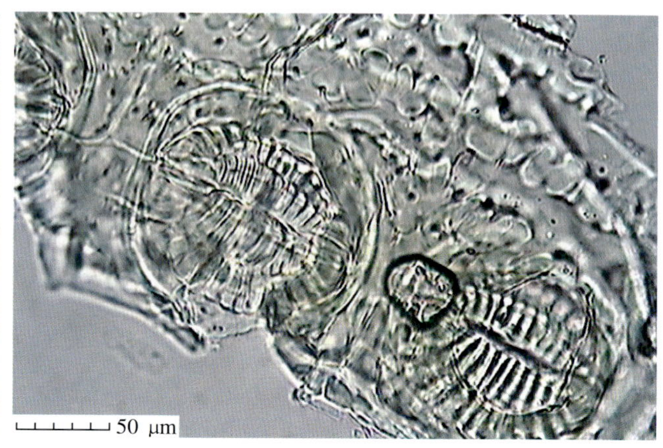

木贼：表皮细胞长方形，壁厚，密波状弯曲，内含砂粒状硅酸盐结晶；气孔特异，保卫细胞壁放射状增厚。

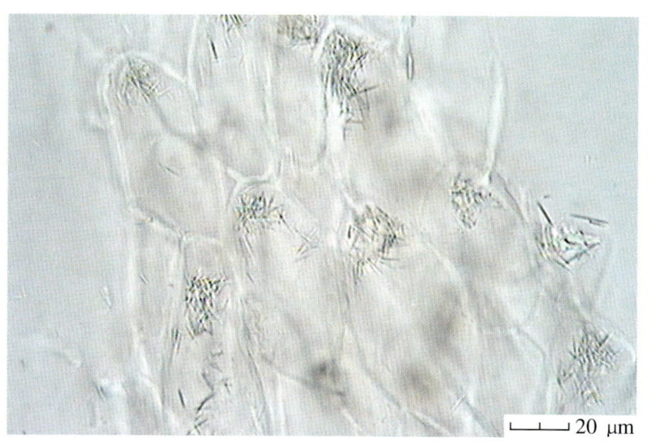

苍术：草酸钙针晶细小，长 5～32 μm，不规则地充塞于薄壁细胞中。

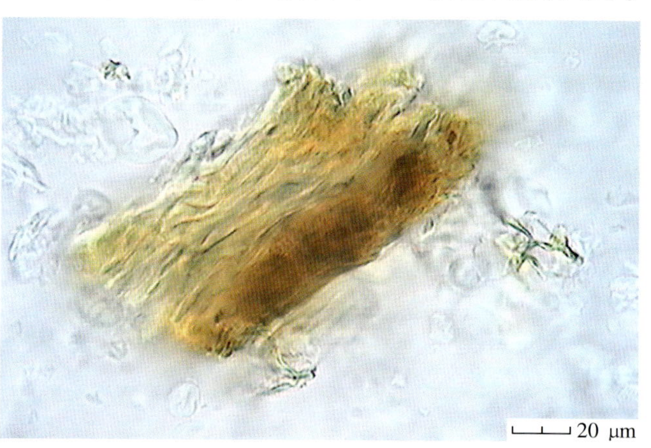

防风：油管含金黄色分泌物，直径 17～60 μm。

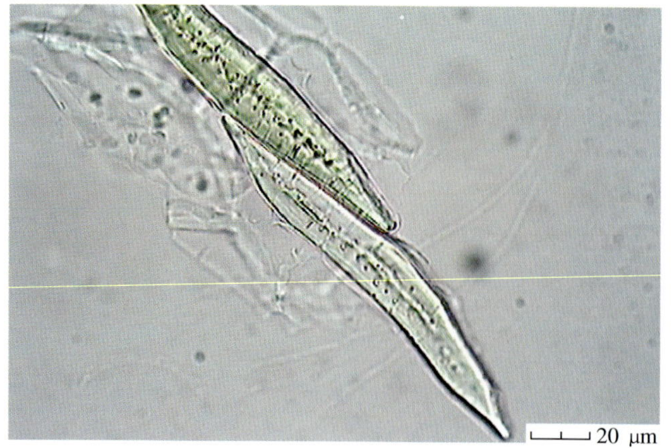

黄芩：纤维淡黄色，梭形，壁厚，孔沟细。

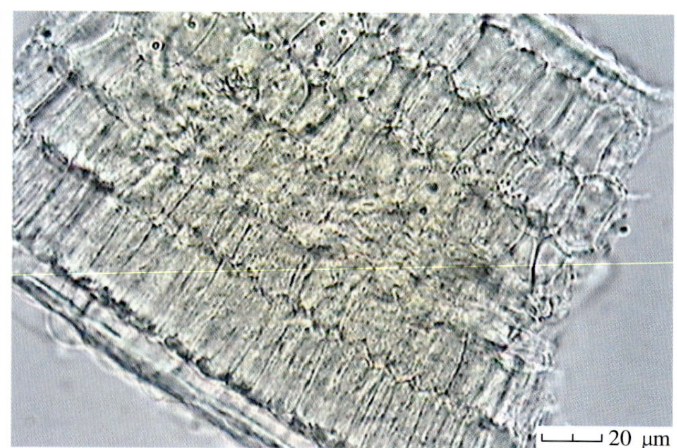

决明子：种皮栅状细胞 1 列，长 40～72 μm，其下数列细胞含草酸钙簇晶及方晶。

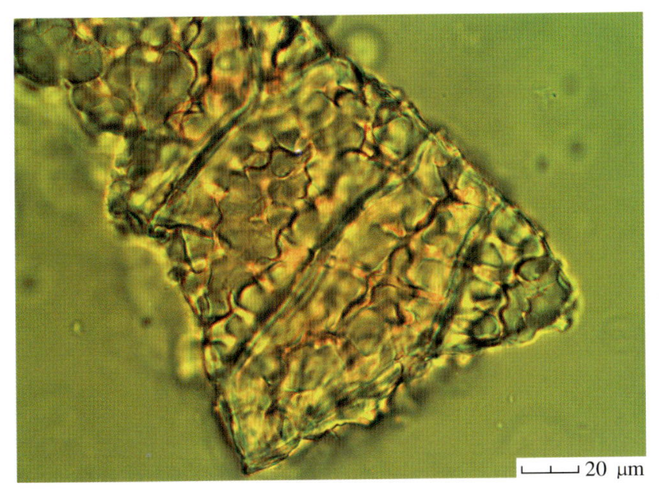

栀子：种皮石细胞黄色或淡棕色，多破碎，完整者长多角形、长方形或形状不规则，壁厚，有大的圆形纹孔，胞腔棕红色。

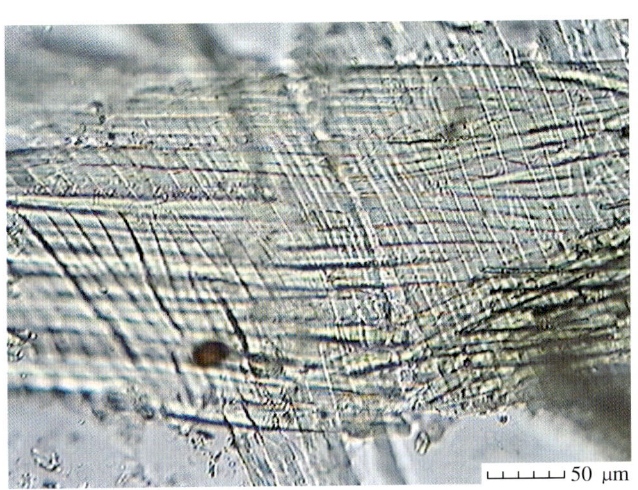

蒺藜：果皮纤维上下层纵横交错排列。

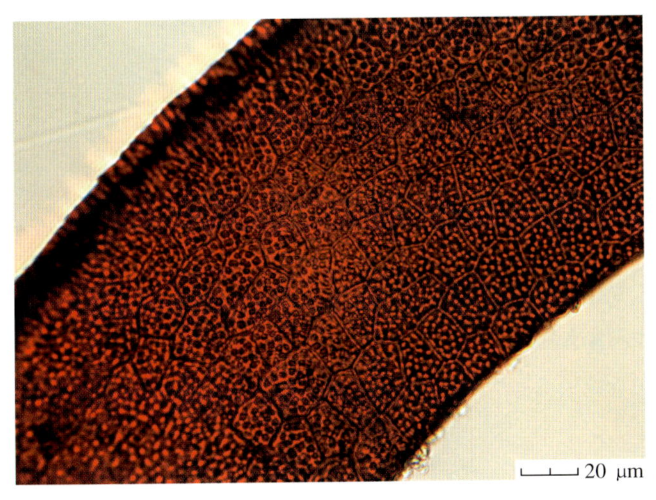

青葙子：种皮细胞暗棕红色，表面观多角形，有网状增厚纹理。

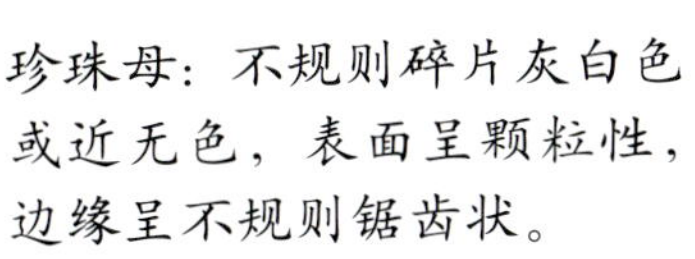
珍珠母：不规则碎片灰白色或近无色，表面呈颗粒性，边缘呈不规则锯齿状。

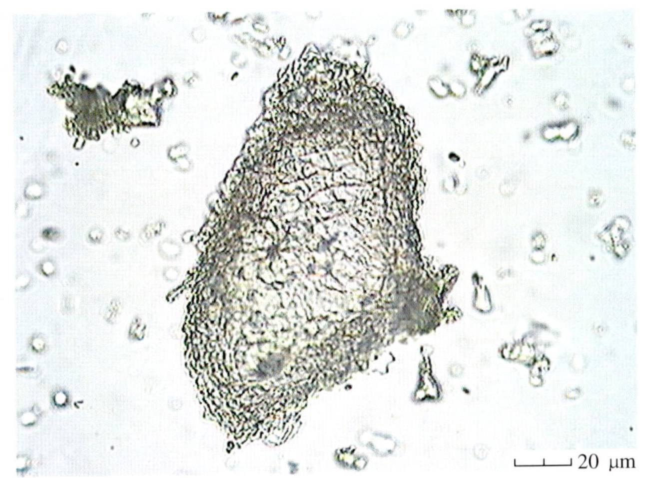

保胎无忧散

Baotai Wuyou San

处方： 当归 50 g　川芎 20 g　熟地黄 50 g　白芍 30 g　黄芪 30 g
党参 40 g　白术（炒焦）60 g　枳壳 30 g　陈皮 30 g　黄芩 30 g
紫苏梗 30 g　艾叶 20 g　甘草 20 g

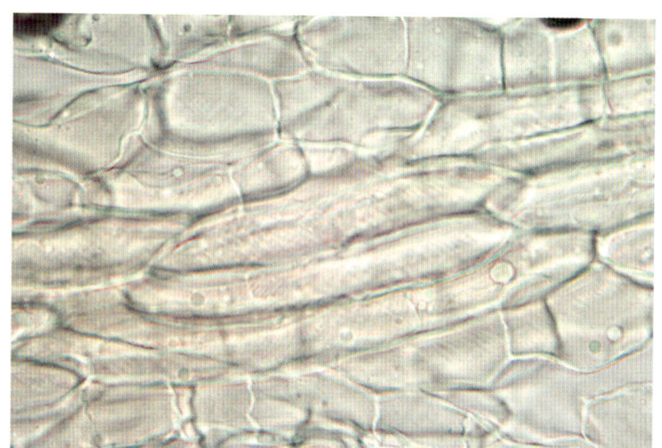

当归：薄壁细胞纺锤形，壁略厚，有极微细的斜向交错纹理。

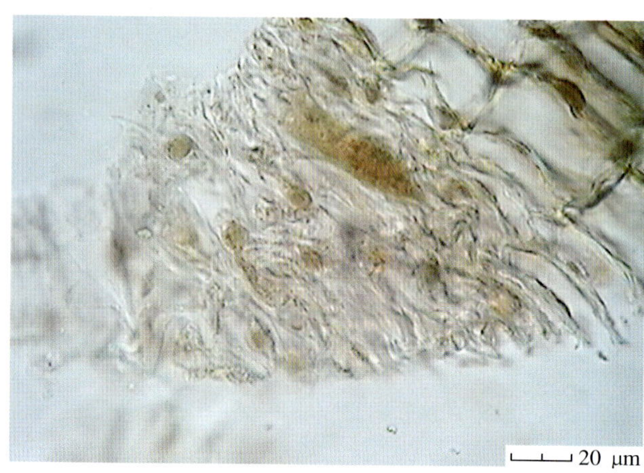

熟地黄：薄壁组织灰棕色至黑棕色，细胞多皱缩，内含棕色核状物。

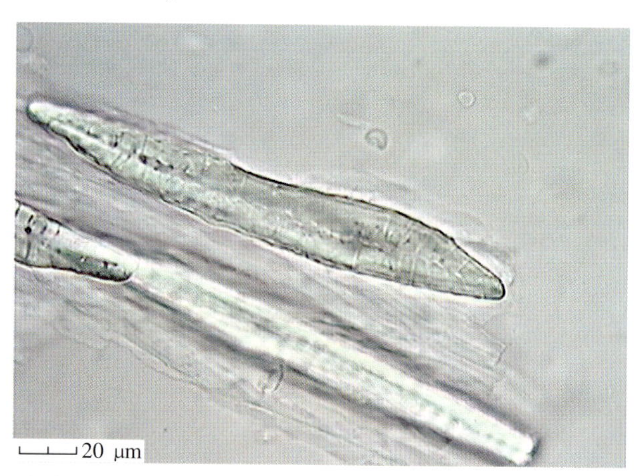

黄芩：纤维淡黄色，梭形，壁厚，孔沟细。

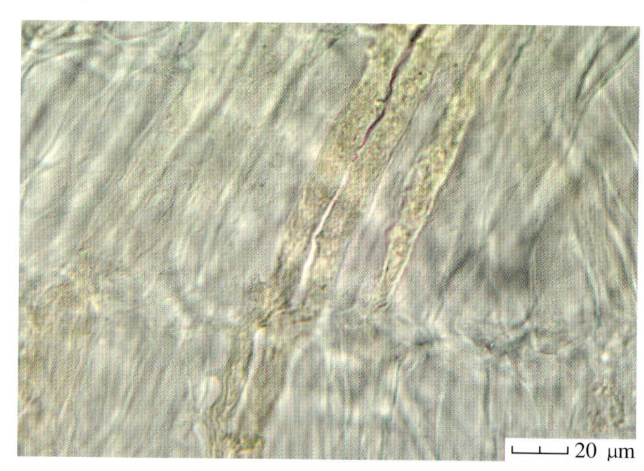

党参：联结乳管直径12～15 μm，含细小颗粒状物。

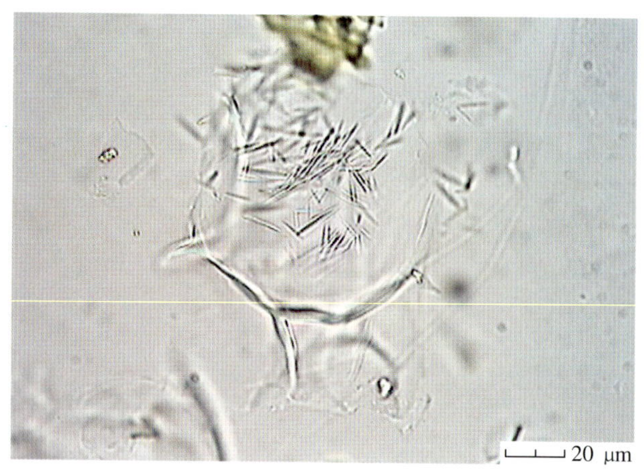

白术：草酸钙针晶细小，长10～32 μm，不规则地充塞于薄壁细胞中。

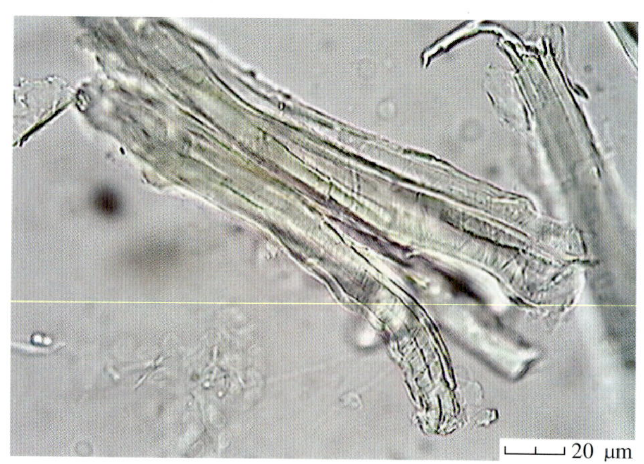

黄芪：纤维成束或散离，壁厚，表面有纵裂纹，两端断裂成帚状或较平截。

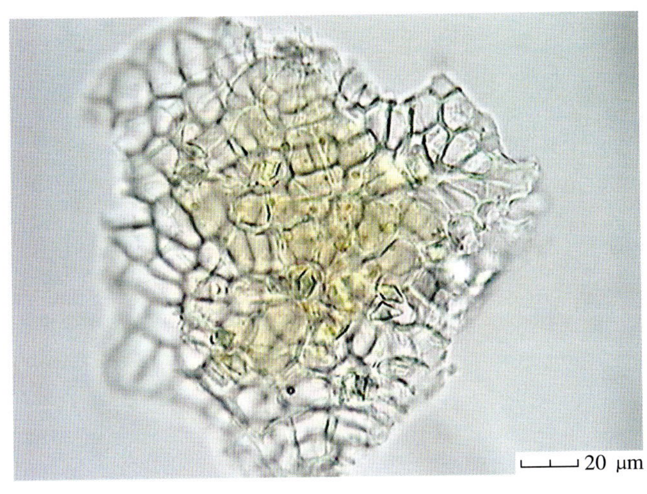

陈皮：草酸钙方晶成片存在于薄壁组织中。

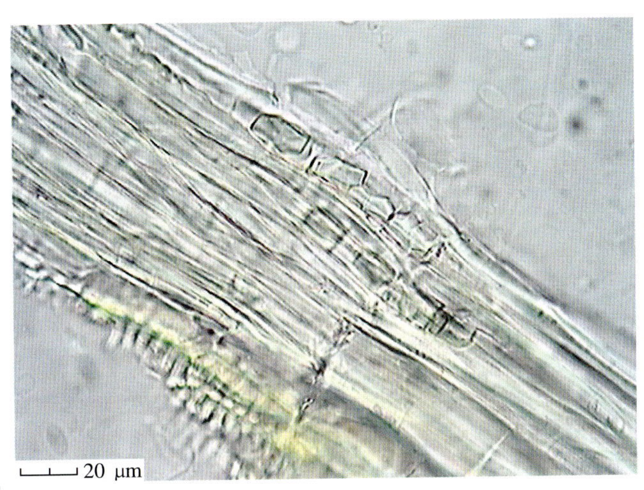

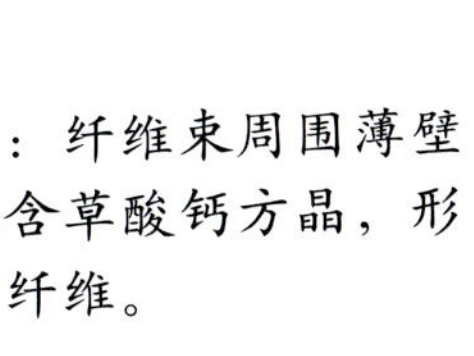
甘草：纤维束周围薄壁细胞含草酸钙方晶，形成晶纤维。

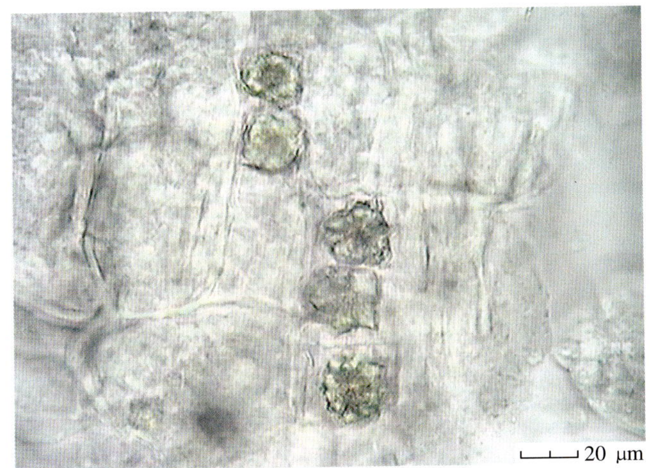

白芍：草酸钙簇晶直径18～32 μm，存在于薄壁细胞中，常排列成行或一个细胞中含有数个簇晶。

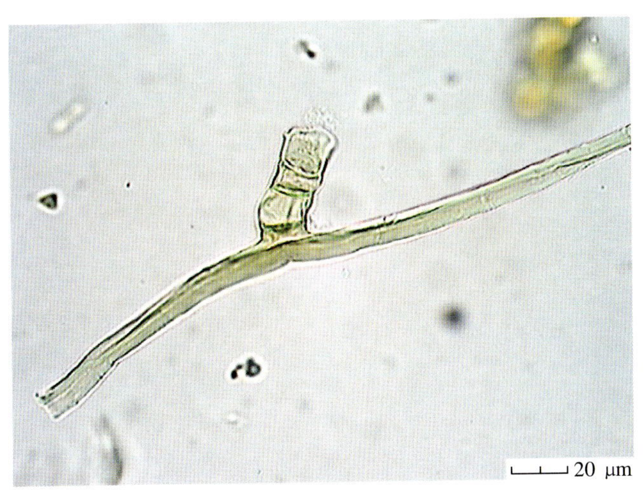

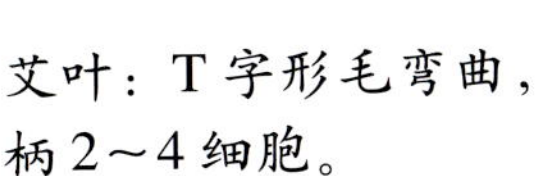
艾叶：T字形毛弯曲，柄2～4细胞。

保 健 锭

Baojian Ding

处方： 樟脑 30 g　薄荷脑 5 g　大黄 15 g　陈皮 8 g　龙胆 15 g　甘草 7 g
滑石粉、淀粉、乙醇各适量

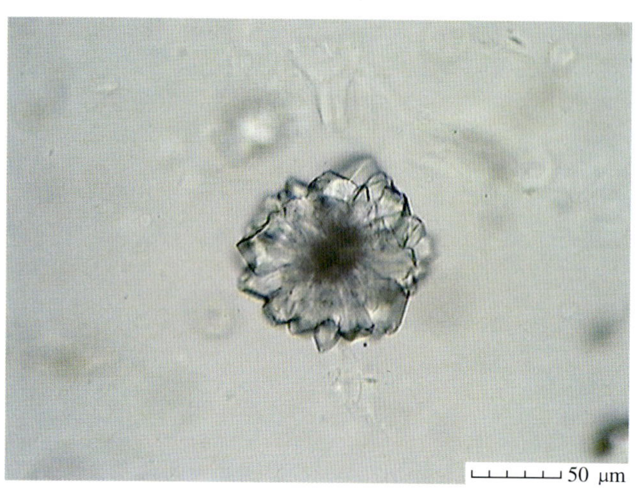

大黄：草酸钙簇晶大，直径 60～140 μm。

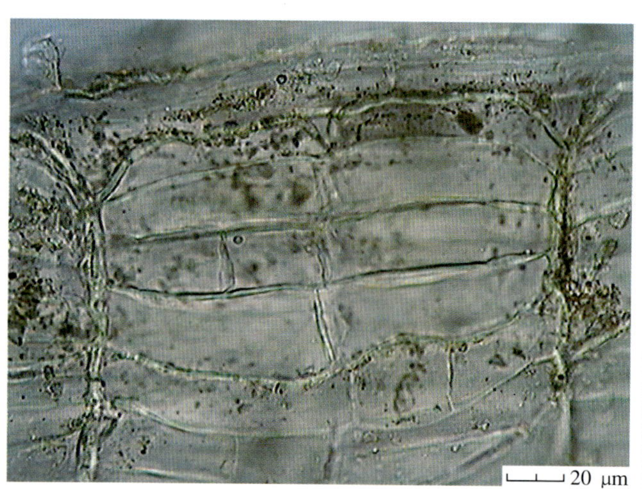

龙胆：外皮层细胞表面观纺锤形，每个细胞由横壁分隔成数个小细胞。

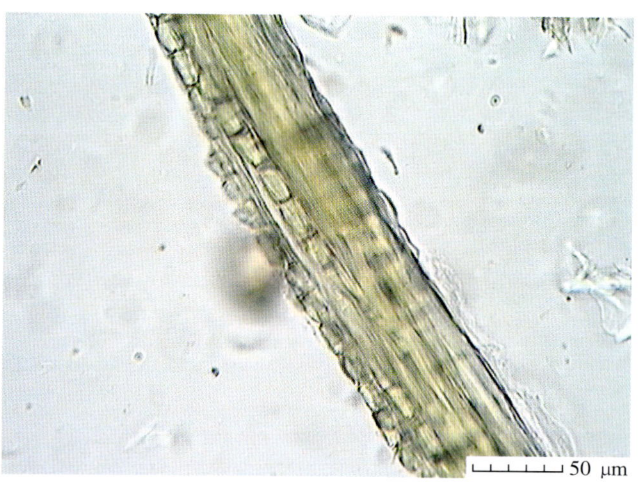

甘草：纤维束周围薄壁细胞含草酸钙方晶，形成晶纤维。

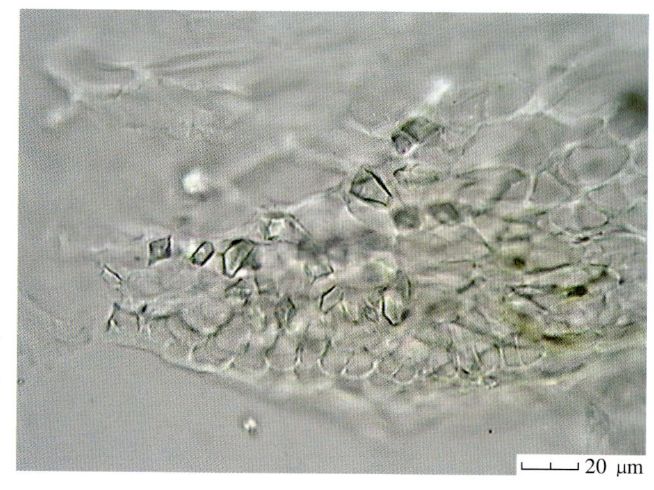

陈皮：草酸钙方晶成片存在于薄壁组织中。

独活寄生散

Duhuo Jisheng San

处方： 独活25 g　桑寄生45 g　秦艽25 g　防风25 g　细辛10 g　当归25 g　白芍15 g　川芎15 g　熟地黄45 g　杜仲30 g　牛膝30 g　党参30 g　茯苓30 g　肉桂20 g　甘草15 g

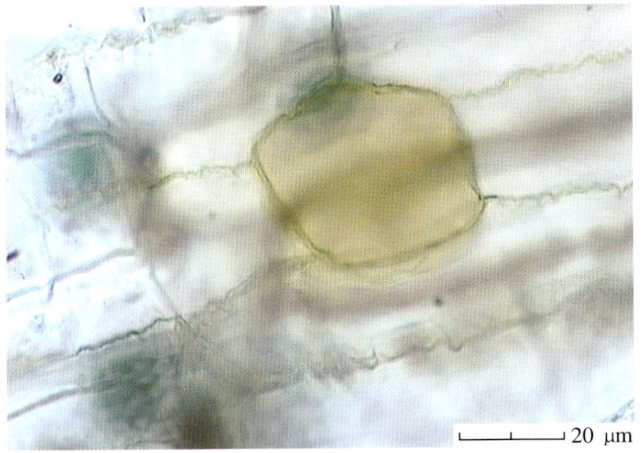

细辛：下皮细胞类长方形，壁细波状弯曲，夹有类方形或长圆形分泌细胞。

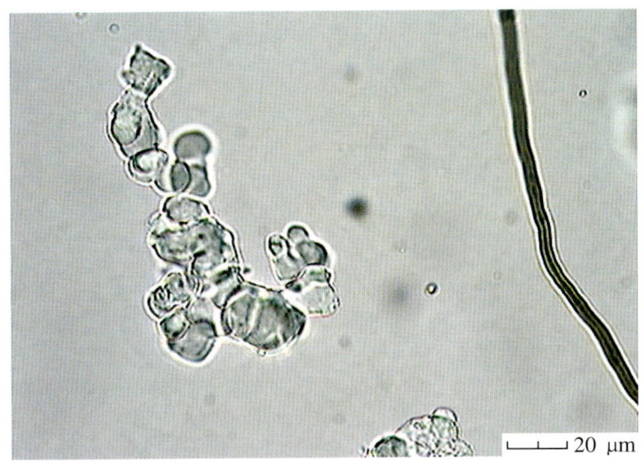

茯苓：不规则分枝状团块无色，遇水合氯醛液溶化；菌丝无色或淡棕色，直径4～6 μm。

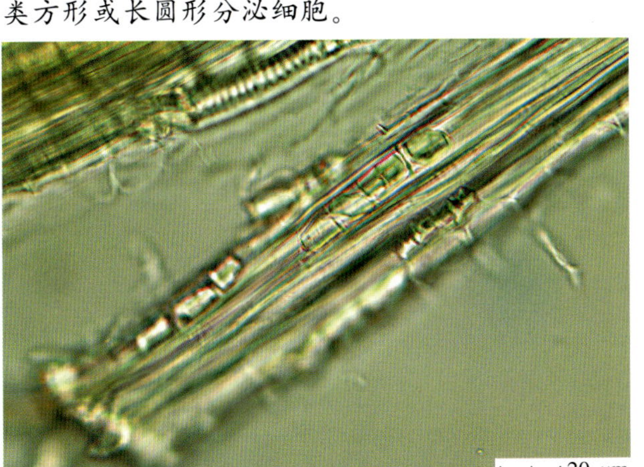

甘草：纤维束周围薄壁细胞含草酸钙方晶，形成晶纤维。

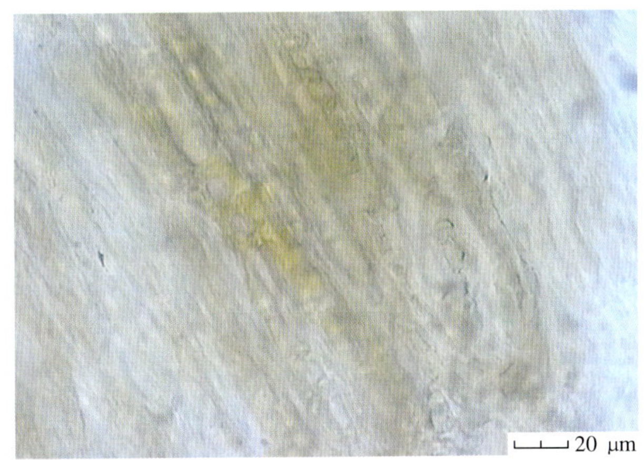

党参：联接乳管直径12～15 μm，含细小颗粒状物。

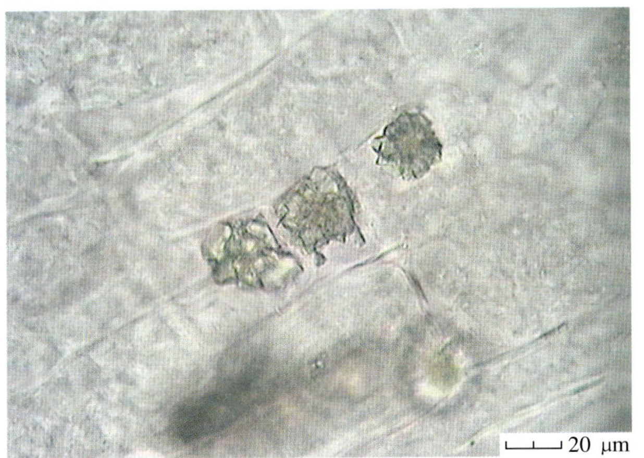

白芍：草酸钙簇晶直径18～32 μm，存在于薄壁细胞中，常排列成行或一个细胞中含数个簇晶。

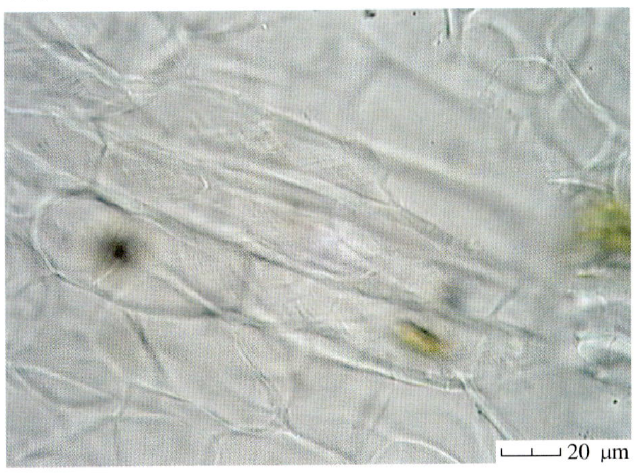

当归：薄壁细胞纺锤形，壁略厚，有极微细的斜向交错纹理。

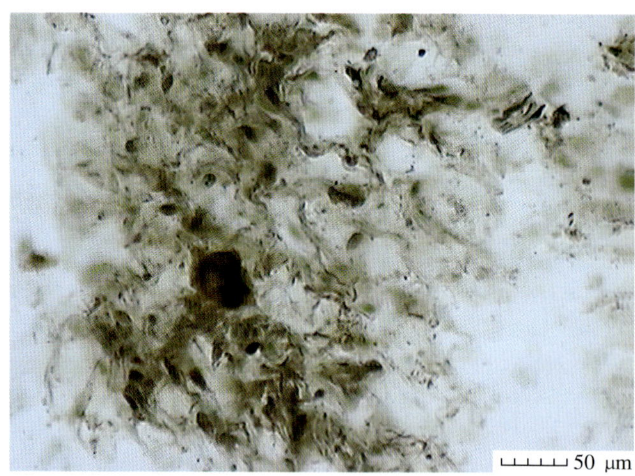

熟地黄：薄壁组织灰棕色至黑棕色，细胞多皱缩，内含棕色核状物。

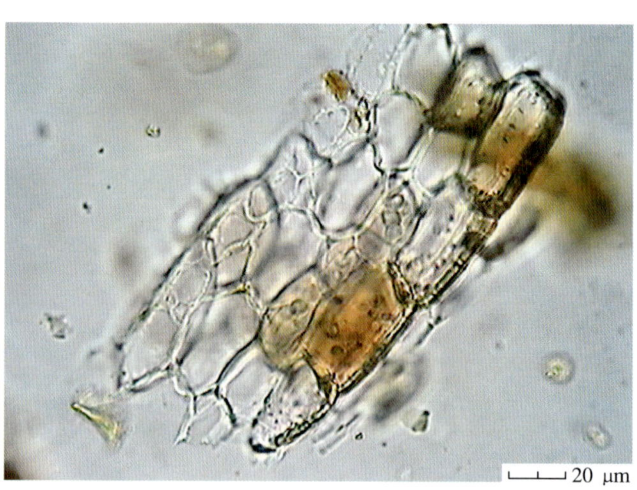

肉桂：石细胞类圆形或类长方形，壁一面菲薄。

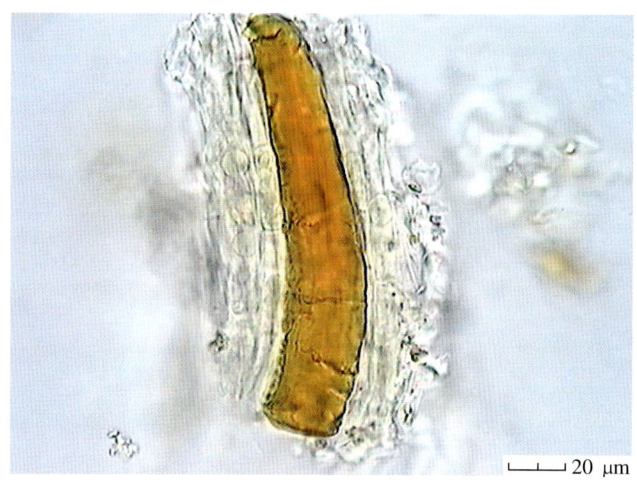

防风：油管含金黄色分泌物，直径17～60 μm。

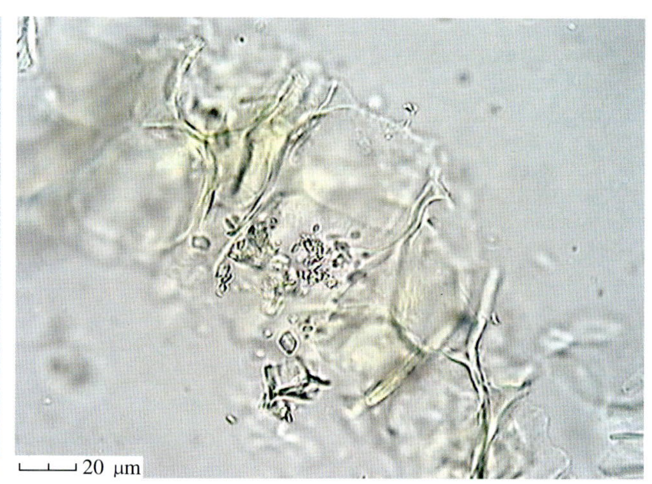

牛膝：草酸钙砂晶存在于薄壁细胞中。

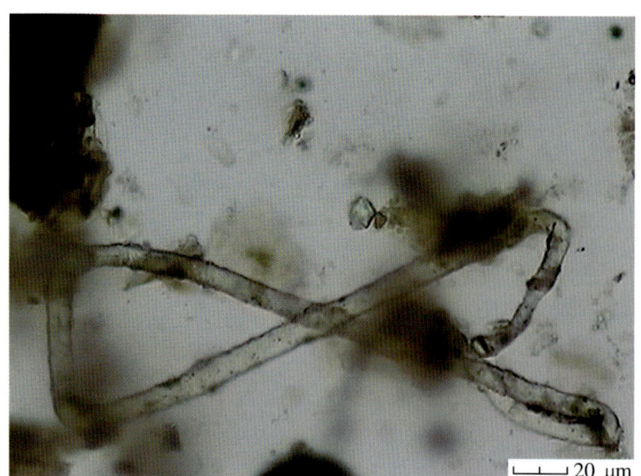

杜仲：橡胶丝条状或扭曲成团，表面带颗粒性。

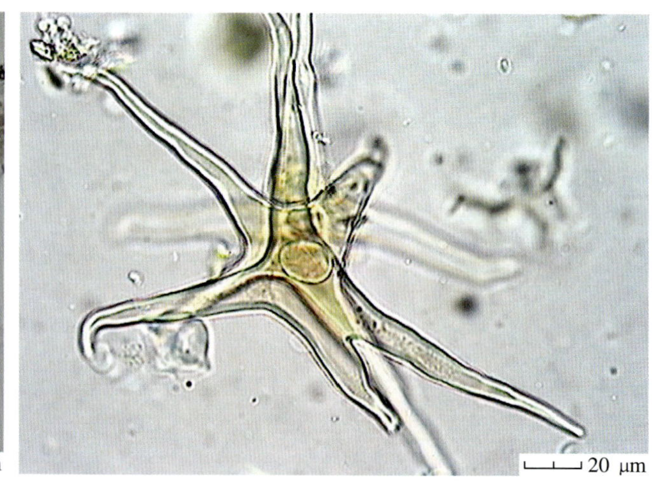

桑寄生：叠生星状毛，完整者2～5叠生，每叠3～4出分枝，分枝多弯曲，末端渐尖，壁稍厚。

洗　心　散

Xixin San

处方： 天花粉 25 g　木通 20 g　黄芩 45 g　黄连 30 g　连翘 30 g　茯苓 20 g　黄柏 30 g　桔梗 25 g　白芷 15 g　栀子 30 g　牛蒡子 45 g

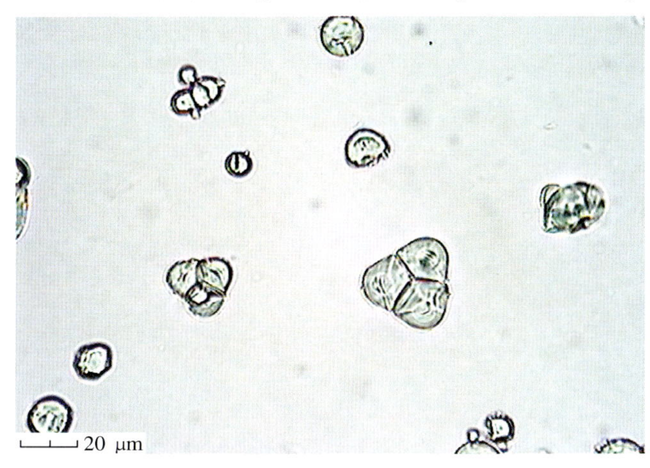

天花粉：淀粉粒类球形、半圆形或盔帽形，直径 27～48 μm，脐点点状、短缝状、人字状或星状，层纹隐约可见。

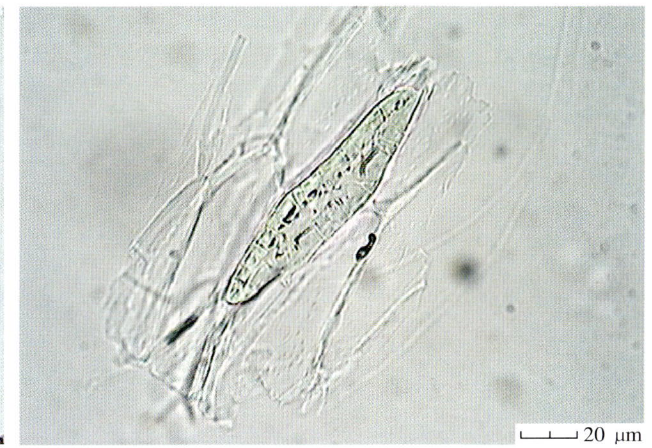

黄芩：纤维淡黄色，梭形，壁厚，孔沟细。

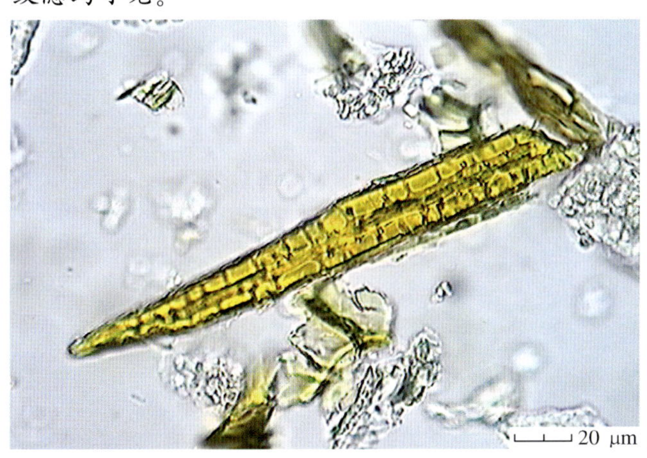

黄连：纤维束鲜黄色，壁稍厚，纹孔明显。

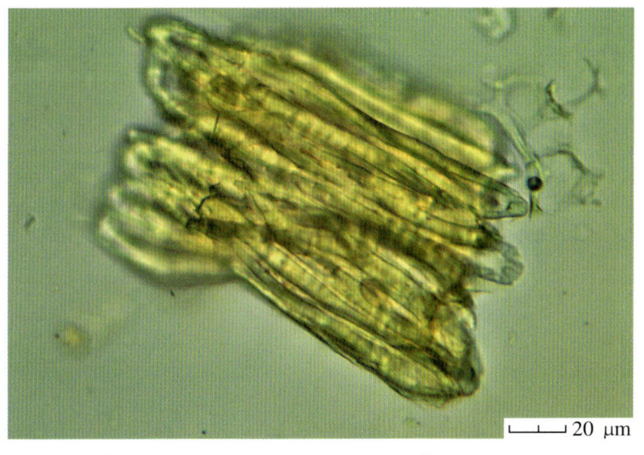

连翘：内果皮纤维上下层纵横交错，纤维短梭形。

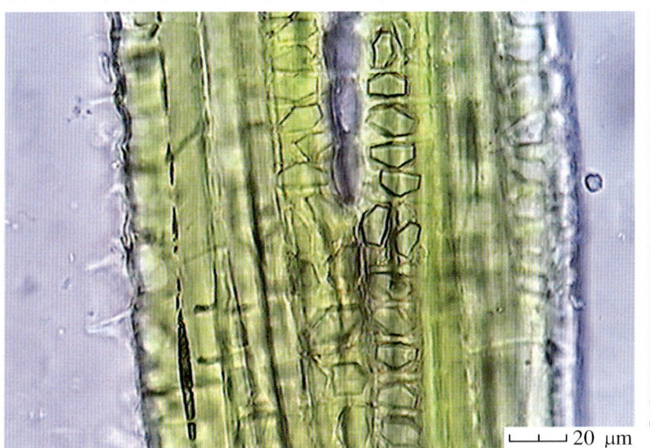

黄柏：纤维束鲜黄色，周围细胞含草酸钙方晶，形成晶纤维，含晶细胞的壁木化增厚。

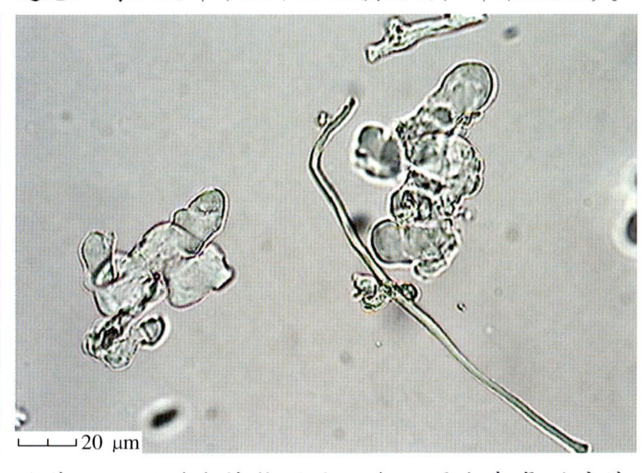

茯苓：不规则分枝状团块无色，遇水合氯醛液溶化；菌丝无色或淡棕色，直径 4～6 μm。

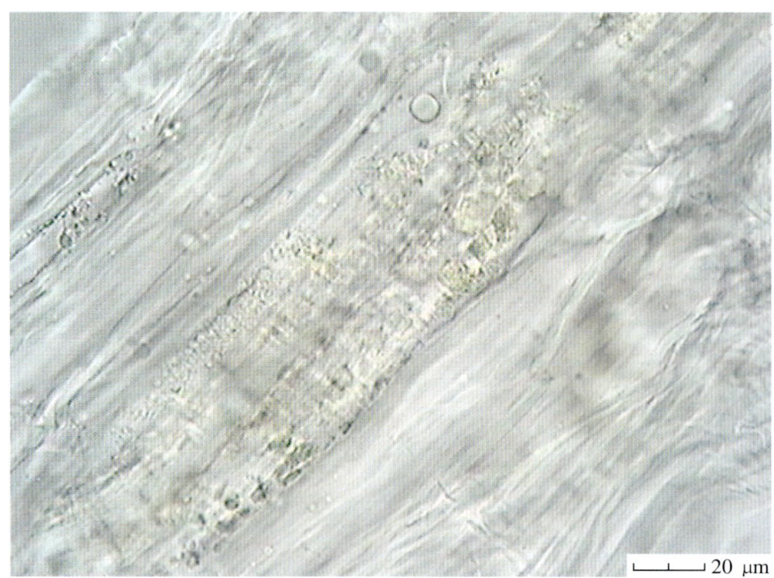

桔梗：联结乳管直径14～25 μm，含淡黄色颗粒状物。

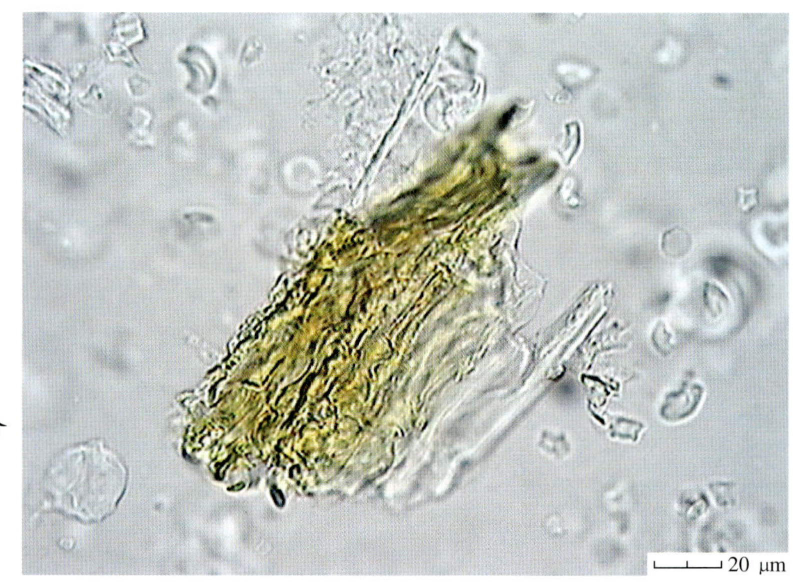

白芷：油管碎片含黄棕色分泌物。

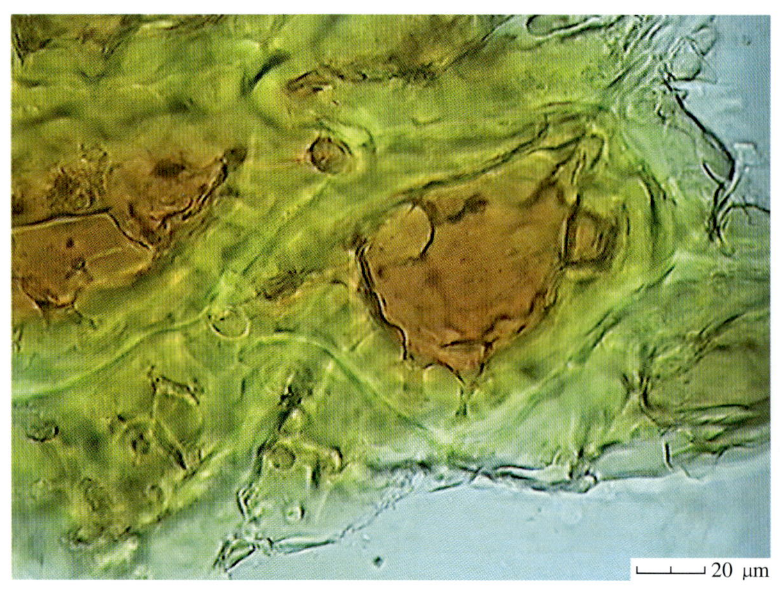

栀子：种皮石细胞黄色或淡棕色，多破碎，完整者长多角形、长方形或形状不规则，壁厚，有大的圆形纹孔，胞腔棕红色。

秦艽散

Qinjiao San

处方： 秦艽 30 g　蒲黄 25 g　黄芩 20 g　瞿麦 25 g　当归 25 g　红花 15 g　车前子 25 g　大黄 20 g　白芍 20 g　栀子 25 g　天花粉 25 g　淡竹叶 15 g　甘草 15 g

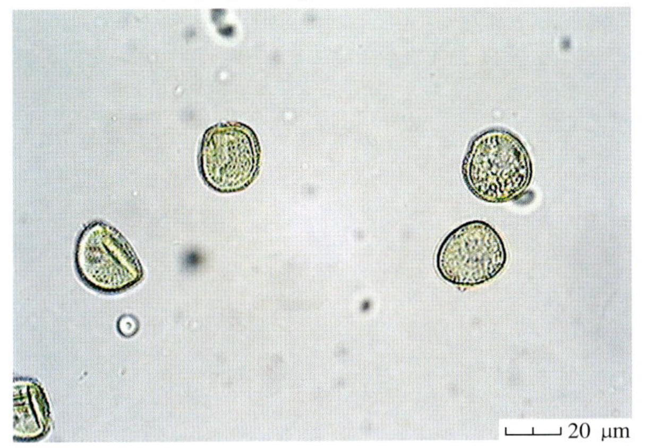

蒲黄：花粉粒黄棕色呈类圆形，直径约至 30 μm，外壁具细点状。

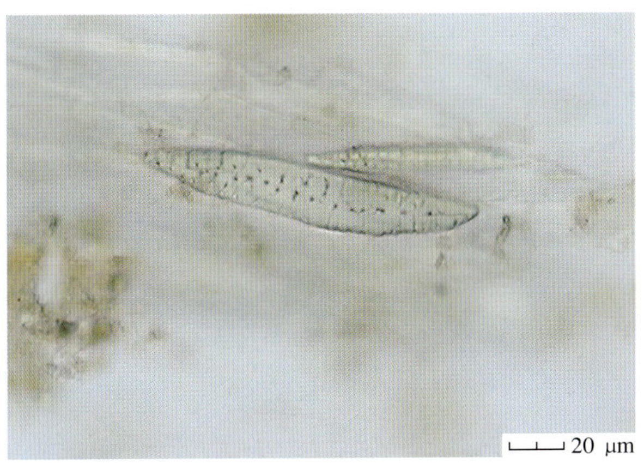

黄芩：纤维淡黄色，梭形，壁厚，孔沟细。

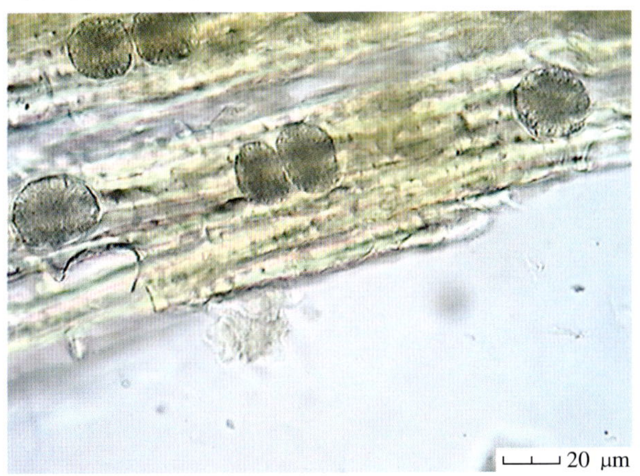

瞿麦：纤维束周围薄壁细胞含草酸钙簇晶，形成晶纤维，含晶细胞纵向成行。

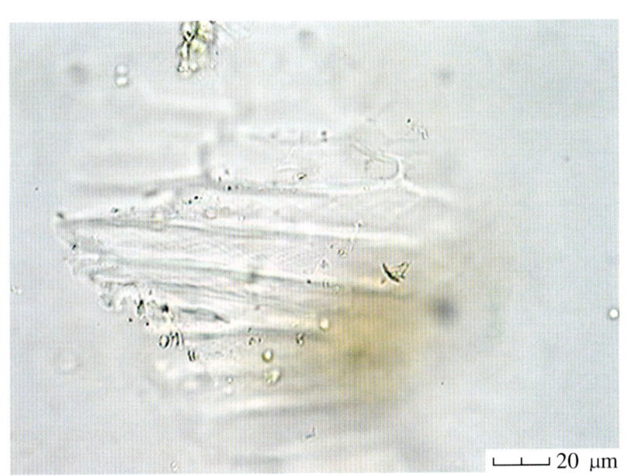

当归：薄壁细胞纺锤形，壁略厚，有极微细的斜向交错纹理。

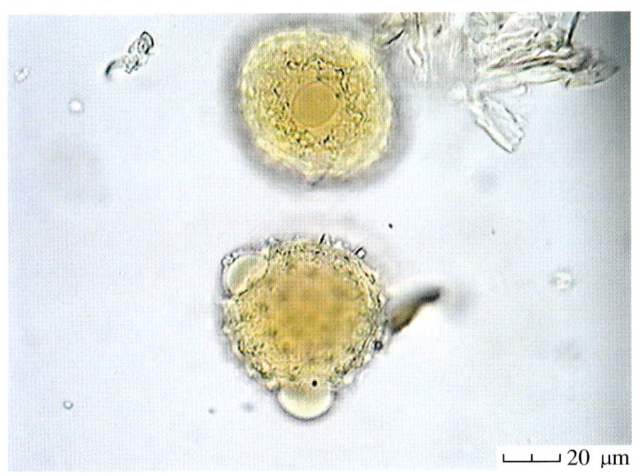

红花：花粉粒类圆形或椭圆形，直径 43～66 μm，外壁具短刺和点状雕纹，有 3 个萌发孔。

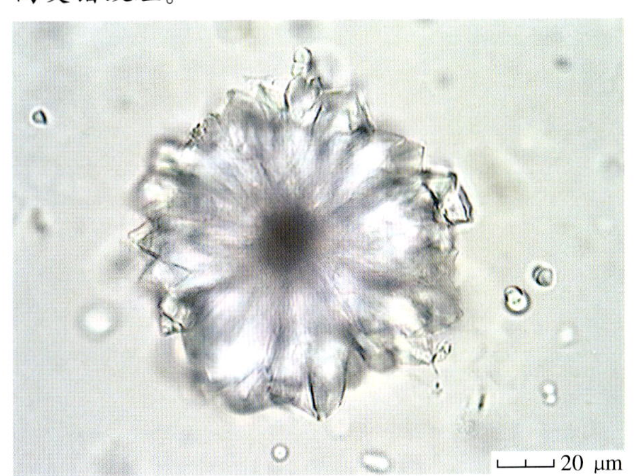

大黄：草酸钙簇晶大，直径 60～140 μm。

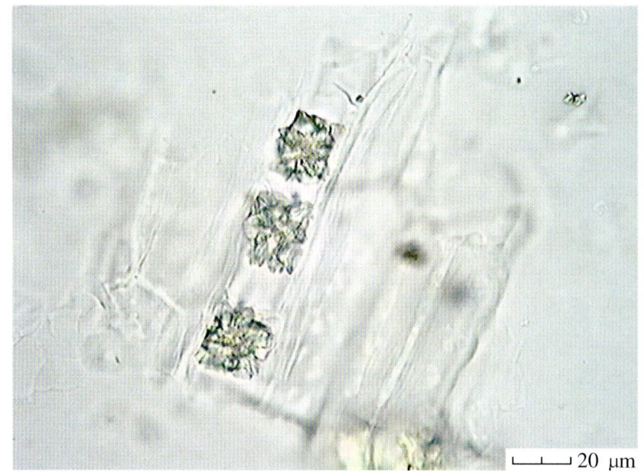

白芍：草酸钙簇晶直径18～32 μm，存在于薄壁细胞中，常排列成行或一个细胞中含有数个簇晶。

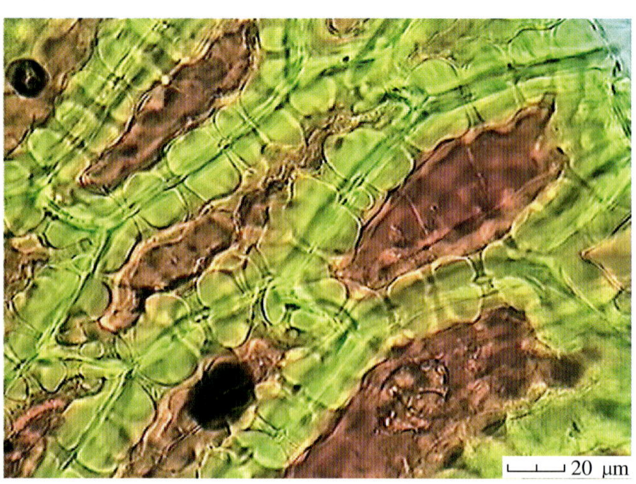

栀子：种皮石细胞黄色或淡棕色，多破碎，完整者长多角形、长方形或形状不规则，壁厚，有大的圆形纹孔，胞腔棕红色。

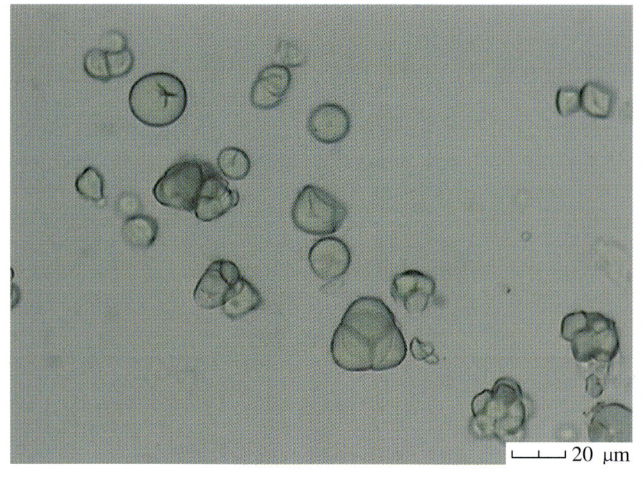

天花粉：淀粉粒类球形、半圆形或盔帽形，直径27～48 μm，脐点点状、短缝状、人字状或星状，层纹隐约可见。

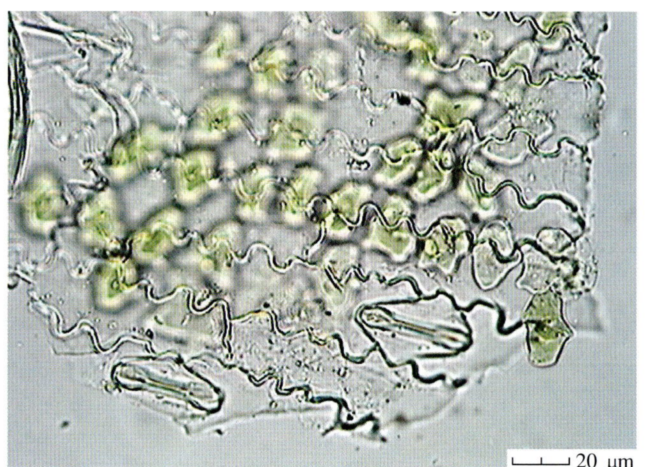

淡竹叶：表皮细胞狭长，垂周壁深波状弯曲，有气孔，保卫细胞哑铃状。

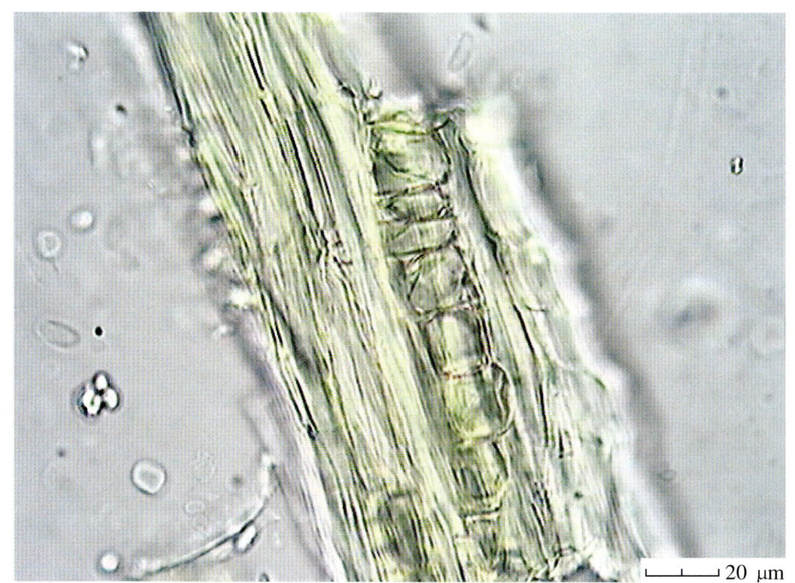

甘草：纤维束周围薄壁细胞含草酸钙方晶，形成晶纤维。

泰山盘石散

Taishan Panshi San

处方： 党参 30 g　黄芪 30 g　当归 30 g　续断 30 g　黄芩 30 g　川芎 15 g　白芍 30 g　熟地黄 45 g　白术 30 g　砂仁 15 g　甘草（炙）12 g

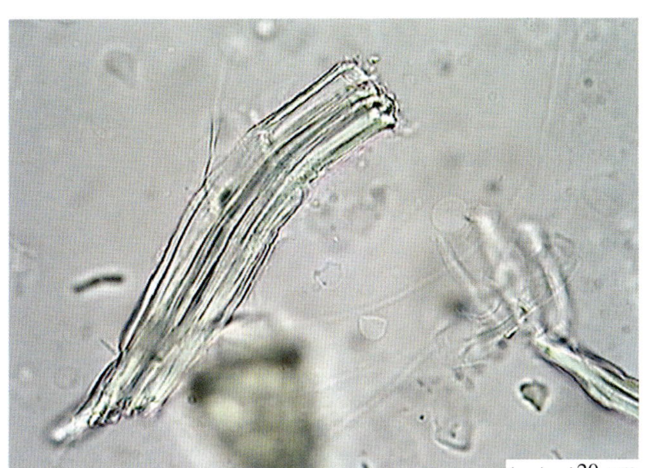

黄芪：纤维成束或散离，壁厚，表面有纵裂纹，两端断裂成帚状或较平截。

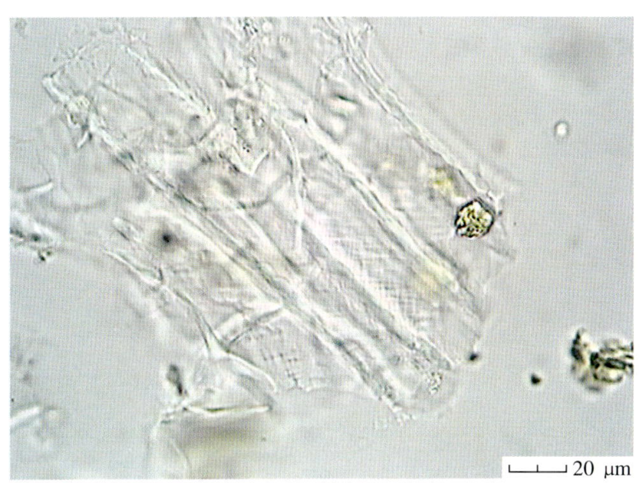

当归：薄壁细胞纺锤形，壁略厚，具极微细的斜向交错的纹理。

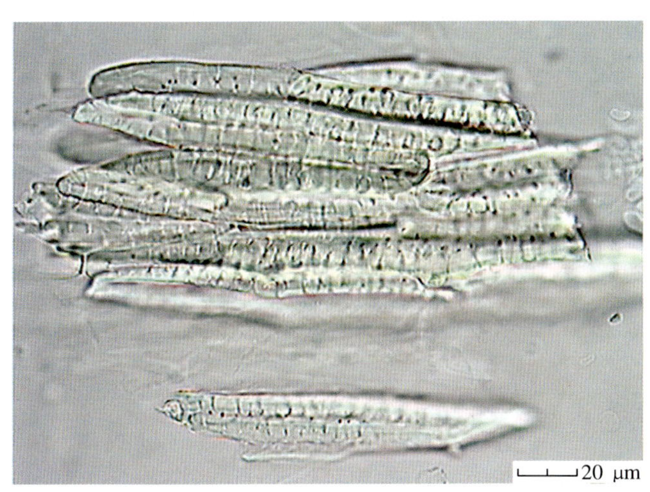

黄芩：纤维淡黄色，梭形，壁厚，孔沟细。

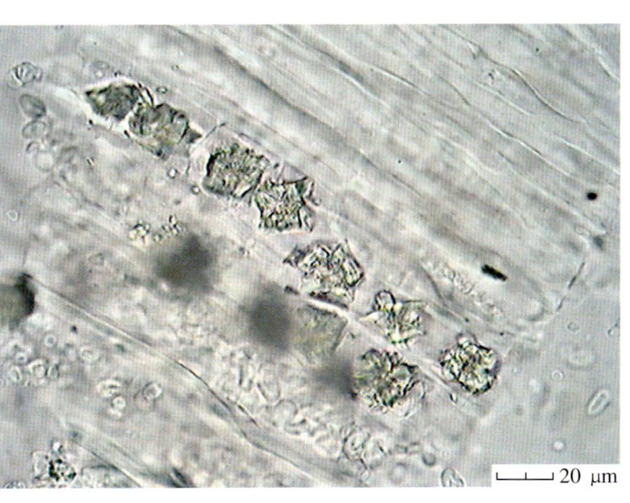

白芍：草酸钙簇晶直径 18～32 μm，存在于薄壁细胞中，常排列成行或一个细胞中含数个簇晶。

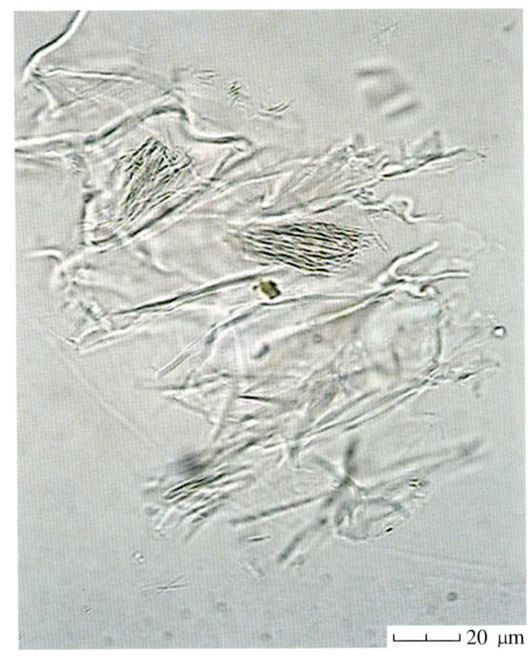

白术：草酸钙针晶细小，长10～32 μm，不规则地充塞于薄壁细胞中。

砂仁：内种皮厚壁细胞黄棕色或棕红色，表面观类多角形，壁厚，胞腔含硅质块。

20 μm

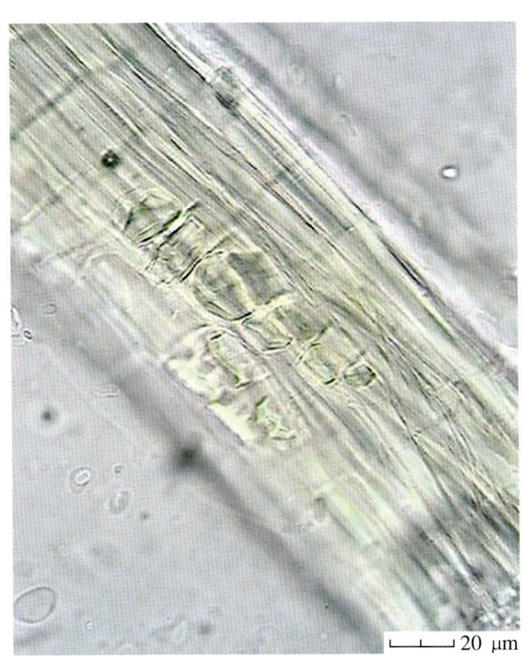

甘草：纤维束周围薄壁细胞含草酸钙方晶，形成晶纤维。

桂　心　散

Guixin San

处方： 肉桂 25 g　青皮 20 g　白术 30 g　厚朴 30 g　益智 20 g　干姜 25 g
当归 20 g　陈皮 25 g　砂仁 25 g　五味子 25 g　肉豆蔻 25 g　甘草 25 g

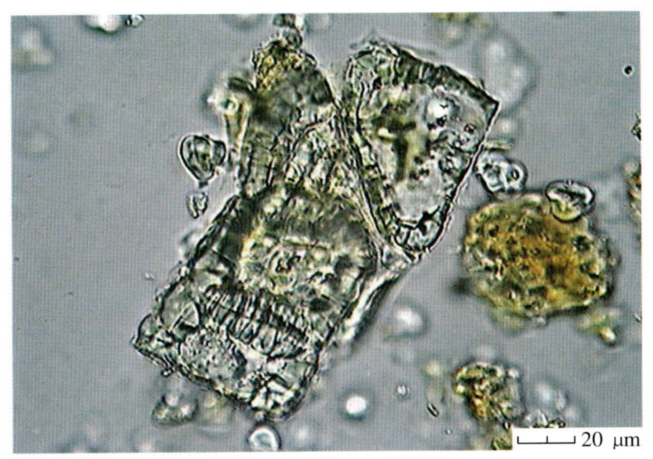

肉桂：石细胞类圆形或类长方形，壁一面菲薄。

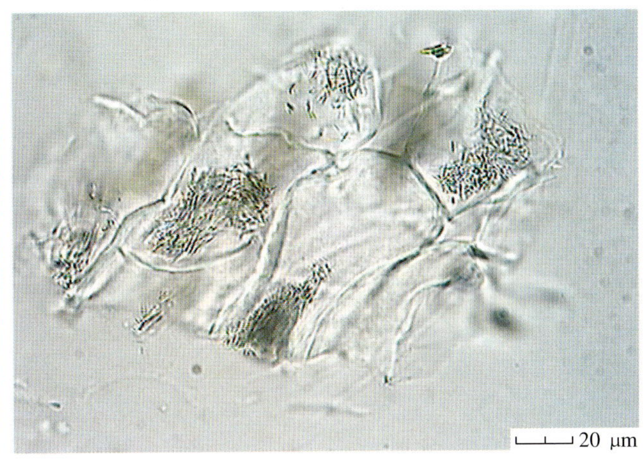

白术：草酸钙针晶细小，长10～32 μm，不规则地充塞于薄壁细胞中。

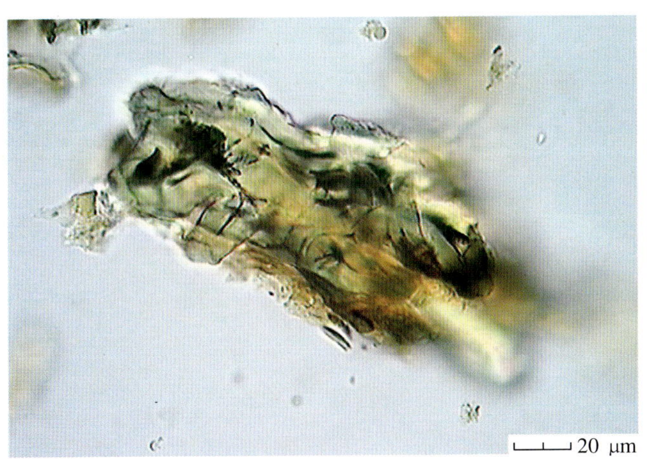

厚朴：石细胞分枝状，壁厚，层纹明显。

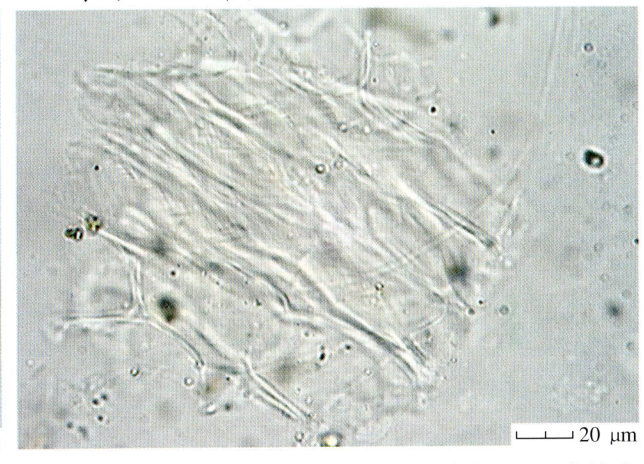

当归：薄壁细胞纺锤形，壁略厚，有极微细的斜向交错纹理。

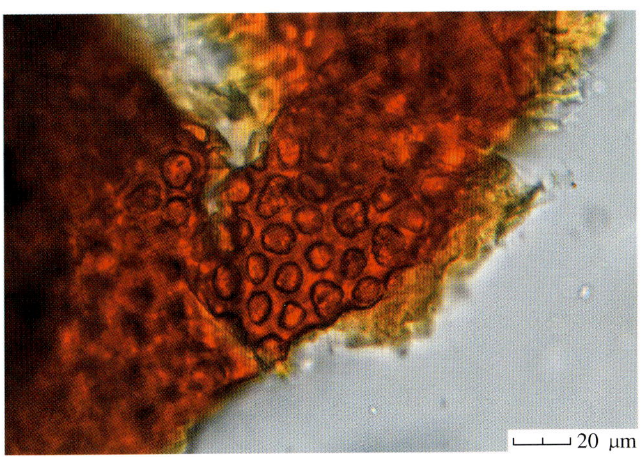

砂仁：内种皮厚壁细胞黄棕色或棕红色，表面观类多角形，壁厚，胞腔含硅质块。

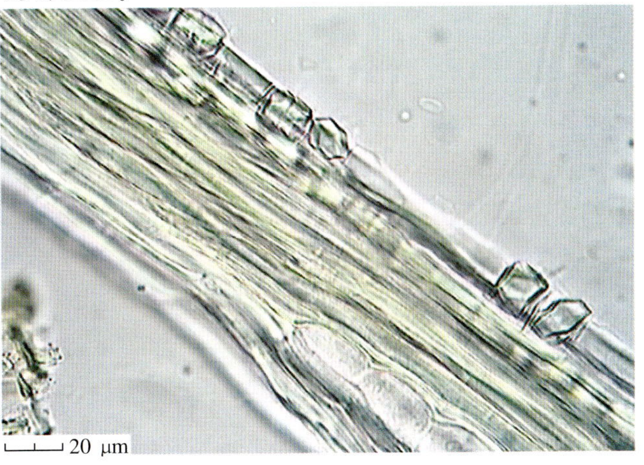

甘草：纤维束周围薄壁细胞含草酸钙方晶，形成晶纤维。

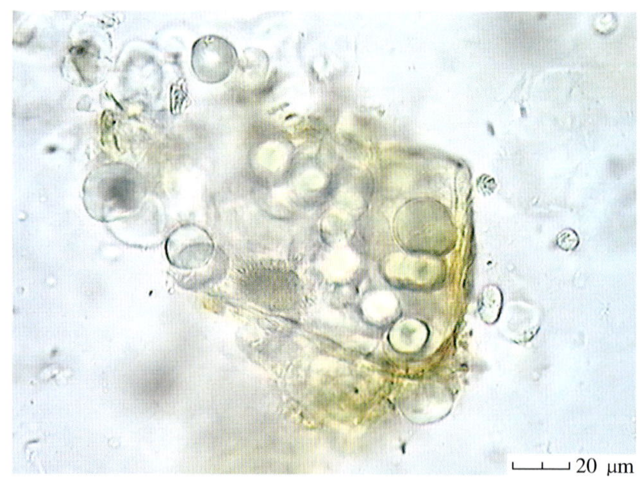

放置前

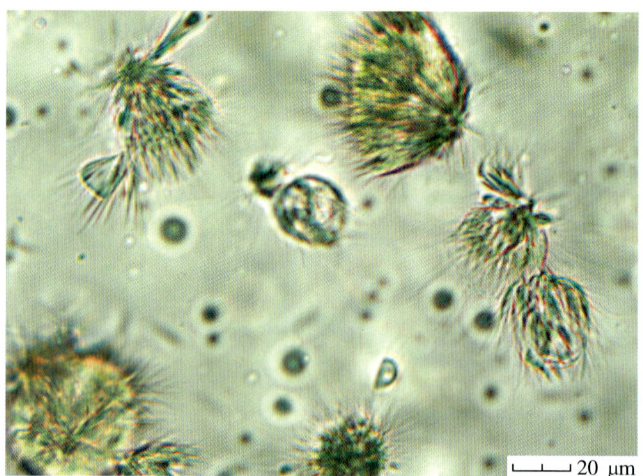

放置后

肉豆蔻：脂肪油滴众多，放置后析出针簇状结晶。

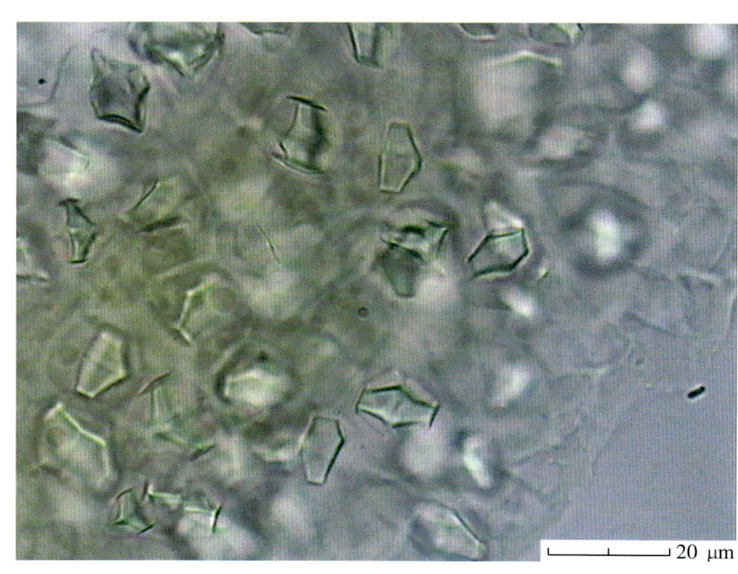

陈皮：草酸钙方晶成片存在于薄壁组织中。

五味子：种皮表皮石细胞淡黄棕色，表面观类多角形，壁较厚，孔沟细密，胞腔含暗棕色物。

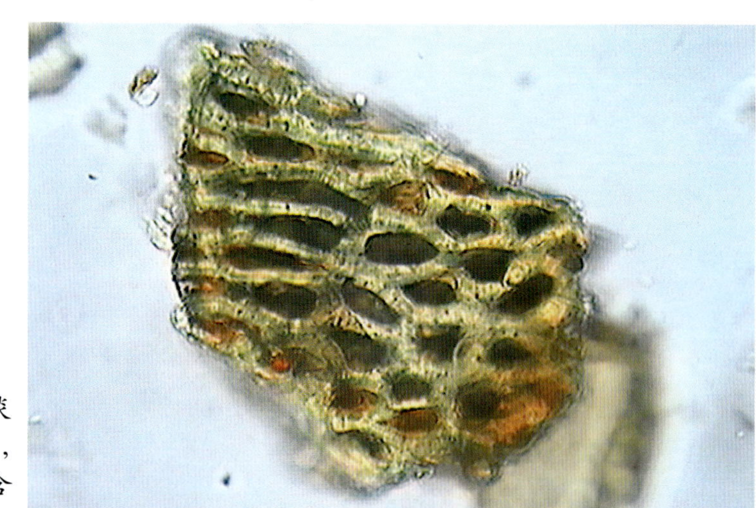

破　伤　风　散

Poshangfeng San

处方： 甘草 500 g　蝉蜕 120 g　钩藤 90 g　川芎 30 g　荆芥 45 g　防风 60 g
大黄 60 g　关木通 45 g　黄芪 50 g

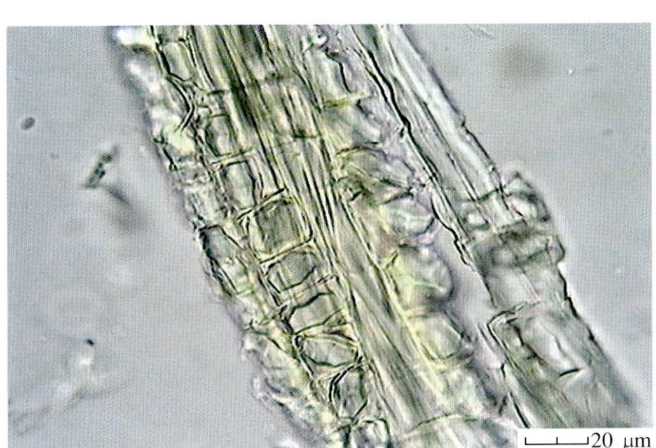

甘草：纤维束周围薄壁细胞含草酸钙方晶，形成晶纤维。

蝉蜕：几丁质皮壳碎片淡黄棕色，半透明，密布乳头状或短刺状突起。

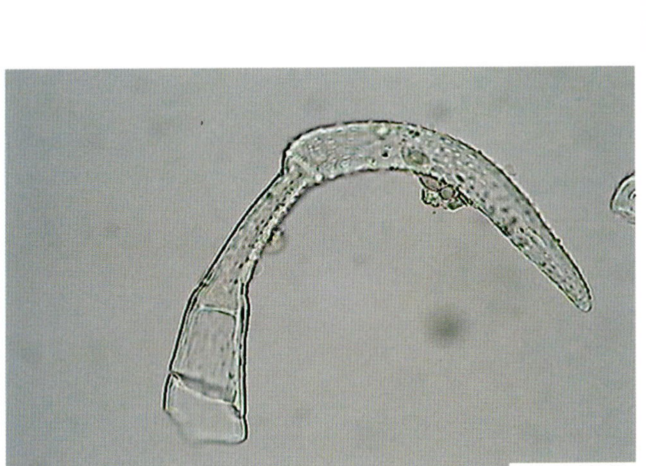

荆芥：非腺毛 1～6 细胞，大多具壁疣。

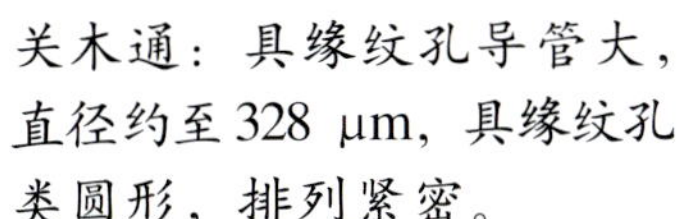

关木通：具缘纹孔导管大，直径约至 328 μm，具缘纹孔类圆形，排列紧密。

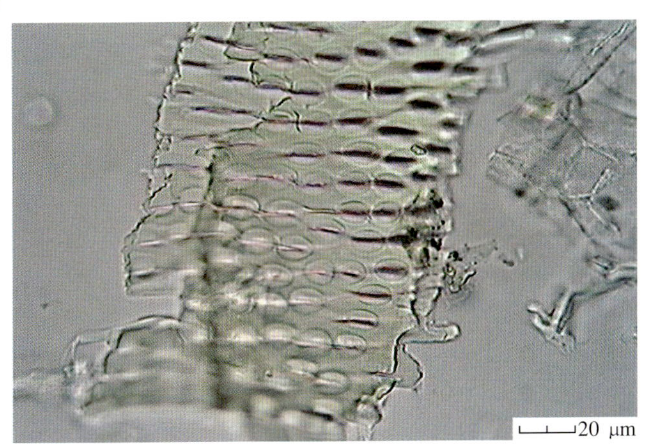

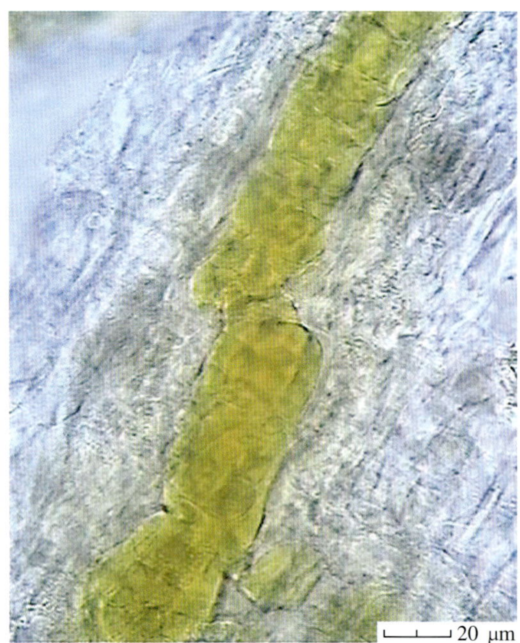

防风：油管含金黄色分泌物，直径17～60 μm。

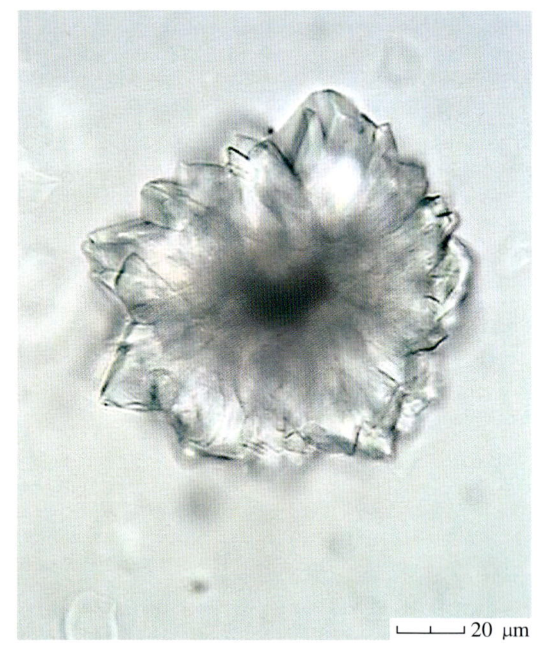

大黄：草酸钙簇晶大，直径60～140 μm。

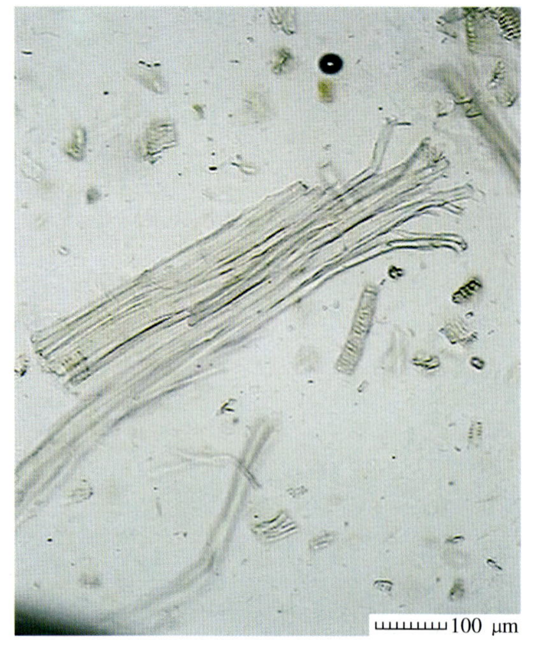

黄芪：纤维成束或散离，壁厚，表面有纵裂纹，两端断裂成帚状或较平截。

柴葛解肌散

Chaige Jieji San

处方： 柴胡 30 g　葛根 30 g　甘草 15 g　黄芩 25 g　羌活 30 g　白芷 15 g
白芍 30 g　桔梗 20 g　石膏 60 g

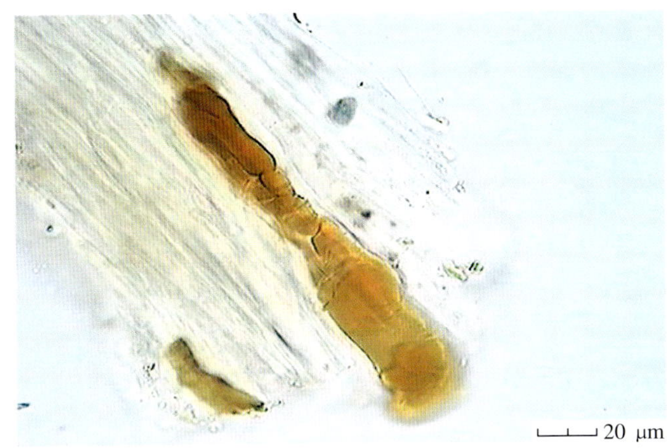

柴胡：油管含淡黄色或黄棕色条状分泌物，直径8～25 μm。

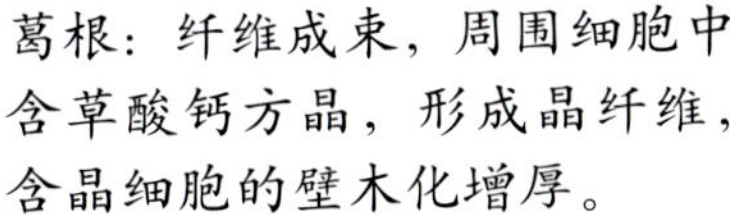

葛根：纤维成束，周围细胞中含草酸钙方晶，形成晶纤维，含晶细胞的壁木化增厚。

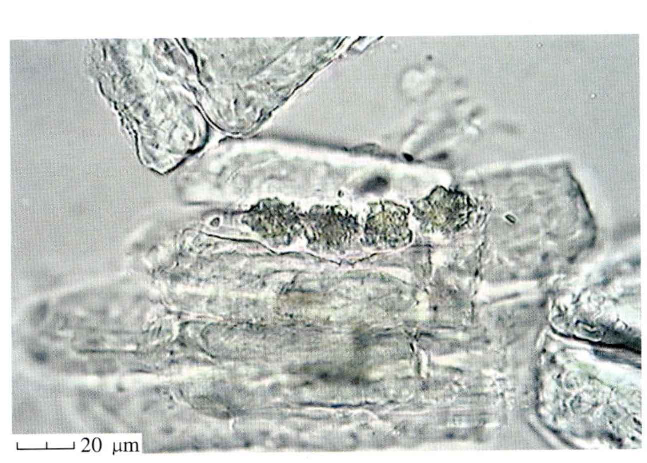

白芍：草酸钙簇晶直径18～32 μm，存在于薄壁细胞中，常排列成行或一个细胞中含有数个小簇晶。

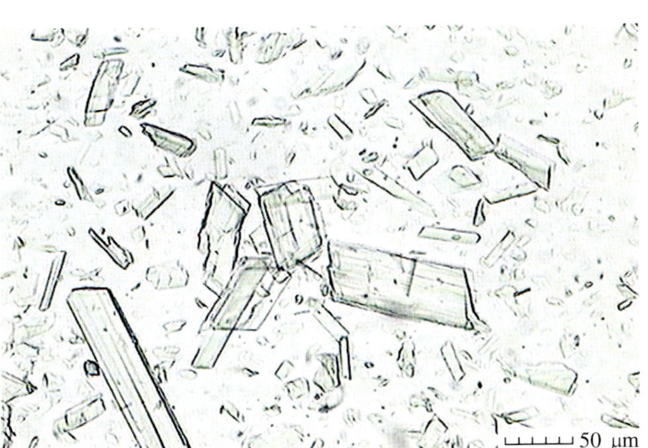

石膏：不规则片状结晶无色，有平直纹理。

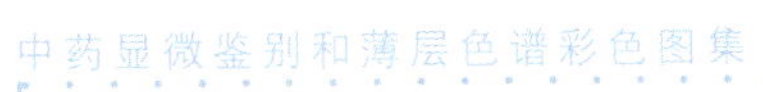

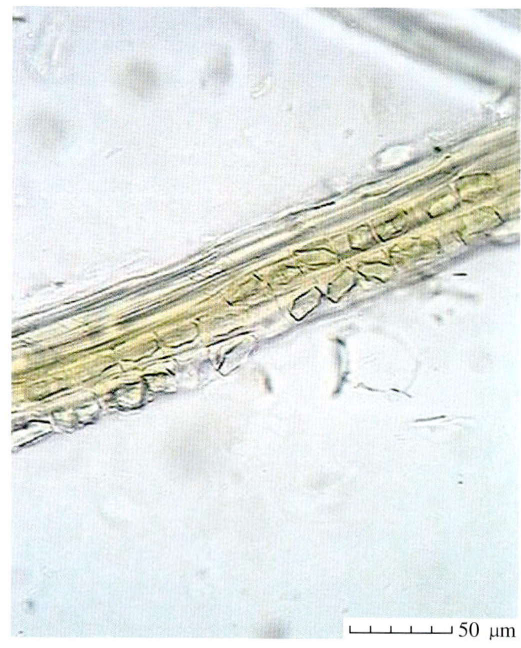

甘草：纤维束周围薄壁细胞含草酸钙方晶，形成晶纤维。

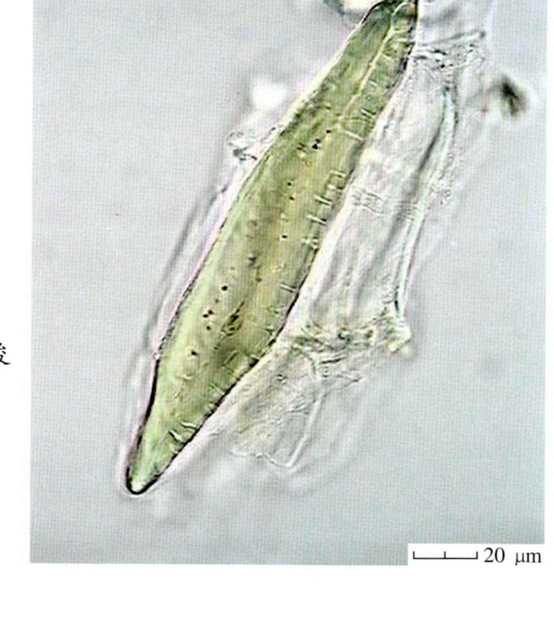

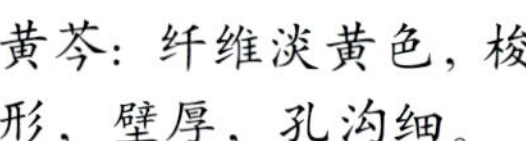

黄芩：纤维淡黄色，梭形，壁厚，孔沟细。

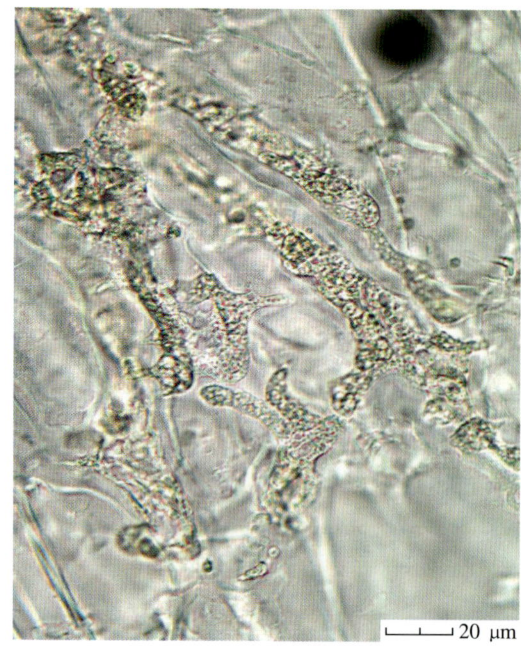

桔梗：联结乳管直径14～25 μm，含淡黄色颗粒状物。

蚌毒灵散

Bangduling San

处方： 黄芩 60 g　黄柏 20 g　大青叶 10 g　大黄 10 g

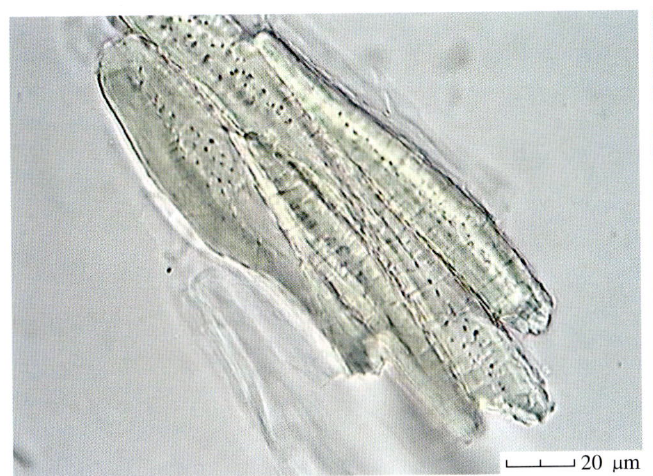

黄芩：纤维淡黄色，梭形，壁厚，孔沟细。

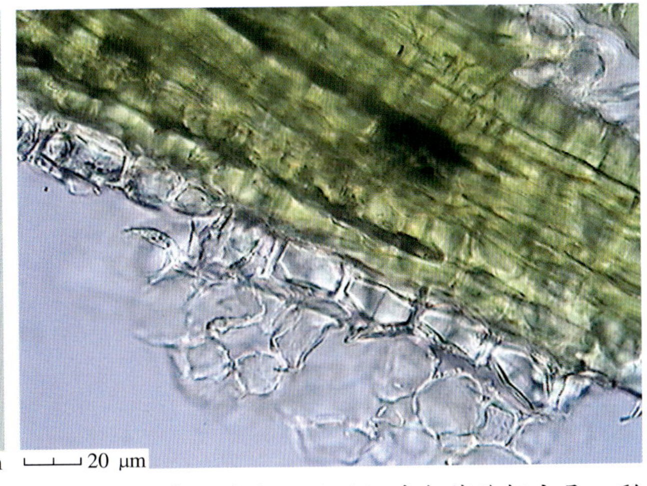

黄柏：纤维束鲜黄色，周围细胞含草酸钙方晶，形成晶纤维，含晶细胞的壁木化增厚。

大青叶：靛蓝结晶蓝色，存在于叶肉组织和表皮细胞中，呈细小颗粒状或片状，常聚集成堆。

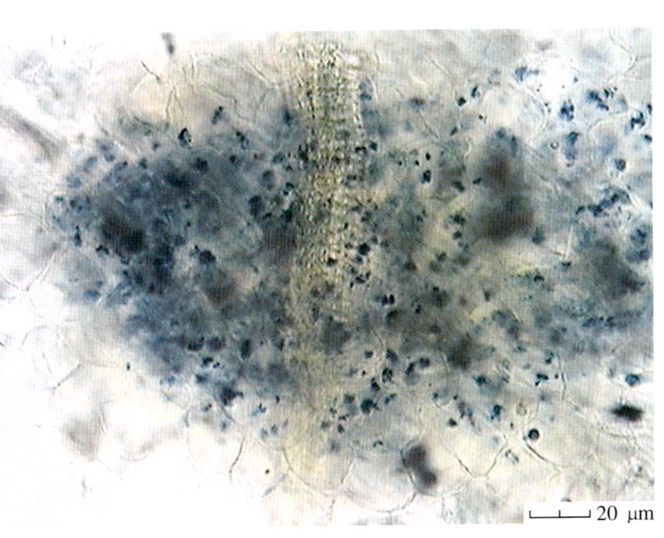

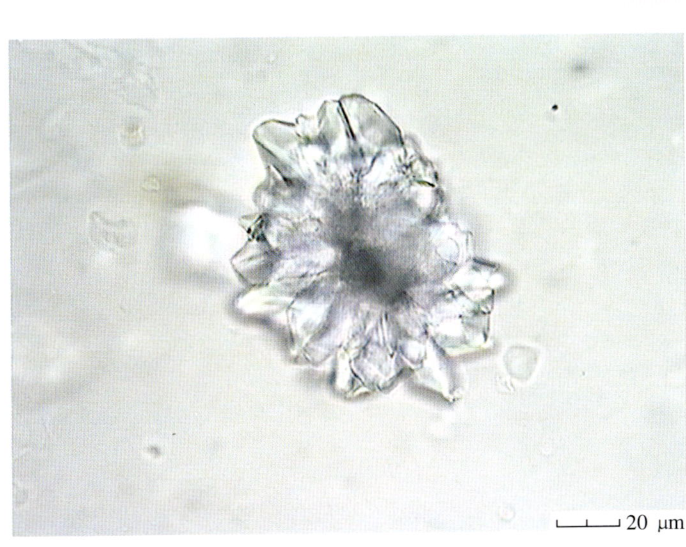

大黄：草酸钙簇晶大，直径 60～140 μm。

健　鸡　散

Jianji San

处方： 党参 20 g　黄芪 20 g　茯苓 20 g　六神曲 10 g　麦芽 10 g
山楂 (炒) 10 g　甘草 5 g　槟榔 (炒) 5 g

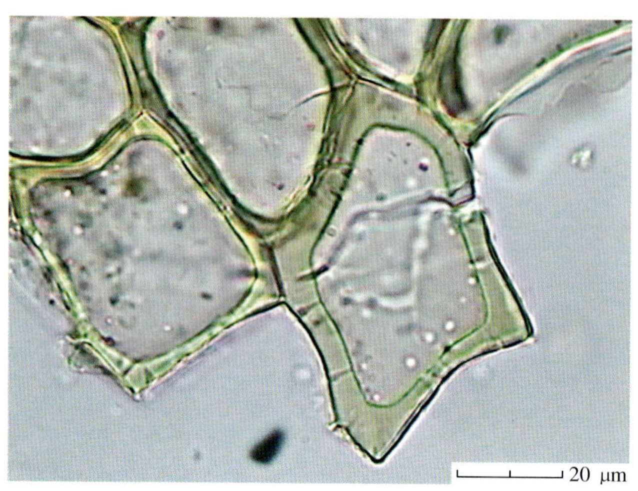

20 μm

党参：石细胞类斜方形或多角形，一端稍尖，壁较厚，纹孔稀疏。

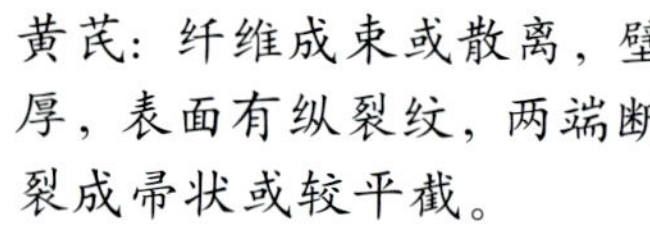

黄芪：纤维成束或散离，壁厚，表面有纵裂纹，两端断裂成帚状或较平截。

100 μm

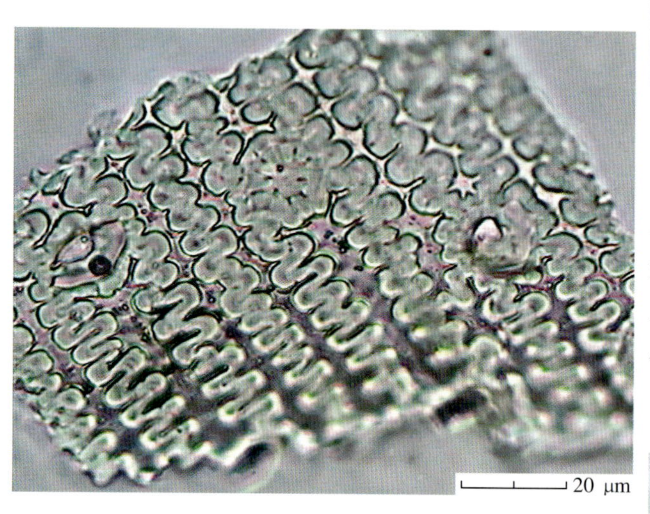

20 μm

麦芽：果皮细胞纵列，常有1个长细胞与2个短细胞相间排列，长细胞壁厚，波状弯曲，木化。

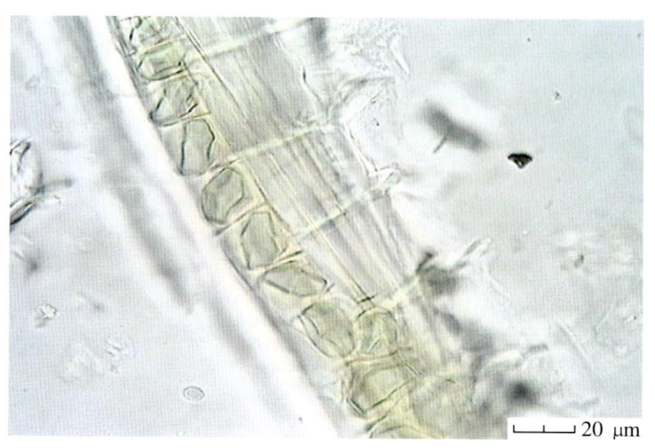

20 μm

甘草：纤维束周围薄壁细胞含草酸钙方晶，形成晶纤维。

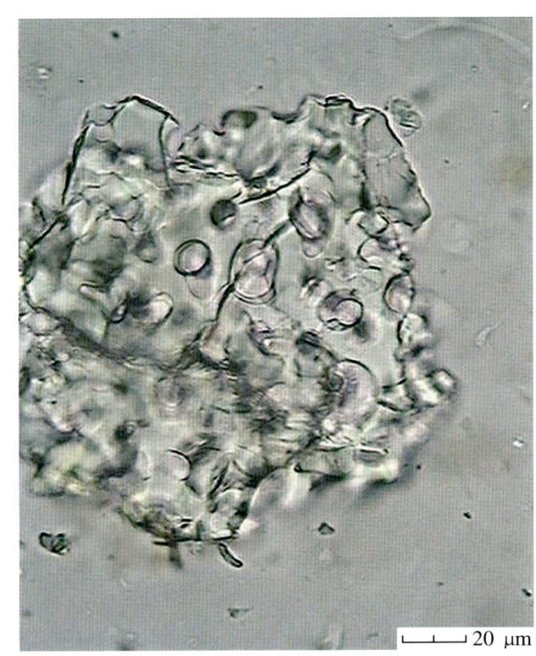

槟榔：内胚乳碎片无色，壁较厚，有较多大的类圆形纹孔。

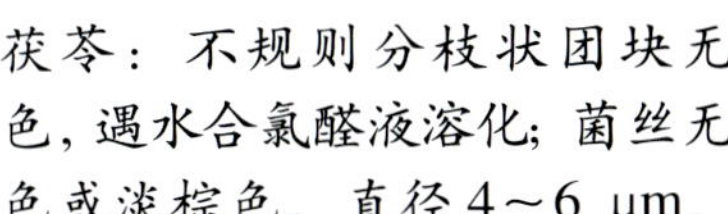

茯苓：不规则分枝状团块无色，遇水合氯醛液溶化；菌丝无色或淡棕色，直径4～6 μm。

20 μm

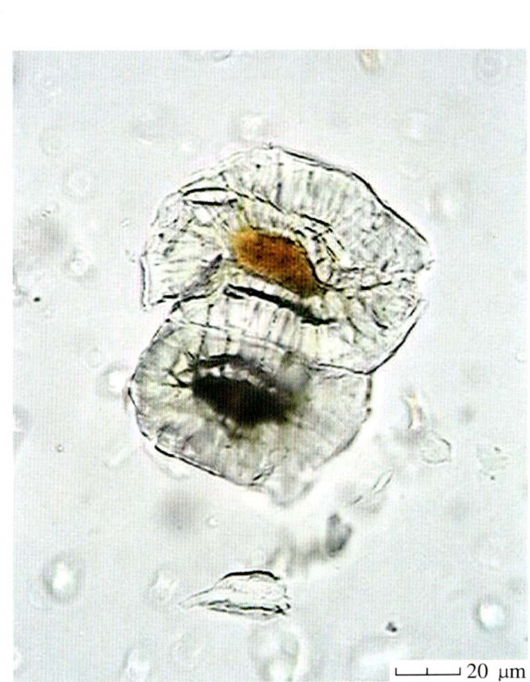

山楂：果皮石细胞淡紫红色、红色或黄棕色，类圆形或多角形，直径约至125 μm。

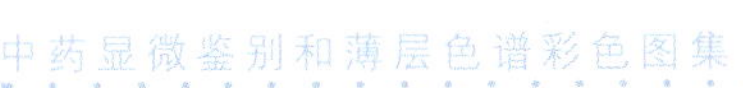

健 胃 散

Jianwei San

处方：山楂 15 g 麦芽 15 g 六神曲 15 g 槟榔 3 g

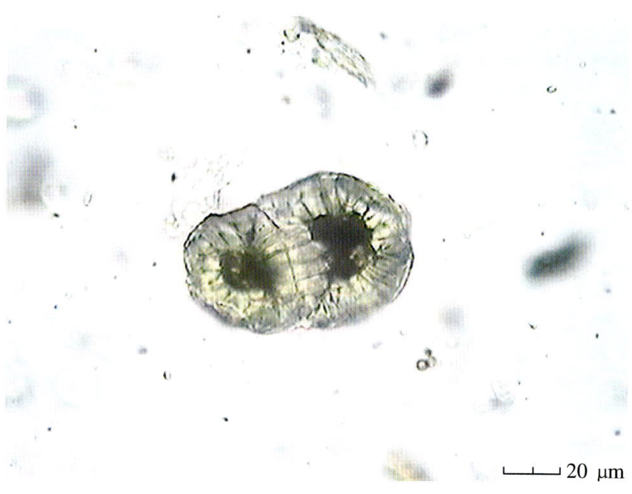

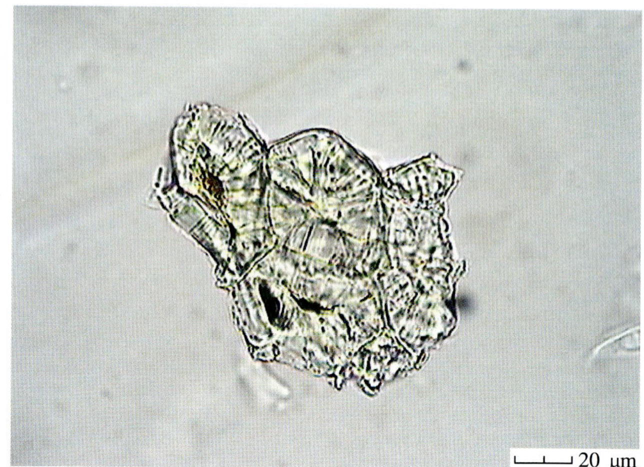

山楂：果皮石细胞淡紫红色、红色或黄棕色，类圆形或多角形，直径约至 125 μm。

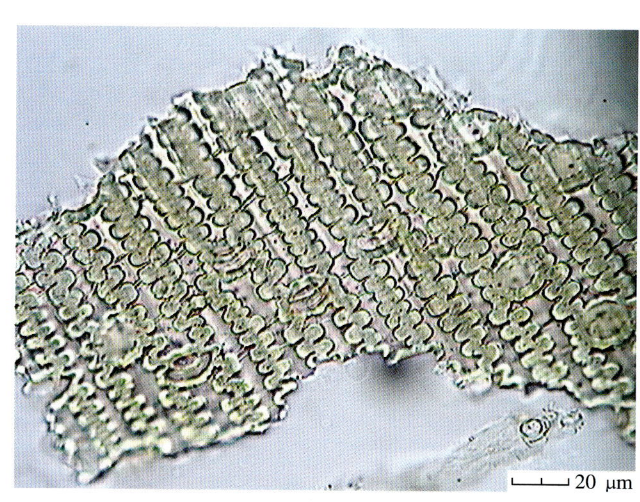

麦芽：果皮细胞纵列，常有 1 个长细胞与 2 个短细胞相间连接，长细胞壁厚，波状弯曲，木化。

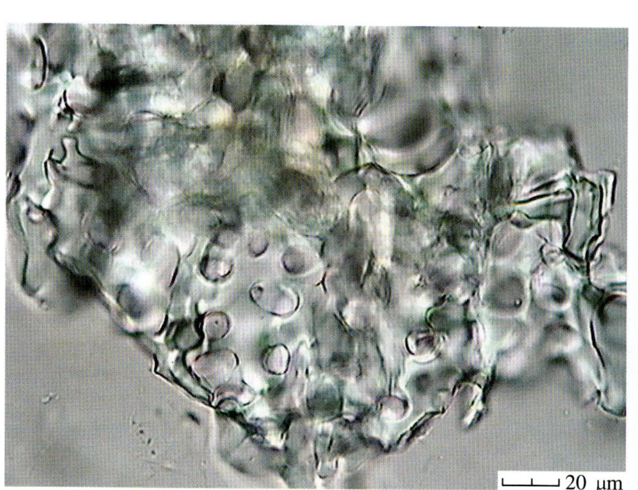

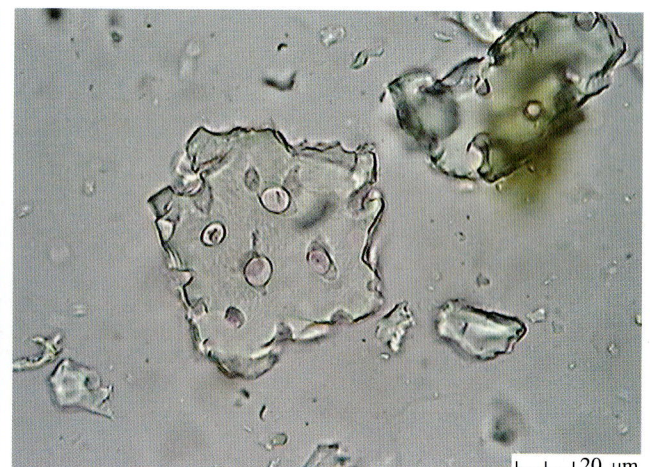

槟榔：内胚乳碎片无色，壁较厚，有较多大的类圆形纹孔。

健　猪　散

Jianzhu San

处方：大黄 400 g　　玄明粉 400 g　　苦参 100 g　　陈皮 100 g

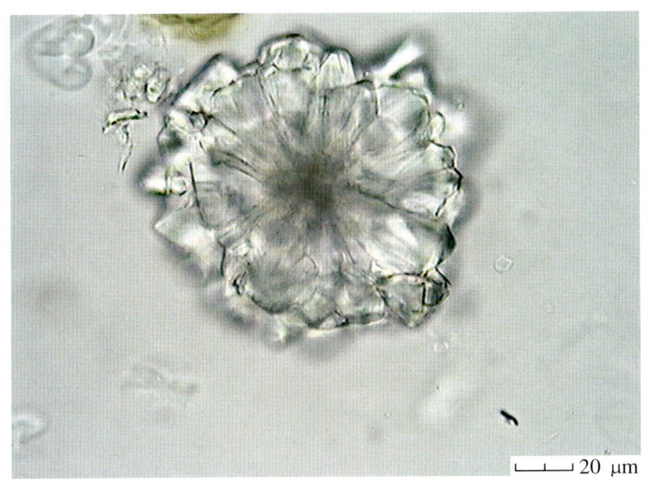

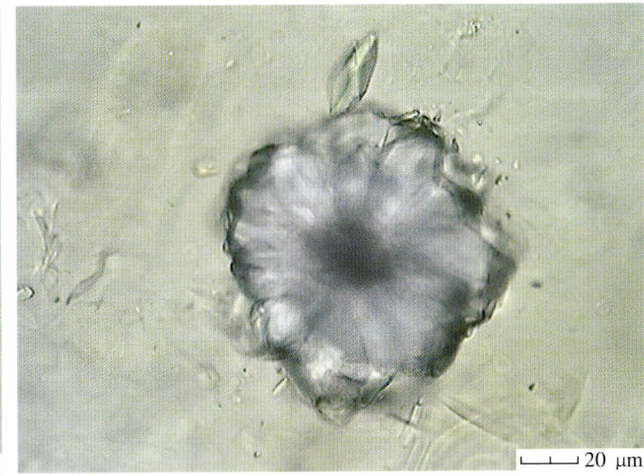

大黄：草酸钙簇晶大，直径60～140 μm。

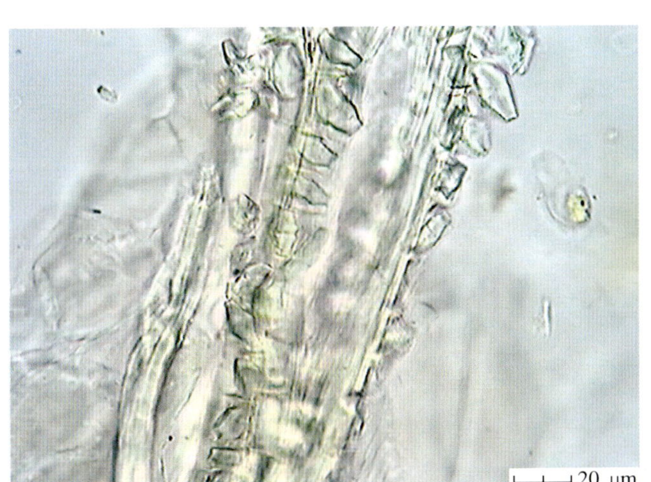

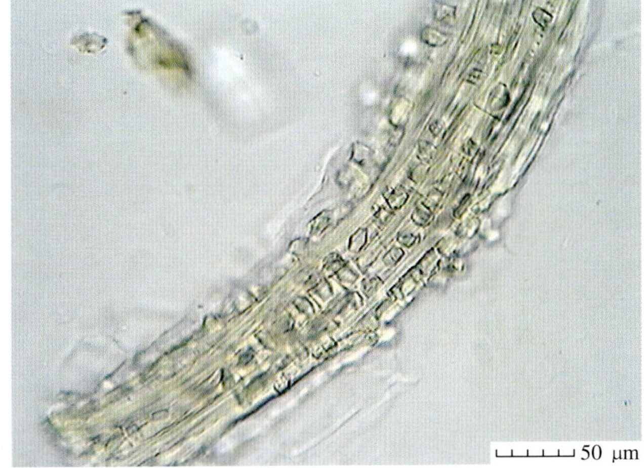

苦参：纤维束无色，周围薄壁细胞含草酸钙方晶，形成晶纤维。

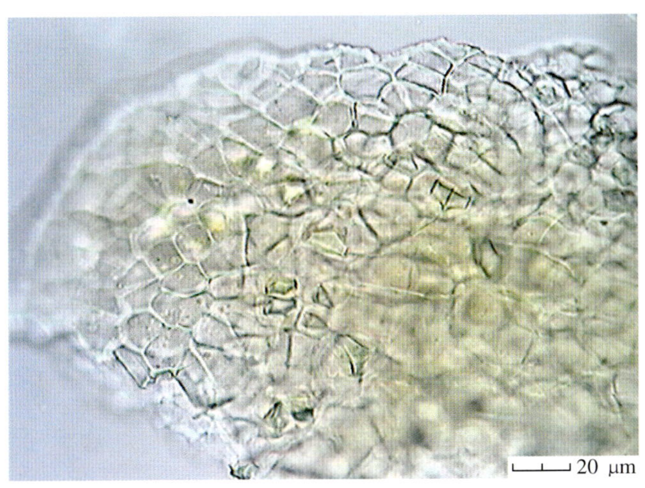

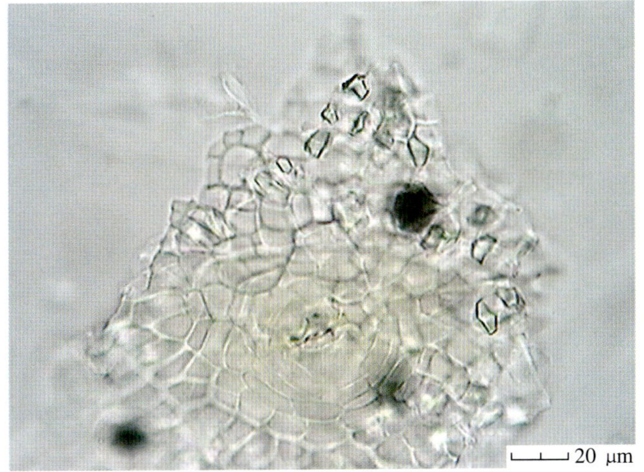

陈皮：草酸钙方晶成片存在于薄壁组织中。

健 脾 散

Jianpi San

处方： 当归 20 g　白术 30 g　青皮 20 g　陈皮 25 g　厚朴 30 g　肉桂 30 g　干姜 30 g
茯苓 30 g　五味子 25 g　石菖蒲 25 g　砂仁 20 g　泽泻 30 g　甘草 20 g

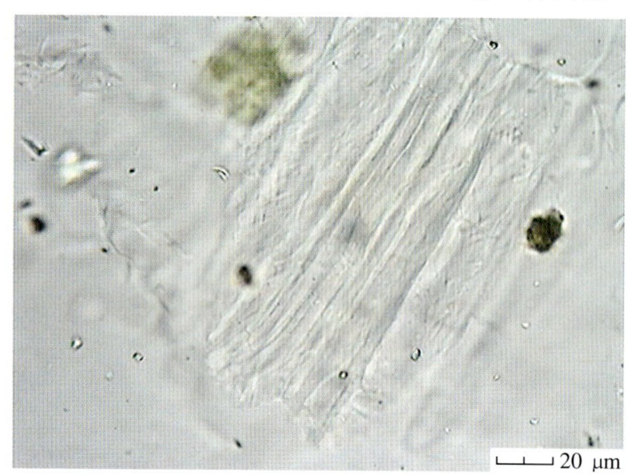

当归：薄壁细胞纺锤形，壁略厚，有极微细的斜向交错纹理。

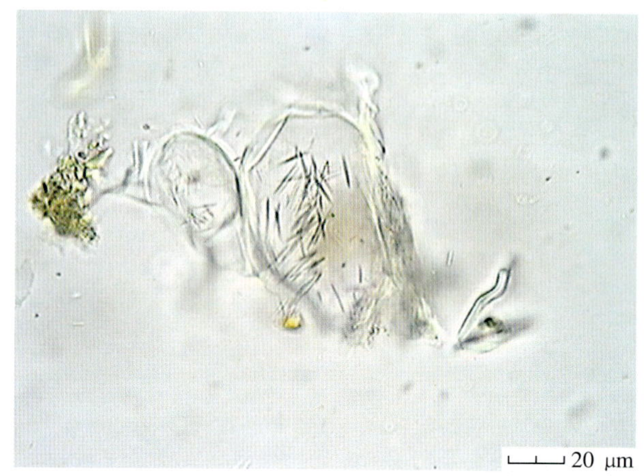

白术：草酸钙针晶细小，长 10～32 μm，不规则地充塞于薄壁细胞中。

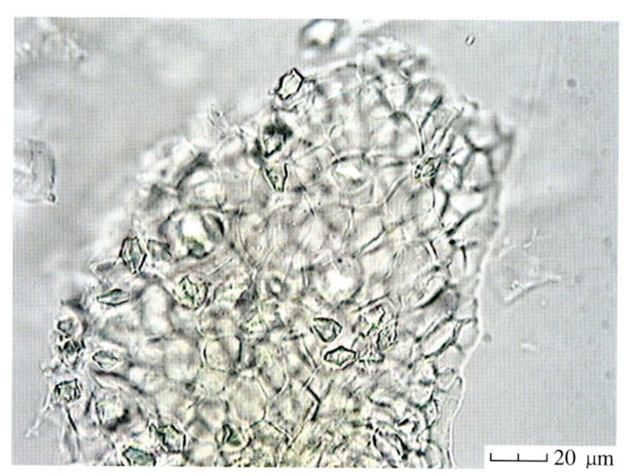

青皮、陈皮：草酸钙方晶成片存在于薄壁组织中。

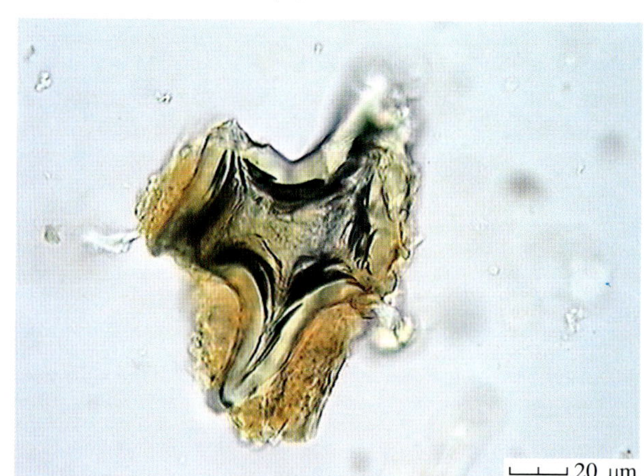

厚朴：石细胞分枝状，壁厚，层纹明显。

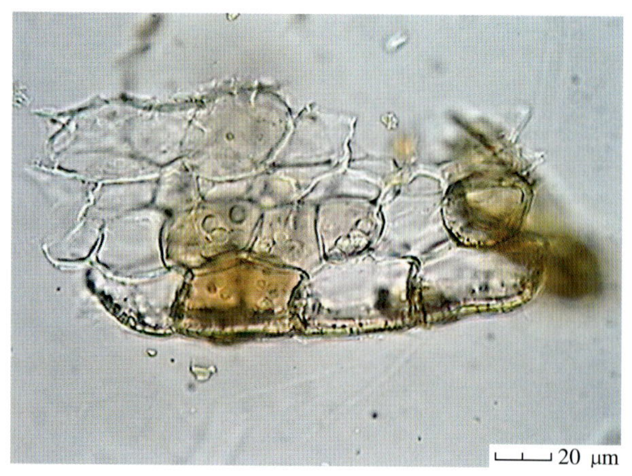

肉桂：石细胞类圆形或类长方形，壁一面菲薄。

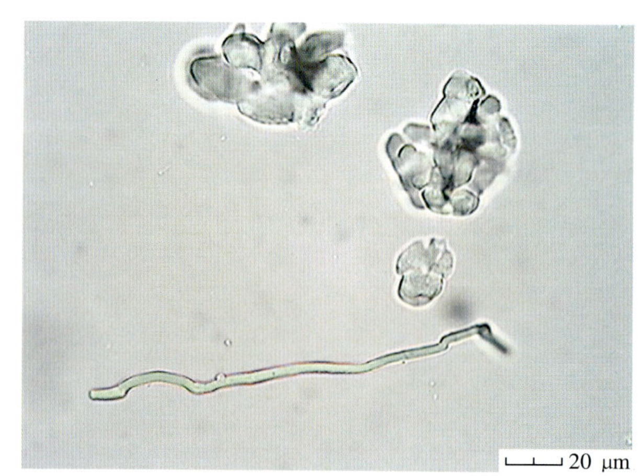

茯苓：不规则分枝状团块无色，遇水合氯醛液溶化；菌丝无色或淡棕色，直径 4～6 μm。

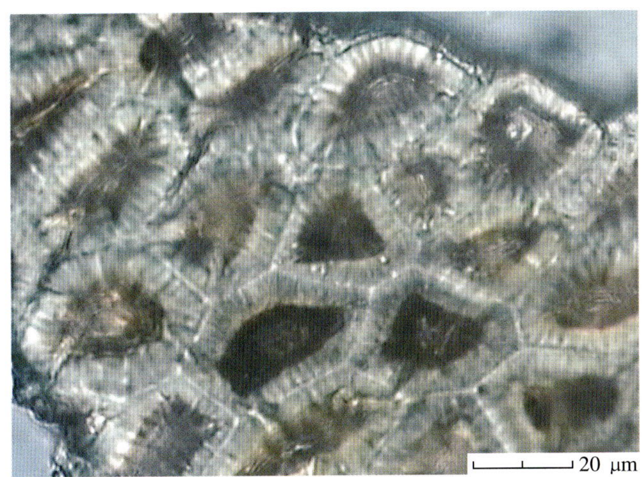

五味子：种皮表皮石细胞淡黄棕色，表面观类多角形，壁较厚，孔沟细密，胞腔含暗棕色物。

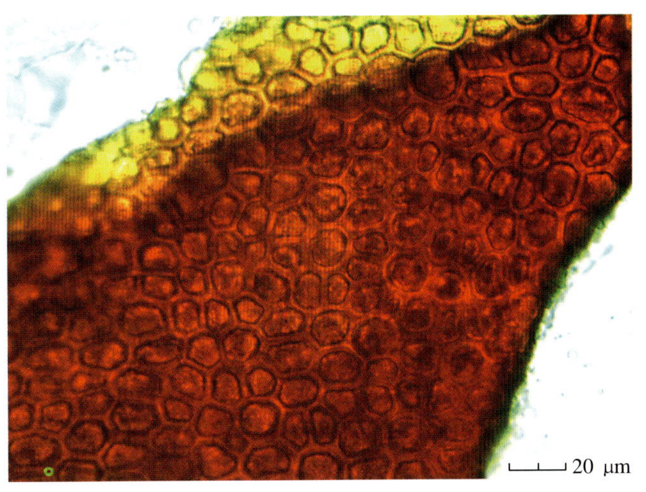

砂仁：内种皮厚壁细胞黄棕色或棕红色，表面观类多角形，壁厚，胞腔含硅质块。

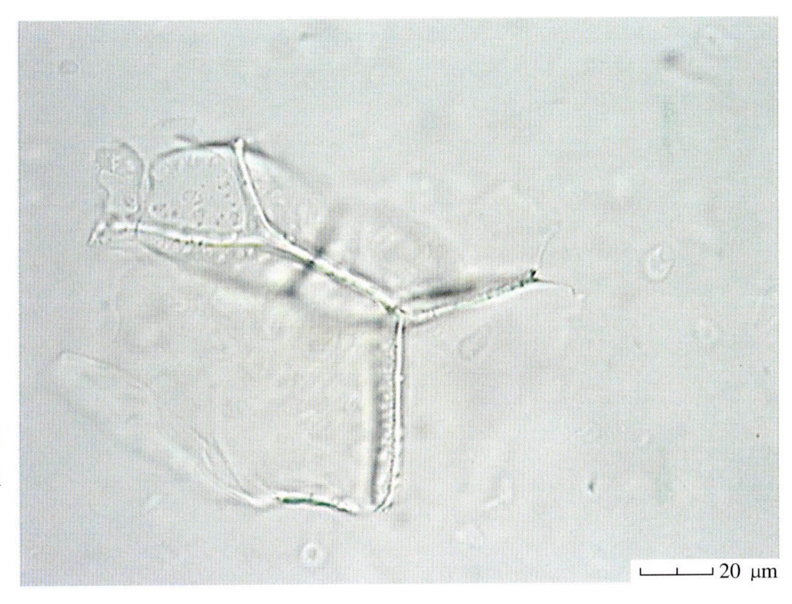

泽泻：薄壁细胞类圆形，有椭圆形纹孔，集成纹孔群。

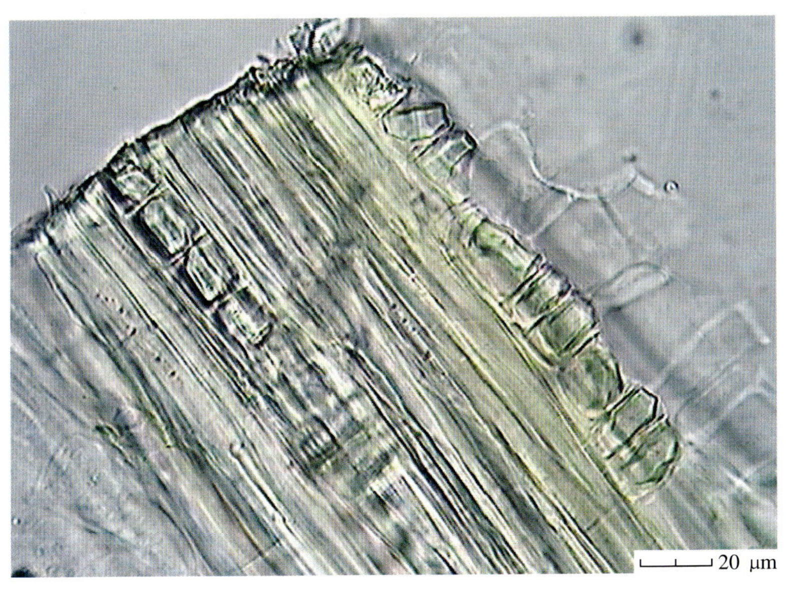

甘草：纤维束周围薄壁细胞含草酸钙方晶，形成晶纤维。

益母生化散

Yimu Shenghua San

处方：益母草 120 g 当归 75 g 川芎 30 g 桃仁 30 g 干姜（炮）15 g 甘草（炙）15 g

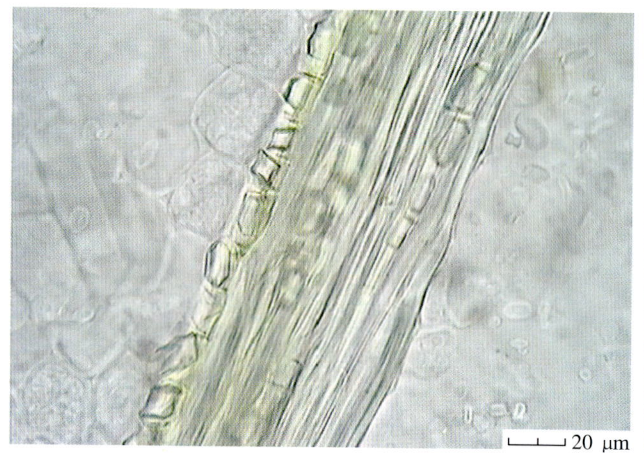

甘草：纤维束周围薄壁细胞含草酸钙方晶，形成晶纤维。

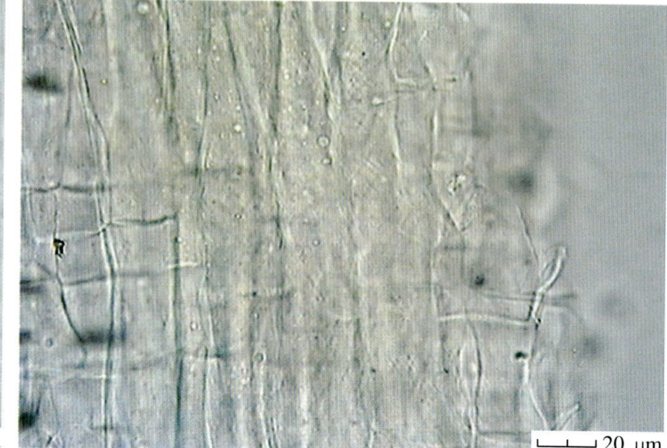

当归：薄壁细胞纺锤形，壁略厚，有极微细的斜向交错纹理。

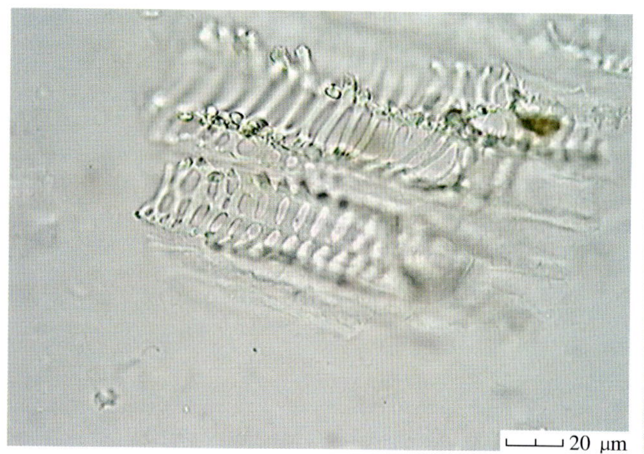

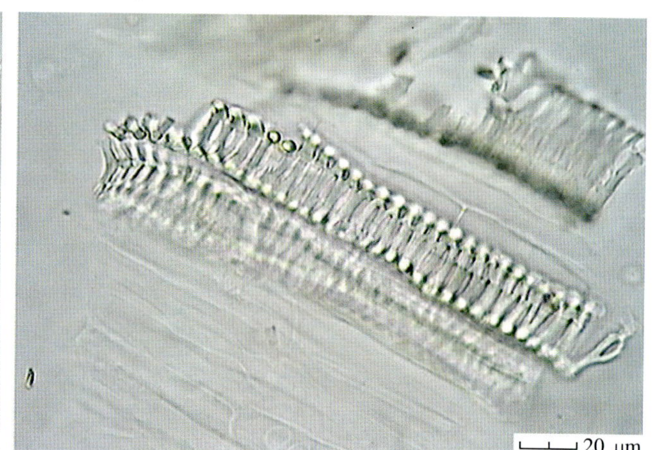

川芎：螺纹导管直径 8～23 μm，加厚壁互相连接，似网状螺纹导管。

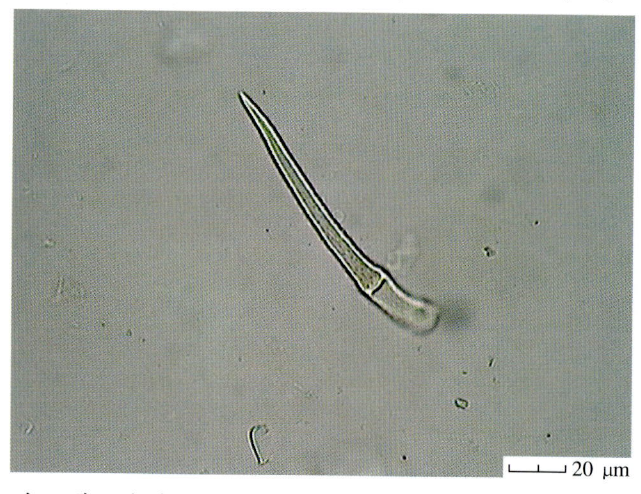

益母草：非腺毛1～3细胞，稍弯曲，壁有疣状突起。

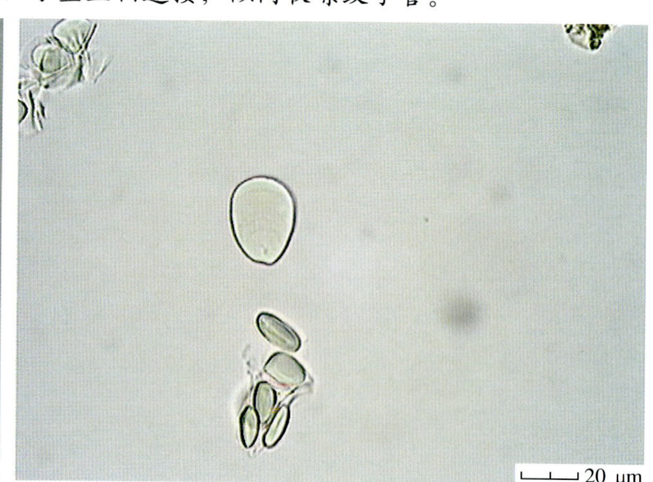

干姜：淀粉粒长卵形、广卵形或形状不规则，有的较小端略尖凸，直径25～32 μm，长约至50 μm，脐点点状，位于较小端。

消食平胃散

Xiaoshi Pingwei San

处方：槟榔 25 g　山楂 60 g　苍术 30 g　陈皮 30 g　厚朴 20 g　甘草 15 g

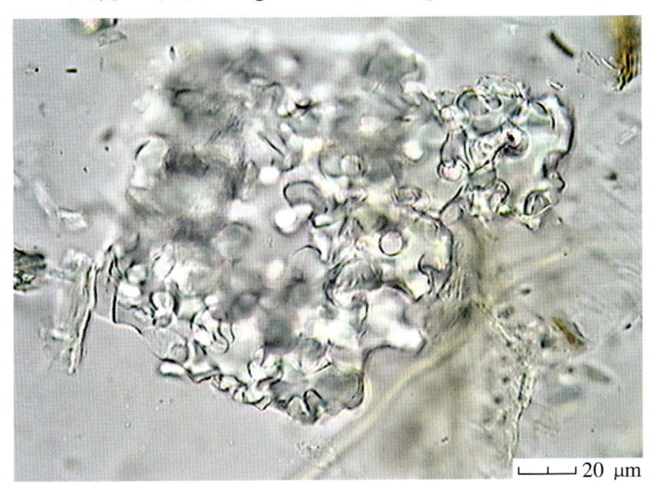

槟榔：内胚乳碎片无色，壁较厚，有较多大的类圆形纹孔。

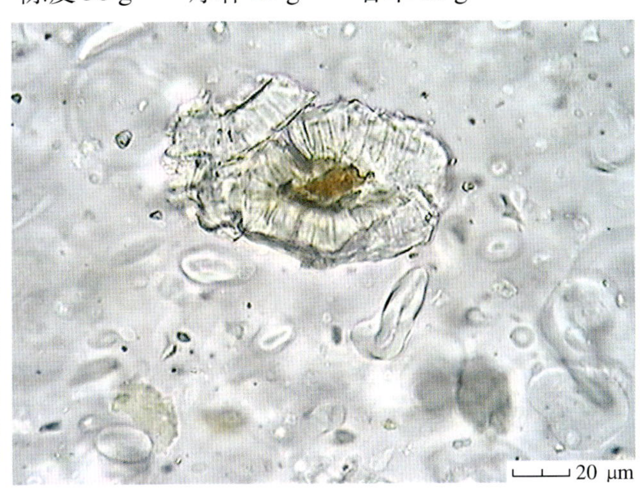

山楂：果皮石细胞淡紫红色、红色或黄棕色，类圆形或多角形，直径约至 125 μm。

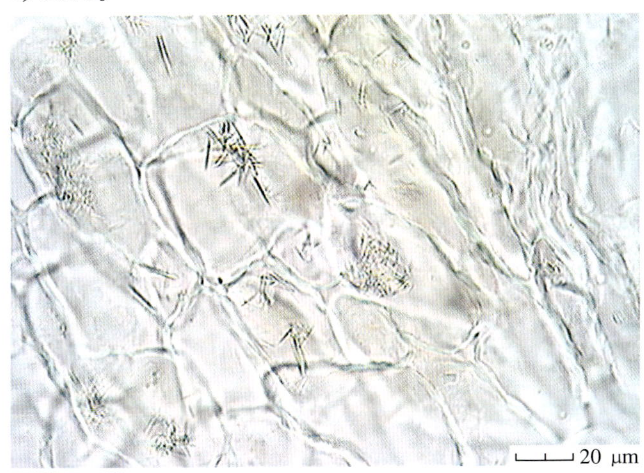

苍术：草酸钙针晶细小，长 5～32 μm，不规则地充塞于薄壁细胞中。

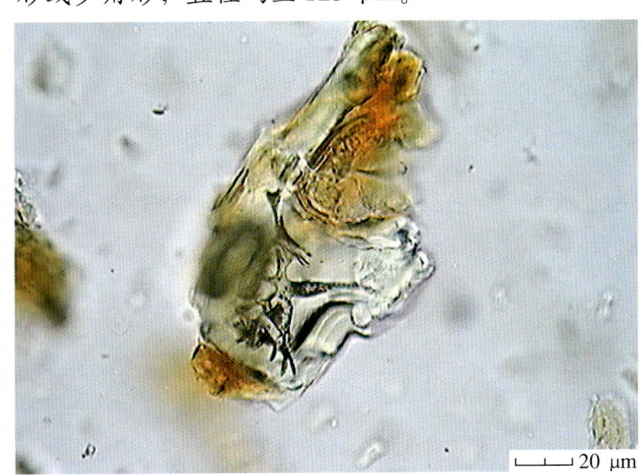

厚朴：石细胞分枝状，壁厚，层纹明显。

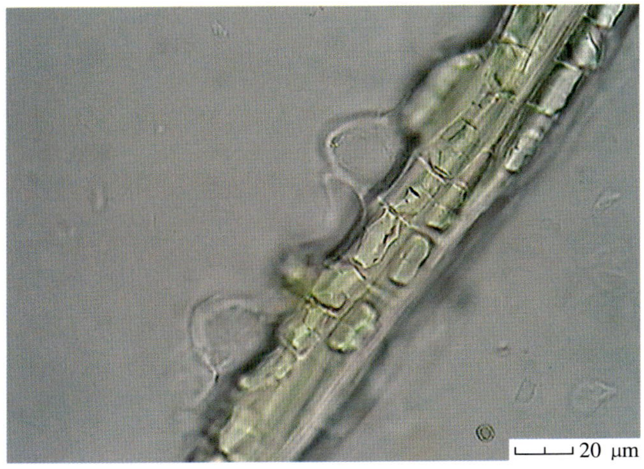

甘草：纤维束周围薄壁细胞含草酸钙方晶，形成晶纤维。

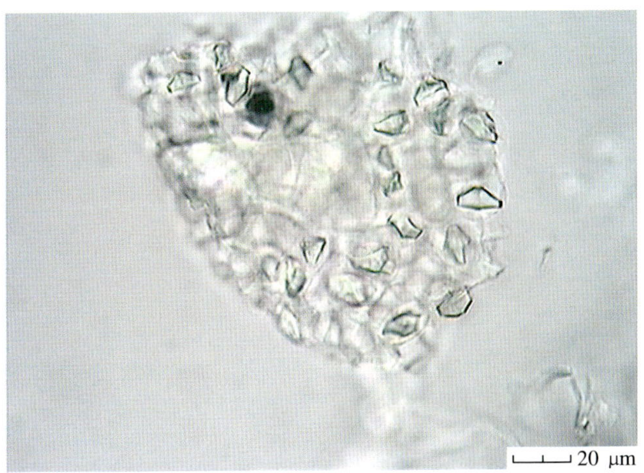

陈皮：草酸钙方晶成片存在于薄壁组织中。

消 疮 散

Xiaochuang San

处方： 金银花 60 g　皂角刺(炒)30 g　白芷 25 g　天花粉 30 g
当归 30 g　甘草 15 g　赤芍 25 g　乳香 25 g
没药 25 g　防风 25 g　浙贝母 30 g　陈皮 60 g

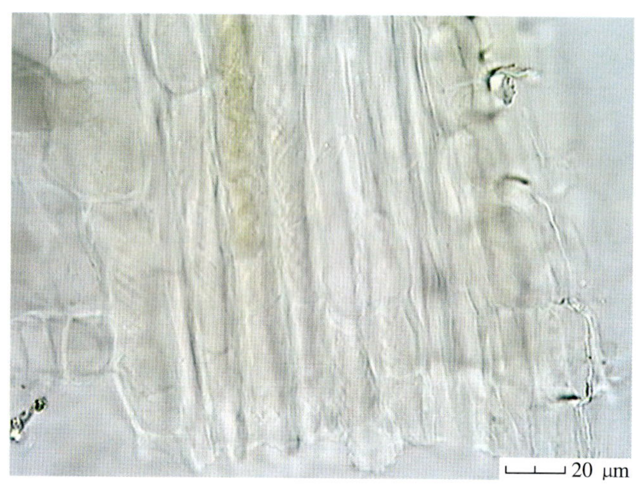

当归：薄壁细胞纺锤形，壁略厚，具极微细的斜向交错的纹理。

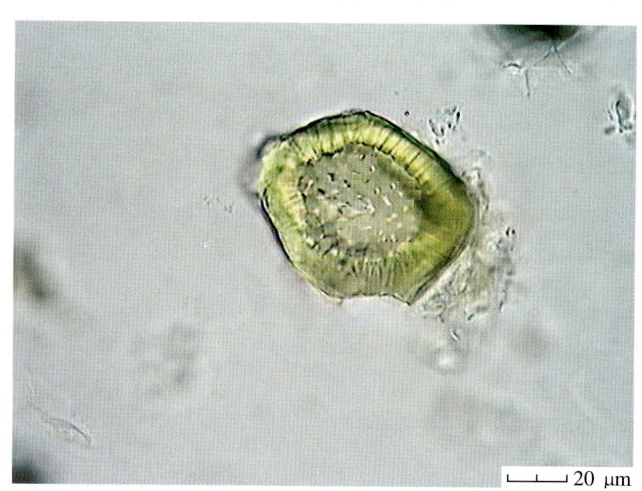

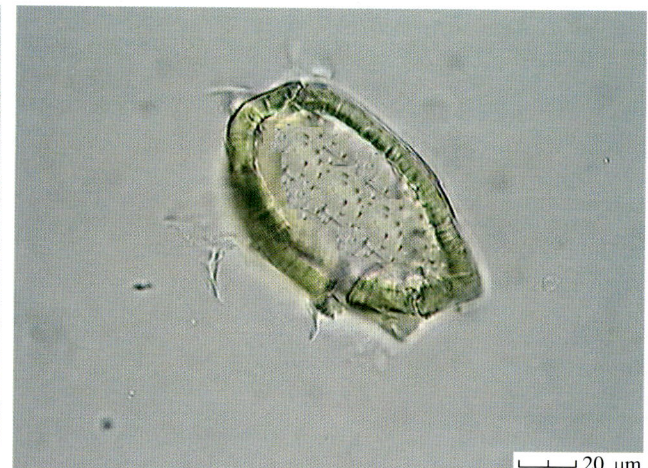

天花粉：石细胞黄绿色，长方形、椭圆形、类方形、多角形或纺锤形，直径 27～72 μm，壁较厚，纹孔细密。

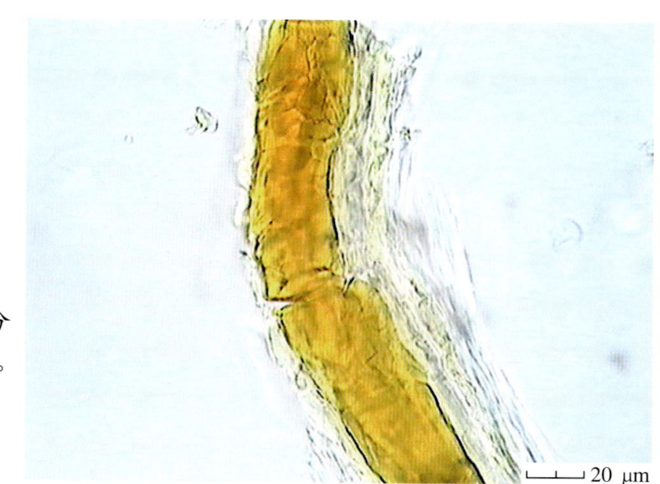

防风：油管含金黄色分泌物，直径 17～60 μm。

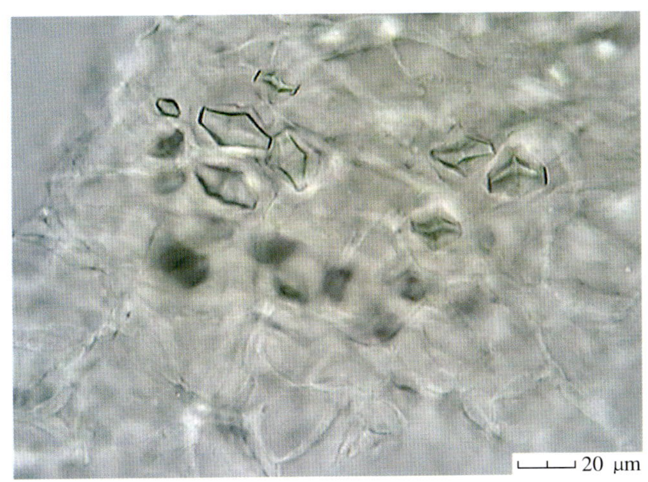

陈皮：草酸钙方晶成片存在于薄壁组织中。

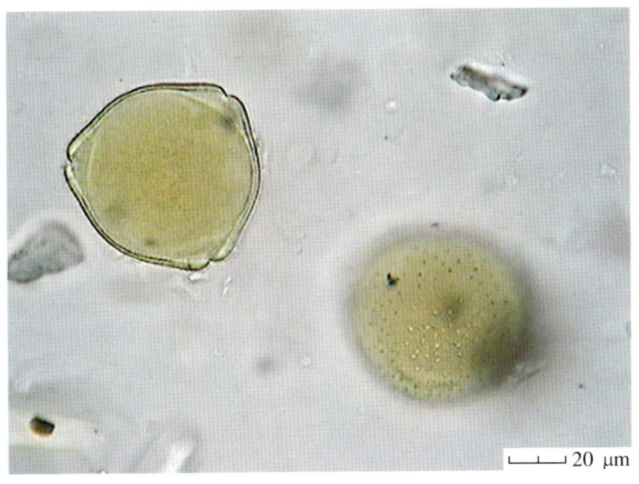

金银花：花粉粒类圆形，直径约至76 μm，外壁有刺状雕纹，具3个萌发孔。

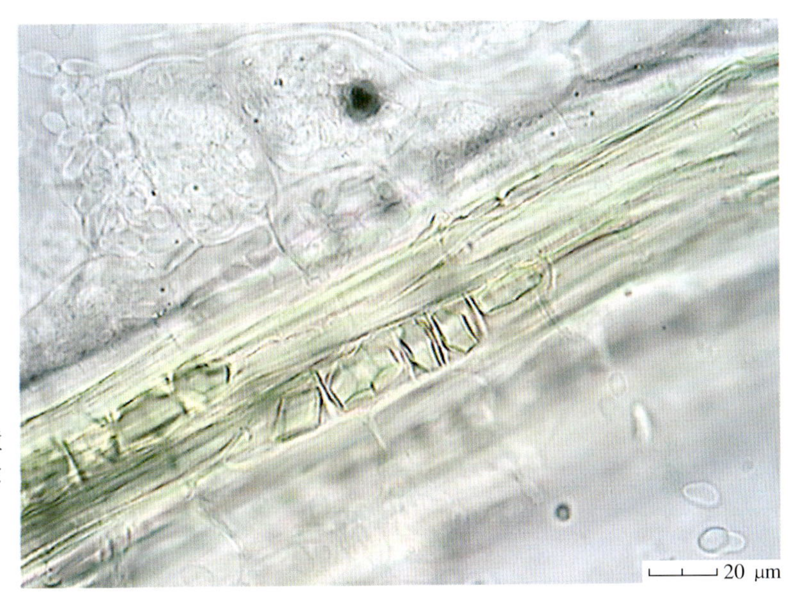

甘草：纤维束周围薄壁细胞含草酸钙方晶，形成晶纤维。

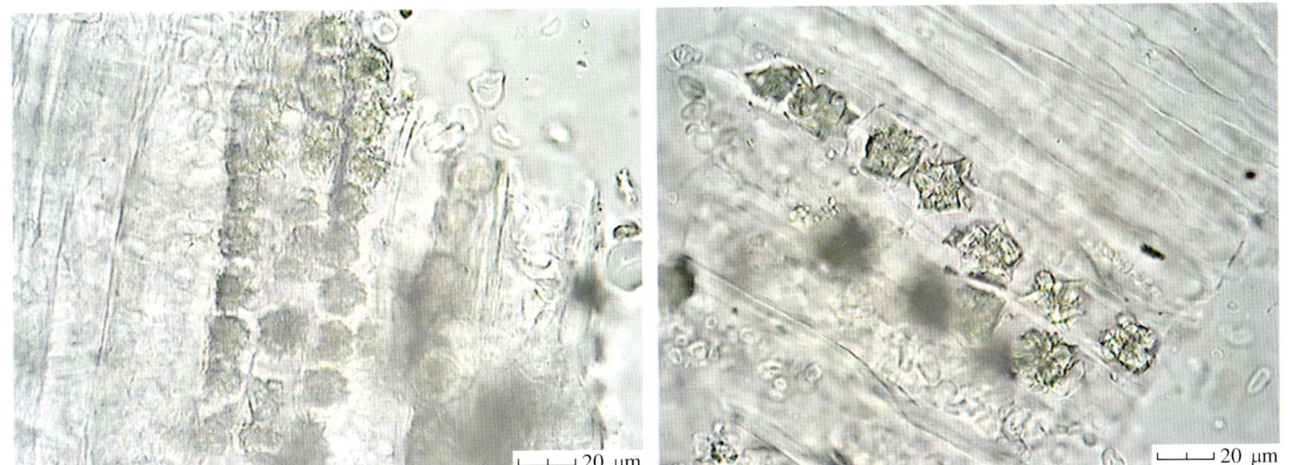

赤芍：草酸钙簇晶直径7～41 μm，存在于薄壁细胞中，常排列成行或一个细胞中含有数个簇晶。

消 积 散

Xiaoji San

处方： 山楂(炒) 15 g　麦芽 30 g　六神曲 15 g　莱菔子(炒) 15 g
大黄 10 g　玄明粉 15 g

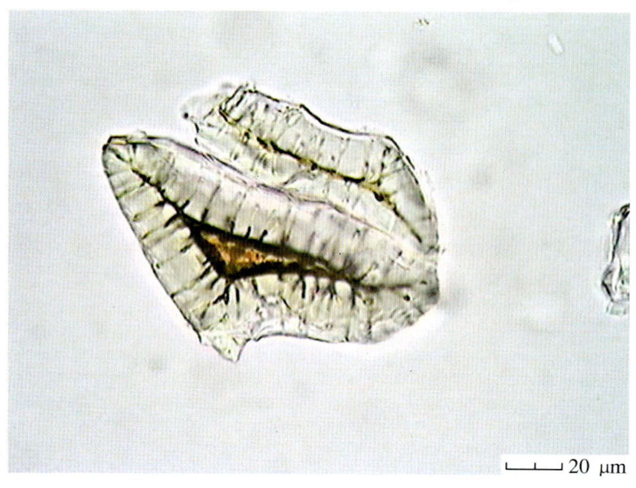

山楂：果皮石细胞淡紫红色、红色或黄棕色，类圆形或多角形，直径约至 125 μm。

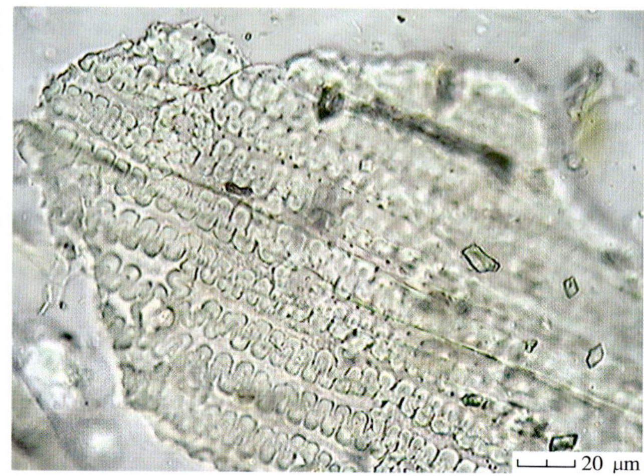

麦芽：果皮细胞纵列，常有1个长细胞与2个短细胞相间排列，长细胞壁厚，波状弯曲，木化。

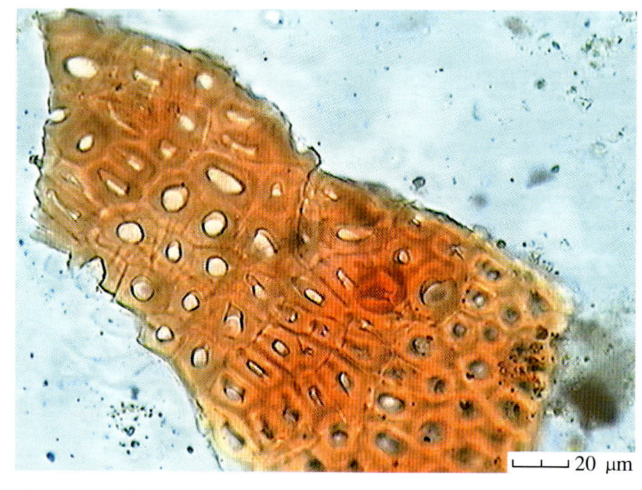

莱菔子：种皮碎片黄色或棕红色，细胞小，多角形，壁厚。

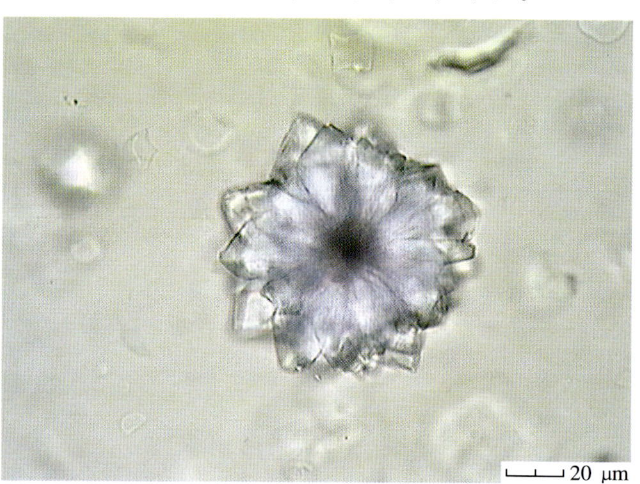

大黄：草酸钙簇晶大，直径 60～140 μm。

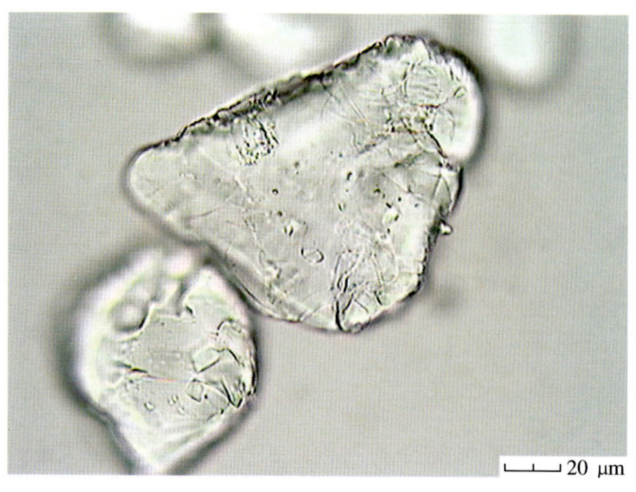

玄明粉：用乙醇装片观察，不规则结晶近无色，边缘不整齐，表面有细长裂隙且显颗粒性。

消　黄　散

Xiaohuang San

处方： 知母 30 g　浙贝母 25 g　黄芩 45 g　甘草 20 g　黄药子 30 g
白药子 30 g　大黄 45 g　郁金 45 g

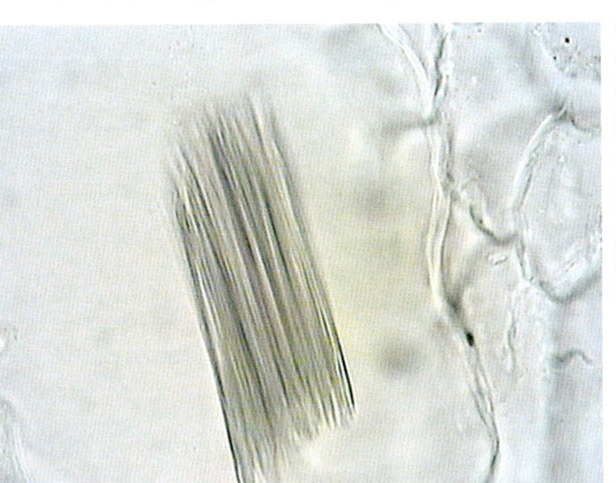

知母：草酸钙针晶成束或散在，针晶长 26～110 μm。

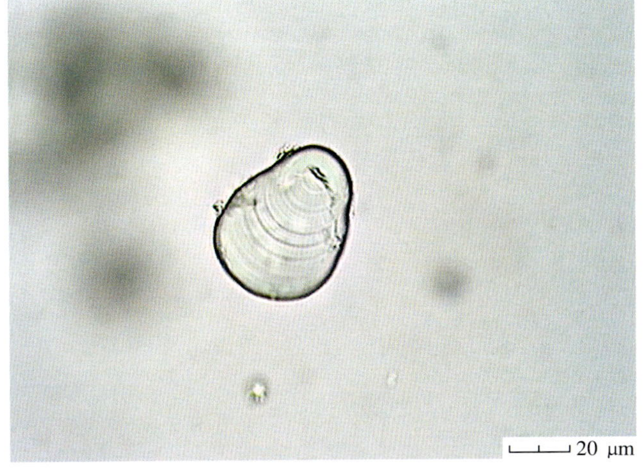

浙贝母：淀粉粒卵圆形，直径 35～48 μm，脐点点状、人字状或马蹄状，位于较小端，层纹细密。

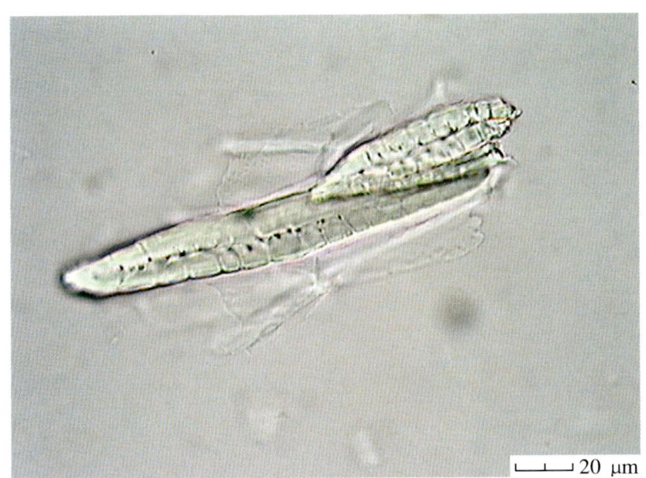

黄芩：纤维淡黄色，梭形，壁厚，孔沟细。

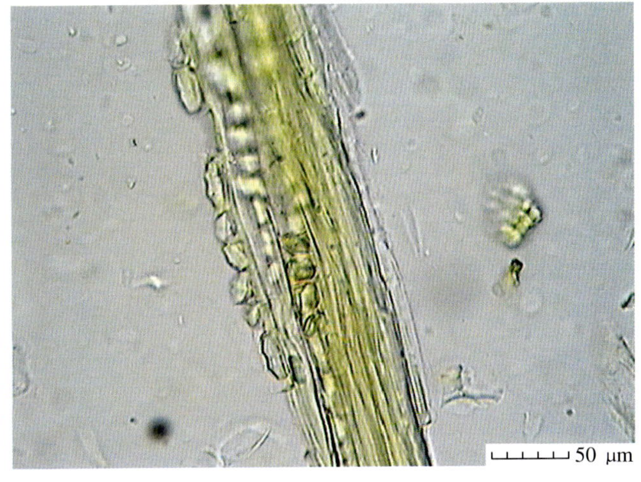

甘草：纤维束周围薄壁细胞含草酸钙方晶，形成晶纤维。

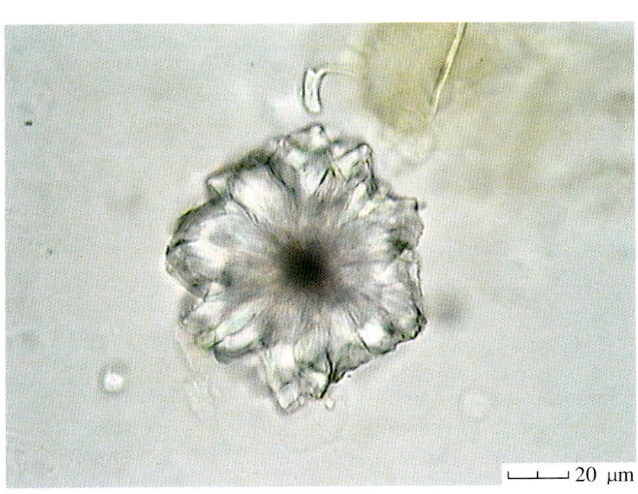

大黄：草酸钙簇晶大，直径 60～140 μm。

通 关 散

Tongguan San

处方： 猪牙皂 500 g　　细辛 500 g

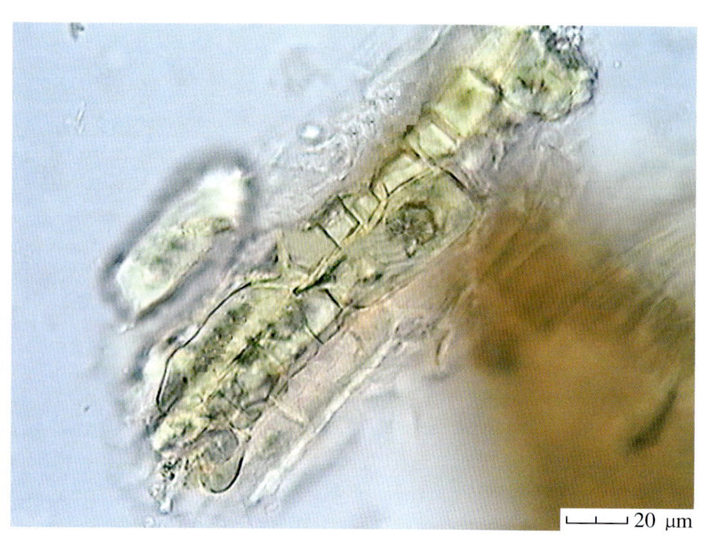

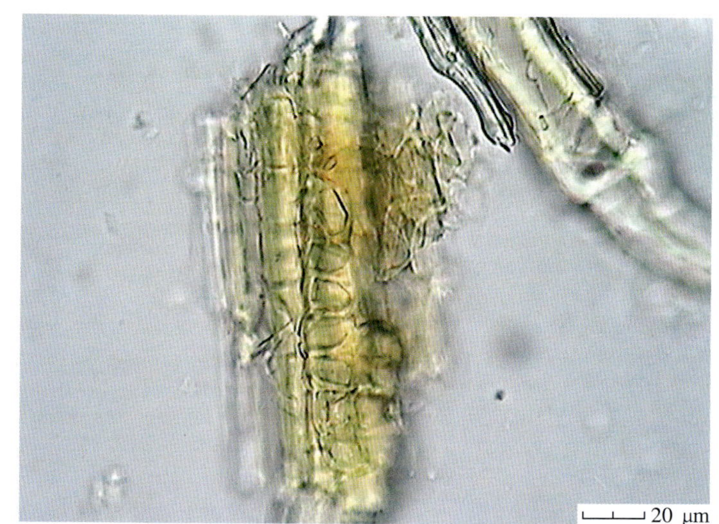

猪牙皂：纤维束淡黄色，周围细胞含草酸钙方晶及少数簇晶，形成晶纤维，并常伴有类方形厚壁细胞。

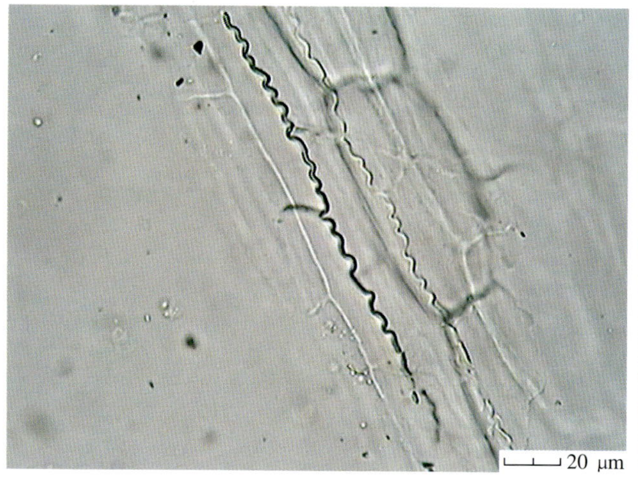

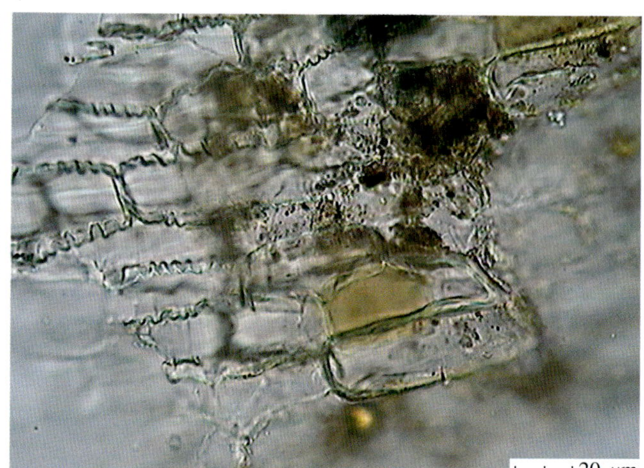

细辛：下皮细胞类长方形，壁细波状弯曲，夹有类方形或长圆形分泌细胞。

通肠芍药散

Tongchang Shaoyao San

处方： 大黄 30 g　槟榔 20 g　山楂 45 g　枳实 25 g　赤芍 30 g　木香 20 g　黄芩 30 g　黄连 25 g　玄明粉 90 g

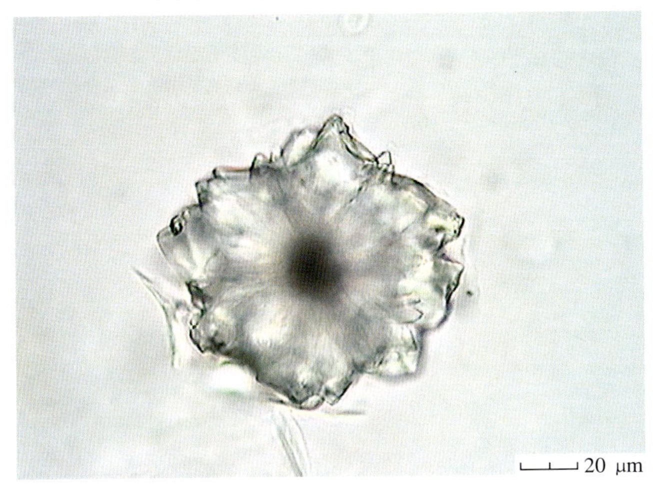

大黄：草酸钙簇晶大，直径 60～140 μm。

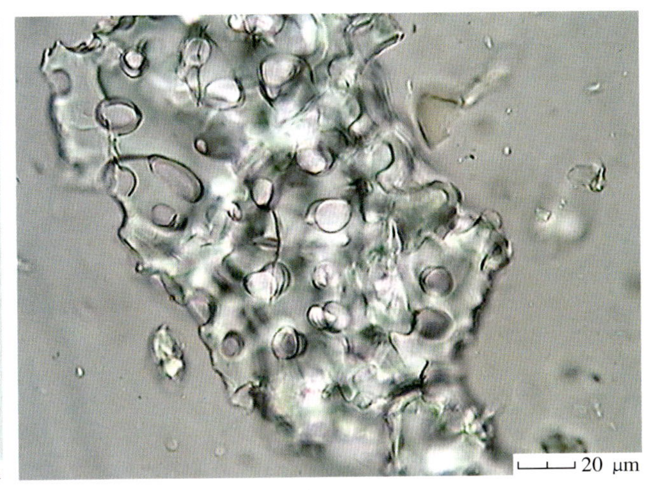

槟榔：内胚乳碎片无色，壁较厚，有较多大的类圆形纹孔。

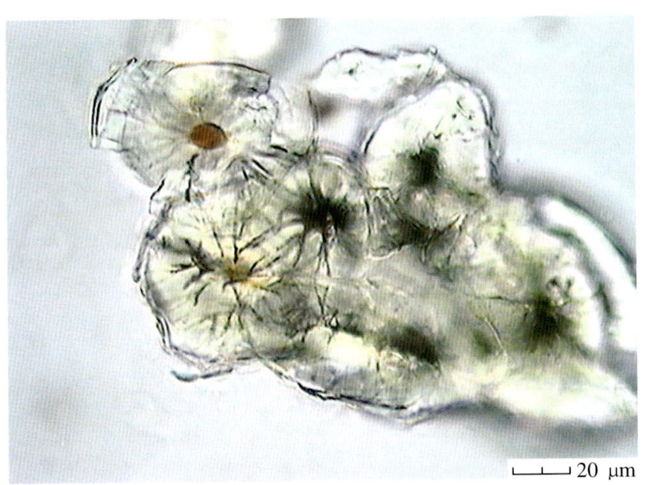

山楂：果皮石细胞淡紫红色、红色或黄棕色，类圆形或多角形，直径约至 125 μm。

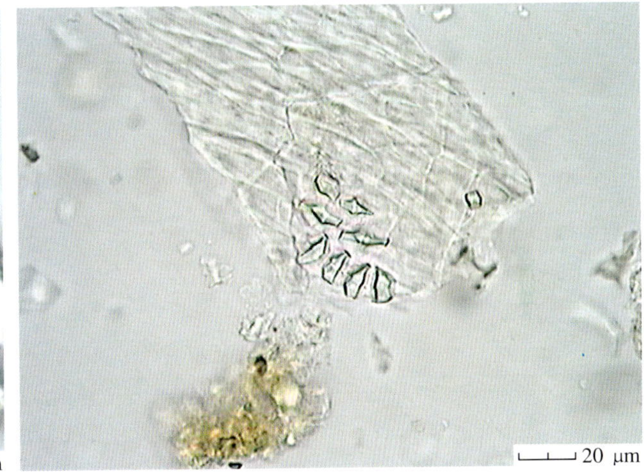

枳实：草酸钙方晶成片存在于薄壁组织中。

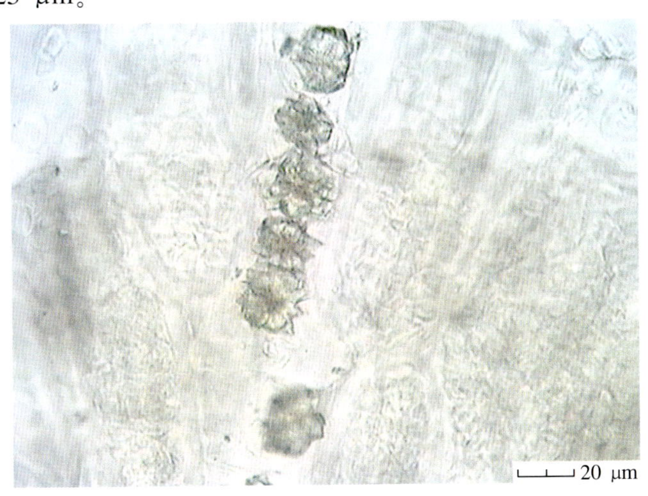

赤芍：草酸钙簇晶直径 7～41 μm，存在于薄壁细胞中，常排列成行或一个细胞中含有数个簇晶。

木香：木纤维长梭形，直径16～24 μm，壁稍厚，纹孔口横裂缝状、十字状或人字状。

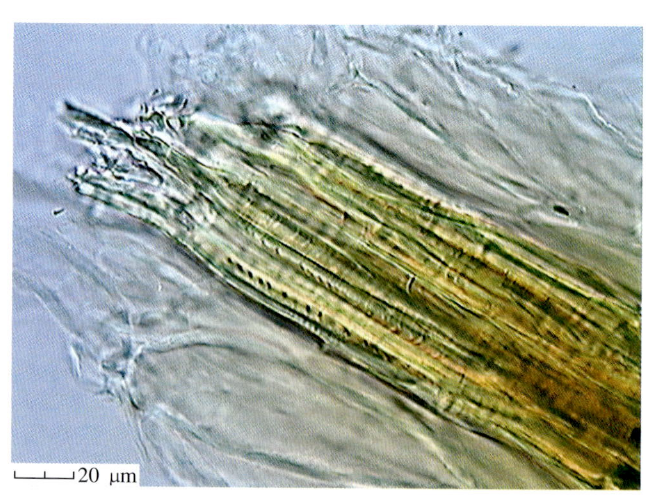

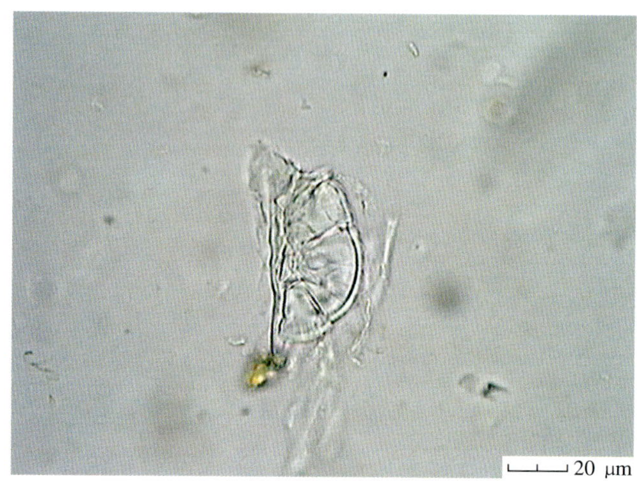

木香：菊糖团块形状不规则，有时可见微细放射状纹理，加热后溶解。

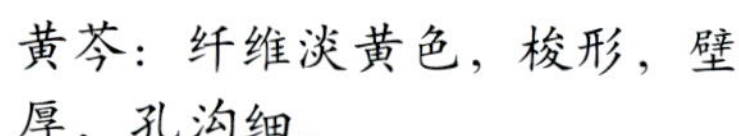

黄芩：纤维淡黄色，梭形，壁厚，孔沟细。

20 μm

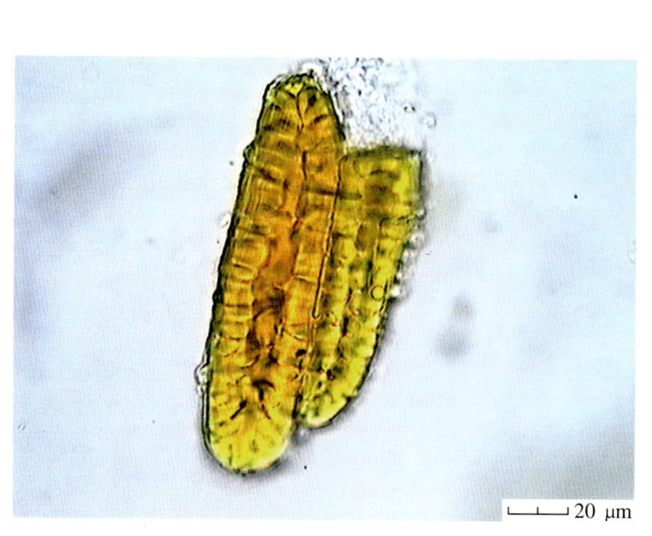

黄连：纤维束鲜黄色，壁稍厚，纹孔明显。

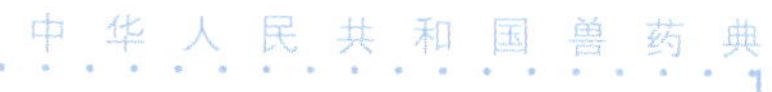

通 肠 散

Tongchang San

处方：大黄 150 g　枳实 60 g　厚朴 60 g　槟榔 30 g　玄明粉 200 g

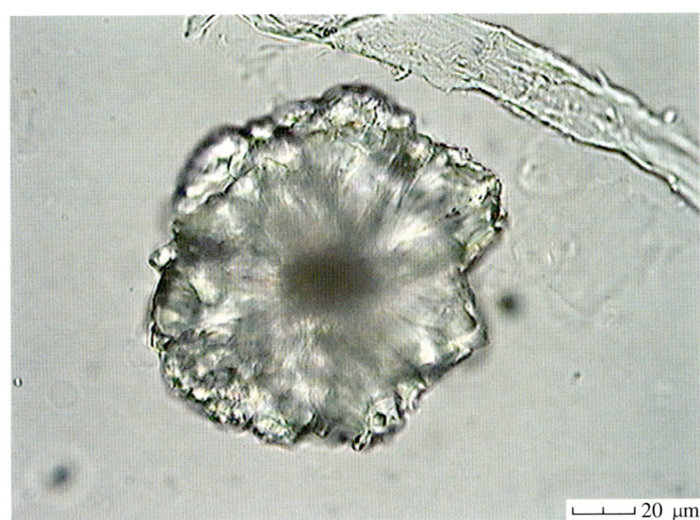

大黄：草酸钙簇晶大，直径60～140 μm。

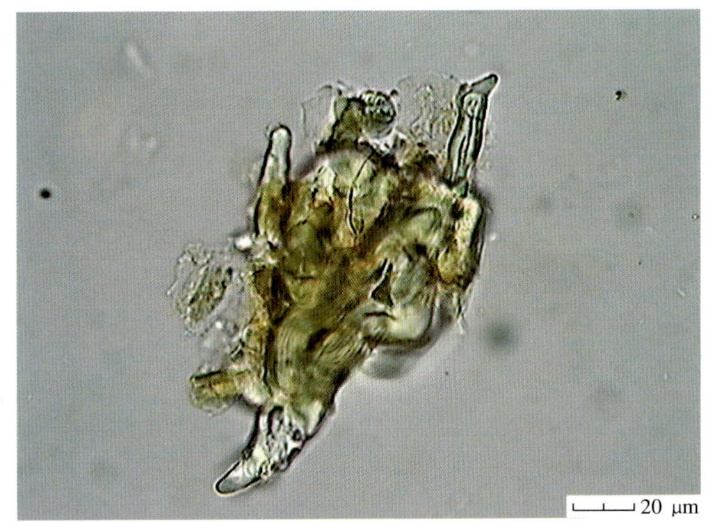

厚朴：石细胞分枝状，壁厚，层纹明显。

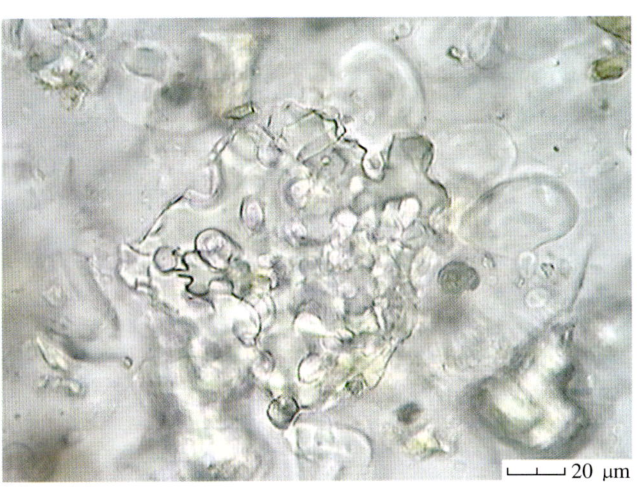

槟榔：内胚乳碎片无色，壁较厚，有较多大的类圆形纹孔。

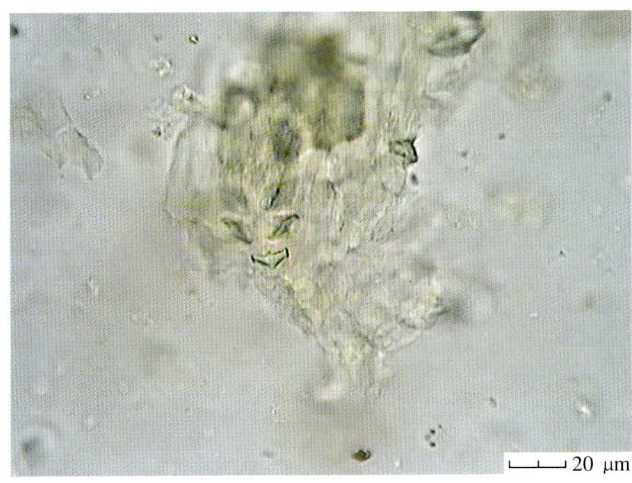

枳实：草酸钙方晶成片存在于薄壁组织中。

通　乳　散

Tongru San

处方： 当归 30 g　王不留行 30 g　黄芪 60 g　路路通 30 g　红花 25 g　通草 20 g
漏芦 20 g　瓜蒌 25 g　泽兰 20 g　丹参 20 g

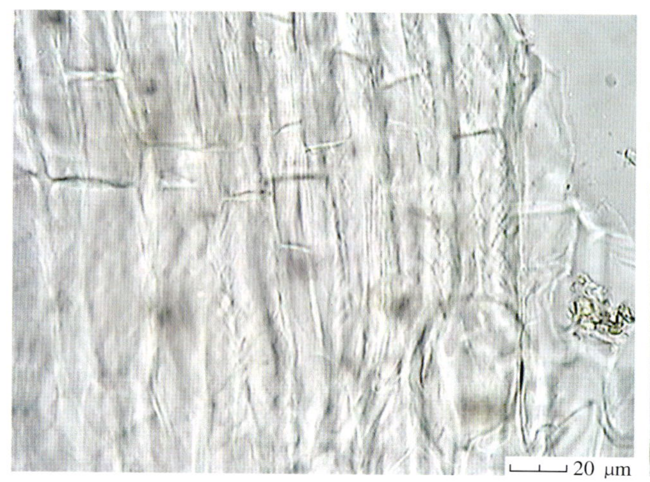

当归：薄壁细胞纺锤形，壁略厚，有极微细的斜向交错纹理。

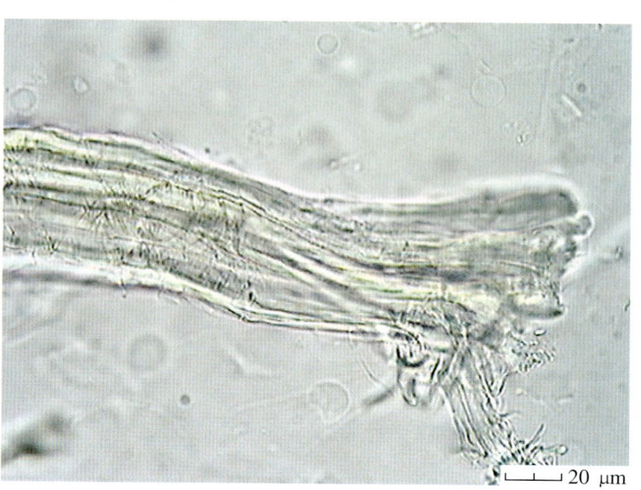

黄芪：纤维成束或散离，壁厚，表面有纵裂纹，两端断裂成帚状或较平截。

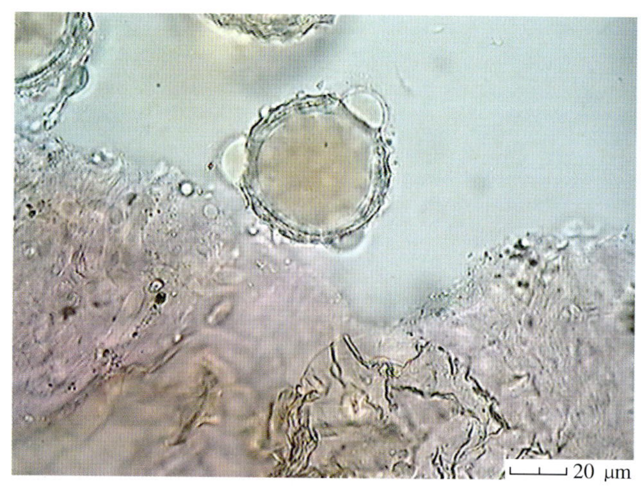

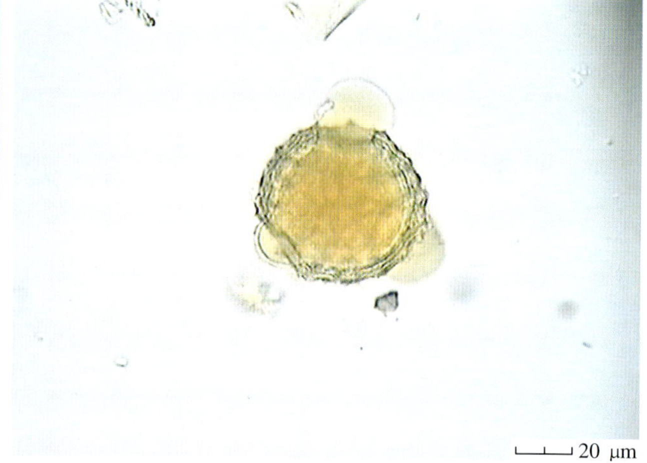

红花：花粉粒类圆形或椭圆形，直径 43～66 μm，外壁具短刺和点状雕纹，有 3 个萌发孔。

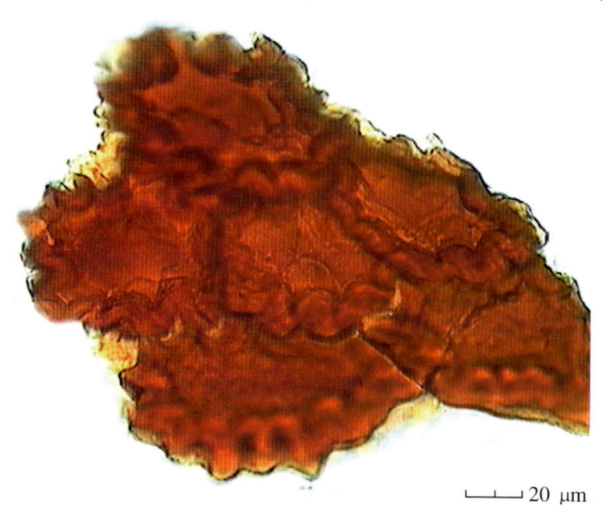

王不留行：种皮表皮细胞红棕色或黄棕色，表面观多角形或长多角形，直径 50～120 μm，垂周壁增厚，星角状或深波状弯曲。

桑　菊　散

Sangju San

处方： 桑叶 45 g　菊花 45 g　连翘 45 g　薄荷 30 g　苦杏仁 20 g
桔梗 30 g　甘草 15 g　芦根 30 g

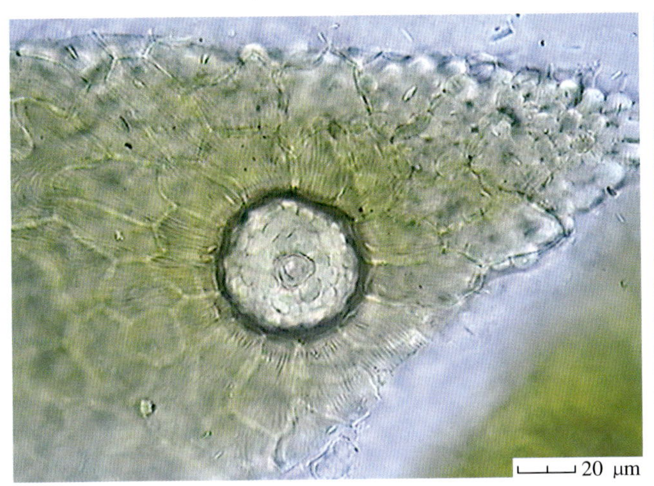

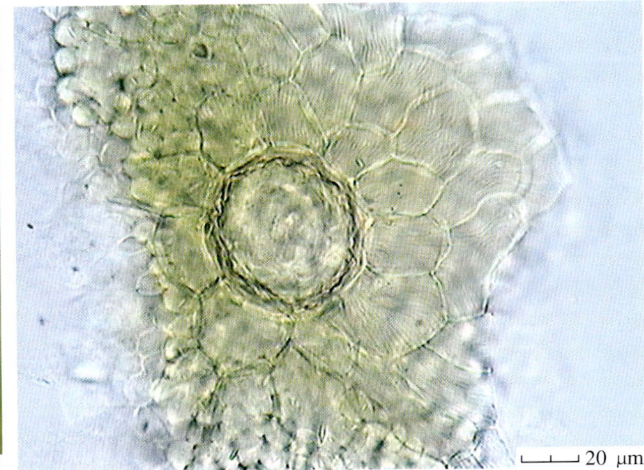

桑叶：钟乳体晶细胞甚大，直径 47～77 μm，周围表皮细胞放射状排列。

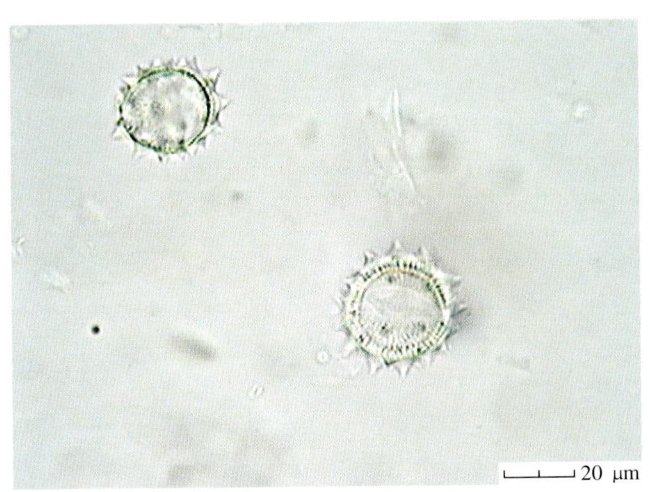

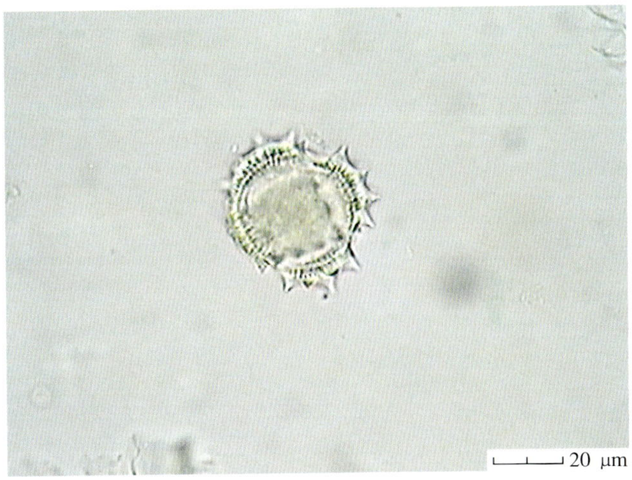

菊花：花粉粒类圆形，直径 24～34 μm，外壁有刺，长 3～5 μm，具 3 个萌发孔。

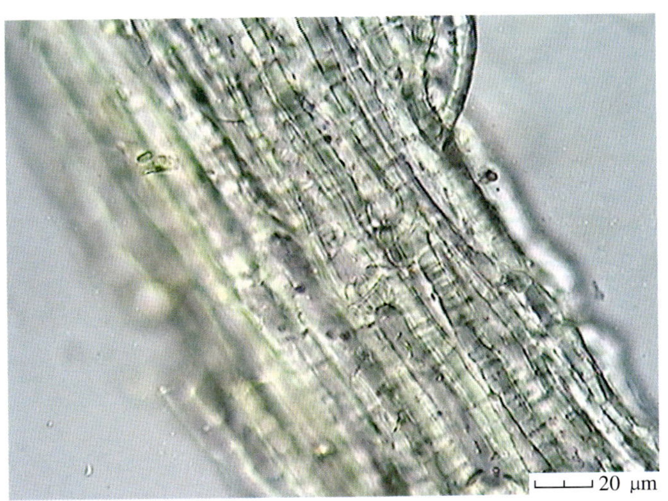

连翘：内果皮纤维上下层纵横交错，纤维短梭形。

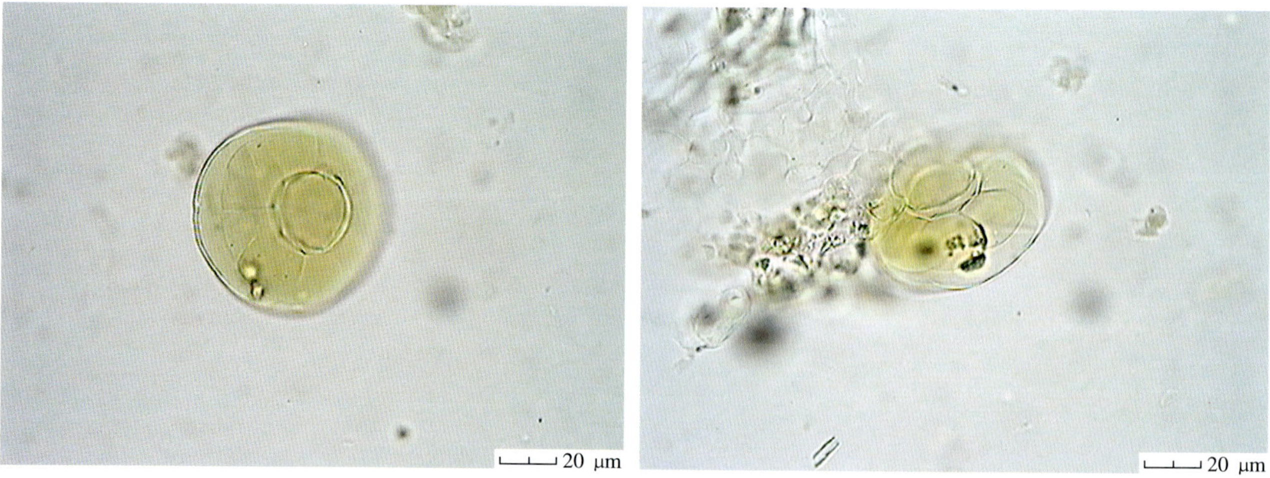

薄荷：腺鳞头部8细胞，扁球形，直径约至90 μm，柄短，单细胞。

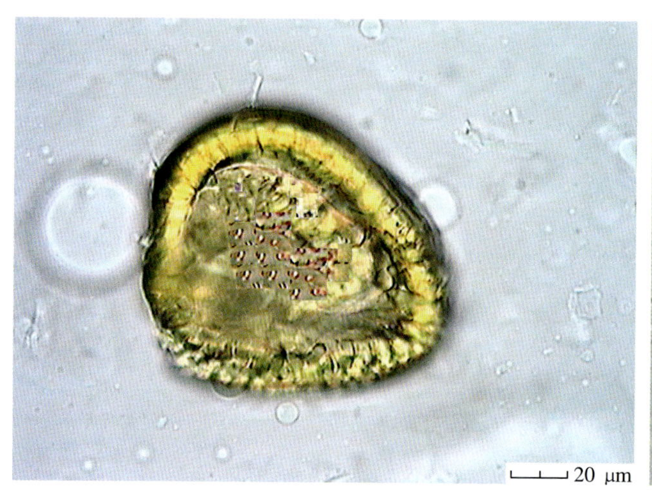

苦杏仁：石细胞橙黄色，贝壳形，壁较厚，较宽一边纹孔明显。

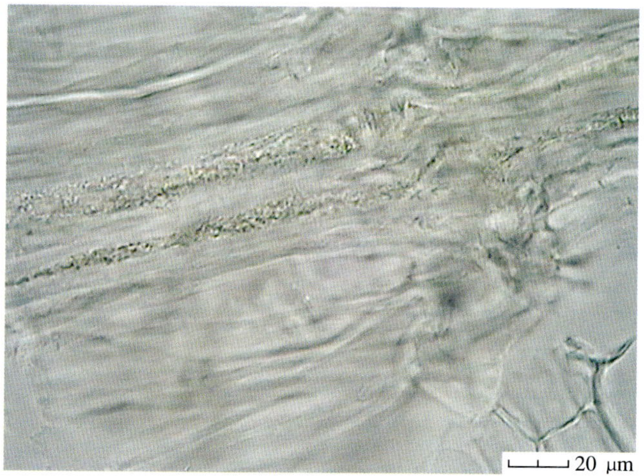

桔梗：联结乳管直径14～25 μm，含淡黄色颗粒状物。

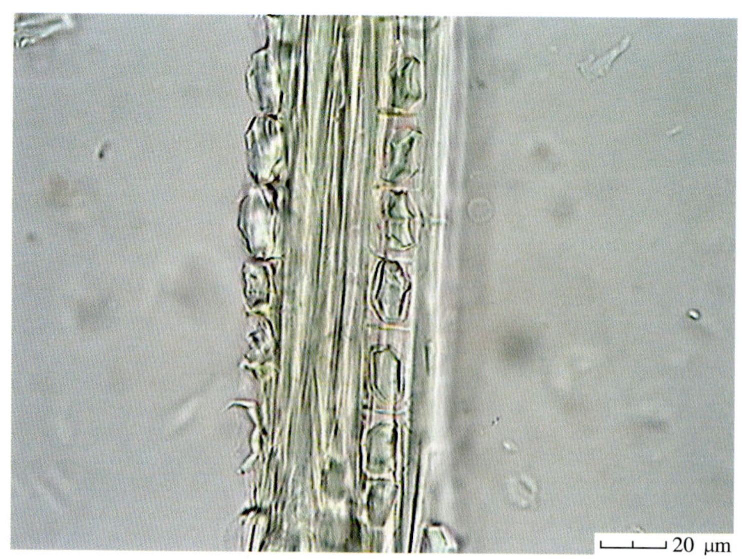

甘草：纤维束周围薄壁细胞含草酸钙方晶，形成晶纤维。

理　中　散

Lizhong San

处方： 党参 60 g　干姜 30 g　甘草 30 g　白术 60 g

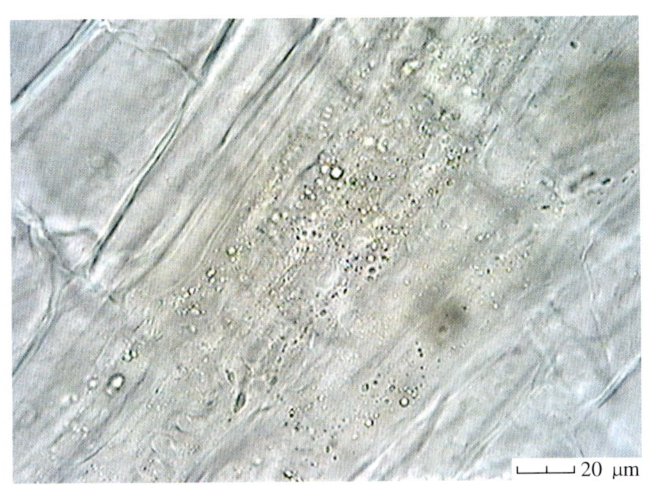

党参：联结乳管直径 12～15 μm，含细小颗粒状物。

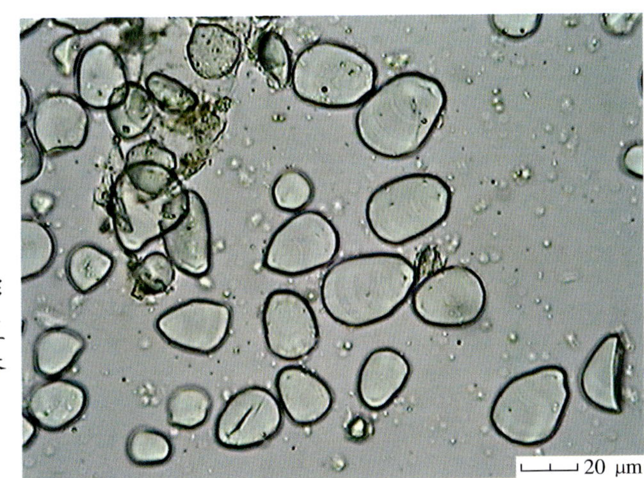

干姜：淀粉粒长卵形、广卵形或形状不规则，有的较小端略尖凸，直径 25～32 μm，长约至 50 μm，脐点点状，位于较小端。

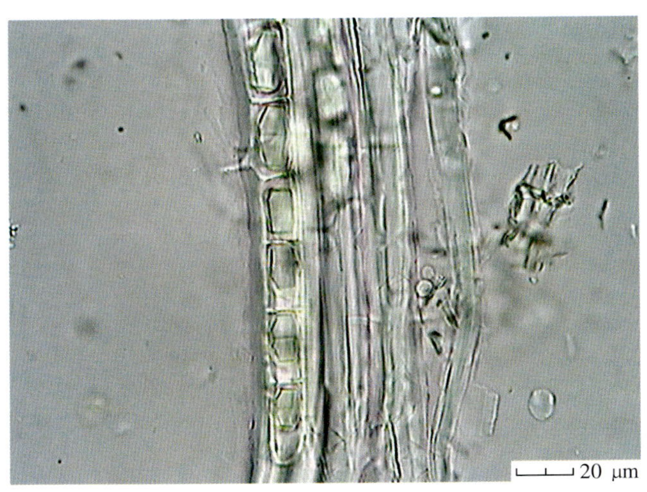

甘草：纤维束周围薄壁细胞含草酸钙方晶，形成晶纤维。

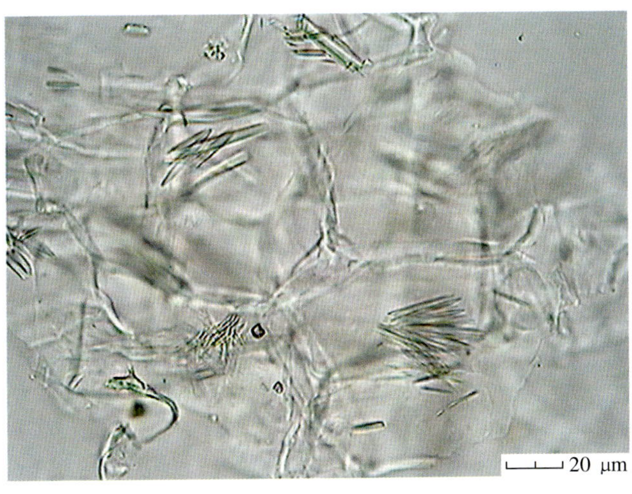

白术：草酸钙针晶细小，长 10～32 μm，不规则地充塞于薄壁细胞中。

理肺止咳散

Lifei Zhike San

处方： 百合 45 g　麦冬 30 g　清半夏 25 g　紫菀 30 g　甘草 15 g　远志 25 g
知母 25 g　北沙参 30 g　陈皮 25 g　茯苓 25 g　浮石 20 g

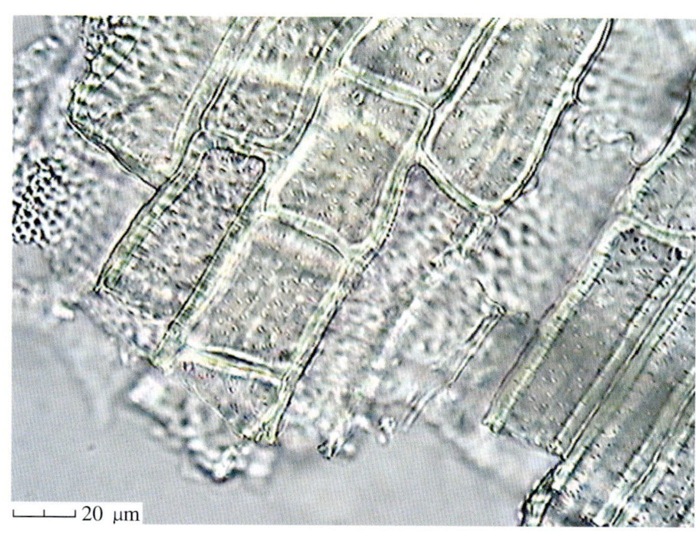

麦冬：石细胞类方形或长方形，直径30～64 μm，壁较厚，有时一边薄，纹孔细密。

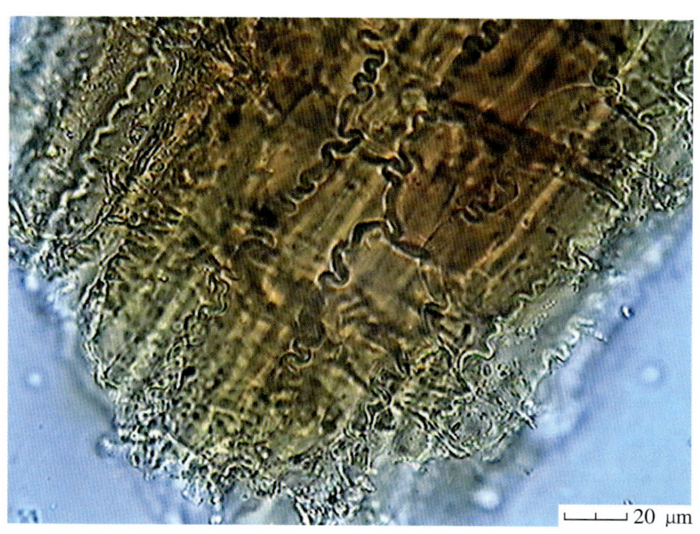

紫菀：下皮细胞长方形，垂周壁波状弯曲，有的含紫色色素。

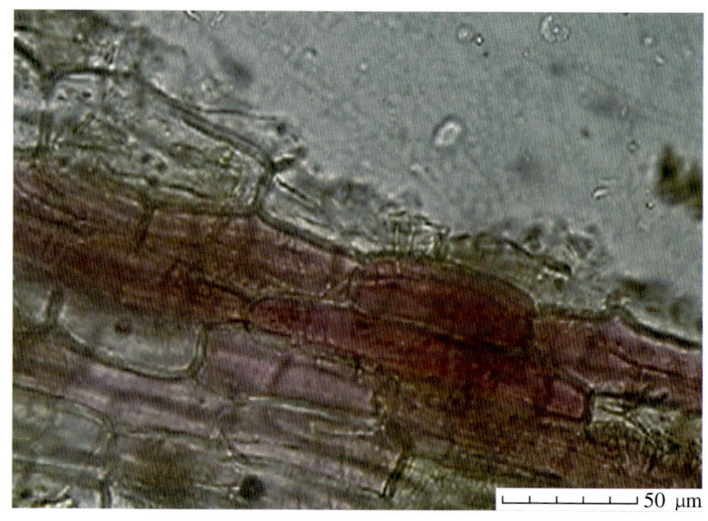

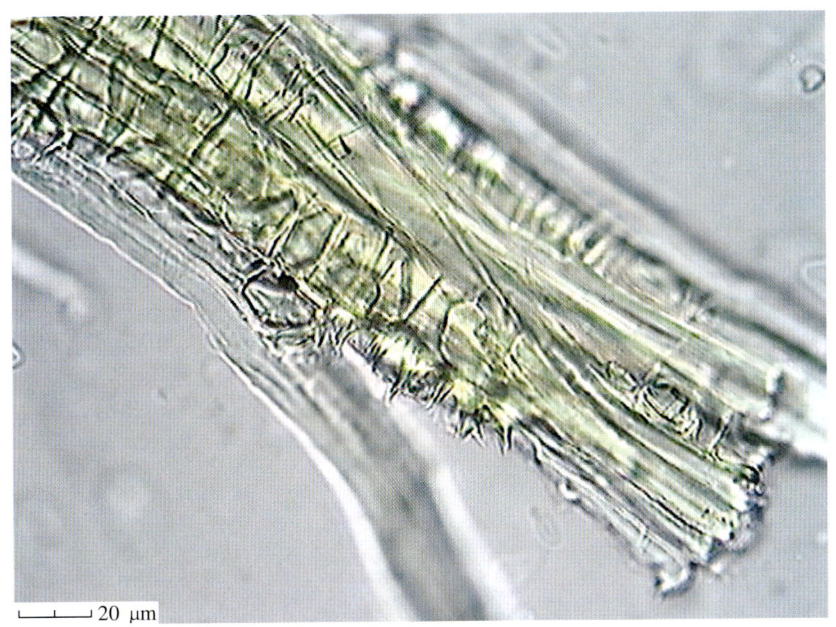

甘草：纤维束周围薄壁细胞含草酸钙方晶，形成晶纤维。

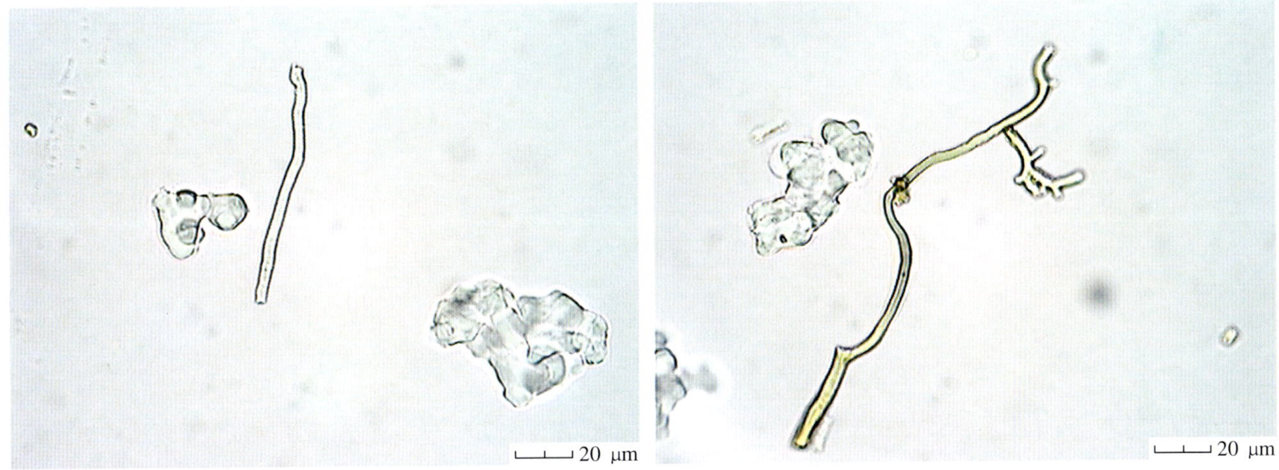

茯苓：不规则分枝状团块无色，遇水合氯醛液溶化；菌丝无色或淡棕色，直径4～6 μm。

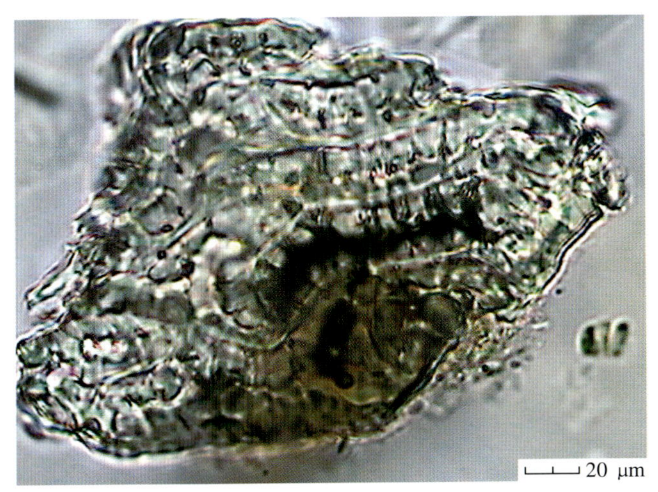

知母：木化厚壁细胞呈类长方形、长多角形或延长作短纤维状，稍弯曲，略交错排列，直径16～48 μm，木化，孔沟较密。

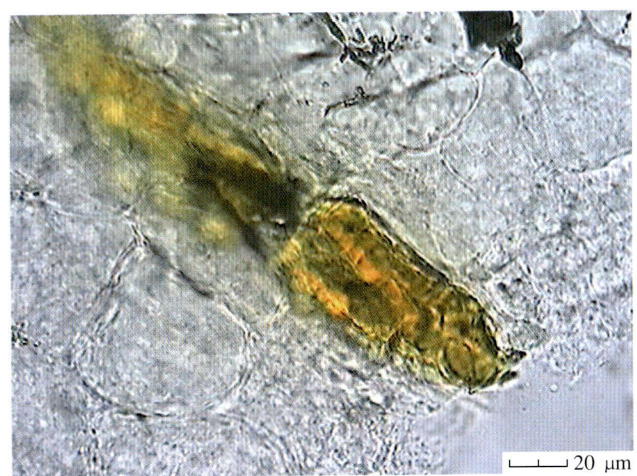

北沙参：油管含棕黄色分泌物。

理 肺 散

Lifei San

处方： 蛤蚧 1 对 知母 20 g 浙贝母 20 g 秦艽 20 g 紫苏子 20 g 百合 30 g
山药 20 g 天冬 20 g 马兜铃 25 g 枇杷叶 20 g 防己 20 g 白药子 20 g
栀子 20 g 天花粉 20 g 麦冬 25 g 升麻 20 g

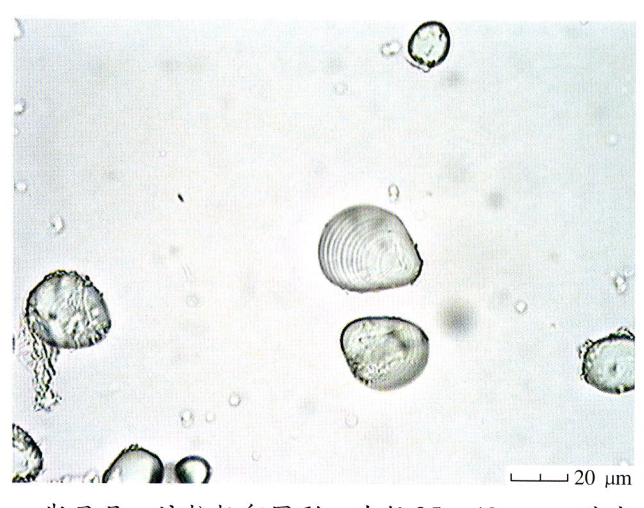

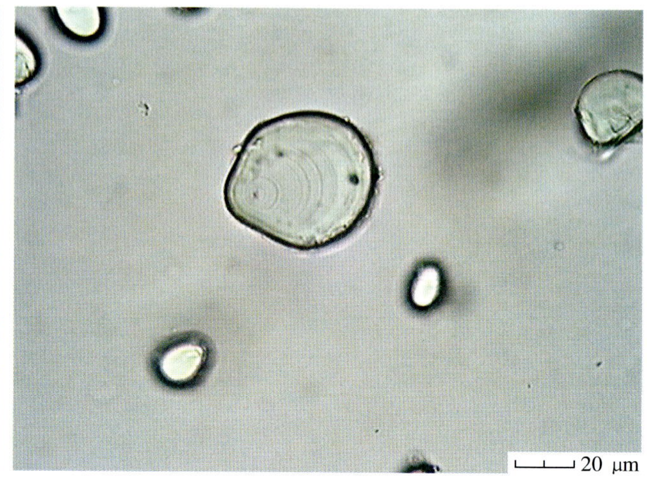

浙贝母：淀粉粒卵圆形，直径 35～48 μm，脐点点状、人字形或马蹄状，位于较小端，层纹细密。

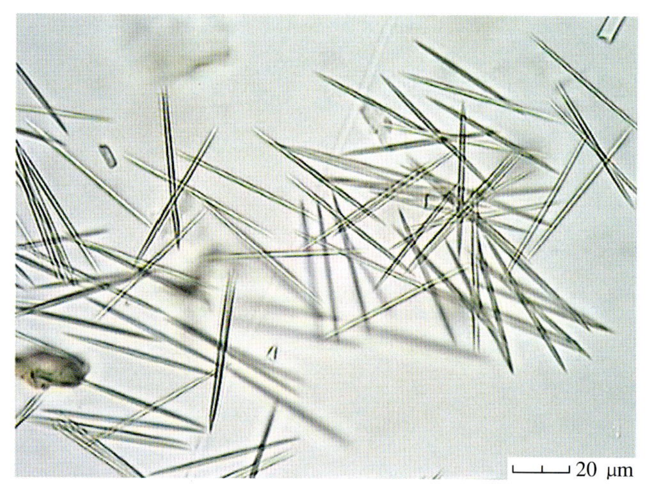

知母：草酸钙针晶成束或散在，针晶长 26～110 μm。

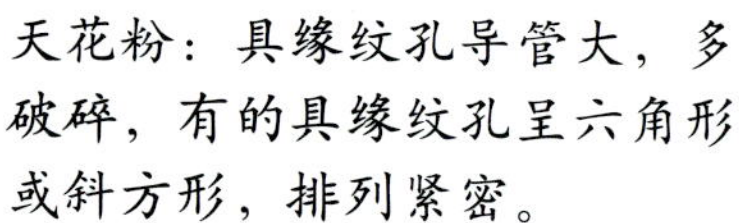

天花粉：具缘纹孔导管大，多破碎，有的具缘纹孔呈六角形或斜方形，排列紧密。

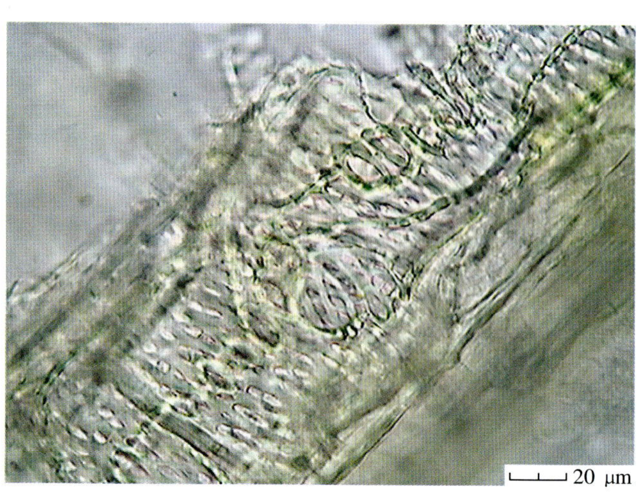

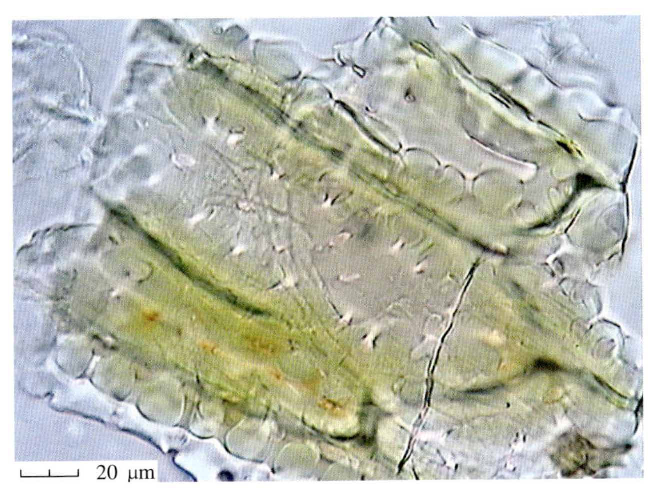

栀子：种皮石细胞黄色或淡棕色，多破碎，完整者长多角形、长方形或形状不规则，壁厚，有大的圆形纹孔，胞腔棕红色。

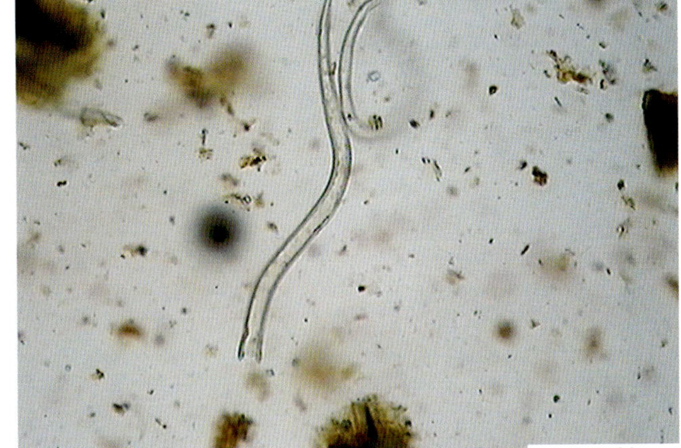

枇杷叶：非腺毛大型，单细胞，多弯曲，完整者长约至1 260 μm。

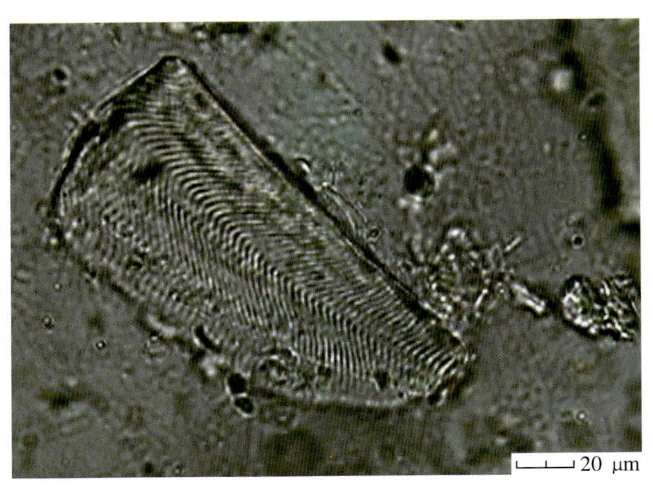

蛤蚧：肌肉纤维淡黄色，密布细密横纹，明暗相间，横纹呈平行的波峰状。

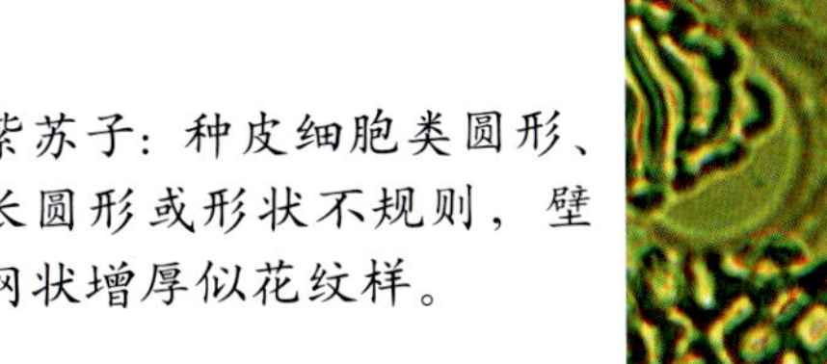

紫苏子：种皮细胞类圆形、长圆形或形状不规则，壁网状增厚似花纹样。

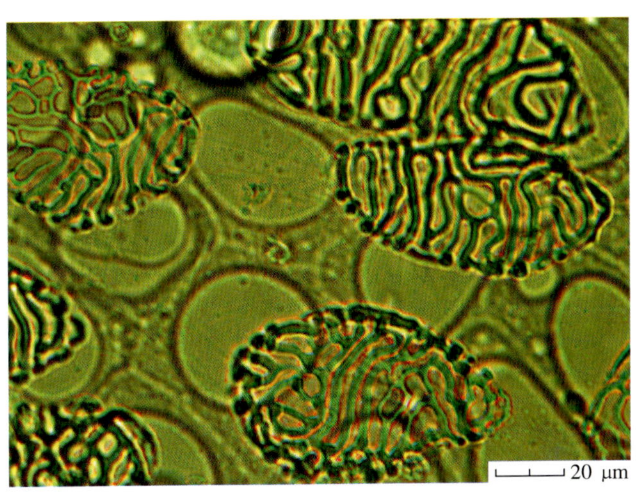

黄连解毒散（片）

Huanglian Jiedu San (Pian)

处方： 黄连 30 g　黄芩 60 g　黄柏 60 g　栀子 45 g

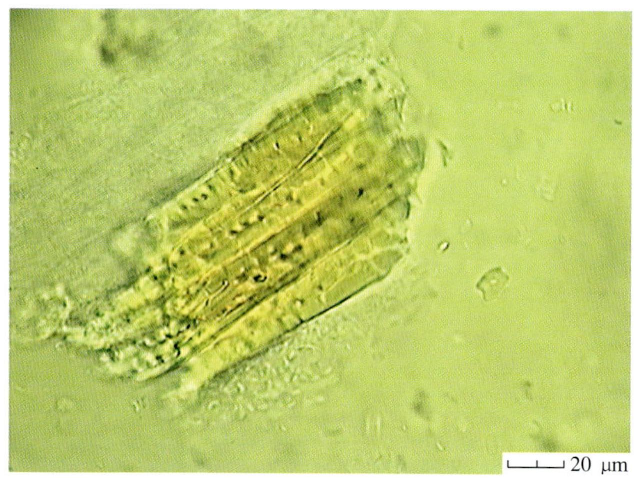

黄连：纤维束鲜黄色，壁稍厚，纹孔明显。

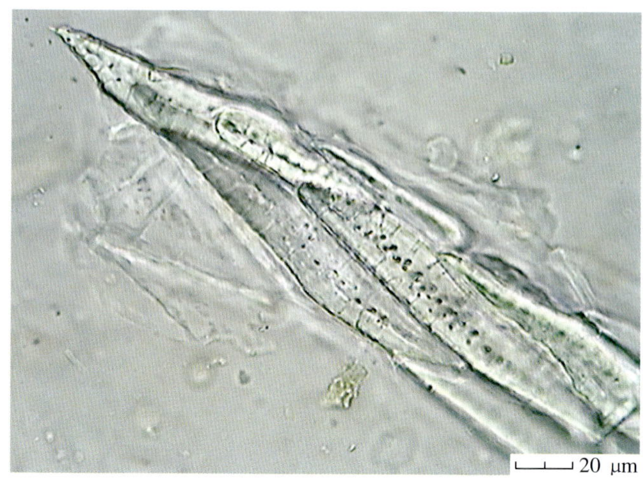

黄芩：纤维淡黄色，梭形，壁厚，孔沟细。

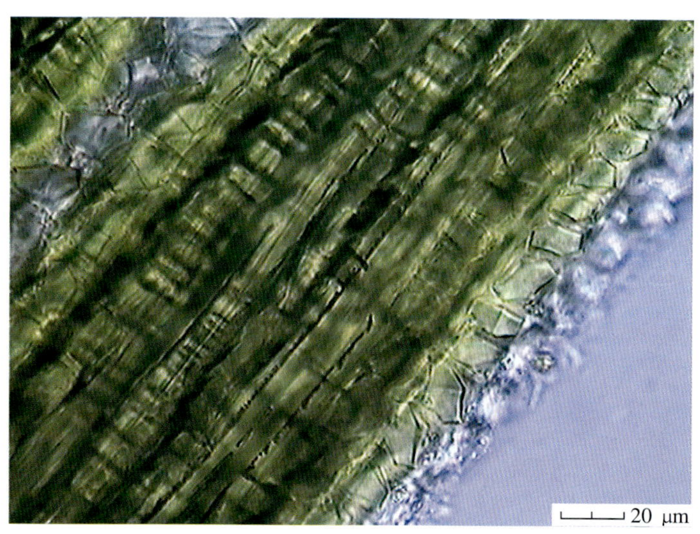

黄柏：纤维束鲜黄色，周围细胞含草酸钙方晶，形成晶纤维，含晶细胞的壁木化增厚。

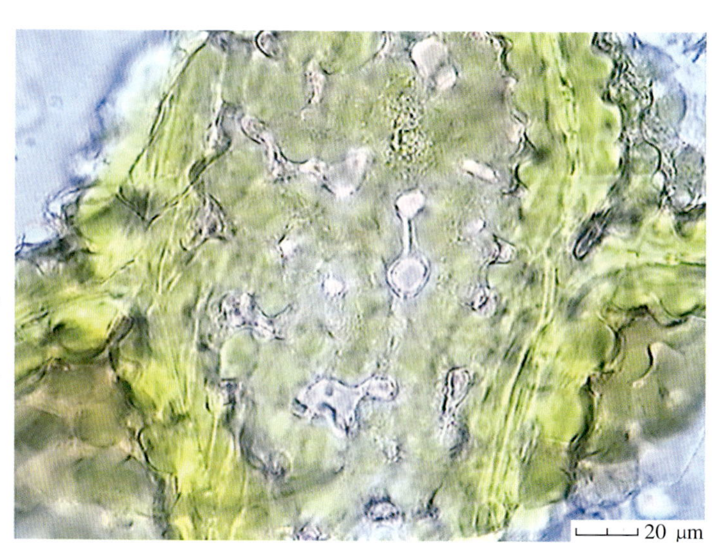

栀子：种皮石细胞黄色或淡棕色，多破碎，完整者长多角形、长方形或形状不规则，壁厚，有大的圆形纹孔，胞腔棕红色。

银　翘　散

Yinqiao San

处方： 金银花 60 g　连翘 45 g　薄荷 30g　荆芥 30 g　淡豆豉 30 g　牛蒡子 45 g
桔梗 25 g　淡竹叶 20 g　甘草 20 g　芦根 30 g

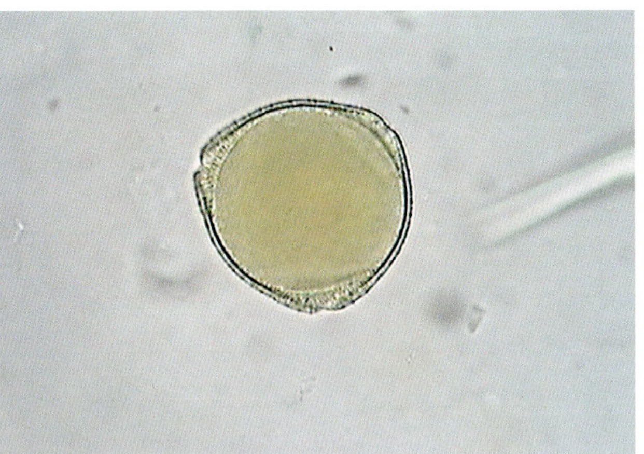

金银花：花粉粒类圆形，直径约至 76 μm，外壁有刺状雕纹，具 3 个萌发孔。

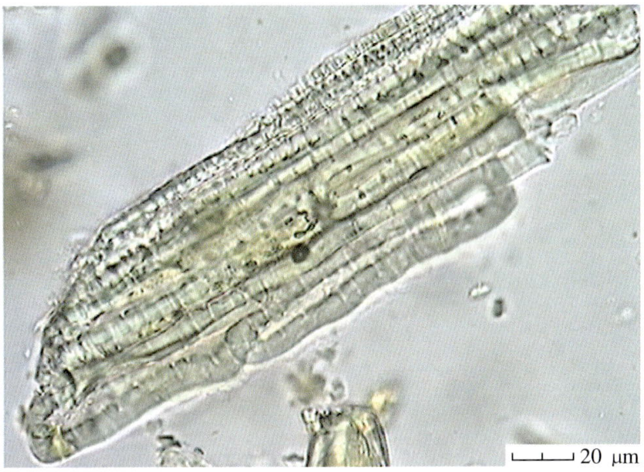

连翘：内果皮纤维上下层纵横交错，纤维短梭形。

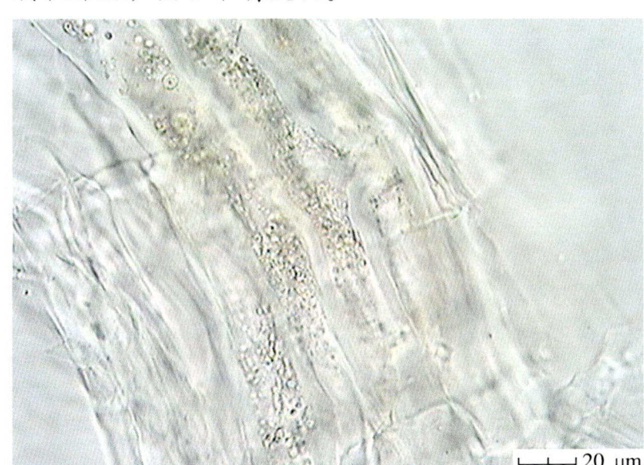

桔梗：联结乳管直径14～25 μm，含淡黄色颗粒状物。

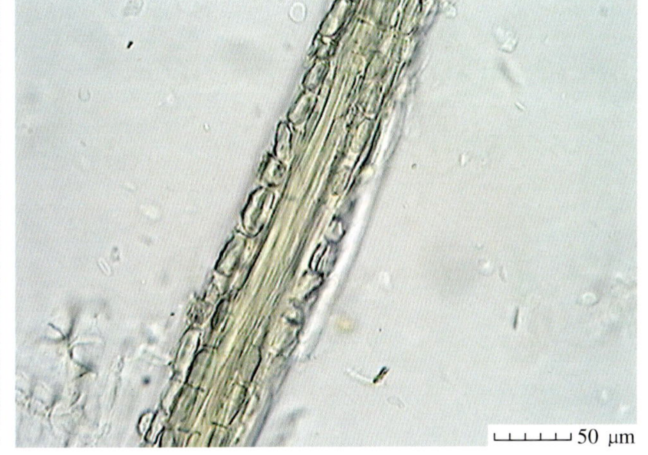

甘草：纤维束周围壁细胞含草酸钙方晶，形成晶纤维。

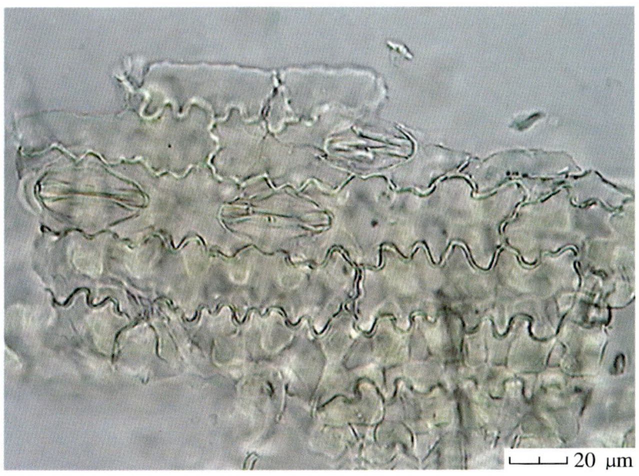

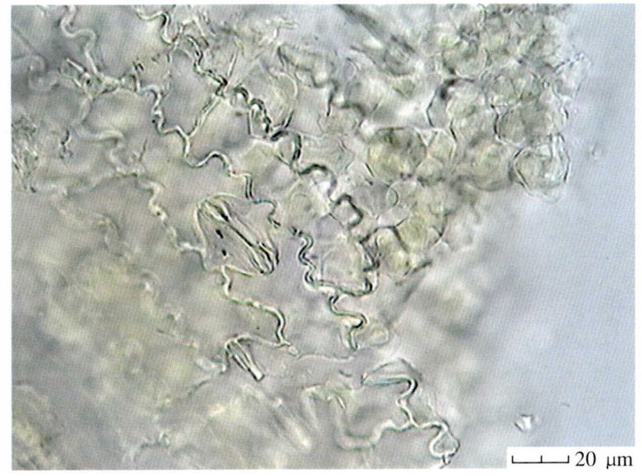

淡竹叶：表皮细胞狭长，垂周壁深波状弯曲，有气孔，保卫细胞哑铃状。

猪　苓　散

Zhuling San

处方：猪苓 30 g　　泽泻 45 g　　肉桂 45 g　　干姜 60 g　　天仙子 20 g

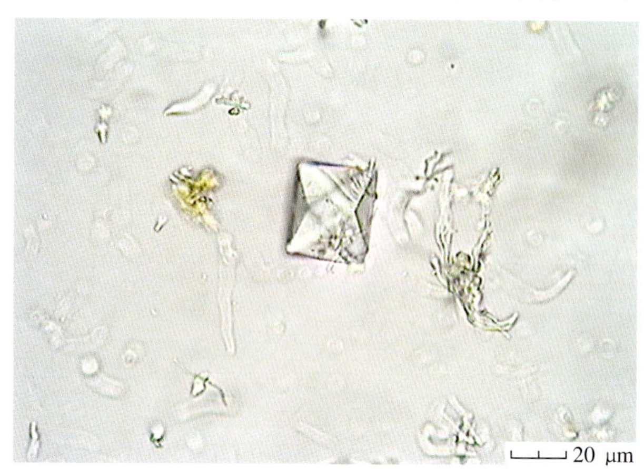

猪苓：菌丝黏结成团，大多无色；草酸钙方晶正八面体形，直径 32～60 μm。

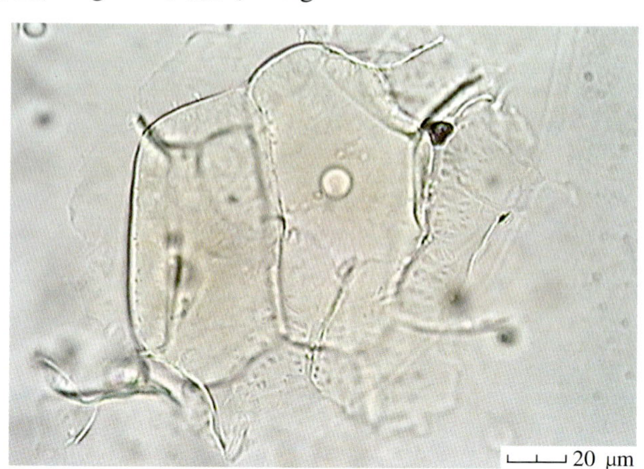

泽泻：薄壁细胞类圆形，有椭圆形纹孔，集成纹孔群。

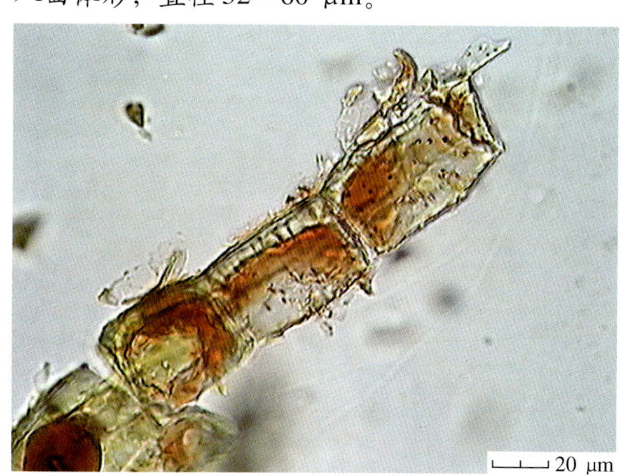

肉桂：石细胞类圆形或类长方形，壁一面菲薄。

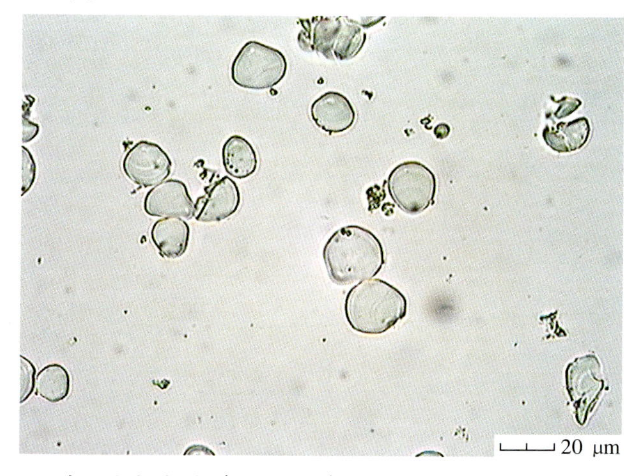

干姜：淀粉粒长卵形、广卵形或形状不规则，有的较小端略尖凸，直径 25～32 μm，长约至 50 μm，脐点点状，位于较小端。

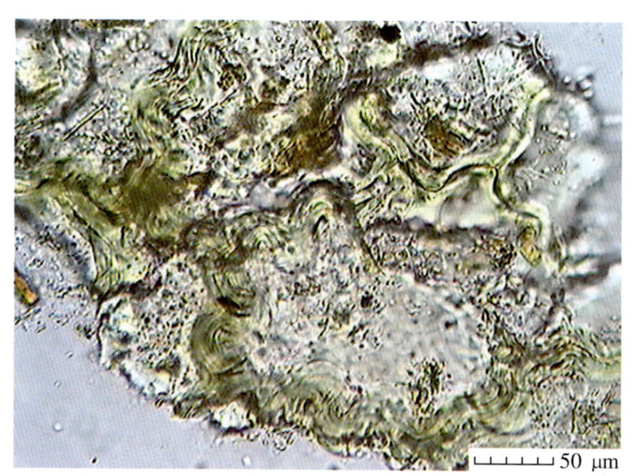

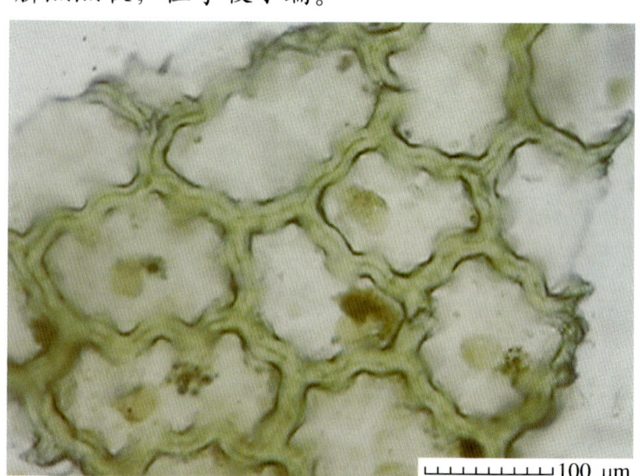

天仙子：种皮外表皮细胞淡黄色，椭圆形或类长方形，长 100～150 μm，直径 50～100 μm，细胞壁呈波状突起，显透明波状纹理。

猪　健　散

Zhujian San

处方： 龙胆草 30 g　苍术 30 g　柴胡 10 g　干姜 10 g　碳酸氢钠 20 g

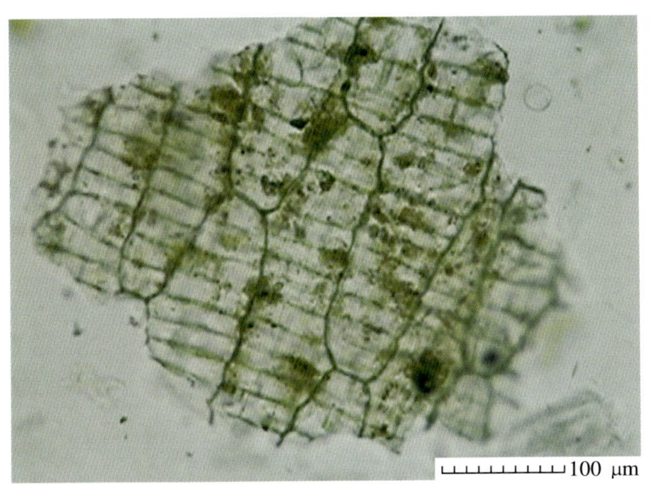

龙胆草：外皮层细胞表面观纺锤形，每个细胞由横壁分隔成数个小细胞。

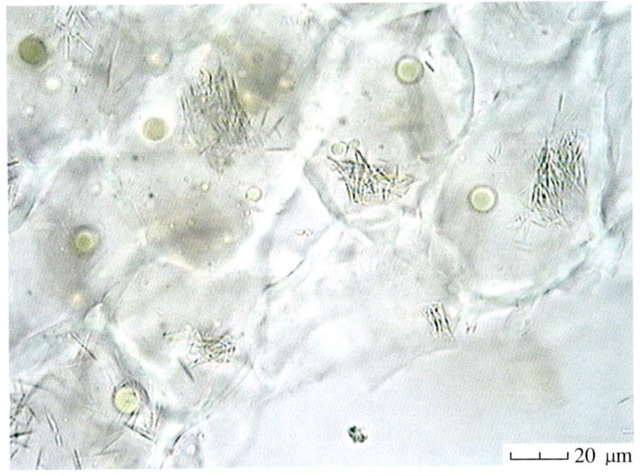

苍术：草酸钙针晶细小，长 5～32 μm，不规则地充塞于薄壁细胞中。

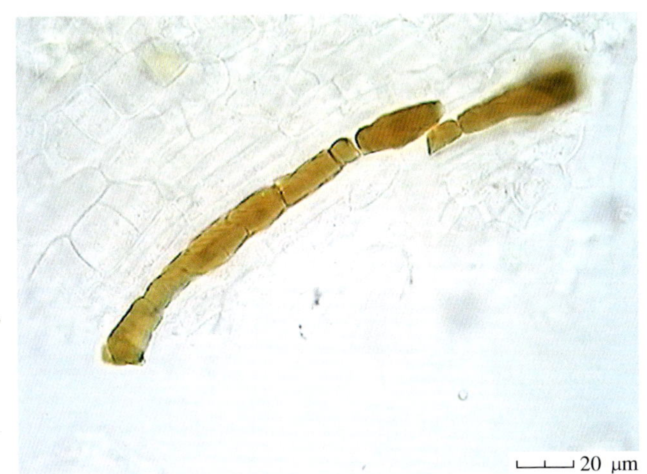

柴胡：油管含淡黄色或黄棕色条状分泌物，直径 8～25 μm。

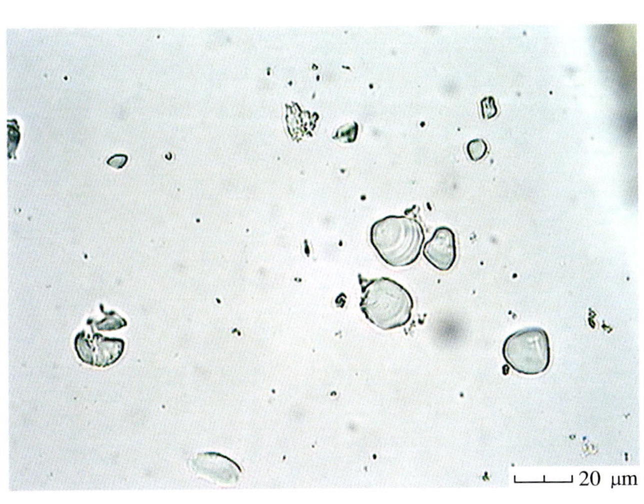

干姜：淀粉粒长卵形、广卵形或形状不规则，有的较小端略尖凸，直径 25～32 μm，长约至 50 μm，脐点点状，位于较小端。

麻杏石甘散(片)

Maxing Shigan San(Pian)

处方：麻黄 30 g　苦杏仁 30 g　石膏 150 g　甘草 30 g

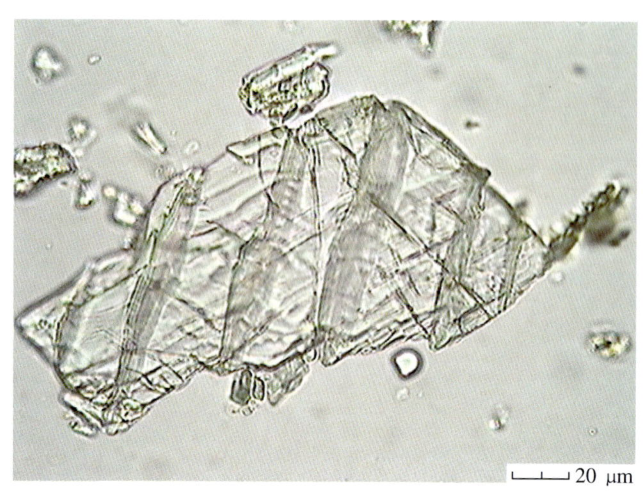

石膏：不规则片状结晶无色，有平直纹理。

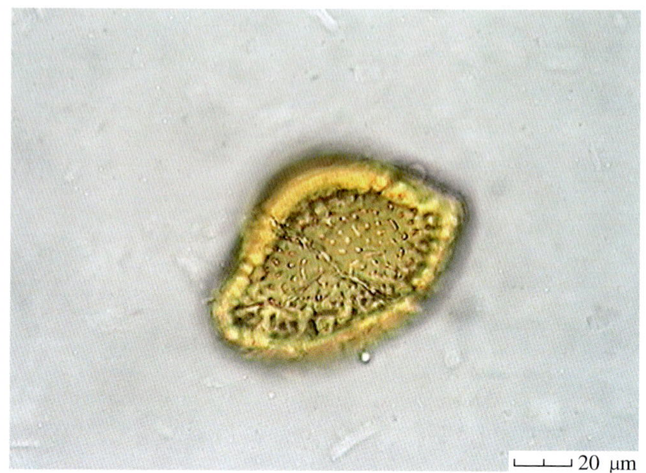

苦杏仁：种皮石细胞橙黄色，贝壳形，壁较厚，较宽一边纹孔明显。

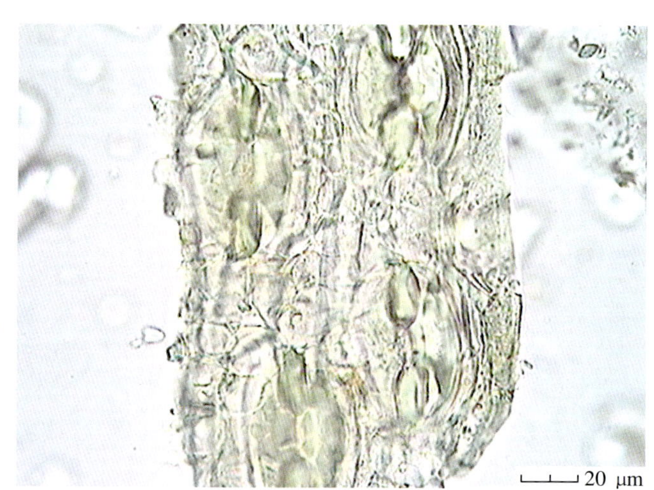

麻黄：气孔特异，保卫细胞侧面观呈哑铃状。

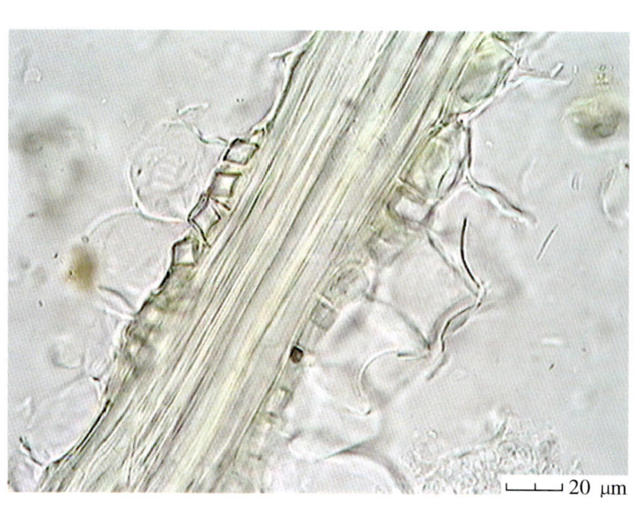

甘草：纤维束周围薄壁细胞含草酸钙方晶，形成晶纤维。

麻黄鱼腥草散

Mahuang Yuxingcao San

处方： 麻黄 50 g　黄芩 50 g　鱼腥草 100 g　穿心莲 50 g　板蓝根 50 g

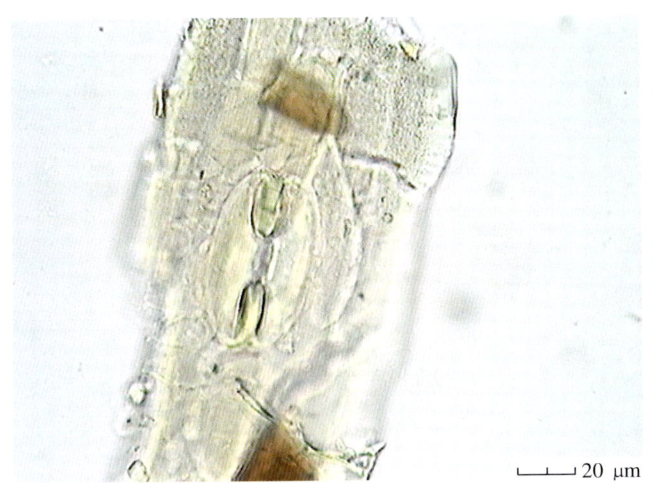

麻黄：气孔特异，保卫细胞侧面观呈哑铃状。

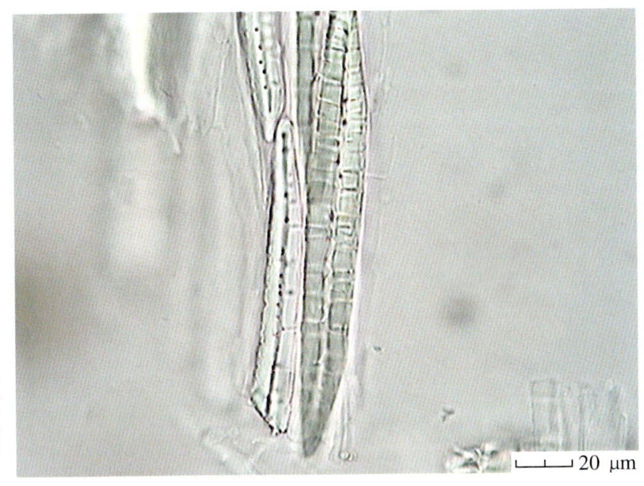

黄芩：纤维淡黄色，梭形，壁厚，孔沟细。

鱼腥草：叶表皮细胞多角形，有较密的波状纹理，油细胞散在，类圆形，直径 70～80 μm，其周围有 6～7 个表皮细胞呈放射状排列。

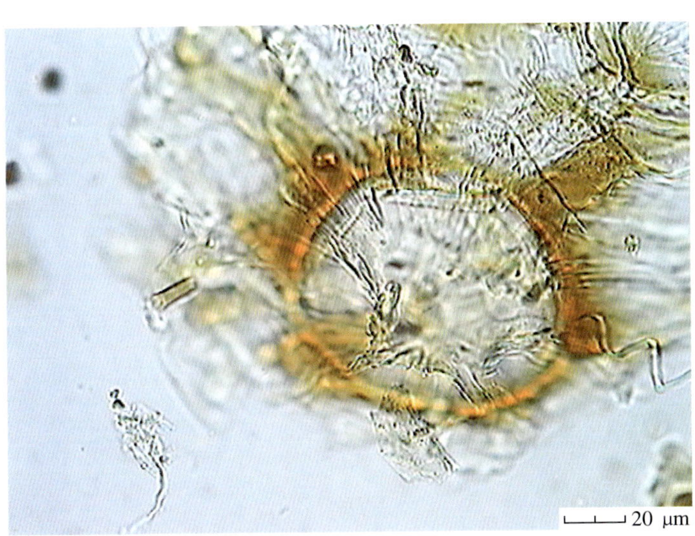

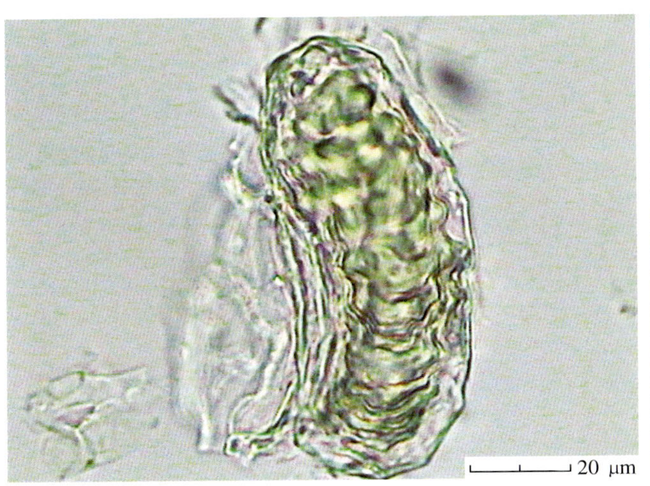

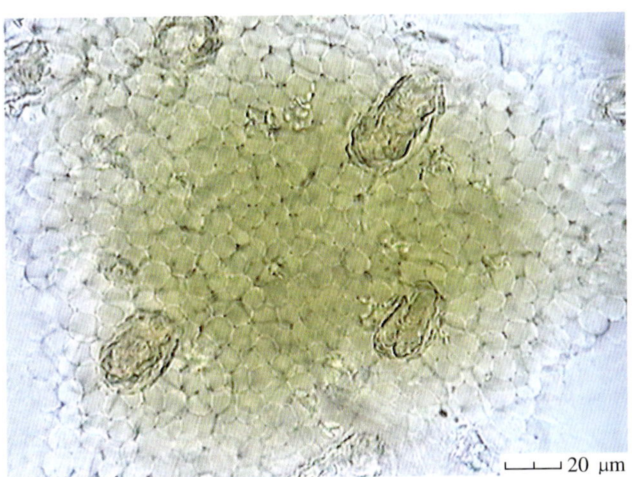

穿心莲：叶表皮组织中含钟乳体晶细胞。

麻黄桂枝散

Mahuang Guizhi San

处方： 麻黄 45 g　桂枝 30 g　细辛 5 g　羌活 25 g　防风 25 g　桔梗 30 g
苍术 30 g　荆芥 25 g　紫苏叶 25 g　薄荷 25 g　槟榔 20 g　甘草 15 g
皂角 20 g　枳壳 30 g

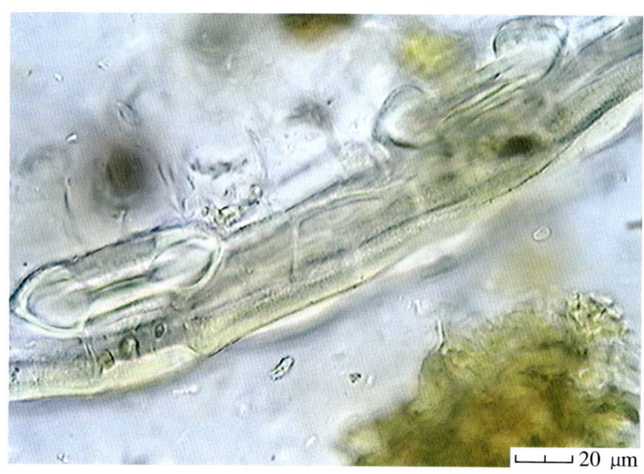

麻黄：气孔特异，保卫细胞侧面观呈哑铃状。

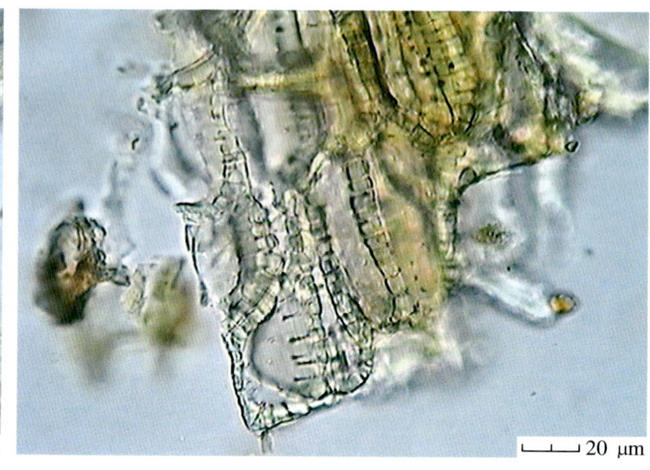

桂枝：石细胞类方形或类圆形，壁一面菲薄。

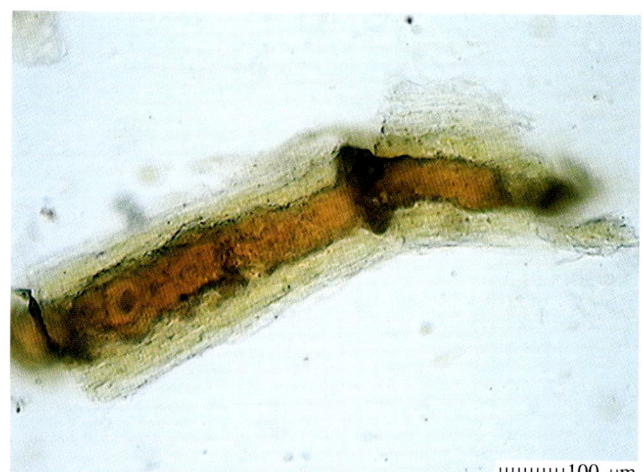

羌活：油管内含棕黄色分泌物，直径约至 100 μm。

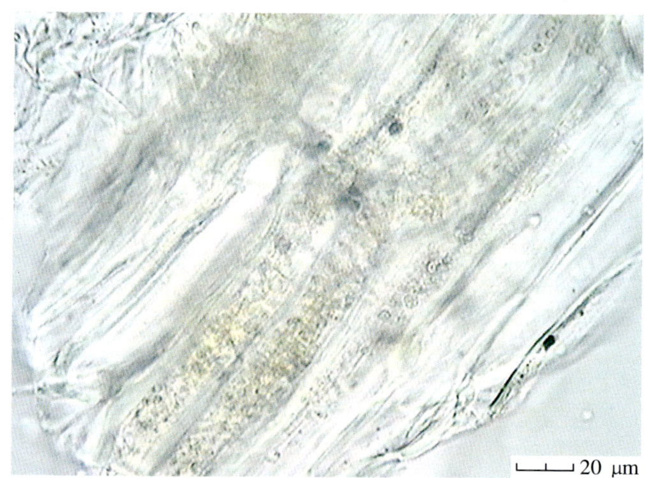

桔梗：联结乳管直径 14～25 μm，含淡黄色颗粒状物。

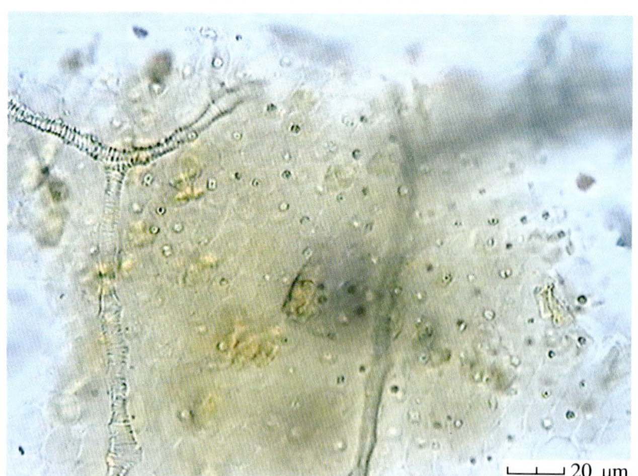

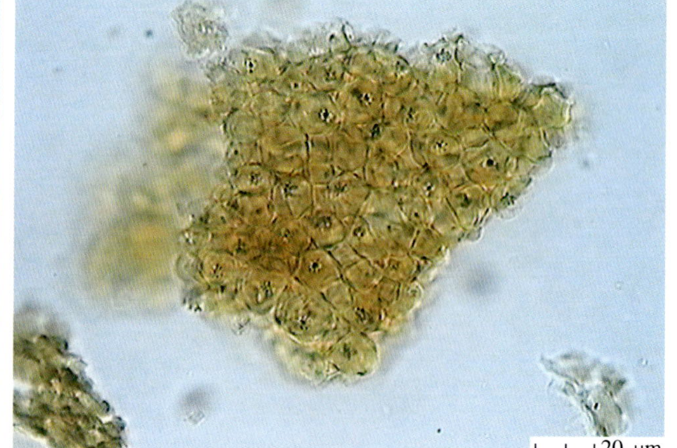

紫苏叶：叶肉组织中有细小草酸钙簇晶，直径 4～8 μm。

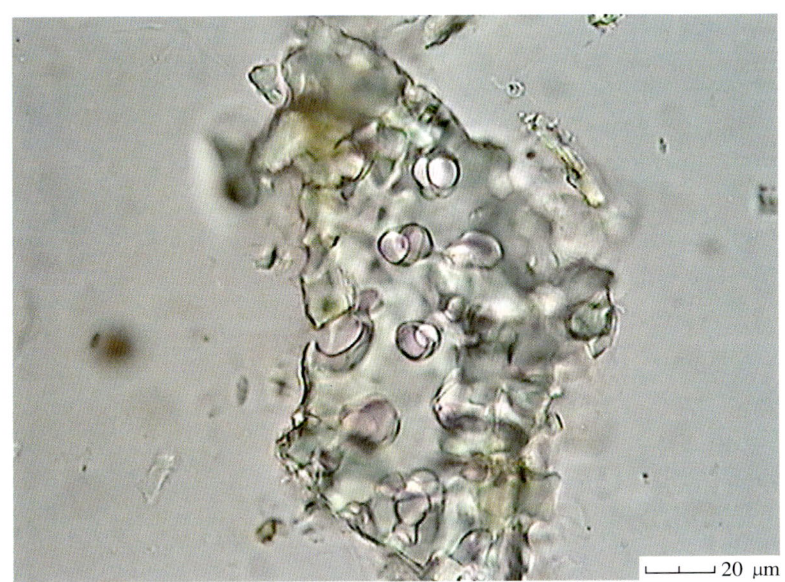

槟榔：内胚乳碎片无色，壁较厚，有较多大的类圆形纹孔。

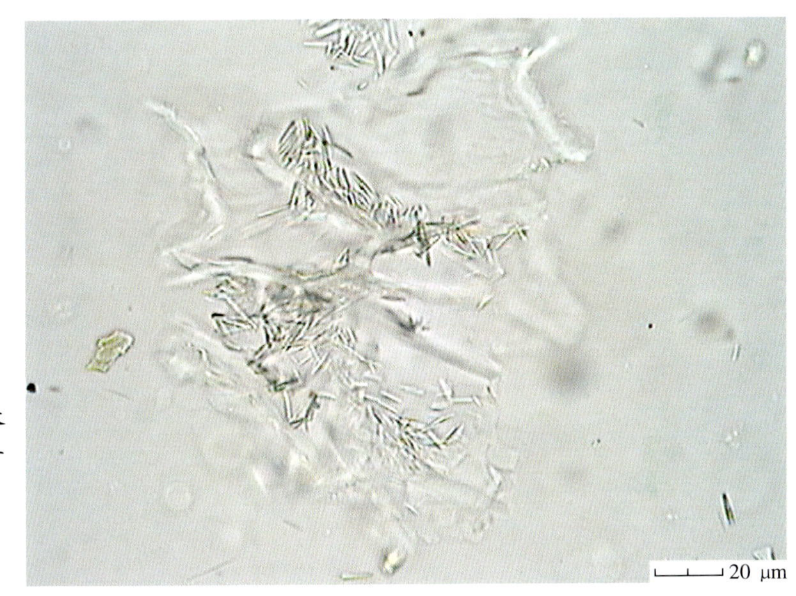

苍术：草酸钙针晶细小，长5～32 μm，不规则地充塞于薄壁细胞中。

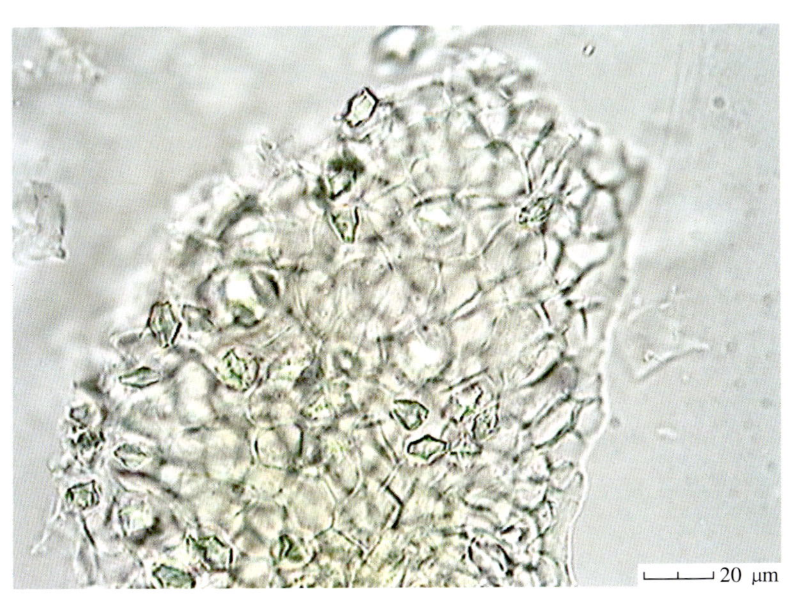

枳壳：草酸钙方晶成片存在于薄壁组织中。

清肺止咳散

Qingfei Zhike San

处方： 桑白皮 30 g　知母 25 g　苦杏仁 25 g　前胡 30 g　金银花 60 g　连翘 30 g
桔梗 25 g　甘草 20 g　橘红 30 g　黄芩 45 g

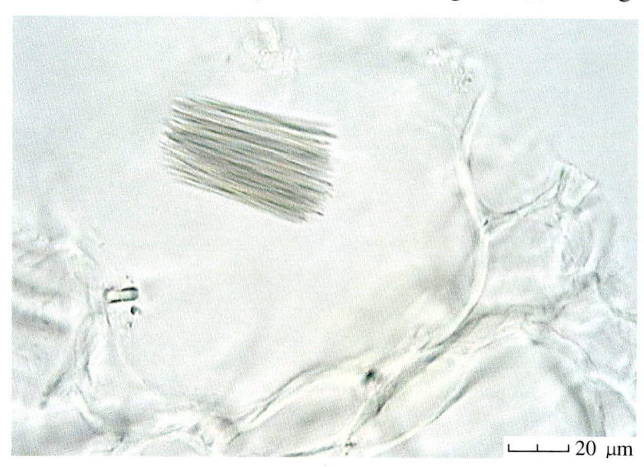

知母：草酸钙针晶成束或散在，长 26～110 μm。

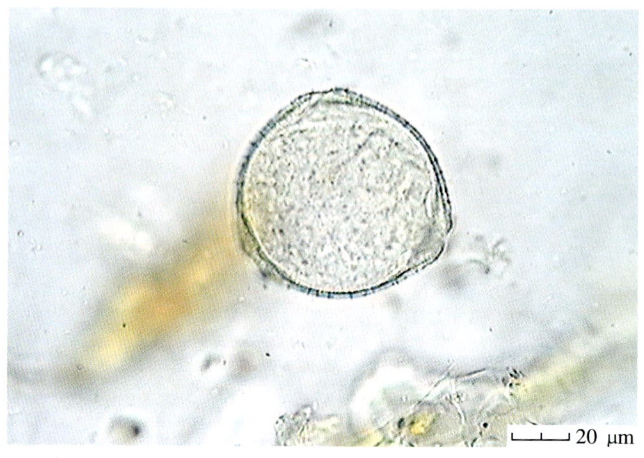

金银花：花粉粒类圆形，直径约至 76 μm，外壁有刺状雕纹，具 3 个萌发孔。

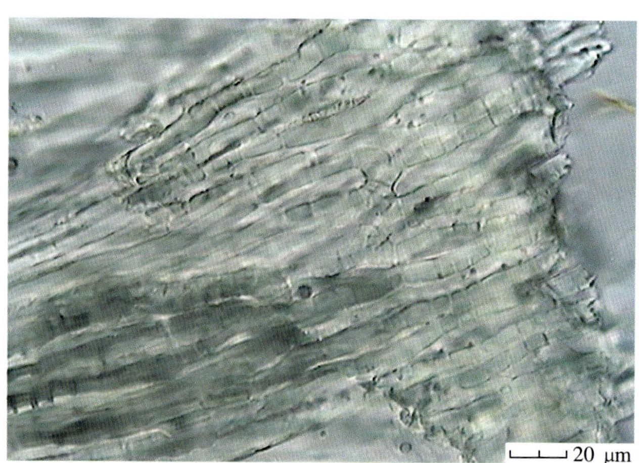

连翘：内果皮纤维上下层纵横交错，纤维短梭形。

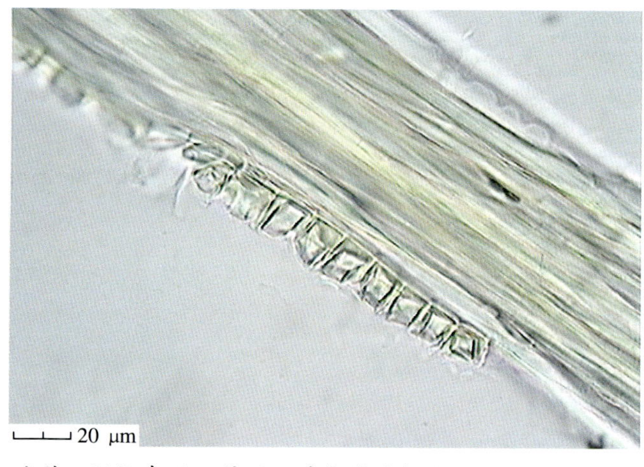

甘草：纤维束周围薄壁细胞含草酸钙方晶，形成晶纤维。

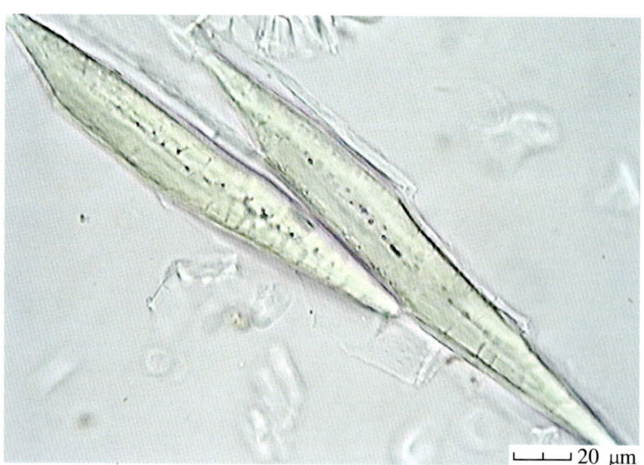

黄芩：纤维淡黄色，梭形，壁厚，孔沟细。

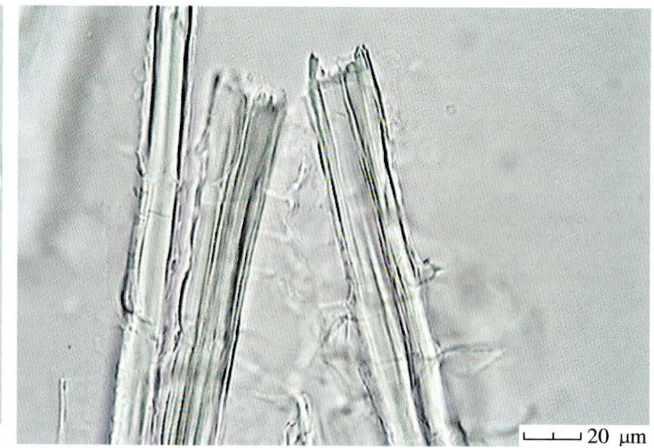

桑白皮：纤维无色，直径 13～26 μm，壁厚，孔沟不明显。

清 肺 散

Qingfei San

处方： 板蓝根 90 g　葶苈子 50 g　浙贝母 50 g　桔梗 30 g　甘草 25 g

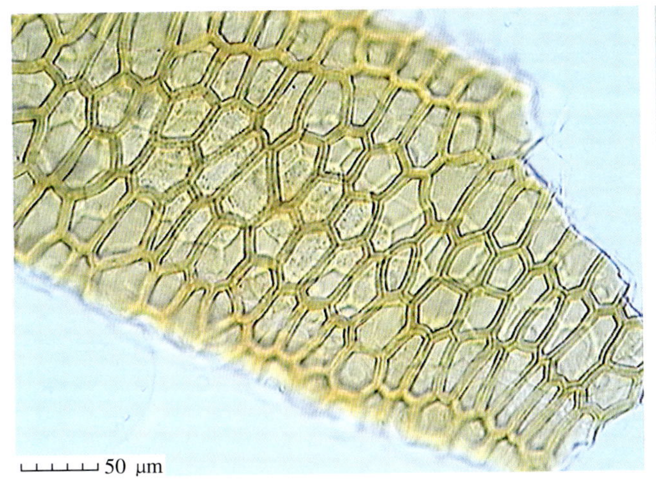

葶苈子：种皮下表皮细胞黄色，多角形或长多角形，壁稍厚。

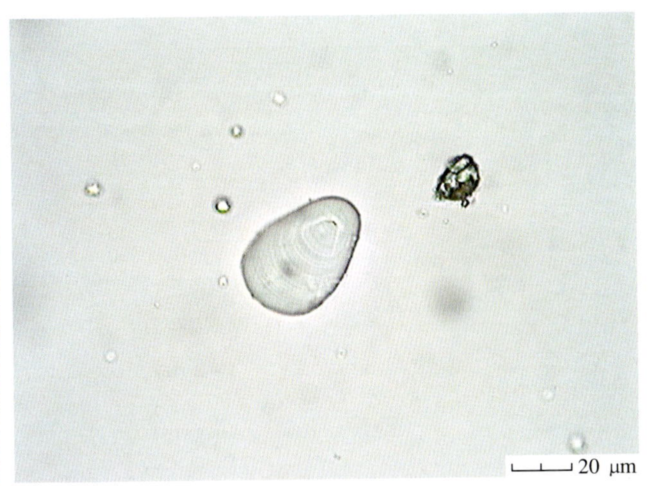

浙贝母：淀粉粒卵圆形，直径 35～48 μm，脐点点状、人字状或马蹄状，位于较小端，层纹细密。

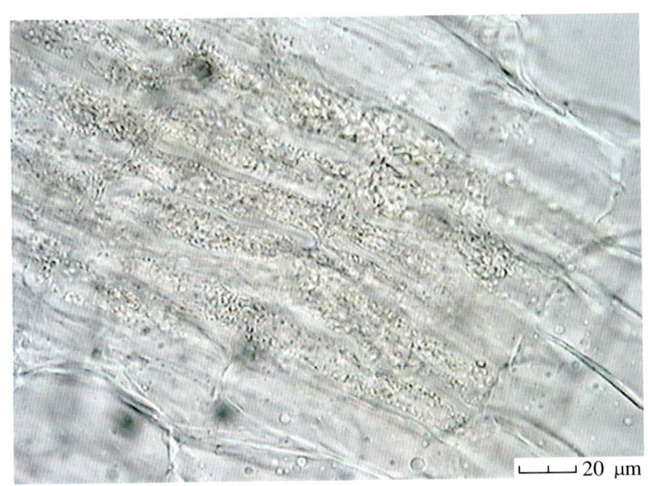

桔梗：联结乳管直径 14～25 μm，含淡黄色颗粒状物。

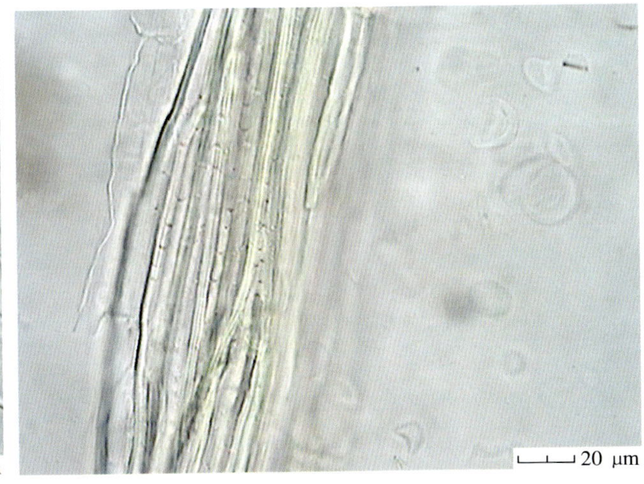

板蓝根：木纤维多成束，淡黄色，多碎断，直径 14～25 μm，微木化，纹孔及孔沟较明显。

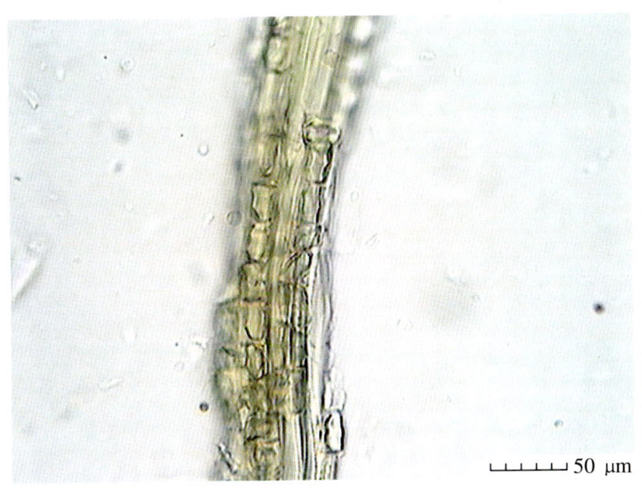

甘草：纤维束周围薄壁细胞含草酸钙方晶，形成晶纤维。

清 胃 散

Qingwei San

处方： 石膏 60 g 大黄 45 g 知母 30 g 黄芩 30 g 陈皮 25 g 枳壳 25 g 天花粉 30 g 甘草 30 g 玄明粉 45 g 麦冬 30 g

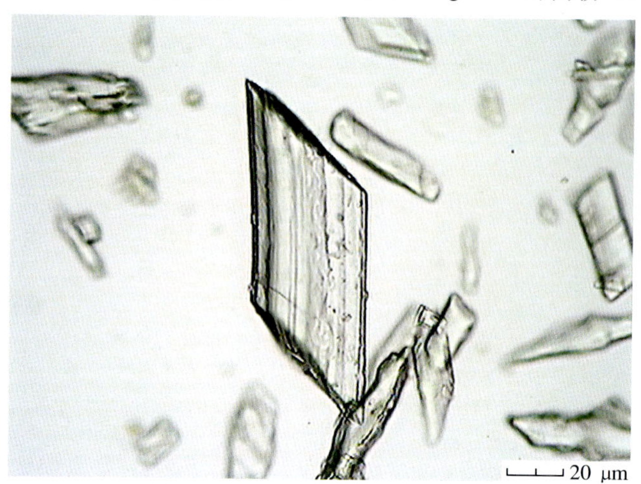

石膏：不规则片状结晶无色，有平直纹理。

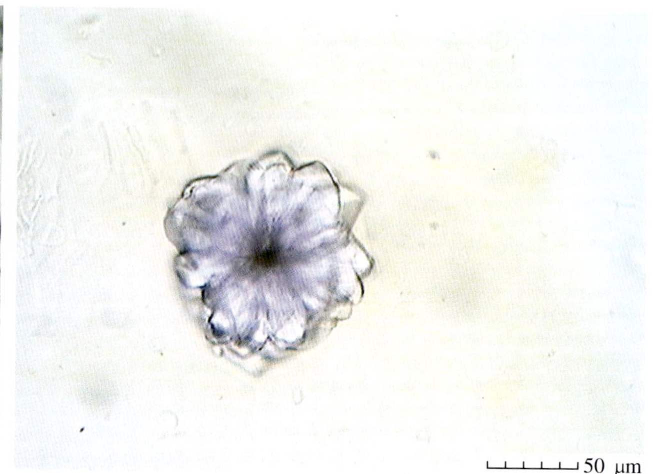

大黄：草酸钙簇晶大，直径 60～140 μm。

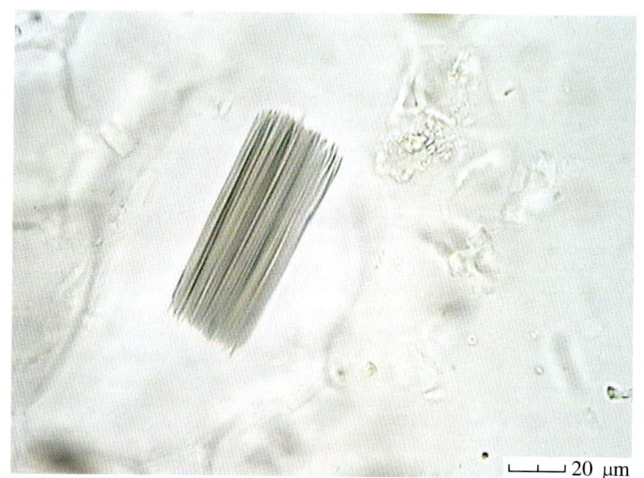

知母：草酸钙针晶成束或散在，长 26～110 μm。

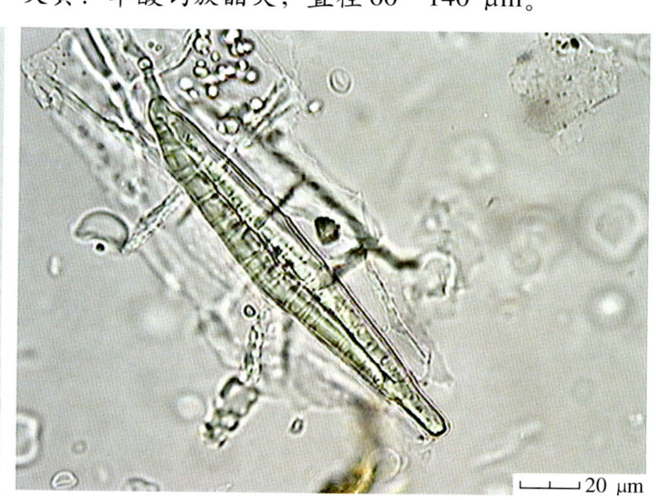

黄芩：纤维淡黄色，梭形，壁厚，孔沟细。

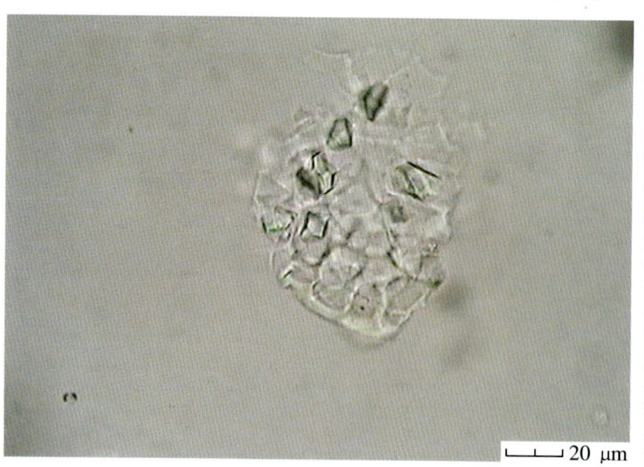

陈皮、枳壳：草酸钙方晶成片存在于薄壁组织中。

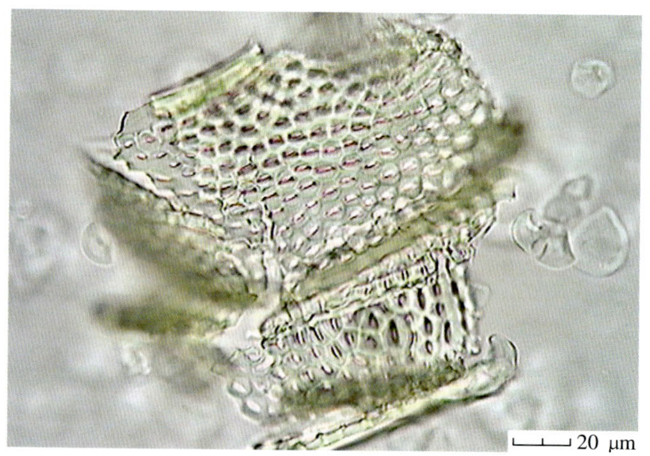

天花粉：具缘纹孔导管大，多破碎，有的具缘纹孔呈六角形或斜方形，排列紧密。

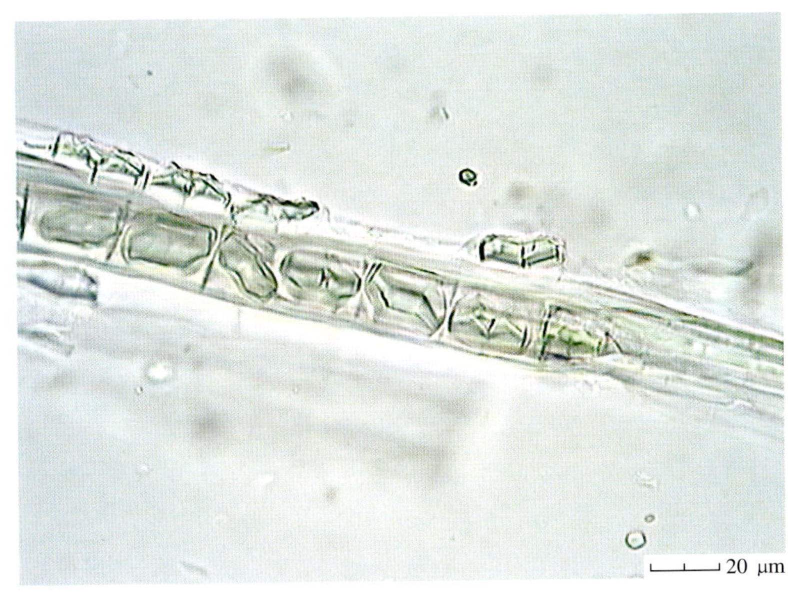

甘草：纤维束周围薄壁细胞含草酸钙方晶，形成晶纤维。

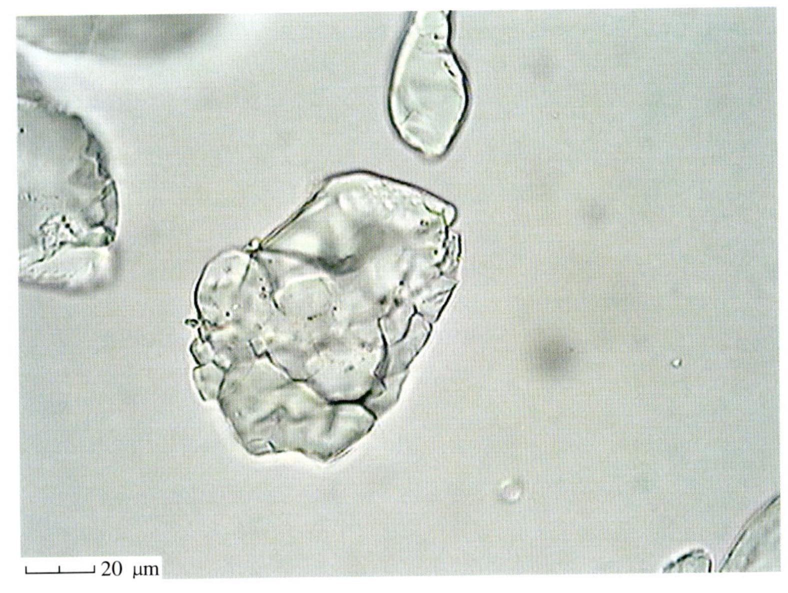

玄明粉：用乙醇装片观察，不规则结晶近无色，边缘不整齐，表面有细长裂隙且现颗粒性。

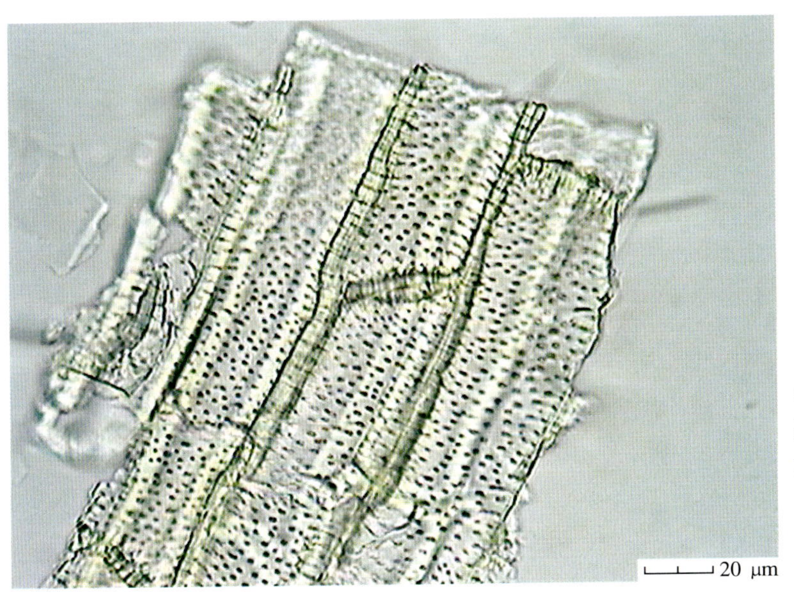

麦冬：石细胞类方形或长方形，直径30~60 μm，壁较厚，有时一边薄，纹孔细密。

清热健胃散

Qingre Jianwei San

处方： 龙胆 30 g　黄柏 30 g　知母 20 g　陈皮 25 g　厚朴 20 g　大黄 20 g
山楂 20 g　六神曲 20 g　麦芽 30 g　碳酸氢钠 50 g

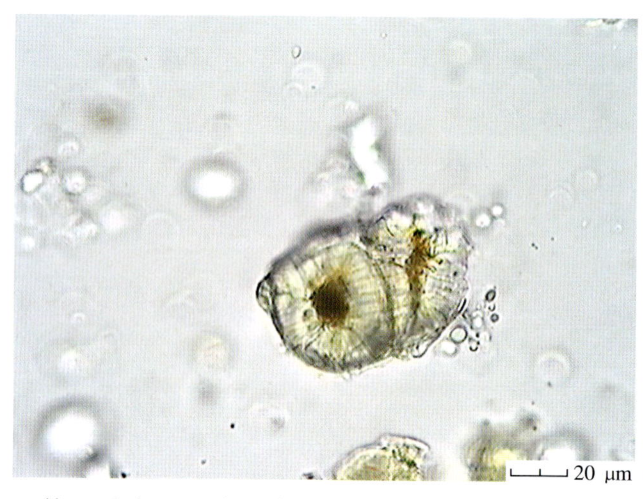

山楂：果皮石细胞淡紫红色、红色或黄棕色，类圆形或多角形，胞腔中含红棕色物，直径约至 125 μm。

黄柏：纤维束鲜黄色，周围细胞含草酸钙方晶，形成晶纤维，含晶细胞的壁木化增厚。

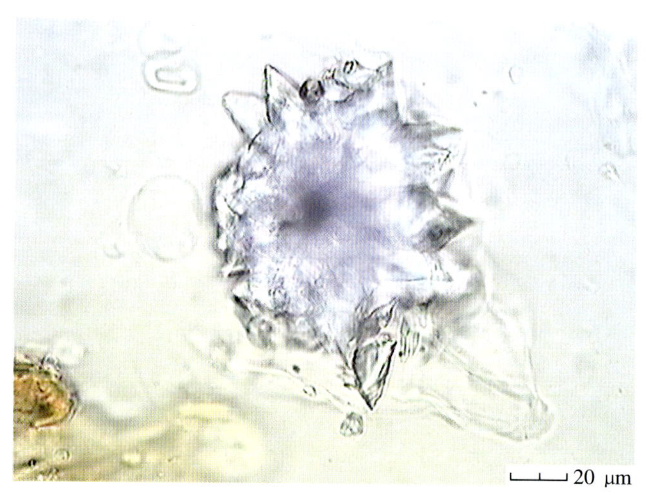

大黄：草酸钙簇晶大，直径 60～140 μm。

麦芽：果皮细胞纵列，常有 1 个长细胞与 2 个短细胞相间连接，长细胞壁厚，波状弯曲，木化。

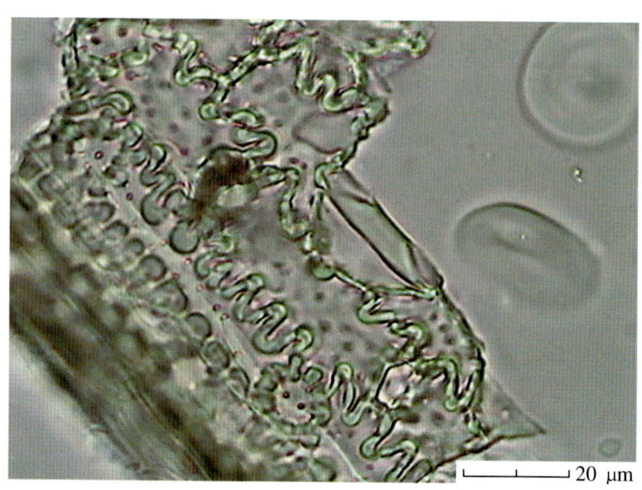

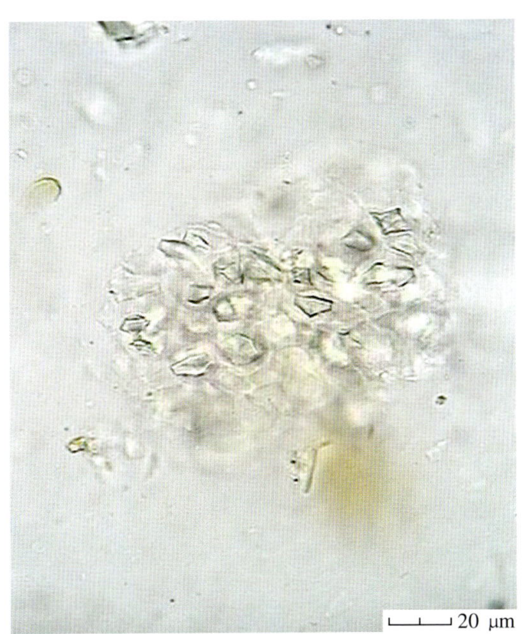

陈皮：草酸钙方晶成片存在于薄壁组织中。

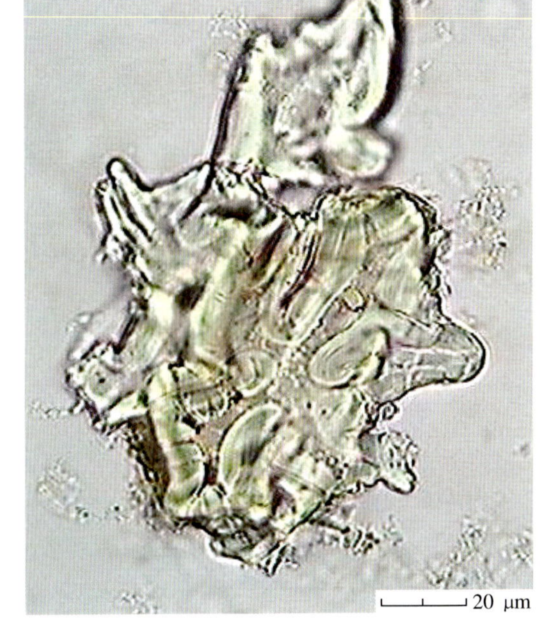

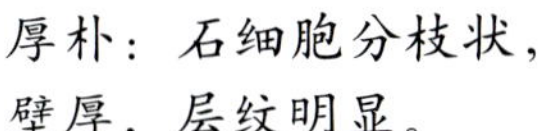

厚朴：石细胞分枝状，壁厚，层纹明显。

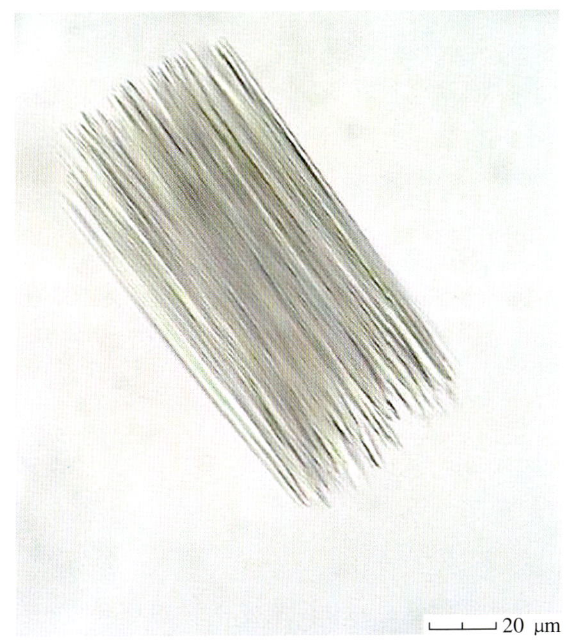

知母：草酸钙针晶成束或散在，长26～110 μm。

清　热　散

Qingre San

处方： 大青叶 60 g　板蓝根 60 g　石膏 60 g　大黄 30 g　玄明粉 60 g

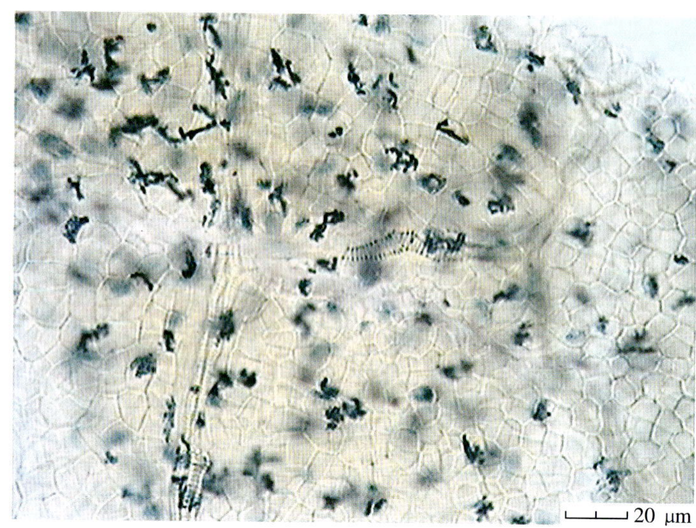

大青叶：靛蓝结晶蓝色，存在于叶肉组织和表皮细胞中，呈细小颗粒状或片状，常聚集成堆。

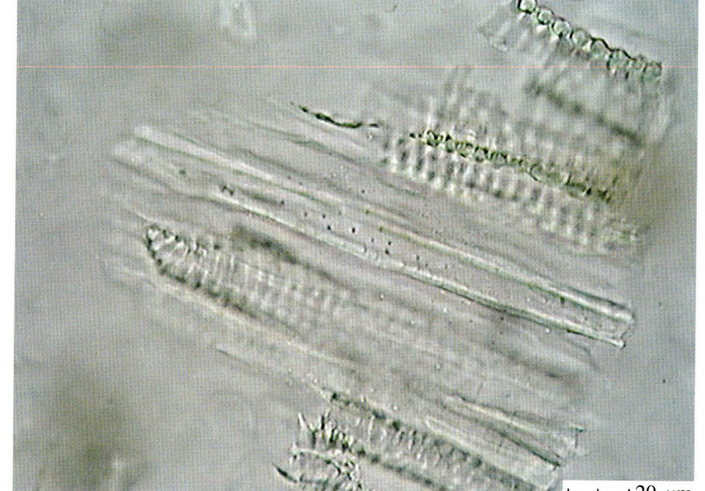

板蓝根：木纤维多成束，淡黄色，多碎断，直径 14～25 μm，微木化，纹孔及孔沟较明显。

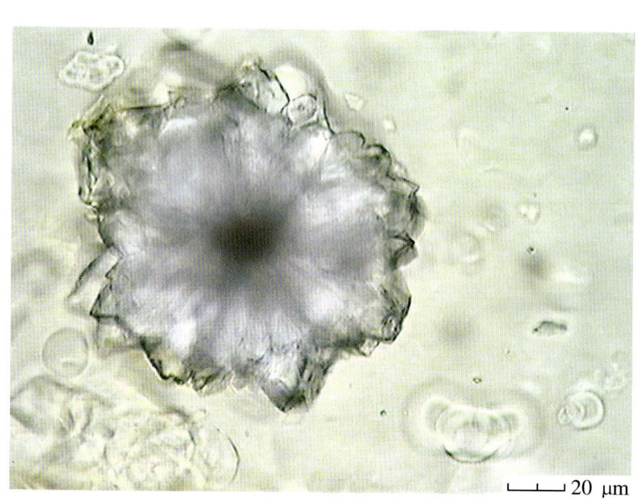

大黄：草酸钙簇晶大，直径 60～140 μm。

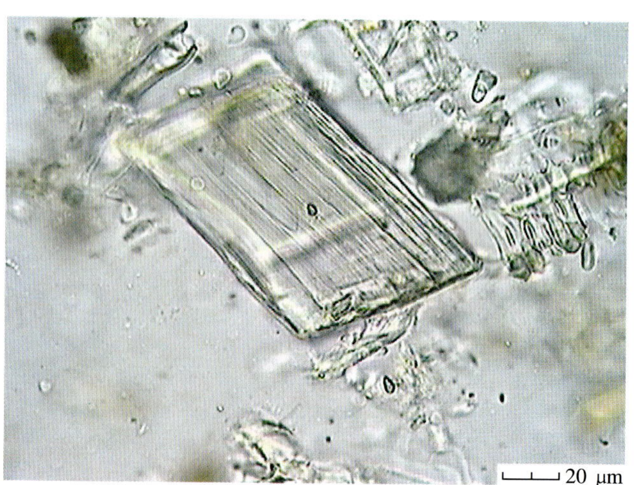

石膏：不规则片状结晶无色，有平直纹理。

清　暑　散

Qingshu San

处方： 香薷 30 g　白扁豆 30 g　麦冬 25 g　薄荷 30 g　木通 25 g
猪牙皂 20 g　藿香 30 g　茵陈 25 g　菊花 30 g　石菖蒲 25 g
金银花 60 g　茯苓 25 g　甘草 15 g

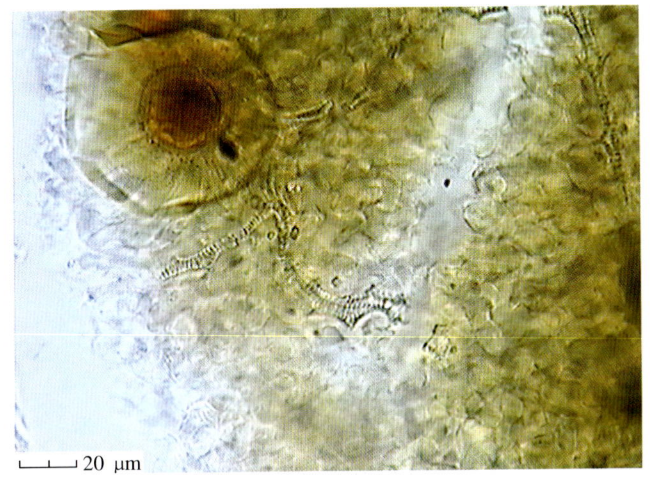

香薷：叶肉组织碎片中散有草酸钙方晶。

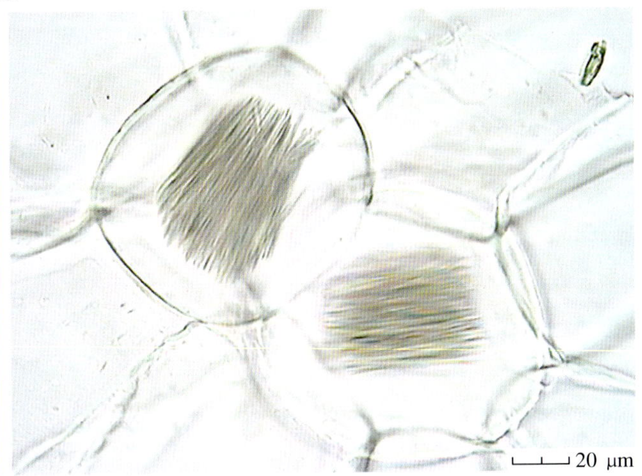

麦冬：草酸钙针晶成束或散在，长 24～50 μm，直径约 3 μm。

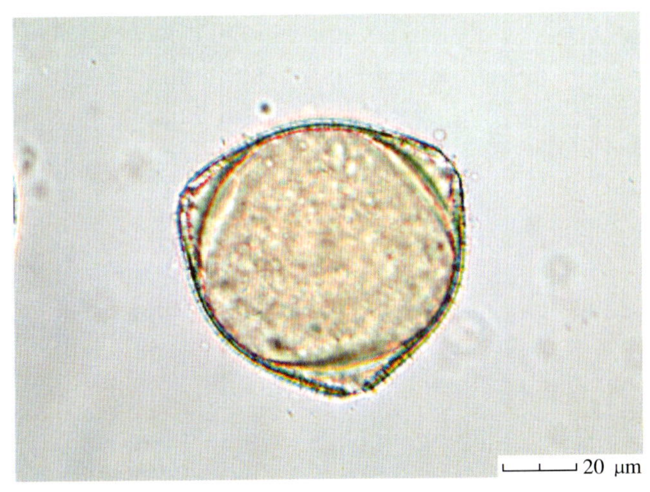

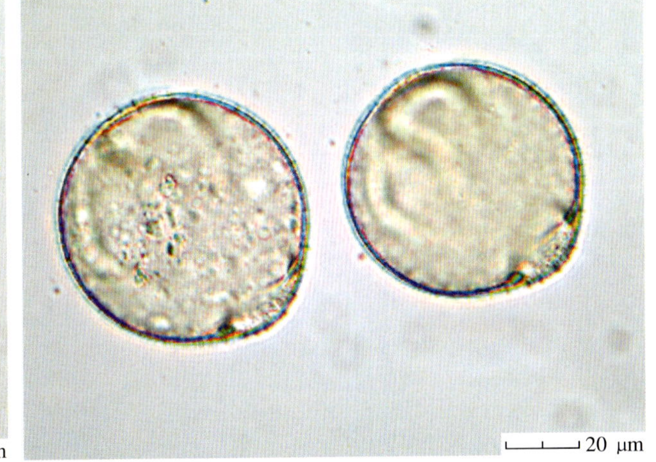

金银花：花粉粒类圆形，直径约至 76 μm，外壁有刺状雕纹，具 3 个萌发孔。

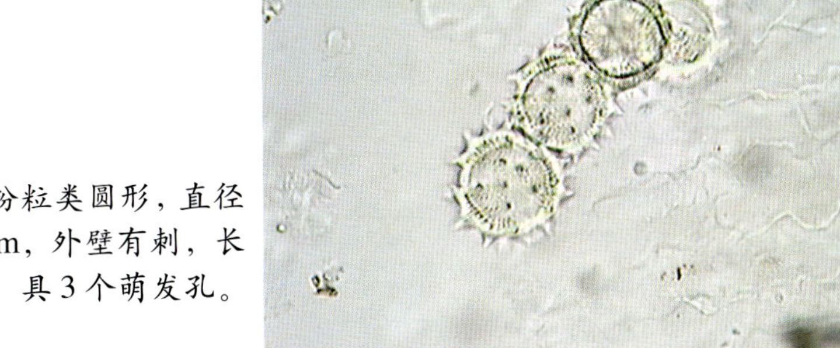

菊花：花粉粒类圆形，直径 24～34 μm，外壁有刺，长 3～5 μm，具 3 个萌发孔。

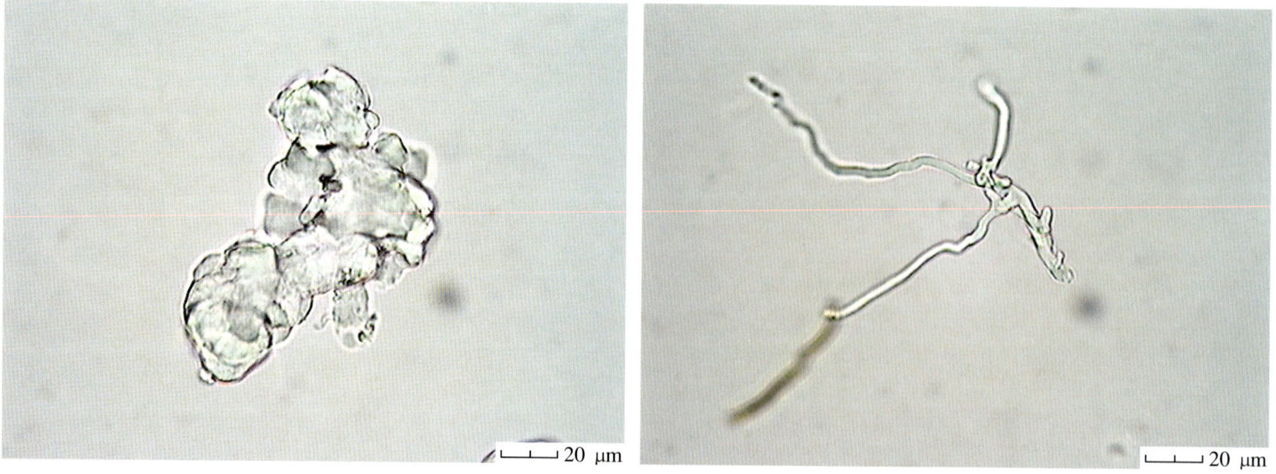

茯苓：不规则分枝状团块无色，遇水合氯醛液溶化；菌丝无色或淡棕色，直径4～6 μm。

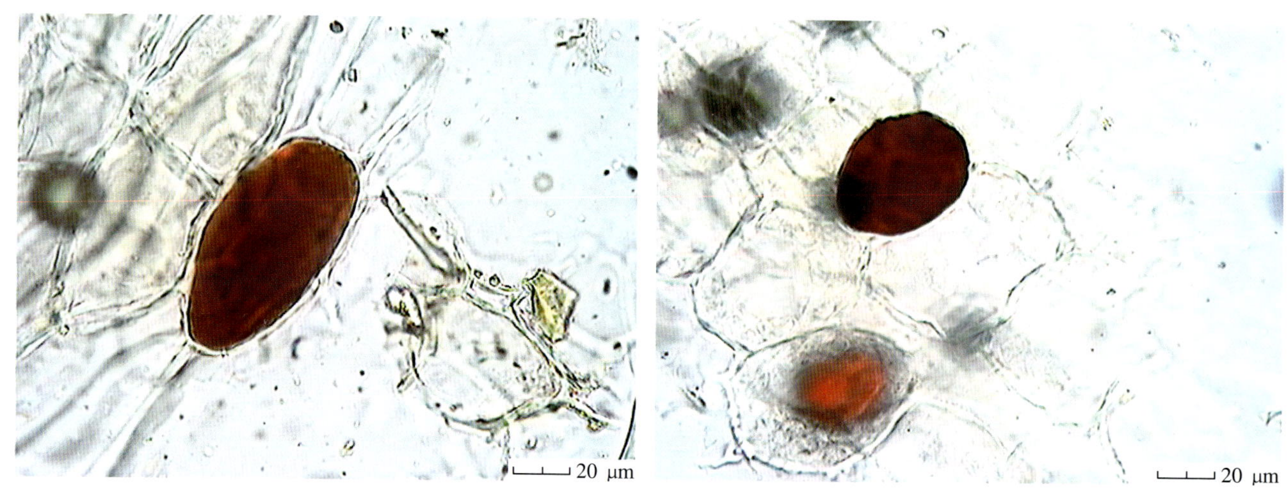

石菖蒲：油细胞圆形，直径约至50 μm，含黄色或黄棕色油状物。

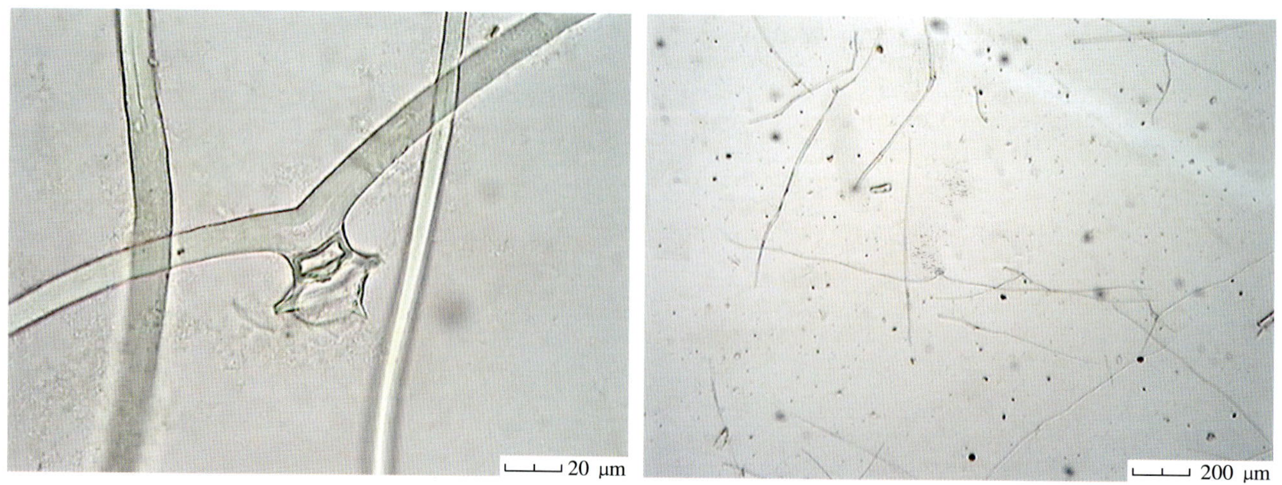

茵陈：T形毛众多，多碎断，臂细胞较平直，壁极厚，胞腔常呈细缝状，柄细胞1～2个。

清瘟败毒散（片）

Qingwen Baidu San (Pian)

处方： 石膏 120 g 地黄 30 g 水牛角 60 g 黄连 20 g 栀子 30 g 牡丹皮 20 g
黄芩 25 g 赤芍 25 g 玄参 25 g 知母 30 g 连翘 30 g 桔梗 25 g
甘草 15 g 淡竹叶 25 g

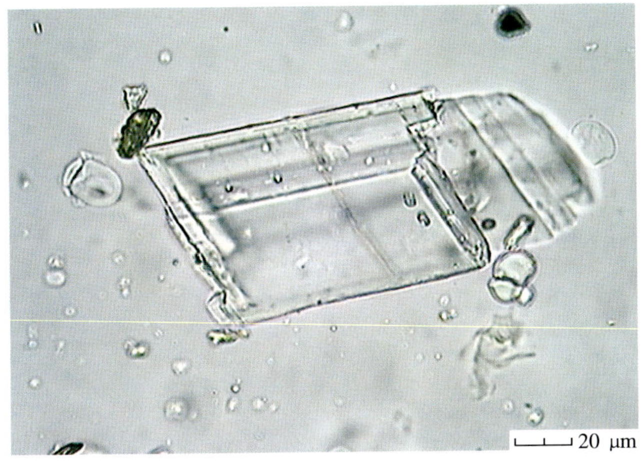

石膏：不规则片状结晶无色，具平直纹理。

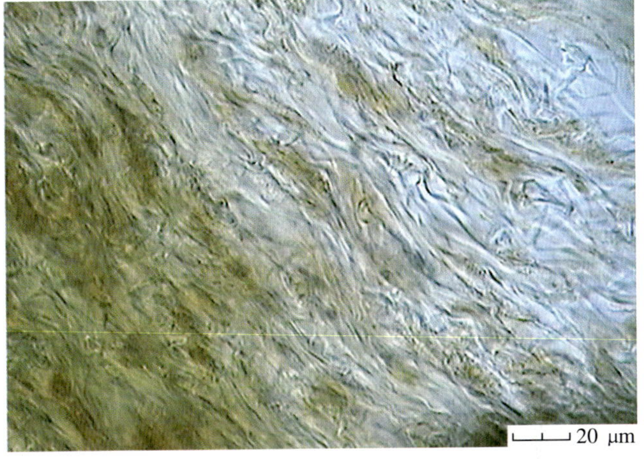

地黄：薄壁组织灰棕色至黑棕色，细胞多皱缩，内含棕色核状物。

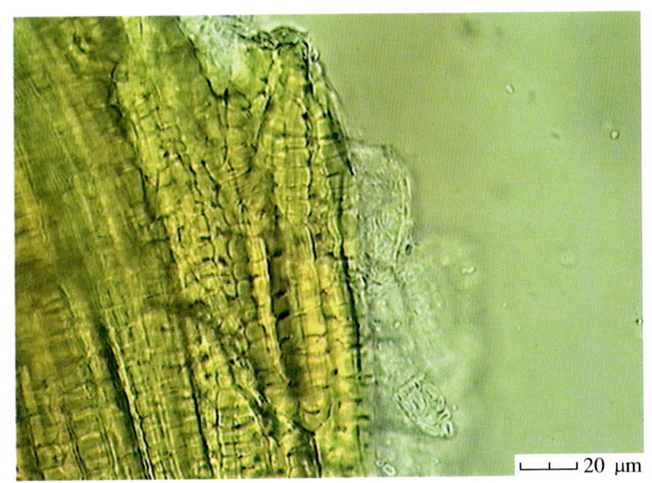

黄连：纤维束鲜黄色，壁稍厚，纹孔明显。

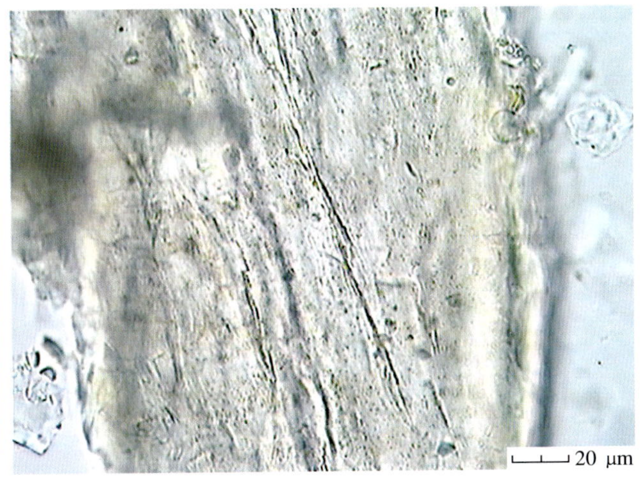

水牛角：不规则碎片多呈柴片状，稍有光泽，具有规则纵长裂缝。

栀子：种皮石细胞黄色或淡棕色，多破碎，完整者长多角形、长方形或形状不规则，壁厚，有大的圆形纹孔，胞腔棕红色。

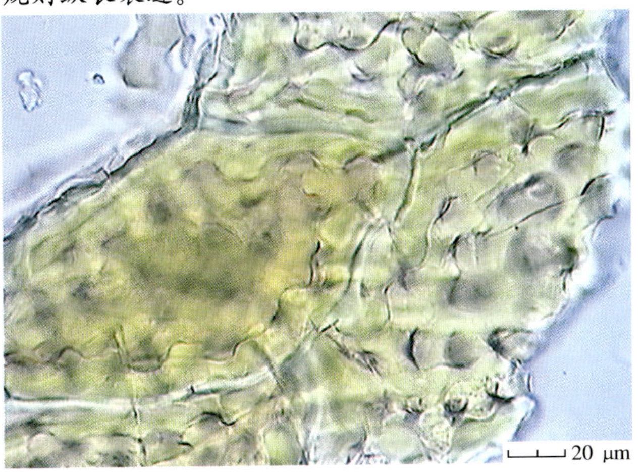

黄芩：纤维淡黄色，梭形，壁厚，孔沟细。

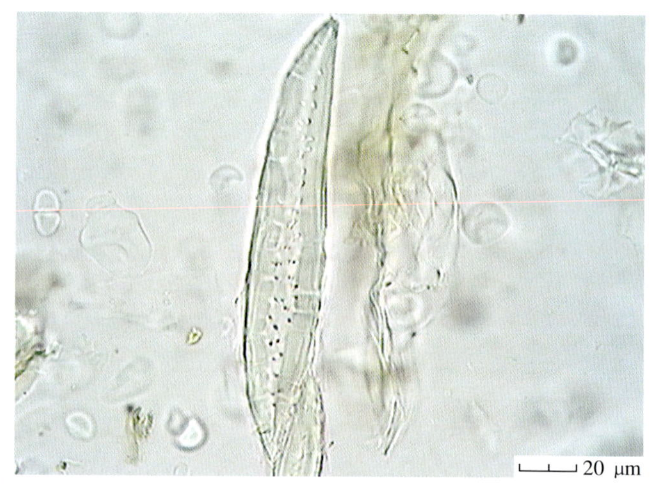

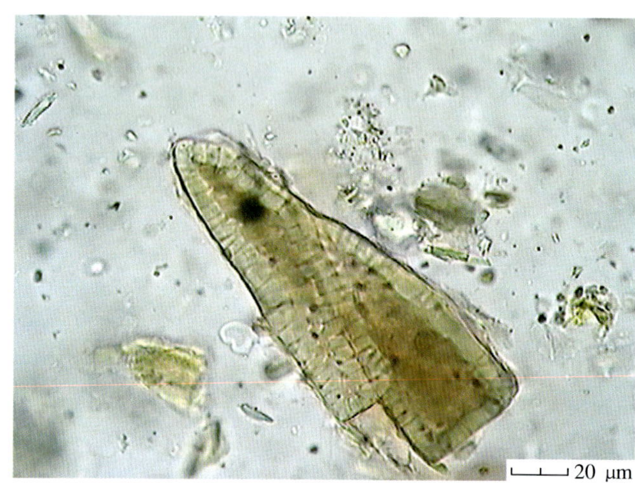

玄参：石细胞黄棕色或无色，类长方形、类圆形或形状不规则，直径约至94 μm。

知母：草酸钙针晶成束或散在，长26～110 μm。

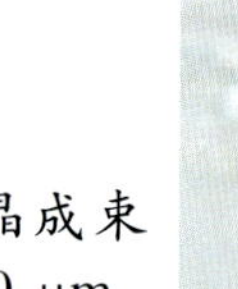

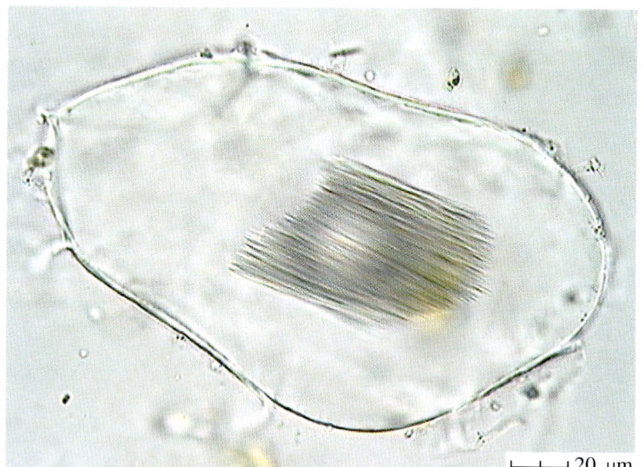

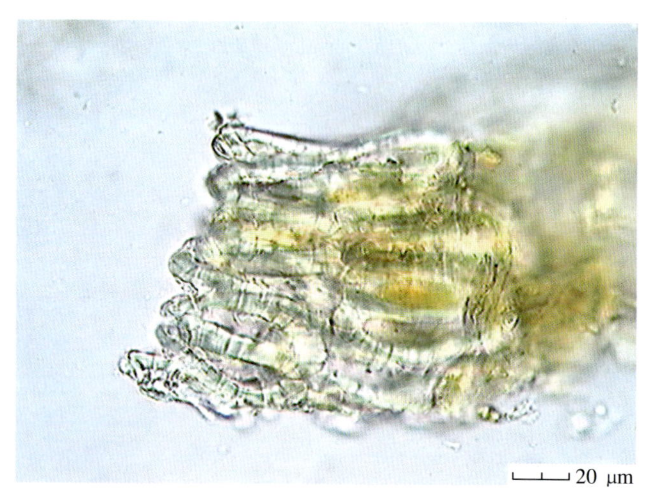

连翘：内果皮纤维上下层纵横交错，纤维短梭形。

蛋　鸡　宝

Danjibao

处方： 党参 100 g　黄芪 200 g　茯苓 100 g　白术 100 g　麦芽 100 g　山楂 100 g　六神曲 100 g　菟丝子 100 g　蛇床子 100 g　淫羊藿 100 g

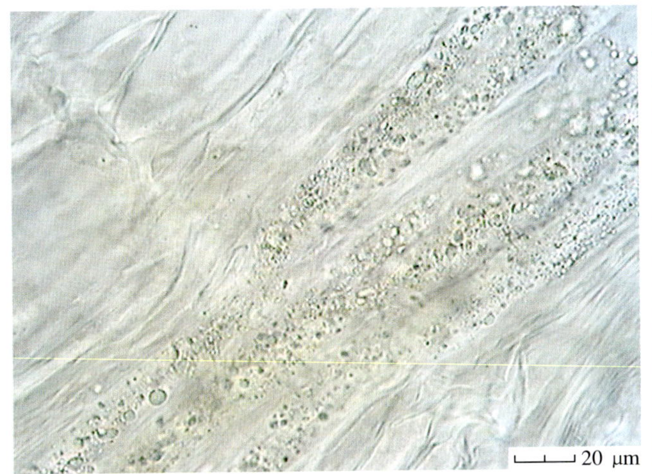

党参：联结乳管直径12～15 μm，含细小颗粒状物。

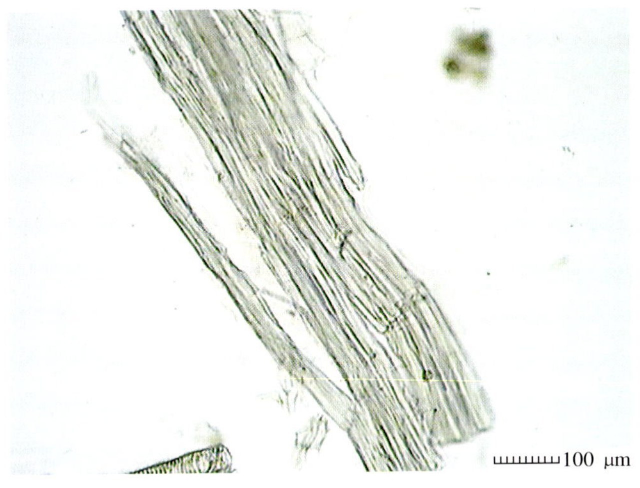

黄芪：纤维成束或散离，壁厚，表面有纵裂纹，两端断裂成帚状或较平截。

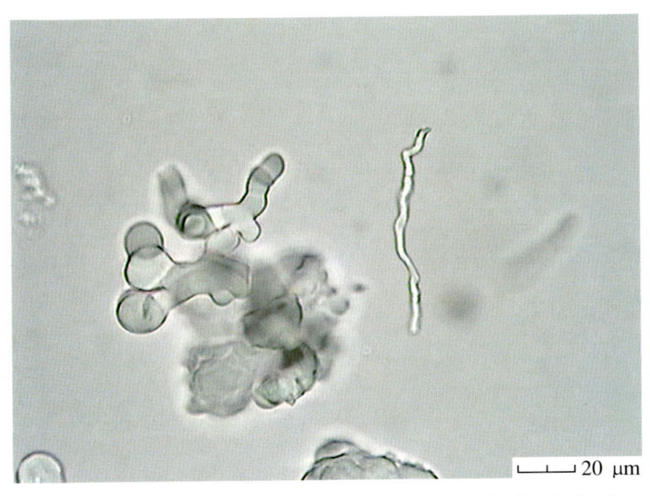

茯苓：不规则分枝状团块无色，遇水合氯醛液溶化；菌丝无色或淡棕色，直径4～6 μm。

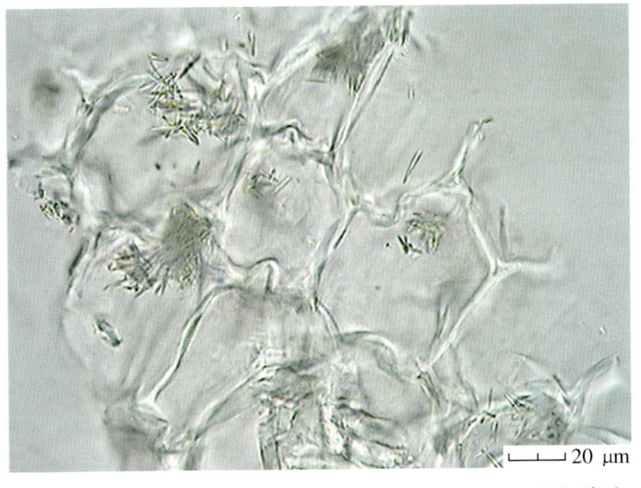

白术：草酸钙针晶细小，长10～32 μm，不规则地充塞于薄壁细胞中。

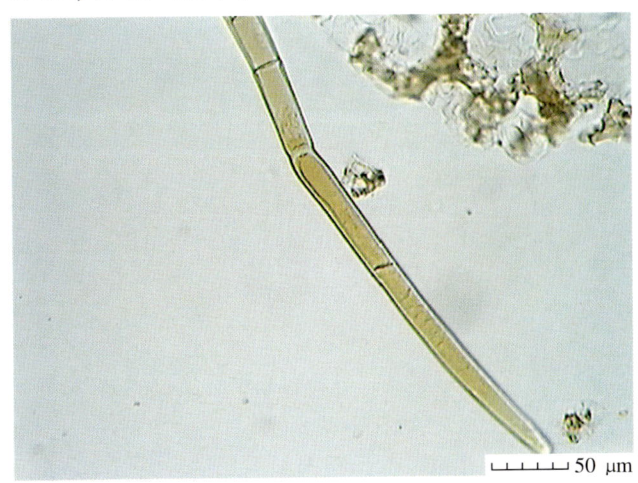

淫羊藿：非腺毛3～10细胞，长200～1 000 μm，顶端细胞长，有的含棕色或黄棕色物。

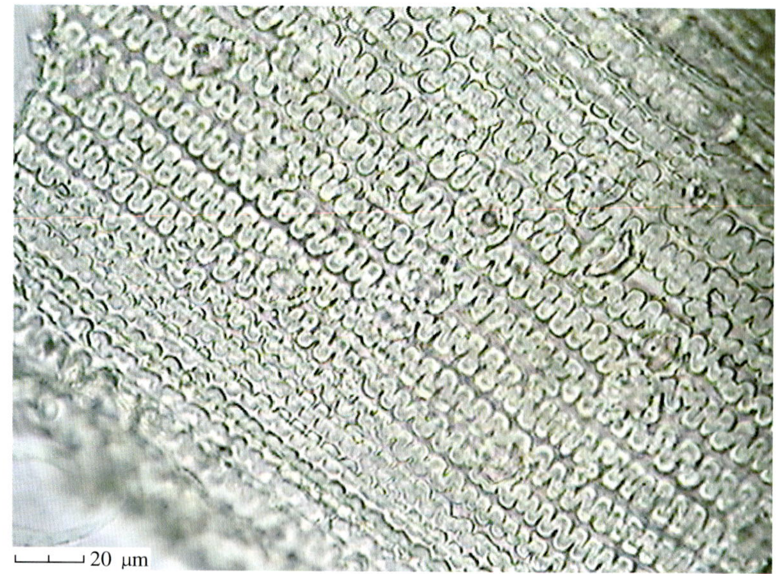

麦芽：果皮细胞纵列，常有1个长细胞与2个短细胞相间连接，长细胞壁厚，波状弯曲，木化。

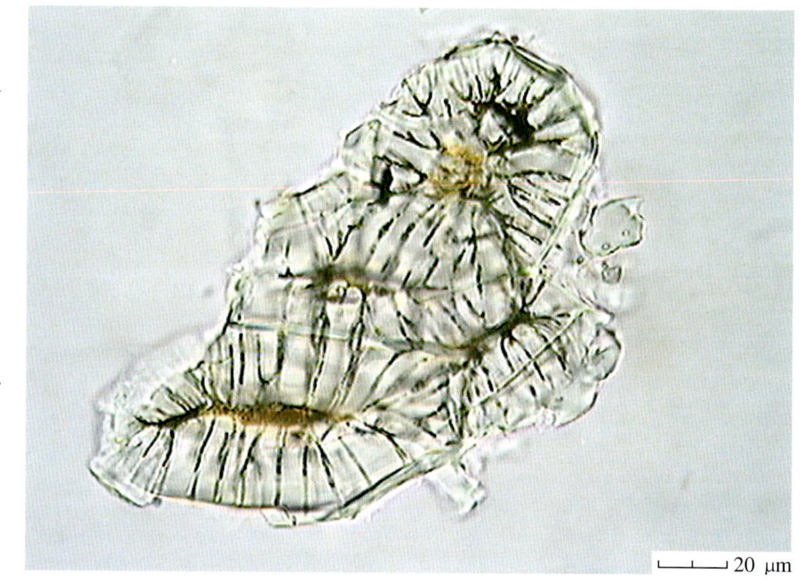

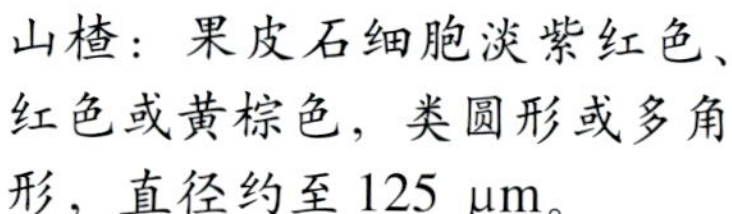

山楂：果皮石细胞淡紫红色、红色或黄棕色，类圆形或多角形，直径约至125 μm。

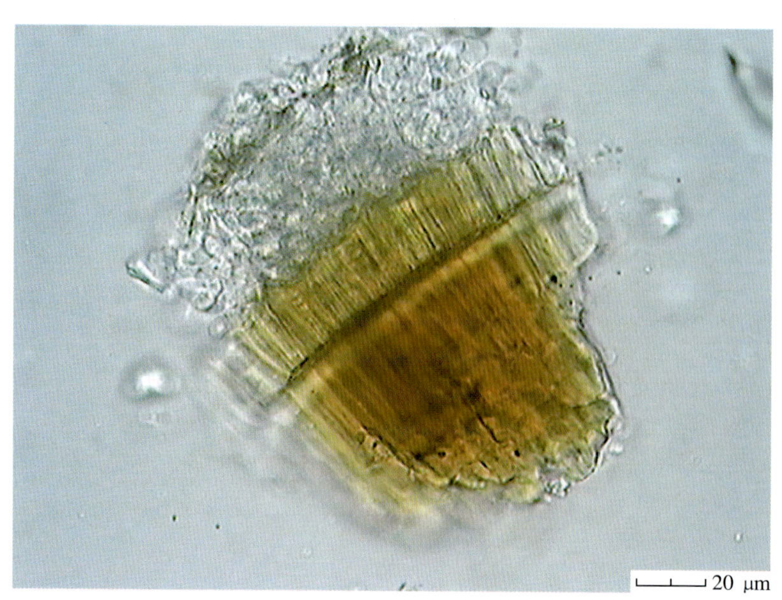

菟丝子：种皮栅状细胞2列，内列较外列长，有光辉带。

雄　黄　散

Xionghuang San

处方： 雄黄 200 g　白及 200 g　白蔹 200 g　龙骨（煅）200 g　大黄 200 g

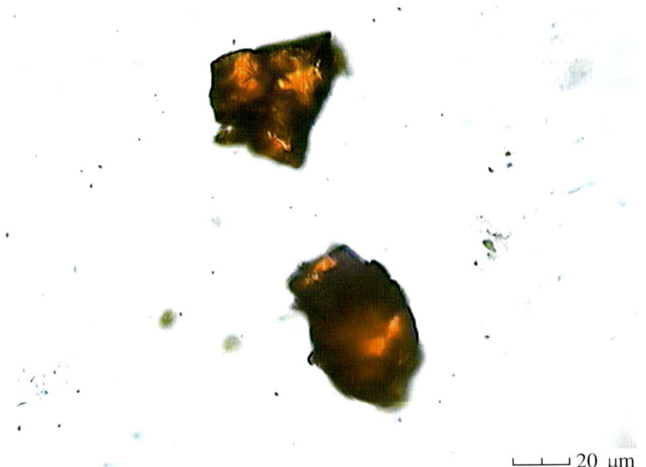

雄黄：不规则碎块金黄色或橙黄色，有光泽。

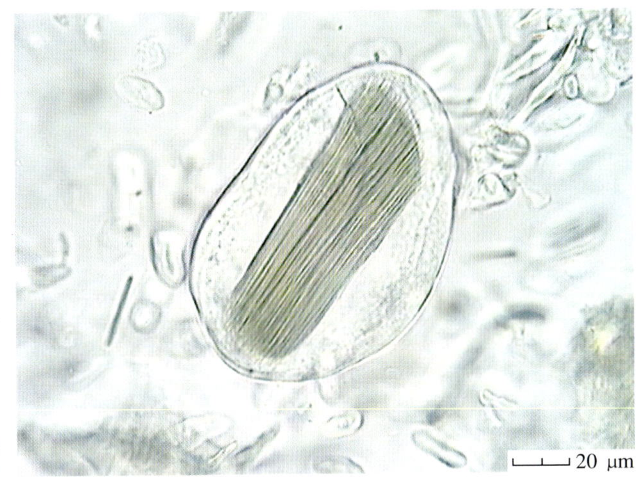

白蔹：草酸钙针晶成束或散在，长 86～169 μm。

大黄：草酸钙簇晶大，直径 60～140 μm。

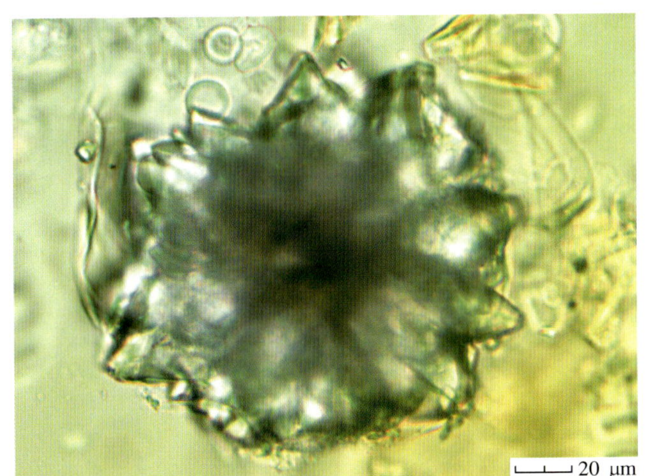

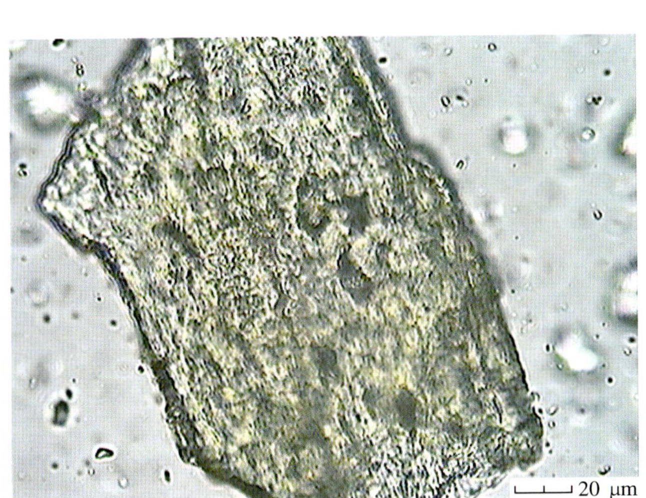

20 μm

龙骨：不规则碎块淡灰褐色，有的有凹凸纹理。

跛行镇痛散

Boxing Zhentong San

处方： 当归 80 g　红花 60 g　桃仁 70 g　丹参 80 g　桂枝 70 g　牛膝 80 g
土鳖虫 20 g　乳香（制）20 g　没药（制）20 g

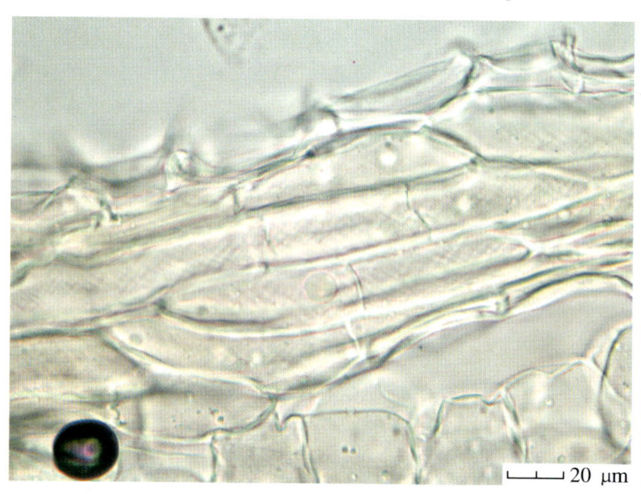

当归：薄壁细胞纺锤形，壁略厚，有极微细的斜向交错纹理。

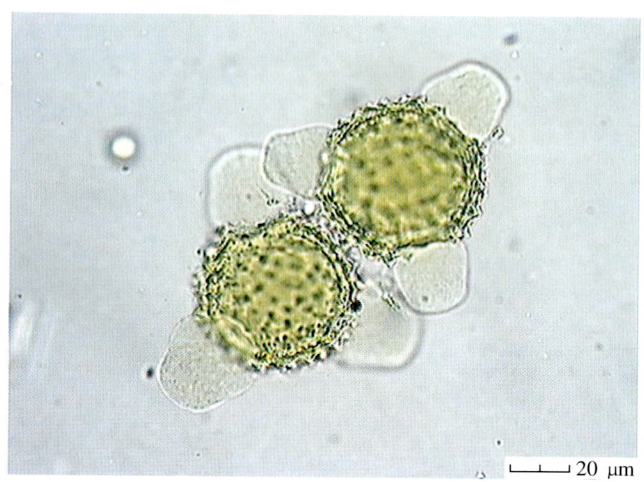

红花：花粉粒类圆形或椭圆形，直径43～66 μm，外壁具短刺和点状雕纹，有3个萌发孔。

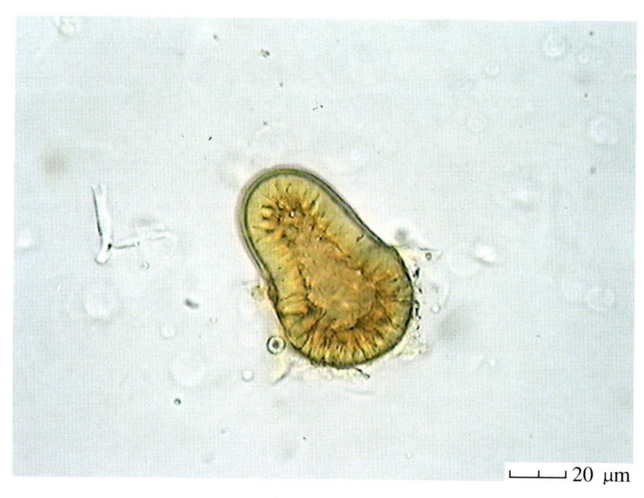

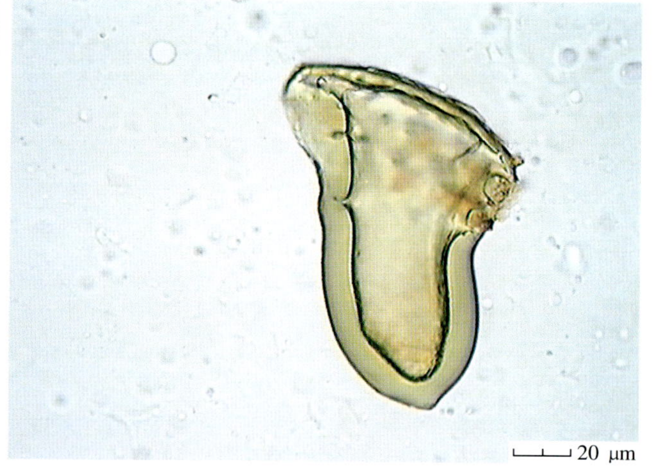

桃仁：石细胞橙黄色，贝壳形，壁较厚，较宽一边纹孔明显。

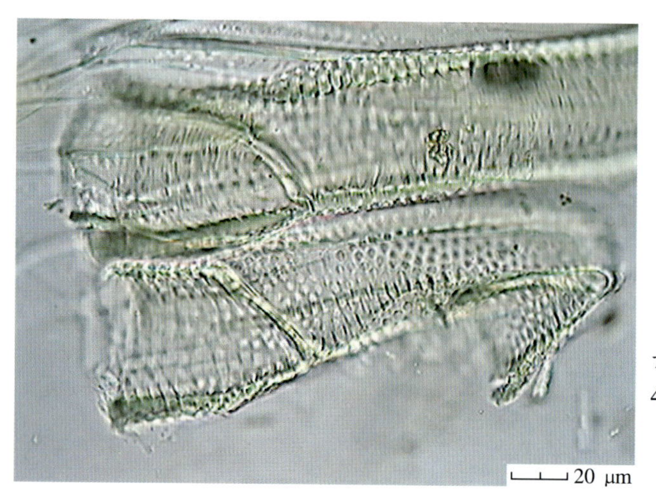

丹参：具缘纹孔导管直径29～48 μm，具缘纹孔细密。

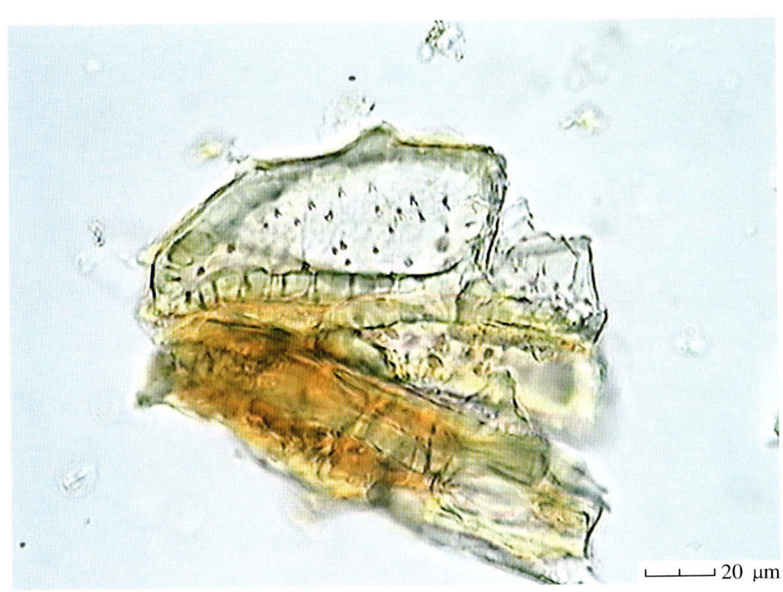

桂枝：石细胞类方形或类圆形，壁一面菲薄。

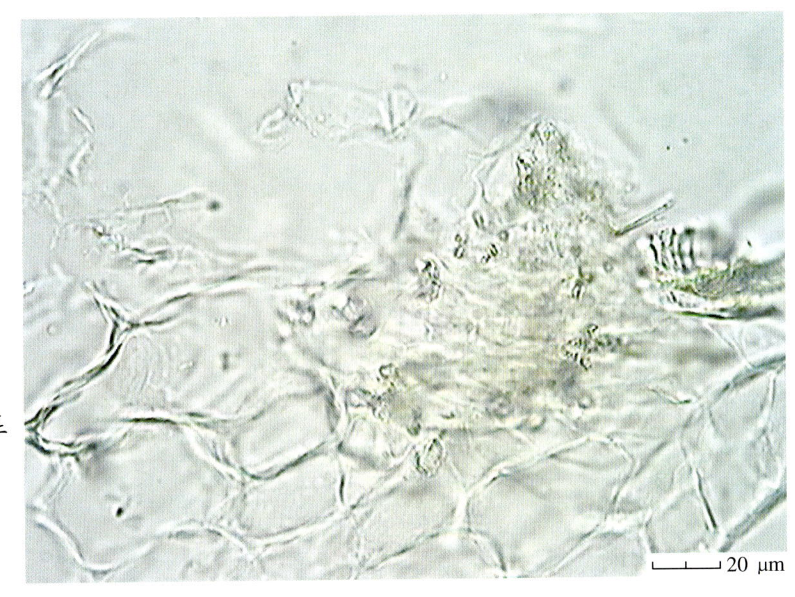

牛膝：草酸钙砂晶存在于薄壁细胞中。

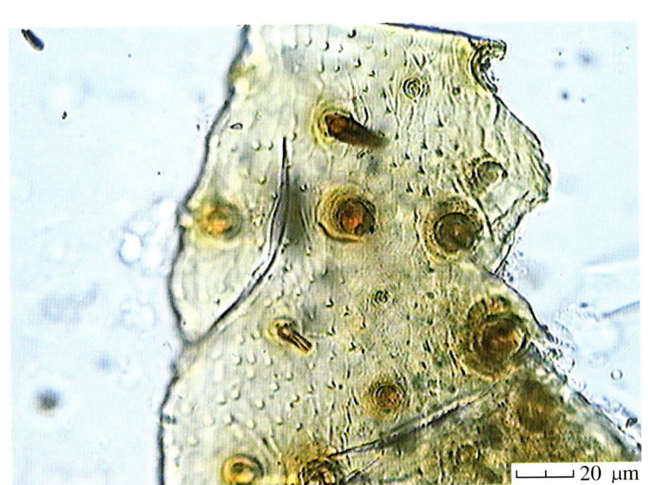

土鳖虫：体壁碎片黄色或棕红色，有圆形毛窝，直径8～24 μm，有的具长短不一的刚毛。

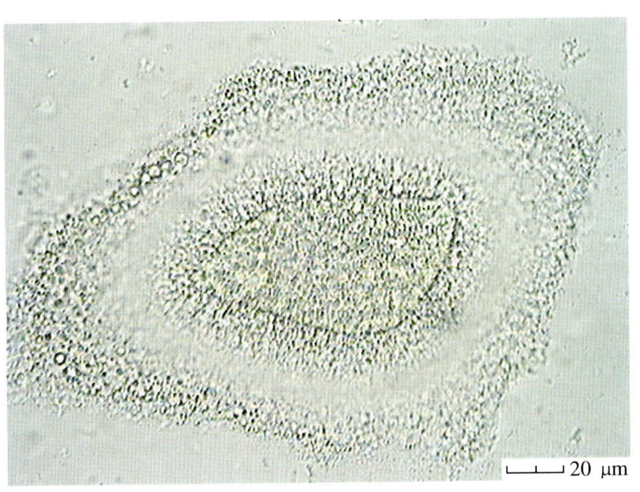

乳香：不规则团块无色或淡黄色，表面及周围扩散出众多细小颗粒，久置溶化。

喉炎净散

Houyanjing San

处方： 板蓝根 840 g 蟾酥 80 g 合成牛黄 60 g 胆膏 120 g 甘草 40 g 青黛 24 g 玄明粉 40 g 冰片 28 g 雄黄 90 g

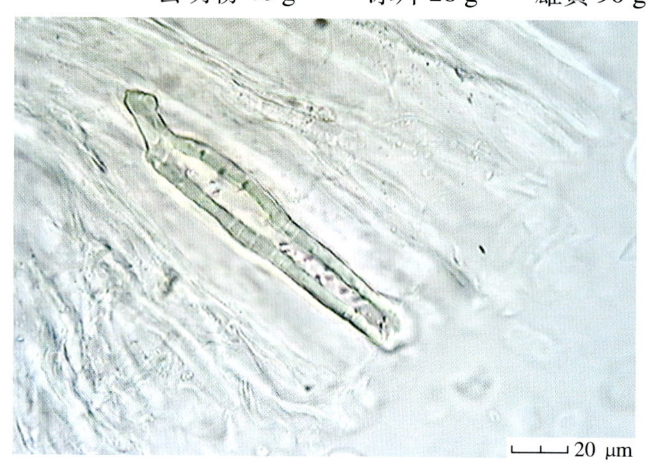

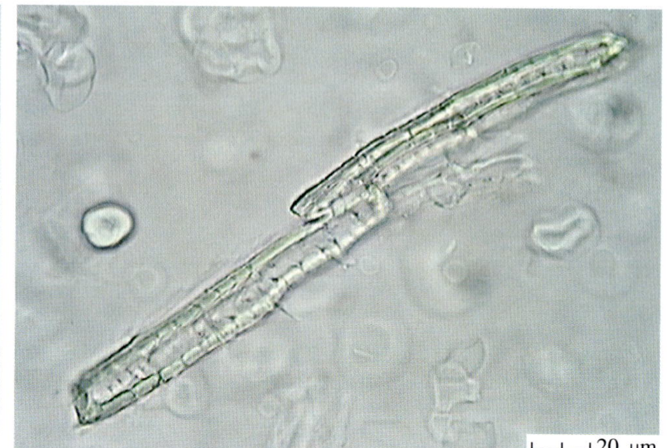

板蓝根：石细胞类长方形或形状不规则，边缘稍有凹凸，2个并列或单个散在，壁厚，孔沟细，有的一边较稀疏。

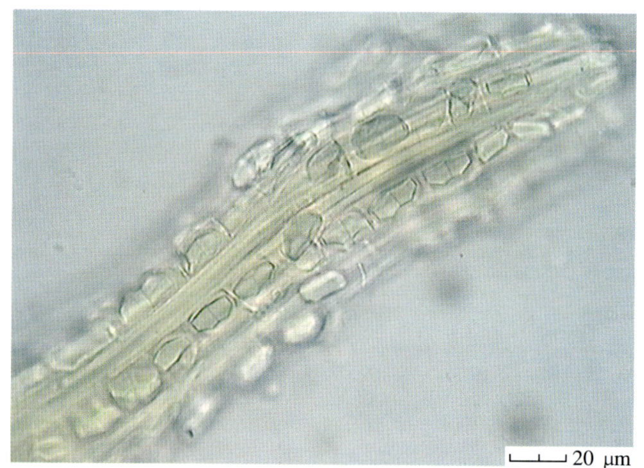

甘草：纤维束周围薄壁细胞含草酸钙方晶，形成晶纤维。

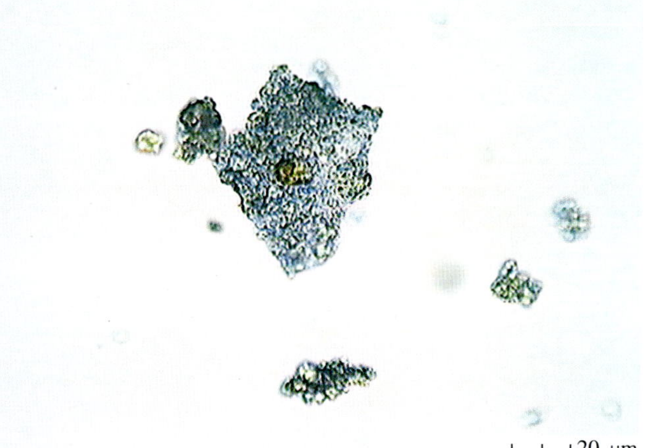

青黛：不规则块片或颗粒蓝色。

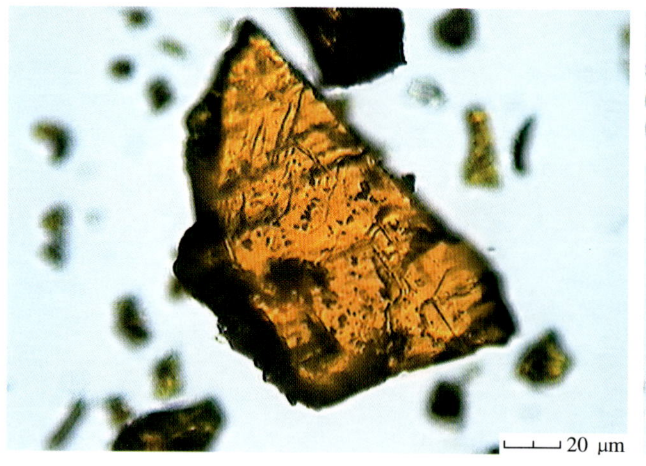

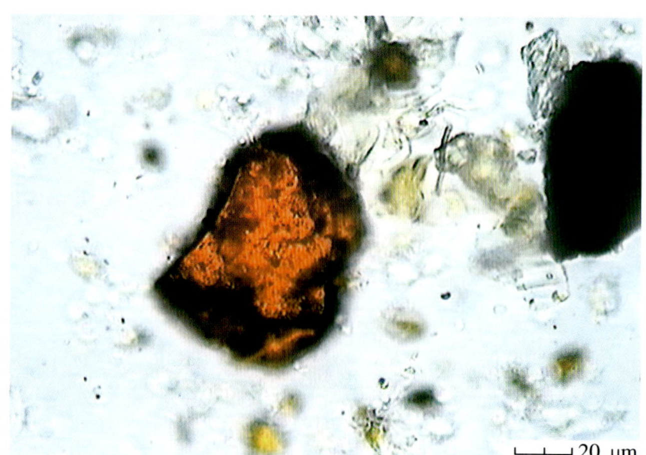

雄黄：不规则碎块金黄色或橙黄色，有光泽。

普济消毒散

Puji Xiaodu San

处方： 大黄 30 g　黄芩 25 g　黄连 20 g　甘草 15 g　马勃 20 g　薄荷 25 g　玄参 25 g　牛蒡子 45 g　升麻 25 g　柴胡 25 g　桔梗 25 g　陈皮 20 g　连翘 30 g　荆芥 25 g　板蓝根 30 g　青黛 25 g　滑石 80 g

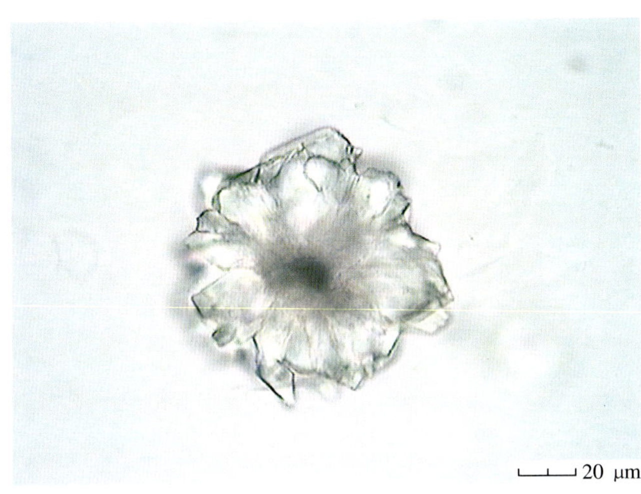

大黄：草酸钙簇晶大，直径 60～140 μm。

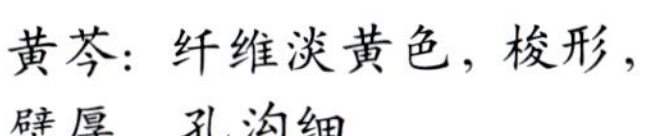

黄芩：纤维淡黄色，梭形，壁厚，孔沟细。

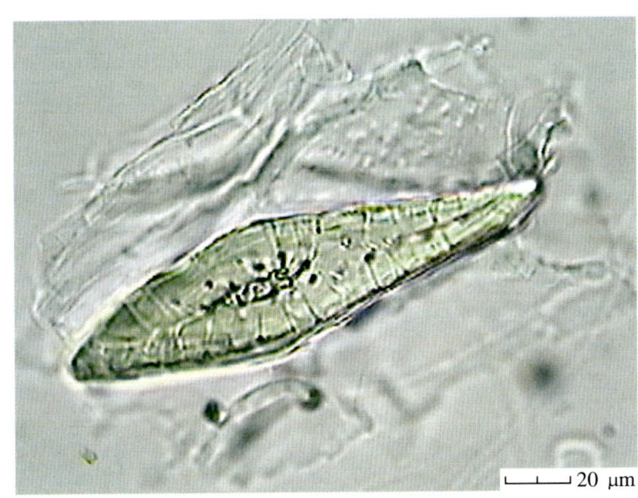

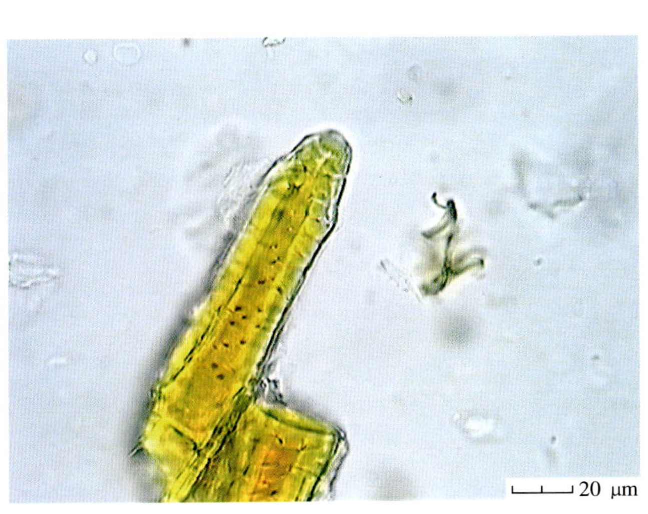

黄连：纤维束鲜黄色，壁稍厚，纹孔明显。

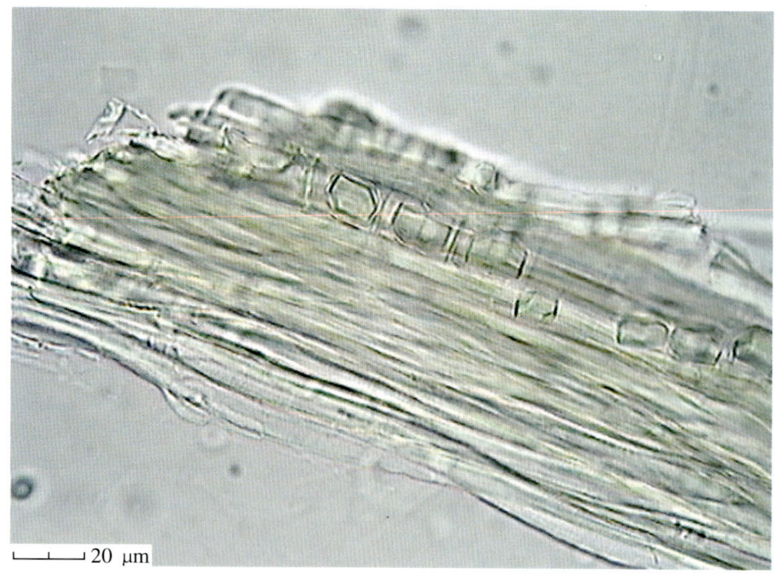

甘草：纤维束周围薄壁细胞含草酸钙方晶，形成晶纤维。

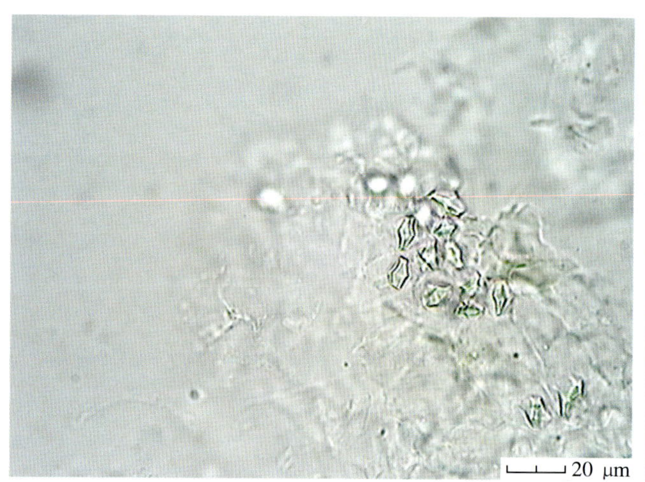

陈皮：草酸钙方晶成片存在于薄壁组织中。

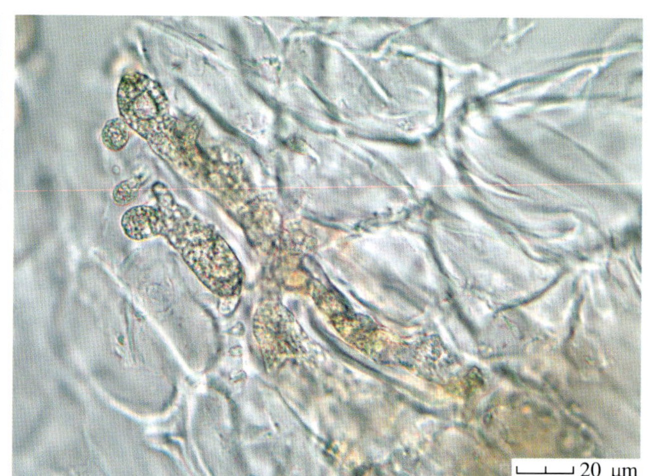

桔梗：联结乳管直径14～25 μm，含淡黄色颗粒状物。

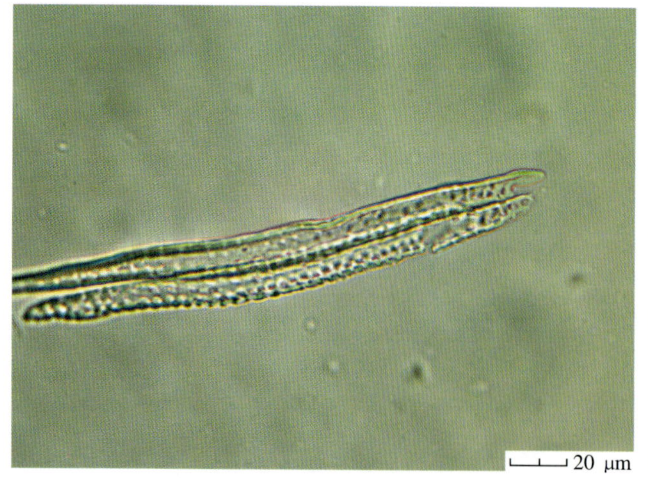

升麻：木纤维成束，多破碎，淡黄绿色，末端狭尖或钝圆，有的有分叉，直径14～41 μm，壁稍厚，具十字形纹孔对，有的胞腔中含黄棕色物。

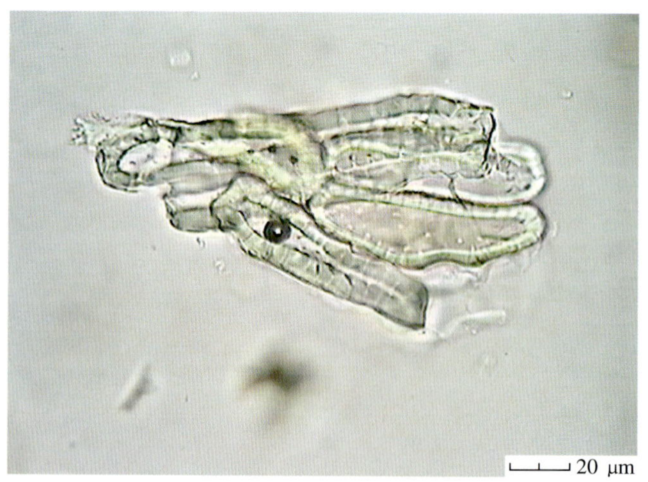

连翘：内果皮纤维上下层纵横交错，纤维短梭形。

温　脾　散

Wenpi San

处方： 当归 25 g　厚朴 30 g　青皮 25 g　陈皮 30 g　益智 30 g　牵牛子(炒) 15 g　细辛 12 g　苍术 30 g　甘草 20 g

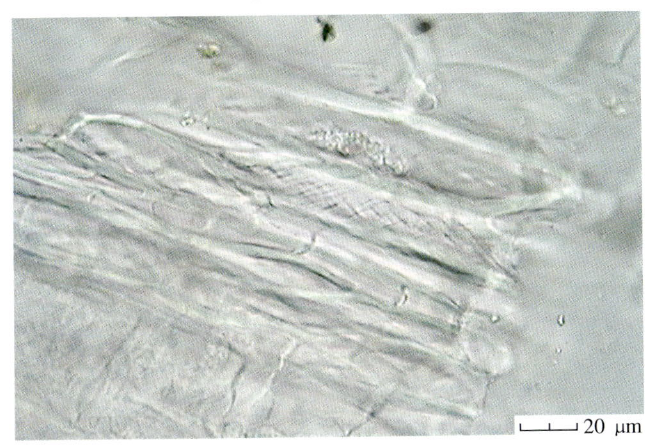

当归：薄壁细胞纺锤形，壁略厚，有极微细的斜向交错纹理。

厚朴：石细胞分枝状，壁厚，层纹明显。

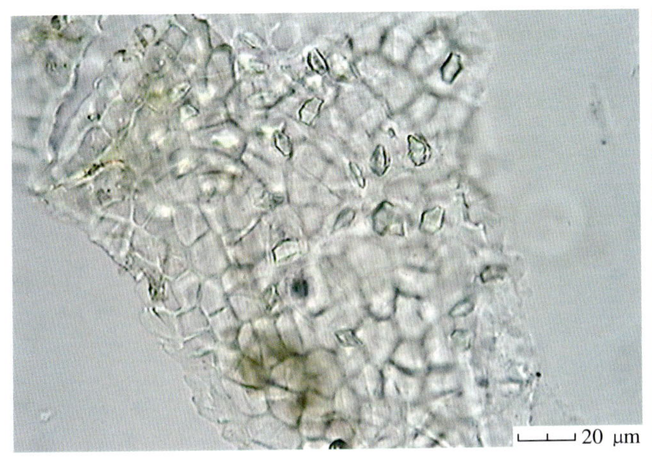

青皮、陈皮：草酸钙方晶成片存在于薄壁组织中。

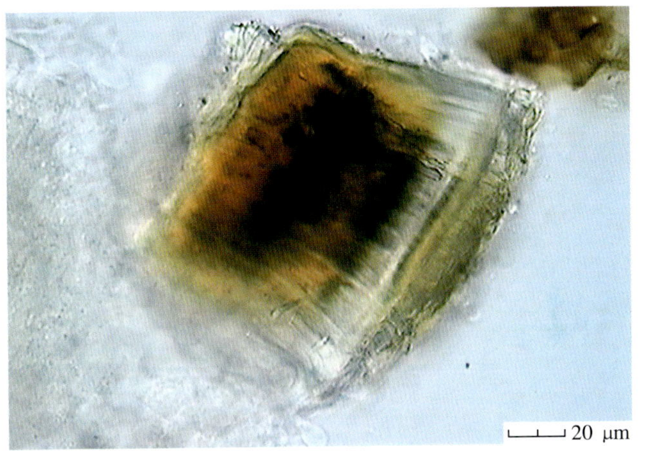

牵牛子：种皮栅状细胞淡棕色或棕色，长48～80 μm。

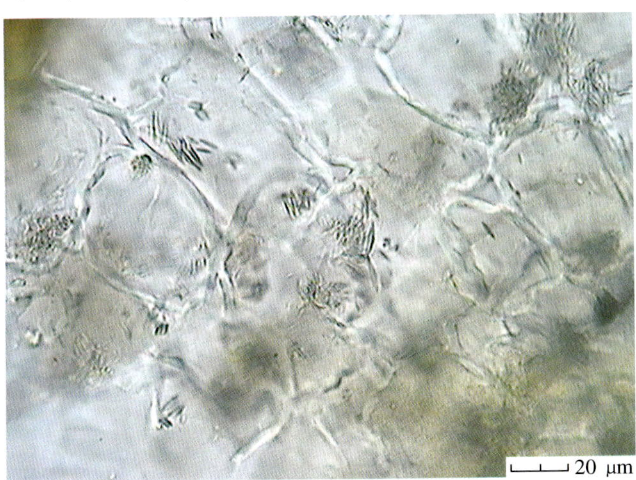

苍术：草酸钙针晶细小，长5～32 μm，不规则地充塞于薄壁细胞中。

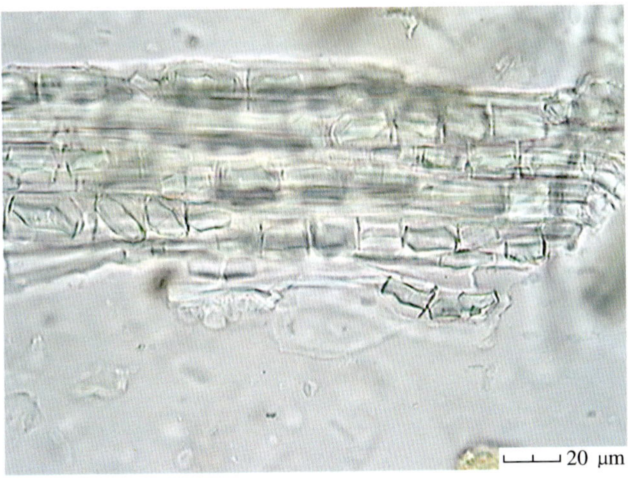

甘草：纤维束周围薄壁细胞含草酸钙方晶，形成晶纤维。

滑　石　散

Huashi San

处方： 滑石 60 g　泽泻 45 g　灯心草 15 g　茵陈 30 g　知母（酒制）25 g　黄柏（酒制）30 g　猪苓 25 g　瞿麦 25 g

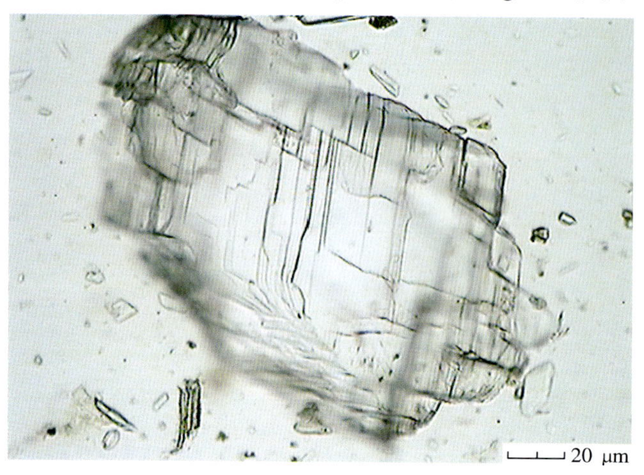

滑石：不规则块片无色，有层层剥落痕迹。

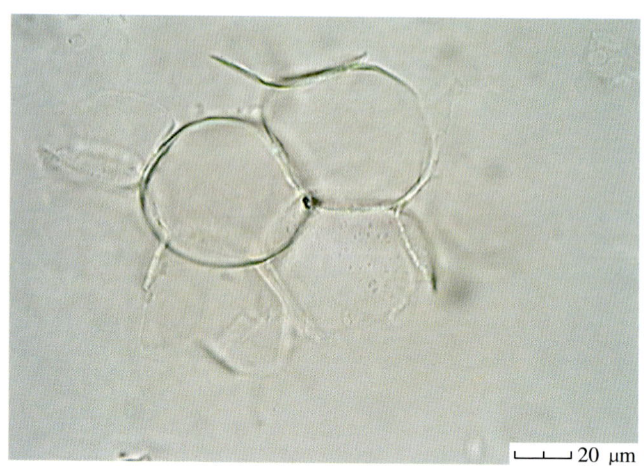

泽泻：薄壁细胞类圆形，有椭圆形纹孔，集成纹孔群。

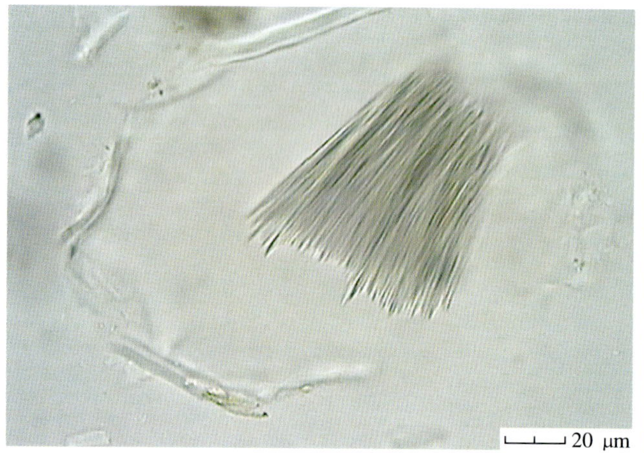

知母：草酸钙针晶成束或散在，长 26～110 μm。

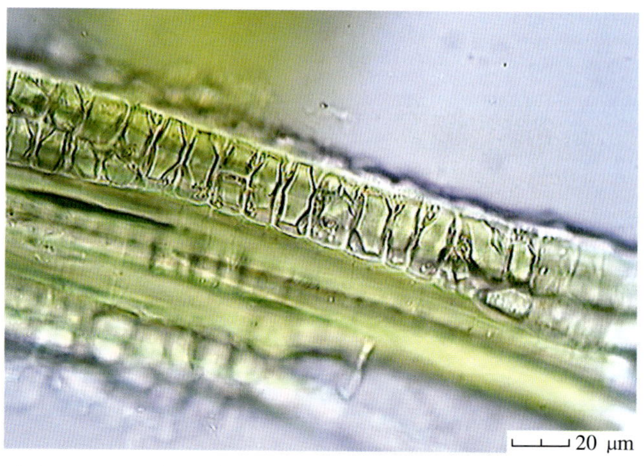

黄柏：纤维束鲜黄色，周围细胞含草酸钙方晶，形成晶纤维，含晶细胞的壁木化增厚。

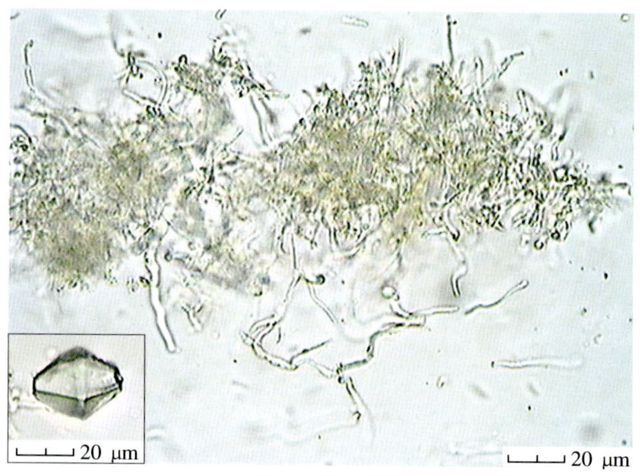

猪苓：菌丝黏结成团，大多无色；草酸钙方晶正八面体形，直径 32～60 μm。

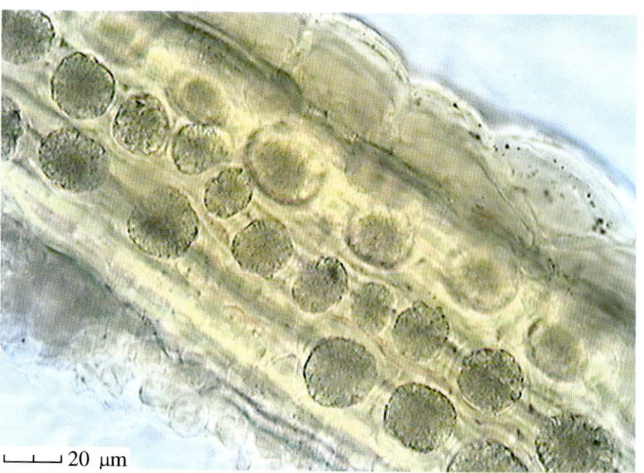

瞿麦：纤维束周围薄壁细胞含草酸钙簇晶，形成晶纤维，含晶细胞纵向成行。

强　壮　散

Qiangzhuang San

处方： 党参 200 g　六神曲 70 g　麦芽 70 g　山楂 (炒) 70 g　黄芪 200 g
茯苓 150 g　白术 100 g　草豆蔻 140 g

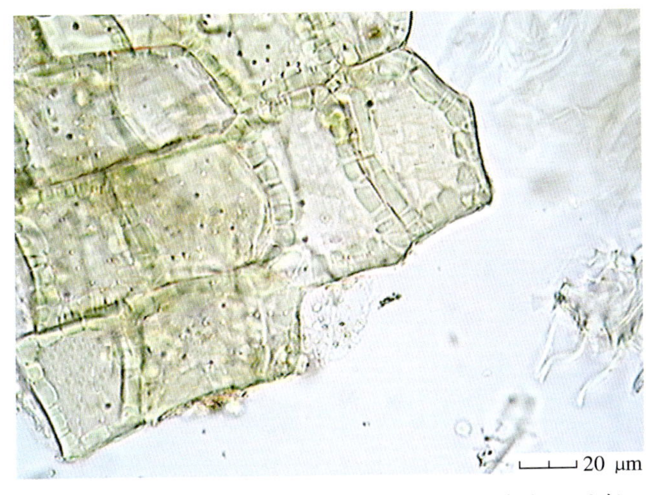

党参：石细胞类斜方形或多角形，一端稍尖，壁较厚，纹孔稀疏。

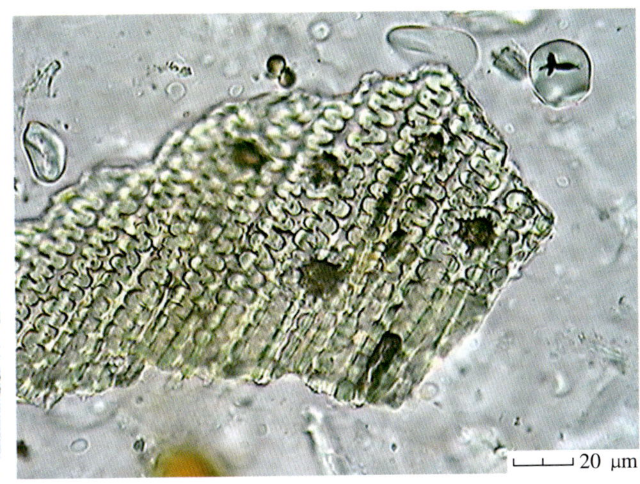

麦芽：果皮细胞纵列，常有1个长细胞与2个短细胞相间排列，长细胞壁厚，波状弯曲，木化。

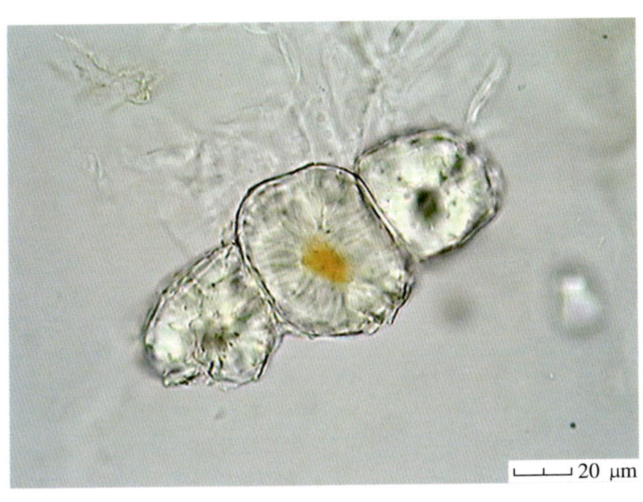

山楂：果皮石细胞淡紫红色、红色或黄棕色，类圆形或多角形，直径约至125 μm。

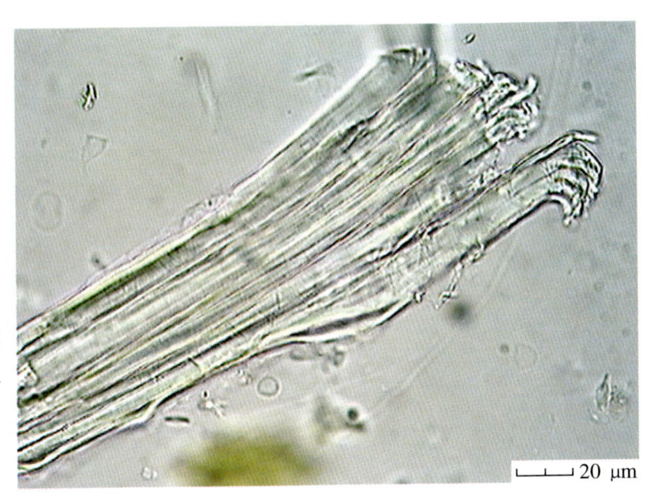

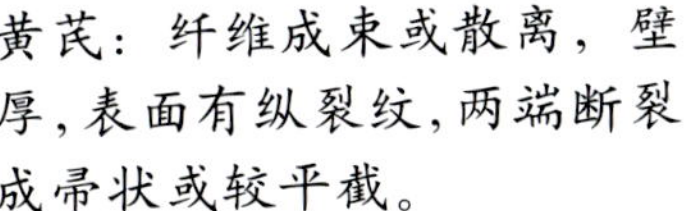

黄芪：纤维成束或散离，壁厚，表面有纵裂纹，两端断裂成帚状或较平截。

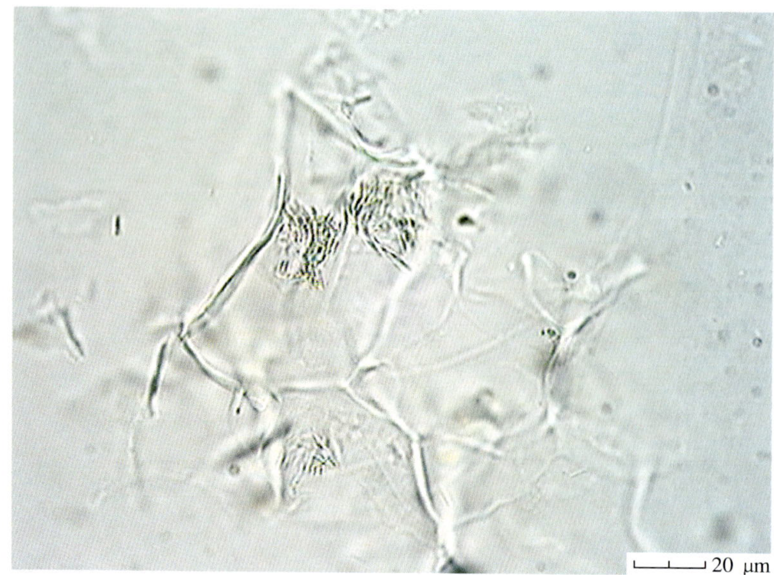

白术：草酸钙针晶细小，长10～32 μm，不规则地充塞于薄壁细胞中。

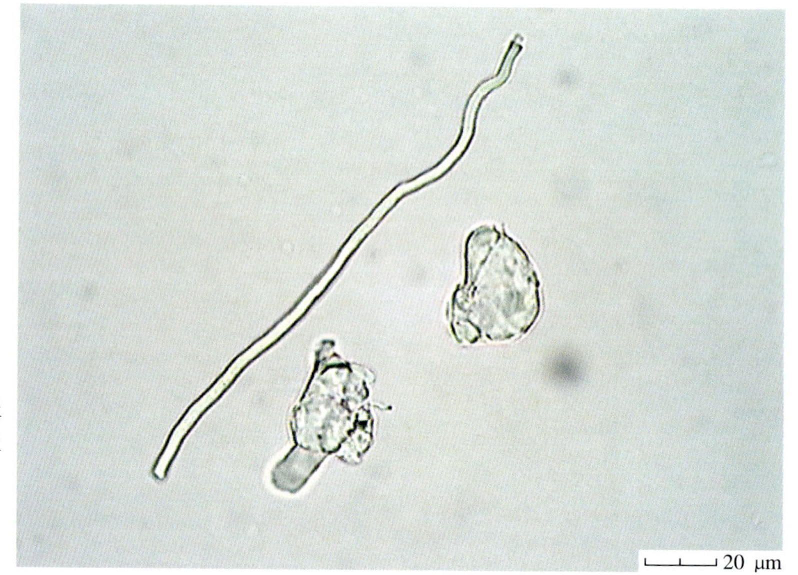

茯苓：不规则分枝状团块无色，遇水合氯醛液溶化；菌丝无色或淡棕色，直径4～6 μm。

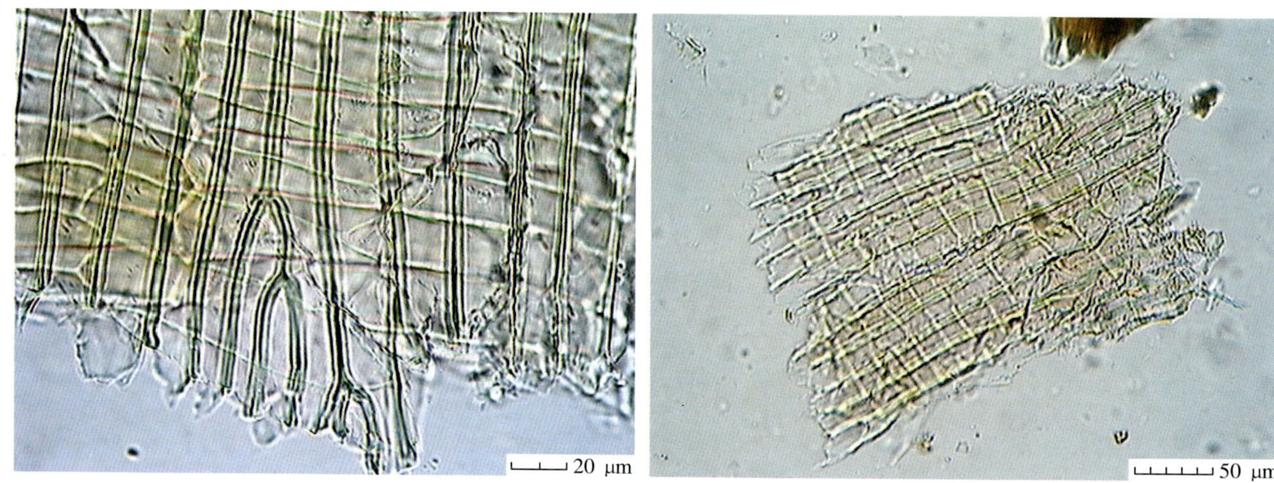

草豆蔻：种皮表皮细胞表面观呈长条形，直径约至30 μm，壁稍厚，常与下皮细胞上下层垂直排列；下皮细胞表面观长多角形或类长方形。

槐　花　散

Huaihua San

处方： 槐花（炒）60 g　　侧柏叶（炒）60 g　　荆芥（炒炭）60 g　　枳壳（炒）60 g

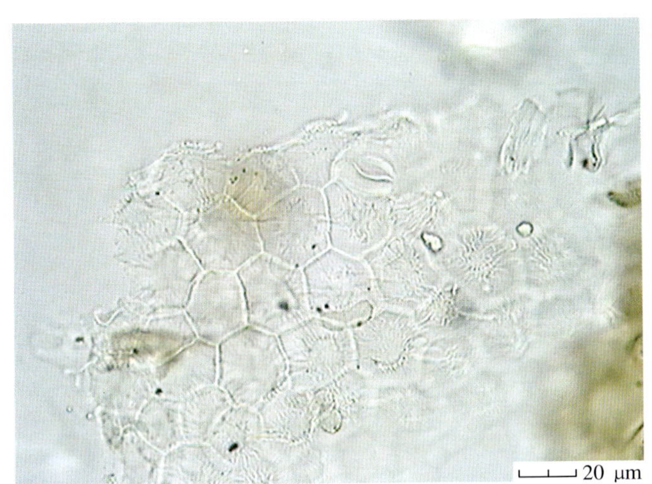

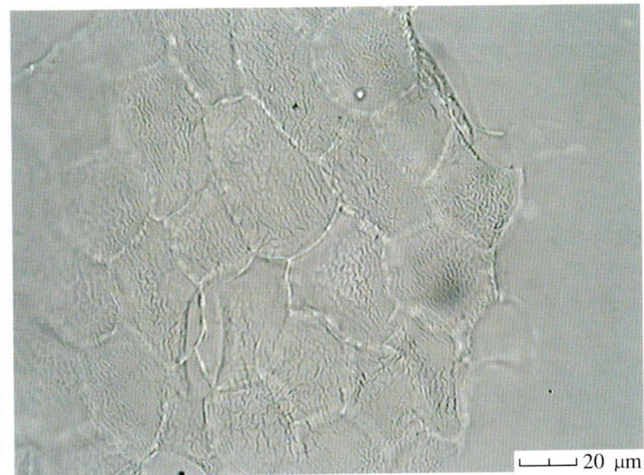

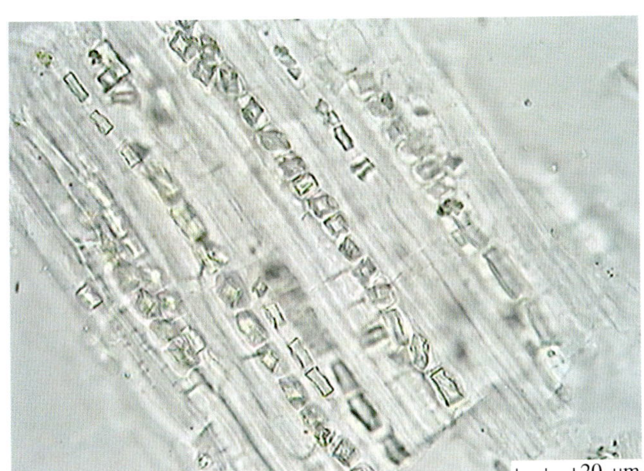

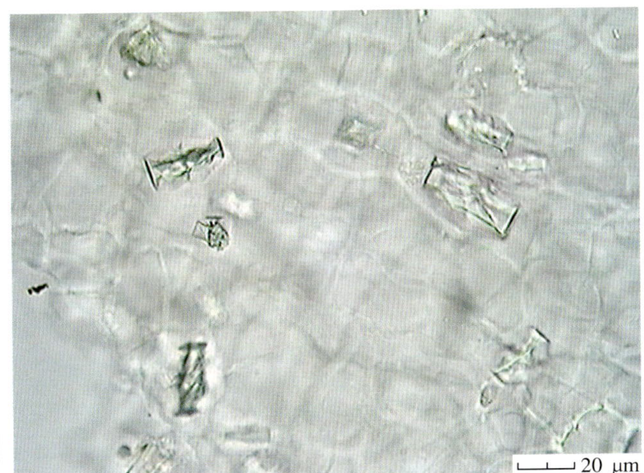

槐花：花冠下表皮细胞多角形，有不定式气孔；薄壁细胞含草酸钙方晶。

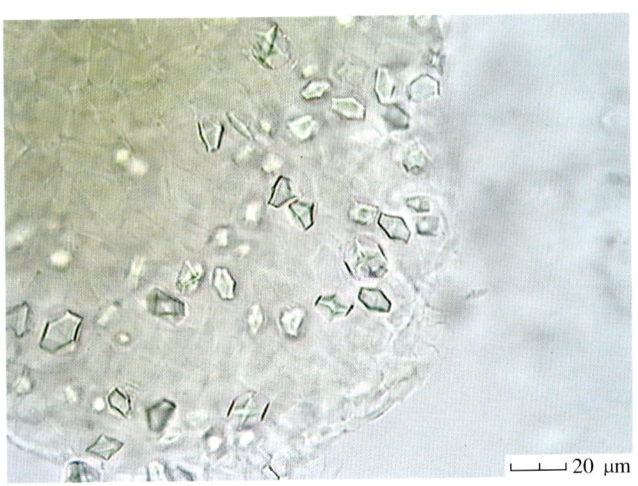

枳壳：草酸钙方晶成片存在于薄壁组织中。

催奶灵散

Cuinailing San

处方： 王不留行 20 g　黄芪 10 g　皂角刺 10 g　当归 20 g　党参 10 g　川芎 20 g　漏芦 5 g　路路通 5 g

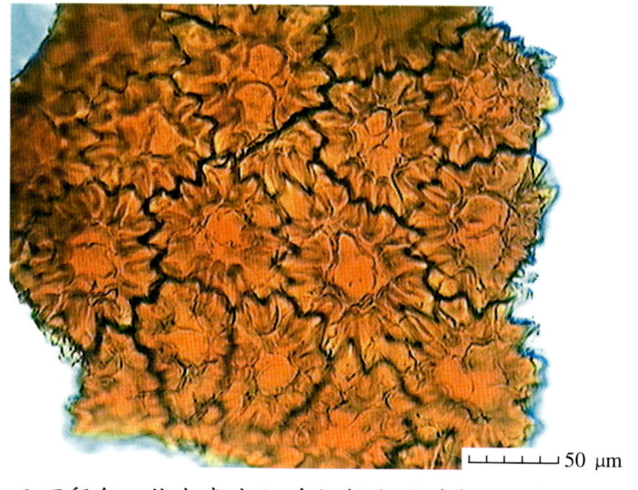

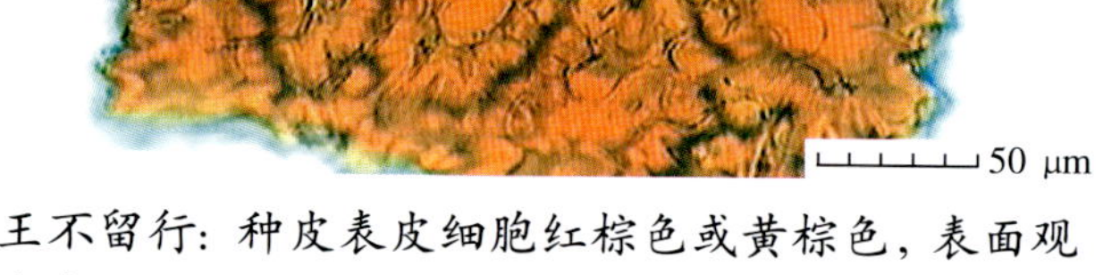

王不留行：种皮表皮细胞红棕色或黄棕色，表面观多角形或长多角形，直径 50～120 μm，垂周壁增厚，星角状或深波状弯曲。

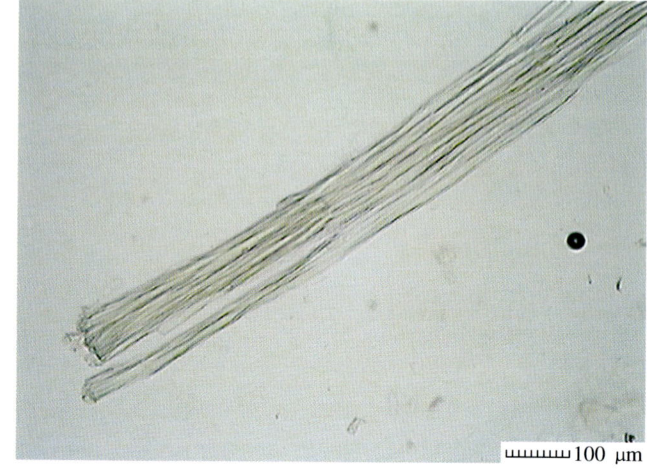

黄芪：纤维成束或散离，壁厚，表面有纵裂纹，两端断裂成帚状或较平截。

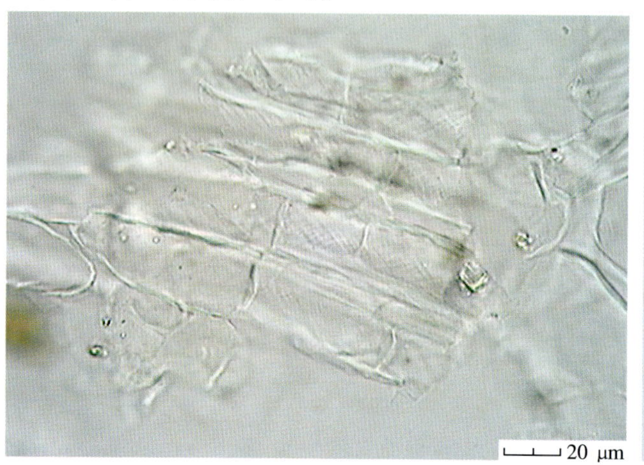

当归：薄壁细胞纺锤形，壁略厚，有极微细的斜向交错纹理。

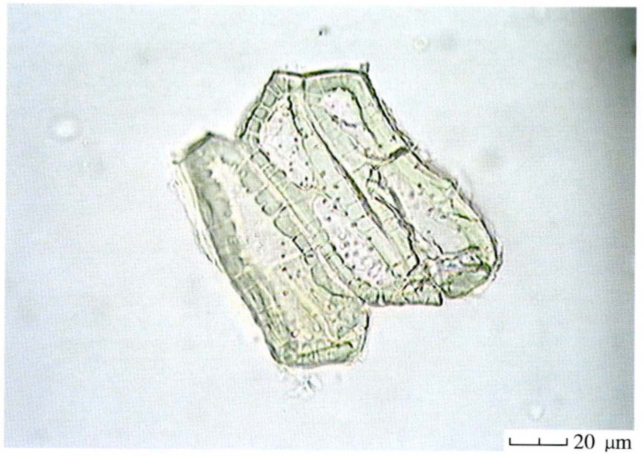

党参：石细胞类斜方形或多角形，一端稍尖，壁较厚，纹孔稀疏。

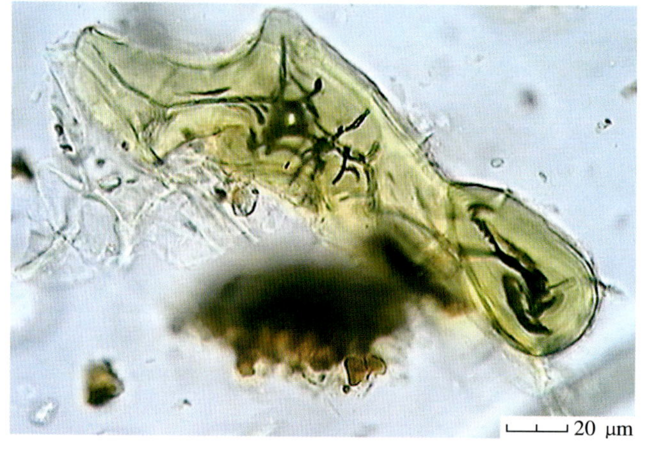

路路通：果皮石细胞类方形、梭形、不规则形或分枝状，直径 53～398 μm，壁极厚，孔沟分枝状。

催　情　散

Cuiqing San

处方：淫羊藿6 g　阳起石(酒淬)6 g　当归4 g　香附5 g　益母草6 g　菟丝子5 g

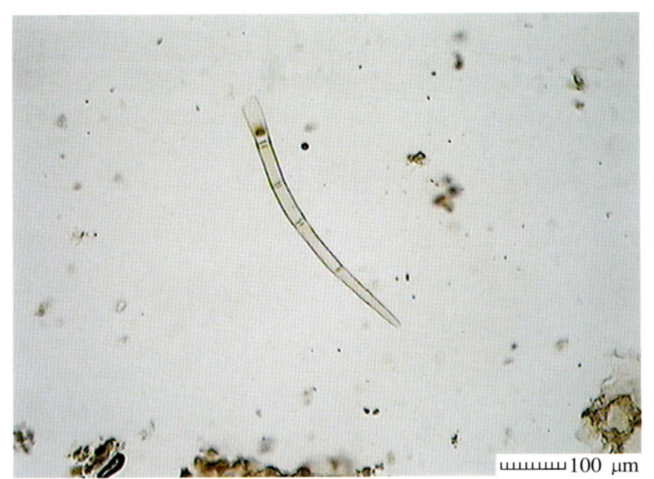

淫羊藿：非腺毛3～10细胞，长200～1 000 μm，顶端细胞长，有的含棕色或黄棕色物。

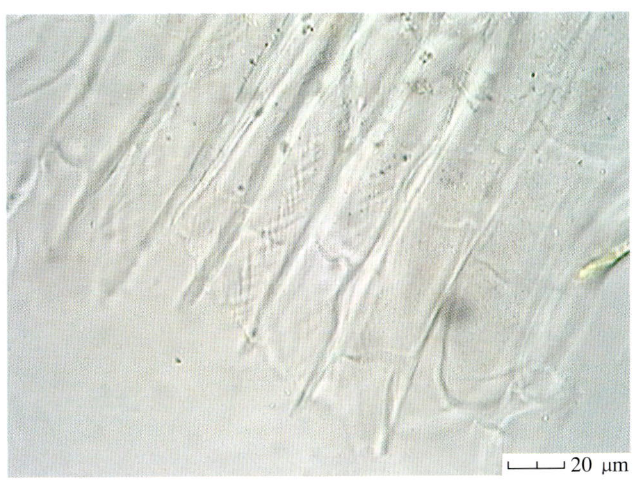

当归：薄壁细胞纺锤形，壁略厚，有极微细的斜向交错纹理。

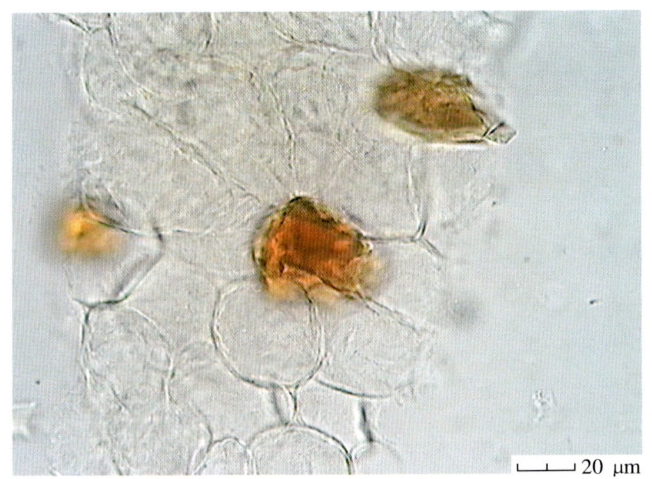

香附：分泌细胞类圆形，含淡黄棕色至红棕色分泌物，其周围细胞作放射状排列。

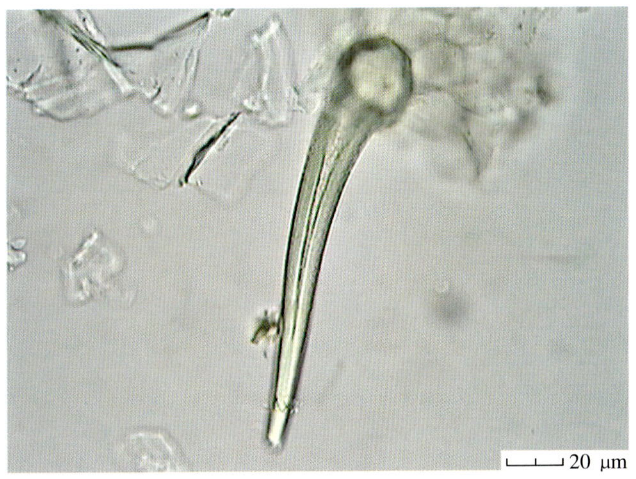

益母草：非腺毛1～3细胞，稍弯曲，壁有疣状突起。

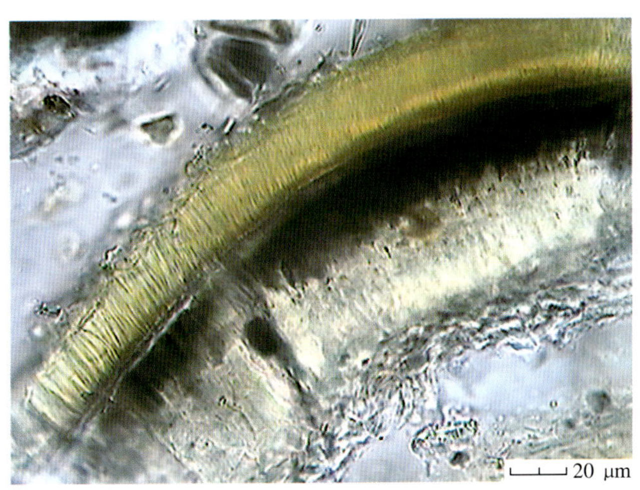

菟丝子：种皮栅状细胞2列，内列较外列长，有光辉带。

解暑抗热散

Jieshu Kangre San

处方： 滑石粉 51 g　甘草 8.6 g　碳酸氢钠 40 g　冰片 0.4 g

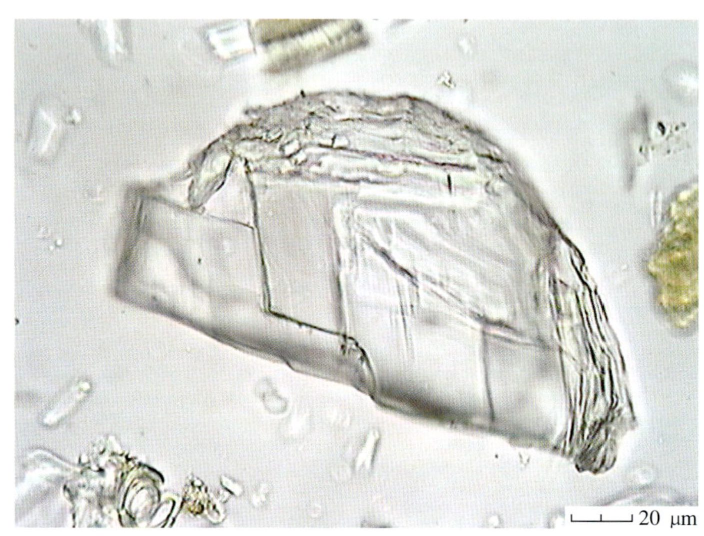

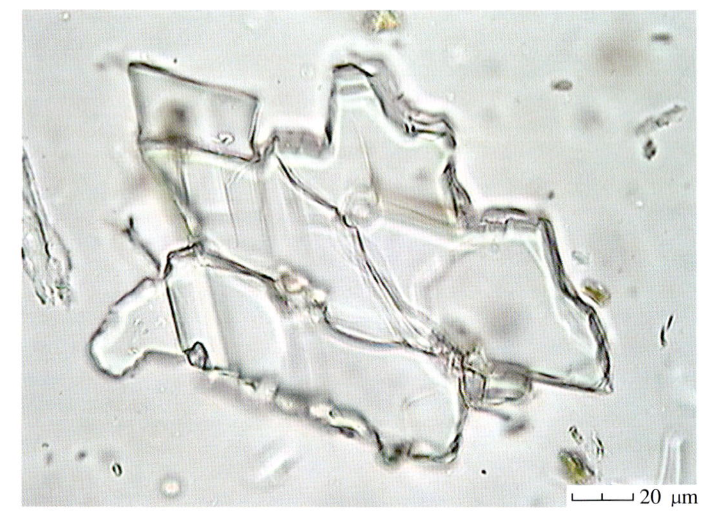

滑石：不规则块片无色，有层层剥落痕迹。

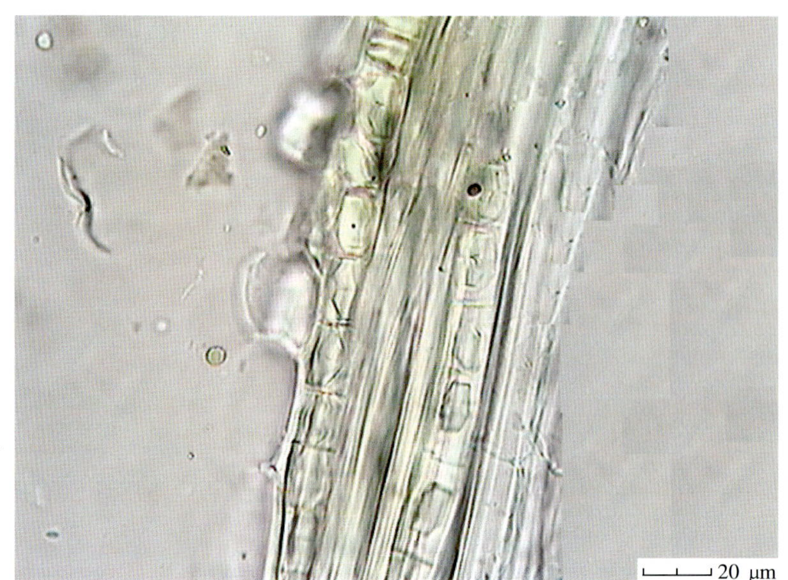

甘草：纤维束周围薄壁细胞含草酸钙方晶，形成晶纤维。

雏　痢　净

Chulijing

处方： 白头翁 30 g　黄连 15 g　黄柏 20 g　马齿苋 30 g　乌梅 15 g　诃子 9 g　木香 20 g　苍术 60 g　苦参 10 g

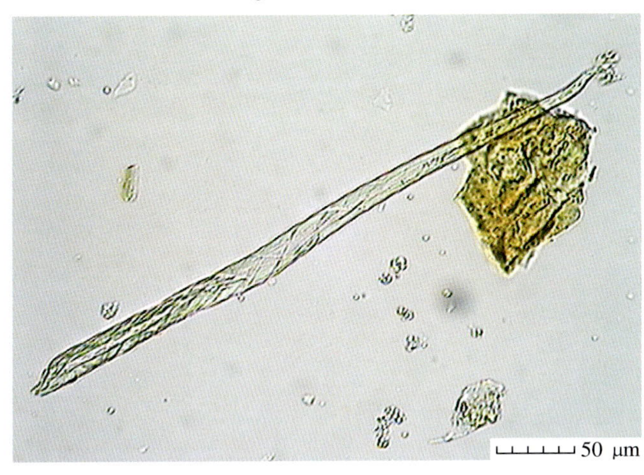

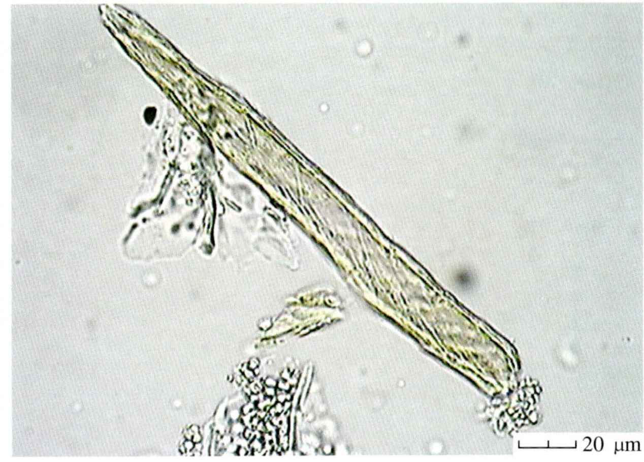

白头翁：非腺毛单细胞，直径 13～33 μm，基部稍膨大，壁大多木化，有的可见螺状或双螺状纹理。

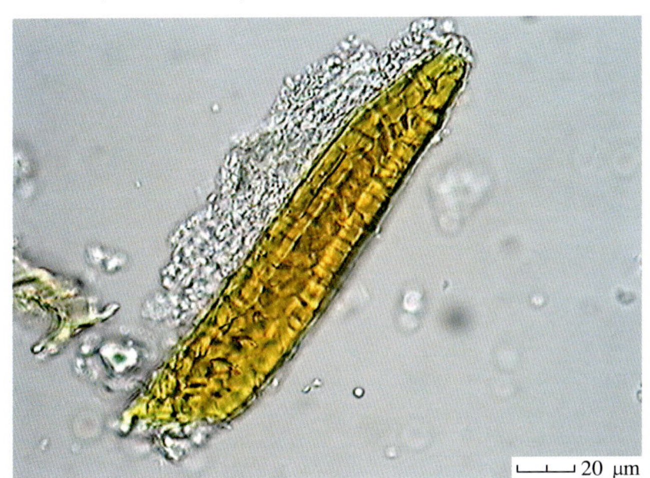

黄连：纤维束鲜黄色，壁稍厚，纹孔明显。

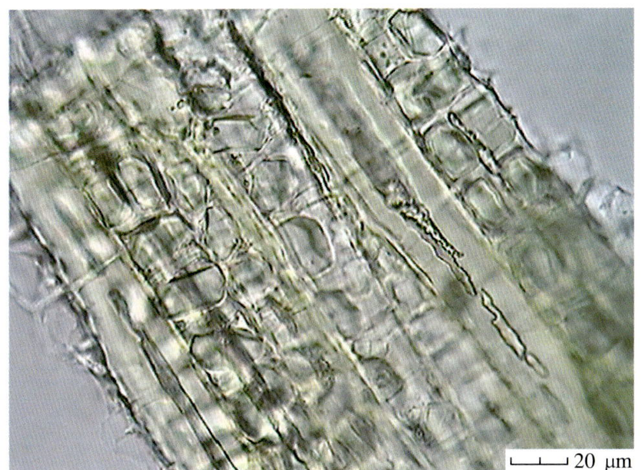

黄柏：纤维束鲜黄色，周围细胞含草酸钙方晶，形成晶纤维，含晶细胞的壁木化增厚。

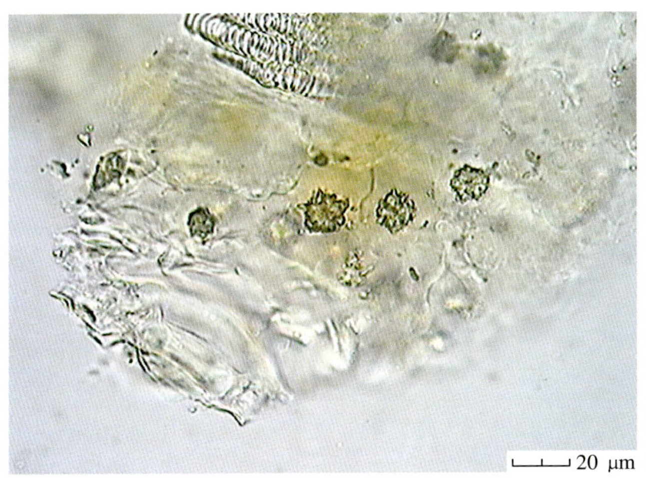

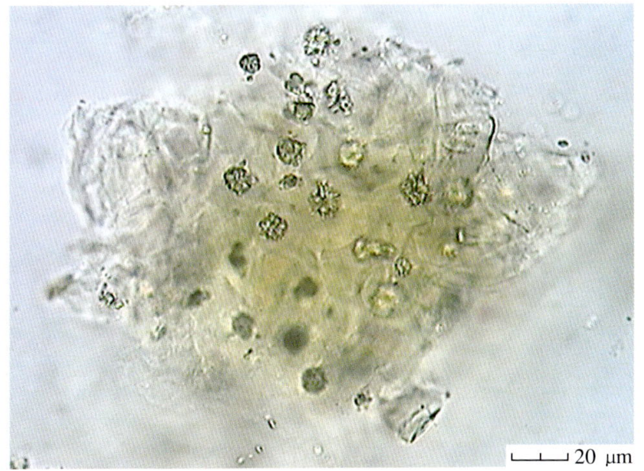

马齿苋：草酸钙簇晶直径 7～37 μm，存在于叶肉组织中。

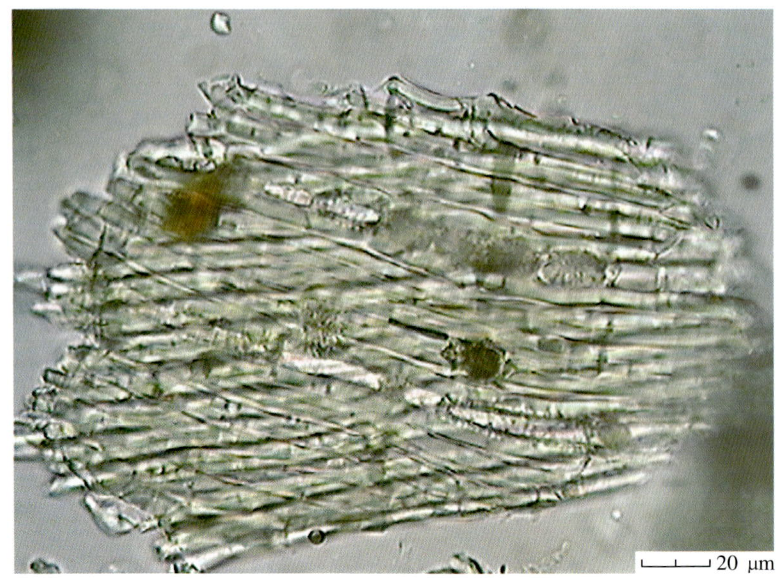

诃子：果皮纤维层淡黄色，斜向交错排列，壁较薄，有纹孔。

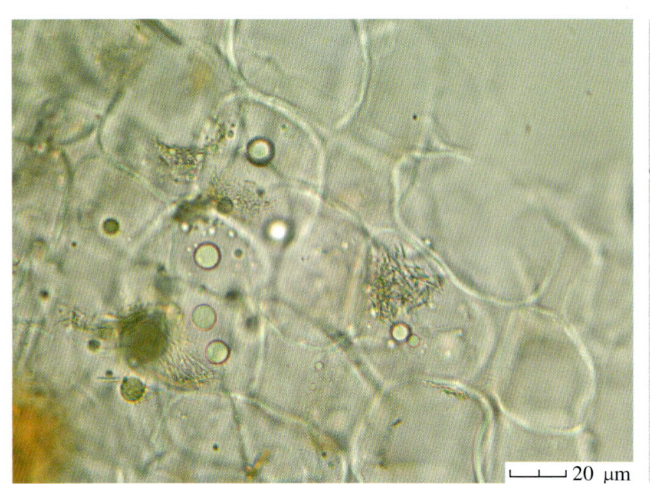

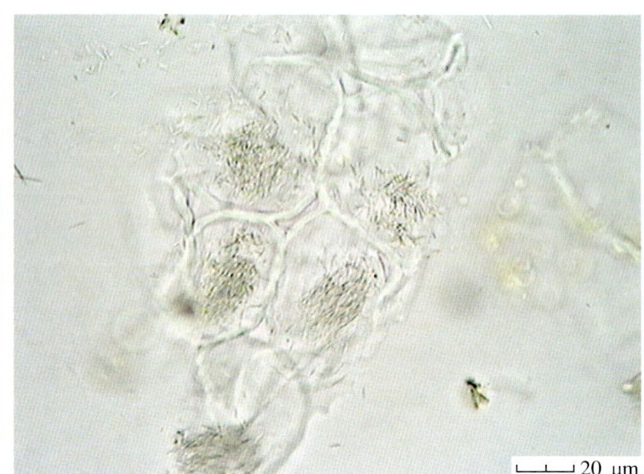

苍术：草酸钙针晶细小，长5～32 μm，不规则地充塞于薄壁细胞中。

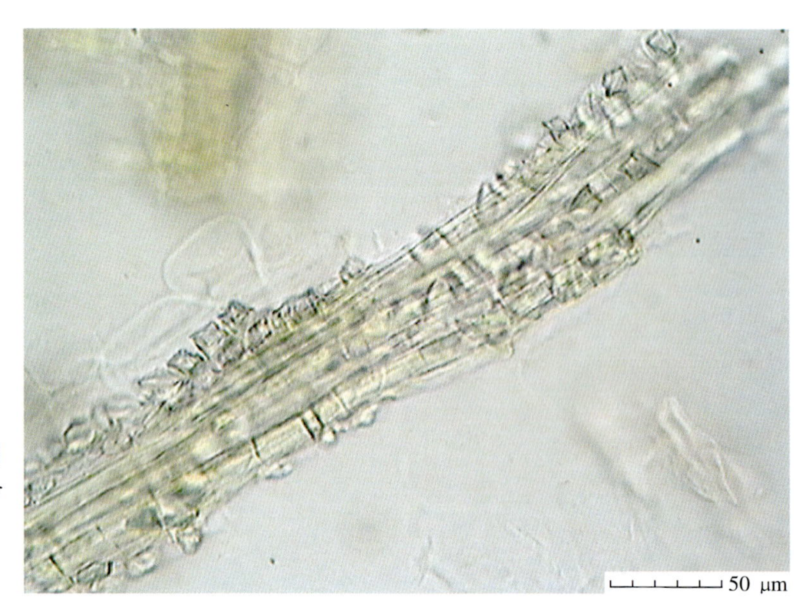

苦参：纤维束无色，周围薄壁细胞含草酸钙方晶，形成晶纤维。

镇　心　散

Zhenxin San

处方： 朱砂 10 g　茯苓 25 g　党参 30 g　防风 25 g　甘草 15 g　远志 25 g
栀子 30 g　郁金 25 g　黄芩 30 g　黄连 30 g　麻黄 15 g

朱砂：不规则细小颗粒暗棕红色，有光泽，边缘暗黑色。

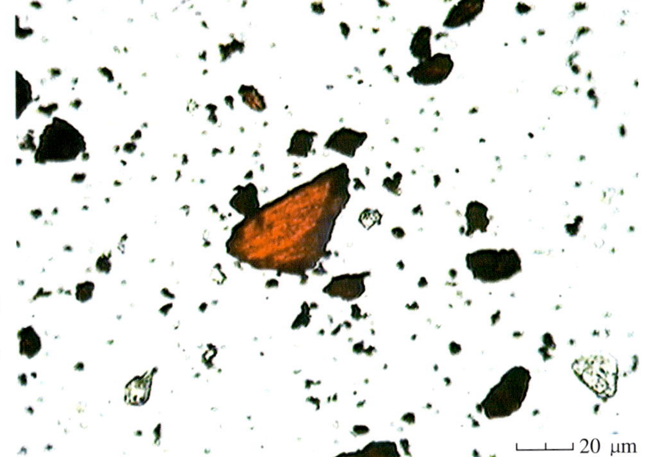

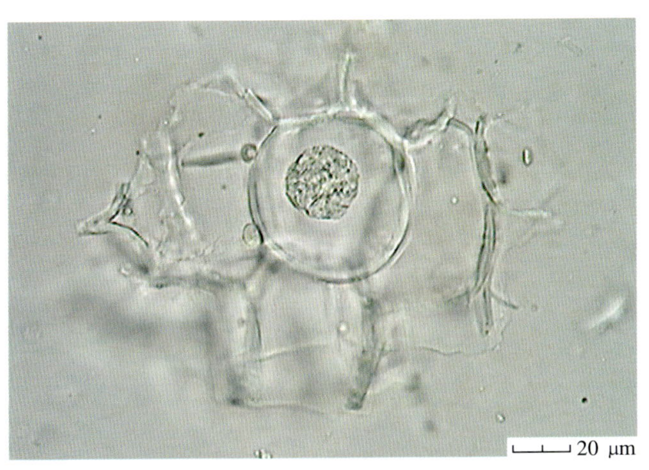

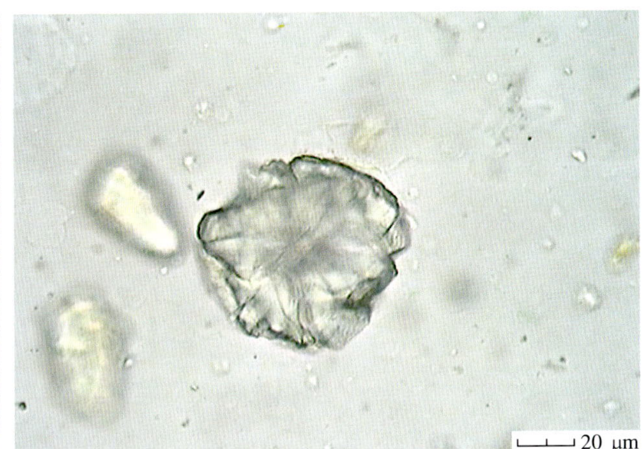

远志：草酸钙簇晶存在于薄壁细胞中或散在，直径 14～55 μm，棱角较宽而薄，先端大多较平截。

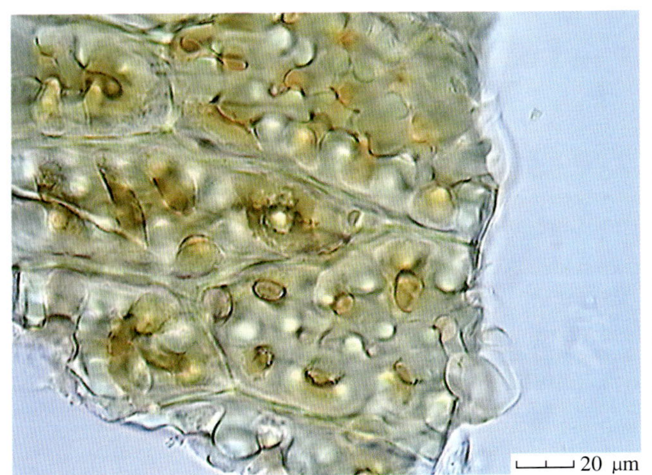

栀子：种皮石细胞黄色或淡棕色，多破碎，完整者长多角形、长方形或形状不规则，壁厚，有大的圆形纹孔，胞腔棕红色。

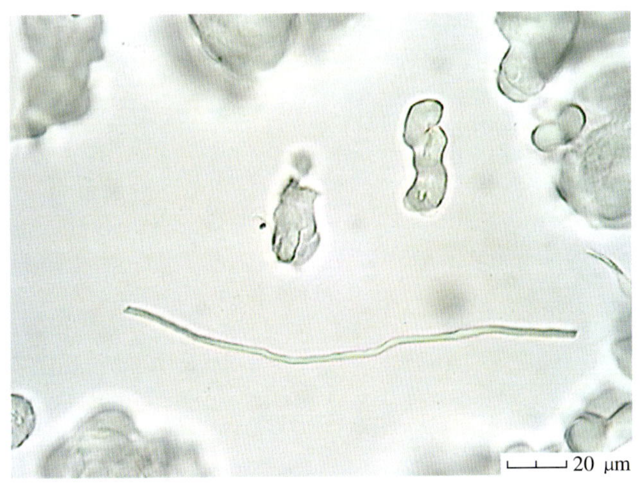

茯苓：不规则分枝状团块无色，遇水合氯醛液溶化；菌丝无色或淡棕色，直径 4～6 μm。

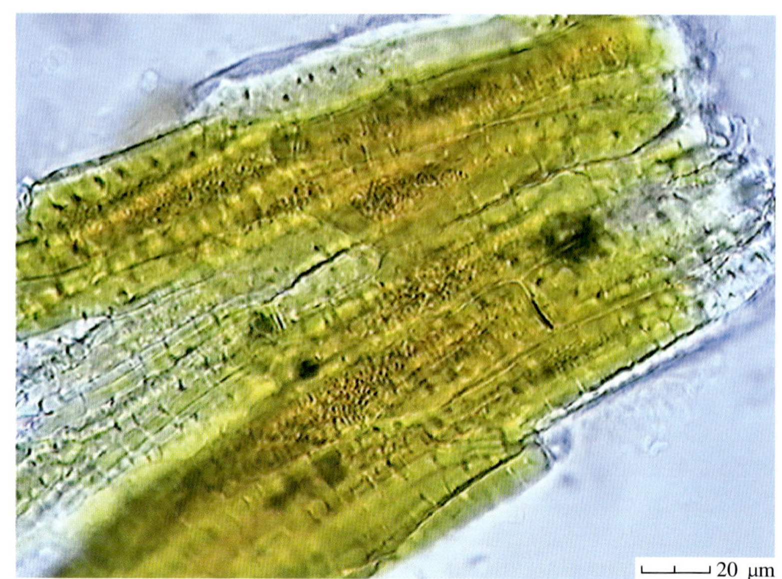

黄连：纤维束鲜黄色，壁稍厚，纹孔明显。

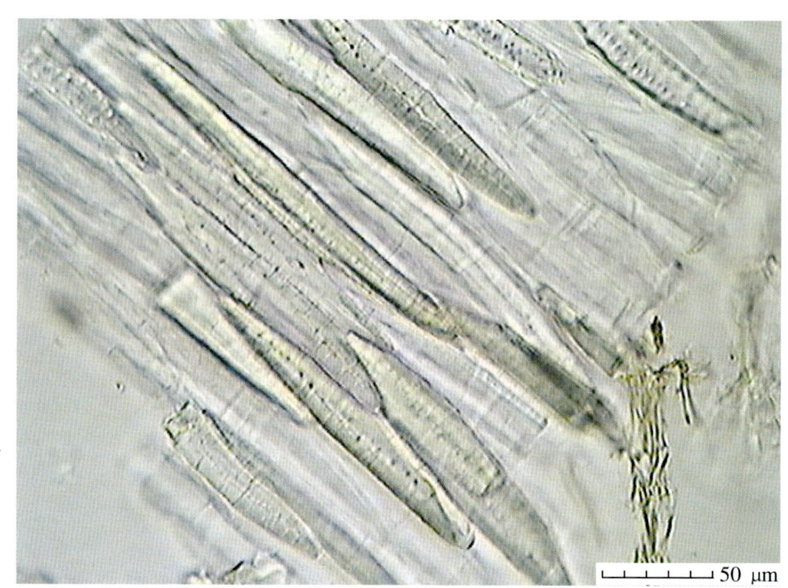

黄芩：纤维淡黄色，梭形，壁厚，孔沟细。

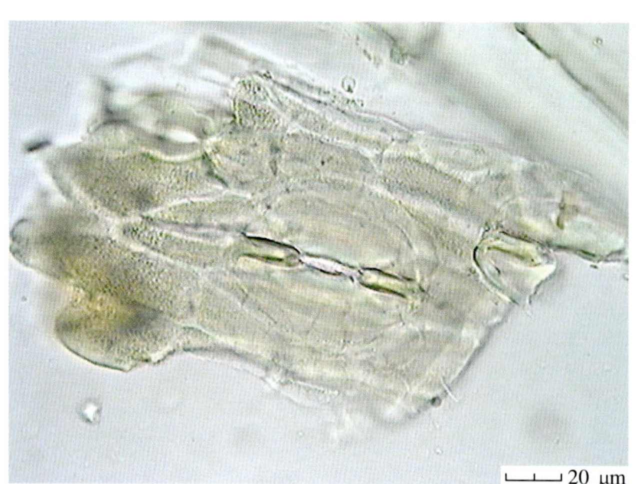

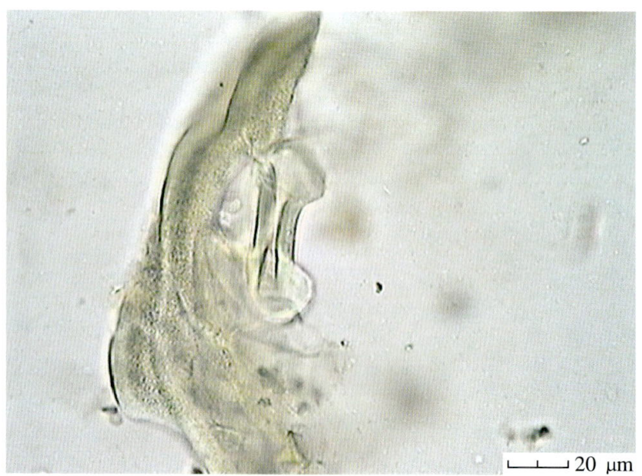

麻黄：气孔特异，保卫细胞侧面观似哑铃状。

镇　喘　散

Zhenchuan San

处方： 香附 300 g　黄连 200 g　干姜 300 g　桔梗 150 g　山豆根 100 g　皂角 40 g　甘草 100 g　合成牛黄 40 g　蟾酥 30 g　雄黄 30 g　明矾 50 g

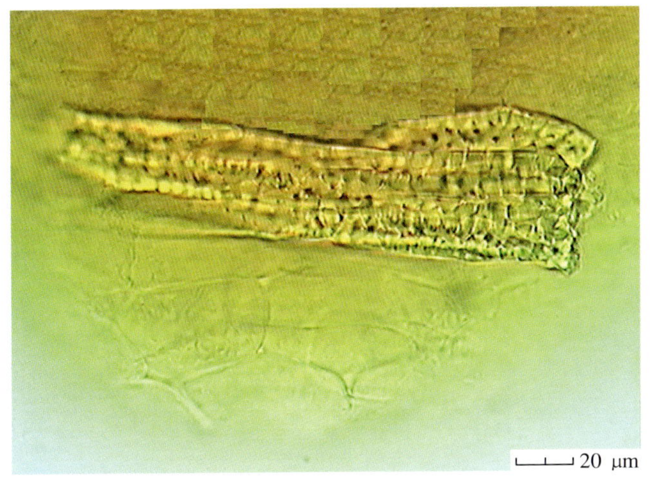

黄连：纤维束鲜黄色，壁稍厚，纹孔明显。

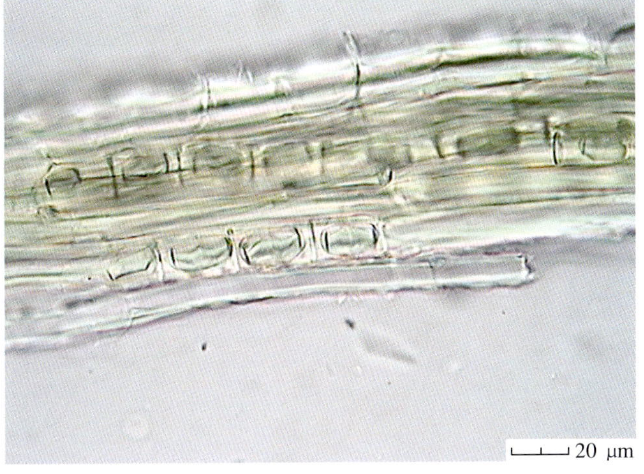

甘草：纤维束周围薄壁细胞含草酸钙方晶，形成晶纤维。

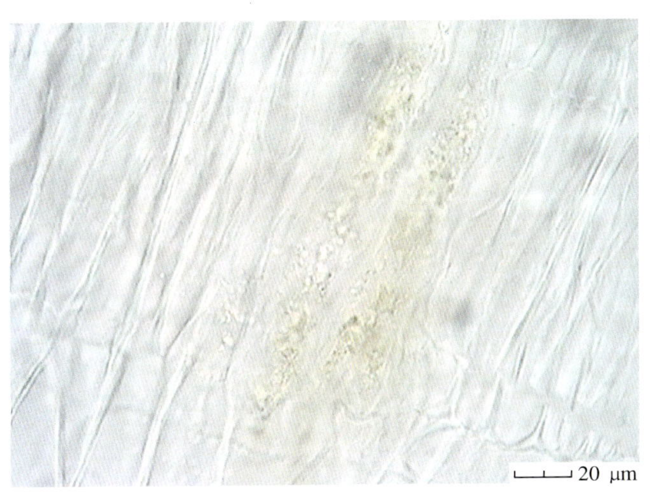

桔梗：联结乳管直径 14～25 μm，含淡黄色颗粒状物。

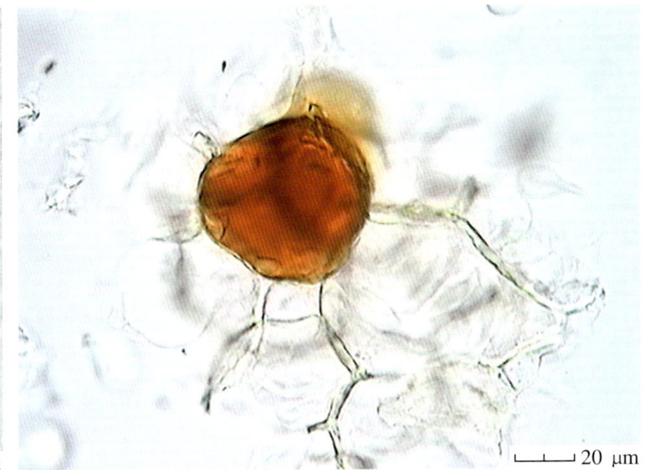

香附：分泌细胞类圆形，含淡黄棕色至红棕色分泌物，其周围细胞作放射状排列。

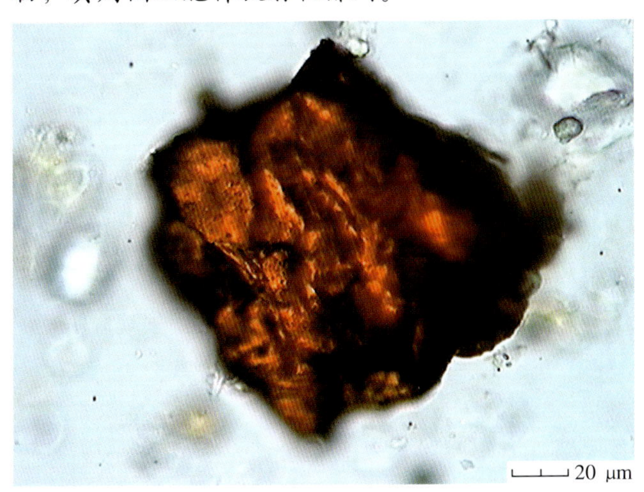

雄黄：不规则碎块金黄色或橙黄色，有光泽。

镇 痫 散

Zhenxian San

处方： 当归6 g　川芎3 g　白芍6 g　全蝎1 g　蜈蚣1 g　僵蚕6 g
钩藤6 g　朱砂0.5 g

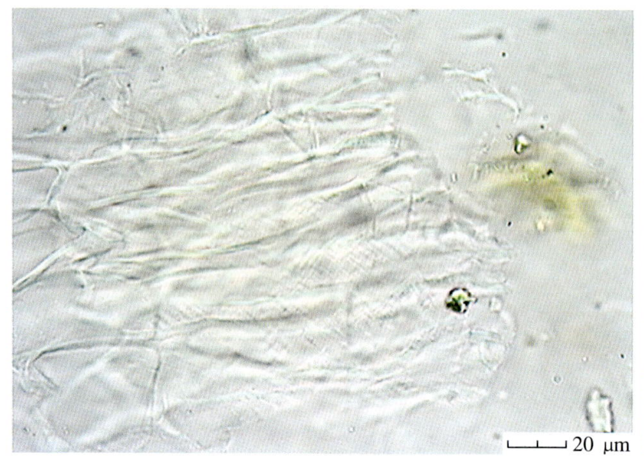

当归：薄壁细胞纺锤形，壁略厚，有极微细的斜向交错的纹理。

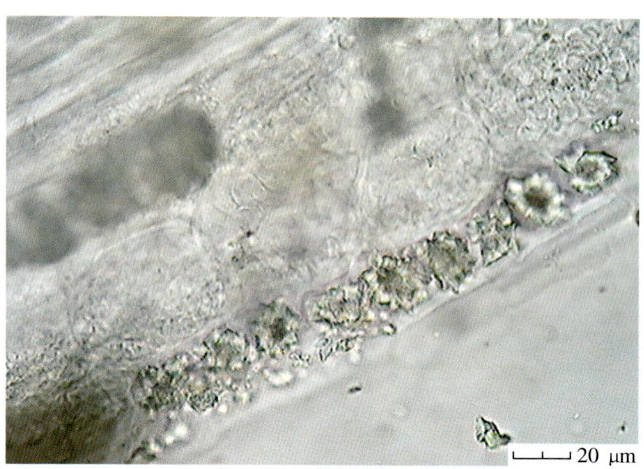

白芍：草酸钙簇晶直径18~32 μm，存在于薄壁细胞中，常排列成行或一个细胞中含数个簇晶。

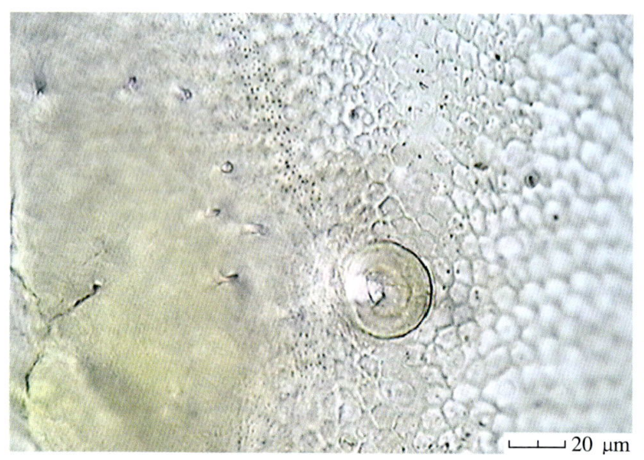

全蝎：体壁碎片淡黄色至黄色，有网状纹理及圆形毛窝，有的可见棕褐色刚毛。

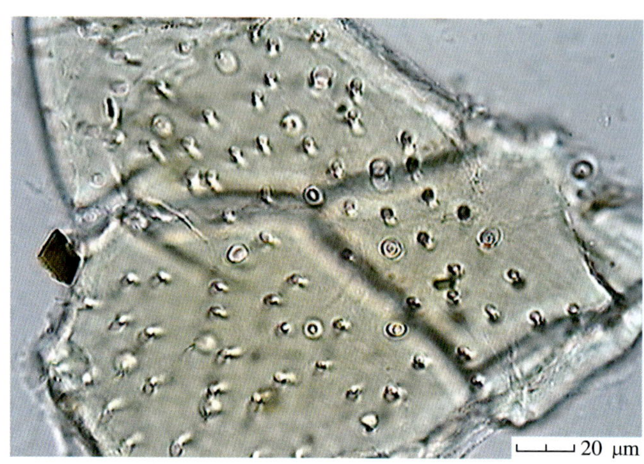

蜈蚣：不规则块片淡棕色，具有圆突状毛或尖突的毛。

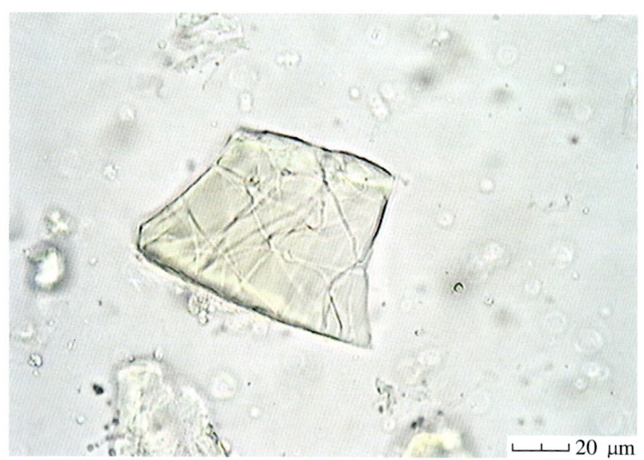

僵蚕：体壁碎片无色，表面有极细的菌丝体。

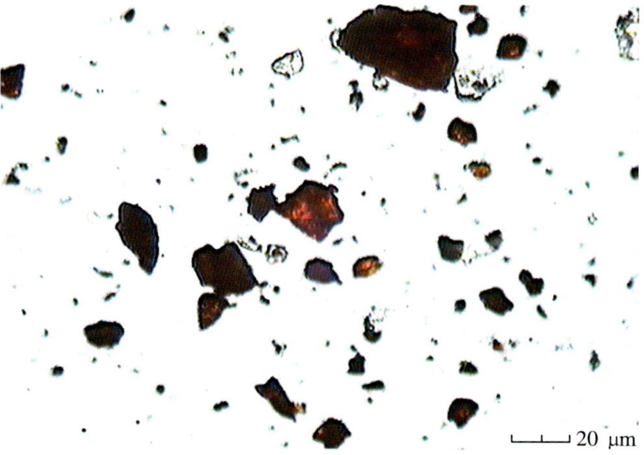

朱砂：不规则细小颗粒暗棕红色，有光泽，边缘暗黑色。

橘　皮　散

Jupi San

处方： 青皮 25 g　陈皮 30 g　厚朴 25 g　肉桂 30 g　细辛 12 g　小茴香 45 g　当归 25 g　白芷 15 g　槟榔 12 g

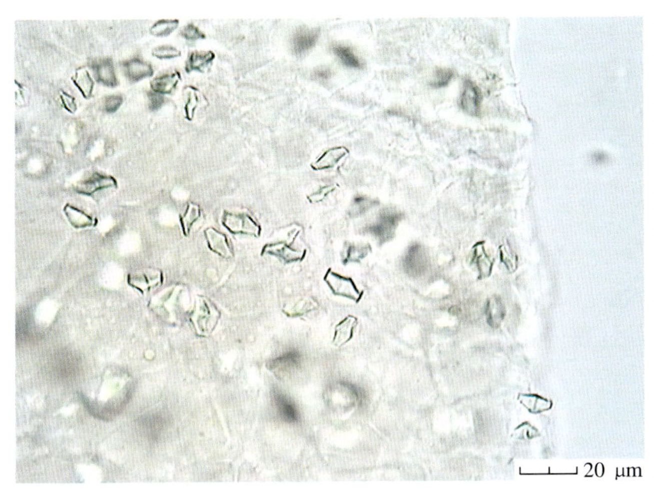

青皮、陈皮：草酸钙方晶成片存在于薄壁组织中。

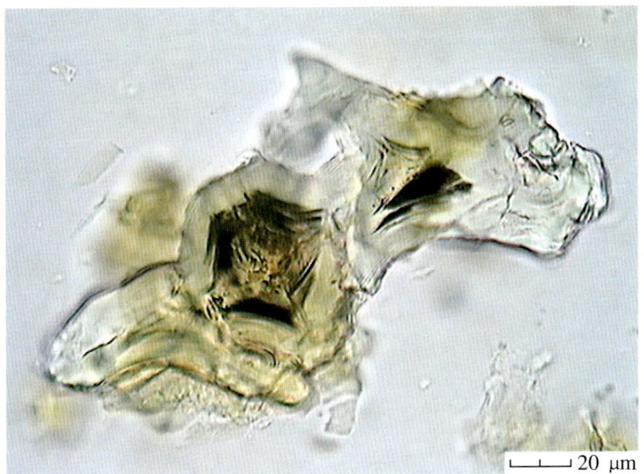

厚朴：石细胞分枝状，壁厚，层纹明显。

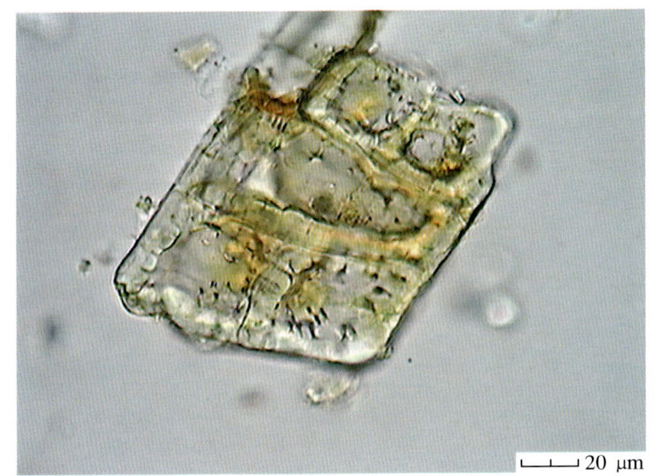

肉桂：石细胞类圆形或类长方形，壁一面菲薄。

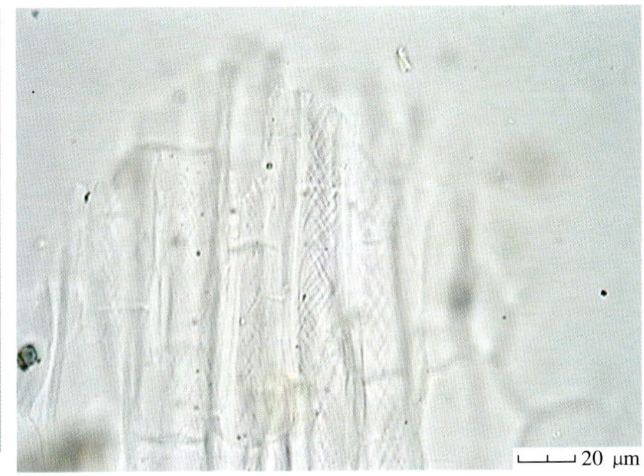

当归：薄壁细胞纺锤形，壁略厚，有极微细的斜向交错纹理。

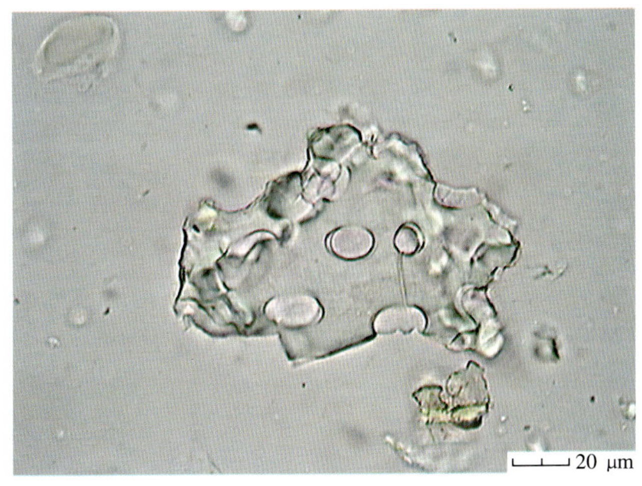

槟榔：内胚乳碎片无色，壁较厚，有较多大的类圆形纹孔。

激　蛋　散

Jidan San

处方： 虎杖 100 g　丹参 80 g　菟丝子 60 g　当归 60 g　川芎 60 g　牡蛎 60 g
地榆 50 g　肉苁蓉 60 g　丁香 20 g　白芍 50 g

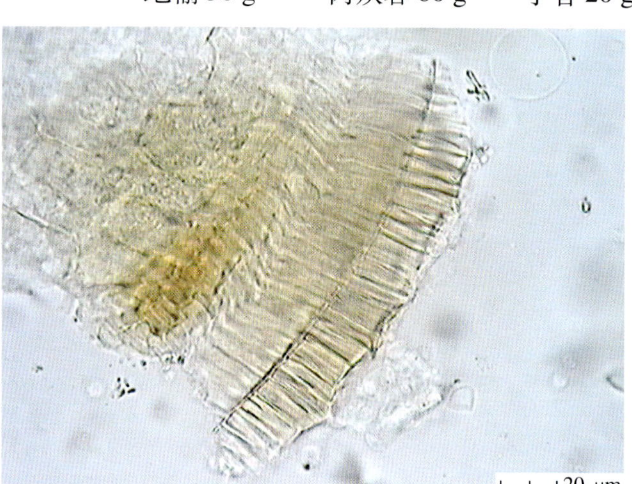

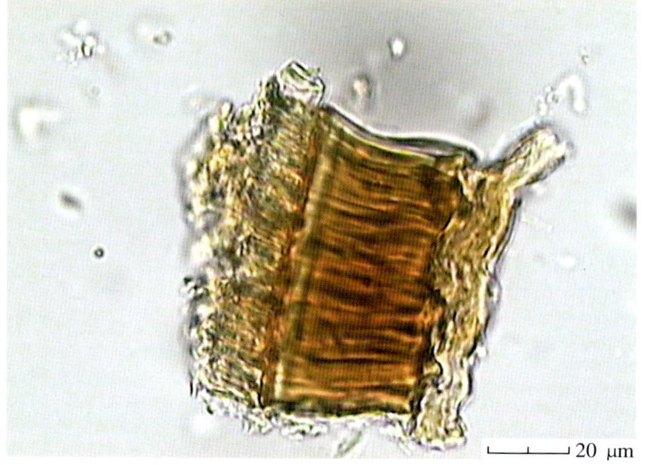

菟丝子：种皮栅状细胞 2 列，内列较外列长，有光辉带。

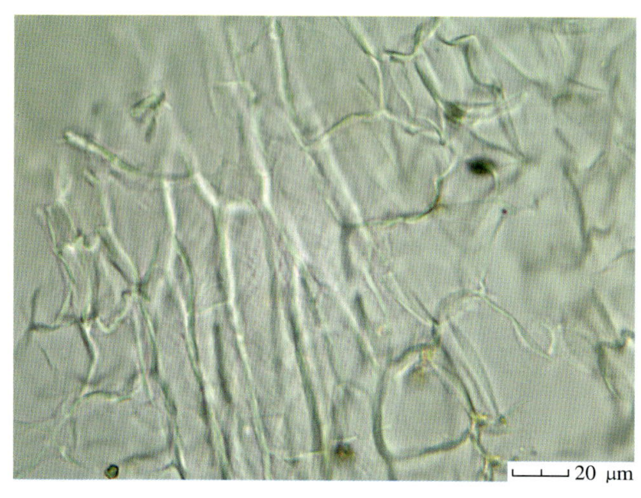

当归：薄壁细胞纺锤形，壁略厚，有极微细的斜向交错纹理。

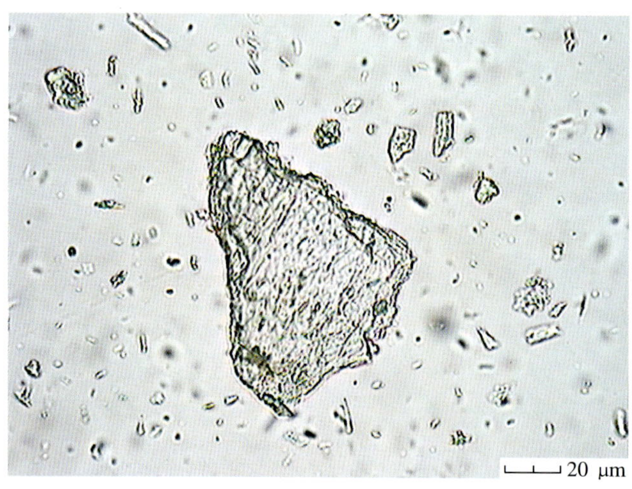

牡蛎：不规则块片无色或淡黄褐色，表面具细纹理。

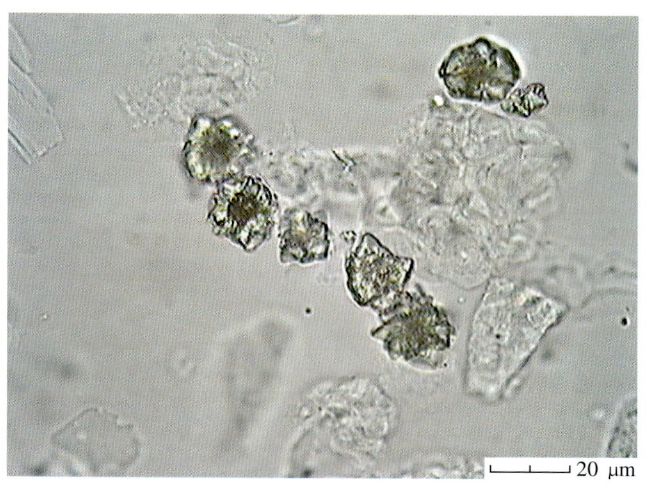

白芍：草酸钙簇晶直径 18～32 μm，存在于薄壁细胞中，常排成行或一个细胞中含有数个簇晶。

擦 疥 散

Cajie San

处方： 狼毒 120 g　猪牙皂 (炮) 120 g　巴豆 30 g　雄黄 9 g　轻粉 5 g

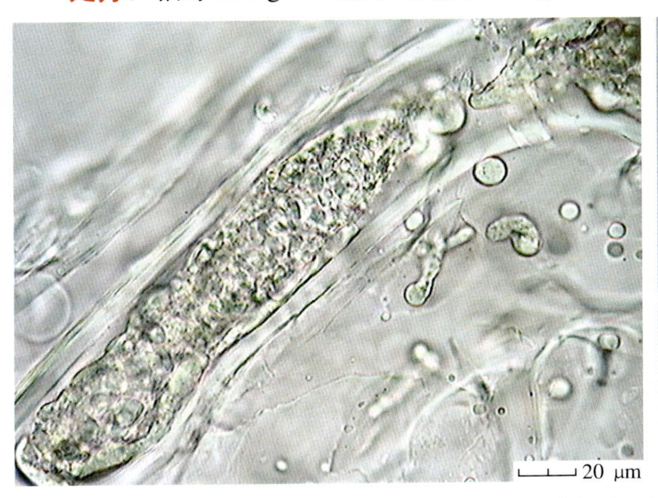

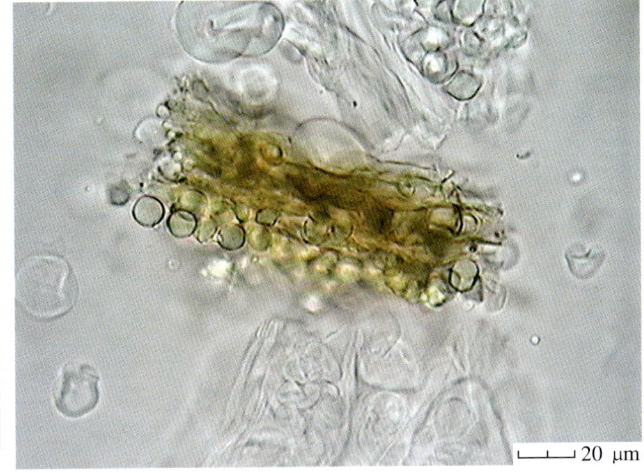

狼毒：无节乳管多碎断，所含的油滴状分泌物散在，有时可见乳管内充满黄色分泌物。

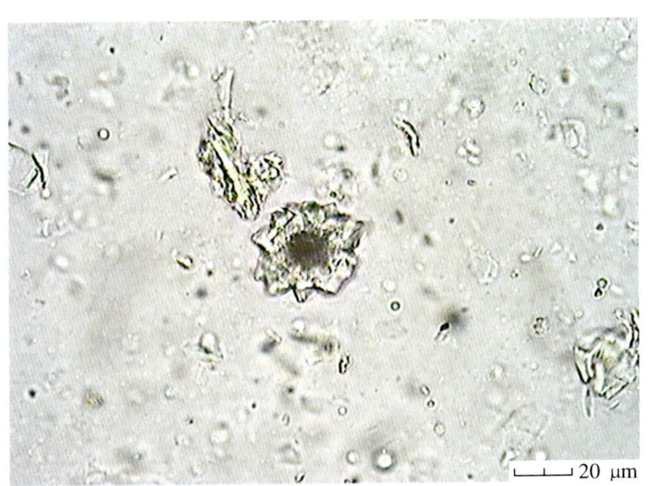

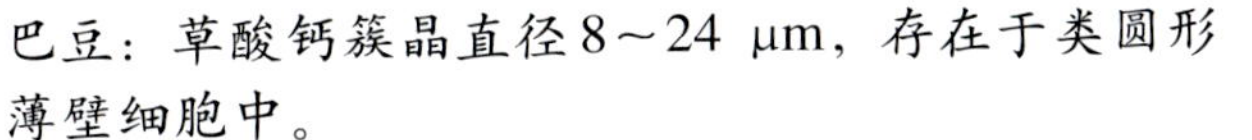
巴豆：草酸钙簇晶直径 8～24 μm，存在于类圆形薄壁细胞中。

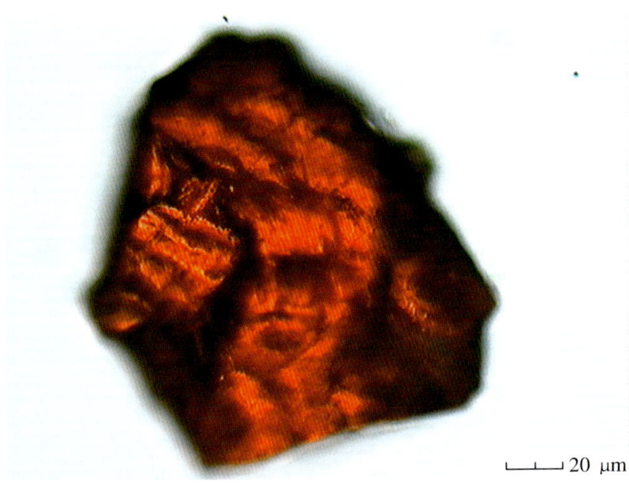

雄黄：不规则碎块金黄色或橙黄色，有光泽。

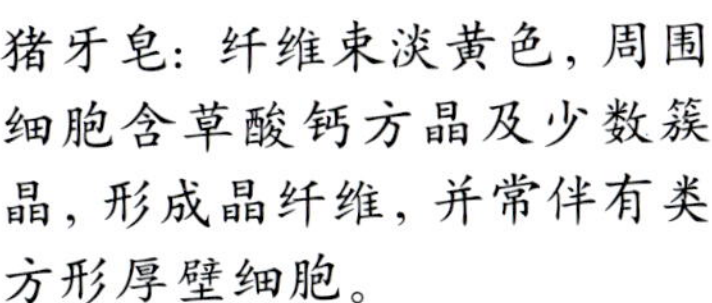
猪牙皂：纤维束淡黄色，周围细胞含草酸钙方晶及少数簇晶，形成晶纤维，并常伴有类方形厚壁细胞。

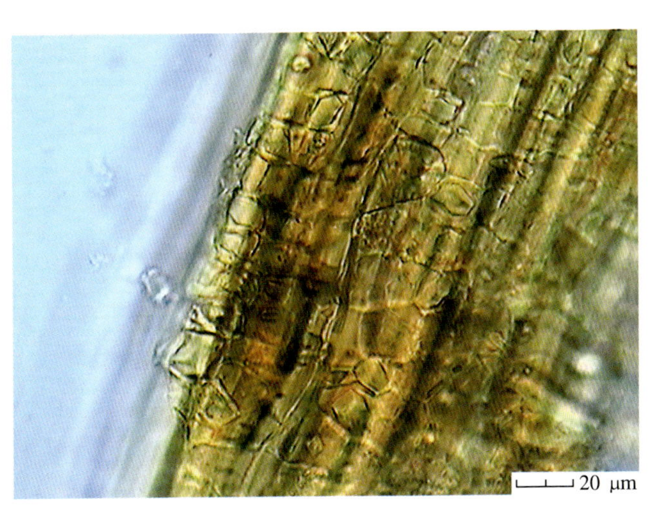

藿香正气散

Huoxiang Zhengqi San

处方： 广藿香 60 g　紫苏叶 45 g　茯苓 30 g　白芷 15 g　大腹皮 30 g
陈皮 30 g　桔梗 25 g　白术（炒）30 g　厚朴 30 g　半夏（制）20 g
甘草 15 g

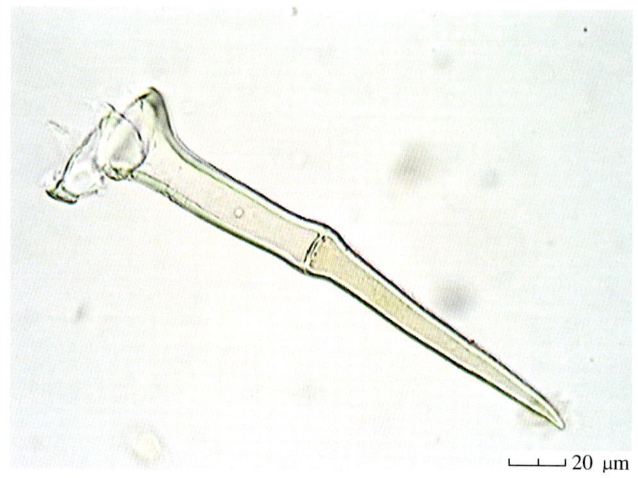

广藿香：非腺毛 1～6 细胞，壁有疣状突起。

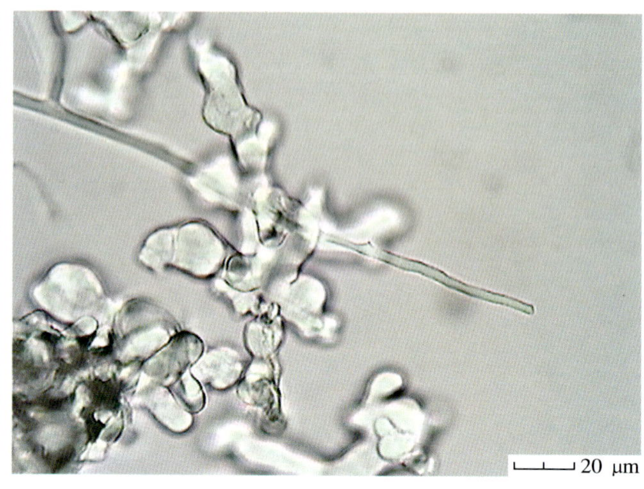

茯苓：不规则分枝状团块无色，遇水合氯醛液溶化；菌丝无色或淡棕色，直径 4～6 μm。

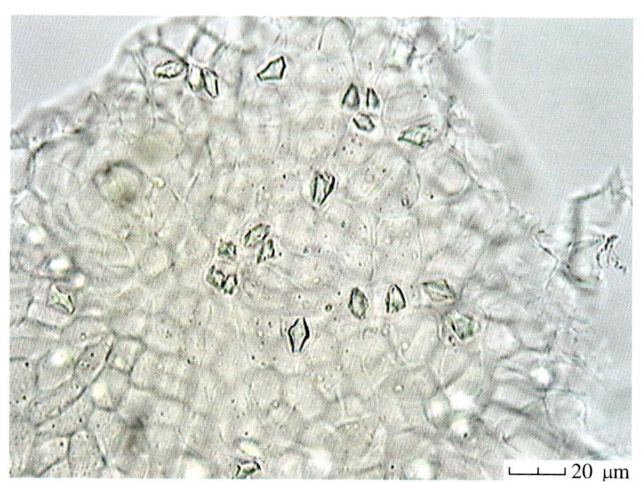

陈皮：草酸钙方晶成片存在于薄壁组织中。

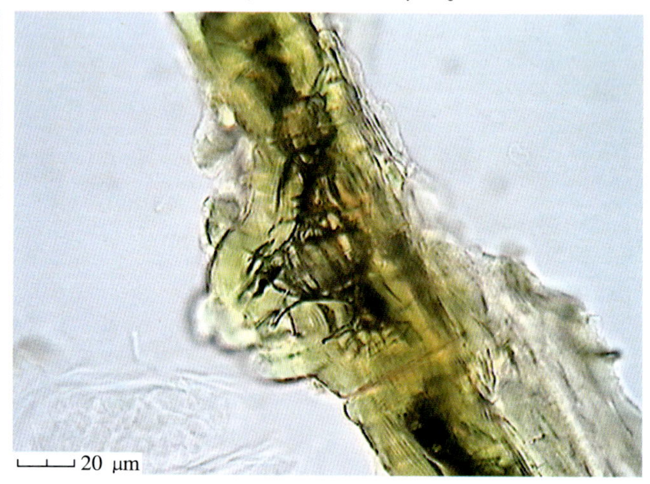

厚朴：石细胞分枝状，壁厚，层纹明显。

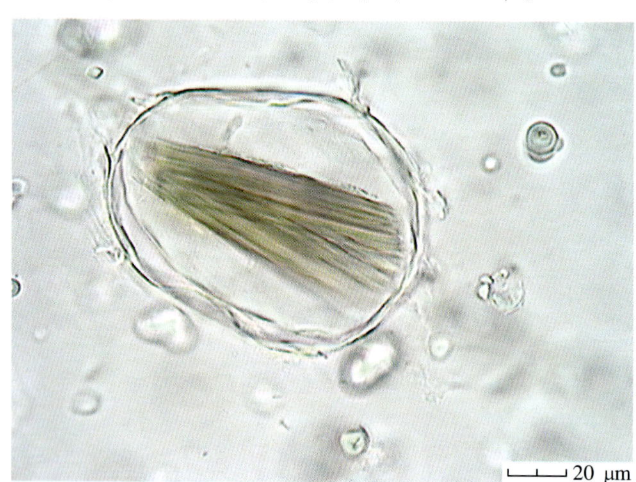

半夏：草酸钙针晶成束，长 32～144 μm，存在于黏液细胞中或散在。

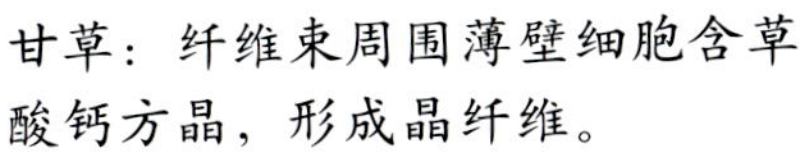

甘草：纤维束周围薄壁细胞含草酸钙方晶，形成晶纤维。

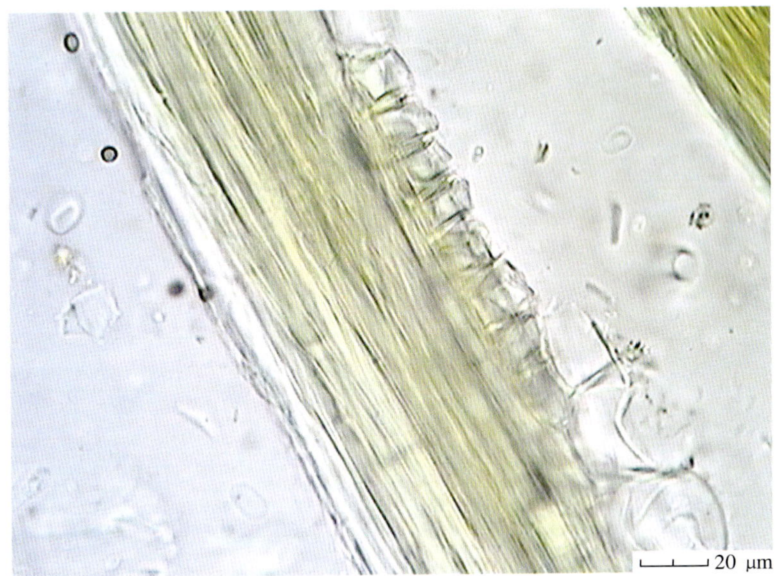

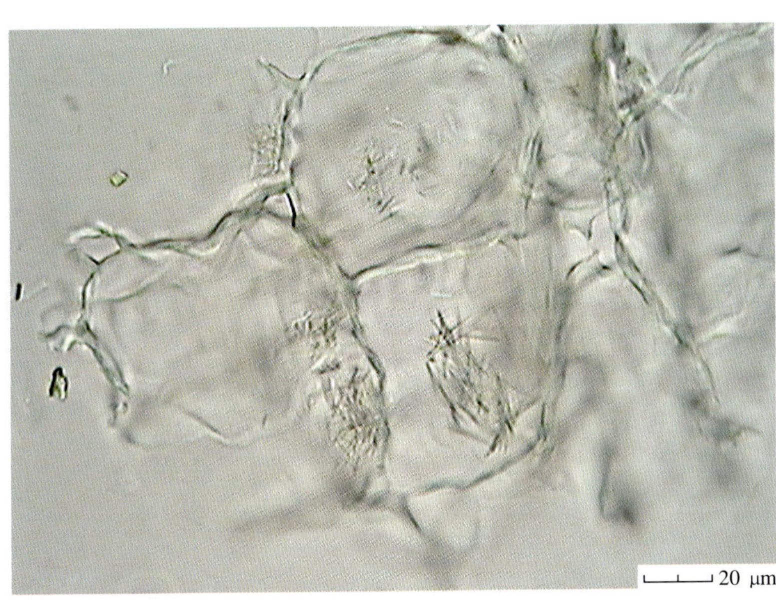

白术：草酸钙针晶细小，长10～32 μm，不规则地充塞于薄壁细胞中。

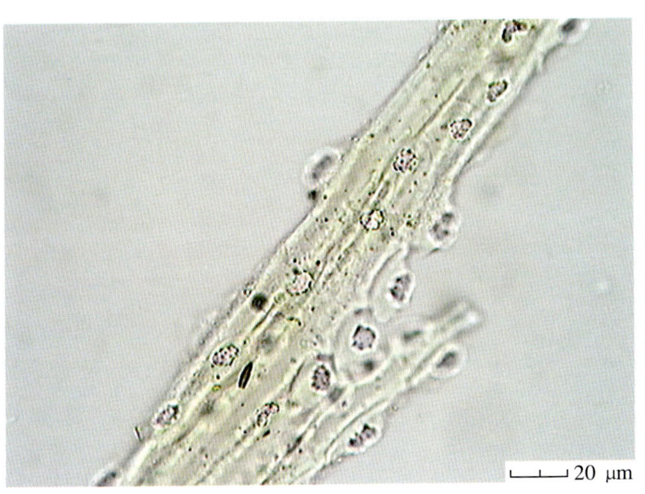

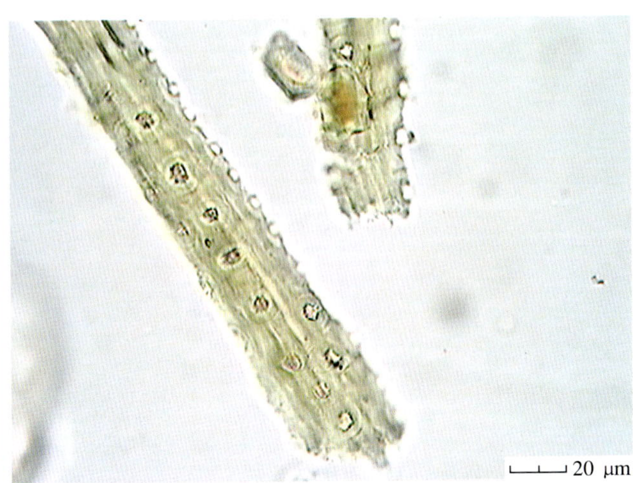

大腹皮：中果皮纤维成束，细长，直径8～15 μm，微木化，纹孔明显，周围细胞中含有圆簇状硅质块，直径约8 μm。

3 第三章 药材粉末显微鉴别举例 (21种)

木 香

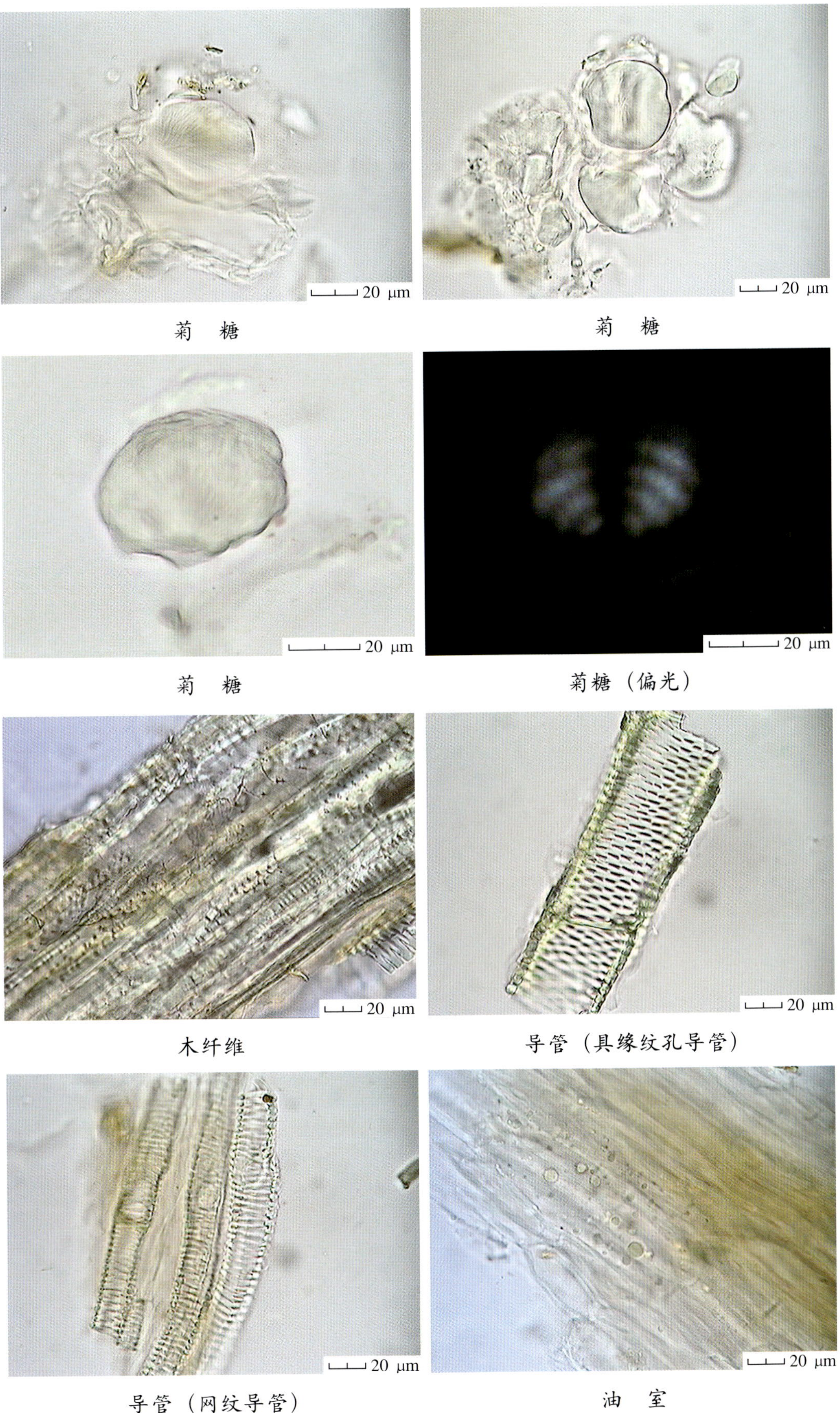

菊 糖　　菊 糖

菊 糖　　菊糖（偏光）

木纤维　　导管（具缘纹孔导管）

导管（网纹导管）　　油 室

木　香

Muxiang

RADIX AUCKLANDIAE

【图解】

1.菊糖　多见，表面现放射状纹理。偏光显微镜下呈白色。

2.木纤维　多成束，长梭形，直径16～24 μm，纹孔口横裂隙状，十字状或人字状。

3.导管　网纹导管多见，也有具缘纹孔导管，直径30～90 μm。

4.油室　油室碎片有时可见，内含黄色或棕色分泌物。

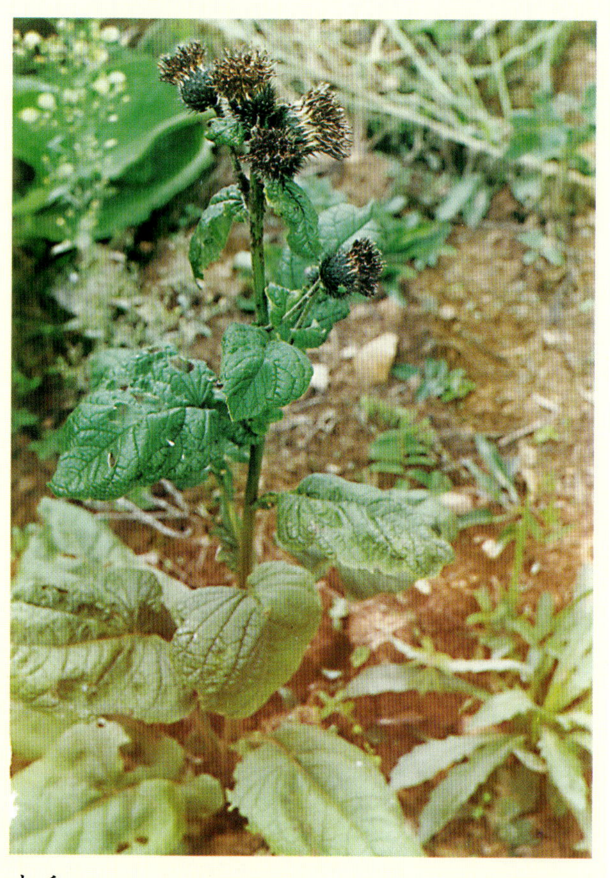

木香

（注：本章中的21幅药材图片引自徐国钧、王强主编，福建科学技术出版社出版的《实用中草药图本1》、《实用中草药图本2》、《实用中草药图本3》、《实用中草药图本4》。）

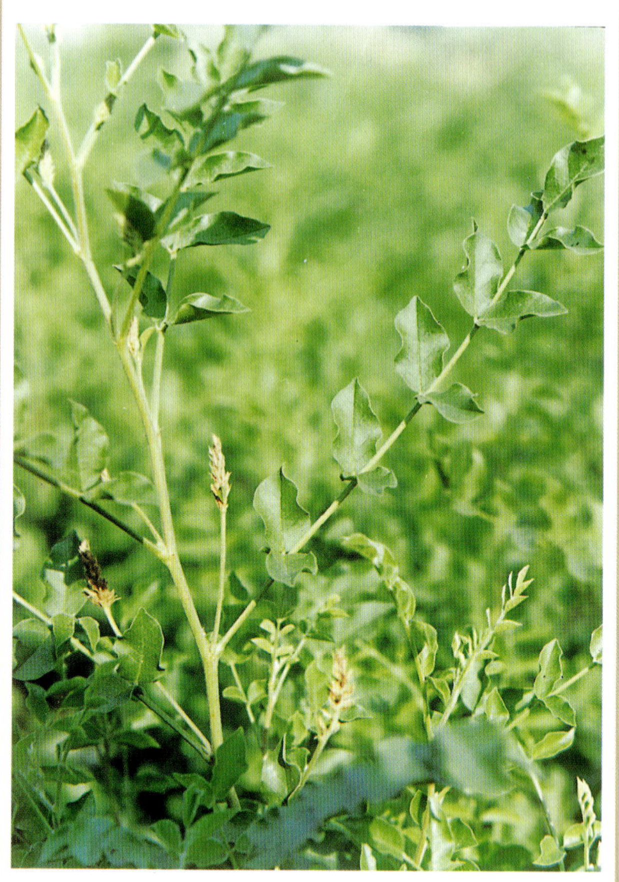

甘草

甘　草

Gancao

RADIX ET RHIZOMA GLYCYRRHIZAE

【图解】

1.纤维　多成束，直径8～14 μm，壁厚，微木化，周围薄壁细胞中含草酸钙方晶，形成晶纤维。偏光显微镜下一般呈黄色间多彩条状。

2.方晶　草酸钙方晶多见。

3.导管　具缘纹孔导管较大，稀有网纹导管。偏光显微镜下导管一般呈亮黄色。

4.木栓细胞　红棕色，多角形，微木化。

甘　草

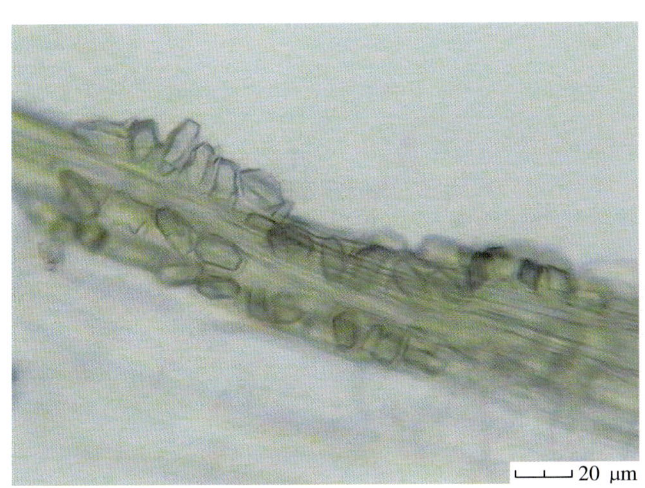

晶纤维

晶纤维（偏光）

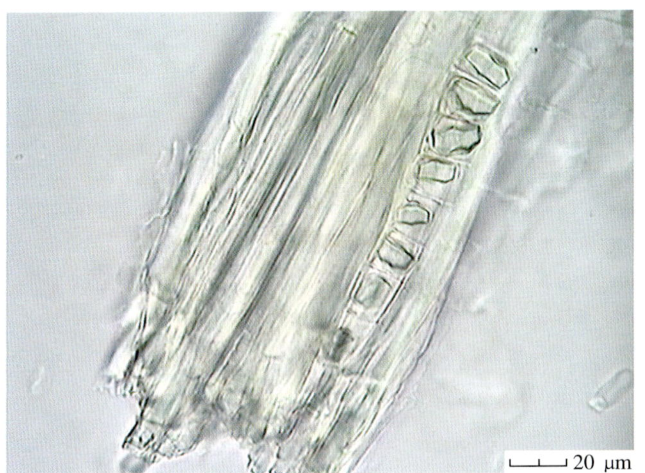

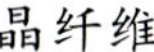

晶纤维

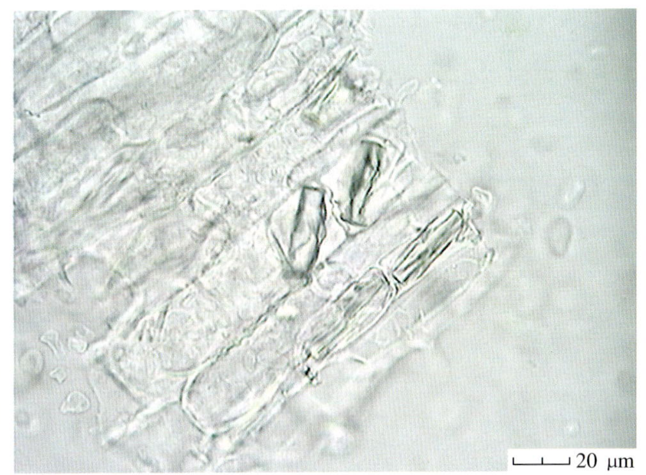

草酸钙方晶

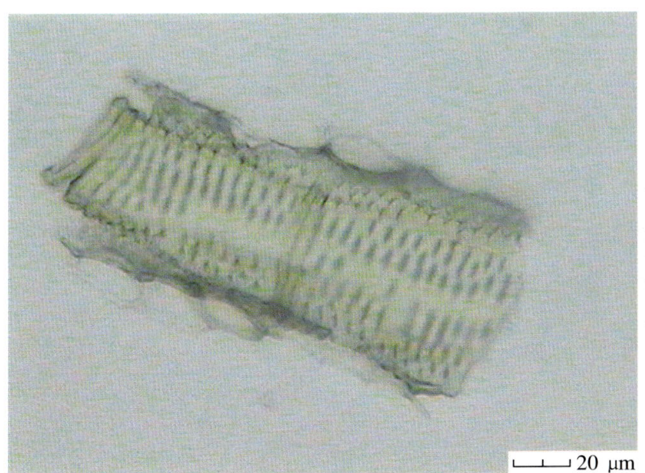

具缘纹孔导管

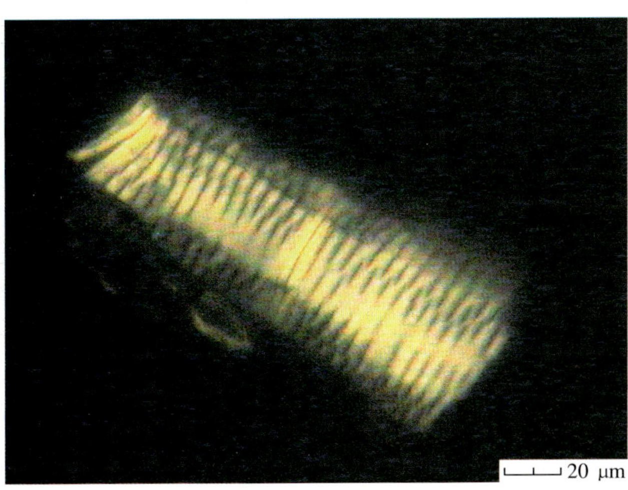

具缘纹孔导管（偏光）

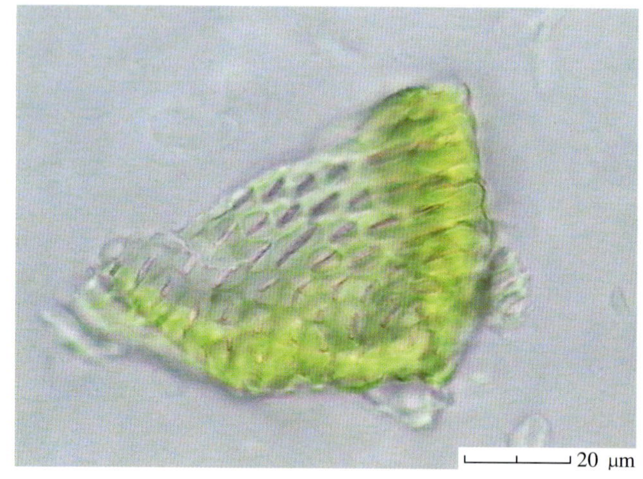

具缘纹孔导管

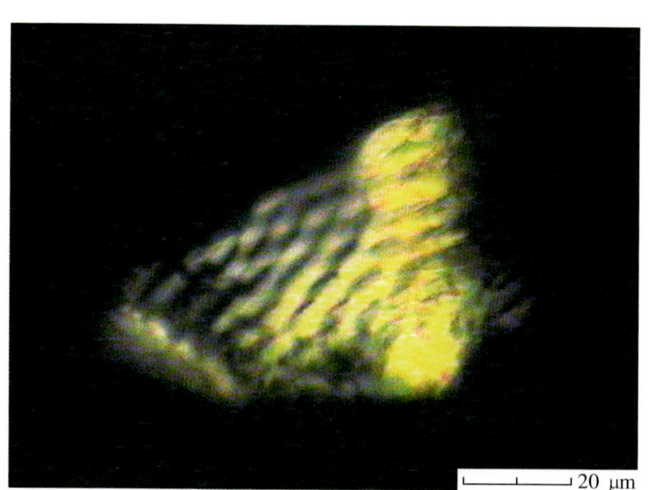

具缘纹孔导管（偏光）

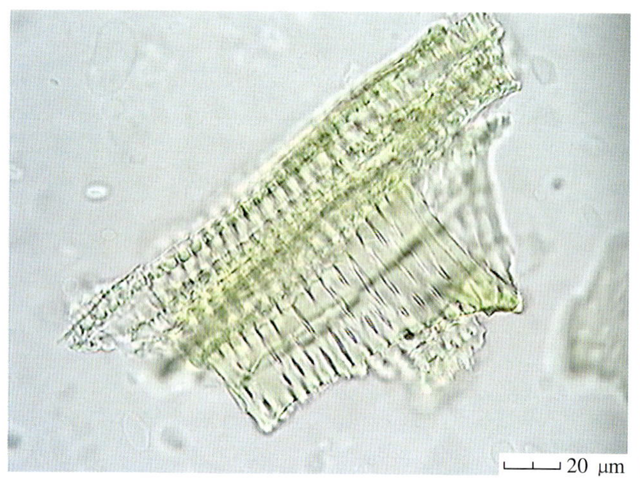

网纹导管

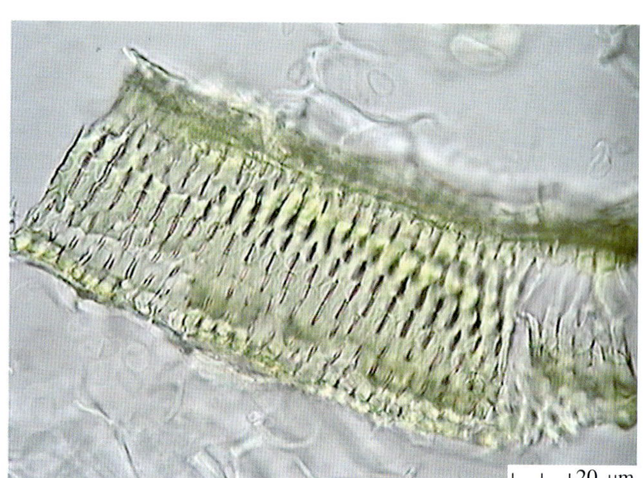

具缘纹孔导管

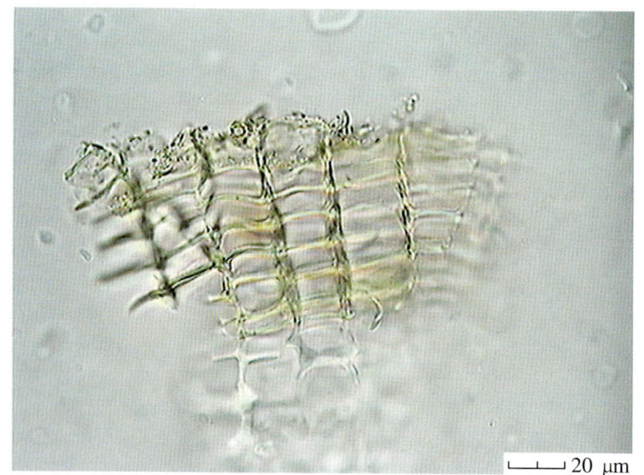

木栓细胞（断面观）

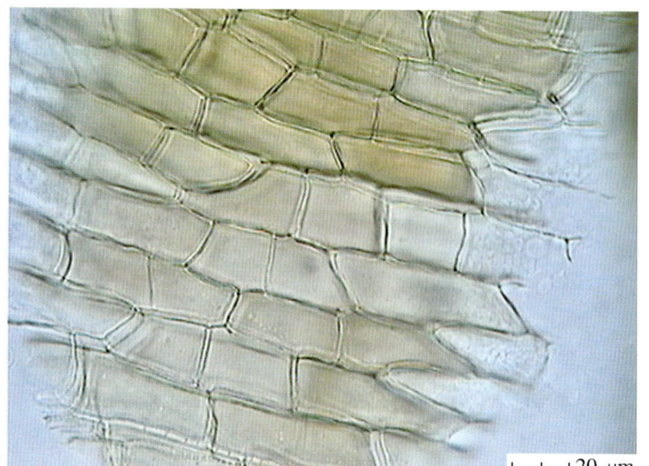

木栓细胞（表面观）

白　术

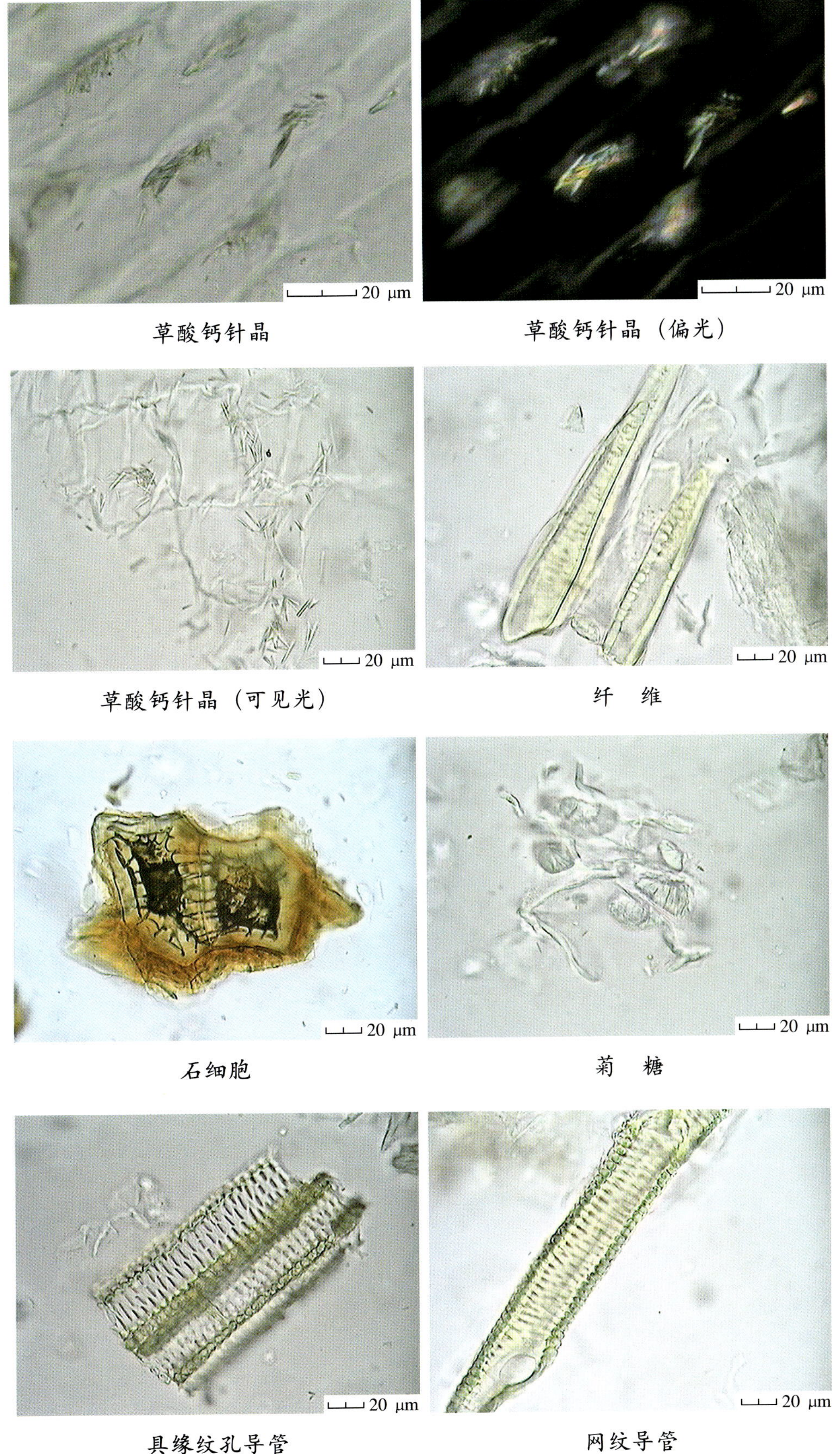

草酸钙针晶

草酸钙针晶（偏光）

草酸钙针晶（可见光）

纤　维

石细胞

菊　糖

具缘纹孔导管

网纹导管

白　术

Baizhu

RHIZOMA ATRACTYLODIS MACROCEPHALAE

【图解】

1.草酸钙针晶　细小，长10～32 μm，不规则地聚集于薄壁细胞中，少数针晶直径至4 μm。偏光显微镜下呈亮黄白色间多彩状。

2.纤维　大多成束，长梭形，直径约至40 μm，壁甚厚，木化，孔沟明显。

3.石细胞　类圆形、多角形、长方形或少数纺锤形，直径37～64 μm。

4.菊糖　存在于薄壁细胞中，表面现放射状纹理。

5.导管　导管分子短小，为网纹及具缘纹孔，直径至48 μm。

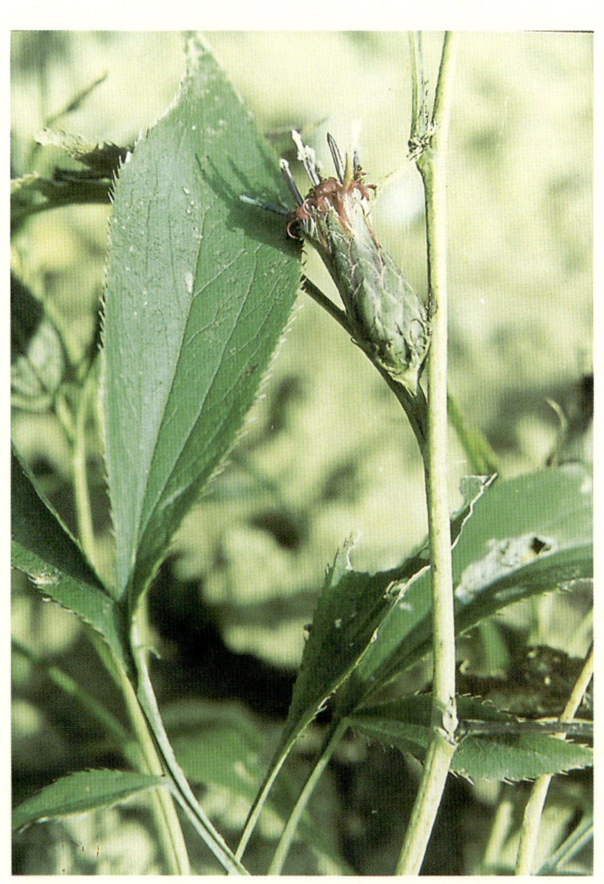

白术

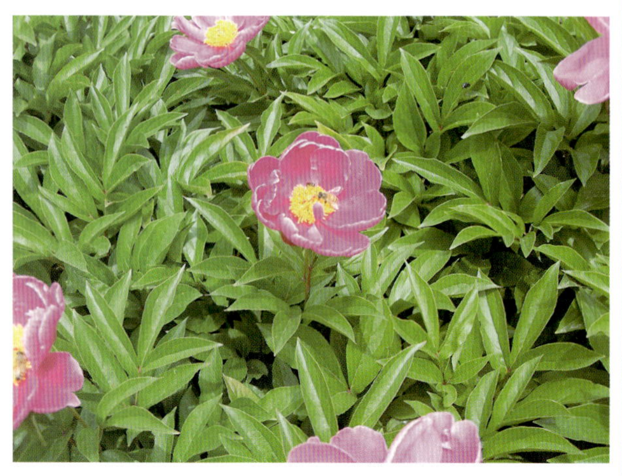

芍药

白　芍

Baishao

RADIX PAEONIAE ALBA

【图解】

1.含糊化淀粉粒的薄壁细胞　近无色，呈类圆形或椭圆形，直径40～102 μm。

2.草酸钙簇晶　直径11～35 μm，存在于薄壁细胞中，常排列成行，或一个细胞中含数个簇晶。偏光显微镜下呈亮白色间多彩状。

3.导管　具缘纹孔及网纹导管直径20～65 μm。

4.木纤维　主为纤维管胞，长梭形，直径15～40 μm，壁厚，微木化，具大的圆形纹孔或斜纹孔。

白　芍

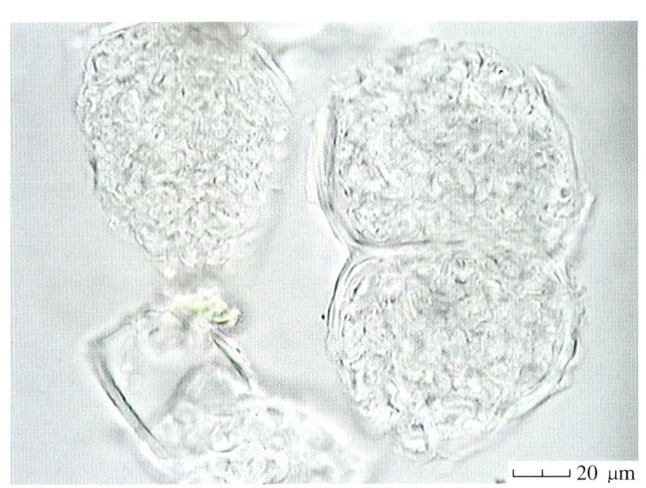

糊化淀粉粒

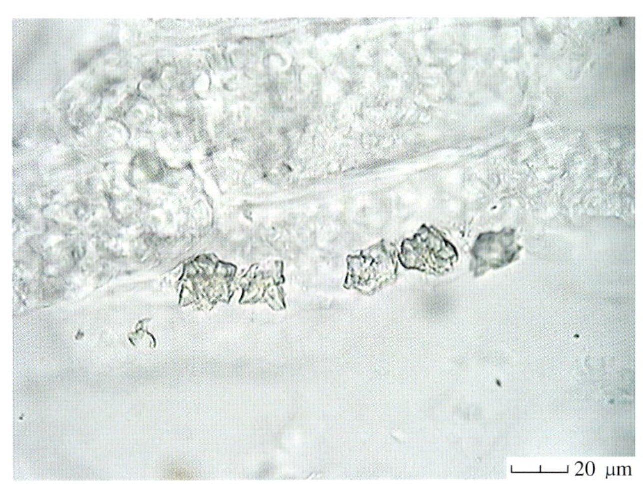

草酸钙簇晶（可见光）

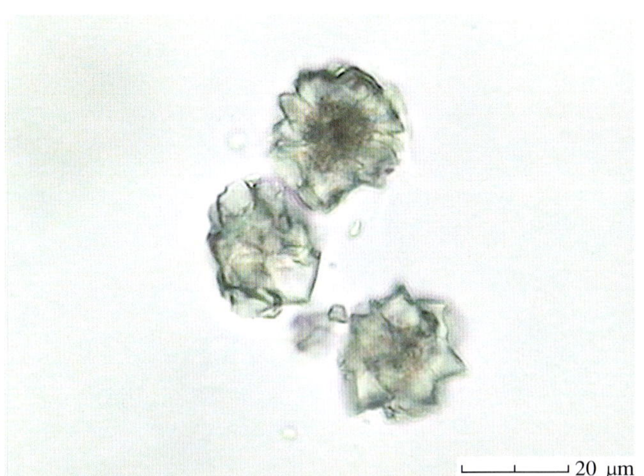

草酸钙簇晶

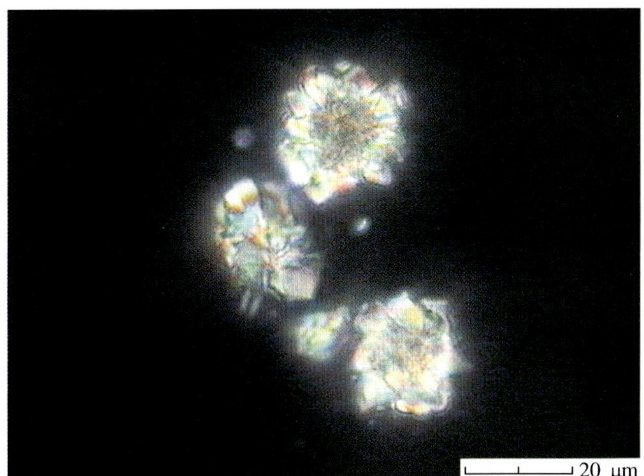

草酸钙簇晶（偏光）

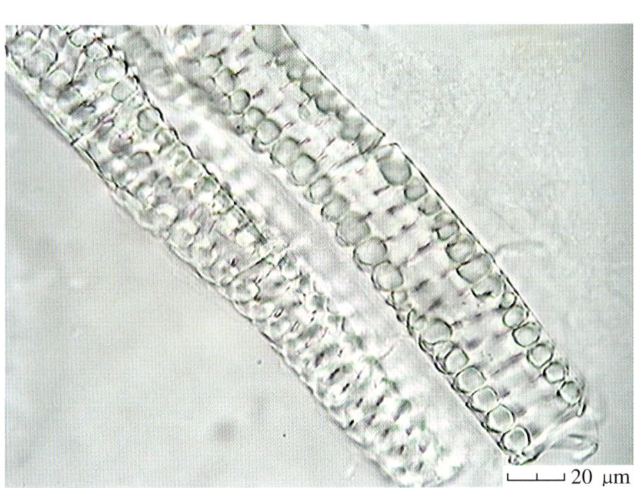

具缘纹孔导管

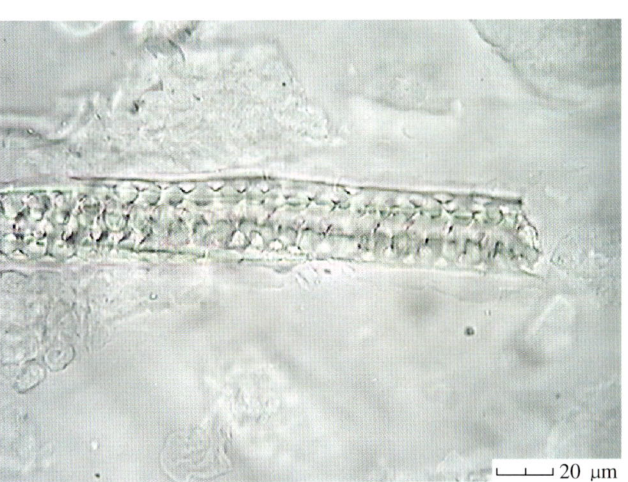

木纤维

地　　黄

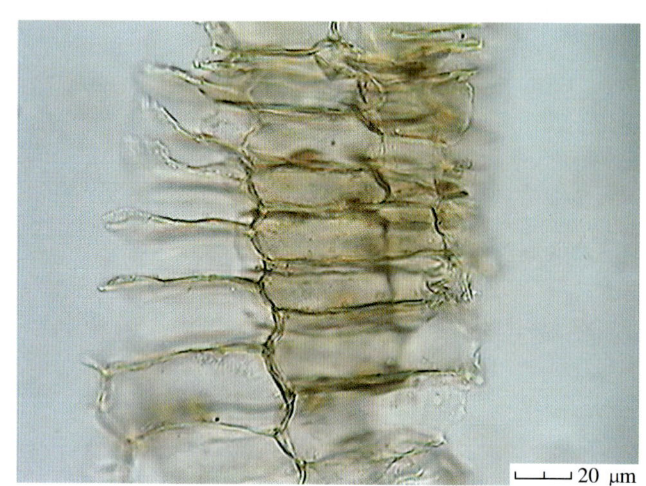

木栓细胞（断面观）

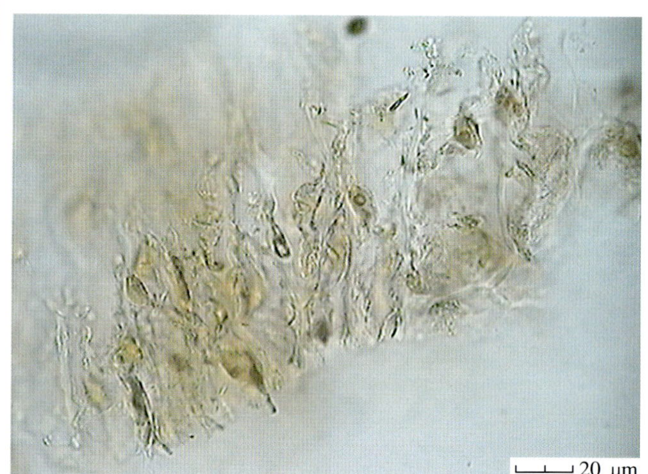

薄壁细胞

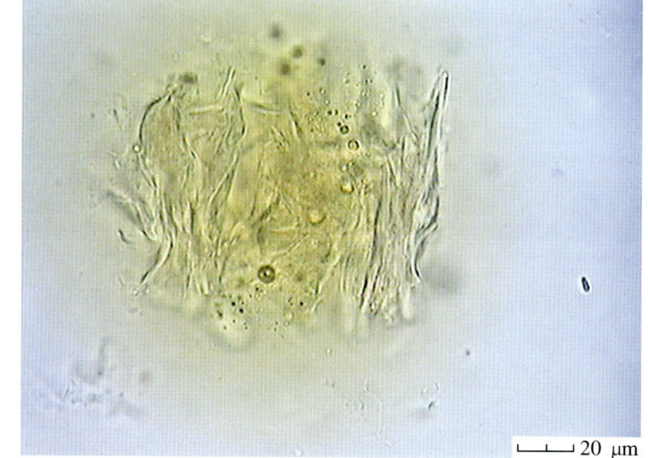

分泌细胞

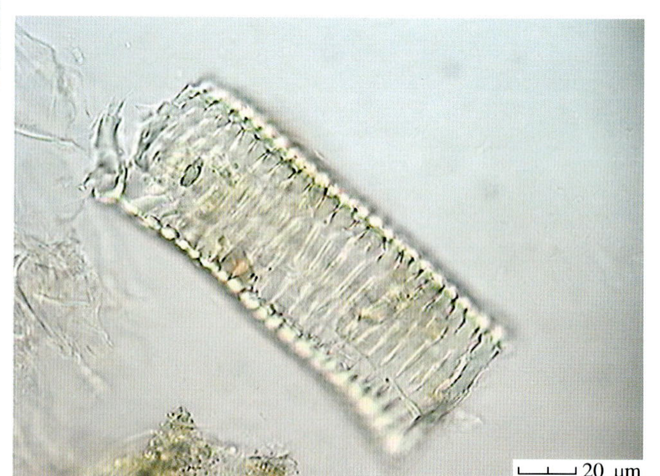

网纹导管

地　黄

Dihuang

RADIX REHMANNIAE

【图解】

1.木栓细胞　淡棕色，断面观类方形或类长方形，细胞排列整齐。

2.薄壁细胞　类圆形或形状不规则，内含有类圆形核状物。

3.分泌细胞　形状与一般薄壁细胞相似，内含橙黄色油滴或油状物。

4.导管　主为具缘纹孔及网纹导管，直径约至92 μm。

注：熟地黄粉末深棕色，气微，味颇甜。鉴别点与地黄相似，薄壁细胞色较深，分泌细胞中的油滴呈橙红色。

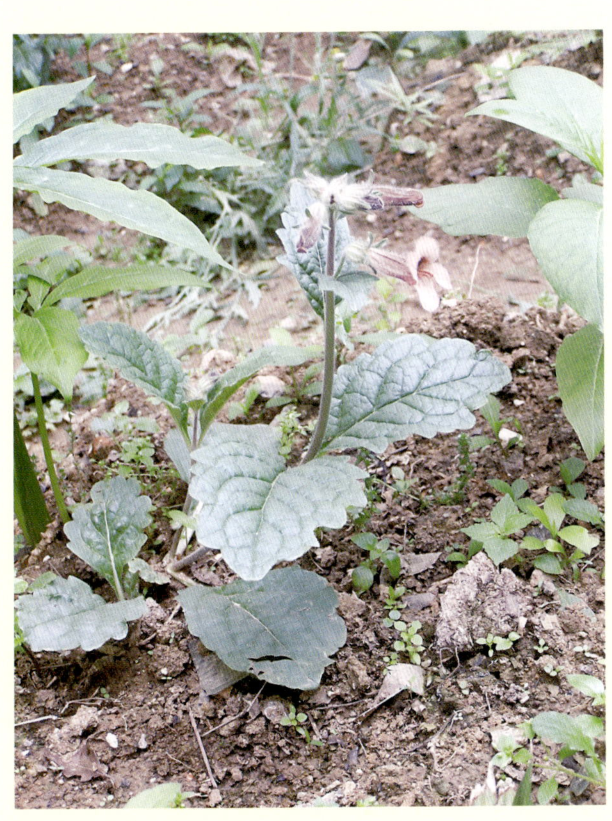

地黄

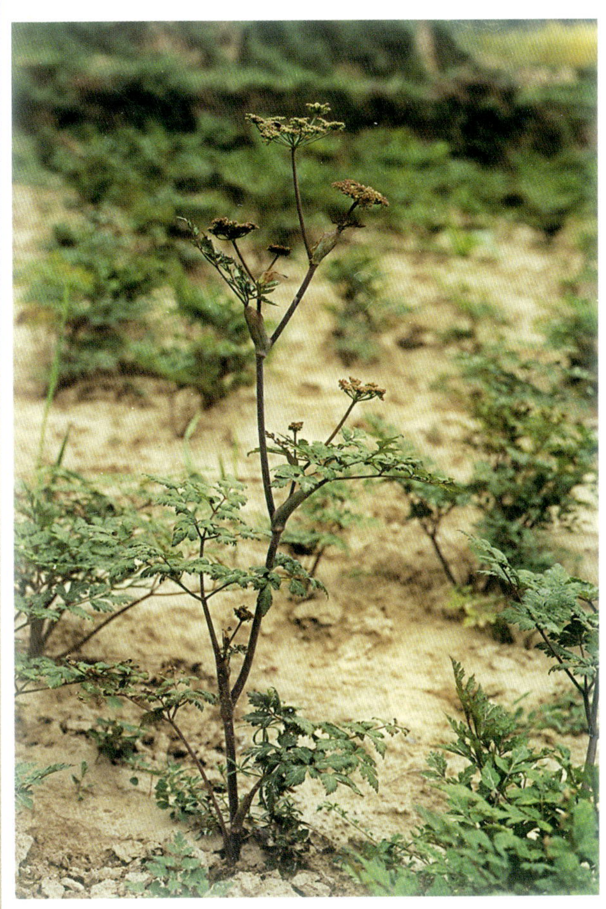

当归

当　归

Danggui

RADIX ANGELICAE SINENSIS

【图解】

1.韧皮薄壁细胞　纺锤形，壁略厚，表面有极微细的斜向交错纹理，有时可见菲薄的横隔。

2.油室碎片　淡黄色。直径不一，内含有挥发油滴或油块状物。

3.导管　主为梯纹及网纹导管，直径约至80 μm。

4.木栓细胞　淡黄色。表面观呈类多角形，大小不一。

当　归

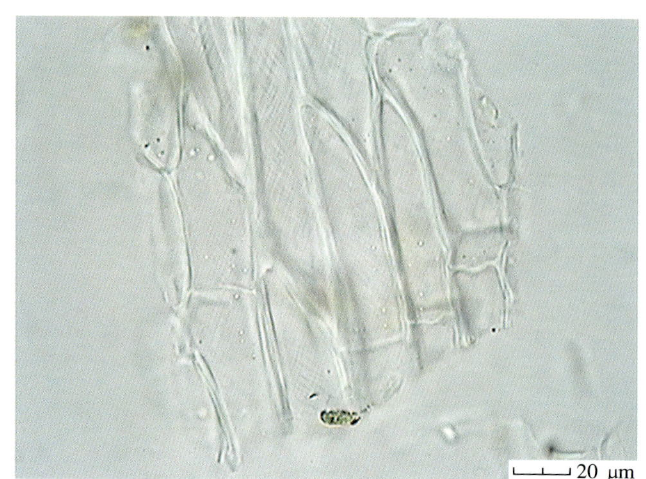

韧皮薄壁细胞

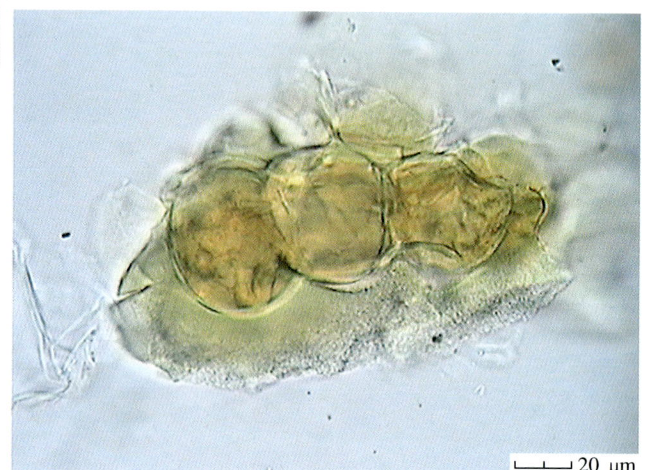

油室碎片

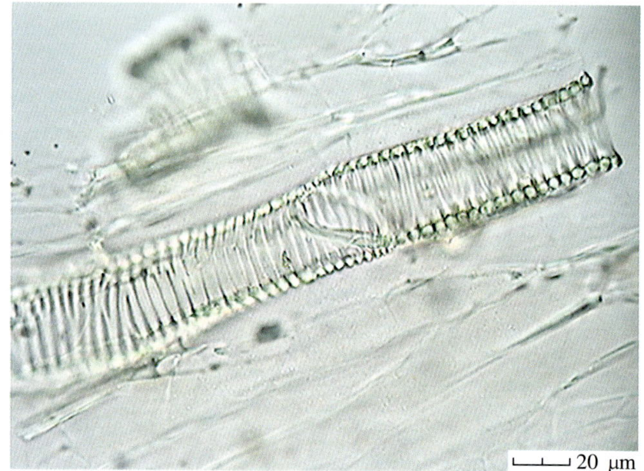

网纹导管

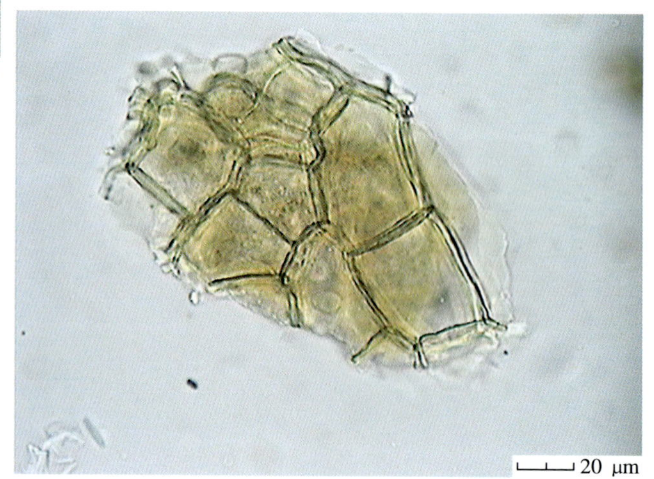

木栓细胞

红 花

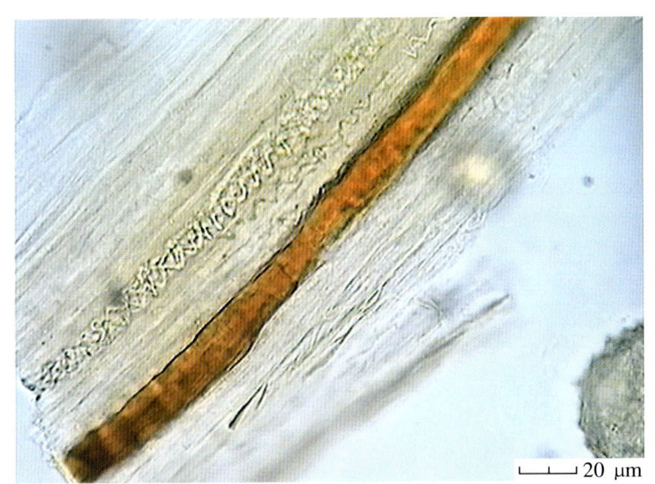

分泌细胞

分泌细胞

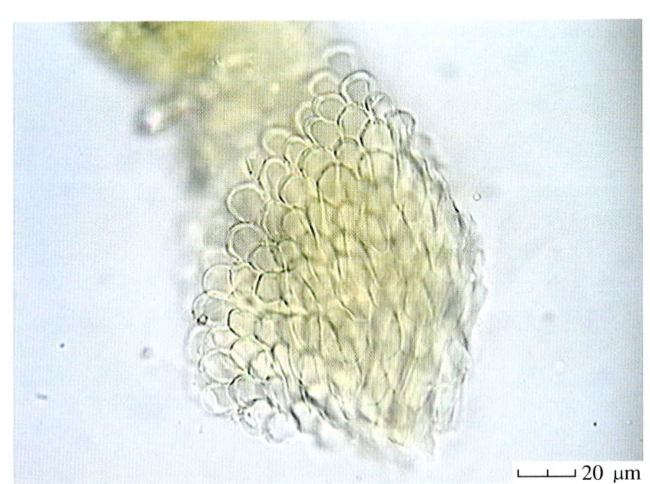

花冠裂片（顶端表皮细胞）

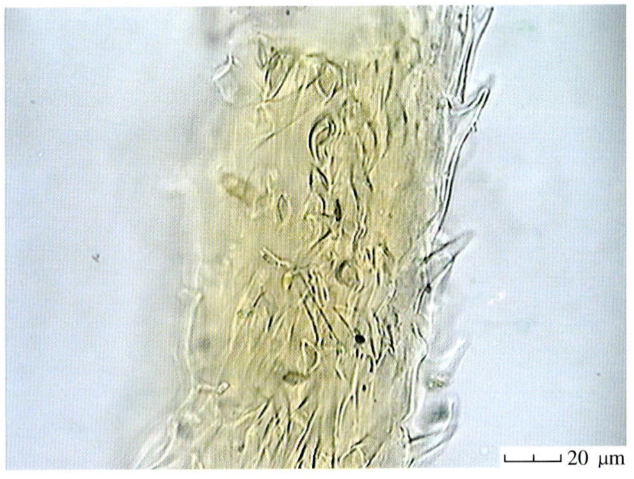

花柱碎片（上部表皮细胞）

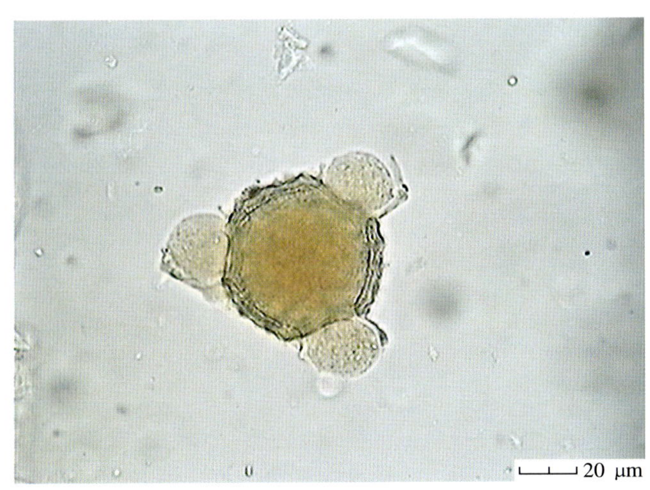

花粉粒

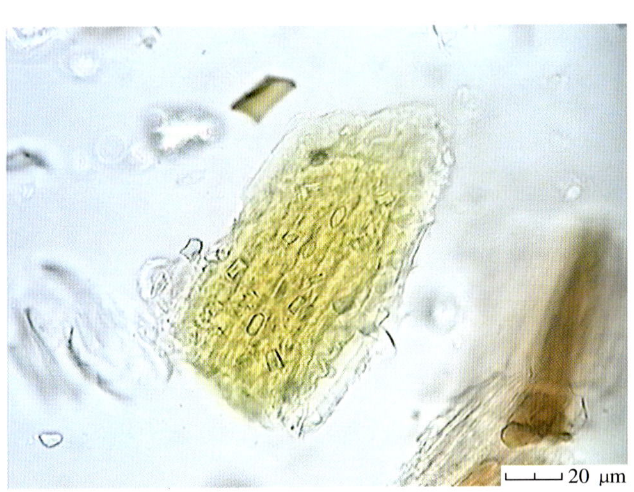

草酸钙方晶

红 花

Honghua

FLOS CARTHAMI

【图解】

1.分泌细胞 长管道状，常位于导管旁，直径约至66 μm，含黄棕色至红棕色分泌。

2.花冠裂片 顶端表皮细胞外壁突起呈短绒毛状。

3.花柱碎片 上部表皮细胞分化成圆锥形单细胞毛，先端尖或稍钝。

4.花粉粒 类圆形、椭圆形或橄榄形，直径约至60 μm，具3个萌发孔，外壁有齿状突起。

5.草酸钙方晶 存在于薄壁细胞中，直径2～6 μm。

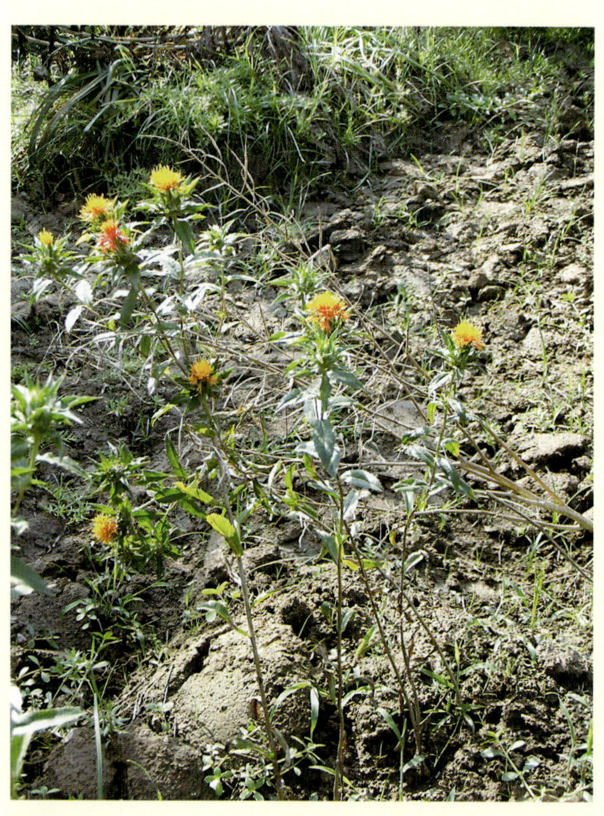

红花

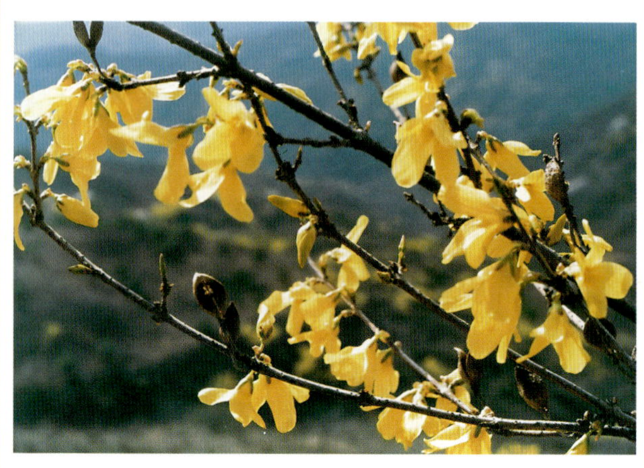

连翘

连 翘

Lianqiao

FRUCTUS FORSYTHIAE

【图解】

1.内果皮纤维 较多，多成束，或散在，有的上下层交错排列，单个纤维呈梭形或不规则形，壁厚，孔沟较细。偏光显微镜下呈亮黄色间多彩状。

2.石细胞 极多，单个散在或成群，呈类圆形、类长椭圆形、圆三角形或类方形，直径35～50 μm，纹孔稀疏不一，有的孔沟及层纹明显。偏光显微镜下呈亮黄色。

3.果皮表皮细胞 黄色或黄棕色，侧面观细胞呈类方形，外壁角质增厚；表面观细胞呈类圆形或类方形，内充满黄棕色物质。

4.中果皮细胞 淡黄色，呈圆多角形或较不规则形，壁厚，部分略呈连珠状，纹孔偶见。

5.导管 细小，多为螺纹。

连　翘

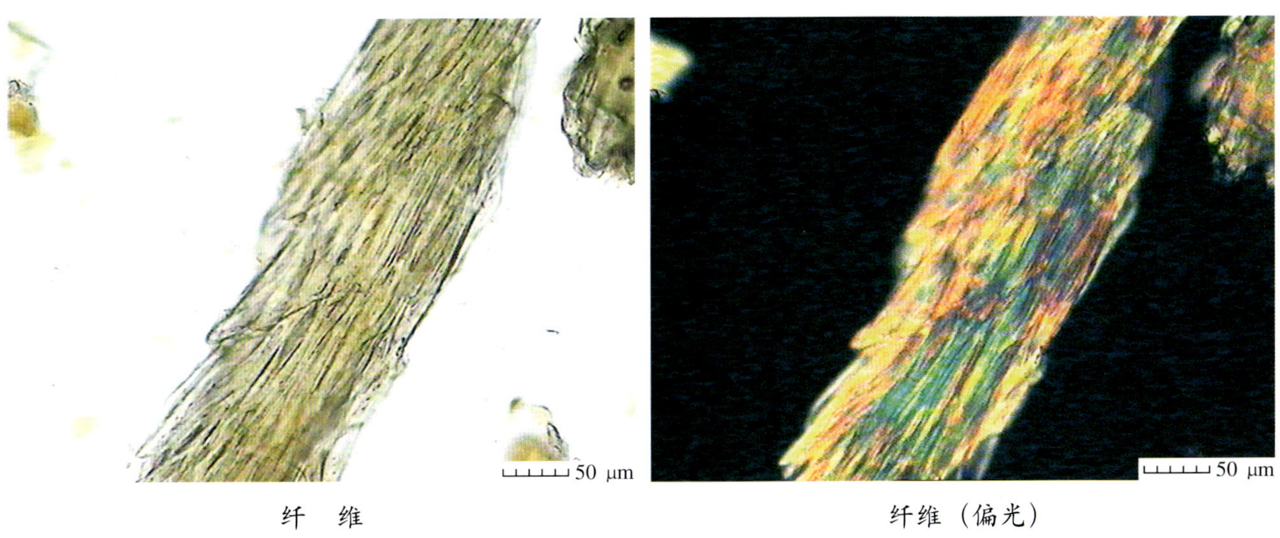

纤　维　　　　纤维（偏光）

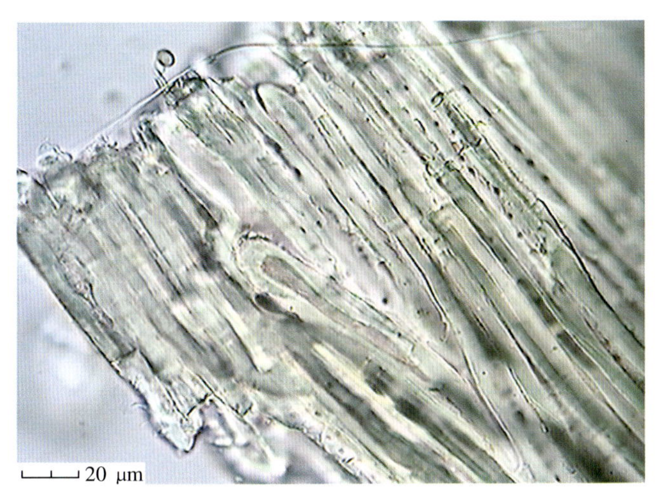

纤　维

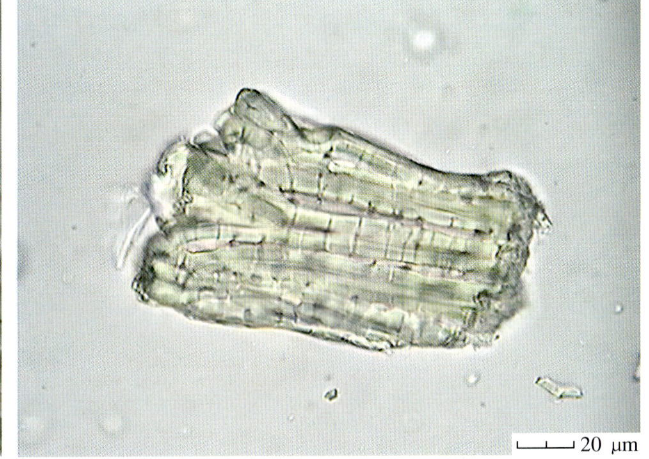

纤　维

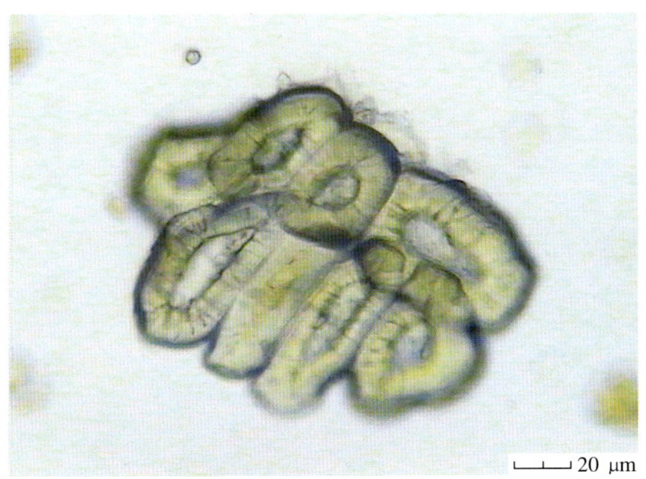

石细胞

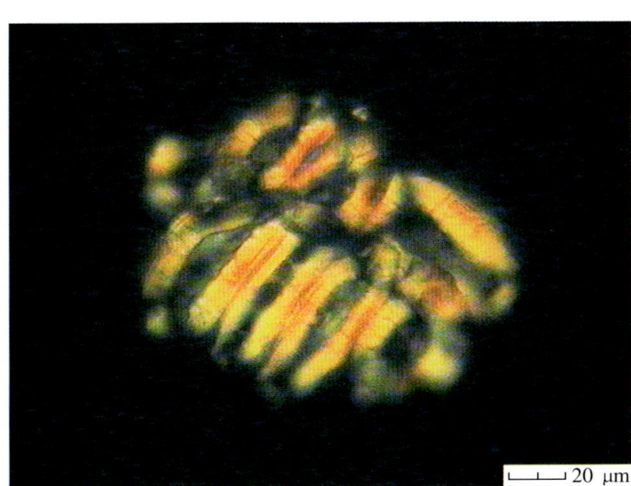

石细胞（偏光）

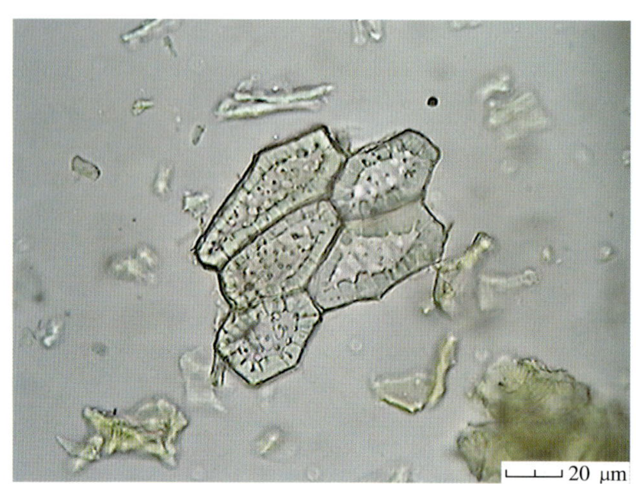

石细胞

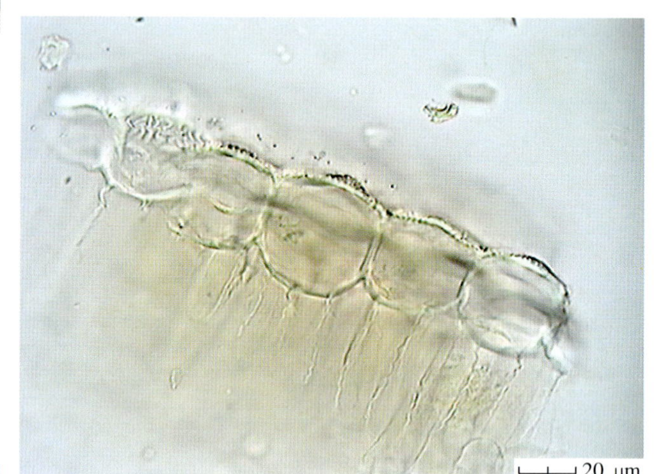

果皮表皮细胞（侧面观）

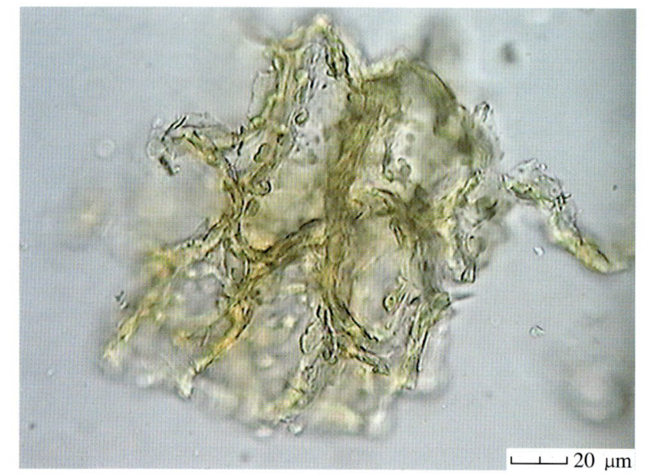

中果皮细胞

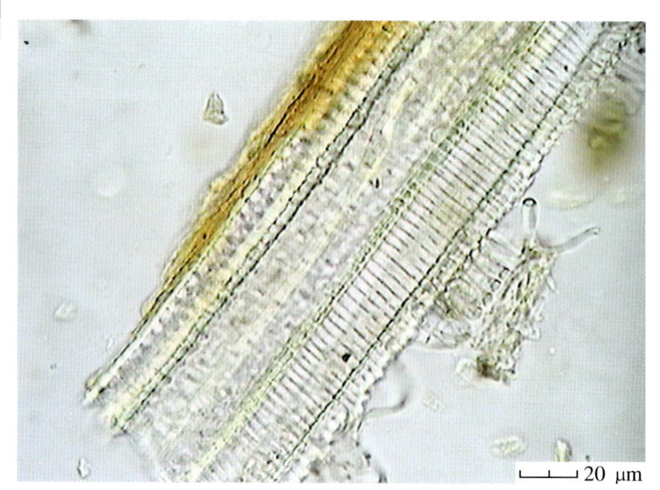

导管（螺、网纹）

何　首　乌

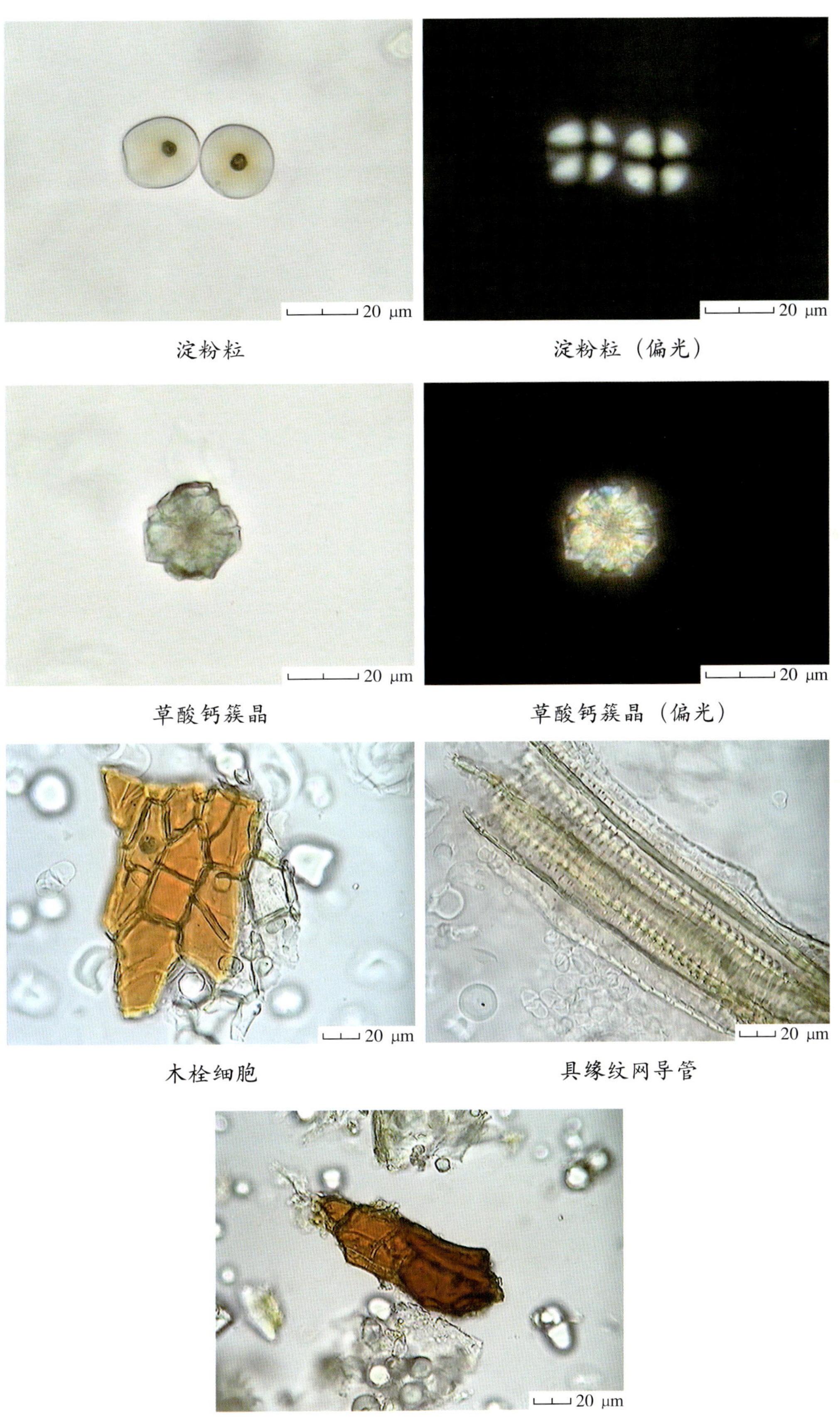

淀粉粒

淀粉粒（偏光）

草酸钙簇晶

草酸钙簇晶（偏光）

木栓细胞

具缘纹网导管

棕色块

何　首　乌

Heshouwu

RADIX POLYGONI MULTIFLORI

【图解】

1.淀粉粒　极多。单粒类圆形，直径4～50 μm，脐点人字形、星状或三叉状，大粒者隐约可见层纹：复粒由2～9分粒组成。偏光显微镜下呈黑十字块。

2.草酸钙簇晶　较多，直径10～160 μm，偶见簇晶与较大的方晶合生。偏光显微镜下呈亮橙黄色或多彩状。

3.木拴细胞　表面观类多角形，胞腔内充满黄棕色物。

4.导管　主为具缘纹孔导管，直径17～178 μm，导管分子短。

5.棕色块　散在，形状、大小及颜色深浅不一。

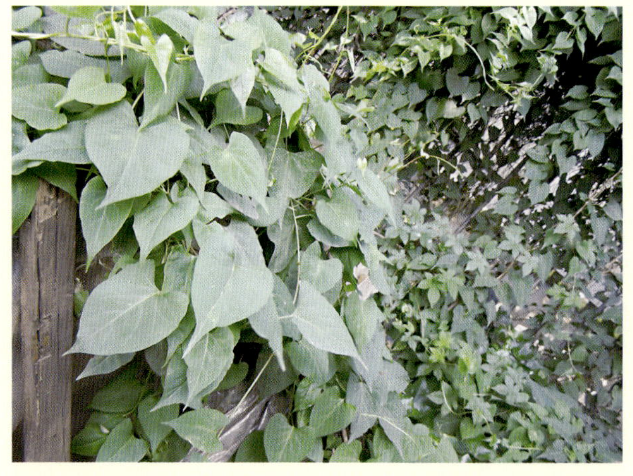

何首乌

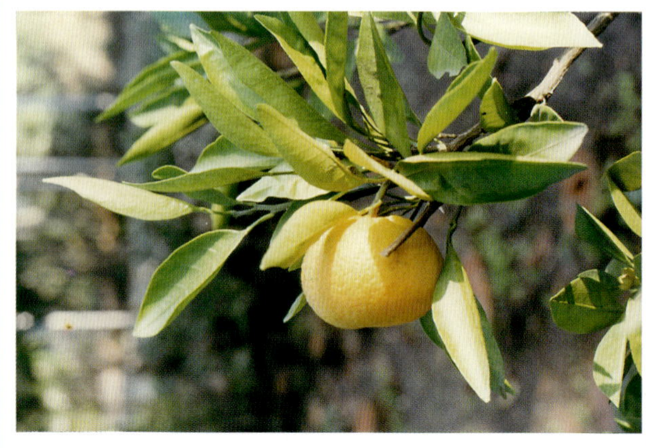

橘

陈　皮

Chenpi

PERICARPIUM CITRI RETICULATAE

【图解】

1.中果皮薄壁组织　众多，细胞形状不规则，壁不均匀增厚，有的作连珠状。

2.果皮表皮细胞　表面观多角形、类方形或长方形，垂周壁增厚，气孔类圆形，直径18～26 μm，副卫细胞不清晰。

3.草酸钙方晶　成片，存在于果皮薄壁细胞中，呈多面形、菱形或双锥形。偏光显微镜下呈多彩色。

4.橙皮苷结晶　大多数存在于薄壁细胞中，黄色或无色，呈圆形或无定形团块，有的可见放射状条纹。偏光显微镜下呈亮黄色或淡黄色。

5. 导管　螺纹、孔纹和网纹导管。

陈　皮

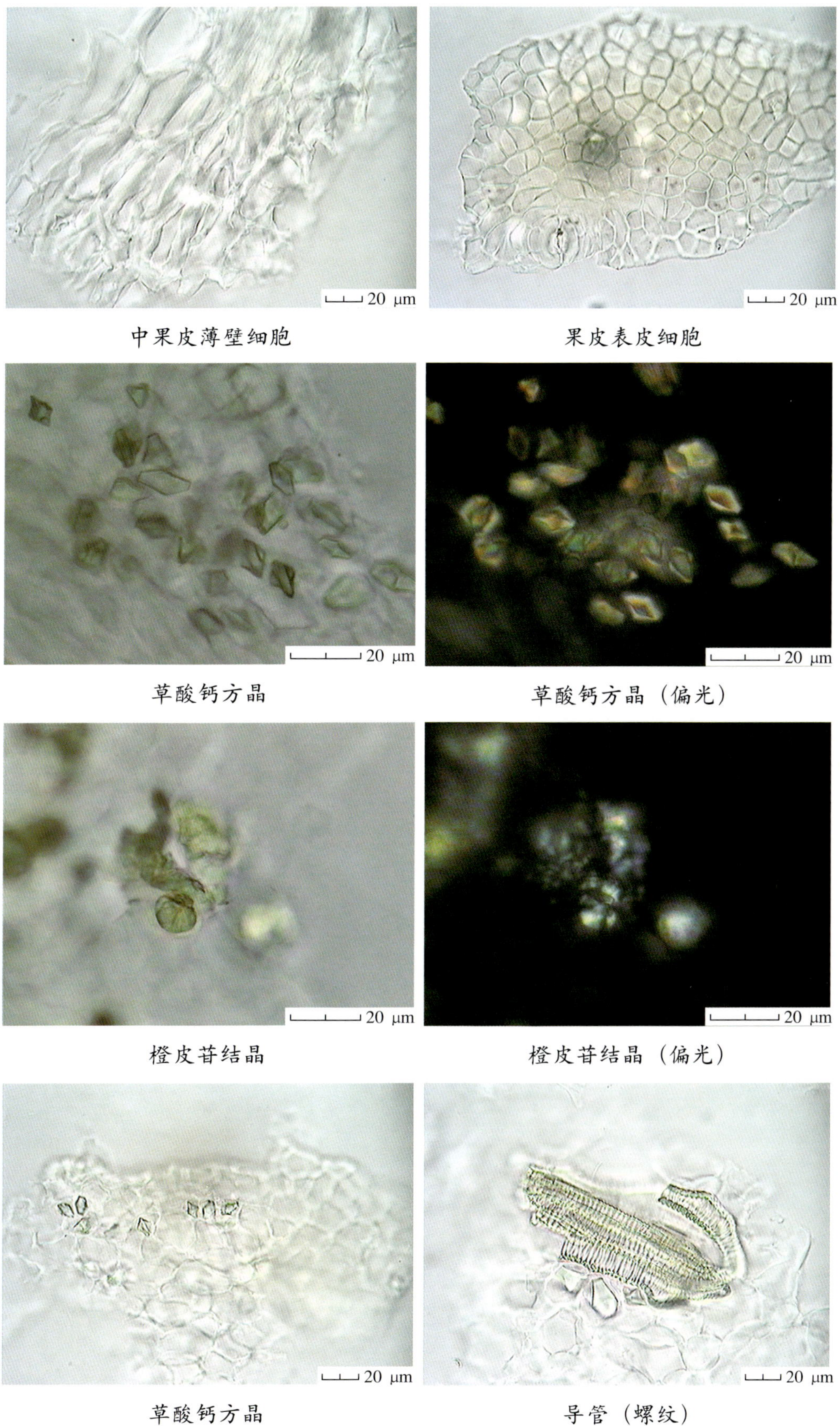

中果皮薄壁细胞

果皮表皮细胞

草酸钙方晶

草酸钙方晶（偏光）

橙皮苷结晶

橙皮苷结晶（偏光）

草酸钙方晶

导管（螺纹）

茯 苓

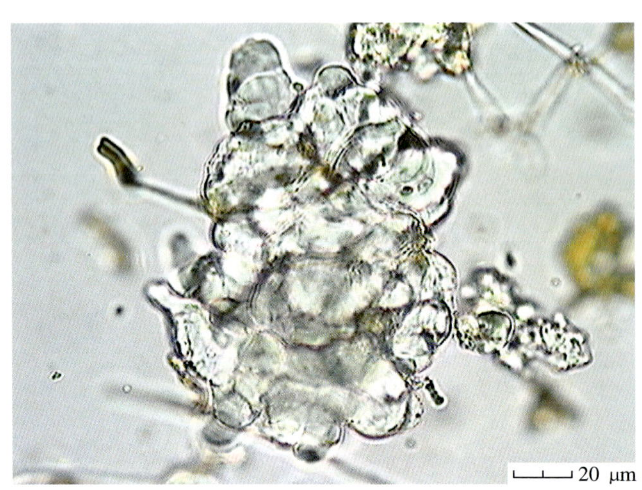

颗粒状团块

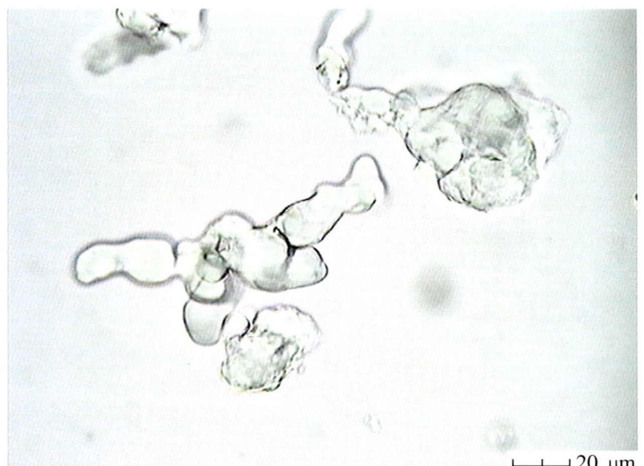

分枝状团块

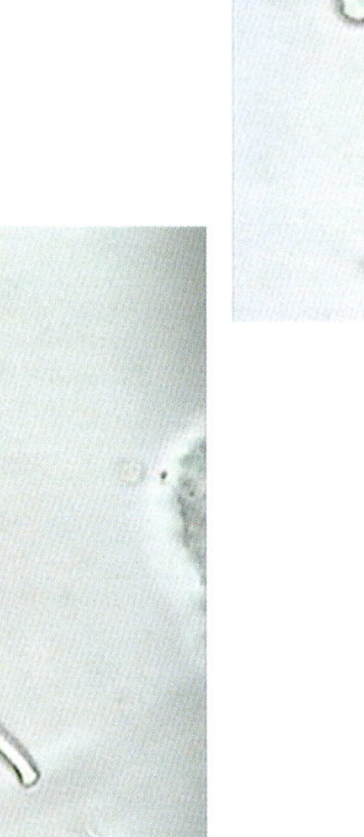

菌丝（无色）

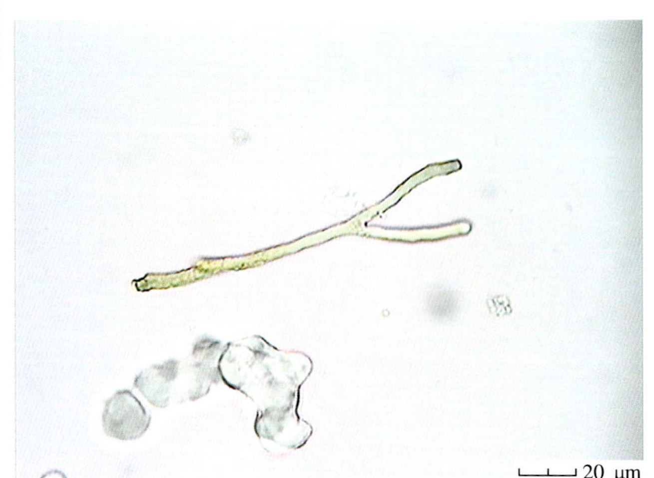

菌丝（淡棕色）

茯　苓

Fuling

PORIA

【图解】

1.颗粒状团块　形状不规则，无色。

2.分枝状团块　直径10～24 μm，有分枝，无色。

3.菌丝　直径3～8 μm，无色或淡棕色，细长，稍弯曲，有分枝。

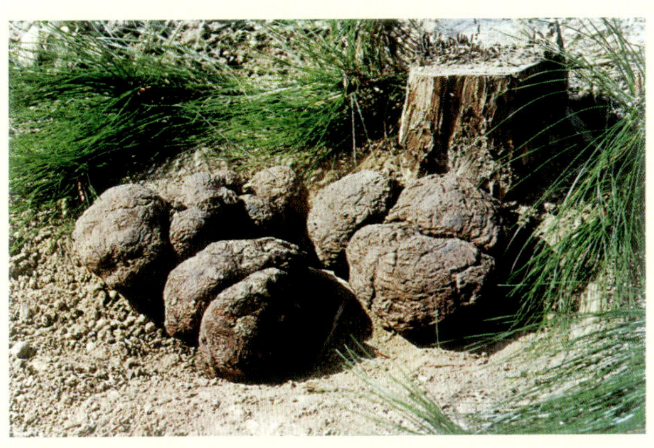

茯苓

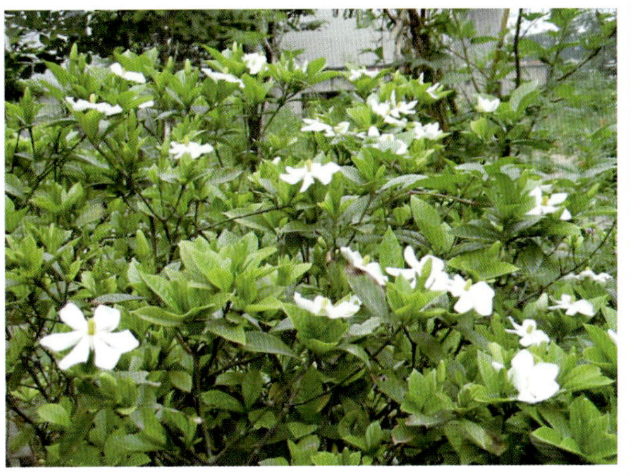

栀子

栀　子

Zhizi

FRUCTUS GARDENIAE

【图解】

1.果皮石细胞　淡黄色或黄色，类长方形、梭形、长椭圆形或不规则形，孔沟及纹孔明显。偏光显微镜下石细胞呈亮橙黄色。

2.果皮纤维　细长，梭形，直径10 μm，长约至110 μm，常交错、斜向镶嵌状排列。偏光显微镜下纤维呈亮橙黄色间多彩状。

3.含晶石细胞　类圆形或多角形，直径17～31 μm，壁厚，胞腔内含草酸钙方晶，直径约至8 μm。偏光显微镜下结晶呈黄白色或多彩状。

4.种皮石细胞　黄色或淡棕色，长多角形、长方形或形状不规则，壁厚，纹孔大，胞腔红棕色。偏光显微镜下石细胞呈亮橙黄色。

5.草酸钙结晶　簇晶及方晶。偏光显微镜下结晶呈亮黄色或多彩状。

栀　子

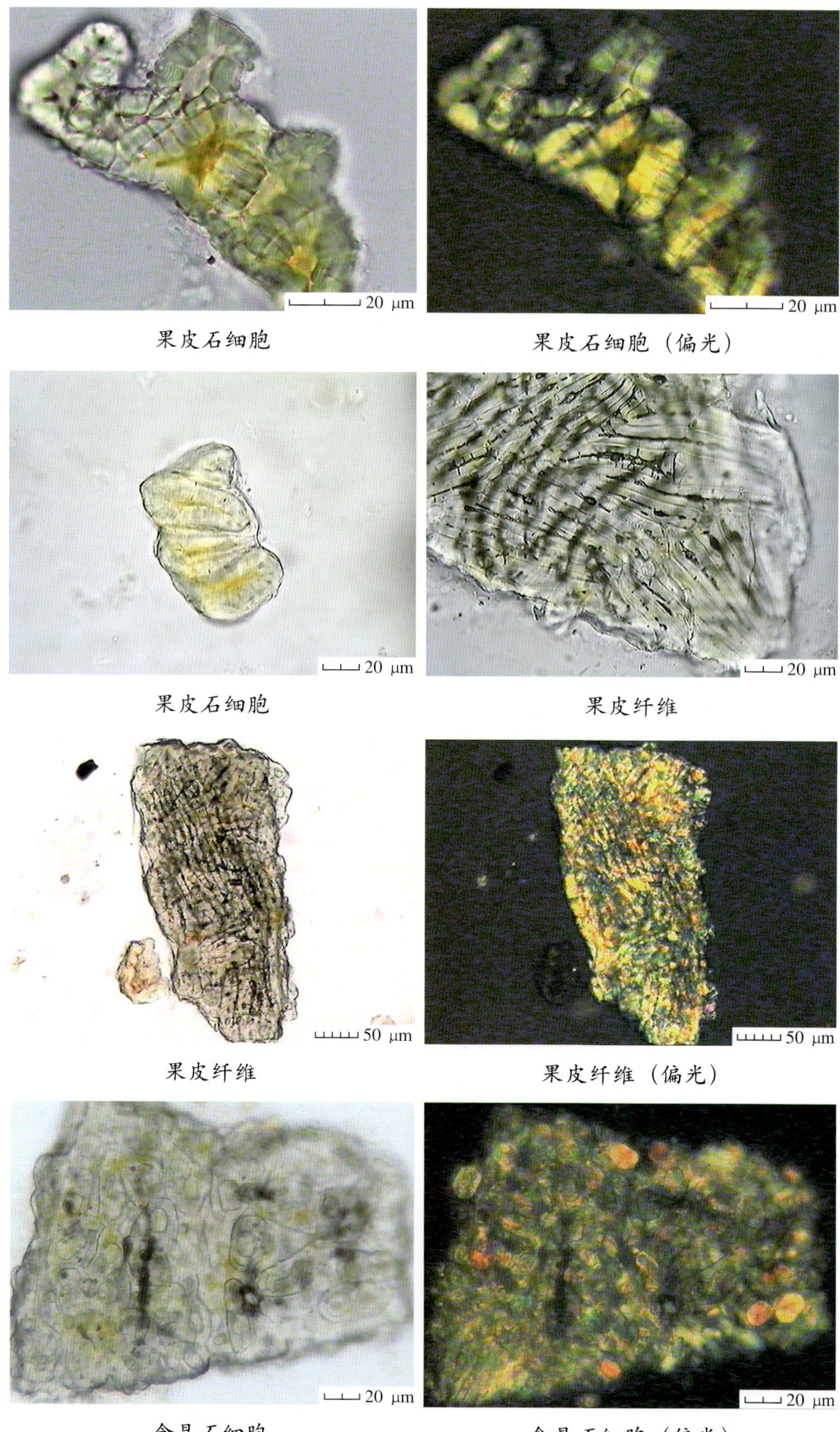

果皮石细胞　果皮石细胞（偏光）

果皮石细胞　果皮纤维

果皮纤维　果皮纤维（偏光）

含晶石细胞　含晶石细胞（偏光）

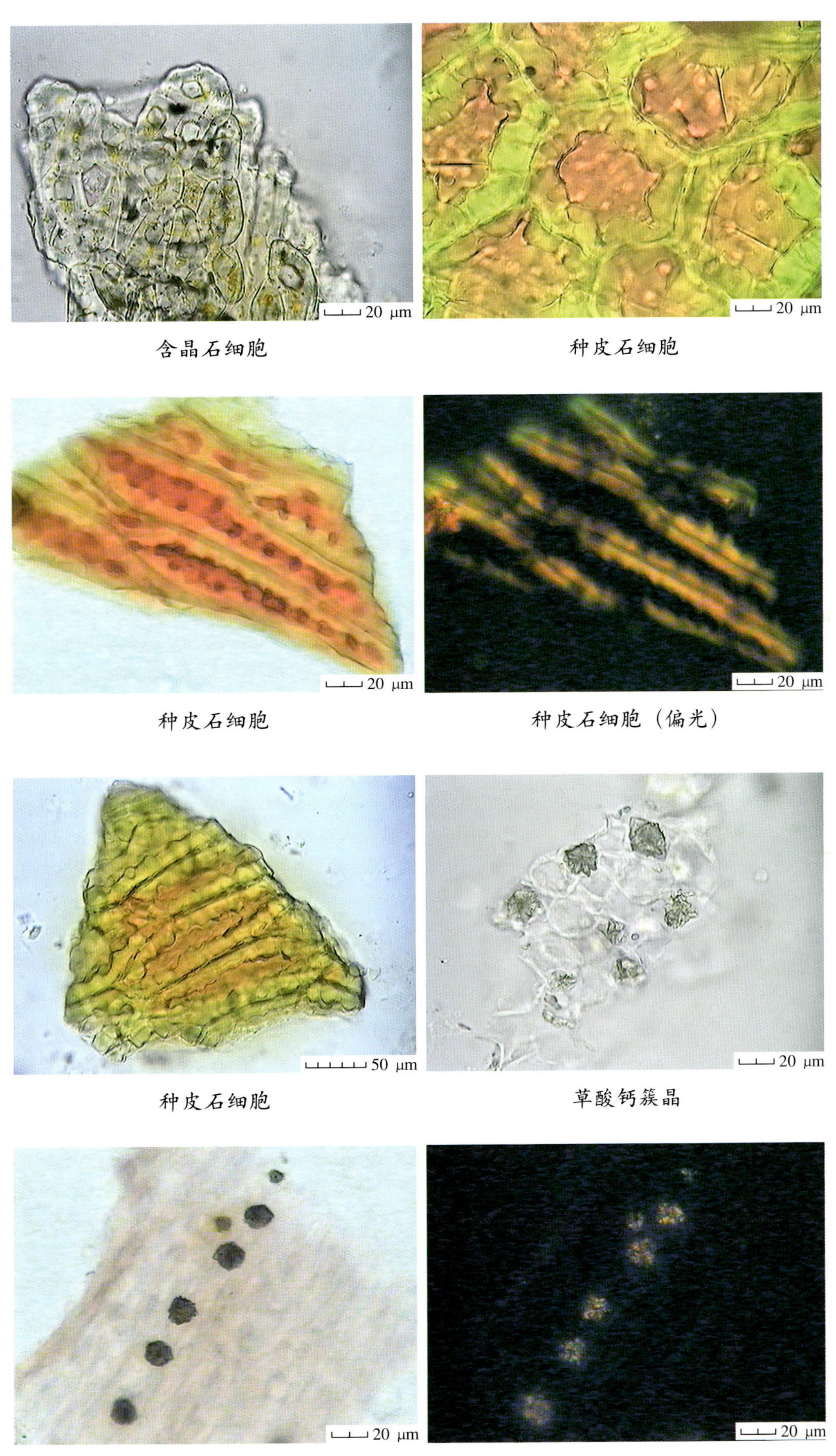

含晶石细胞　　种皮石细胞

种皮石细胞　　种皮石细胞（偏光）

种皮石细胞　　草酸钙簇晶

草酸钙簇晶　　草酸钙簇晶（偏光）

牵　牛　子

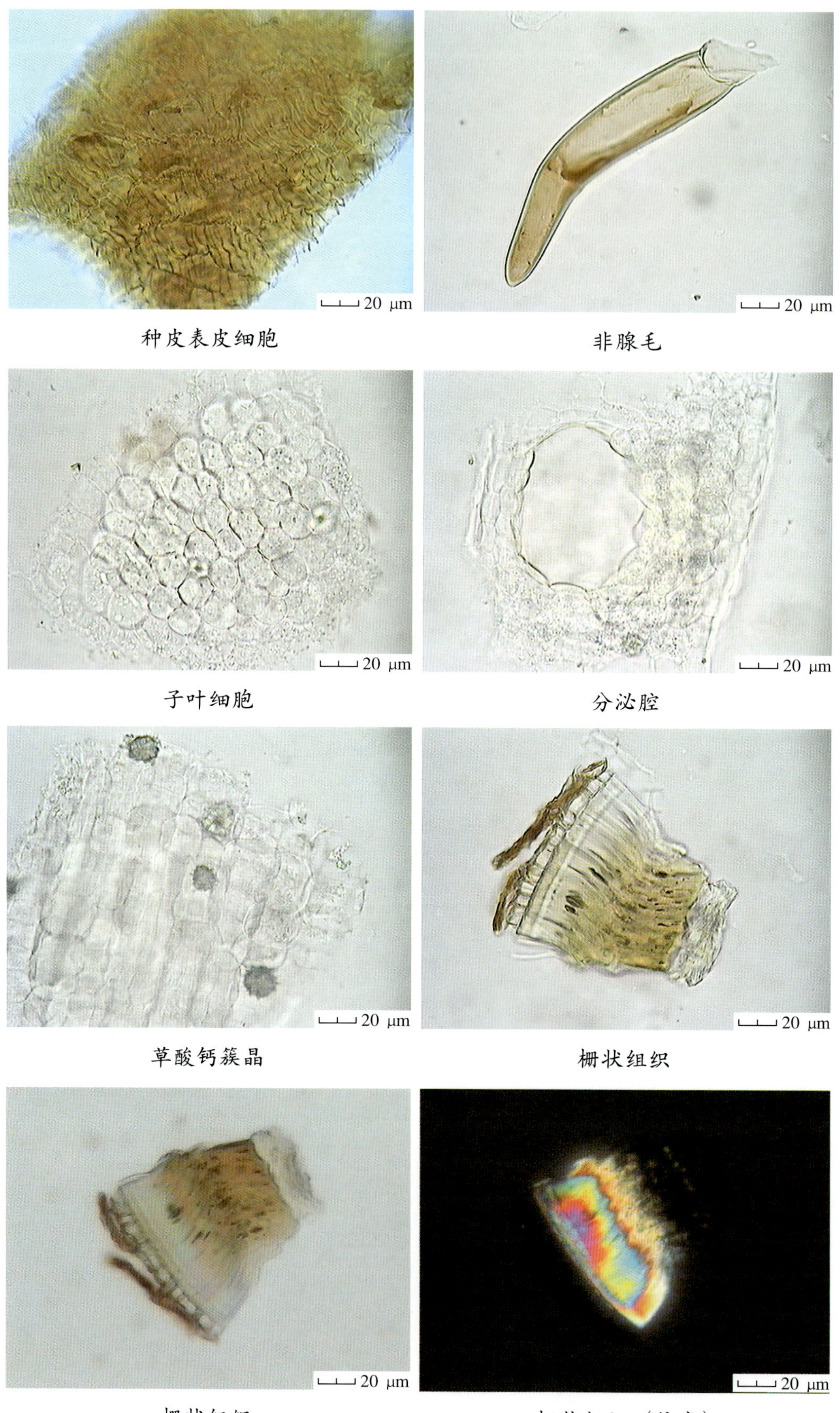

种皮表皮细胞　非腺毛

子叶细胞　分泌腔

草酸钙簇晶　栅状组织

栅状组织　栅状组织（偏光）

牵　牛　子

Qianniuzi

SEMEN PHARBITIDIS

【图解】

1.种皮表皮细胞　深棕色，形状不规则，壁微波状。

2.非腺毛　单细胞，黄棕色，稍弯曲，长50～240 μm。

3.分泌腔　位于子叶组织碎片中，圆形或椭圆形，直径35～106 μm。

4.草酸钙簇晶　直径10～25 μm。

5.栅状组织　无色或淡黄棕色，壁厚，侧面观由2～3层径向延长的细胞组成，光辉带位于最外列细胞上端。常与种皮表皮细胞或下皮细胞联结。偏光显微镜下呈亮多彩光纹。

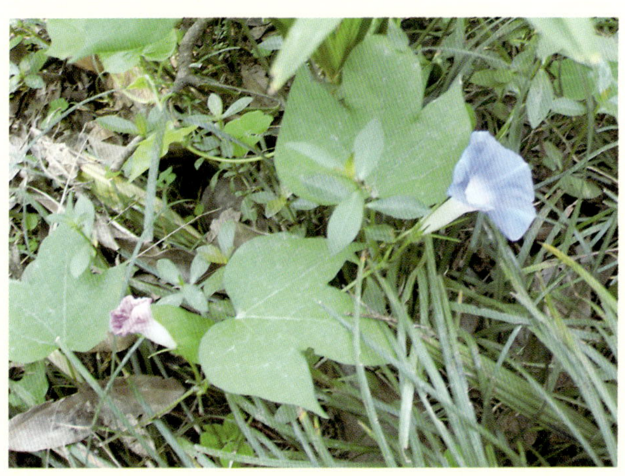

裂叶牵牛

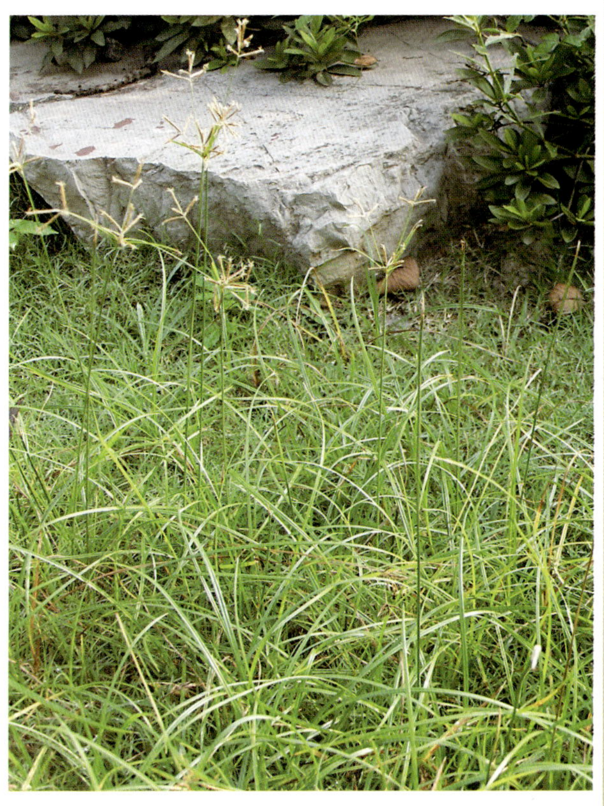

香附

香　附

Xiangfu

RHIZOMA CYPERI

【图解】

1.分泌细胞　类圆形，直径35～72 μm，内含淡黄棕色至红棕色分泌物，其周围5～8个细胞作放射状排列。

2.表皮细胞　多角形，常带有下皮纤维束及厚壁细胞。

3.下皮纤维　多成束，深棕色或红棕色，直径7～22 μm，壁厚。

4.下皮细胞　类方形、类圆形或形状不规则，壁稍厚，纹孔明显。

5.石细胞　少数，淡棕色，类方形、类圆形或类多角形，壁较厚。

香 附

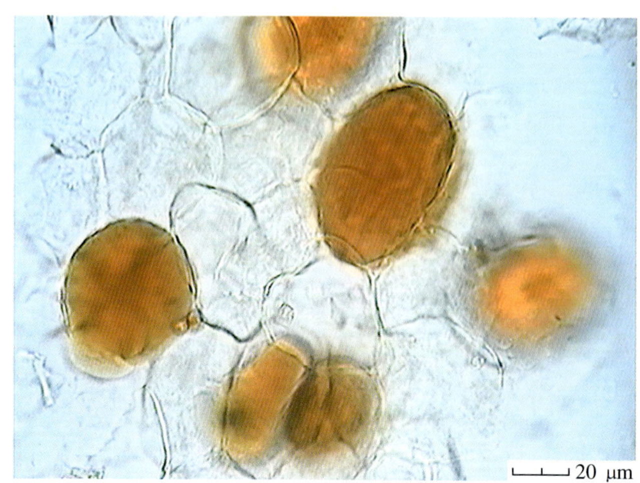

分泌细胞

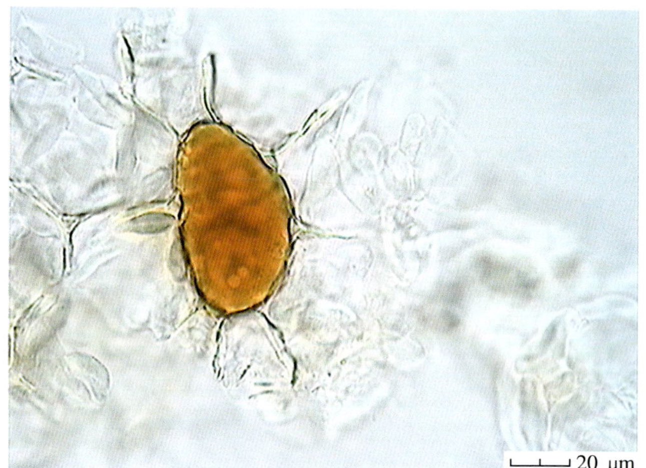

分泌细胞

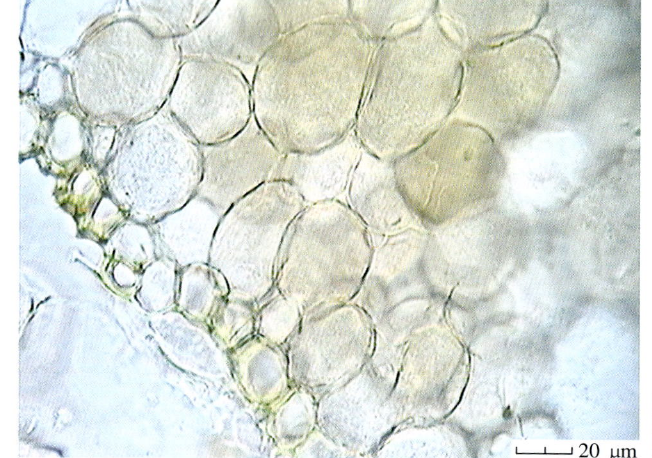

表皮细胞

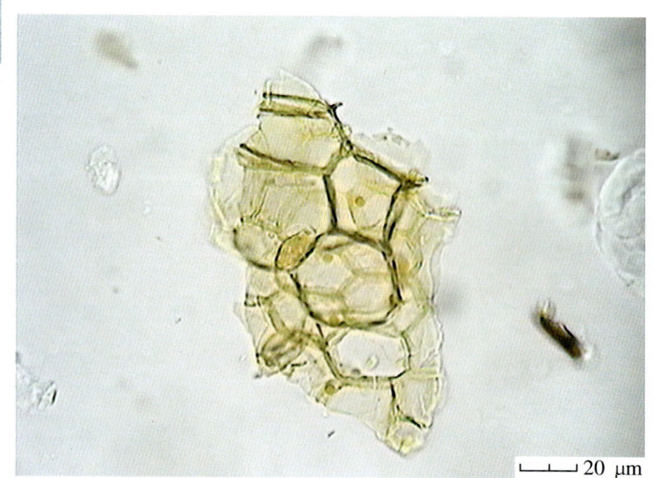

表皮细胞

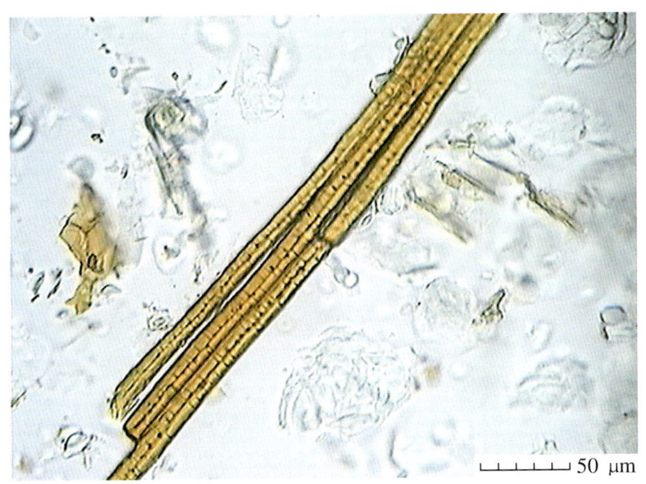

下皮纤维

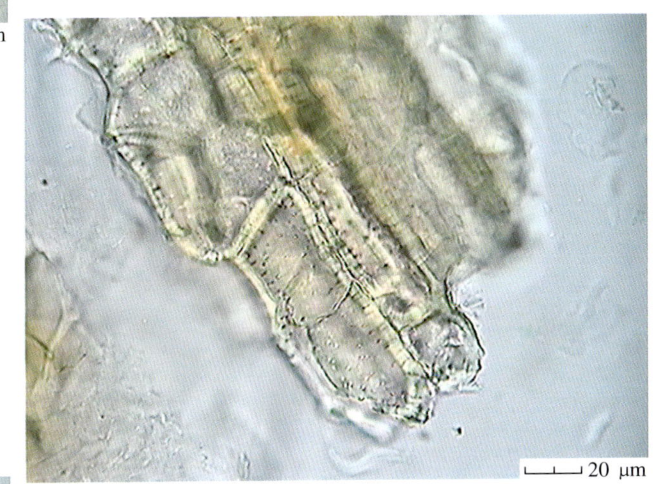

下皮细胞（断面观）

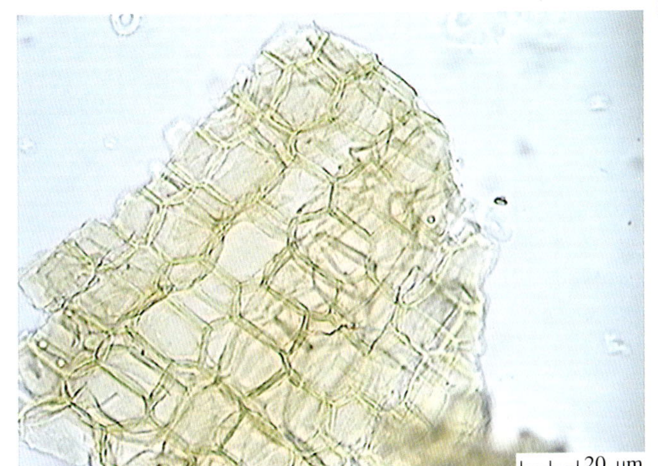

下皮细胞（表面观）

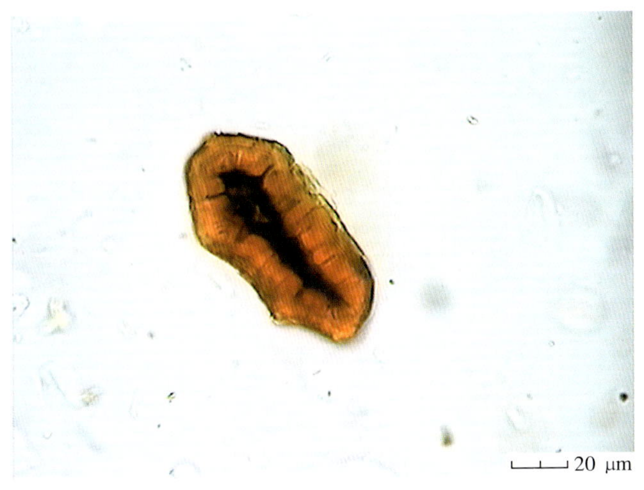

石细胞

穿　心　莲

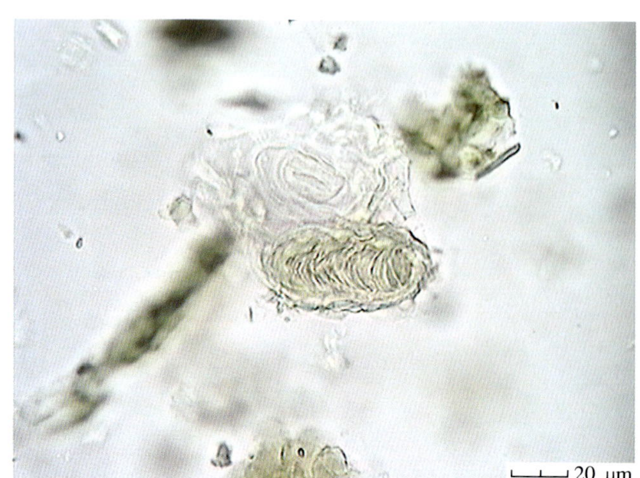

晶细胞（钟乳体）

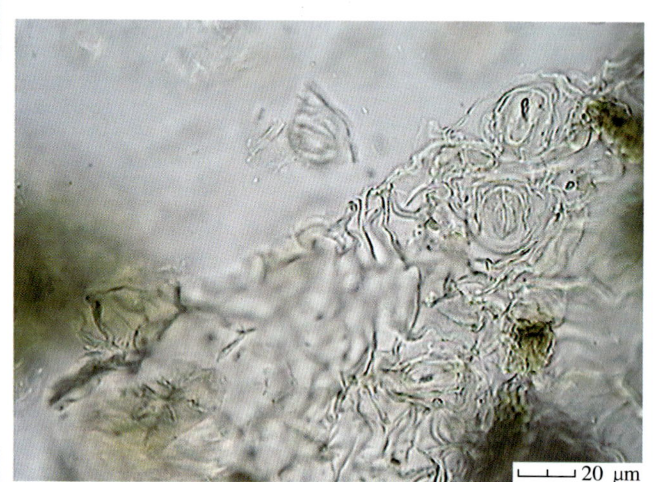

表皮细胞（气孔）

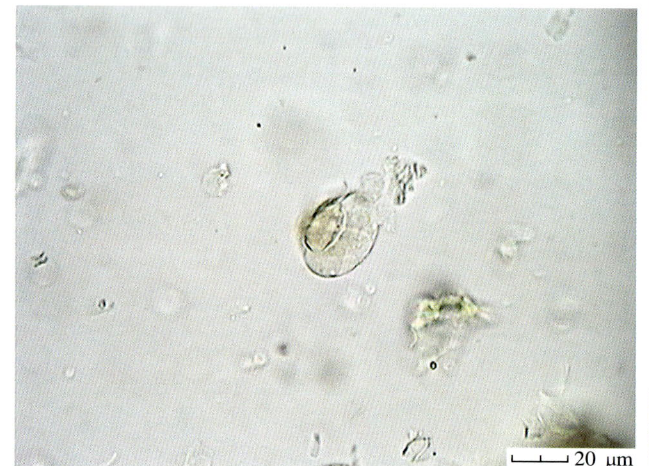

腺　鳞

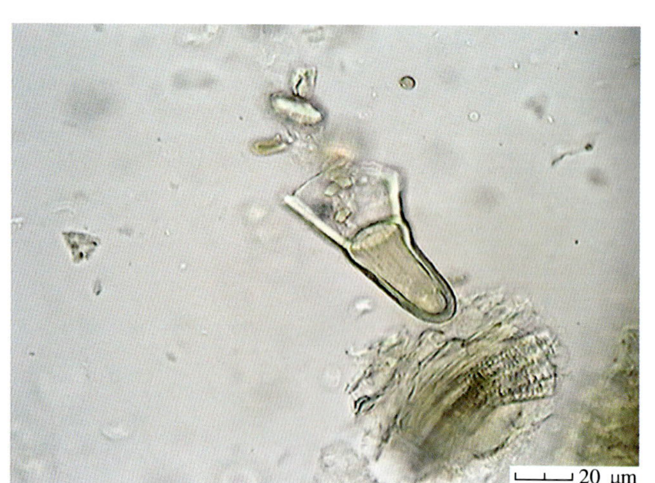

非腺毛

穿 心 莲

Chuanxinlian

HERBA ANDROGRAPHITIS

【图解】

1.晶细胞 类方形或长方形，内含圆形、椭圆形或棒状钟乳体。

2.表皮细胞 气孔直轴式或不定式，副卫细胞大小悬殊。

3.腺鳞 头部扁球形，4～8个细胞，柄极短。

4.非腺毛 呈圆锥形，1～4个细胞，先端钝圆，长约至19～144 μm，基部直径约至40 μm；表面有角质纹理。

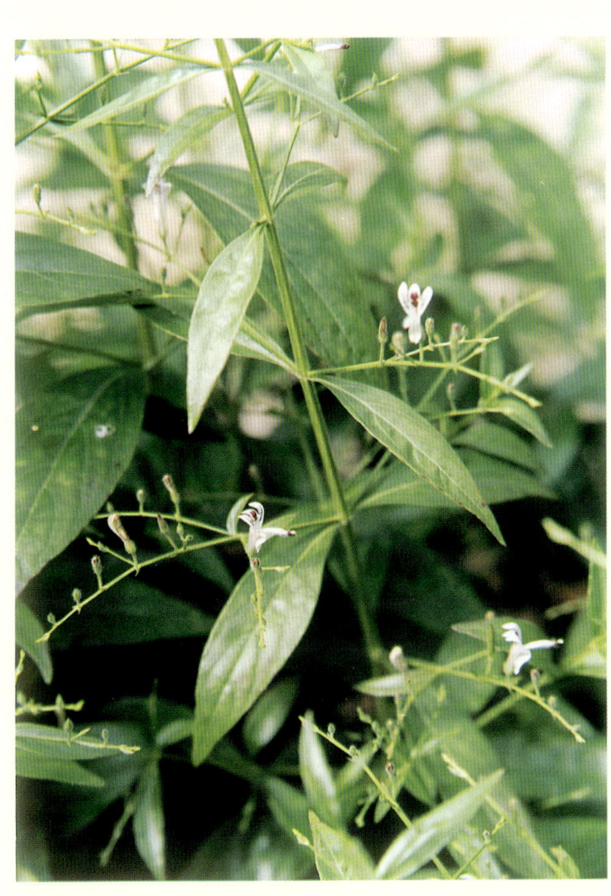

穿心莲

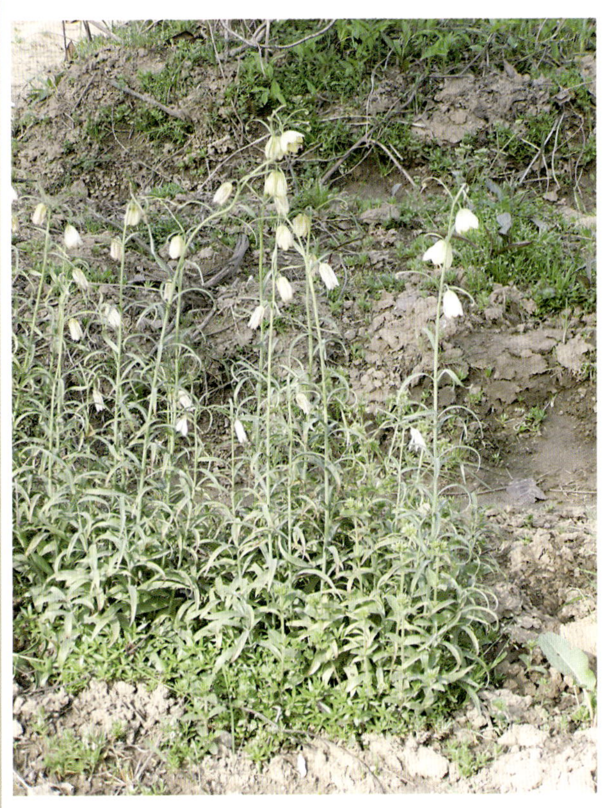

浙贝母

浙 贝 母

Zhebeimu

BULBUS FRITILLARIAE THUNBERGII

【图解】

1.淀粉粒 甚多，单粒卵形、广卵形或椭圆形，直径6～56 μm，脐点点状、裂缝状、人字状或马蹄状，位于较小端，层纹大多明显；偶见半复粒及复粒，复粒由2分粒组成。偏光显微镜下可见黑十字现象。

2.表皮细胞 类多角形或长方形，垂周壁连珠状增厚；有时可见气孔，副卫细胞4～5个。

3.草酸钙结晶 细小，多呈颗粒状，有的呈梭形、方形或多面形，少数呈棱形、杆形或簇形。偏光显微镜下呈亮黄白色。

4.导管 多为螺纹，直径至18 μm。

浙　贝　母

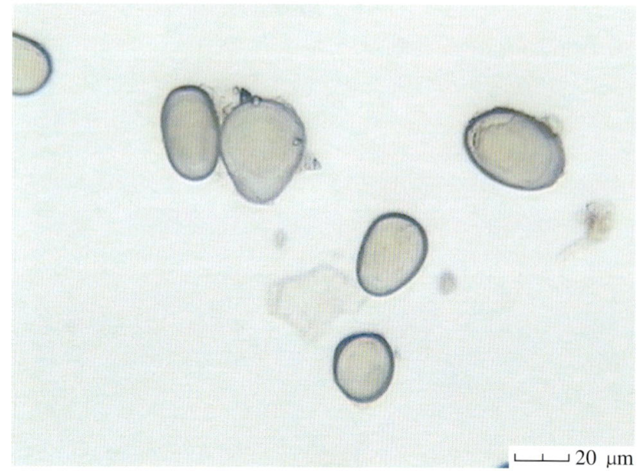

淀粉粒

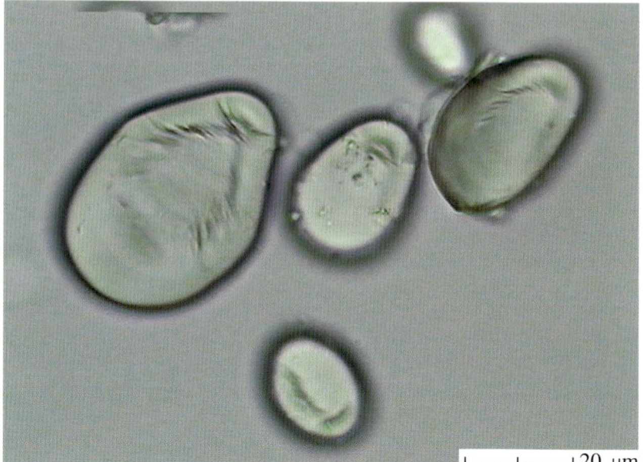

淀粉粒

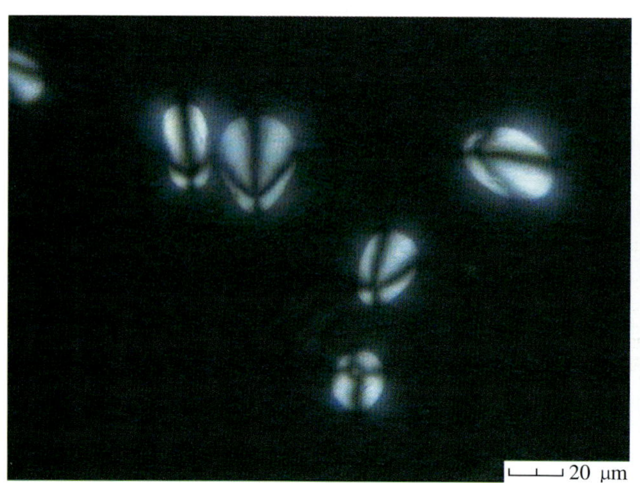

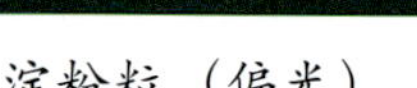

淀粉粒（偏光）

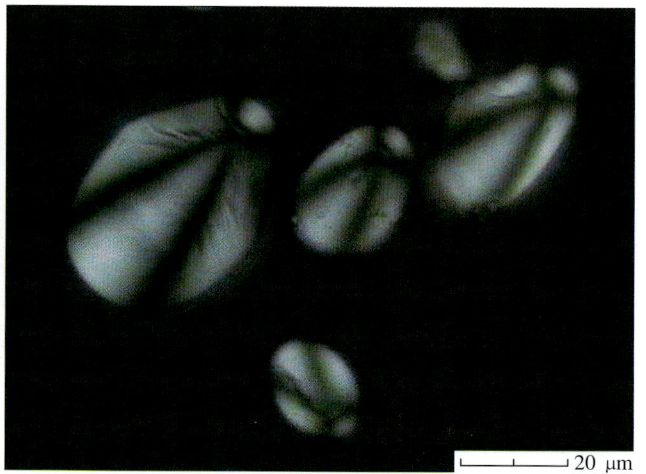

淀粉粒（偏光）

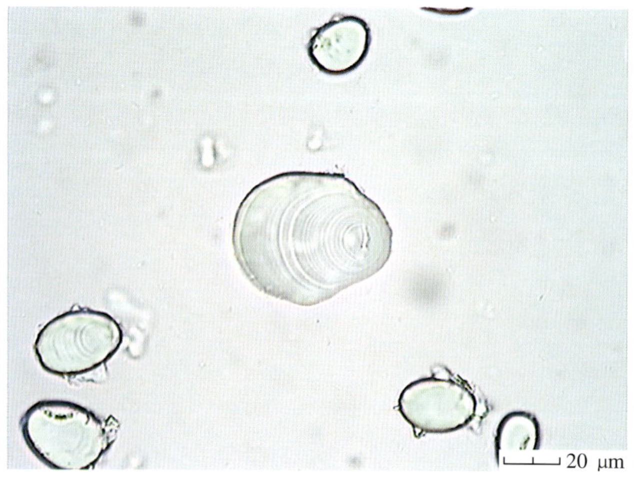

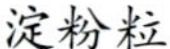

淀粉粒

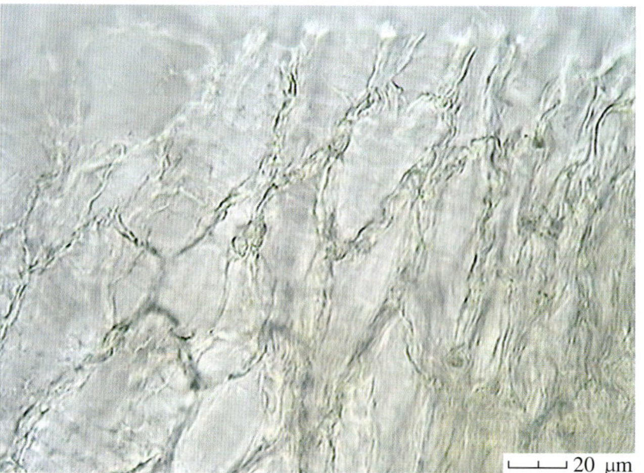

表皮细胞

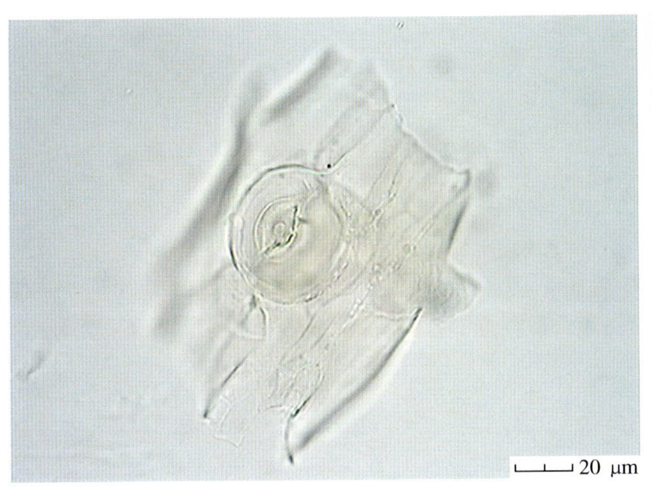

气　孔

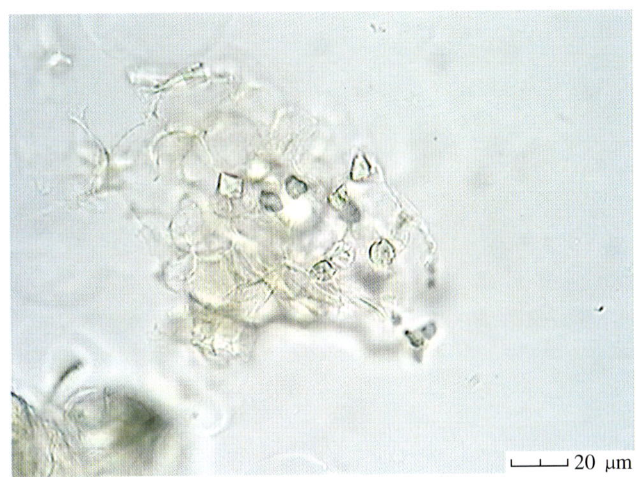

草酸钙结晶

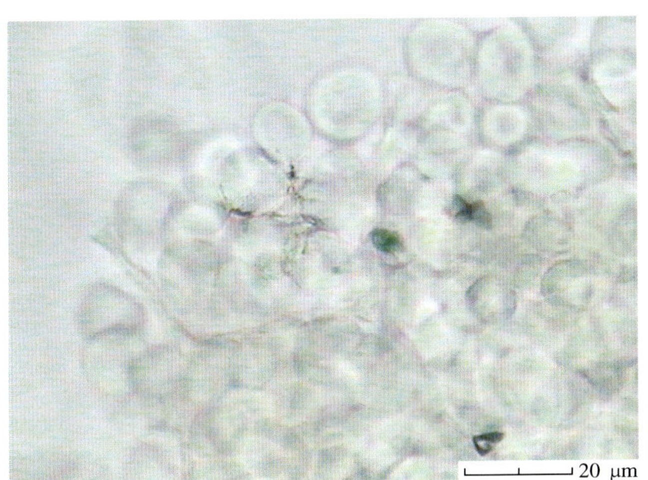

草酸钙结晶

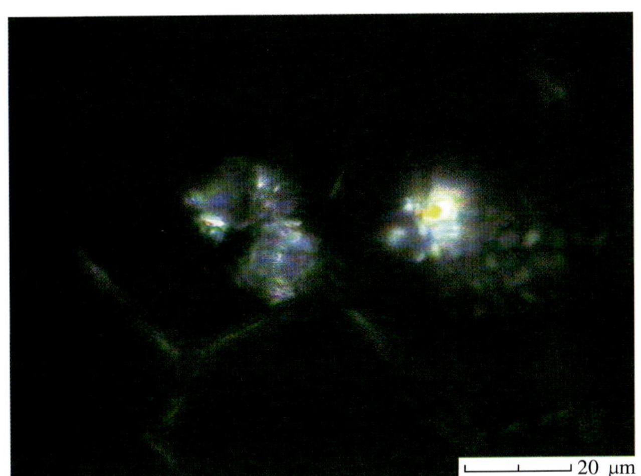

草酸钙结晶（偏光）

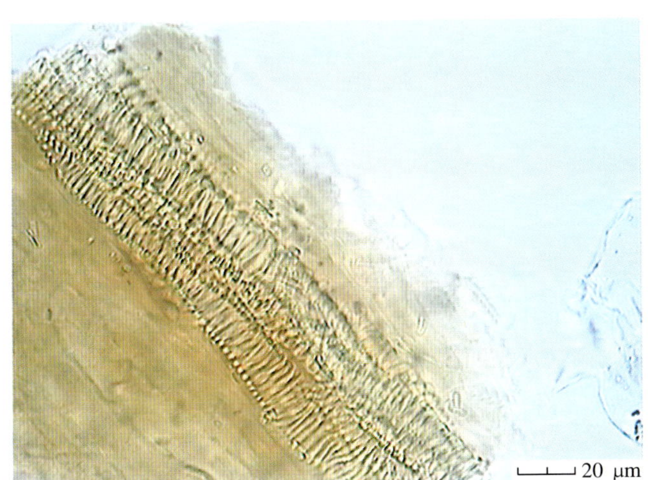

螺纹导管（含草酸钙结晶）

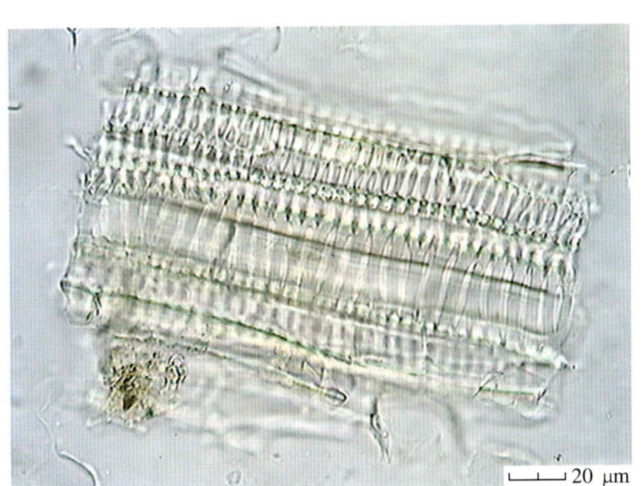

螺纹导管

黄 芩

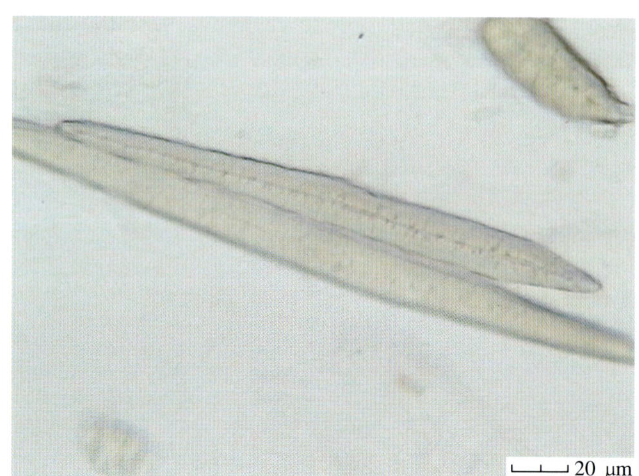

韧皮纤维

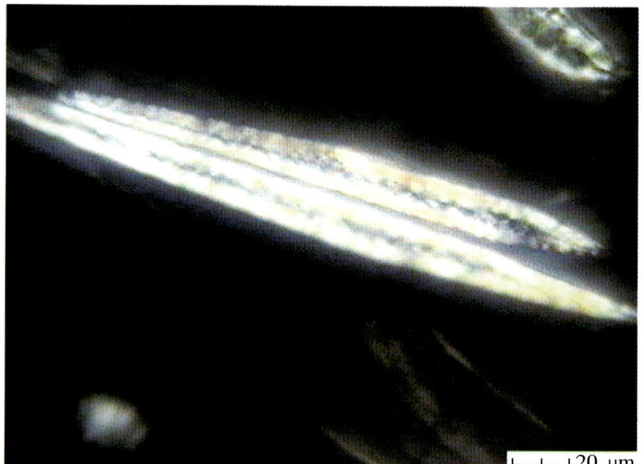

韧皮纤维（偏光）

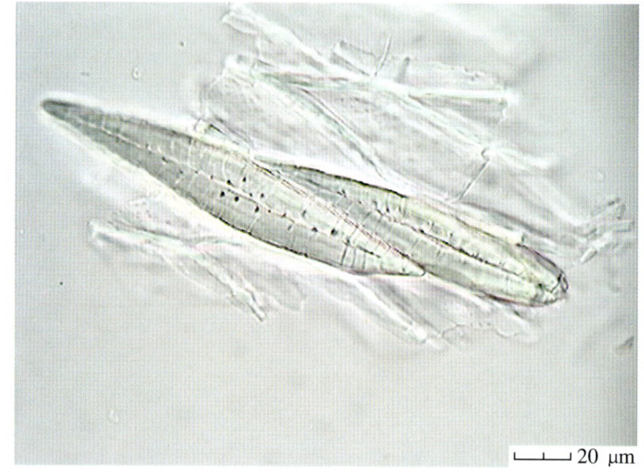

韧皮纤维

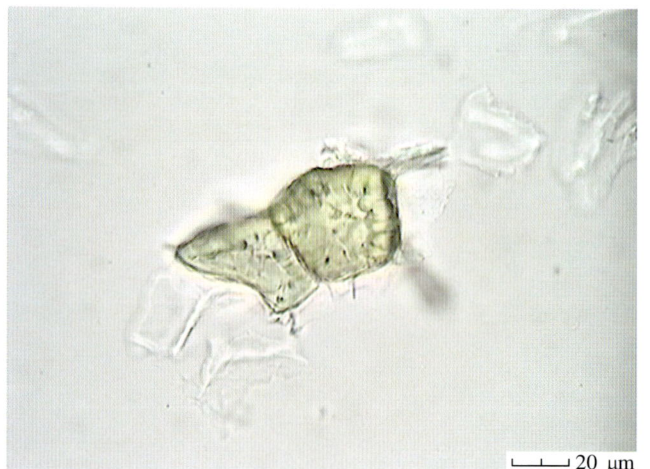

石细胞

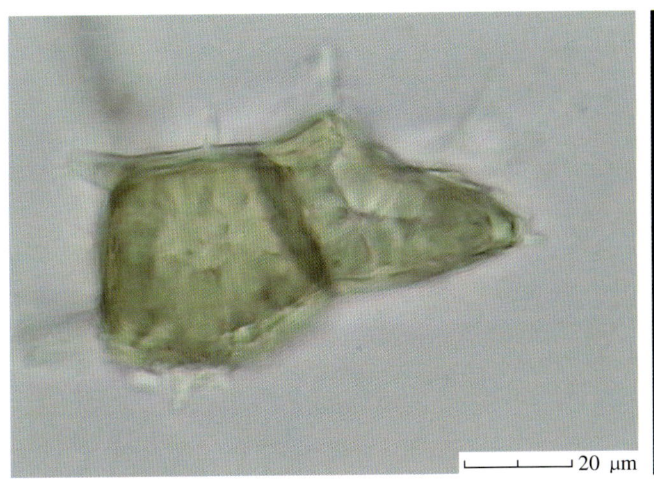

石细胞

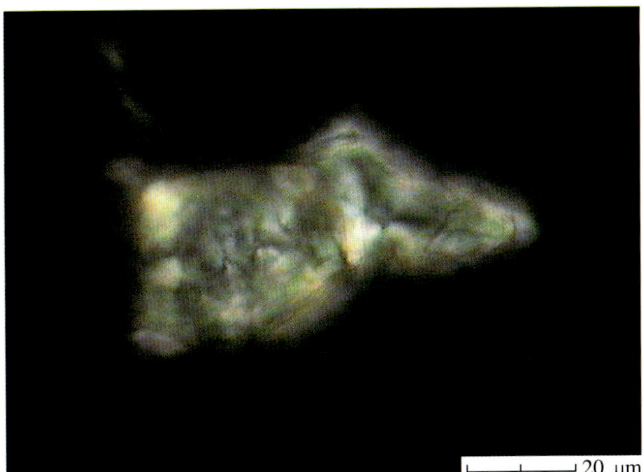

石细胞（偏光）

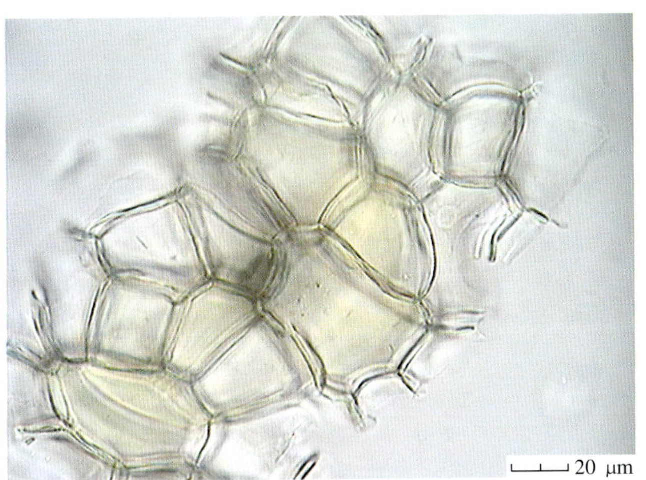

木栓细胞

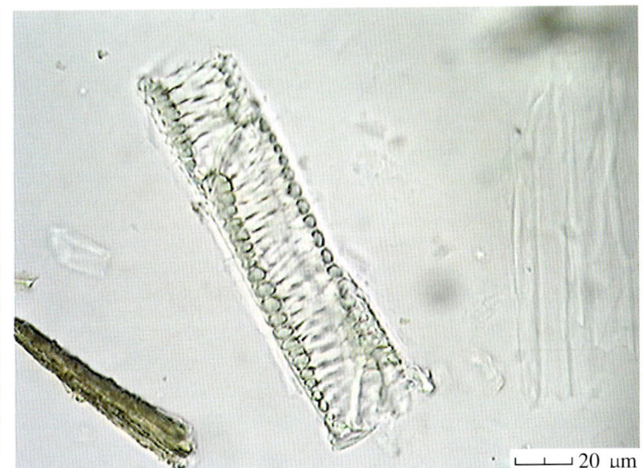

导管（网纹）

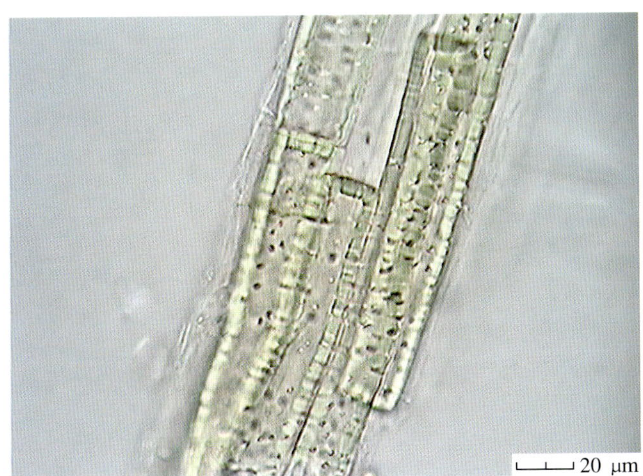

木纤维

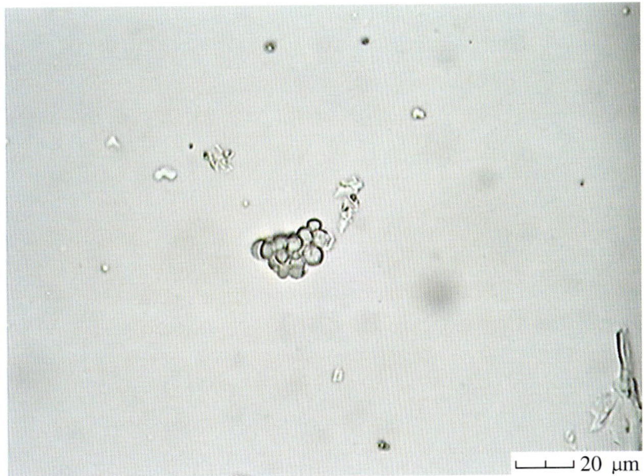

淀粉粒

黄　芩

Huangqin

RADIX SCUTELLARIAE

【图解】

1.韧皮纤维　单个散在或数个成束，梭形，长60～250 μm，直径9～33 μm，壁厚，孔沟细。偏光显微镜下常呈亮黄白色。

2.石细胞　类圆形、类方形或长方形，壁较厚或甚厚。偏光显微镜下细胞壁常呈亮黄白色间多彩条状。

3.木栓细胞　棕黄色，表面观多角形。

4.导管　网纹导管多见，直径24～72 μm。

5.木纤维　多碎断，直径约12 μm，壁有稀疏斜纹孔。

6.淀粉粒　较多，单粒类球形，直径2～10 μm，脐点明显；复粒由2～3分粒组成。

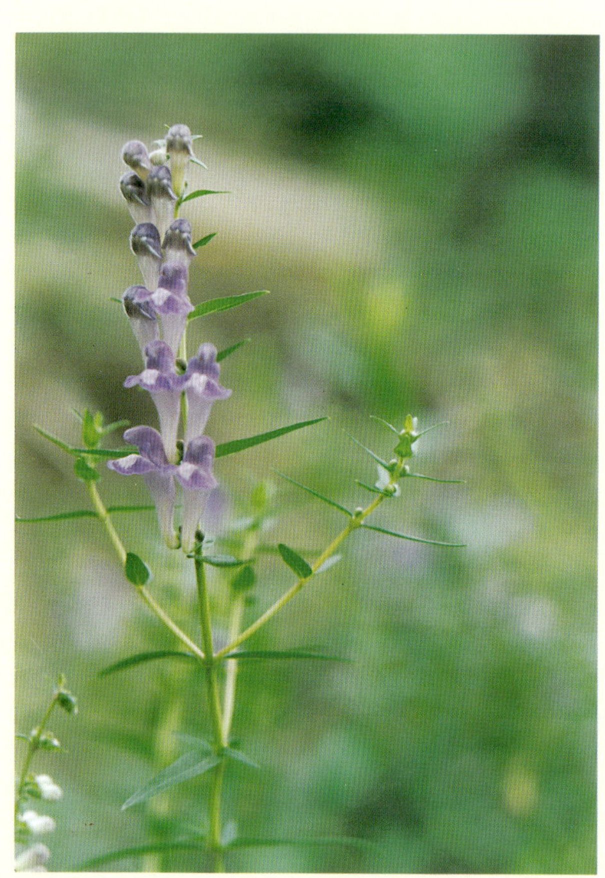

黄芩

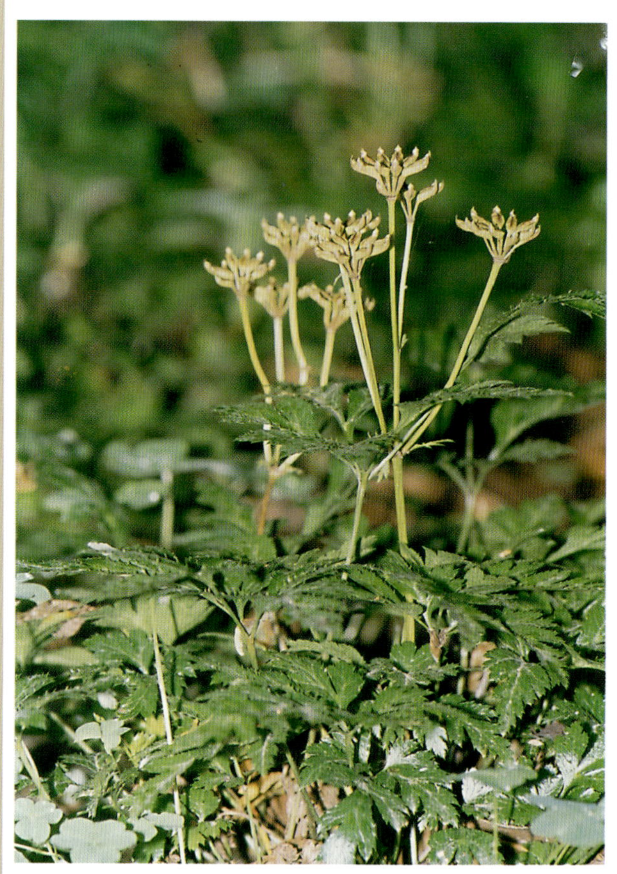

黄连

黄　连

Huanglian

RHIZOMA COPTIDIS

【图解】

1.石细胞　黄色或黄棕色，类方形、类长方形、类圆形或多角形，长45～75 μm，少数可达100 μm以上，壁厚，孔沟、纹孔明显，有的可见层纹。偏光显微镜下呈亮黄色。

2.韧皮纤维　成束，黄色，壁较厚，可见裂隙状点状纹孔。偏光显微镜下呈亮黄色。

3.木纤维　成束。壁稍厚，直径10～13 μm。

4.木栓细胞　黄棕色，类多角形，壁较厚。

5.淀粉粒　细小，多集中于类圆形或多角形的薄壁细胞中。

6.鳞叶表皮细胞　绿黄色或黄棕色，略呈长方形或长多角形，具纹孔，细胞壁微波状弯曲或连珠状增厚。

黄　　连

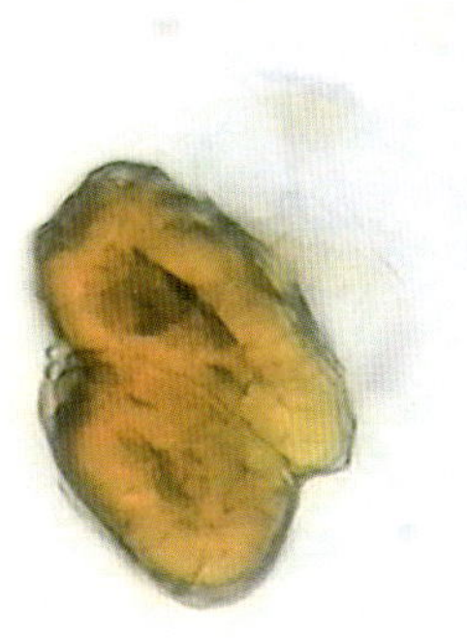

石细胞

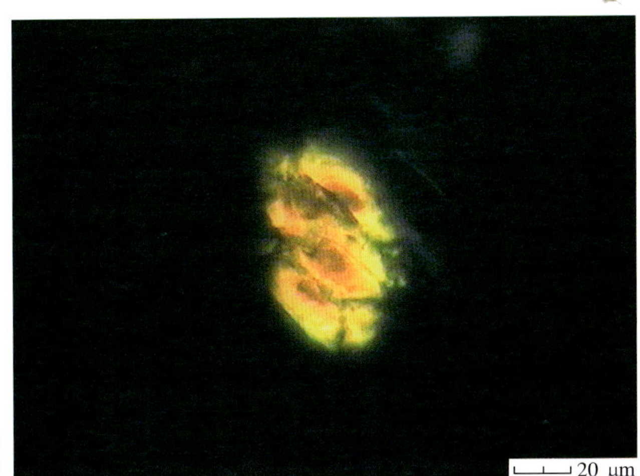

石细胞（偏光）

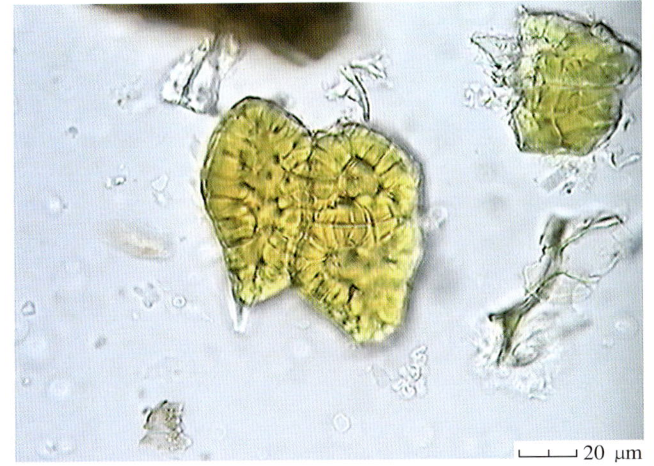

石细胞

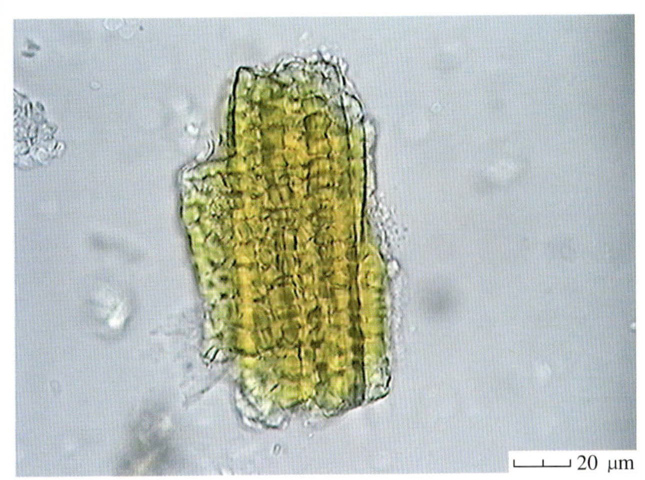

韧皮纤维

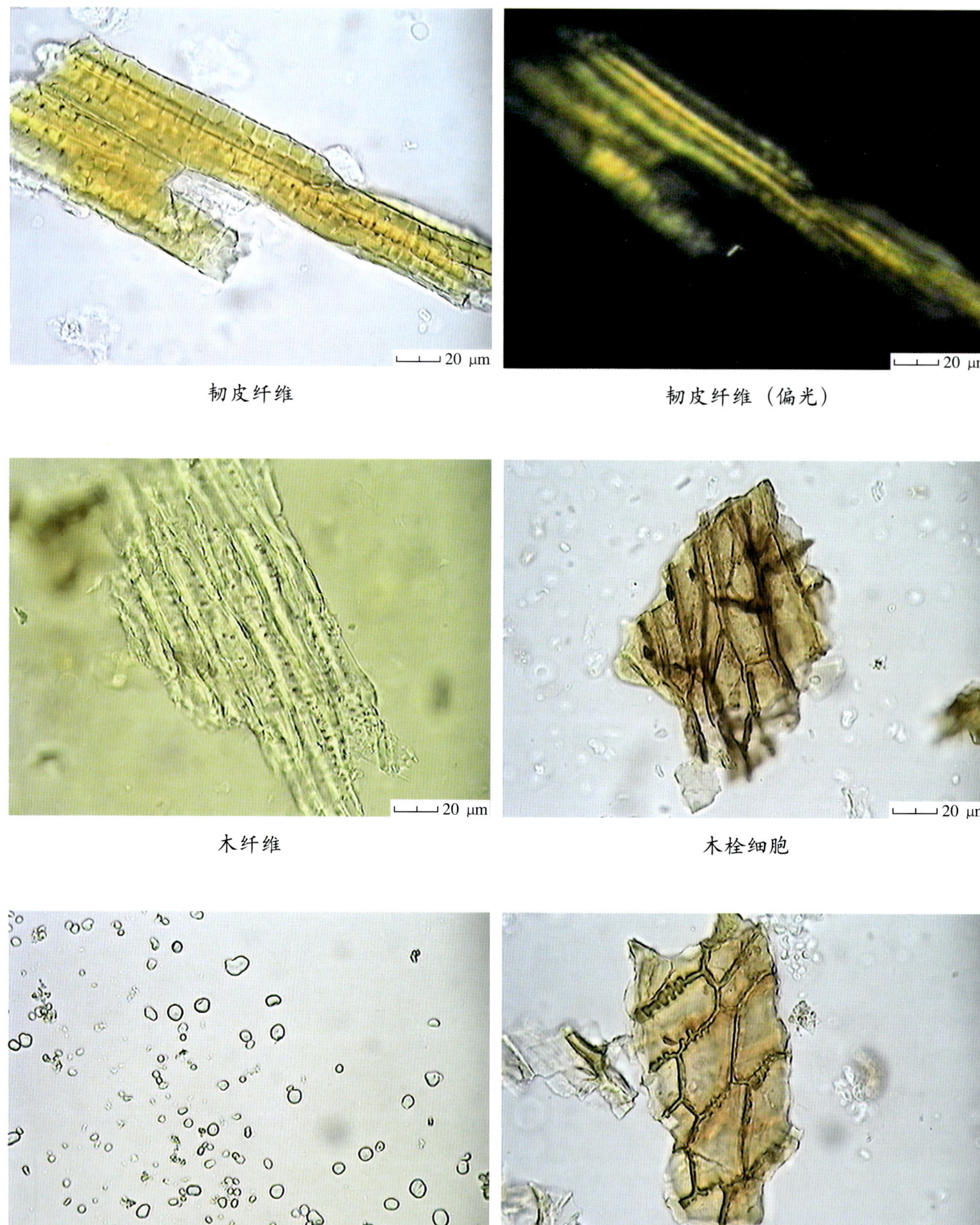

韧皮纤维

韧皮纤维（偏光）

木纤维

木栓细胞

淀粉粒

鳞叶表皮细胞

黄　　柏

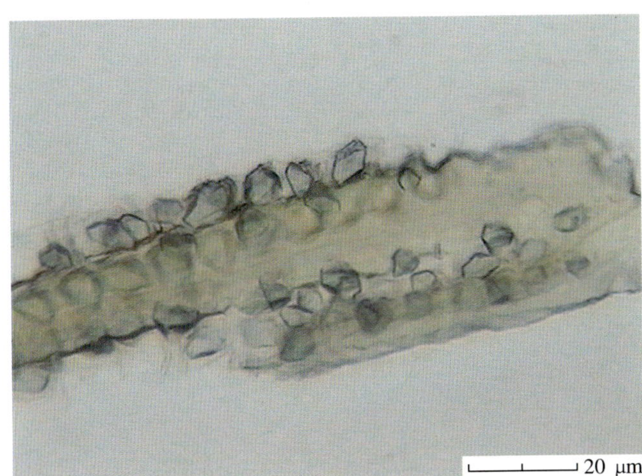

晶纤维

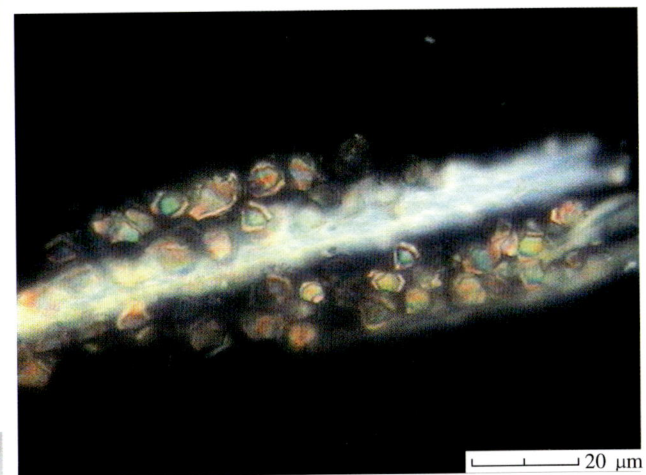

晶纤维（偏光）

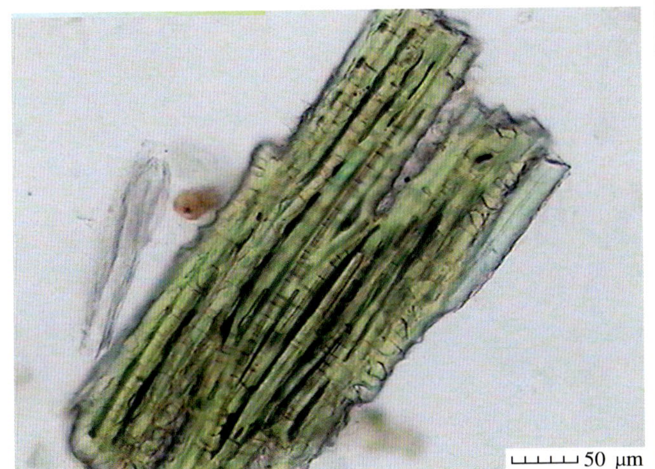

纤维

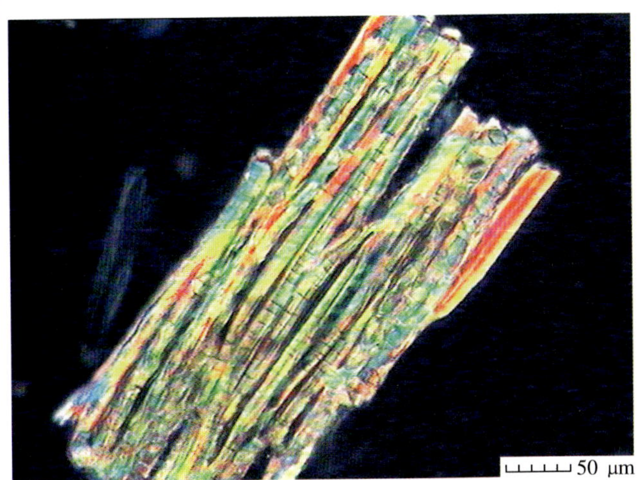

纤维（偏光）

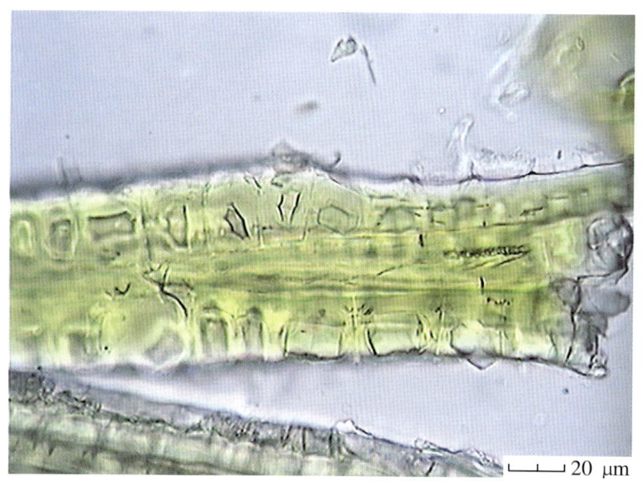

晶纤维

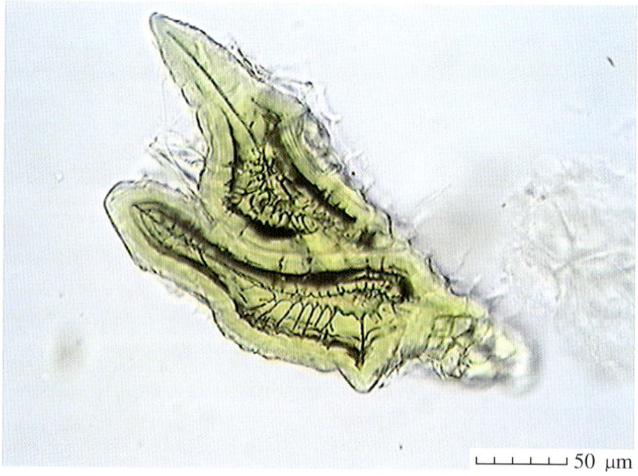

石细胞

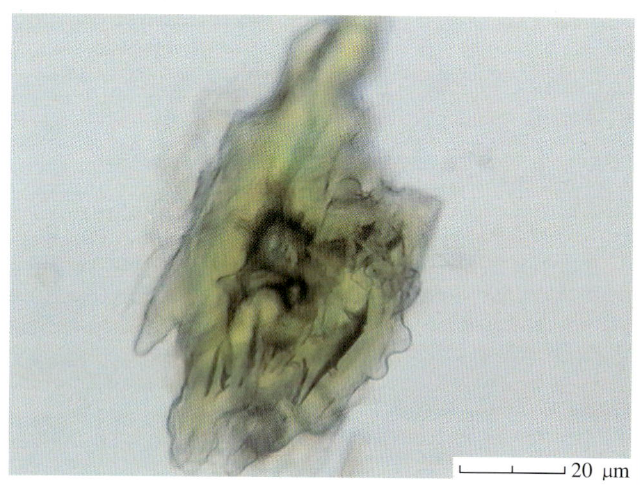
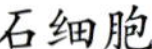

石细胞

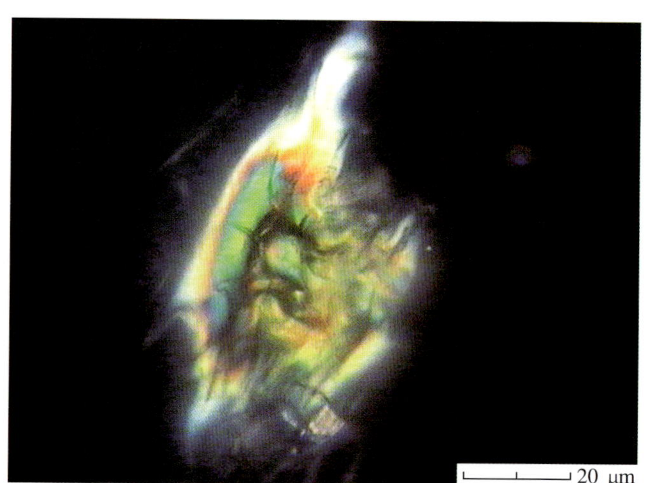

石细胞（偏光）

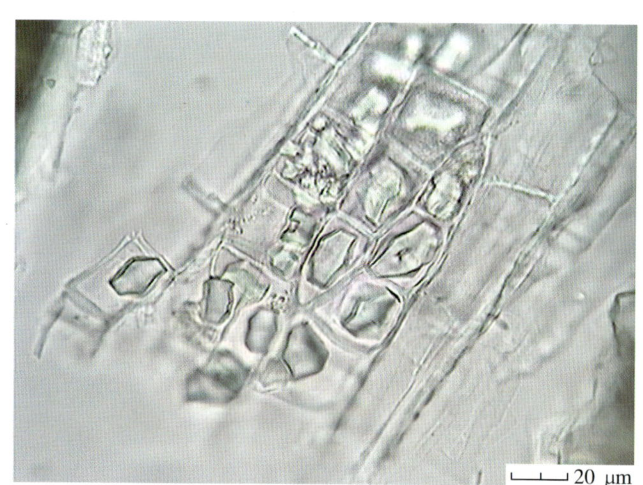

草酸钙方晶

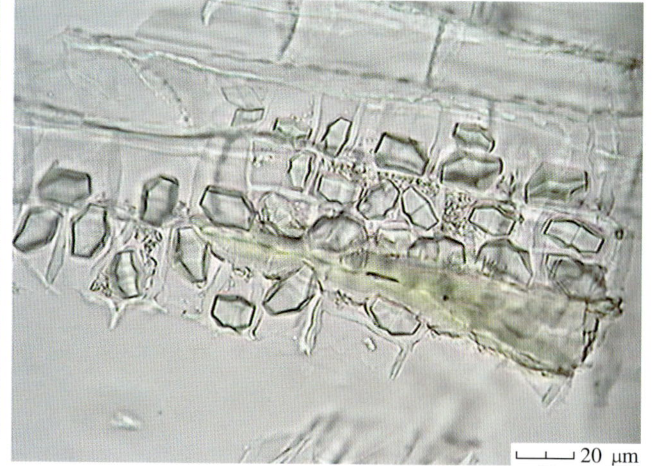

草酸钙方晶

黄 柏

Huangbo

CORTEX PHELLODENDRI CHINENSIS

【图解】

1.纤维及晶纤维 鲜黄色或淡黄色，常成束或少有单个散离，多碎断。纤维甚长，边缘微波状，直径16～38 μm，壁厚，胞腔线形。纤维束周围的细胞中，含草酸钙方晶，形成晶纤维；含晶细胞壁木化增厚。偏光显微镜下呈橙黄色间多彩状。

2.石细胞 鲜黄色或淡黄色，成群或单个散离。类圆形或纺锤形，直径35～128 μm，有的呈分枝状，枝端尖锐，壁厚，层纹明显。偏光显微镜下呈多彩状。

3.草酸钙方晶 直径约至24 μm。

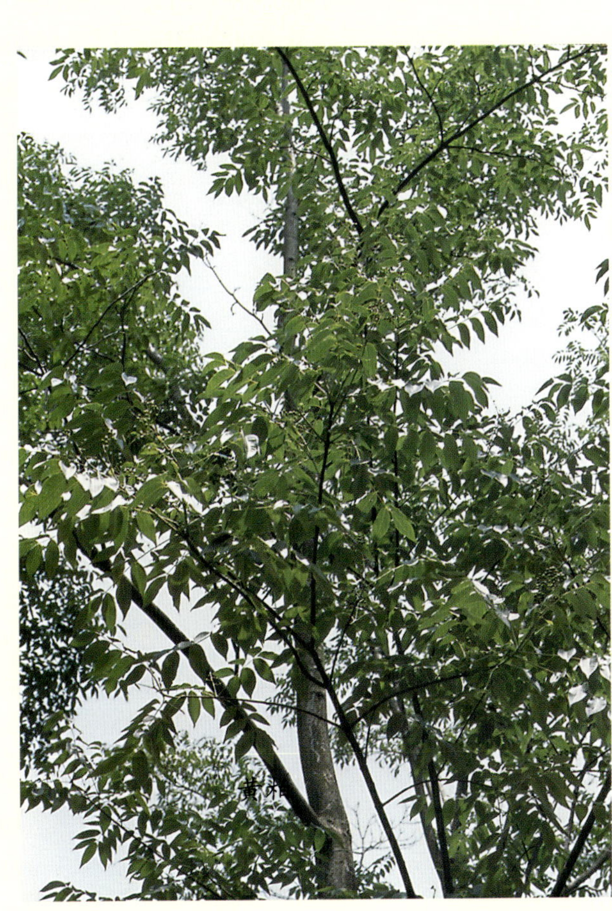

黄皮树

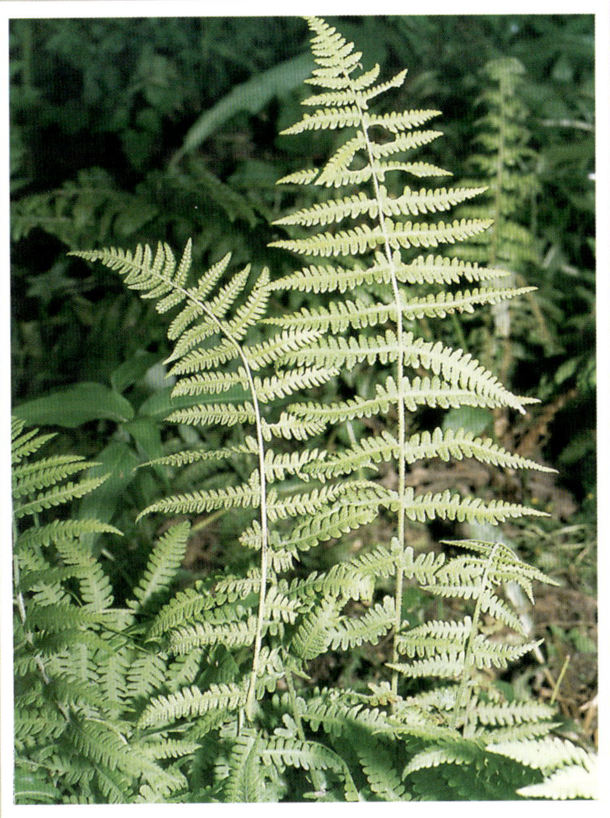

绵马鳞毛蕨

绵马贯众

Mianmaguanzhong

RHIZOMA DRYOPTERIDIS CRASSIRHIZOMATIS

【图解】

1.间隙腺毛 单细胞，多破碎，完整者呈椭圆形、类圆形或长卵形，直径23～48 μm，基部延长似柄状，有的含黄色或黄棕色分泌物。

2.管胞 主为梯纹管胞，直径12～53 μm，少数为网纹管胞，直径至75 μm。

3.下皮纤维 成束或单个散在，棕色或黄棕色。较长，多碎断，直径12～33 μm，壁厚2.5～7 μm，较粗者可见稀疏斜纹孔。

4.薄壁细胞 纵断面观呈长圆形，细胞间隙大，壁较厚，部分呈连珠状，纹孔大小不一，散布不均匀。

5.内皮层细胞 表面观呈不规则长方形或类方形，壁薄，微波状或弯曲。

6.淀粉粒 单粒圆形、椭圆形、广卵形或矩圆形，直径2～8 μm，脐点及层纹不明显。

绵 马 贯 众

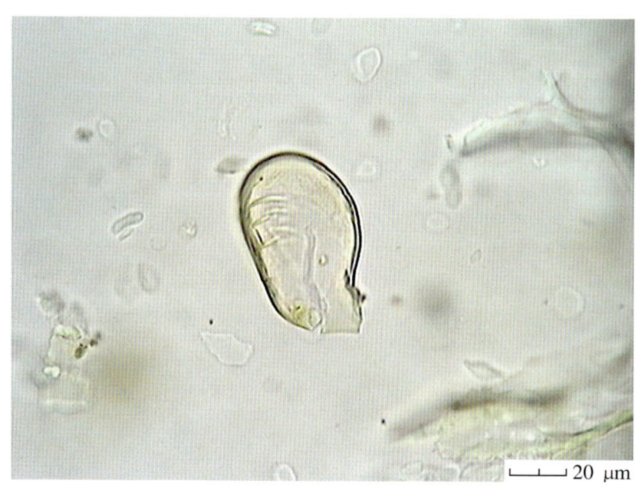

间隙腺毛

管　胞

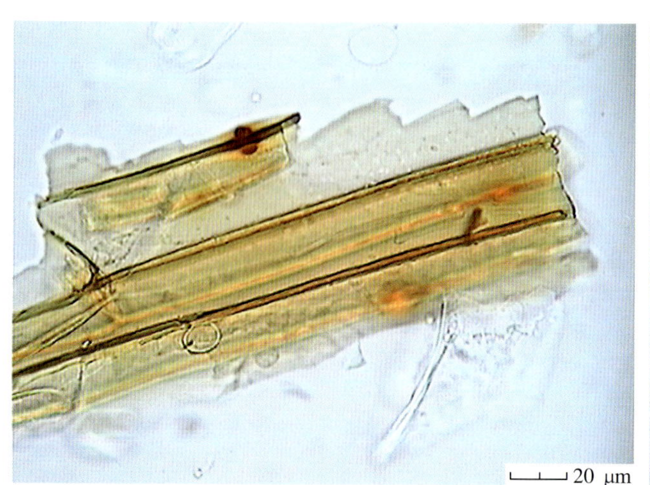

下皮纤维

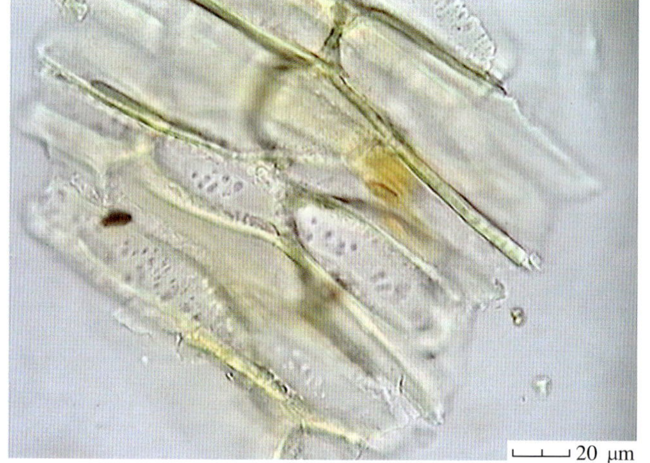

薄壁细胞

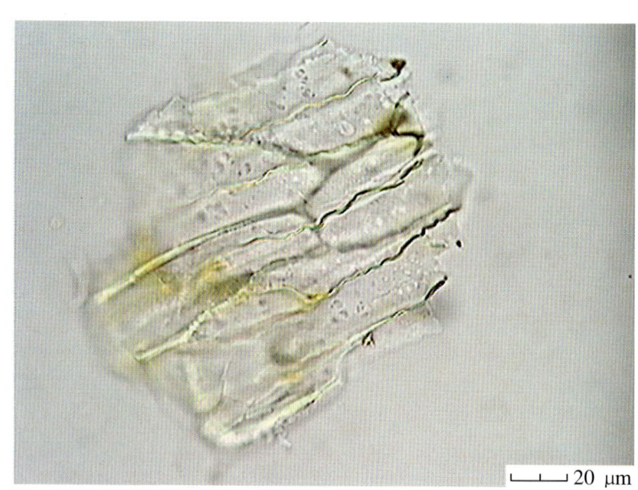

内皮层细胞

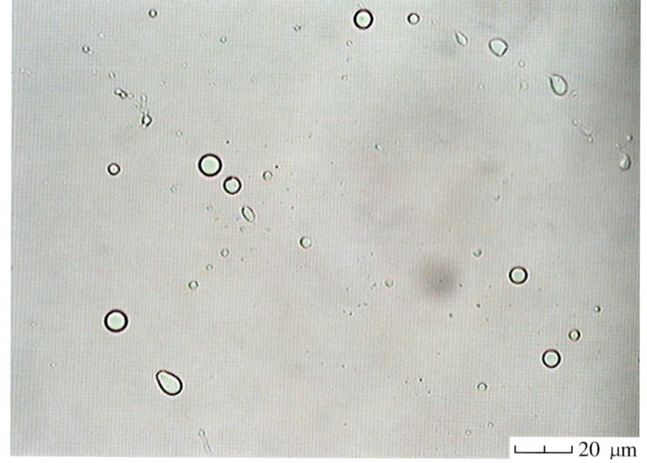

淀粉粒

槟　榔

Binglang

SEMEN ARECAE

【图解】

1.内胚乳细胞　极多，多破碎，无色，完整者呈不规则多角形或类方形，胞间层不甚明显，直径56～112 μm，壁厚6～11 μm，纹孔较多，甚大，类圆形或矩圆形，直径8～19 μm。偏光显微镜下呈亮黄白色。

2.外胚乳细胞　类方形、类多角形或长条形，直径40～72 μm，壁厚约8 μm，孔沟明显，大多数胞腔内充满红棕色或深棕色物。偏光显微镜下呈亮黄和红棕色。

3.种皮石细胞　类圆形、多角形，纺锤形或不规则形。直径24～64 μm，壁厚5～12 μm，淡黄棕色，纹孔少数，裂缝状，有的胞腔内充满红棕色物。

4.纤维　纤维较细长，大多弯曲，直径8～15 μm，壁厚约5 μm，纹孔多而明显，微木化。

5.内果皮细胞　呈不规则多角形、类圆形或椭圆形，直径48～88 μm，壁厚约3 μm，纹孔较多，明显，较大，上下层交迭。

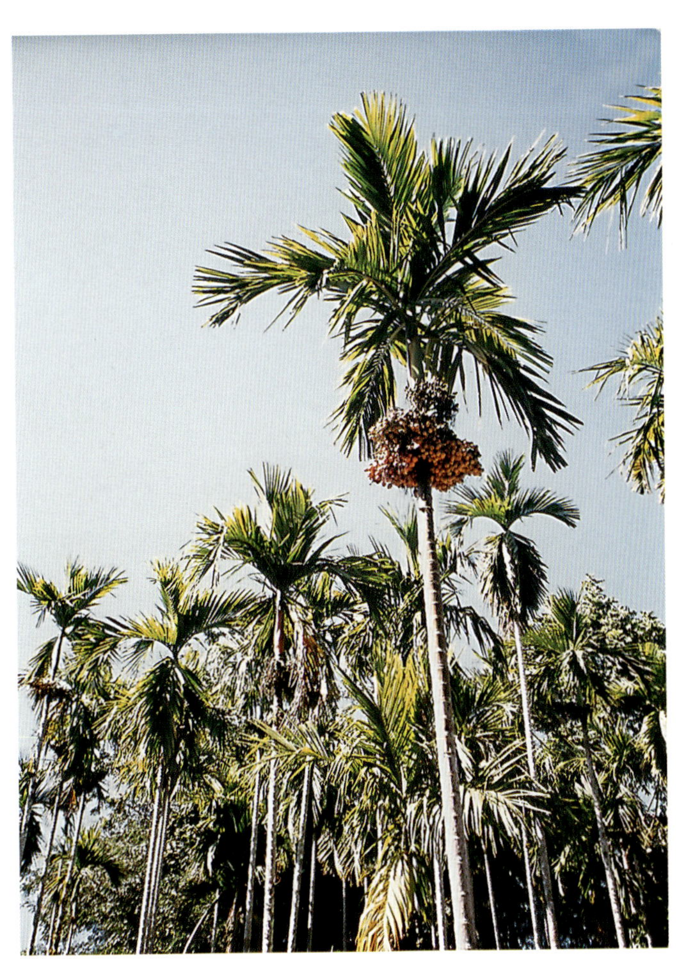

槟榔

槟　榔

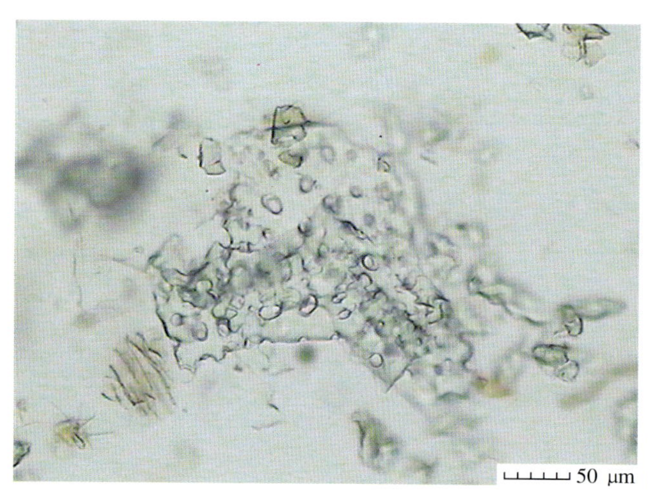

内胚乳细胞

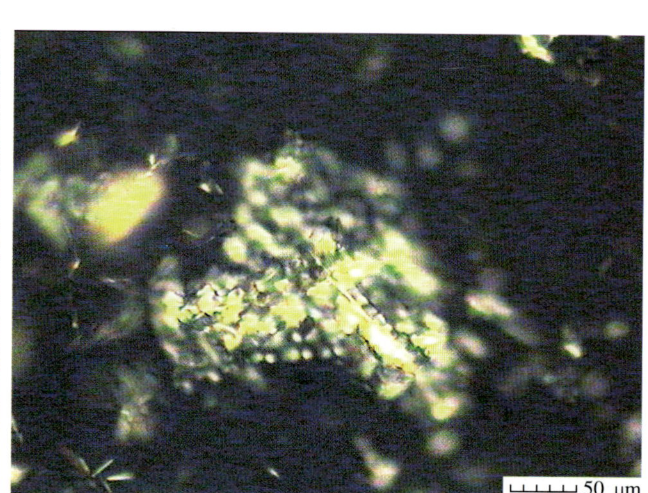

内胚乳细胞（偏光）

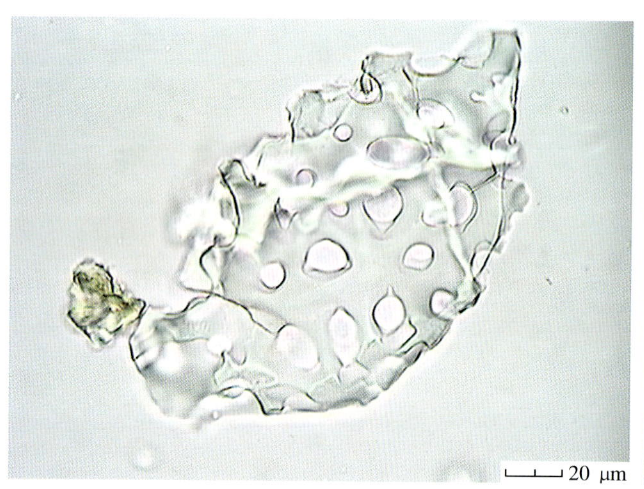

内胚乳细胞

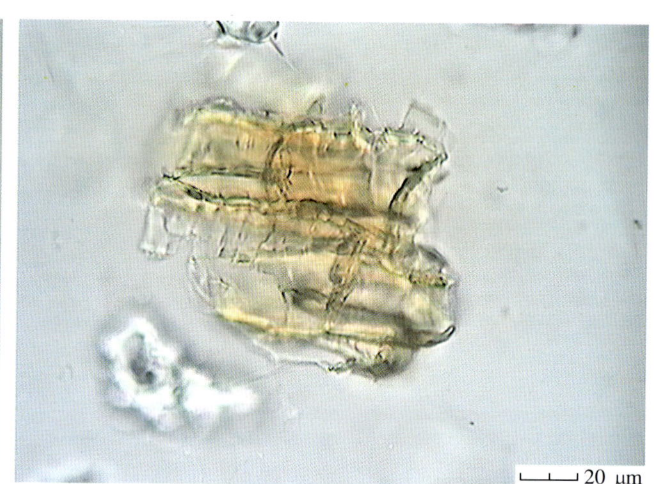

外胚乳细胞

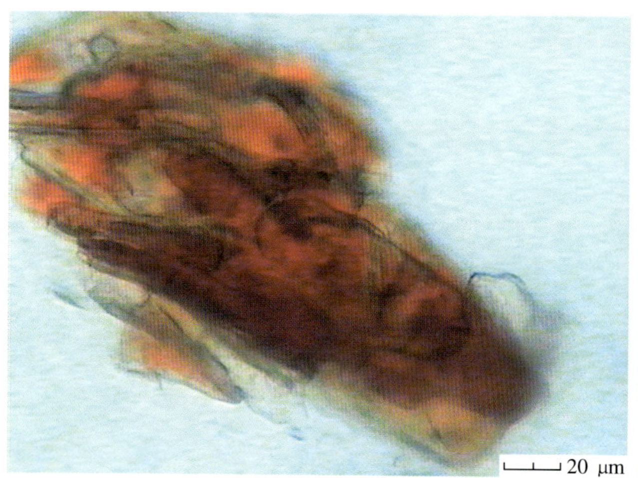

外胚乳细胞

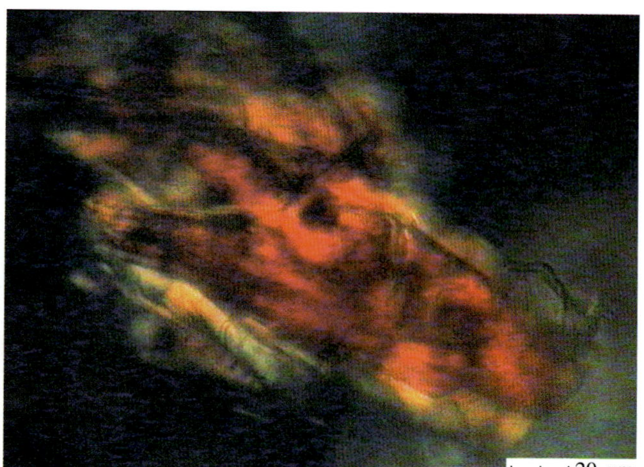

外胚乳细胞（偏光）

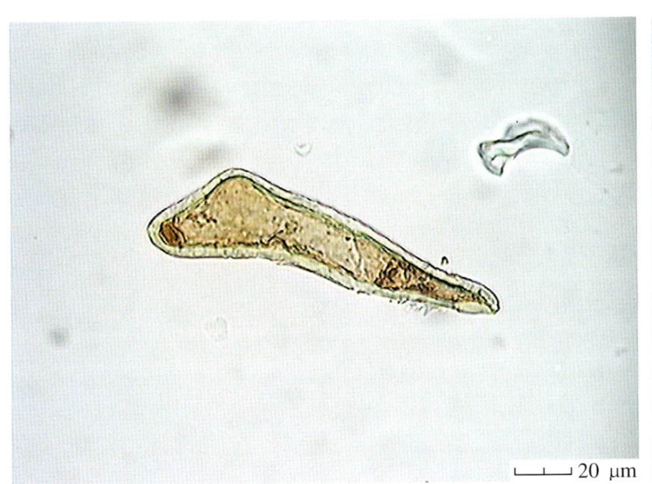

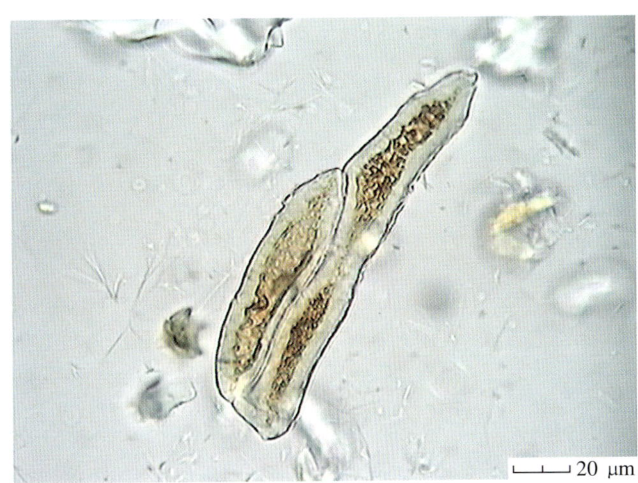

种皮石细胞

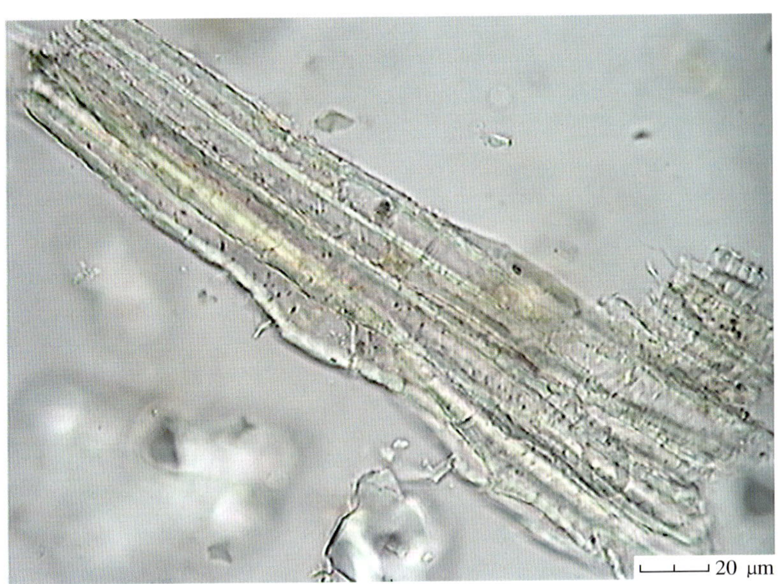

纤维

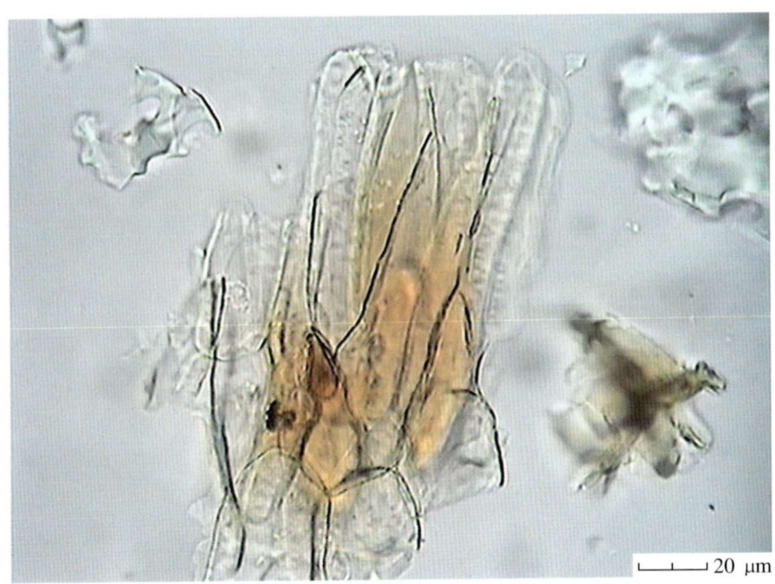

内果皮细胞

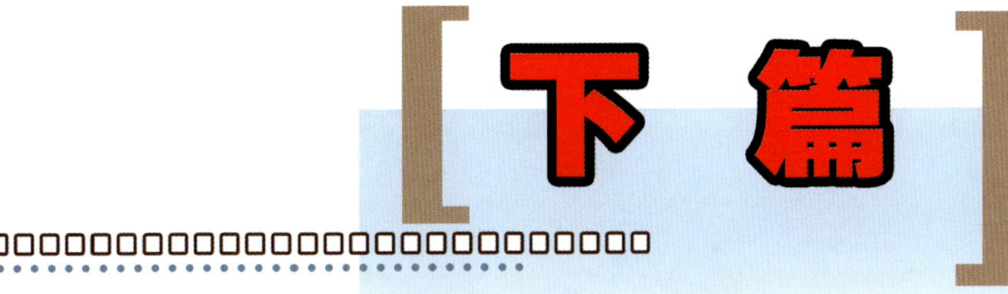

中药薄层色谱分析

4

第四章 中药薄层色谱分析技术

一、概述

中药薄层色谱分析，系将供试品溶液点于薄层板上，在展开容器内用展开剂展开，使供试品所含成分分离，所得色谱图与适宜的对照品、对照药材和(或)对照提取物按同法所得的色谱图对比，并可用薄层扫描仪进行扫描，用于中药的鉴别、检查或含量测定的分析方法。

中药薄层色谱分析作为中药鉴别的重要手段之一，在兽用中药(药材和成方制剂)检验方面应用日益普及和深入。1990年版《中国兽药典》首次收载中药及制剂的薄层鉴别项目，共40个品种，占全部收载品种的8%。薄层色谱分析作为一种常规的、强制性的兽用中药检测手段被首次明确地规定下来。2005年版《中国兽药典》共收载中药材491种，中药成方制剂194种，其中成方制剂中有54个品种收载了薄层鉴别作为法定检验项目，约占收载成方制剂总数的28%，较2000年版增加了约一倍。经过修订的品种在色谱条件和色谱质量方面得到了优化和提高。

薄层色谱同其他色谱技术一样，分析结果的好坏，取决于能否得到一个分离度和重现性良好的色谱。检验设备的配置和检验人员操作技术的规范化是获得较高质量的薄层色谱最基本的要求。

薄层色谱分析与其他色谱分析相比，其显著特点之一是图谱直观性很强。一个比较复杂的中药薄层色谱，尤其是成分未明而斑点较多的薄层色谱，往往难以用文字描述清楚。加之《中国兽药典》正文受体例的限制，也不可能做过多的文字叙述。编辑本图集的目的就是提供直观的彩色图谱，供检验者参照、比较和判断。

二、仪器与材料

(一) 薄层板

1. 市售薄层板

分普通薄层板和高效薄层板，如硅胶薄层板、硅胶 GF_{254} 薄层板、聚酰胺薄膜等。

2. 自制薄层板

目前手工自制板仍然较常用。用于制备薄层板的玻璃板要求表面光洁、平整，最好使用厚度为1～2 mm的优质平板玻璃，玻璃板需洗至不挂水，晾干，贮存于干燥洁净处备用。玻璃板反复使用时，应经常用洗液及碱液清洗。保持玻璃板面的光洁是保证薄层板质量的最基本要求。

《中国兽药典》收载的品种所使用的吸附剂基本上是加有黏合剂的商品硅胶G或加有荧光剂的硅胶 GF_{254}，有的另加有其他黏合剂，如羧甲基纤维素钠以加固薄层板面。此外，为了达到更好的分离效果，也较常用硅胶H。有的品种要求使用加有酸(如硼酸)、碱(如氢氧化钠)或缓冲溶液的薄层板。不同生产厂家或不同批次的商品硅胶质量不完全一致，常常会影响分析结果的重现性，在重复实验时尤应注意。另外需注意，长期存放可能使硅胶G黏合力降低。

(二) 涂布器

应能使吸附剂在玻璃板上涂成一层符合厚度要求的均匀薄层。涂层的工具有手工、半自动、全自动薄层涂布器。

(三) 点样器

一般采用微升毛细管或手动、半自动、全自动点样器材。

最常用也最方便的是定量点样毛细管(微升毛细管)，规格有0.5 μl、1.0 μl、2.0 μl、5.0 μl、10 μl等多种。选用时要求标示容量准确，管端平整光滑，管壁洁净，液流通畅，无堵塞，无污染。也可使用色谱用的微量移液管或薄层用微升注射器。尽管定性鉴别没有定量的要求，但为了对样品在定性鉴别时能同时给以“量化”评价，点样时最好使用定量的点样器材。

（四）展开缸（层析缸）

展开缸有水平式及直立式两种类型。最常用的是直立式展开缸，它又分为平底展开缸和双槽展开缸。一般常用双槽展开缸，其具有节省溶剂、便于预平衡、可控制展开缸内的湿度等优点，推荐使用此种展开缸。水平式展开缸需要使用预制板或“加固”的自制板（如加羧甲基纤维素钠），用水平式展开缸还可以从薄层板的两侧向中间展开，这样可使一块薄层板所承受的样品个数比常规上行展开的薄层板增加一倍，但是由于展距短，更适合于高效预制板。

用不合规格的玻璃器皿，如生物标本缸等不能保证展开的质量。

（五）显色装置

载有样品的薄层板展开后，有的需要用某些试剂（显色剂）使之显色。涂布显色剂的方法有喷雾法、浸渍法和熏蒸法。喷雾用的喷雾瓶应能在一定压力下使试剂喷成均匀的细雾状，建议使用专用喷雾瓶。浸渍法用的浸渍槽为特制的扁平玻璃槽，使用时，将展开后的薄层板平稳垂直地放入浸渍槽中一至数秒钟后取出，擦净薄层板背面残存的试剂（需要时可加热）使之显色。蒸气熏蒸显色可用双槽展开缸或适宜大小的干燥器代替。通常使用最多的仍然是喷雾法。

（六）检视仪器

检视薄层色谱用的紫外光灯装有长波段（365 nm）和短波段（254 nm）紫外光管。前者用于观察具有荧光的色谱，后者一般用于观察硅胶GF_{254}板在荧光背景下的荧光猝灭斑点。选用紫外光灯应注意荧光管的功率和滤光片的规格。检视装置或仪器可附加摄像设备供拍摄图像用。

可采用薄层扫描仪对薄层色谱进行原位定量测定，得到的薄层扫描图也能对定性鉴别提供有用的信息。

三、操作方法

（一）薄层板的制备

1. 市售薄层板

临用前一般应在110℃活化30分钟。聚酰胺薄膜不需活化。铝基片薄层板可根据需要剪裁，但需注意剪裁后的薄层板底边的硅胶层不得有破损。如在存放期间被空气中杂质污染，使用前可用三氯甲烷、甲醇或二者的混合溶剂在展开缸中上行展开预洗，110℃活化，置干燥器中备用。

2. 自制薄层板

除另有规定外，将1份固定相和3份水（或加有黏合剂的水溶液）在研钵中按同一方向研磨混合，去除表面的气泡后，倒入涂布器中，在玻璃板上平稳地移动涂布器进行涂布（厚度为0.2～0.3 mm）。取下涂好薄层的玻璃板，置水平台上于室温下晾干后，在110℃烘30分钟，即置有干燥剂的干燥箱中备用。使用前检查其均匀度：在反射光及透视光下检视，表面应均匀、平整、光滑、无麻点、无气泡、无破损及污染。

（二）点样

除另有规定外，按规定用微升毛细管（或其他符合要求的点样器材）分别吸取供试液和对照液，以垂直方向小心接触薄层板面，做点状点样或条带状点样。点样基线与底边距离，视所用板的大小，相距10～

15 mm，高效薄层板一般基线距底边8～10 mm。圆点状点样直径一般应不大于3 mm (高效薄层板点样直径应更小)，点间距离可视斑点扩散情况以不影响检出为宜。如点样量较大或为了改善分离度，也可点成狭细的窄长条带 (长度视情况而不同)。点样时需注意尽量不要损伤薄层表面。条带点样应注意条带的均匀；预制板或加固的自制板，用专门的条带点样器械 (如喷雾状条带点样器)点样，可保证点样的质量。

（三）展开

点样后的薄层板置入加有展开剂的展开缸 (层析缸) 中展开。薄层板浸入展开剂中的深度一般要求溶剂的液面距原点约5 mm。密闭展开缸。除另有规定外，一般上行展开至规定展距后，立即将薄层板取出，晾干，以备检测。多数品种展距为7～9 cm，如用长度为15 cm或20 cm的板，展距可适当延长。如规定在展开前需将展开缸用展开剂或规定的溶剂预平衡者，可在双槽展开缸的一侧加入适量的溶剂，密闭放置一定时间后，再将薄层板放入展开缸中展开。如规定薄层板需同时预平衡者，则将点样后的薄层板放在双槽展开缸没有溶剂的一侧槽中，展开前与展开缸同时预平衡后再将展开剂移入此槽中，展开。

展开剂要求临用现配，不要多次反复使用。展开剂如需分层，则按要求放置分层后分取需要的一相 (上层或下层)，备用。

（四）显色与检视

供试品含有可见光下有颜色的成分或可与适宜的显色剂显色的物质时，可直接在日光下检视，也可用喷雾法或浸渍法以适宜的显色剂显色或加热显色。

有荧光的物质或遇某些试剂可激发荧光的物质可在365 nm紫外光灯下观察荧光色谱。对于可见光下无色，但在紫外光下有吸收的成分可用带有荧光剂的硅胶板 (如硅胶 GF_{254} 板)，在254 nm紫外光灯下观察荧光板面上的荧光猝灭物质形成的色谱。

用浸渍法，板面显色均匀是其优点，但有的样品经试剂浸渍后，斑点容易被浸润而扩散，或产生拖尾。加热显色者须注意加热时间和温度，尤其含羧甲基纤维素钠的薄层板，加热温度过高或加热时间过长，容易引起板面的焦化，如用硫酸等显色剂，更易造成板面的炭化而影响显色效果。有的成分加试剂后，如挥发油成分经香草醛硫酸显色，加热温度和时间长短不同或放置时间不同均可能使斑点的显色有所改变。

有的品种可熏以试剂或试液的蒸气 (如碘蒸气、氨蒸气) 进行显色。

必要时，可进行薄层扫描。

四、展开中斑点的异常现象和克服方法

通过薄层展开获得清晰、圆整、比移值稳定的斑点，对色谱结果的检视和判定是非常重要的。但在实际工作中，往往遇到异常现象，妨碍和干扰展开结果。因此，需探讨其产生的原因和克服的方法。

（一）边缘效应

同一种化合物，在同一块薄层板上，用同一展开剂，在同一展开缸 (层析缸) 内展开后，点于薄层中部的斑点比薄层两侧边缘处的斑点的 R_f 值小即为边缘效应。其产生的原因主要是用混合溶剂展开时，极性较弱的展开剂 (因为它被吸附剂吸附的能力也较弱) 和沸点较低即挥发性较强的展开剂 (如三氯甲烷－甲醇中的三氯甲烷) 在薄层两边较易挥发，故它们在薄层板两侧的浓度比在中部的浓度小。造成板上展开剂的比例不一致，极性发生变化，也就是说，在薄层板两边比中部含有更多的极性较大 (或挥发性弱) 的展开剂组分，因此产生了边缘效应。常用的克服办法有：

1. 增加展开缸 (层析缸) 中展开剂蒸气的饱和度，如在层析缸内壁上贴以浸湿了展开剂的滤纸条，或

用内容积较小且封闭严密的层析缸。

2. 选用适宜的单一展开剂代替混合展开剂。

3. 采用共沸混合展开剂代替一般混合展开剂。如用三氯甲烷－乙醇 (92 : 8，重量比，共沸点59.4 ℃，介电常数 6.05 左右) 来代替三氯甲烷－甲醇 (95 : 5)，有利于消除两种溶剂挥发速度的差异。

4. 窄的薄层板较宽的薄层板边缘效应小，故可根据具体情况，采用窄薄层板代替宽薄层板。

5. 在薄层板的两边各刮去约 5 mm 的吸附剂，有助于防止边缘效应。

（二）拖尾现象

即在圆形或椭圆形斑点的后方呈现拖尾，严重者呈倒火焰状。产生这种现象常与点样量、展开剂的 pH 值、吸附剂的 pH 值等因素有关。其主要因素有：

1. 点样量过大，展开剂不能全部负载，会导致超载拖尾。克服办法是寻找出合适的点样量后，再进行层析。一般情况下，点样量以几微克为宜，超过 10 μg，展开剂即不易负载，往往产生拖尾，且使 R_f 值减小。

2. 展开剂pH值偏高将影响点样液中酸性成分在其中的解离形式。不同解离形式的物质极性不同，在薄层板上移动的速度就不同，即会形成斑点拖尾。克服方法是在展开剂中加入酸，使解离受到抑制，即使化合物以一种形式存在而被展开，防止斑点拖尾。

3. 展开剂的 pH 值偏低，如以中性展开剂层析生物碱和其他弱碱时，常观察到斑点拖尾。将展开剂调至碱性 (如加入吡啶、二乙胺等) 即可克服。

4. 吸附剂 pH 值的影响亦如此，如在碱性氧化铝薄层上层析酸性物质、黄酮类以及在碱性下不稳定的化合物如内酯等，或在硅胶 G 薄层上 (pH 值 5 左右) 层析生物碱等物质，由于化合物与吸附剂中的酸碱反应成盐而产生拖尾现象。换用 pH 值合适的吸附剂，如制备碱性薄层或调整展开剂的 pH 值（如加入酸或碱）等方法来克服。

5. 吸附剂和展开剂中痕量的金属离子如 Ca^{2+}、Mg^{2+} 等使展开后的斑点形成拖尾，特别是当被展开的化合物具羧基及酚羟基等基团时。克服方法是采用纯净的酸来洗涤和处理吸附剂。可用精制的方法除去展开剂中的金属离子，如在氨基酸的层析中，用水饱和的酸作展开剂时，所用的酸在使用前应加0.1% 铝屑和 0.05% 碳酸氢钠后进行蒸馏，所用的水应为重蒸馏的无离子水。

（三）斑点形成念珠状

这是拖尾现象的又一情况，指化合物的斑点之间距离小，斑点相互重叠或互相连接，状如念珠。

引起念珠状斑点的原因和克服方法主要有以下几种：

1. 单一的化合物在层析过程中分解成两个或更多的化合物，因为这些化合物十分相似，因此 R_f 值也极相似，以致彼比重叠。克服方法为设法防止化合物在层析过程中的分解，如控制 pH 值、防止水解等。

2. 络合物的形成，如层析氨基酸及其他有机酸时，常因吸附剂中含有痕量的铜离子而形成络合物。因此一种氨基酸产生两个斑点，其中一个斑点是属于铜的络合物的。克服方法：多采用加入 8－羟基氮萘或 HCN 或其他络合剂来防止这种干扰。

3. 被展开的样品中组分过多，以致在一定长度的薄层上排布不开，彼此重叠，形成念珠状。克服的方法是将样品用不同极性的有机溶剂分段萃取，使之分成两个或几个不同极性的供试液，然后分别进行层析；或进行双向层析，使斑点分布面积增大；或适当增长薄层板的长度，增加展开距离，使斑点间距离加大。

4. 在原点处点样时形成复斑。有时由于供试液浓度低，常进行多次点样，这样容易造成每次点样中心不重合，形成具有复斑的原点 (念珠状的雏形)，展开后往往形成念珠状。克服方法是控制供试液有一定浓度，点样 1～2 次完成，两次点样中心要重合。

5. 同系物或异构体因为它们的结构相似而彼此 R_f 值相近，产生斑点重叠。克服方法是找出合适的层析方法，如采用“传荷层析”(或称络合层析)，可以按照化合物的不饱和度、双键位置、几何异构等情况，有效地选择结合，从而得到良好的分离效果。

（四）同一块薄层板上出现比移值相差悬殊的斑点

即有部分斑点集中在前沿处，也有部分斑点集中在原点附近。产生原因是由于样品中含有极性大小相差悬殊的组分。当选用一种展开剂展开后，部分斑点被推至展开剂前沿附近，另一部分则留在原点附近，分离效果不好。克服方法是将样品用不同极性的溶剂分段萃取，使之分成两个供试液分别进行层析；或采用二次展开，第一次先用极性较大的展开剂，把样品中极性相差较大的两类成分展至一定距离，使几种极性较大成分的斑点能较好地分开。然后取出薄层板，挥干，更换一种极性较弱的展开剂，进行第二次展开，以利于极性较弱的成分得到分离。

（五）斑点比移值不稳定

层析图谱的重现性差，斑点R_f值不稳定是进行兽用中药薄层色谱分析时经常遇到的问题，有时即使完全按规定条件进行层析，其斑点的R_f值也难以与文献记载相符。这种现象可通过控制展开时的温度、相对湿度、层析时间、薄层厚度以及吸附剂、展开剂的质量来克服。

1. 展开时温度不恒定。温度对于R_f值的影响是不可忽略的，特别是在分配层析中，温度直接影响分配系数，并影响展开剂中溶剂的组成比例，特别是有机相中水的含量，会随着温度的改变而有明显的变化。温度还影响被层析物质的溶解度。

2. 展开时间不恒定。虽然R_f值是斑点的比移值而非绝对距离，如展开时间不恒定，特别是相差过于悬殊时，则由于展开剂的挥发，组分改变等条件的变化而易产生误差。

3. 吸附剂规格不统一。不同厂家生产的硅胶，尽管处理方法一致，粒度一致，但性能可能相差很大，从而造成斑点的比移值不稳定。

4. 展开剂的规格、批号不一致。由于展开剂中杂质、水分含量的不同，对斑点的比移值影响也很大。

5. 展开缸规格不一致，直接影响展开空间的蒸气饱和程度。

6. 展开剂多次重复使用，将影响斑点比移值的稳定。因为每次使用展开剂时，由于挥发、吸附等原因，其组成已有所改变。

（六）斑点异形

理想的斑点应为圆形或椭圆形，但有时出现各种几何图案如呈S形或波浪形等。斑点异形的原因很复杂，主要是由于吸附剂的粒度、活度不均，薄层板厚薄不均等原因影响展开速度所致；有时在展开过程中，由于挪动展开缸或薄层板所致。应注意上述情况以克服斑点异形。一般情况下，硅胶、氧化铝的粒度在200目左右为宜，活度一般在Ⅱ～Ⅲ级。吸附剂使用前应充分混合，并尽量制备平整、厚度均匀的薄层板。

五、影响薄层色谱分析的主要因素

为了充分发挥薄层色谱技术在兽用中药分析方面的优势，提高色谱分离度和重现性，注意控制影响薄层色谱质量的因素是至关重要的。

（一）样品的预处理及供试液的制备

由于中药的成分复杂，未知成分多，供试液中溶出的物质较多，其中既有欲测成分也有其他“杂质”，常常由于相互干扰或背景污染而难以得到满意的分离效果，成方制剂更是如此。所以在许多情况下为了得到一个较为清晰的色谱，需将样品提取物经预处理，使供试液得以净化。制备供试液所用的溶剂一般要求溶解度不宜太大，黏度不宜太高，沸点适中，能将中药材中的成分尽可能多的提取出来，所以最常被选用的溶剂是甲醇或乙醇。由于欲测成分和许多其他“杂质”同时被提取出来，供试液的净化显得十分必要。

样品供试液净化处理的方法通常有：单一溶剂提取法、分段提取法、液－液萃取法、固－液萃取法及其他方法如沉淀法、蒸馏法等。

单一溶剂提取法　如浙贝母、洋金花等均利用在碱性介质下用三氯甲烷或苯将其所含的生物碱有选择地提取出而舍弃其他成分，使供试液得以净化。如《中国兽药典》中收载的金花平喘散中洋金花的鉴别，即是在浓氨试液的碱性介质下，用三氯甲烷将洋金花中的氢溴酸东莨菪碱提取出来加以鉴别。

分段提取法　如龙胆泻肝散，可先用正己烷提取，供当归鉴别用；继用乙酸乙酯提取，供栀子鉴别用；最后用甲醇提取再经氧化铝小柱甲醇洗脱，以鉴别龙胆苦苷，是利用了各自在不同溶剂中溶解度的差异，用不同极性的溶剂分段提取，以达到净化供试液的目的。

液－液萃取法　可采用适宜的溶剂直接提取杂质，使之与欲分析的成分分开，如用石油醚除去脂肪油等亲脂性色素。还可利用欲分离成分溶解度的性质，经反复处理，使其转溶于亲脂性溶剂和亲水性溶剂之间，以除去水溶性杂质和脂溶性杂质。也可利用欲测成分的化学特性如能与酸性染料或大分子酸形成离子对，能溶于有机溶剂的性质，利用离子的萃取与杂质分开。如《中国兽药典》收载的七味胆膏散中胆膏的鉴别，先碱提，再酸化，然后用三氯甲烷萃取，使其与杂质分开。

应用液－液萃取时需注意两相萃取溶液中欲测成分的损失。本方法的缺点是操作复杂，易乳化等。

固－液萃取法　该法比较广泛地应用于样品的色谱前处理，根据欲分离的成分和杂质的性质，可选择使用硅胶预柱、氧化铝预柱、硅藻土预柱、各种化学键合相预柱以及大孔树脂柱等。如《中国兽药典》中收载的如意金黄散中黄柏的鉴别即使供试品通过中性氧化铝小柱，用无水乙醇进行洗脱，从而收集待测组分。本法净化效率高，并可防止乳化。

其他方法　也可采用沉淀法如利用某些试剂将杂质沉降，保留溶液使待分析成分与杂质分开。利用某些待分析的成分具有挥发性的特点，也可采用蒸馏法或分馏法，收集馏液进行分析。

配制样品供试液和对照药材溶液选用的溶剂一般要求溶解度不宜太大，黏度不宜太高，沸点适中，以避免由于原点组分的环形扩散造成展开斑点异形。

供试液的制备应定量取样，定容配液；对照药材的取样量应与供试品中相应药材的取样量尽量一致，目的在于引进量化概念，提高薄层色谱的重现性和样品之间的可比性。

（二）薄层色谱的点样技术

点样是薄层色谱分析的第一步，也是非常关键的一步。既关系到能否得到可以重现的有良好分离度的薄层色谱，也关系到定量测定结果的准确，因为不良的点样是最主要的误差来源。

1. 薄层板的原点位置对样品容积的负荷量是极为有限的，如点样容积过大将明显降低分离效率。中药供试液中一般被测成分与“杂质”共存，尤其是被测成分含量较低而其他干扰物质量较大时，常常习惯于或不得不加大点样的容积，另一方面也是由于对点样容积超负荷的后果认识不足。商品预制板硅胶颗粒细（常规预制板 11～12 μm，高效预制板 5～7 μm）而均匀，明显提高了分离效率，对点样的要求更高了。如常规预制板展距 10 cm，原点直径 3 mm，展开后如斑点直径扩散到 6 mm，则斑点容量（或称分离数）SN = 10，而用高效预制板原点直径 1 mm，展开 5 cm，斑点直径如扩散到 2 mm，则 SN = 15。但如果点样量不适当地加大，如在高效板上原点直径成 3 mm，展开 5 cm 后斑点直径扩散为 4 mm，结果 SN = 6，即使延长展距至 10 cm，SN 也仅仅达到 11，不可能达到 15。由此可见，即使使用高质量的薄层板，如点样容积不适当地加大，分辨率也同样不会得到提高。这就是为什么要求点样原点直径应尽量小于 3 mm 的原因。

2. 溶解样品的溶剂均有不同程度的洗脱力，所以在点样的同时，样品在原点位置就呈环形展开，原点直径的扩散促进了这种展开，即所谓“点样环形色谱效应”，如样品在溶剂中溶解度很大，原点将变成空心圈，这种效应对随后的线性展开造成很不利的影响。所以，原则上应选择可以溶解被测成分但溶解度不是很大的溶剂。中药成分复杂，难以兼顾，不可能面面俱到，通常在欲测成分不甚清楚或欲测成分覆盖的极性范围很宽的情况下，宁愿选择溶解“范围”较宽的溶剂，如甲醇、乙醇等。如欲测品种成分明确，则可有针对性地选择溶剂。有的品种选用了乙醚，由于乙醚沸点很低，最终的供试液则需要低温挥去乙醚后，改用其他合适的溶剂制成。

3. 供试液的溶剂在原点的残留，也会改变展开的选择性，特别是供试液的溶剂极性与展开剂的溶剂极性相差较大时更为明显；再者，亲水性溶剂残留在原点吸收大气中的水分（特别在高湿度环境）对色谱质量的影响也不可低估；因此，点样时同步干燥或点样后继后干燥以除去原点残存的溶剂是必要的，但应尽可能避免高温加热，以免遇热不稳定的成分被破坏或促进硅胶有催化作用的活性表面起固态化学反应，导致样品中某些成分的变性。

4. 点样装置（微升毛细管或微量注射器）对薄层表面的机械损伤对色谱质量有很大影响。特别是已载有样品的硅胶表面颗粒被划伤和刮除后果就更严重。对如硅胶G这种软板虽然划伤表面难以避免（所以不太适合定量分析），但点样时小心操作，把损伤降低到最低限度还是可以做到的。近年来，点样器械和点样技术的不断更新和改进已使点样质量得到很大的提高。

提高点样操作水平是获得高质量色谱的关键之一。尤其是成分复杂的中药材样品的鉴别除检出特定的成分以外，常常需要以整个色谱与对照药材色谱作比较，才能达到准确鉴别的目的。因此，高质量的点样不仅是定量分析的需要，也常常是定性分析的要求。

（三）溶剂蒸气对薄层色谱的影响

薄层色谱与柱色谱的区别之一就是溶剂的蒸气相在展开缸中也参与色谱展开而形成三维的层析过程。展开缸的气体空间在展开过程中起着重要的作用。

通常所谓的“展开缸饱和”应严格区分以下几种情况：

1. 展开缸饱和　是指展开前及展开中溶剂系统中所有组分在展开缸的整个气体空间达到平衡，即达到饱和状态；但在实际操作中，较少需要在饱和状态下展开，而只需用展开剂（或规定的溶剂）的蒸气在展开缸中预平衡一定的时间，即本图集中所称的“预平衡”。

2. 预吸附　通常是指薄层板的干燥板面（即未被溶剂湿润的部分）对展开缸空间气体分子的任何程度的吸附，即通常所谓的预饱和。

3. 吸附饱和　是指薄层板在展开过程中未被溶剂湿润的部分与展开缸的饱和气体空间达到平衡状态，即“完全饱和”，这是预吸附的极限状态。

4. 毛细管饱和　是指薄层板所有的自由空隙借毛细管的作用被溶剂充满的过程，即相当于展开完成后的状态。

饱和的情况与展开缸的类型有关，常规的平底展开缸在展开前较难达到展开缸饱和，所以常用的做法是在内壁加贴与之等宽等高的用溶剂湿润的滤纸，有助于达到饱和。用双槽展开缸在其一侧槽中加溶剂可以较容易地达到吸附饱和及展开缸饱和。如用夹心式展开缸，由于缸内空间很小，展开前因为空间没有溶剂分子，而且很难有空间扩散，所以实际上是非饱和的。在这种非饱和的夹心式展开缸中薄层板不产生预吸附现象。通常误认为夹心式展开缸空间小很容易饱和，其实只有在展开完成后才达到饱和，但这时对展开过程已不起作用。

在常规薄层色谱分析中，预吸附和吸附饱和对层析过程有很大的影响。吸附剂表面的空间是很有限的，当用多组分溶剂展开时，不同溶剂分子在吸附区相互竞争，发生“取代效应”，尤其在薄层板的下部，一个组分的等温吸附线会受到另外组分的性质和相对饱和程度的影响。如硅胶是亲水性吸附剂，它首先对溶剂组分中的极性分子有更大的亲和力，所以在吸附平衡的过程中，被吸附的各组分的浓度比与气体空间的很不相同，与溶剂的液相组成差别更大。可以想象在不加控制的情况下是很复杂的。简言之，薄层板在没有预吸附时，混合溶剂系统中的一部分溶剂分子有选择地被吸附在薄层板面上而形成固定相，同时在板上形成溶剂梯度从而直接影响展开过程，溶剂的蒸气相、液相和固定相一起构成了一个作用机制复杂的三维层析过程。

例如,《中国兽药典》收载的木香槟榔散中黄连生物碱的薄层鉴别,其展开剂为苯－乙酸乙酯－甲醇－异丙醇－浓氨试液(12∶6∶3∶3∶1),其中的浓氨溶液实际上起着双重作用,氨是以蒸气相在薄层板上预吸附参与生物碱的分离,在液相(展开剂)中起作用的是水,如在双槽展开缸的一侧槽中加浓氨试液 5 ml,使展开缸预平衡15分钟,将展开剂中的浓氨试液改为水0.6 ml,可以得到相似的分离效果(图a);如氨蒸气浓度不够,则分离度明显降低(图b);如展开前不用氨蒸气预平衡,直接展开,则各生物碱斑点 R_f 值偏低,小檗碱、巴马汀等均滞留在原点附近,难以分开。

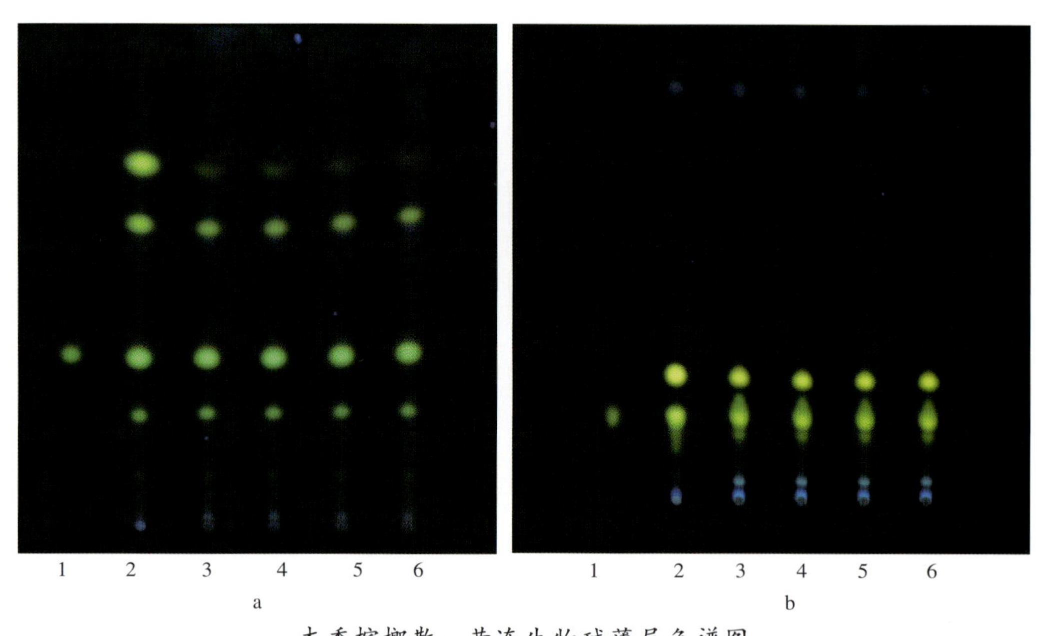

木香槟榔散:黄连生物碱薄层色谱图

1. 盐酸小檗碱对照品 2. 黄连对照药材 3~6. 木香槟榔散

(四)其他影响因素

温度的改变首先影响展开 R_f 值,其次影响分离度,严重时甚至导致分离失败。通常温度越低(不冻结的前提下)分离越好,较难的分离需在低温下进行,例如人参皂苷。

湿度主要是影响薄层板的吸附能力,导致选择性(容量因子)的变化,湿度应根据实际情况确定。环境湿度往往是导致点样和展开无法重现的主要因素之一。在日常操作时,当活化后的硅胶(或氧化铝)薄层板从干燥器中取出,自开始点样到展开前,薄层板一般是暴露在实验室的大气中,其活性主要取决于实验室环境的相对湿度。许多样品在其他条件相同的情况下,相对湿度对色谱质量的影响是很明显的。湿度的大小可通过在另一展开槽放置相应浓度的硫酸来控制。

一般而言,适宜的相对湿度随着样品的性质和溶液的极性不同而不同。就溶剂而言,溶剂的极性增大,适宜的相对湿度范围较宽。如用苯作展开剂,适宜的湿度范围很窄,要求在较低的相对湿度进行;用乙醚,在20%~50%相对湿度范围结果重现性良好;如用三氯甲烷－异丙醇－25%氨水(45∶45∶10),在20%~80%相对湿度范围可以有较好的重现性。这主要是因为在展开缸中溶剂蒸气有取代吸附在薄层板上水分子的趋势,取代的比率取决于溶剂蒸气的极性和蒸气量。溶剂系统的极性越大,蒸气浓度越高,原来吸附的水分子的影响越小,因而在一个较宽的湿度范围可以得到较好的重现性。如果考虑到溶剂对样品的选择性,样品本身的极性,尤其对湿度敏感的样品,情况则更为复杂。含水的非极性多元溶剂系统在不同温度下由于含水量的差异,明显地影响分离效果。

除上述主要影响因素外,操作技巧和熟练程度以及所用的器材、溶剂、试剂等的质量也是不可忽视的影响薄层色谱质量的因素。

5

第五章 成方制剂薄层色谱图

七味胆膏散

Qiwei Dangao San

胆膏的薄层鉴别

供试品溶液制备 取本品1 g，置锥形瓶中，加40%氢氧化钠20 ml，摇匀，回流5小时，放冷，滤过，残渣用水洗涤2次，每次30 ml，合并滤液与洗液，加盐酸调节pH值至1，用三氯甲烷提取3次，每次30 ml，合并三氯甲烷液，加无水硫酸钠脱水，滤过，滤液蒸干，残渣用无水乙醇2 ml溶解，作为供试品溶液。

对照溶液制备 取猪去氧胆酸对照品和胆酸对照品，加无水乙醇制成每1 ml含1 mg的溶液，作为对照品溶液。

薄层板 硅胶G薄层板，厚度500 μm。

点样 供试品溶液与对照品溶液各5 μl。

展开剂 正己烷－乙酸乙酯－甲酸－甲醇(20∶25∶2∶3)。

展开方式 上行展开；展距8 cm。

显色 喷以10%硫酸乙醇溶液，在105℃加热至斑点显色清晰，置紫外灯(365 nm)下检视。

色谱识别 供试品色谱中，在与对照品色谱相应的位置上，显相同颜色的荧光斑点。

注意事项 胆酸显色较其他斑点慢，加热显色需稍长时间。

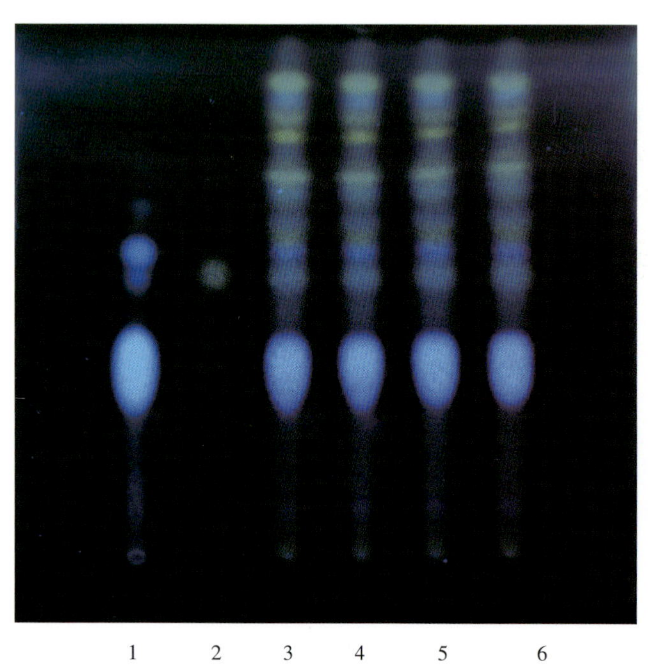

紫外灯(365 nm)下检视

1. 猪去氧胆酸 2. 胆酸 3～6. 样品

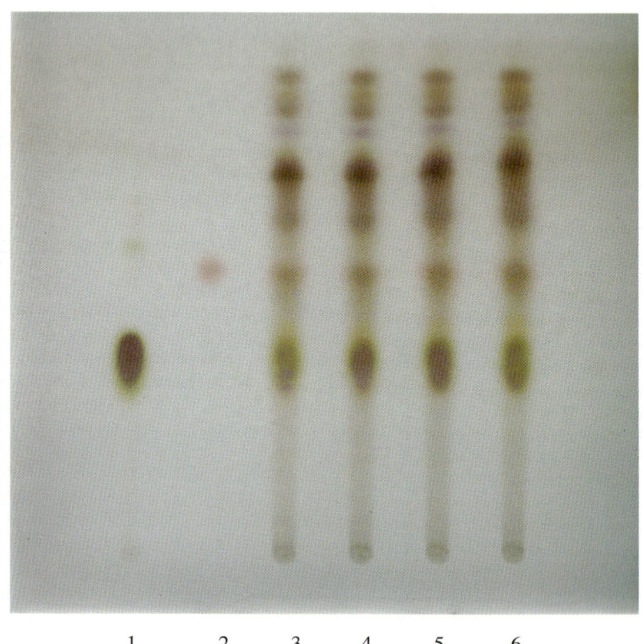

日光下检视

1. 猪去氧胆酸 2. 胆酸 3～6. 样品

七清败毒颗粒

Qiqingbaidu Keli

黄芩的薄层鉴别

供试品溶液制备　取本品研细的粉末15 g，加甲醇50 ml，超声20分钟，滤过，滤液蒸干，残渣加甲醇2 ml使溶解，滤过，滤液作为供试品溶液。

对照溶液制备　取黄芩苷对照品，加甲醇制成每1 ml含1 mg的溶液，作为对照品溶液。

薄层板　含4%醋酸钠的羧甲基纤维素钠溶液为黏合剂的硅胶G薄层板，厚度500 μm。

点样　供试品溶液与对照品溶液各5 μl。

展开剂　乙酸乙酯－丁酮－甲酸－水（5：3：1：1）。

展开方式　置展开缸内预饱和30分钟，上行展开；展距8 cm。

显色　喷以1%三氯化铁乙醇溶液。

色谱识别　供试品色谱中，在与对照品色谱相应的位置上，显相同颜色的斑点。

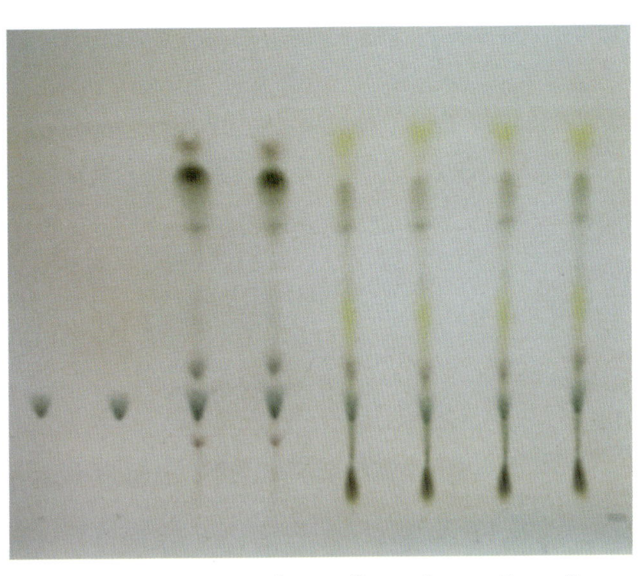

1　2　3　4　5　6　7　8

1、2. 黄芩苷　3、4. 黄芩对照药材　5～8. 供试品

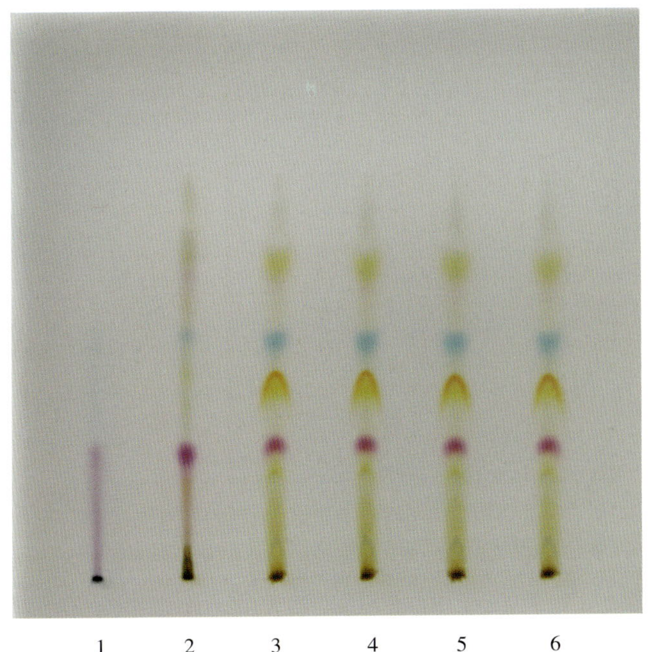

1　2　3　4　5　6

1. 靛蓝、靛玉红　2. 大青叶　3～6. 供试品

大青叶的薄层鉴别

供试品溶液制备　取本品研细的粉末15 g，加三氯甲烷30 ml，加热回流1小时，滤过，滤液浓缩至0.5 ml，作为供试品溶液。

对照溶液制备　取靛蓝对照品、靛玉红对照品，加三氯甲烷制成每1 ml各含1 mg的混合溶液，作为对照品溶液。

薄层板　硅胶G薄层板，厚度500 μm。

点样　供试品溶液与对照品溶液各5 μl。

展开剂　苯－三氯甲烷－丙酮（5：4：1）。

色谱识别　供试品色谱中，在与对照品色谱相应的位置上，分别显相同的蓝色斑点和浅紫红色斑点。

虎杖的薄层鉴别

供试品溶液制备　取本品研细的粉末8 g，加三氯甲烷25 ml，超声处理20分钟，滤过，滤液蒸干，残渣加甲醇0.5 ml使溶解，作为供试品溶液。

对照溶液制备　取虎杖对照药材0.1 g，同法制成对照药材溶液。再取大黄素对照品，加甲醇制成每1 ml含1 mg的溶液，作为对照品溶液。

薄层板　硅胶G薄层板，厚度500 μm。

点样　供试品溶液与对照药材溶液、对照品溶液各5 μl。

展开剂　甲苯－乙酸乙酯－甲酸(15∶2∶1)。

展开方式　上行展开；展距8 cm。

显色　置紫外光灯(365 nm)下检视。

色谱识别　供试品色谱中，在与对照品及对照药材色谱相应的位置上，显相同的橙黄色荧光斑点；置氨气中熏后，日光下检视，斑点变为红色。

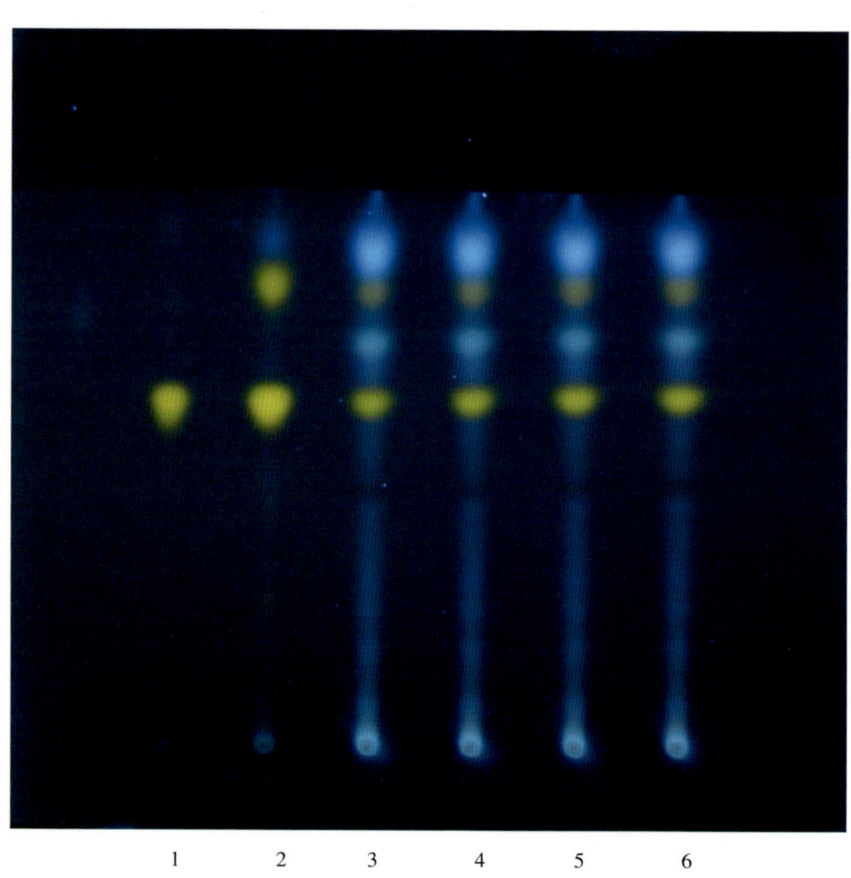

1　2　3　4　5　6

1. 大黄素　2. 虎杖对照药材　3～6. 供试品

三 子 散

Sanzi San

诃子、栀子的薄层鉴别

供试品溶液制备 取本品1 g，加乙醚10 ml，振摇提取10分钟，弃去乙醚，残渣挥去乙醚，加乙酸乙酯10 ml，加热回流1小时，放冷，滤过，滤液蒸干，残渣加乙醇2 ml使溶解，作为供试品溶液。

对照溶液制备 取诃子对照药材0.5 g，同法制成对照药材溶液。再取栀子苷对照品，加乙醇制成每1 ml含1 mg的溶液，作为对照品溶液。

薄层板 硅胶G薄层板，厚度500 μm。

点样 供试品溶液、对照药材溶液与对照品溶液各10 μl。

展开剂 乙酸乙酯－丙酮－甲酸－水(10∶7∶2∶0.5)。

展开方式 上行展开；展距8 cm。

显色 喷以10%硫酸乙醇溶液，在105℃加热至斑点显色清晰。

色谱识别 供试品色谱中，在与对照药材色谱及对照品色谱相应的位置上，显相同颜色的斑点。

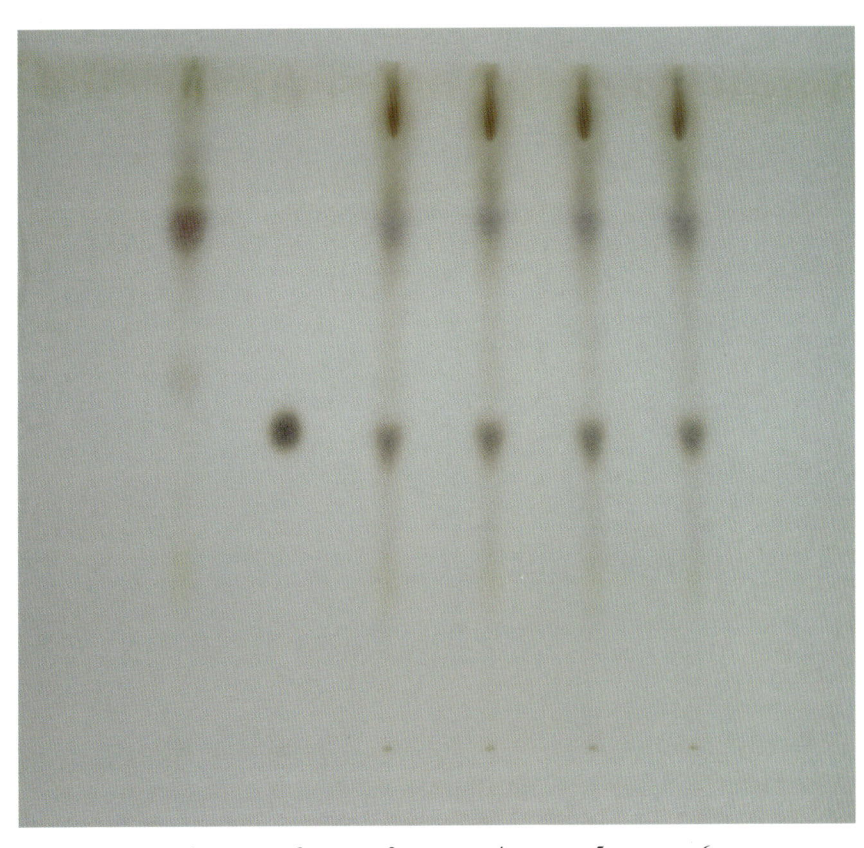

1 2 3 4 5 6

1. 诃子对照药材 2. 栀子苷 3～6. 供试品

三 香 散

Sanxiang San

丁香的薄层色谱鉴别

供试品溶液制备 取本品5 g，加乙醚20 ml，振摇数分钟，滤过，滤液置50～60℃水浴蒸干，残渣加乙醚3 ml使溶解，作为供试品溶液。

对照溶液制备 取丁香酚对照品，加乙醚制成每1 ml含10 μl的溶液，作为对照品溶液。

薄层板 硅胶G薄层板，厚度500 μm。

点样 供试品溶液与对照品溶液各5 μl。

展开剂 石油醚(60～90℃)－乙酸乙酯(9∶1)。

展开方式 上行展开；展距8 cm。

显色 喷以5%香草醛硫酸溶液，在105 ℃加热至斑点显色清晰。

色谱识别 供试品色谱中，在与对照品色谱相应的位置上，显相同颜色的斑点。

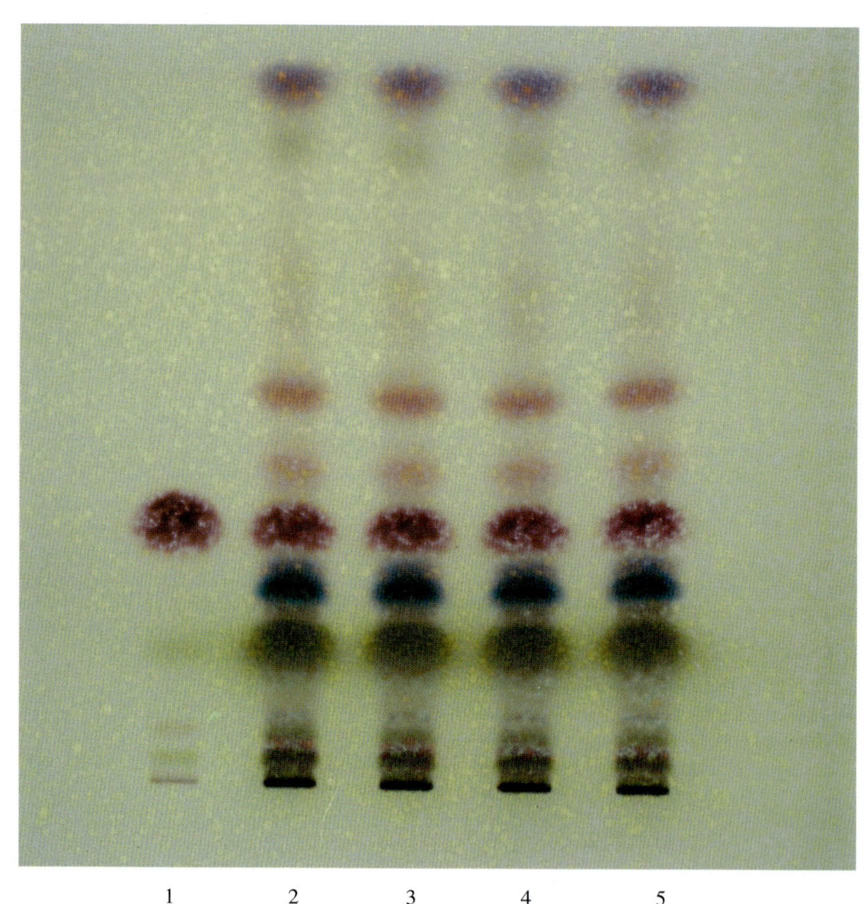

1 2 3 4 5

1. 丁香酚 2～5.供试品

大　承　气　散

Dachengqi San

大黄的薄层色谱鉴别

供试品溶液制备　取本品0.5 g，加甲醇20 ml，浸渍1小时，时时振摇，滤过，取滤液10 ml，蒸干，残渣加水10 ml使溶解，再加盐酸1 ml，置水浴上加热30分钟，立即冷却，用乙醚提取2次，每次10 ml，合并乙醚液，蒸干，残渣加三氯甲烷1 ml使溶解，作为供试品溶液。

对照溶液制备　取大黄对照药材0.1 g，同法制成对照药材溶液。

薄层板　硅胶H薄层板，厚度500 μm。

点样　供试品溶液与对照药材溶液各5 μl。

展开剂　石油醚(30～60℃)－甲酸乙酯－甲酸(15：5：1)的上层溶液。

展开方式　上行展开；展距8 cm。

显色　置紫外光灯(365 nm)下检视。

色谱识别　供试品色谱中，在与对照药材色谱相应的位置上，显相同的5个橙黄色荧光斑点；置氨蒸气中熏后，日光下检视，斑点变为红色。

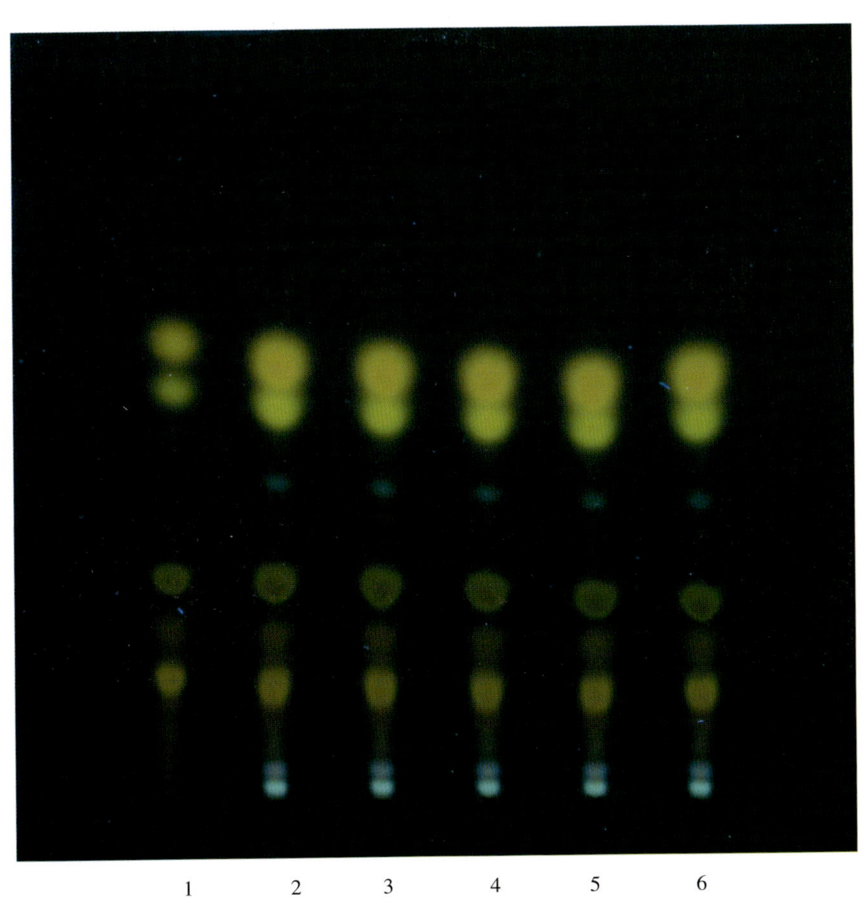

1　2　3　4　5　6

紫外灯(365 nm)下检视

1. 大黄对照药材　2～6. 供试品

厚朴的薄层色谱鉴别

供试品溶液制备 取本品5 g，加甲醇20 ml，浸渍30分钟，时时振摇，滤过，滤液浓缩至约5 ml，作为供试品溶液。

对照溶液制备 取厚朴酚对照品与和厚朴酚对照品，加甲醇制成每1 ml各含2 mg和1 mg的混合溶液，作为对照品溶液。

薄层板 硅胶GF_{254}薄层板，厚度500 μm。

点样 供试品溶液与对照品溶液各5 μl。

展开剂 三氯甲烷－苯－乙酸乙酯(5：4：1)。

展开方式 上行展开；展距8 cm。

显色 置紫外光灯(254 nm)下检视。

色谱识别 供试品色谱中，在与对照品色谱相应的位置上，显相同颜色的2个斑点。

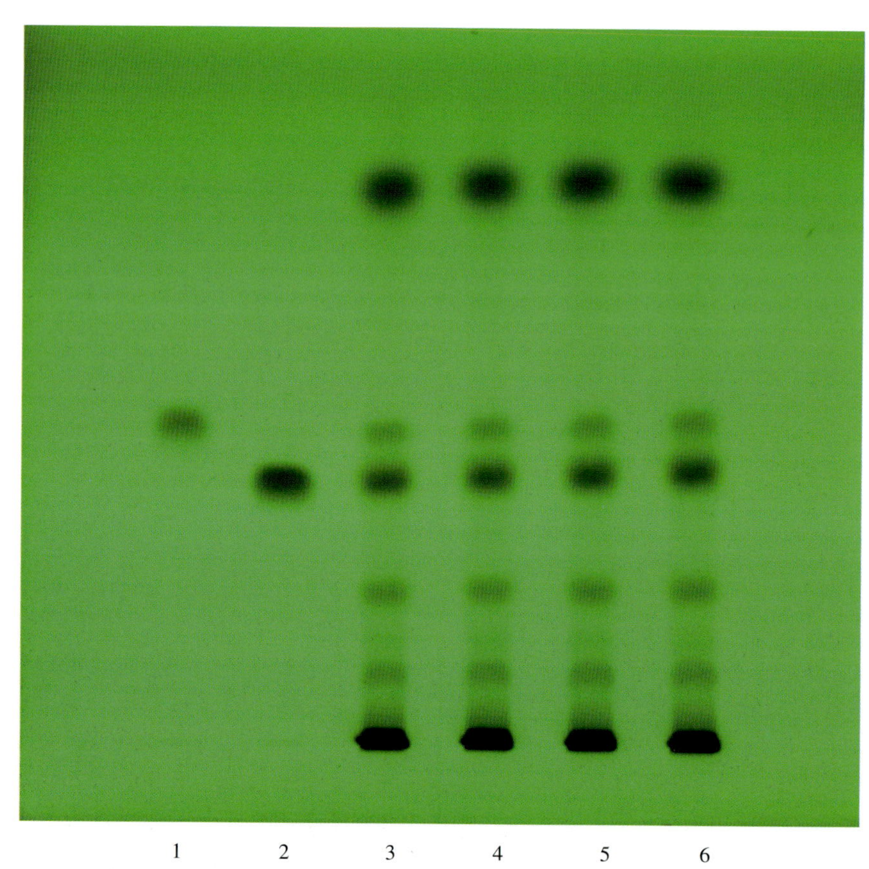

1. 厚朴酚 2. 和厚朴酚 3～6. 供试品

大　黄　末

Dahuang Mo

大黄的薄层色谱鉴别

供试品溶液制备　取本品0.1 g，加甲醇20 ml，浸渍1小时，滤过，取滤液5 ml，蒸干，加水10 ml使溶解，再加盐酸1 ml，置水浴上加热30分钟，立即冷却，用乙醚分2次提取，每次20 ml，合并乙醚液，蒸干，残渣加三氯甲烷1 ml使溶解，作为供试品溶液。

对照溶液制备　取大黄对照药材0.1 g，同法制成对照药材溶液。再取大黄酸对照品，加甲醇制成每1 ml含1 mg的溶液，作为对照品溶液。

薄层板　硅胶H薄层板，厚度500 μm。

点样　供试品溶液与对照药材溶液、对照品溶液各4 μl。

展开剂　石油醚(30～60℃)－甲酸乙酯－甲酸(15∶5∶1)的上层溶液。

展开方式　上行展开；展距8 cm。

显色　置紫外光灯(365 nm)下检视。

色谱识别　供试品色谱中，在与对照药材色谱相应的位置上，显相同的5个橙黄色荧光主斑点；在与对照品色谱相应的位置上，显相同的橙黄色荧光斑点，置氨蒸气中熏后，日光下检视，斑点变为红色。

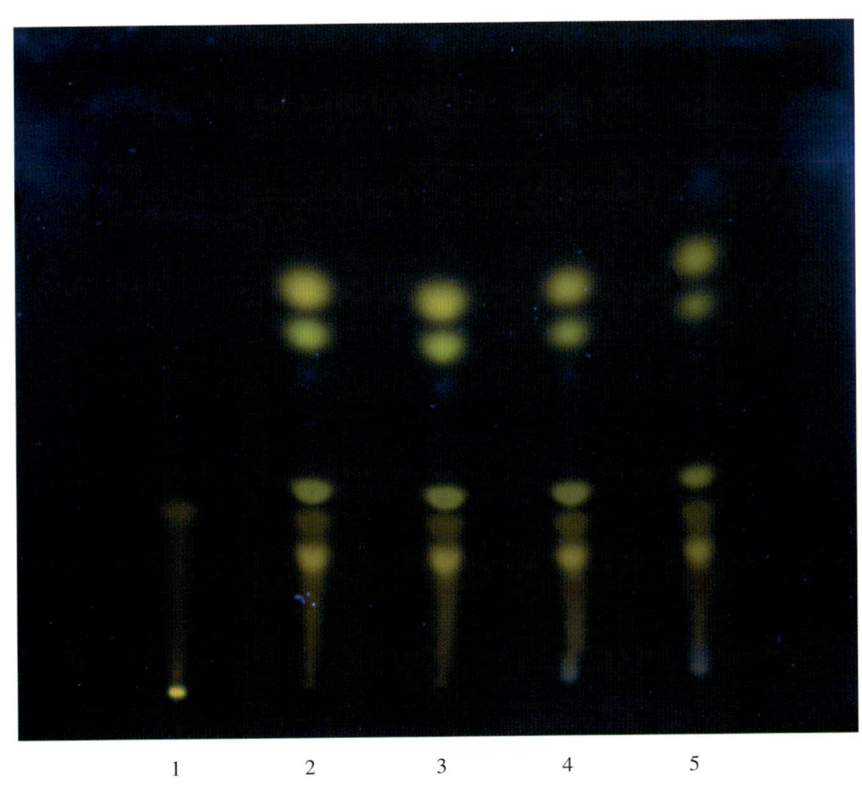

紫外灯(365 nm)下检视

1. 大黄酸　2. 大黄对照药材　3～5. 供试品

小　柴　胡　散

Xiaochaihu San

黄芩的薄层色谱鉴别

供试品溶液制备　取本品粉末4 g，加甲醇50 ml，超声处理30分钟，滤过，滤液浓缩至1 ml，加甲醇10 ml使稀释，滤过，取续滤液作为供试品溶液。

对照溶液制备　取黄芩对照药材1 g，同法制成对照药材溶液。再取黄芩苷对照品，加甲醇制成每1 ml含1 mg的溶液，作为对照品溶液。

薄层板　含4%醋酸钠的羧甲基纤维素钠为黏合剂的硅胶G薄层板，厚度500 μm。

点样　供试品溶液与对照药材溶液、对照品溶液各5 μl。

展开剂　乙酸乙酯－丁酮－甲酸－水(5：3：1：1)。

展开方式　置展开缸中预饱和30分钟，上行展开；展距8 cm。

显色　喷以2%三氯化铁乙醇溶液。

色谱识别　供试品色谱中，在与对照药材色谱相应的位置上，显相同颜色的斑点，在与对照品色谱相应的位置上，显一相同的暗绿色斑点。

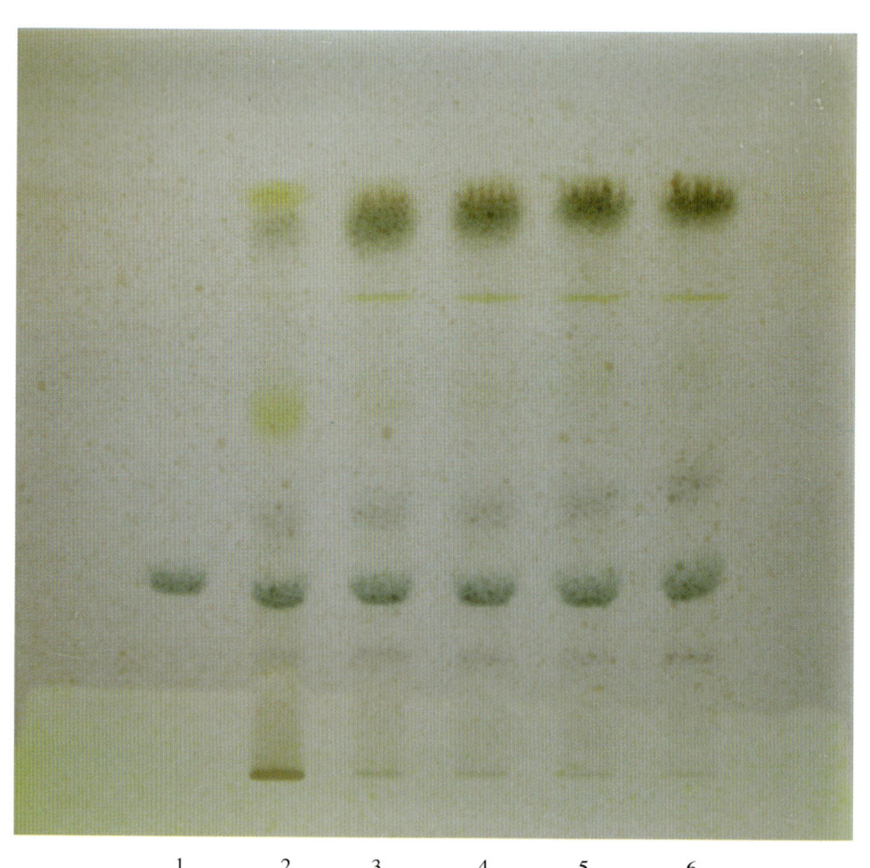

1　2　3　4　5　6

1. 黄芩苷　2. 黄芩对照药材　3～6. 供试品

木香槟榔散

Muxiang Binlang San

大黄的薄层色谱鉴别

供试品溶液制备　取本品1.0 g，加甲醇20 ml，浸渍1小时，滤过，取滤液5 ml，蒸干，残渣加水10 ml使溶解，加盐酸1 ml，水浴加热30分钟，立即冷却，用乙醚20 ml分2次提取，合并乙醚提取液，蒸干，残渣加三氯甲烷1 ml使溶解，作为供试品溶液。

对照溶液制备　取大黄对照药材0.1 g，同法制成对照药材溶液。

薄层板　硅胶H薄层板，厚度500 μm。

点样　供试品溶液与对照药材溶液各4 μl。

展开剂　石油醚(30～60℃)－甲酸乙酯－甲酸(15：5：1)的上层溶液。

展开方式　上行展开；展距8 cm。

显色　置紫外光灯(365 nm)下检视。

色谱识别　供试品色谱中，在与对照药材色谱相应的位置上，显相同的5个橙色荧光斑点；置氨蒸气中熏后，日光下检视，斑点变为红色。

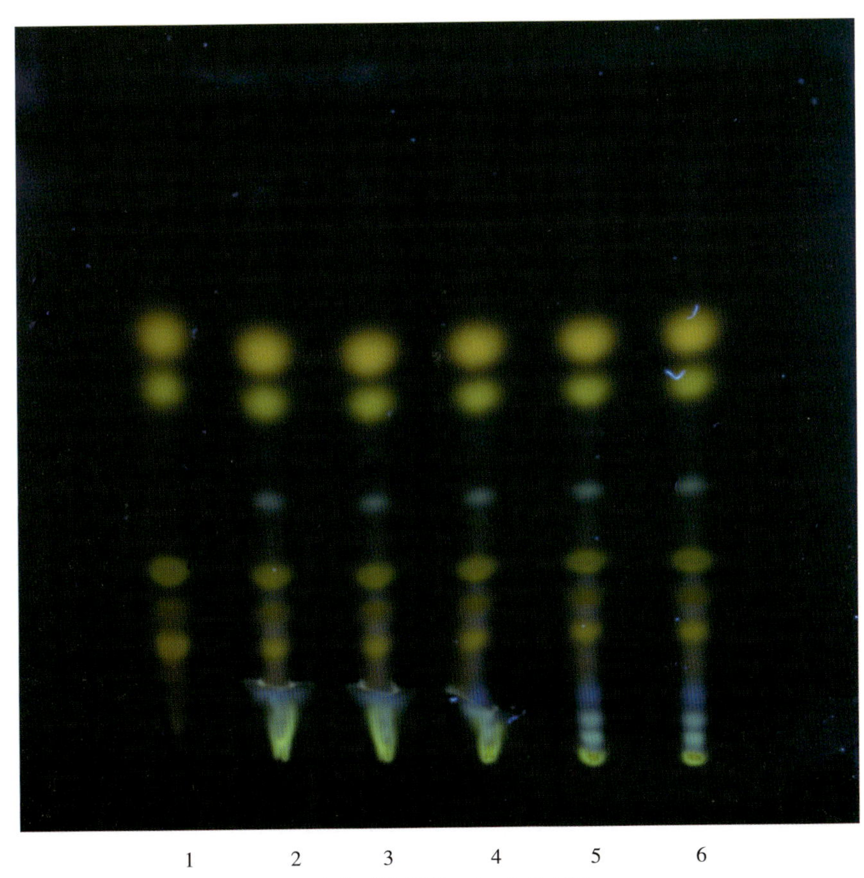

1　2　3　4　5　6

1. 大黄对照药材　2～6. 供试品

黄连的薄层色谱鉴别

供试品溶液制备 取本品1.0 g，加甲醇10 ml，置水浴上加热回流15分钟，滤过，滤液蒸干，残渣加甲醇5 ml使溶解，作为供试品溶液。

对照溶液制备 取黄连对照药材50 mg，加甲醇5 ml，同法制成对照药材溶液。再取盐酸小檗碱对照品，加甲醇制成每1 ml中含0.5 mg的溶液，作为对照品溶液。

薄层板 硅胶G薄层板，厚度500 μm。

点样 供试品溶液与对照药材溶液、对照品溶液各1 μl。

展开剂 苯－乙酸乙酯－甲醇－异丙醇－浓氨试液(12∶6∶3∶3∶1)。

展开方式 置氨蒸气预饱和的展开缸内，上行展开；展距8 cm。

显色 置紫外光灯(365 nm)下检视。

色谱识别 供试品色谱中，在与对照药材色谱相应的位置上，显相同的黄色荧光斑点；在与对照品色谱相应的位置上，显相同的一个黄色荧光斑点。

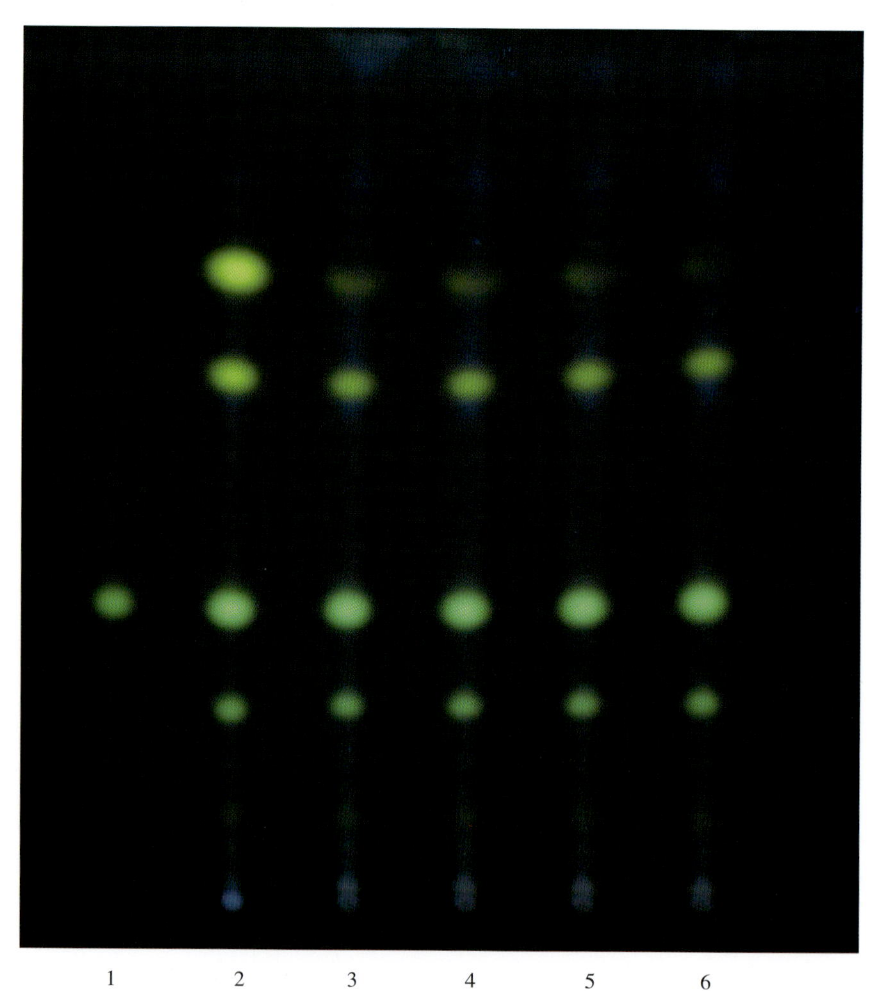

1. 盐酸小檗碱 2. 黄连对照药材 3～6. 供试品

木槟硝黄散

Mubin Xiaohuang San

大黄的薄层色谱鉴别

供试品溶液制备 取本品粉末0.3 g，加甲醇20 ml，超声处理20分钟，滤过。取滤液5 ml，蒸干，残渣加水10 ml使溶解，再加盐酸1 ml，置水浴加热30分钟，立即冷却，用乙醚分2次提取，每次20 ml，合并乙醚提取液，蒸干，残渣加三氯甲烷1 ml使溶解，作为供试品溶液。

对照溶液制备 取大黄对照药材0.1 g，同法制成对照药材溶液。再取大黄酸对照品，加甲醇制成每1 ml含1 mg的溶液，作为对照品溶液。

薄层板 硅胶H薄层板，厚度500 μm。

点样 供试品溶液与对照品、对照药材溶液各4 μl。

展开剂 石油醚(30～60℃)－甲酸乙酯－甲酸(15∶5∶1)的上层溶液。

展开方式 上行展开；展距8 cm。

显色 置紫外灯(365 nm)下检视。

色谱识别 供试品色谱中，在与对照药材色谱相应的位置上，显相同的5个橙黄色荧光主斑点，在与对照品色谱相应的位置上，显相同的橙黄色荧光斑点，置氨蒸气中熏后，日光下检视，斑点变为红色。

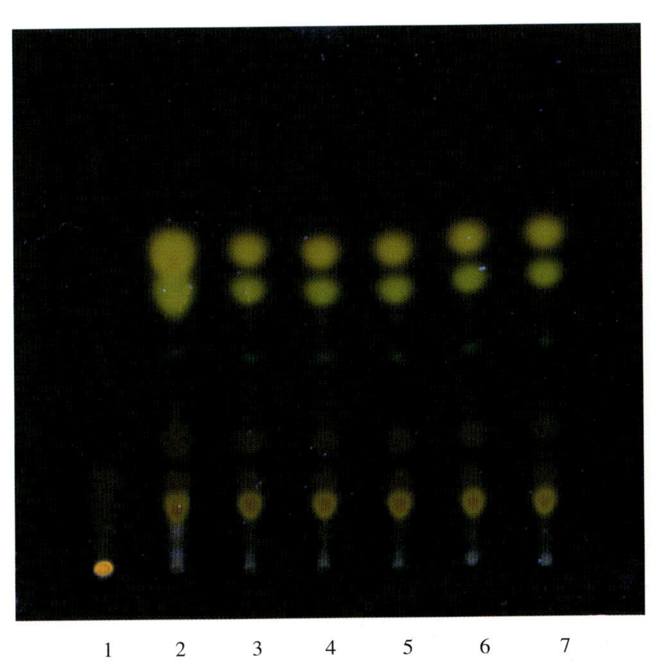

紫外灯(365 nm)下检视

1. 大黄酸 2. 大黄对照药材 3～7. 供试品

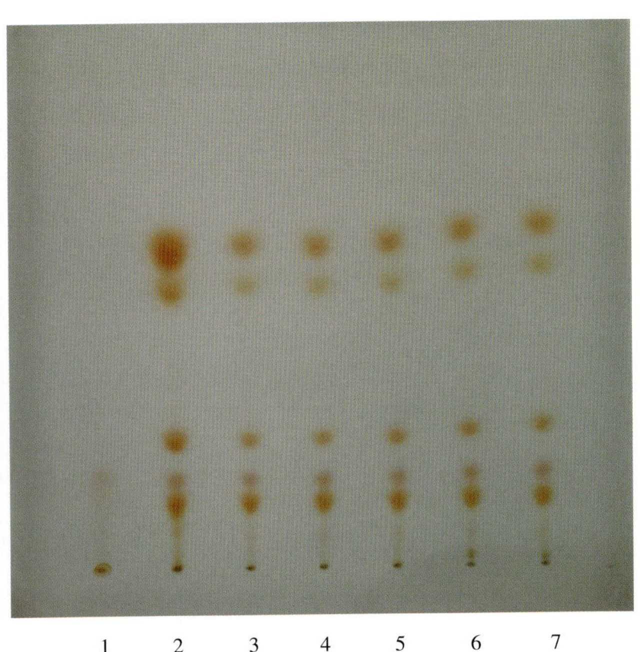

氨蒸气中熏后，日光下检视

1. 大黄酸 2. 大黄对照药材 3～7. 供试品

五味石榴皮散

Wuwei Shiliupi San

红花的薄层色谱鉴别

供试品溶液制备　取本品 1.5 g，加 80% 丙酮溶液 5 ml，密塞，振摇 15 分钟，滤过，滤液作为供试品溶液。

对照溶液制备　取红花对照药材 0.5 g，同法制成对照药材溶液。

薄层板　硅胶 G 薄层板，厚度 500 μm。

点样　供试品溶液 10 μl、对照药材溶液 5 μl。

展开剂　乙酸乙酯－甲酸－水－甲醇 (7：2：3：0.4)。

展开方式　上行展开；展距 8 cm。

色谱识别　供试品色谱中，在与对照药材色谱相应的位置上，显相同颜色的斑点。

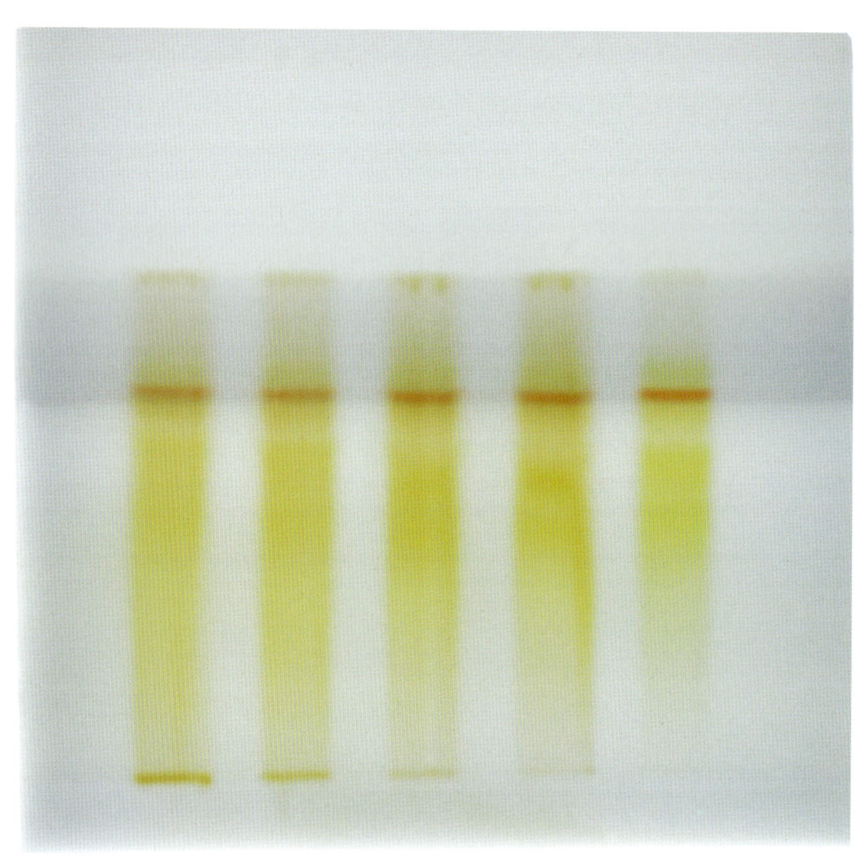

1. 红花对照药材　2～6. 供试品

风湿活血散

Fengshi Huoxue San

独活的薄层色谱鉴别

供试品溶液制备　取本品25 g，加乙醚40 ml，浸渍过夜，滤过，滤液蒸干，残渣加三氯甲烷2 ml使溶解，作为供试品溶液。

对照溶液制备　取独活对照药材2 g，加乙醚10 ml，同法制成对照药材溶液。

薄层板　硅胶G薄层板，厚度500 μm。

点样　供试品溶液与对照药材溶液各2 μl。

展开剂　正己烷－苯－乙酸乙酯(2∶1∶1)。

展开方式　上行展开；展距8 cm。

显色　置紫外光灯(365 nm)下检视。

色谱识别　供试品色谱中，在与对照药材色谱相应的位置上，显相同颜色的荧光斑点。

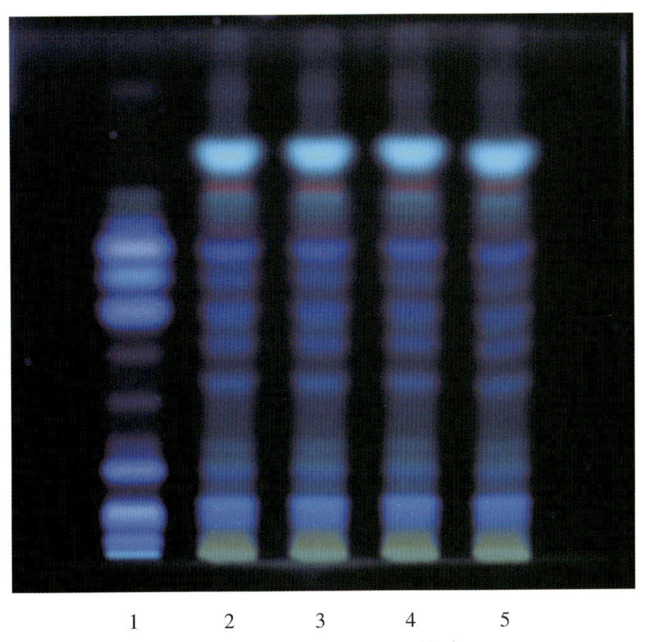

1　2　3　4　5

1. 独活对照药材　2～5. 供试品

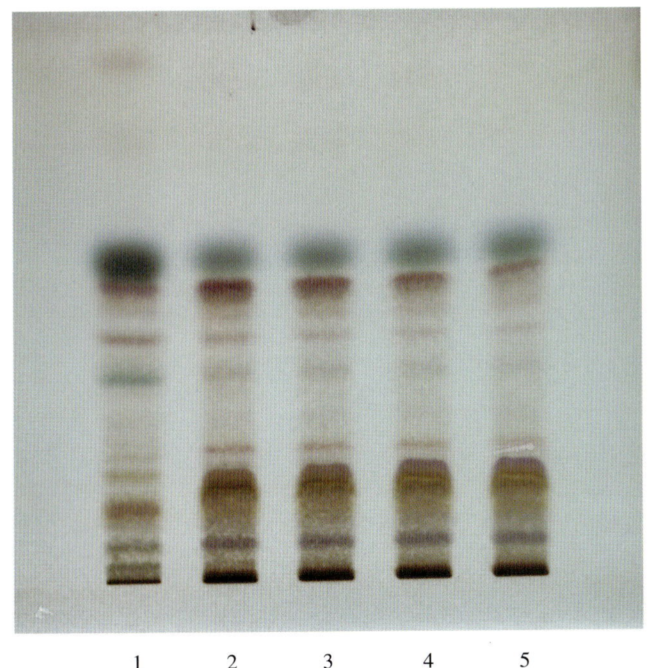

1　2　3　4　5

1. 苍术对照药材　2～5. 供试品

苍术的薄层色谱鉴别

供试品溶液制备　取本品10 g，加正己烷20 ml，浸渍过夜，滤过，滤液置水浴蒸至2 ml，作为供试品溶液。

对照溶液制备　取苍术对照药材0.5 g，加正己烷2 ml，同法制成对照药材溶液。

薄层板　硅胶G薄层板，厚度500 μm。

点样　供试品溶液与对照药材溶液各5 μl。

展开剂　石油醚(60～90℃)－乙酸乙酯(20∶1)。

显色　喷以5%对二甲氨基苯甲醛的10%硫酸乙醇溶液，加热至斑点显色清晰。

色谱识别　供试品色谱中，在与对照药材色谱相应的位置上，显相同颜色的斑点，并应显有一相同的污绿色主斑点(苍术素)。

六味地黄散

Liuwei Dihuang San

山茱萸的薄层色谱鉴别

供试品溶液制备 取本品 10 g，加乙醚 50 ml，回流提取 1 小时，提取液回收乙醚至干，残渣用石油醚 (30～60℃) 浸泡 2 次，每次 15 ml (约浸泡 2 分钟)，倾去石油醚，残渣加无水乙醇－乙醚 (2 : 3) 混合液微热使溶解，定量转移到 5 ml 量瓶内，并稀释至刻度，摇匀，作为供试品溶液。

对照溶液制备 取熊果酸对照品，加无水乙醇制成每 1 ml 中含 0.5 mg 的溶液，作为对照品溶液。

薄层板 硅胶 G 薄层板，厚度 500 μm。

点样 供试品溶液与对照品溶液各 10 μl。

展开剂 甲苯－乙酸乙酯－冰醋酸 (12 : 4 : 0.5) 。

展开方式 上行展开；展距 8 cm。

显色 喷以硫酸乙醇溶液 (3 → 10)，在 110℃加热至斑点显色清晰。

色谱识别 供试品色谱中，在与对照品色谱相应的位置上，显相同颜色的斑点。

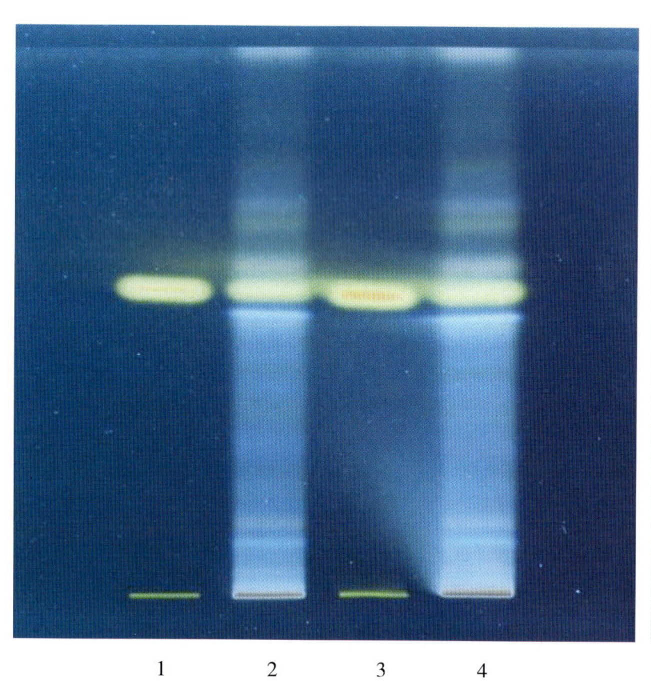

紫外灯 (365 nm) 下检视

1、3. 熊果酸 2、4. 供试品

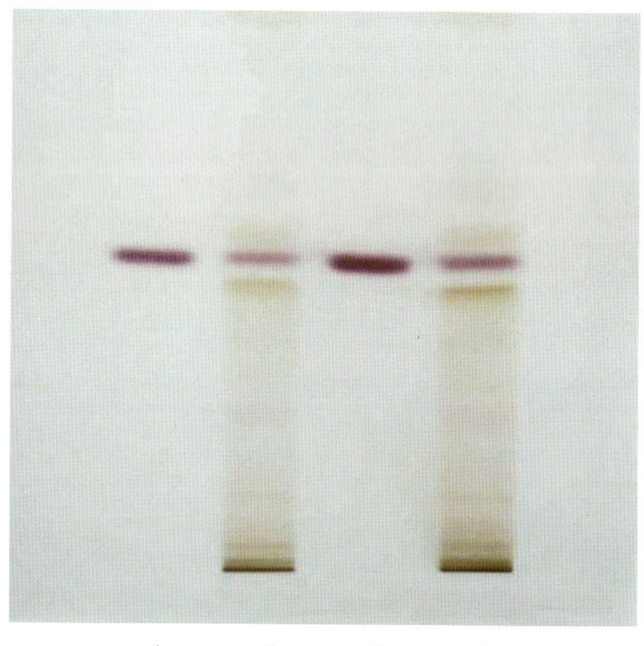

日光下检视

1、3. 熊果酸 2、4. 供试品

双黄连口服液

Shuanghuanglian Koufuye

黄芩、金银花的薄层色谱鉴别

供试品溶液制备　取本品1 ml，加75%乙醇溶液5 ml，摇匀，作为供试品溶液。

对照溶液制备　取黄芩苷对照品及绿原酸对照品，分别加75%乙醇制成每1 ml含0.1 mg的溶液，作为对照品溶液。

薄层板　硅胶GF_{254}薄层板，厚度500 μm。

点样　供试品溶液与对照品溶液各10 μl。

展开剂　乙酸丁酯－甲酸－水(8.5：2.5：2)的上层溶液。

展开方式　上行展开；展距8 cm。

显色　置紫外光灯(254 nm)下检视。

色谱识别　供试品色谱中，在与对照品色谱相应的位置上，显相同颜色的荧光斑点。

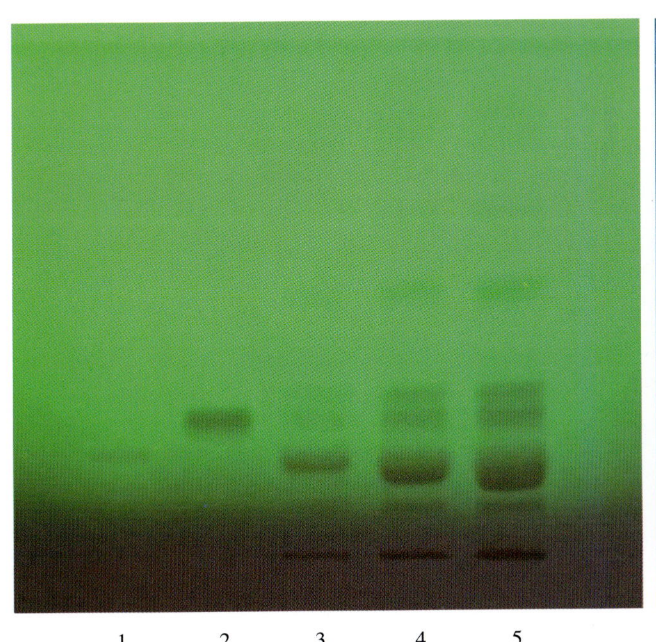

紫外灯(254 nm)下检视

1. 黄芩苷　2. 绿原酸　3～5. 供试品

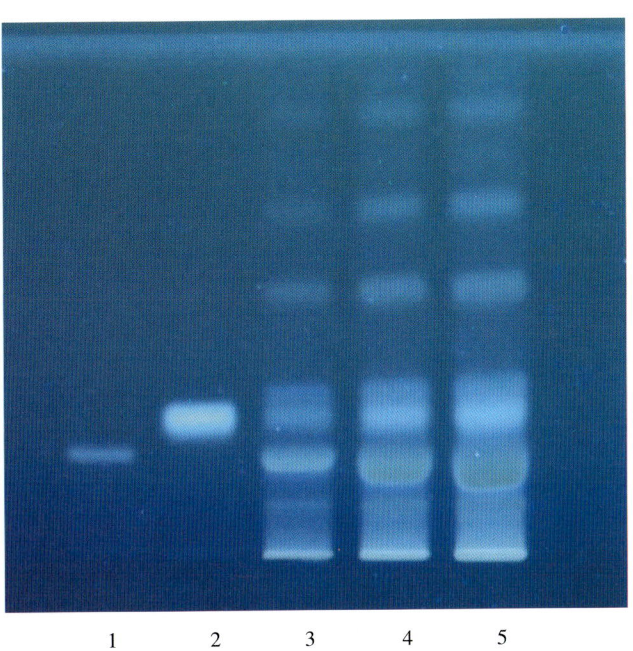

紫外灯(365 nm)下检视

1. 黄芩苷　2. 绿原酸　3～5. 供试品

连翘的薄层色谱鉴别

供试品溶液制备 取本品1 ml，加甲醇5 ml，摇匀，静置，取上清液，作为供试品溶液。

对照溶液制备 取连翘对照药材0.5 g，加甲醇10 ml，加热回流20分钟，滤过，滤液作为对照药材溶液。

薄层板 硅胶G薄层板，厚度500 μm。

点样 供试品溶液与对照药材溶液各5 μl。

展开剂 三氯甲烷－甲醇(5：1)。

展开方式 上行展开；展距8 cm。

显色 喷以10%硫酸乙醇溶液，在105℃加热至斑点显色清晰。

色谱识别 日光下检视，供试品色谱中，在与对照药材色谱相应的位置上，显相同颜色的斑点。

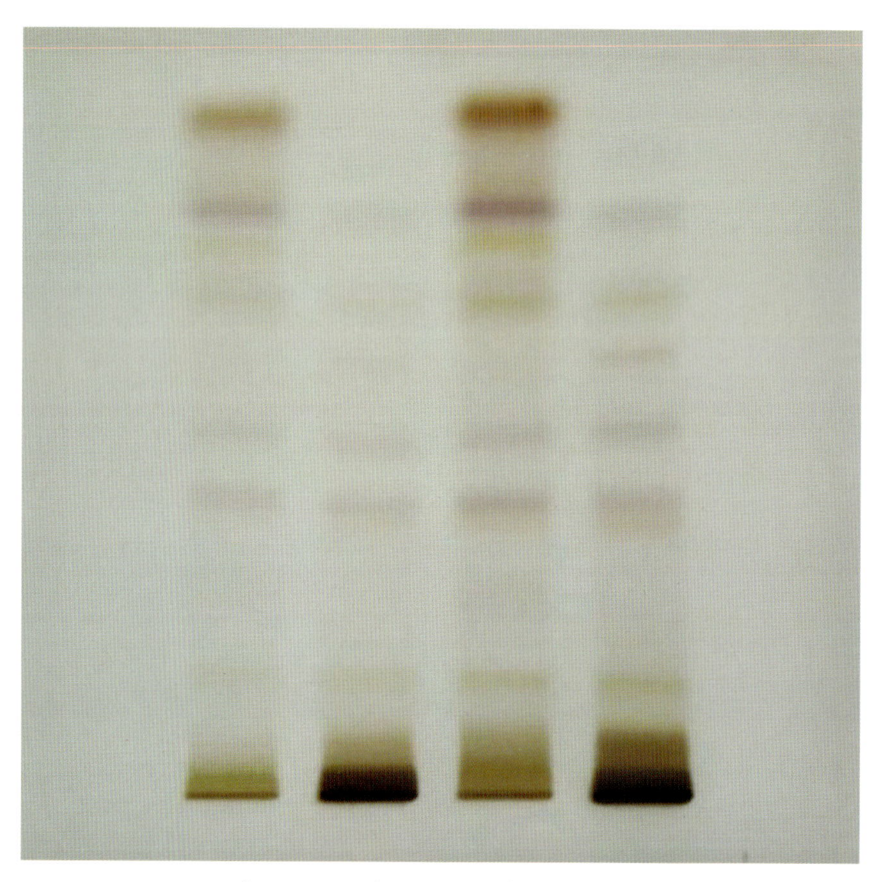

1　2　3　4

1、3. 连翘对照药材　2、4. 供试品

龙胆泻肝散

Longdan Xiegan San

龙胆的薄层色谱鉴别

供试品溶液制备　取本品 5 g，加甲醇 10 ml 浸 30 分钟，取上清液作为供试品溶液。

对照溶液制备　取龙胆对照药材 0.5 g，加甲醇 10 ml，同法制成对照药材溶液。

薄层板　硅胶 GF_{254} 薄层板，厚度 500 μm。

点样　供试品溶液与对照药材溶液各 5 μl。

展开剂　三氯甲烷－甲醇－水 (30：10：1) 的下层溶液。

展开方式　上行展开；展距 8 cm。

显色　置紫外光灯 (254 nm) 下检视。

色谱识别　供试品色谱中，在与对照药材色谱相应的位置上，显相同颜色的斑点。

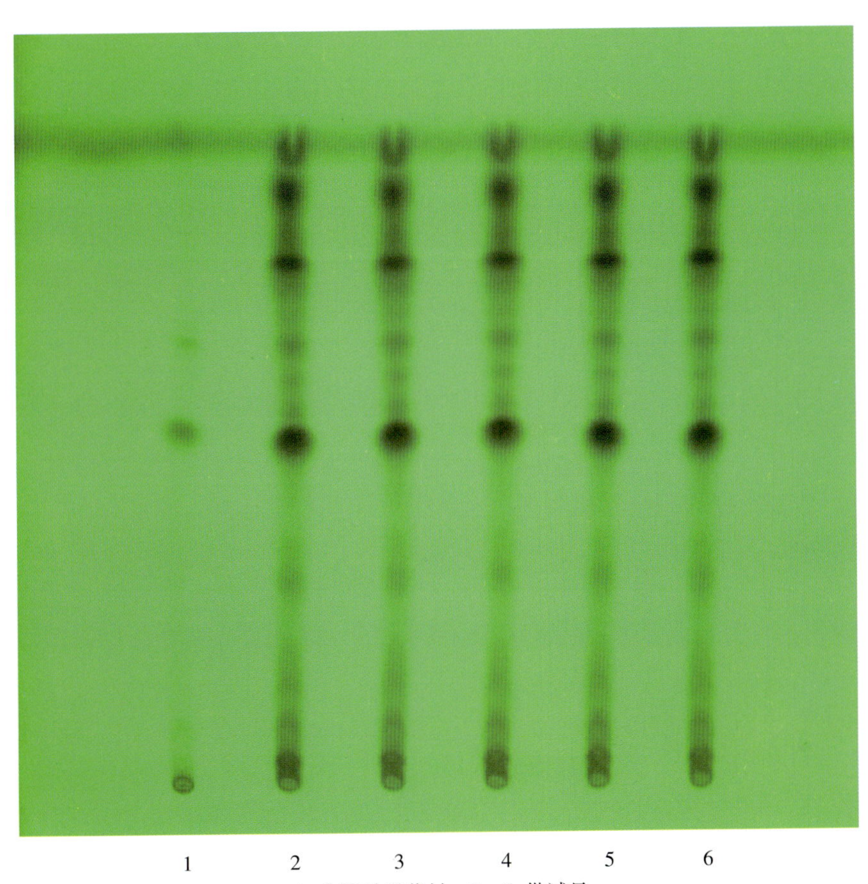

1. 龙胆对照药材　2～6. 供试品

平　胃　散

Pingwei San

苍术的薄层色谱鉴别

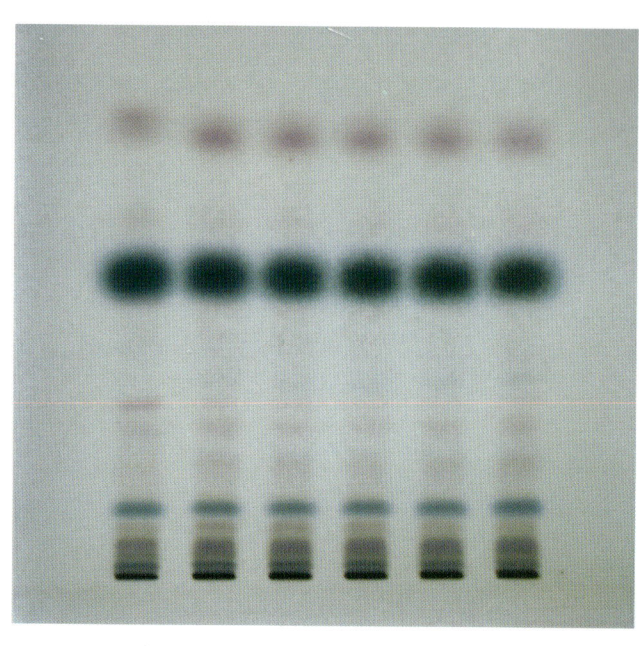

1　2　3　4　5　6

1. 苍术对照药材　2～6. 供试品

供试品溶液制备　取本品1.5 g，加乙醚15 ml，置具塞烧瓶中超声处理15分钟，滤过，滤液低温挥去乙醚，残渣加乙酸乙酯1 ml使溶解，作为供试品溶液。

对照溶液制备　取苍术对照药材0.5 g，同法制成对照药材溶液。

薄层板　硅胶G薄层板，厚度500 μm。

点样　供试品溶液与对照药材溶液各10 μl。

展开剂　石油醚（60～90℃）－乙酸乙酯（20：0.5）。

展开方式　上行展开；展距8 cm。

显色　喷以5%对二甲氨基苯甲醛的10%硫酸乙醇溶液，加热至斑点显色清晰。

色谱识别　供试品色谱中，在与对照药材色谱相应的位置上，显相同的污绿色主斑点（苍术素）。

厚朴的薄层色谱鉴别

供试品溶液制备　取本品1.5 g，加甲醇5 ml，密塞，振摇30分钟，滤过，滤液作为供试品溶液。

对照溶液制备　取厚朴酚对照品与和厚朴酚对照品，加甲醇制成每1 ml各含1 mg的混合溶液，作为对照品溶液。

薄层板　硅胶GF_{254}薄层板，厚度500 μm。

点样　供试品溶液与对照品溶液各5 μl。

展开剂　三氯甲烷－苯－乙酸乙酯（5：4：1）。

展开方式　上行展开；展距8 cm。

显色　置紫外光灯（254 nm）下检视。

色谱识别　供试品色谱中，在与对照品色谱相应的位置上，显相同颜色的两个斑点。

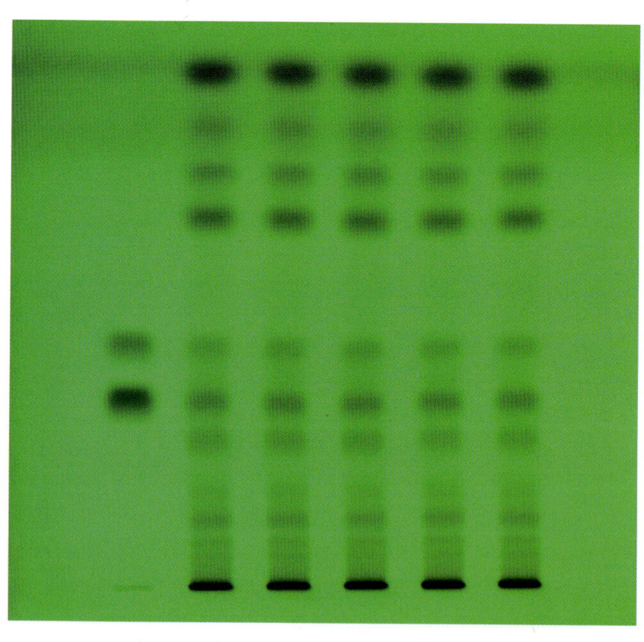

1　2　3　4　5　6

1. 厚朴酚（上）与和厚朴酚（下）　2～6. 供试品

四　君　子　散

Sijunzi San

白术的薄层色谱鉴别

供试品溶液制备　取本品 3.5 g，加正己烷 10 ml，超声处理 15 分钟，滤过，滤液作为供试品溶液。

对照溶液制备　取白术对照药材 0.2 g，加正己烷 2 ml，同法制成对照药材溶液。

薄层板　硅胶 G 薄层板，厚度 500 μm。

点样　供试品溶液、对照药材溶液各 10 μl。

展开剂　石油醚 (60～90℃) －三氯甲烷－乙酸乙酯 (50：50：2)。

展开方式　上行展开；展距 8 cm。

显色　喷以 5% 香草醛硫酸溶液，加热至斑点显色清晰。

色谱识别　供试品色谱中，在与对照药材色谱相应的位置上，显相同颜色的斑点。

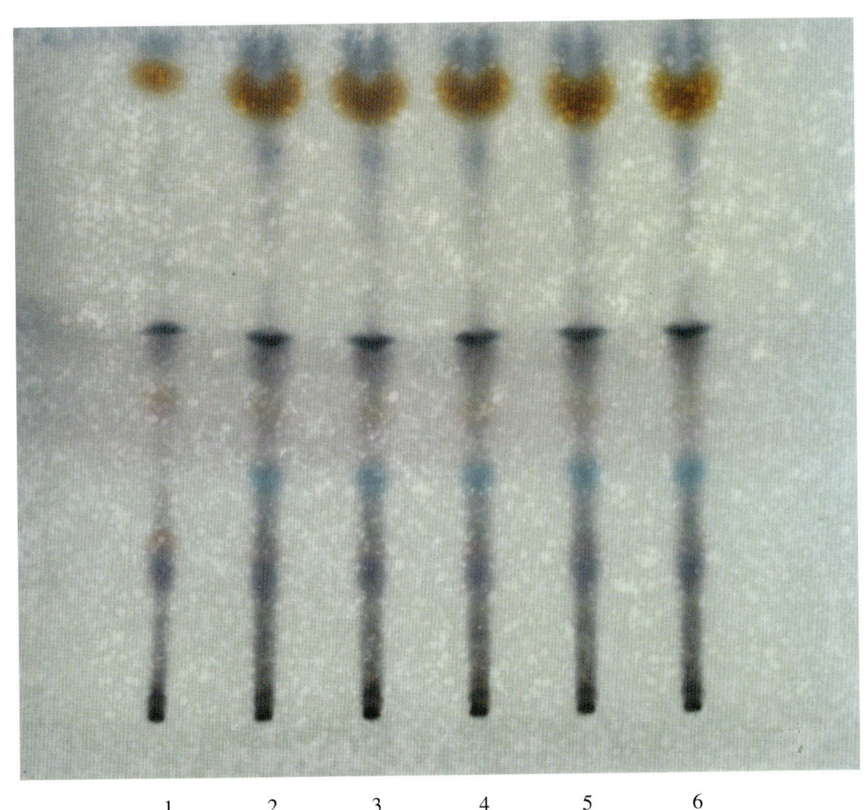

1　2　3　4　5　6

1. 白术对照药材　2～6. 供试品

四黄止痢颗粒

Sihuang Zhili Keli

大黄的薄层色谱鉴别

供试品溶液制备　取本品 2 g，加甲醇 50 ml，超声处理 20 分钟，滤过，滤液蒸干，残渣加水 10 ml 使溶解，再加盐酸 1 ml，置水浴上加热 30 分钟，立即冷却，用乙醚分 2 次提取，每次 20 ml，合并乙醚液，水浴蒸干，残渣加三氯甲烷 1 ml 使溶解，作为供试品溶液。

对照溶液制备　取大黄对照药材 0.1 g，同法制成对照药材溶液。

薄层板　硅胶 H 薄层板，厚度 500 μm。

点样　供试品溶液与对照药材溶液各 5 μl。

展开剂　石油醚 (30～60℃) - 甲酸乙酯 - 甲酸 (15 : 5 : 1) 的上层溶液。

展开方式　上行展开；展距 8 cm。

显色　置紫外光灯 (365 nm) 下检视。

色谱识别　供试品色谱中，在与对照药材色谱相应的位置上，显相同的 5 个橙黄色荧光斑点；置氨蒸气中熏后，日光下检视，斑点变为红色。

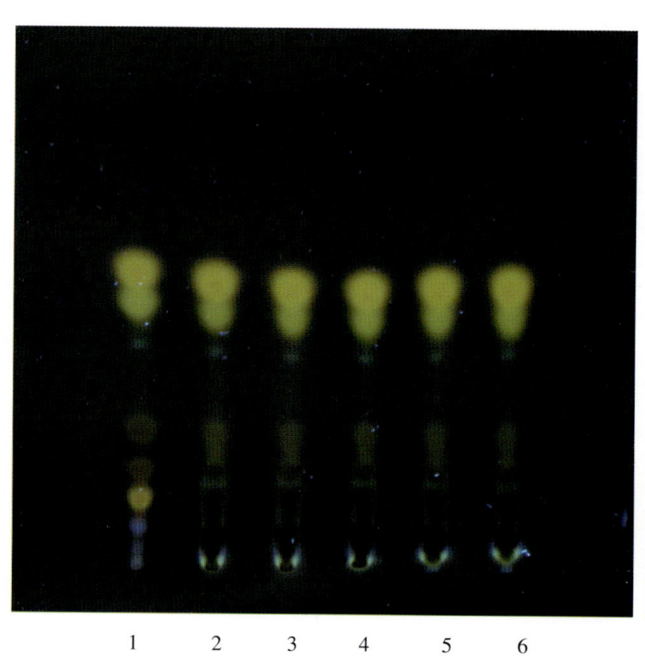

紫外灯(365 nm)下检视

1. 大黄对照药材　2～6. 供试品

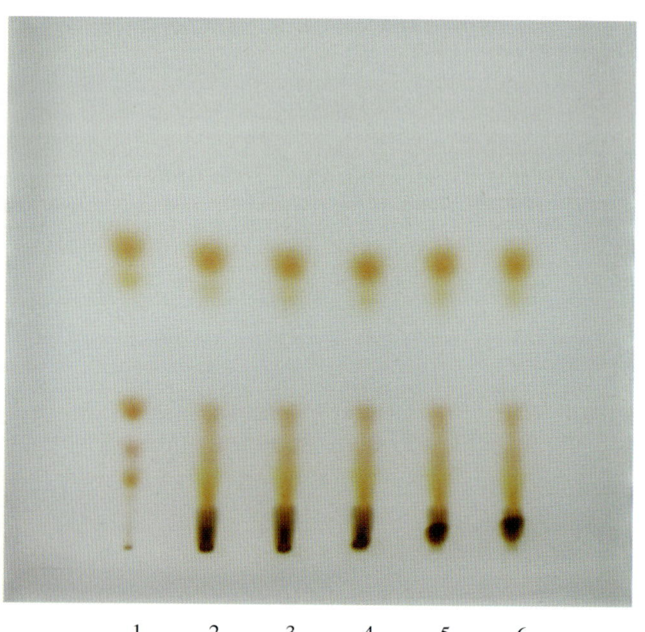

氨蒸气中熏后，日光下检视

1. 大黄对照药材　2～6. 供试品

黄连的薄层色谱鉴别

供试品溶液制备 取本品10 g，加硅藻土2.5 g研匀，加甲醇50 ml，置水浴上回流1小时，放冷，滤过，滤液浓缩至5 ml，作为供试品溶液。

对照溶液制备 取黄连对照药材2 g，加甲醇20 ml，同法制成对照药材溶液。再取盐酸小檗碱对照品，加甲醇制成每1 ml含1 mg的溶液，作为对照品溶液。

薄层板 硅胶G薄层板，厚度500 μm。

点样 供试品溶液、对照药材溶液与对照品溶液各5 μl。

展开剂 苯－乙酸乙酯－甲醇－异丙醇－浓氨试液（6∶3∶1.5∶1.5∶0.5）。

展开方式 置氨蒸气饱和的展开缸内，预饱和30分钟，上行展开；展距8 cm。

显色 置紫外光灯（365 nm）下检视。

色谱识别 供试品色谱中，在与对照药材色谱和对照品色谱相应的位置上，显相同颜色的荧光斑点。

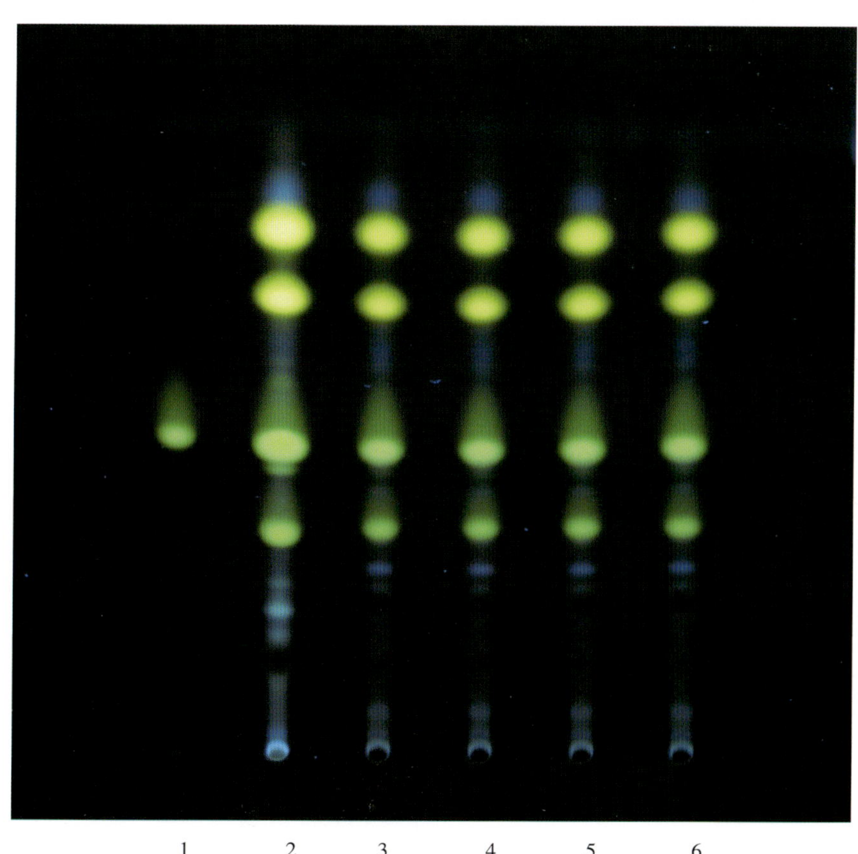

1. 盐酸小檗碱 2. 黄连对照药材 3～6. 供试品

白 头 翁 散

Baitouweng San

黄连的薄层色谱鉴别

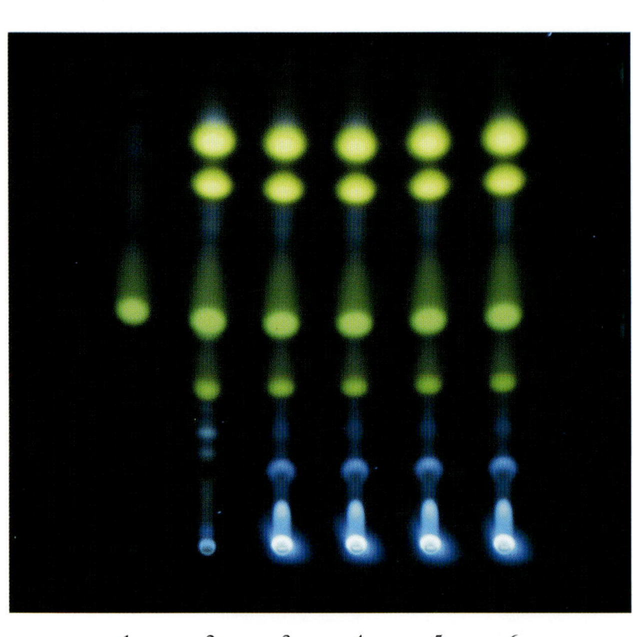

1. 盐酸小檗碱 2. 黄连对照药材 3～6. 供试品

供试品溶液制备 取本品1.3 g，加甲醇10 ml，置水浴上加热回流15分钟，滤过，滤液作为供试品溶液。

对照溶液制备 取黄连对照药材0.2 g，同法制成对照药材溶液。再取盐酸小檗碱对照品，加甲醇制成每1 ml含0.5 mg的溶液，作为对照品溶液。

薄层板 硅胶G薄层板，厚度500 μm。

点样 供试品溶液、对照品溶液与对照药材溶液各2 μl。

展开剂 苯－乙酸乙酯－甲醇－异丙醇－浓氨试液（12∶6∶3∶3∶1）。

展开方式 置氨蒸气预饱和的展开缸内，上行展开；展距8 cm。

显色 置紫外光灯（365 nm）下检视。

色谱识别 供试品色谱中，在与对照药材色谱相应的位置上，显相同的黄色荧光斑点；在与对照品色谱相应的位置上，显相同的1个黄色荧光斑点。

秦皮的薄层色谱鉴别

供试品溶液制备 取本品3 g，加乙醇10 ml，加热回流10分钟，滤过，滤液作为供试品溶液。

对照溶液制备 取秦皮对照药材1 g，同法制成对照药材溶液。

薄层板 硅胶G薄层板，厚度500 μm。

点样 供试品溶液与对照药材溶液各2 μl。

展开剂 正丁醇－三氯甲烷－甲苯－甲酸（8∶1∶1∶1）。

展开方式 上行展开；展距8 cm。

显色 置紫外光灯（365 nm）下检视。

色谱识别 供试品色谱中，在与对照药材色谱相应的位置上，显相同颜色的荧光斑点。

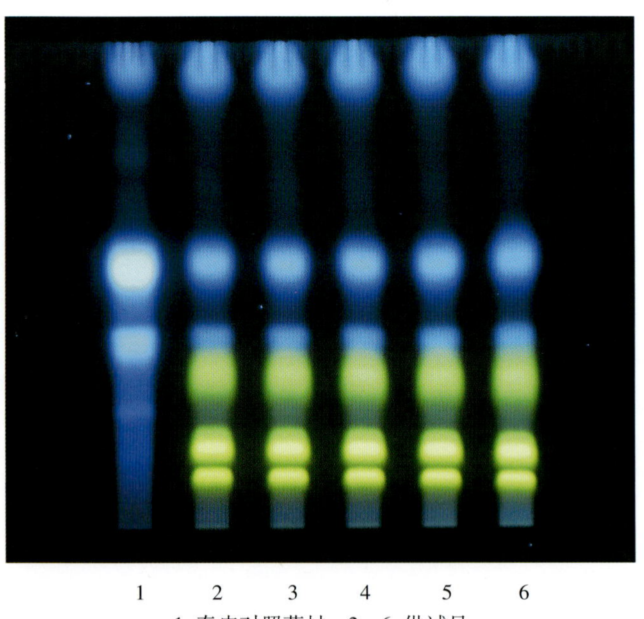

1. 秦皮对照药材 2～6. 供试品

百合固金散

Baihe Gujin San

当归的薄层色谱鉴别

供试品溶液制备　取本品6 g，加正己烷40 ml，超声处理30分钟，滤过，滤液挥干，残渣加正己烷0.5 ml，使溶解，作为供试品溶液。

对照溶液制备　取当归对照药材1 g，加正己烷20 ml，同法制成对照药材溶液。

薄层板　硅胶G薄层板，厚度500 μm。

点样　供试品溶液1 μl，对照药材溶液2 μl。

展开剂　正己烷－乙酸乙酯(9∶1)。

展开方式　上行展开；展距8 cm。

显色　置紫外光灯(365 nm)下检视。

色谱识别　供试品色谱中，在与对照药材色谱相应的位置上，显相同颜色的荧光斑点。

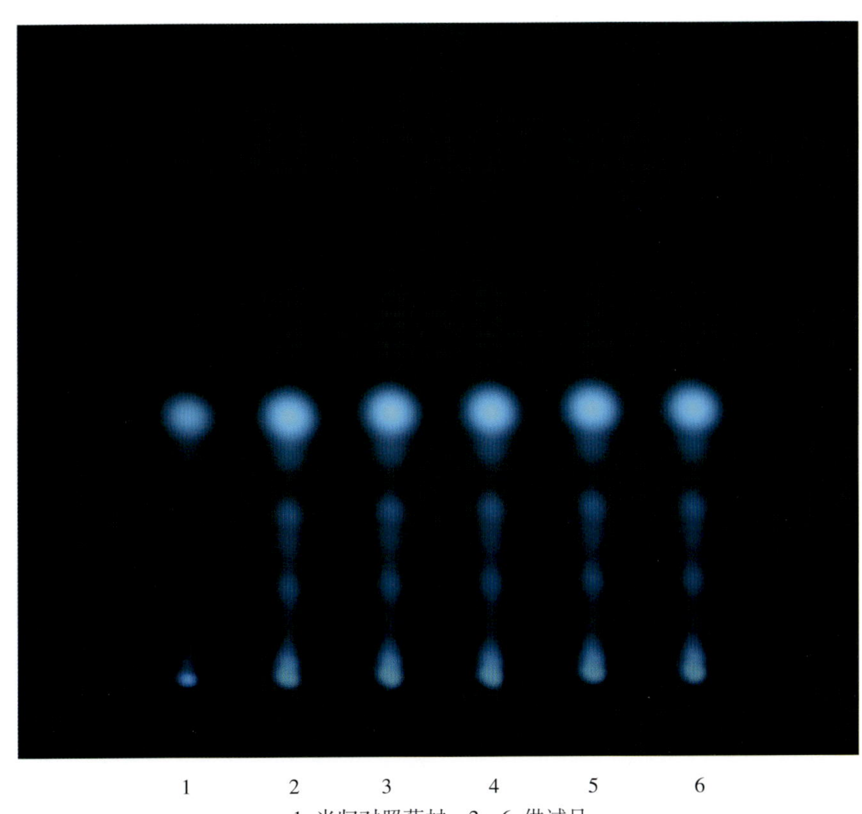

1　2　3　4　5　6

1. 当归对照药材　2～6. 供试品

朱 砂 散

Zhusha San

黄连的薄层色谱鉴别

供试品溶液制备 取本品0.3 g，加甲醇10 ml，超声处理15分钟，滤过，滤液作为供试品溶液。

对照溶液制备 取黄连对照药材0.1 g，同法制成对照药材溶液。再取盐酸小檗碱对照品，加甲醇制成每1 ml含0.5 mg的溶液，作为对照品溶液。

薄层板 硅胶G薄层板，厚度500 μm。

点样 供试品溶液、对照品溶液与对照药材溶液各2 μl。

展开剂 苯－乙酸乙酯－甲醇－异丙醇－浓氨试液(12∶6∶3∶3∶1)。

展开方式 置氨蒸气预饱和的展开缸内，上行展开；展距8 cm。

显色 置紫外光灯(365 nm)下检视。

色谱识别 供试品色谱中，在与对照药材色谱相应的位置上，显相同的黄色荧光斑点；在与对照品色谱相应的位置上，显相同的1个黄色荧光斑点。

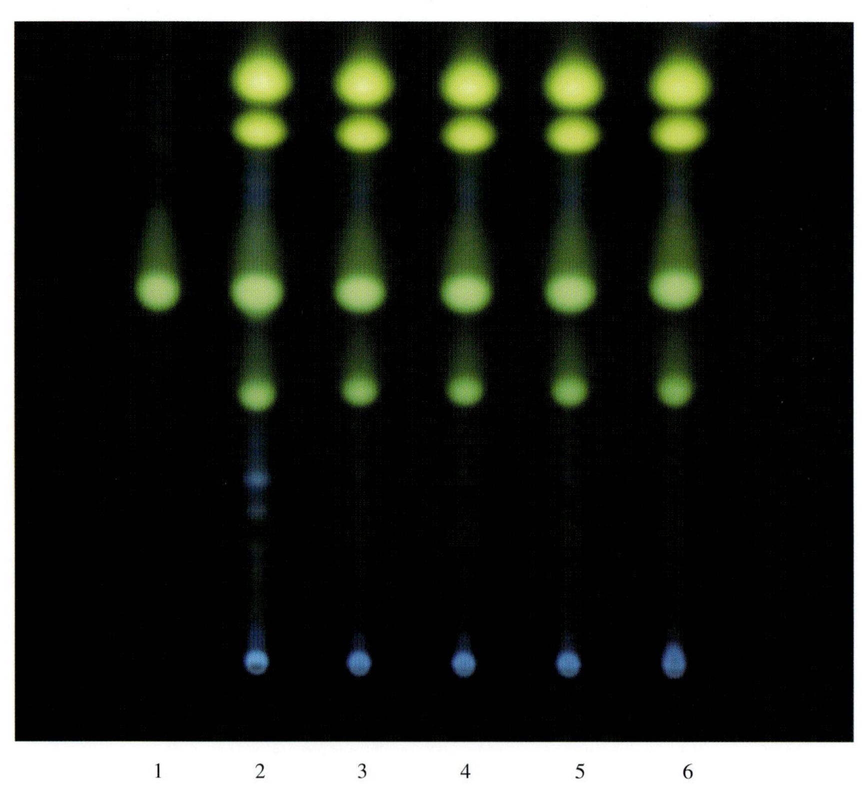

1 2 3 4 5 6

1. 盐酸小檗碱 2. 黄连对照药材 3～6. 供试品

多味健胃散

Duowei Jianwei San

大黄的薄层色谱鉴别

供试品溶液制备　取本品10 g，加甲醇30 ml，超声处理30分钟，滤过，取滤液1 ml，蒸干，加水10 ml使溶解，再加盐酸1 ml，水浴加热30分钟，立即冷却，用乙醚分2次提取，每次20 ml，合并乙醚液，蒸干，残渣加三氯甲烷1 ml使溶解，作为供试品溶液。

对照溶液制备　取大黄对照药材0.1 g，加甲醇20 ml，超声处理10分钟，滤过，取滤液5 ml，同法制成对照药材溶液。

薄层板　硅胶H薄层板，厚度500 μm。

点样　供试品溶液与对照药材溶液各5 μl。

展开剂　石油醚(30～60℃)－甲酸乙酯－甲酸(15∶5∶1)的上层溶液。

展开方式　上行展开；展距8 cm。

显色　置紫外灯(365 nm)下检视。

色谱识别　供试品色谱中，在与对照药材色谱相应的位置上，显相同的5个橙黄色荧光斑点；置氨蒸气中熏后，日光下检视，斑点变为红色。

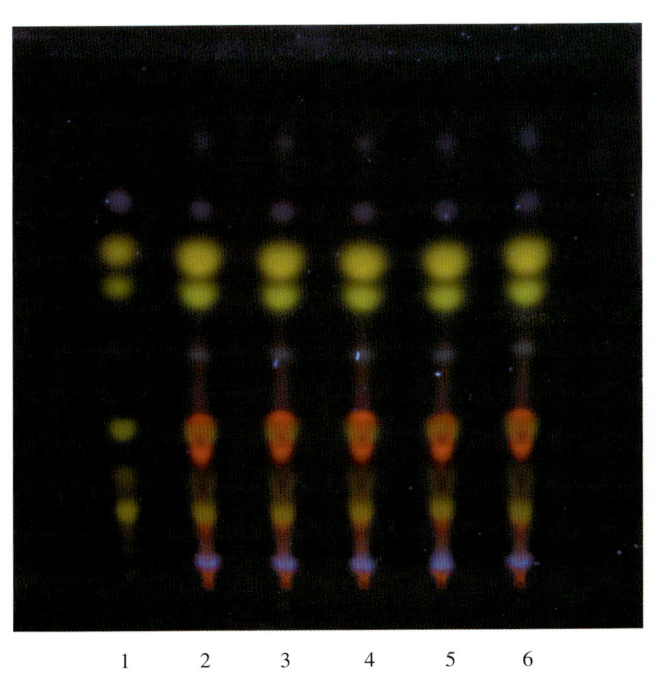

紫外灯(365 nm)下检视

1. 大黄对照药材　2～6. 供试品

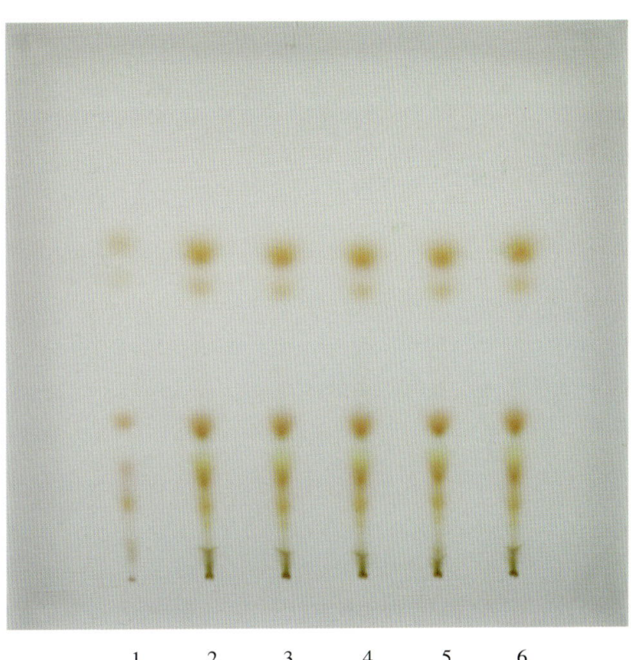

氨蒸气中熏后，日光下检视

1. 大黄对照药材　2～6. 供试品

木香的薄层色谱鉴别

供试品溶液制备　取本品10 g，加甲醇30 ml，超声处理30分钟，滤过，取滤液3 ml，浓缩至1 ml，作为供试品溶液。

对照溶液制备　取木香对照药材0.5 g，加甲醇10 ml，同法制成对照药材溶液。

薄层板　硅胶G薄层板，厚度500 μm。

点样　供试品溶液与对照药材溶液各5 μl。

展开剂　苯－甲醇(27∶1)。

展开方式　上行展开；展距8 cm。

显色　喷以5%香草醛硫酸溶液，加热至斑点显色清晰。

色谱识别　供试品色谱中，在与对照药材色谱相应的位置上，显相同颜色的斑点。

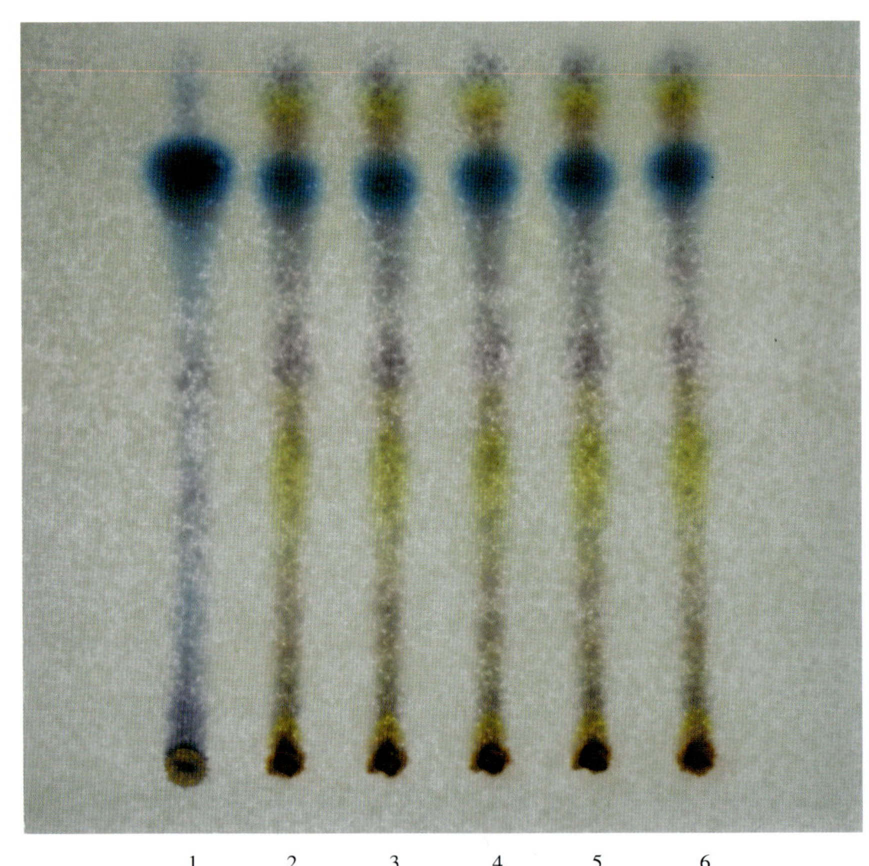

1　2　3　4　5　6

1. 木香对照药材　2～6. 供试品

如意金黄散

Ruyi Jinhuang San

大黄的薄层色谱鉴别

供试品溶液制备 取本品1 g，加甲醇20 ml，超声处理20分钟，滤过，滤液蒸干，残渣加水40 ml使溶解，再加盐酸4 ml，水浴加热30分钟，取出，迅速冷却，用乙醚振摇提取2次，每次20 ml，合并乙醚液，挥干，残渣加乙酸乙酯2 ml使溶解，作为供试品溶液。

对照溶液制备 取大黄对照药材0.1 g，同法制成对照药材溶液。

薄层板 硅胶H薄层板，厚度500 μm。

点样 供试品溶液与对照药材溶液各5 μl。

展开剂 石油醚(30～60℃)－甲酸乙酯－甲酸(15∶5∶1)的上层溶液。

展开方式 上行展开；展距8 cm。

显色 置紫外灯(365 nm)下检视。

色谱识别 供试品色谱中，在与对照药材色谱相应的位置上，显相同的5个橙黄色荧光斑点；置氨蒸气中熏后，日光下检视，斑点变为红色。

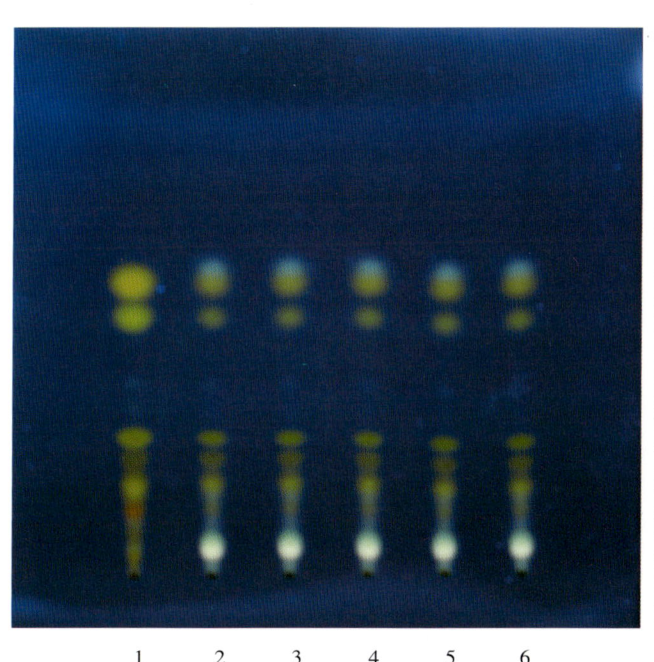

1 2 3 4 5 6

紫外灯(365 nm)下检视

1. 大黄对照药材 2～6. 供试品

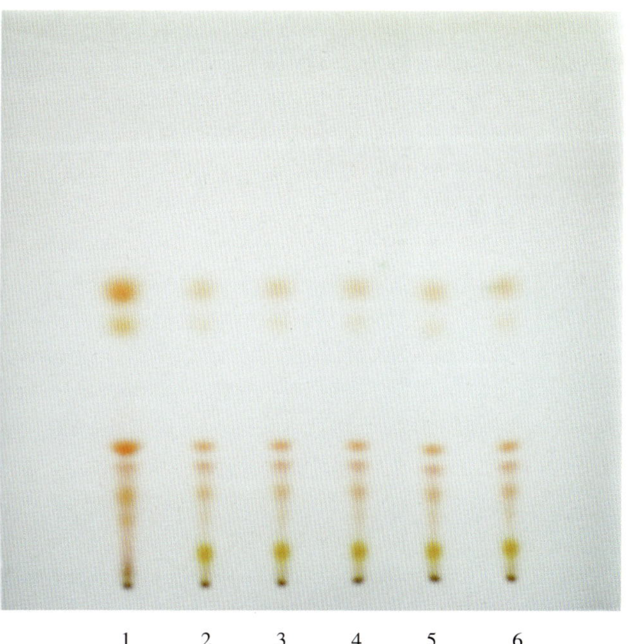

1 2 3 4 5 6

氨蒸气中熏后，日光下检视

1. 大黄对照药材 2～6. 供试品

黄柏的薄层色谱鉴别

供试品溶液制备 取本品3 g，加在中性氧化铝柱 (120目，5 g，内径约1.5 cm，干法装柱) 上，用无水乙醇30 ml洗脱，收集洗脱液，蒸干，残渣加乙醇2 ml使溶解，滤过，滤液作为供试品溶液。

对照溶液制备 取黄柏对照药材0.1 g，加甲醇5 ml，超声处理15分钟，滤过，滤液浓缩至约1 ml，作为对照药材溶液。再取盐酸小檗碱对照品和盐酸巴马汀对照品，加甲醇制成每1 ml各含0.5 mg的混合溶液，作为对照品溶液。

薄层板 硅胶G薄层板，厚度500 μm。

点样 供试品溶液、对照药材溶液与对照品溶液各1 μl。

展开剂 苯－乙酸乙酯－甲醇－异丙醇－浓氨试液 (12：6：3：3：1)。

展开方式 展开缸一侧槽中加入展开剂，另一槽中加入与展开剂等体积的浓氨试液，共同预平衡15分钟，上行展开；展距8 cm。

显色 置紫外光灯 (365 nm) 下检视。

色谱识别 供试品色谱中，在与对照药材色谱相应的位置上，显相同颜色的主斑点；在与对照品色谱相应的位置上，显相同颜色的荧光斑点。

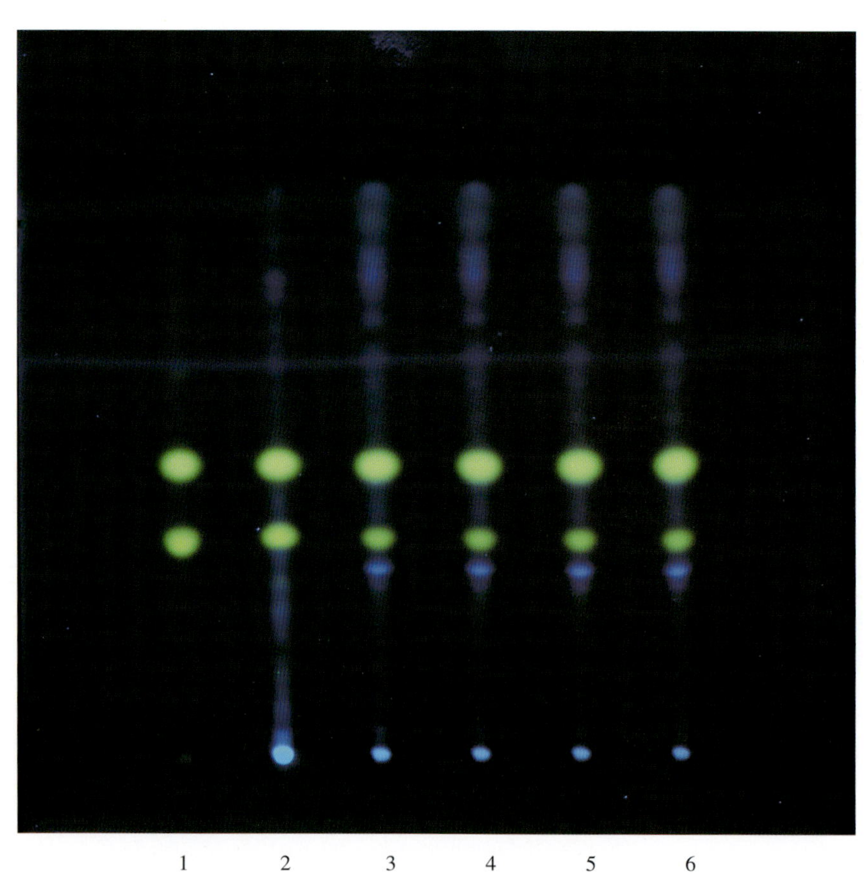

1　2　3　4　5　6

1. 盐酸小檗碱 (上) 和盐酸巴马汀 (下)　2. 黄柏对照药材　3～6. 供试品

厚朴的薄层色谱鉴别

供试品溶液制备 取本品10 g，加甲醇40 ml，超声处理15分钟，滤过，滤液蒸干，残渣加稀盐酸溶液40 ml使溶解，用三氯甲烷振摇提取3次，每次20 ml，合并三氯甲烷液，用2%氢氧化钠溶液振摇提取3次，每次20 ml，合并氢氧化钠液，加稀盐酸溶液调节pH值至1～2，用三氯甲烷振摇提取3次，每次20 ml，合并三氯甲烷液，用水20 ml洗涤，三氯甲烷液用无水硫酸钠脱水后蒸干，残渣加甲醇2 ml使溶解，作为供试品溶液。

对照溶液制备 取厚朴酚对照品与和厚朴酚对照品，加甲醇制成每1 ml各含1 mg的混合溶液，作为对照品溶液。

薄层板 硅胶G薄层板，厚度500 μm。

点样 供试品溶液10 μl，对照品溶液5 μl。

展开剂 苯－甲醇(27∶1)。

展开方式 置展开缸中预饱和15分钟，上行展开；展距8 cm。

显色 喷以5%香草醛硫酸溶液，加热至斑点显色清晰。

色谱识别 供试品色谱中，在与对照品色谱相应的位置上，显相同颜色的斑点。

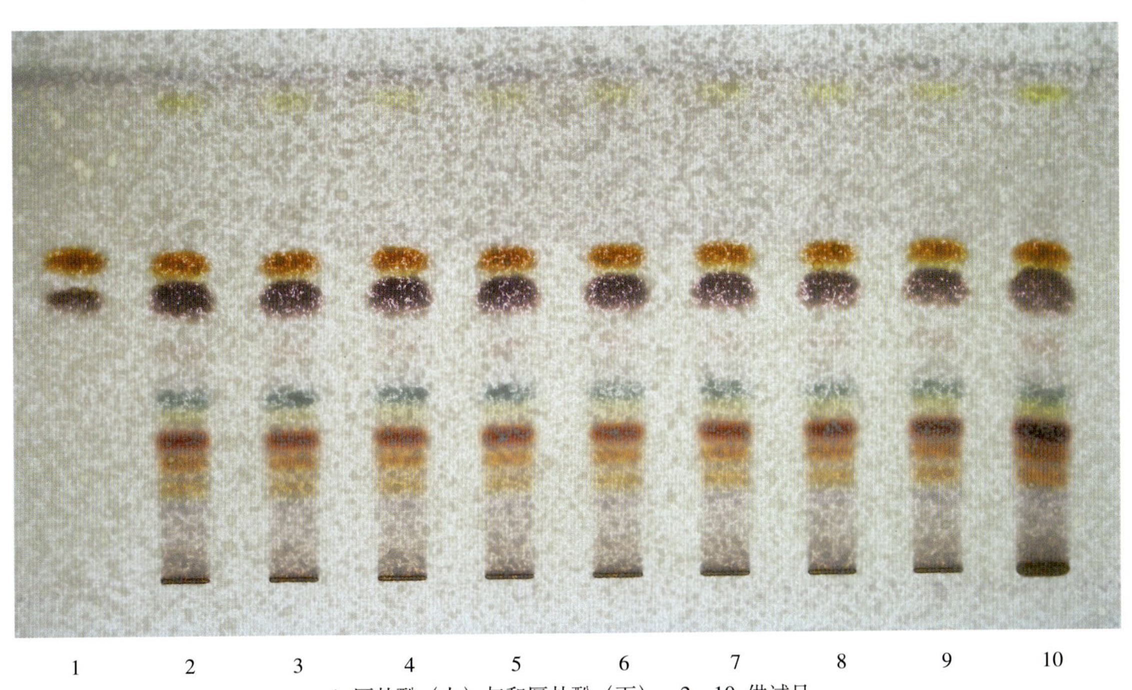

1 2 3 4 5 6 7 8 9 10

1. 厚朴酚（上）与和厚朴酚（下） 2～10. 供试品

白芷的薄层色谱鉴别

供试品溶液制备 取本品5 g，加石油醚(60～90℃) 20 ml，超声处理30分钟，滤过，滤液蒸干，残渣加乙酸乙酯1 ml使溶解，作为供试品溶液。

对照溶液制备 取白芷对照药材1 g，加石油醚(60～90℃) 10 ml，同法制成对照药材溶液。再取欧前胡素对照品和异欧前胡素对照品，加乙酸乙酯制成每1 ml各含1 mg的混合溶液，作为对照品溶液。

薄层板 硅胶H薄层板，厚度500 μm。

点样 供试品溶液5 μl，对照药材溶液与对照品溶液各2 μl。

展开剂 石油醚(30～60℃)－乙醚(3∶2)。

展开方式 上行展开；展距8 cm。

显色 置紫外光灯(365 nm)下检视。

色谱识别 供试品色谱中，在与对照品药材色谱相应的位置上，显相同颜色的荧光主斑点；在与对照品色谱相应的位置上，显相同颜色的荧光斑点。

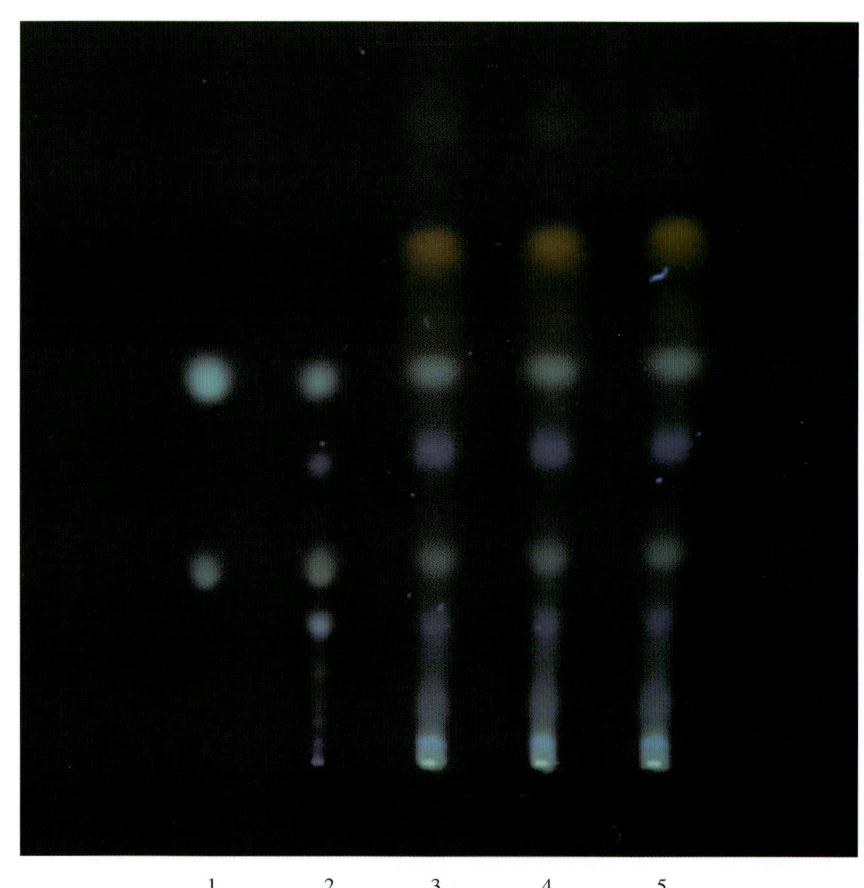

1 2 3 4 5

1. 异欧前胡素（上）与欧前胡素（下） 2. 白芷对照药材 3～5. 供试品

苍术香连散

Cangzhu Xianglian San

黄连的薄层色谱鉴别

供试品溶液制备　取本品约 1 g，加乙醇 10 ml，加热回流 1 小时，放冷，滤过，滤液作为供试品溶液。

对照溶液制备　取盐酸小檗碱对照品，加乙醇制成每 1 ml 中含 1 mg 的溶液，作为对照品溶液。

薄层板　硅胶 G 薄层板，厚度 500 μm。

点样　供试品溶液与对照品溶液各 10 μl。

展开剂　正丁醇－冰醋酸－水 (7∶1∶2)。

展开方式　上行展开；展距 8 cm。

显色　置紫外光灯 (365 nm) 下检视。

色谱识别　供试品色谱中，在与对照品色谱相应的位置上，显相同颜色的荧光斑点。

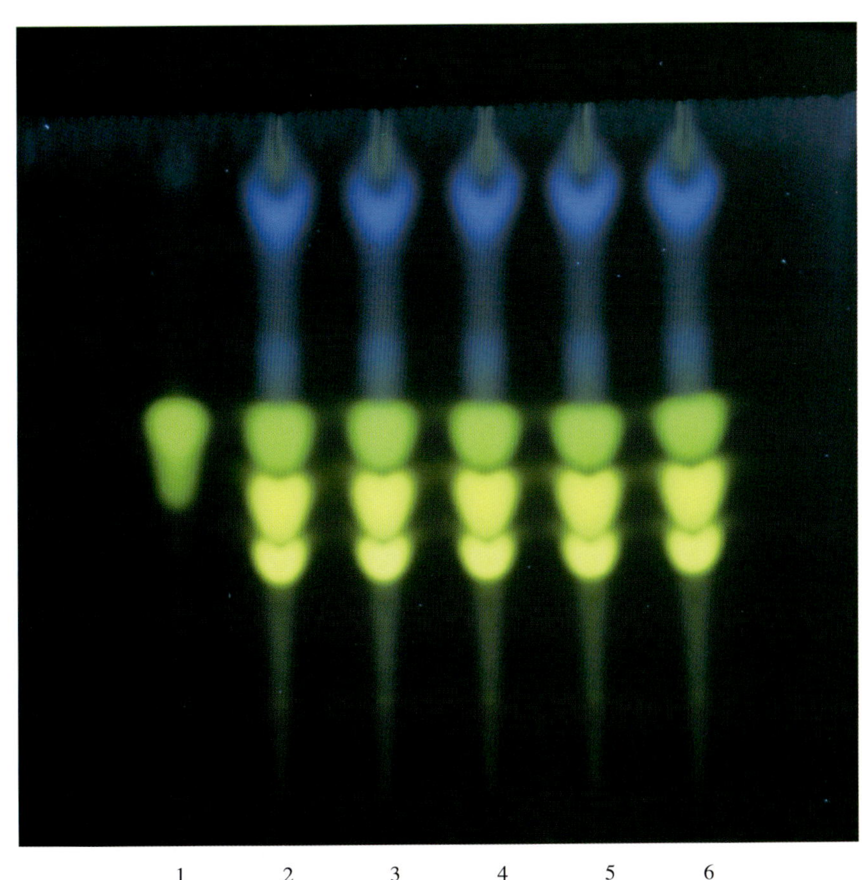

1　2　3　4　5　6

1. 盐酸小檗碱　2～6. 供试品

鸡 球 虫 散

Jiqiuchong San

青蒿的薄层色谱鉴别

供试品溶液制备 取本品5 g，加乙醇50 ml，超声处理10分钟，滤过，滤液浓缩至近干，加三氯甲烷10 ml溶解，滤过，滤液浓缩至2 ml，作为供试品溶液。

对照溶液制备 取青蒿对照药材2.5 g，同法制成对照药材溶液。

薄层板 硅胶G薄层板，厚度500 μm。

点样 供试品溶液与对照药材溶液各5 μl。

展开剂 石油醚(30~60℃)－乙酸乙酯(8：2)。

展开方式 上行展开；展距8 cm。

显色 喷以1%香草醛的硫酸溶液，在105℃加热至斑点显色清晰。

色谱识别 供试品色谱中，在与对照药材色谱相应的位置上，显相同颜色的斑点。

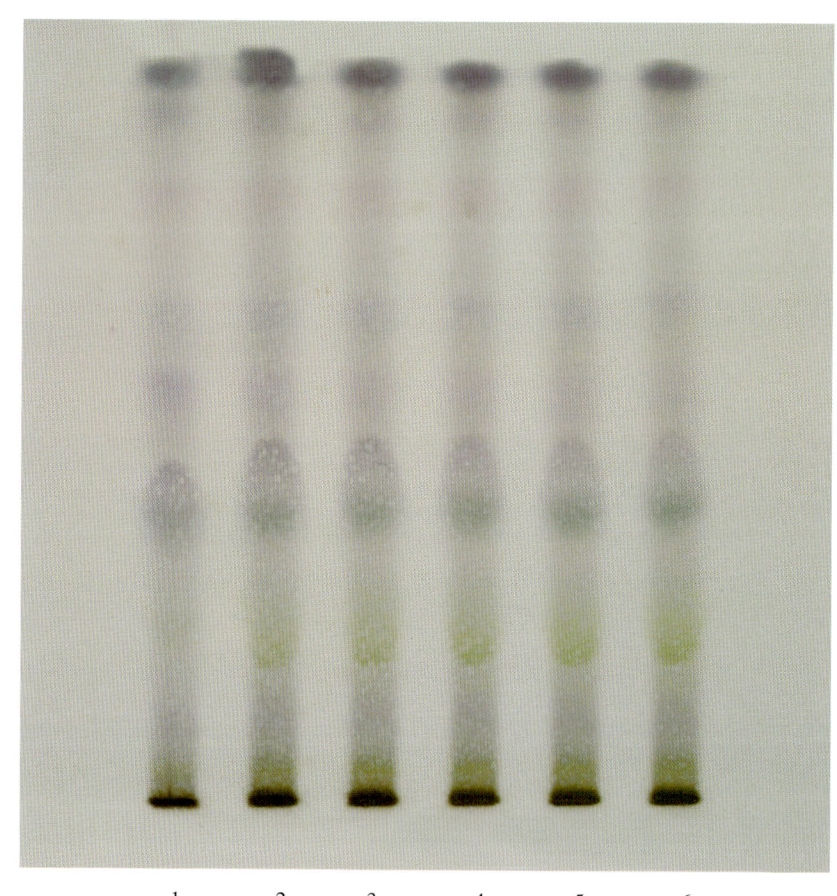

1 2 3 4 5 6

1. 青蒿对照药材 2~6. 供试品

板 青 颗 粒

Banqing Keli

板蓝根的薄层色谱鉴别

供试品溶液制备　取本品适量，研细，取细粉0.5 g，加稀乙醇20 ml，超声处理10分钟，滤过，滤液蒸干，残渣加稀乙醇1 ml使溶解，作为供试品溶液。

对照溶液制备　取精氨酸对照品，加稀乙醇制成每1 ml含0.5 mg的溶液，作为对照品溶液。

薄层板　硅胶G薄层板，厚度500 μm。

点样　供试品溶液与对照品溶液各2 μl。

展开剂　正丁醇－冰醋酸－水(15∶7∶7)。

展开方式　上行展开；展距8 cm。

显色　喷以茚三酮试液，在105℃加热至斑点显色清晰。

色谱识别　供试品色谱中，在与对照品色谱相应的位置上，显相同颜色的斑点。

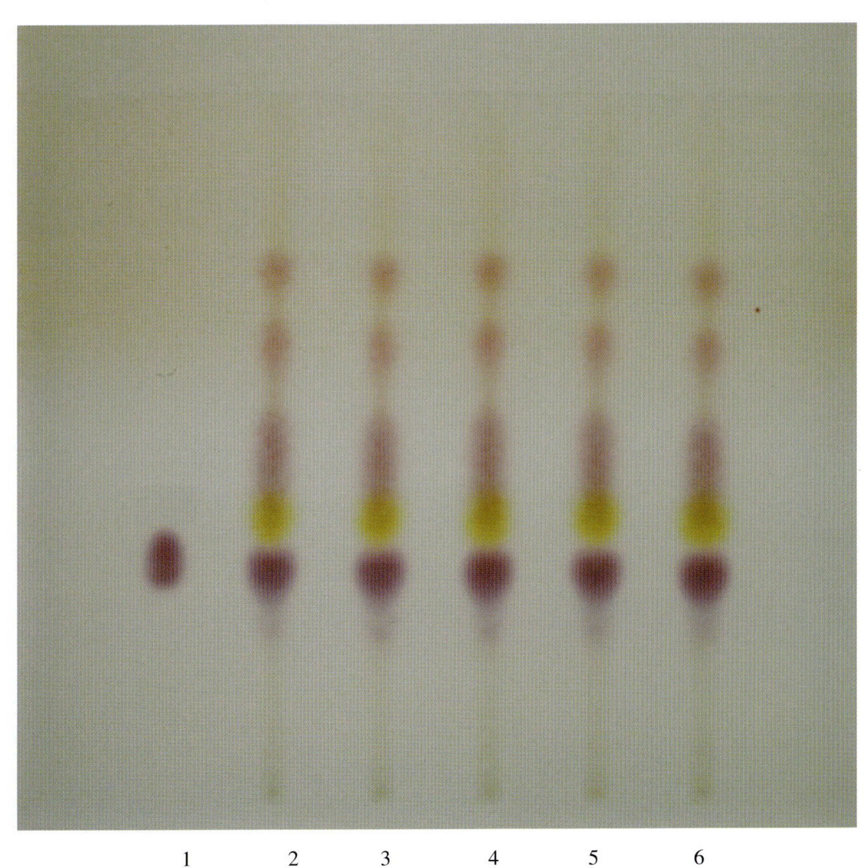

1　2　3　4　5　6

1. 精氨酸　2～6. 供试品

板 蓝 根 片

Banlangen Pian

板蓝根的薄层色谱鉴别

供试品溶液制备 取本品20片，研细，置具塞锥形瓶中，加入三氯甲烷20 ml，超声提取20分钟，滤过，滤液浓缩至2 ml，作为供试品溶液。

对照溶液制备 取板蓝根对照药材1 g，同法制成对照药材溶液。

薄层板 硅胶G薄层板，厚度500 μm。

点样 供试品溶液与对照药材溶液各20 μl。

展开剂 苯－三氯甲烷－乙酸乙酯(8∶4∶1)。

展开方式 上行展开；展距8 cm。

色谱识别 供试品色谱中，在与对照药材色谱相应的位置上，显相同颜色的斑点。

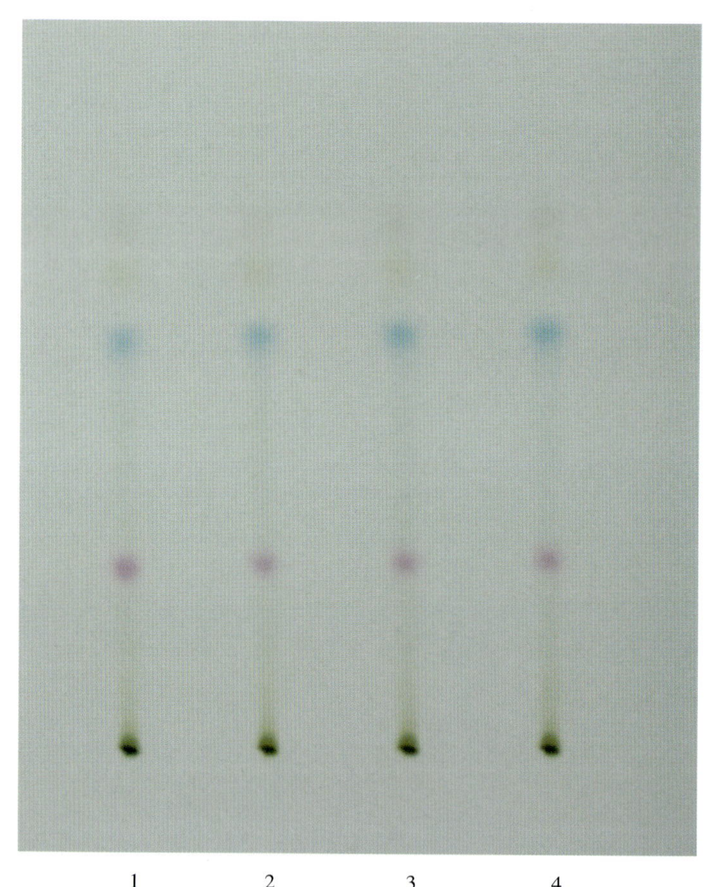

1 2 3 4

1. 板蓝根对照药材 2～4. 供试品

金花平喘散

Jinhua Pingchuan San

洋金花的薄层色谱鉴别

供试品溶液制备　取本品5 g，加浓氨试液湿润，再加三氯甲烷30 ml，摇匀，放置过夜，滤过，滤液蒸干，残渣加甲醇2 ml使溶解，滤过，滤液作为供试品溶液。

对照溶液制备　取氢溴酸东莨菪碱对照品，加甲醇制成每1 ml含1.5 mg的溶液，作为对照品溶液。

薄层板　硅胶G薄层板，厚度500 μm。

点样　供试品溶液与对照品溶液各10 μl。

展开剂　乙酸乙酯－甲醇－浓氨试液(17∶2∶1)。

展开方式　上行展开；展距8 cm。

显色　喷以稀碘化铋钾试液。

色谱识别　供试品色谱中，在与对照品色谱相应的位置上，显相同颜色的斑点。

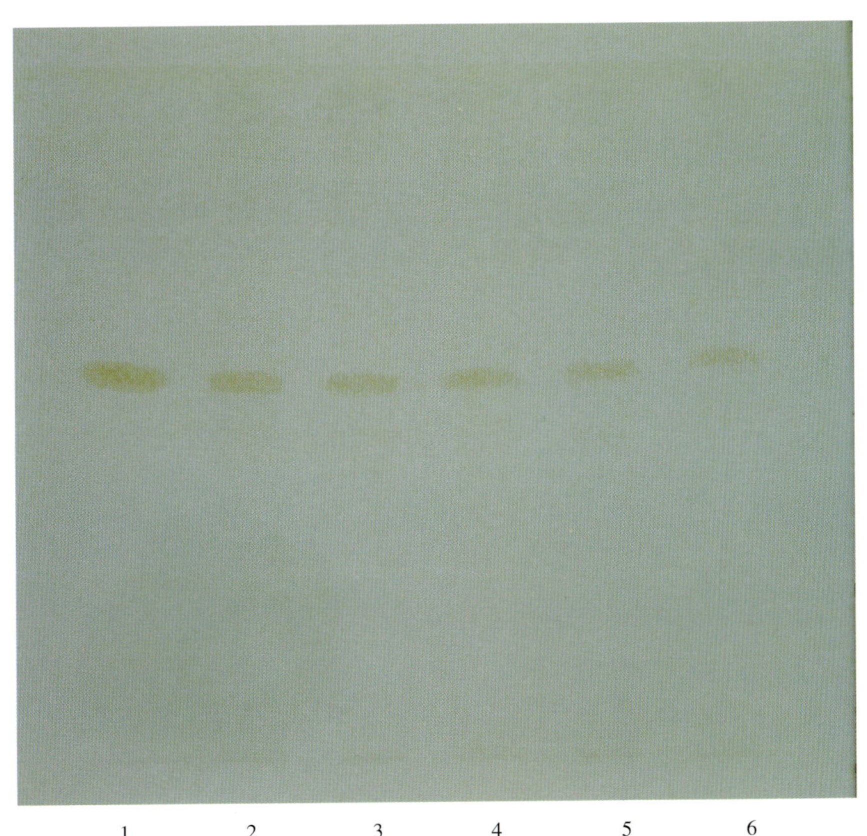

1. 氢溴酸东莨菪碱　2～6. 供试品

金 荞 麦 片

Jinqiaomai Pian

金荞麦的薄层色谱鉴别

供试品溶液制备 取本品10片，研细，取粉末2 g，加三氯甲烷10 ml，超声处理20分钟，滤过，滤液蒸干，残渣加三氯甲烷1 ml使溶解，作为供试品溶液。

对照溶液制备 取金荞麦对照药材1 g，同法制成对照药材溶液。

薄层板 硅胶G薄层板，厚度500 μm。

点样 供试品溶液与对照药材溶液各4 μl。

展开剂 三氯甲烷－甲醇(19∶1)。

展开方式 上行展开；展距8 cm。

显色 喷以10%硫酸乙醇溶液，加热至斑点显色清晰。

色谱识别 供试品色谱中，在与对照药材色谱相应的位置上，显相同颜色的斑点。

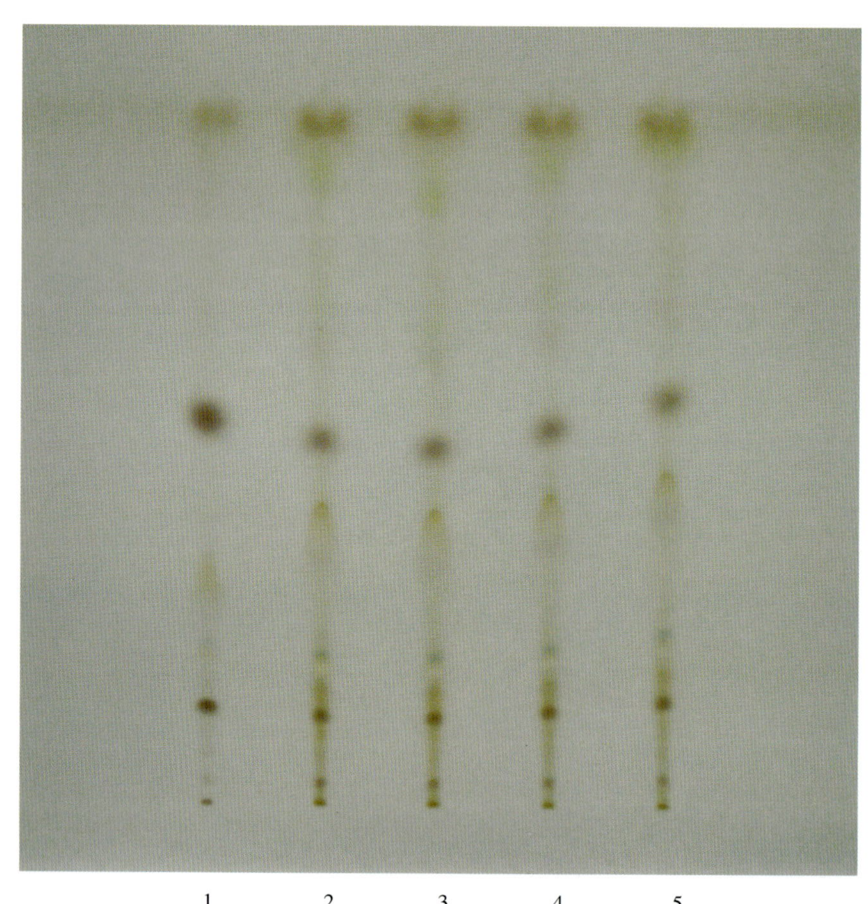

1 2 3 4 5

1. 金荞麦对照药材 2～5. 供试品

茵 陈 蒿 散

Yinchenhao San

大黄的薄层色谱鉴别

供试品溶液制备　取本品 1 g，加甲醇 20 ml，浸渍 1 小时，时时振摇，滤过，取滤液 10 ml，蒸干，残渣加水 10 ml 使溶解，再加盐酸 1 ml，置水浴上加热回流 30 分钟，立即冷却，用乙醚提取 2 次，每次 10 ml，合并乙醚液，蒸干，残渣加三氯甲烷 1 ml 使溶解，作为供试品溶液。

对照溶液制备　取大黄对照药材 0.2 g，同法制成对照药材溶液。

薄层板　硅胶 H 薄层板，厚度 500 μm。

点样　供试品溶液与对照药材溶液各 2 μl。

展开剂　石油醚 (30～60℃) – 甲酸乙酯 – 甲酸 (15 : 5 : 1) 的上层溶液。

展开方式　上行展开；展距 8 cm。

显色　置紫外灯 (365 nm) 下检视。

色谱识别　供试品色谱中，在与对照药材色谱相应的位置上，显相同的 5 个橙黄色荧光斑点；置氨蒸气中熏后，日光下检视，斑点变为红色。

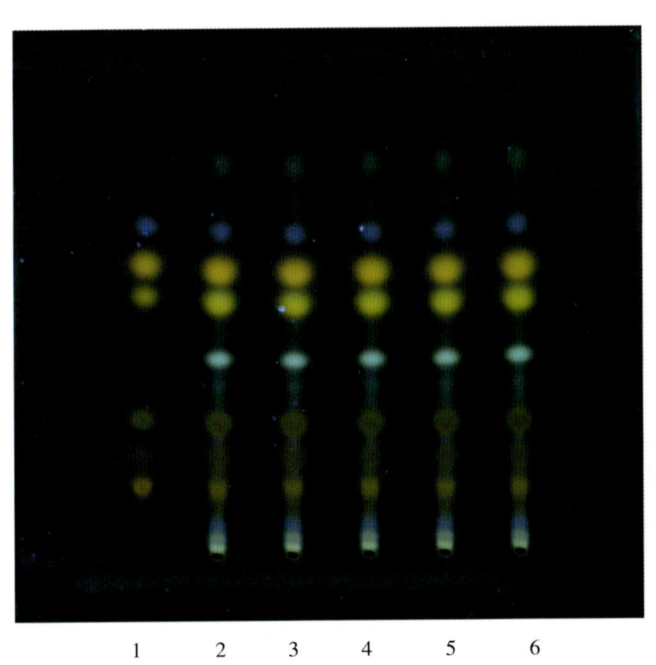

紫外灯 (365 nm) 下检视

1. 大黄对照药材　2～6. 供试品

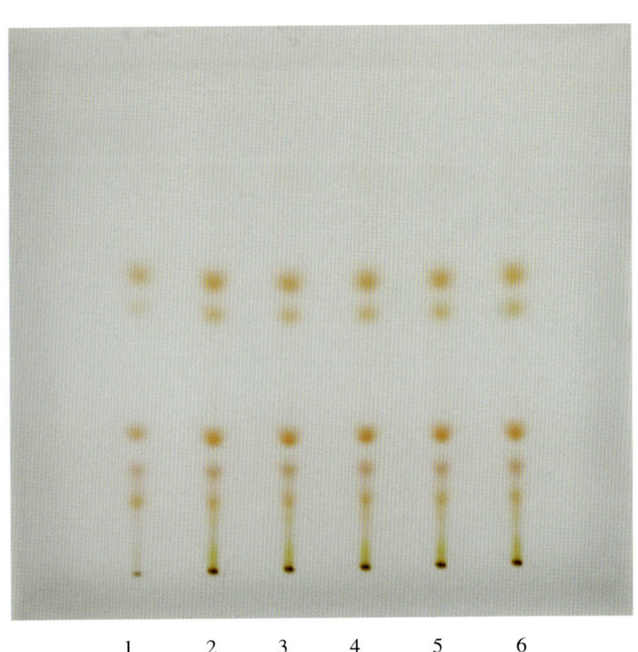

氨蒸气中熏后，日光下检视

1. 大黄对照药材　2～6. 供试品

栀子的薄层色谱鉴别

供试品溶液制备 取本品1.5 g，加乙醚20 ml，振摇20分钟，弃去乙醚，残渣挥干溶剂，加乙酸乙酯30 ml，加热回流提取1小时，放冷，滤过，滤液蒸干，残渣加甲醇1 ml使溶解，滤过，滤液作为供试品溶液。

对照溶液制备 取栀子对照药材0.4 g，同法制成对照药材溶液。

薄层板 硅胶G薄层板，厚度500 μm。

点样 供试品溶液与对照药材溶液各2 μl。

展开剂 乙酸乙酯－丙酮－甲酸－水(10∶7∶2∶0.5)。

展开方式 上行展开；展距8 cm。

显色 喷以硫酸乙醇(5→10)溶液，晾干，在110℃加热至斑点显色清晰。

色谱识别 供试品色谱中，在与对照药材色谱相应的位置上，显相同颜色的斑点。

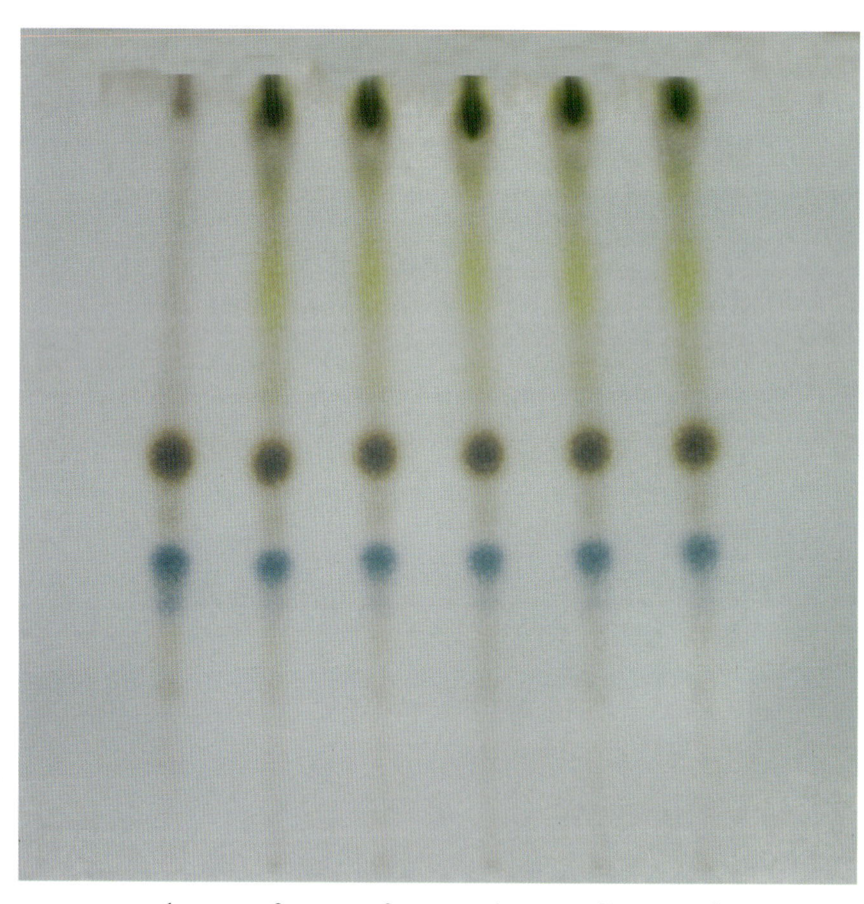

1 2 3 4 5 6

1. 栀子对照药材 2～6. 供试品

虾蟹脱壳促长散

Xiaxie Tuoke Cuzhang San

露水草、筋骨草的薄层色谱鉴别

供试品溶液制备　取本品 12 g，加水 70 ml，水浴加热 30 分钟，抽滤，滤液用正丁醇提取 2 次，每次 20 ml，合并提取液，蒸干，残渣加乙醇 1 ml 使溶解，作为供试品溶液。

对照溶液制备　取 β－蜕皮激素对照品，加乙醇制成每 1 ml 含 5 mg 的溶液，作为对照品溶液。

薄层板　硅胶 G 薄层板，厚度 500 μm。

点样　供试品溶液与对照品溶液各 5 μl。

展开剂　乙酸乙酯－乙醇 (4：1)。

展开方式　上行展开；展距 8 cm。

显色　喷以 1% 香草醛的硫酸乙醇 (4 → 5) 溶液 (临用新制)。

色谱识别　供试品色谱中，在与对照品色谱相应的位置上，显相同颜色的主斑点。

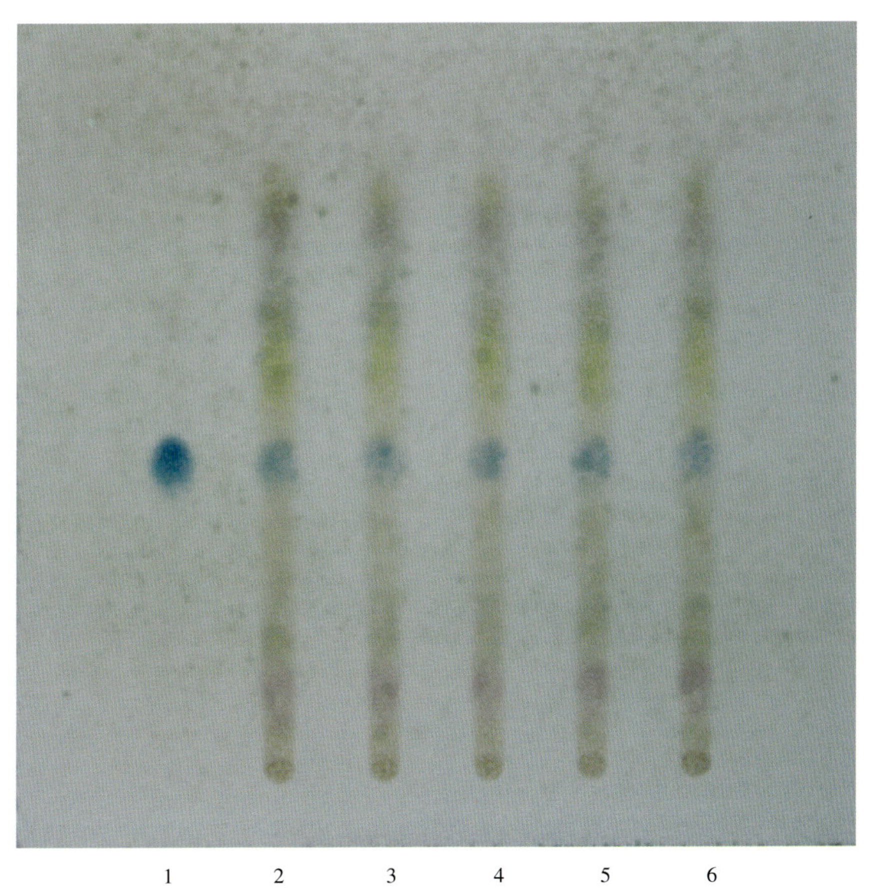

1　2　3　4　5　6

1. β－蜕皮激素　2～6. 供试品

促孕灌注液

Cuyun Guanzhuye

淫羊藿的薄层色谱鉴别

供试品溶液制备 取本品 10 ml，水浴浓缩至近干，加甲醇 10 ml，振摇使溶解，滤过，滤液蒸干，残渣加甲醇 2 ml 使溶解 (必要时可微热)，作为供试品溶液。

对照溶液制备 取淫羊藿苷对照品，加乙醇制成每 1 ml 含 0.5 mg 的溶液，作为对照品溶液。

薄层板 硅胶 H 薄层板，厚度 500 μm。

点样 供试品溶液与对照品溶液各 10 μl。

展开剂 乙酸乙酯－丁酮－甲酸－水 (10 ∶ 1 ∶ 1 ∶ 1) 。

展开方式 上行展开；展距 8 cm。

显色 置紫外灯 (365 nm) 下检视。

色谱识别 供试品色谱中，在与对照品色谱相应的位置上，显相同颜色的斑点；喷以三氯化铝试液，在 105℃加热数分钟，置紫外光灯 (365 nm) 下检视，显橙黄色荧光斑点。

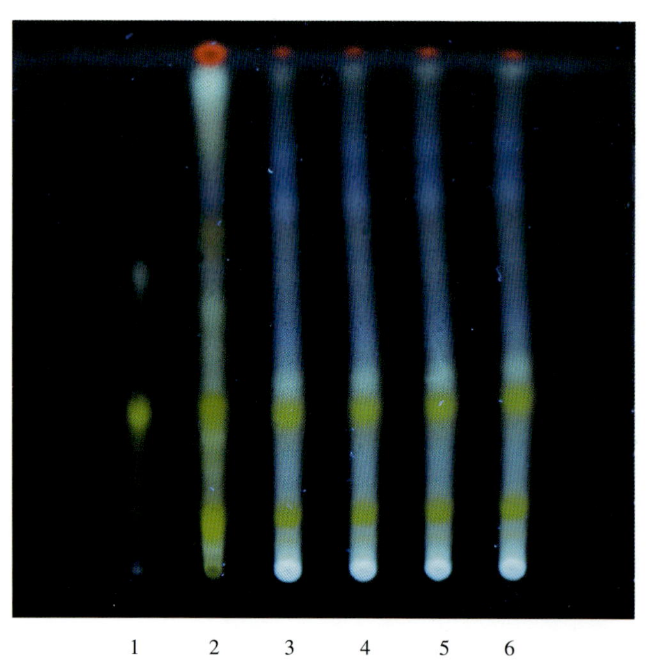

1 2 3 4 5 6

喷以三氯化铝试液，在 105℃加热，紫外灯 (365 nm) 下检视

1. 淫羊藿苷 2～6. 供试品

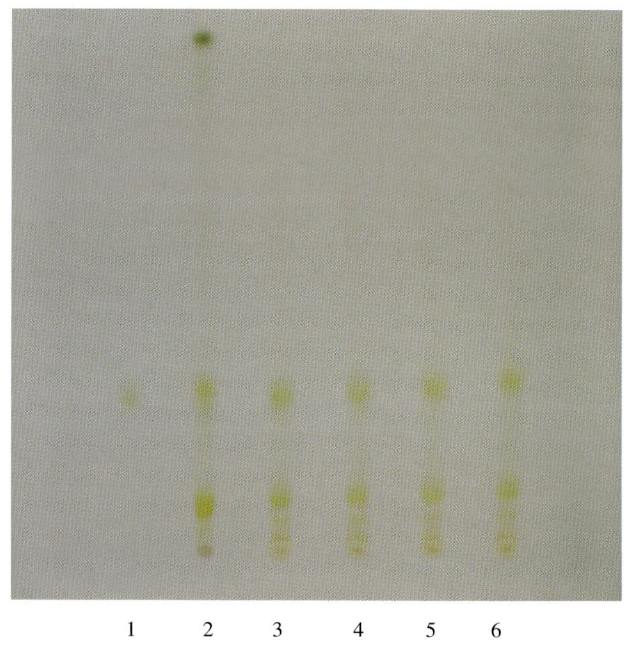

1 2 3 4 5 6

喷以三氯化铝试液，在 105℃加热，日光下检视

1. 淫羊藿苷 2～6. 供试品

穿心莲注射液

Chuanxinlian Zhusheye

穿心莲的薄层色谱鉴别

供试品溶液制备　取本品30 ml，加三氯甲烷5 ml提取，分取三氯甲烷层，置水浴上蒸干，残渣加乙醇3 ml使溶解，作为供试品溶液。

对照溶液制备　取穿心莲内酯对照品，加乙醇制成每1 ml含5 mg的溶液，作为对照品溶液。

薄层板　硅胶 GF_{254} 薄层板，厚度500 μm。

点样　供试品溶液10 μl，对照品溶液5 μl。

展开剂　三氯甲烷－无水乙醇 (10 : 1) 。

展开方式　置展开缸中预饱和30分钟，上行展开；展距8 cm。

显色　置紫外光灯 (254 nm) 下检视。

色谱识别　供试品色谱中，在与对照品色谱相应的位置上，显相同颜色的斑点。

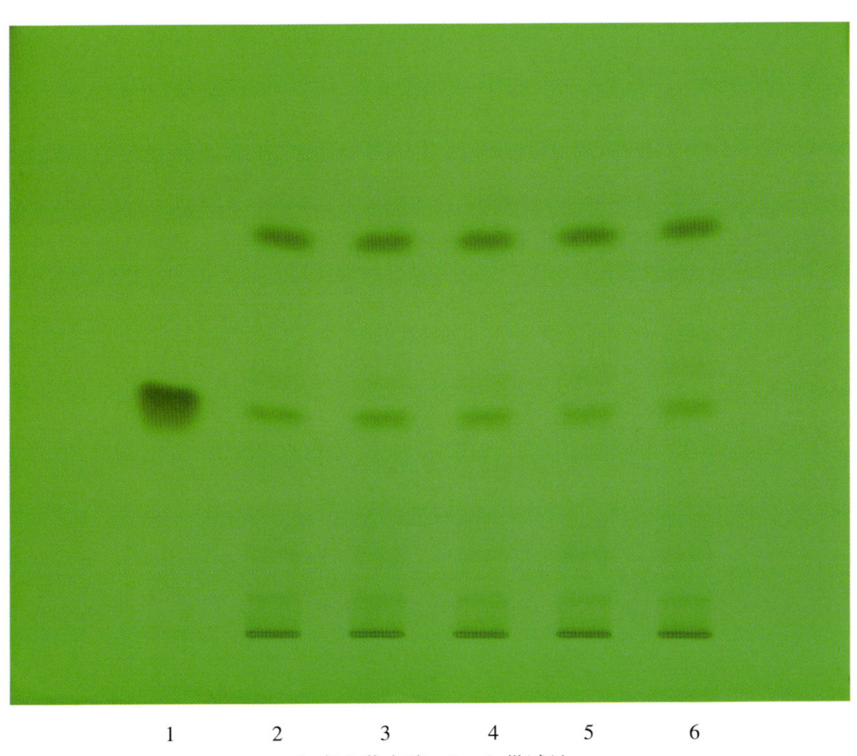

1　2　3　4　5　6

1. 穿心莲内酯　2～6. 供试品

蚕用蜕皮液

Canyong Tuipi Ye

筋骨草或紫背金盘的薄层色谱鉴别

供试品溶液制备 取本品5 ml，加正丁醇30 ml提取，分取正丁醇层，蒸干，残渣加乙醇5 ml使溶解，滤过，滤液作为供试品溶液。

对照溶液制备 取β-蜕皮激素对照品，加乙醇制成每1 ml含5 mg的溶液，作为对照品溶液。

薄层板 硅胶G薄层板，厚度500 μm。

点样 供试品溶液、对照品溶液各5 μl。

展开剂 三氯甲烷－乙醇(4∶1)。

展开方式 上行展开；展距8 cm。

显色 喷以1%香草醛的硫酸乙醇(4→5)溶液(临用新制)，在105℃加热至斑点显色清晰。

色谱识别 供试品色谱中，在与对照品色谱相应的位置上，显相同颜色的斑点。

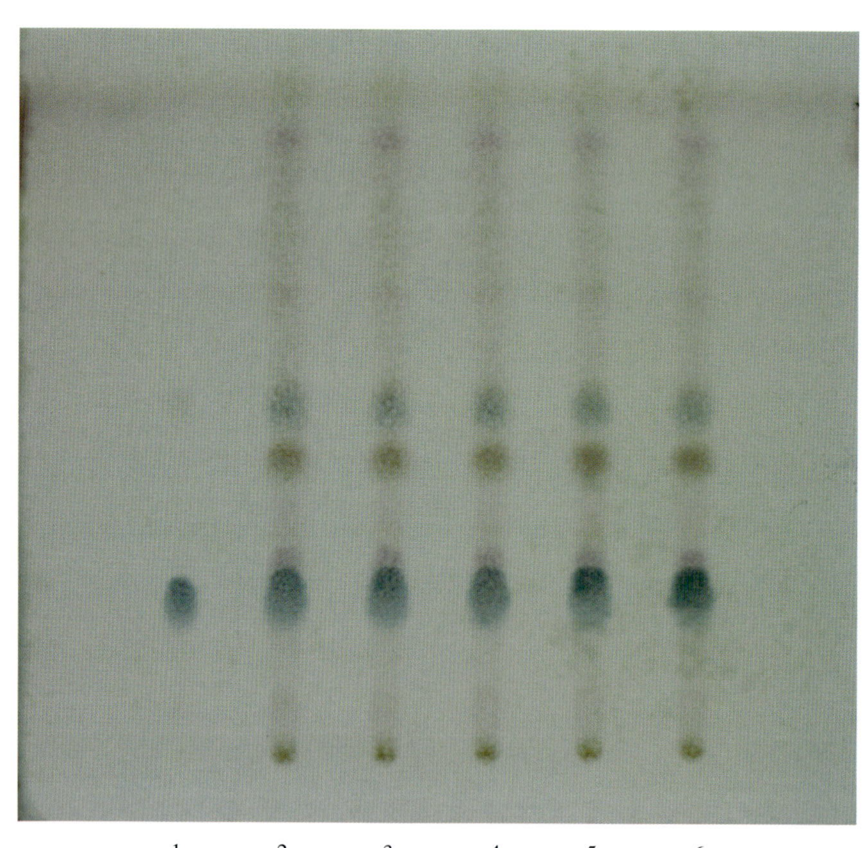

1 2 3 4 5 6

1. β－蜕皮激素 2~6. 供试品

健　猪　散

Jianzhu San

大黄的薄层色谱鉴别

供试品溶液制备　取本品0.25 g，加甲醇20 ml，浸渍1小时，滤过，取滤液5 ml，蒸干，加水10 ml使溶解，再加盐酸1 ml，置水浴上加热30分钟，立即冷却，用乙醚分2次提取，每次10 ml，合并乙醚提取液，蒸干，残渣加三氯甲烷1 ml使溶解，作为供试品溶液。

对照溶液制备　取大黄对照药材0.1 g，同法制成对照药材溶液。

薄层板　硅胶H薄层板，厚度500 μm。

点样　供试品溶液与对照药材溶液各5 μl。

展开剂　石油醚(30～60℃)－甲酸乙酯－甲酸(15∶5∶1)的上层溶液。

展开方式　上行展开；展距8 cm。

显色　置紫外灯(365 nm)下检视。

色谱识别　供试品色谱中，在与对照药材色谱相应的位置上，显相同的5个橙黄色荧光斑点；置氨蒸气中熏后，日光下检视，斑点变为红色。

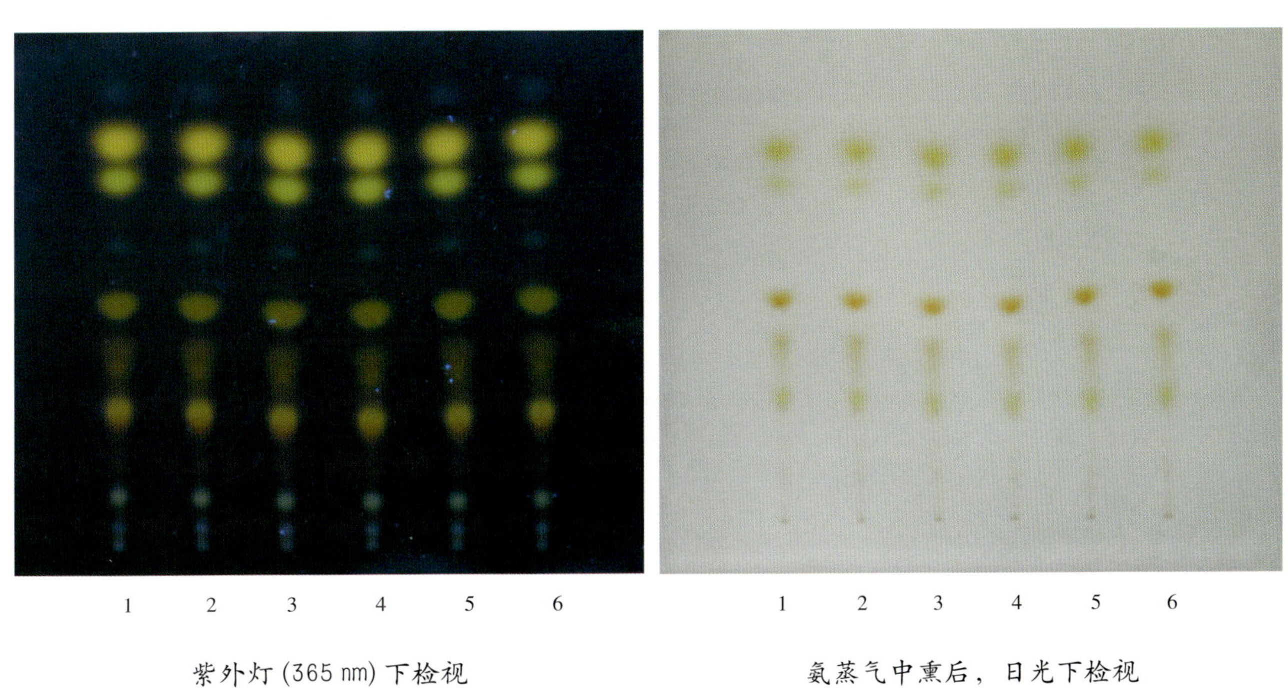

紫外灯(365 nm)下检视
1. 大黄对照药材　2～6. 供试品

氨蒸气中熏后，日光下检视
1. 大黄对照药材　2～6. 供试品

消食平胃散

Xiaoshi Pingwei San

苍术的薄层色谱鉴别

供试品溶液制备 取本品3 g，加乙醚15 ml，置具塞烧瓶中超声处理15分钟，滤过，滤液低温挥去乙醚，残渣加乙酸乙酯1 ml使溶解，作为供试品溶液。

对照溶液制备 取苍术对照药材0.5 g，同法制成对照药材溶液。

薄层板 硅胶G薄层板，厚度500 μm。

点样 供试品溶液与对照药材溶液各10 μl。

展开剂 石油醚(60～90℃)－乙酸乙酯(20∶0.5)。

展开方式 上行展开；展距8 cm。

显色 喷以5%对二甲氨基苯甲醛的10%硫酸乙醇溶液，加热至斑点显色清晰。

色谱识别 供试品色谱中，在与对照药材色谱相应的位置上，显相同的污绿色斑点(苍术素)。

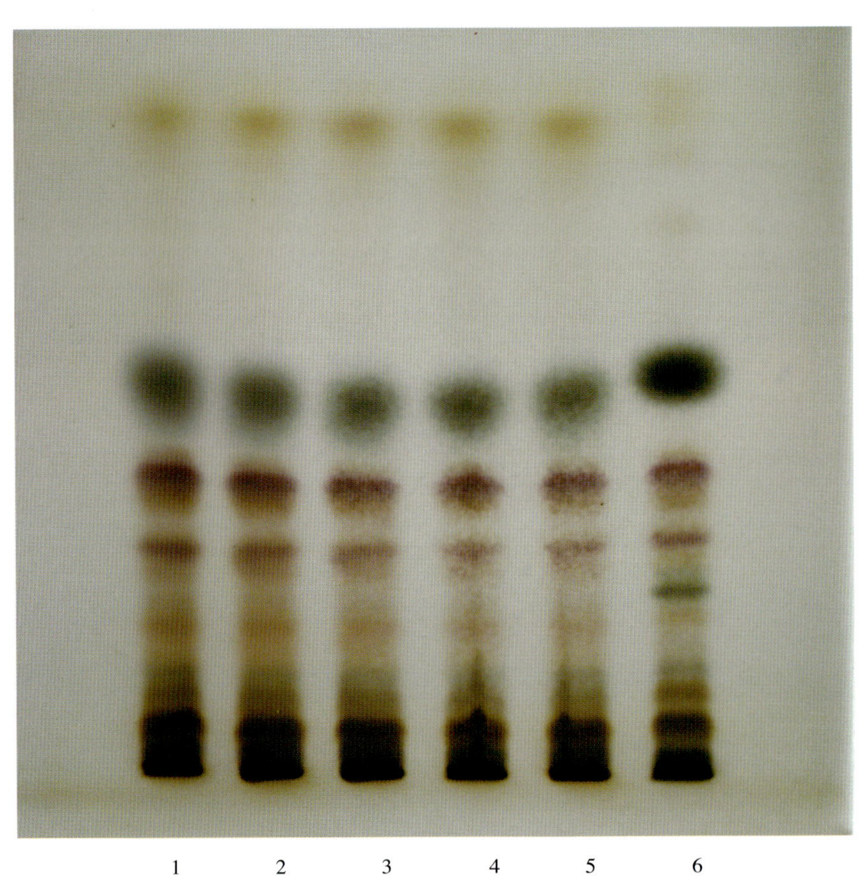

1 2 3 4 5 6

1～5. 供试品 6. 苍术对照药材

厚朴的薄层色谱鉴别

供试品溶液制备　取本品 3 g，加甲醇 5 ml，密塞，振摇 30 分钟，滤过，滤液作为供试品溶液。

对照溶液制备　取厚朴酚对照品与和厚朴酚对照品，加甲醇制成每 1 ml 各含 1 mg 的混合溶液，作为对照品溶液。

薄层板　硅胶 GF_{254} 薄层板，厚度 500 μm。

点样　供试品溶液与对照品溶液各 5 μl。

展开剂　三氯甲烷－苯－乙酸乙酯 (5：4：1)。

展开方式　上行展开；展距 8 cm。

显色　置紫外光灯 (254 nm) 下检视。

色谱识别　供试品色谱中，在与对照品色谱相应的位置上，显相同颜色的 2 个斑点。

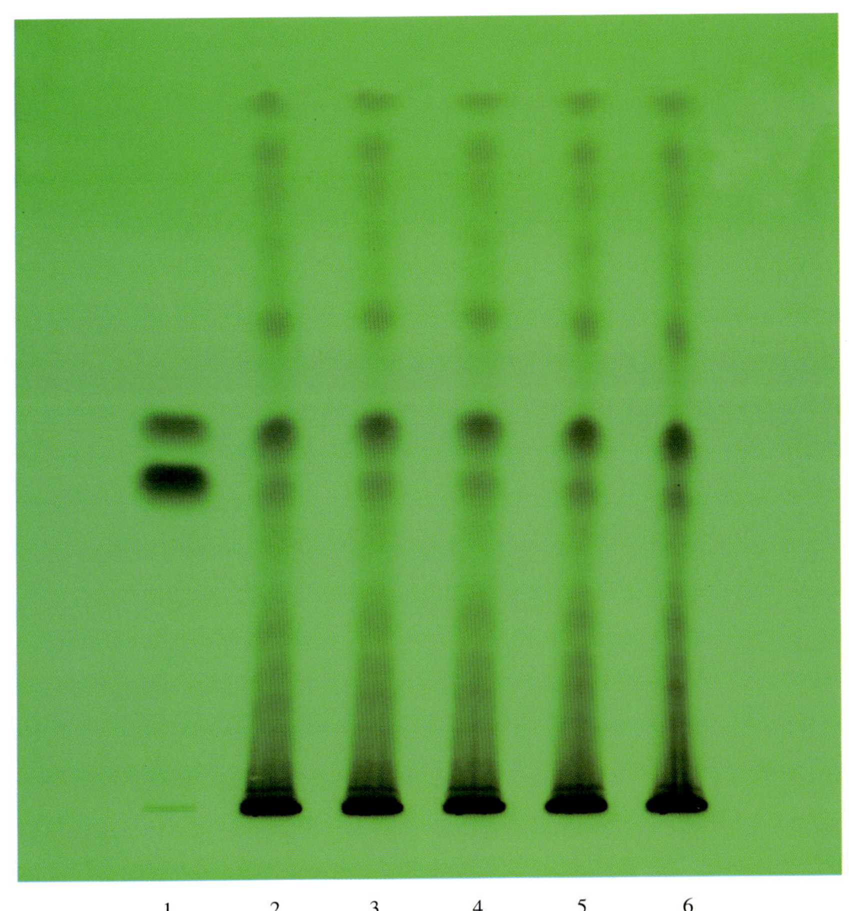

1. 厚朴酚 (上) 与和厚朴酚 (下)　2～6. 供试品

消 积 散

Xiaoji San

大黄的薄层色谱鉴别

供试品溶液制备 取本品1.5 g，加甲醇20 ml，浸渍1小时，滤过，取滤液5 ml，蒸干，加水10 ml使溶解，再加盐酸1 ml，置水浴上加热30分钟，立即冷却，用乙醚分2次提取，每次20 ml，合并乙醚液，蒸干，残渣加三氯甲烷1 ml使溶解，作为供试品溶液。

对照溶液制备 取大黄对照药材0.1 g，同法制成对照药材溶液。再取大黄酸对照品，加甲醇制成每1 ml含1 mg的溶液，作为对照品溶液。

薄层板 硅胶H薄层板，厚度500 μm。

点样 供试品溶液与对照品、对照药材溶液各4 μl。

展开剂 石油醚(30～60℃)－甲酸乙酯－甲酸(15：5：1)的上层溶液。

展开方式 上行展开；展距8 cm。

显色 置紫外灯(365 nm)下检视。

色谱识别 供试品色谱中，在与对照药材色谱相应的位置上，显相同的5个橙黄色荧光主斑点；在与对照品色谱相应的位置上，显相同的橙黄色荧光斑点，置氨蒸气中熏后，日光下检视，斑点变为红色。

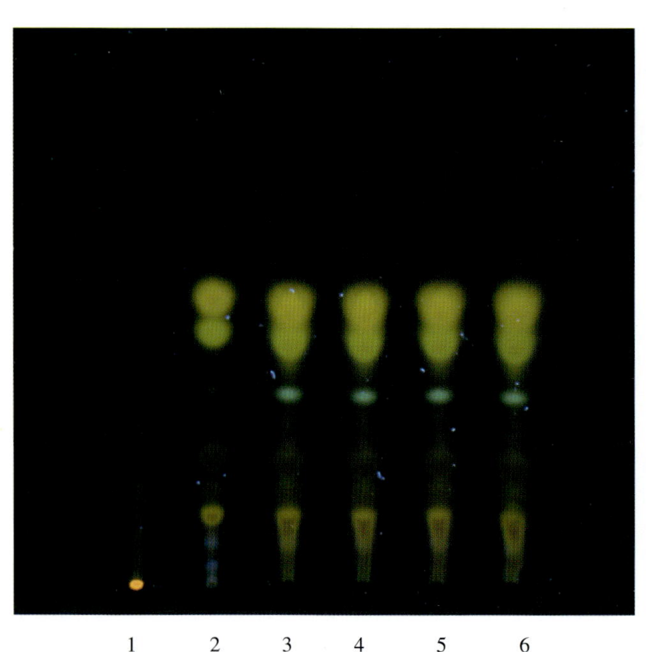

1 2 3 4 5 6

紫外灯(365 nm)下检视

1. 大黄酸 2. 大黄对照药材 3～6. 供试品

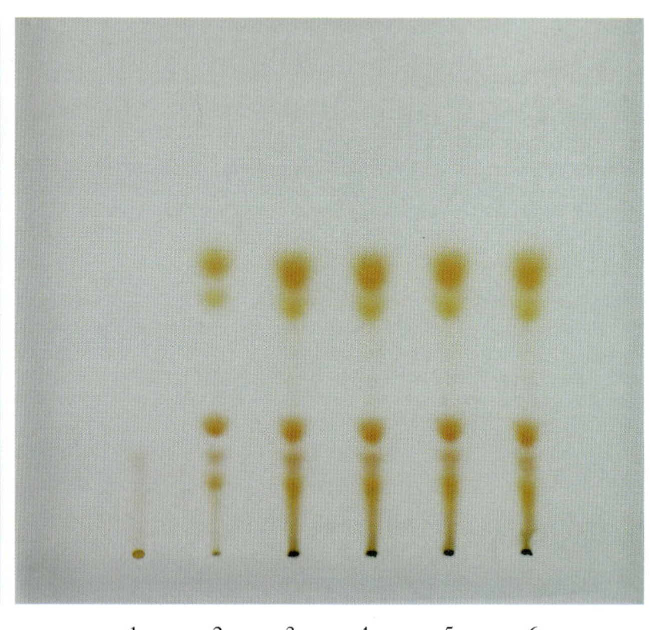

1 2 3 4 5 6

氨蒸气中熏后，日光下检视

1. 大黄酸 2. 大黄对照药材 3～6. 供试品

通　肠　散

Tongchang San

大黄的薄层色谱鉴别

供试品溶液制备　取本品0.5 g，加甲醇20 ml，浸渍1小时，时时振摇，滤过，取滤液10 ml，蒸干，残渣加水10 ml使溶解，再加盐酸1 ml，置水浴上加热30分钟，立即冷却，用乙醚提取2次，每次10 ml，合并乙醚液，蒸干，残渣加三氯甲烷1 ml使溶解，作为供试品溶液。

对照溶液制备　取大黄对照药材0.1 g，同法制成对照药材溶液。

薄层板　硅胶H薄层板，厚度500 μm。

点样　供试品溶液与对照药材溶液各5 μl。

展开剂　石油醚(30～60℃)－甲酸乙酯－甲酸(15∶5∶1)的上层溶液。

展开方式　上行展开；展距8 cm。

显色　置紫外灯(365 nm)下检视。

色谱识别　供试品色谱中，在与对照药材色谱相应的位置上，显相同的5个橙黄色荧光主斑点；置氨蒸气中熏后，日光下检视，斑点变为红色。

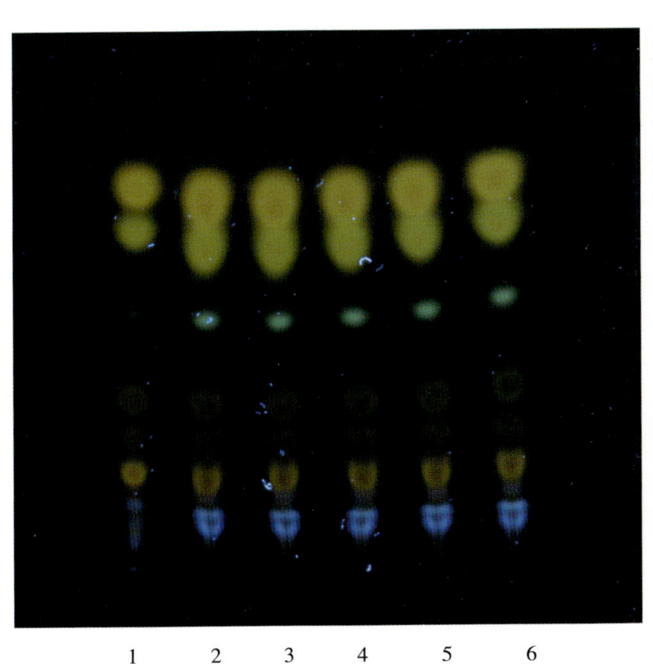

紫外灯(365 nm)下检视

1. 大黄对照药材　2～6. 供试品

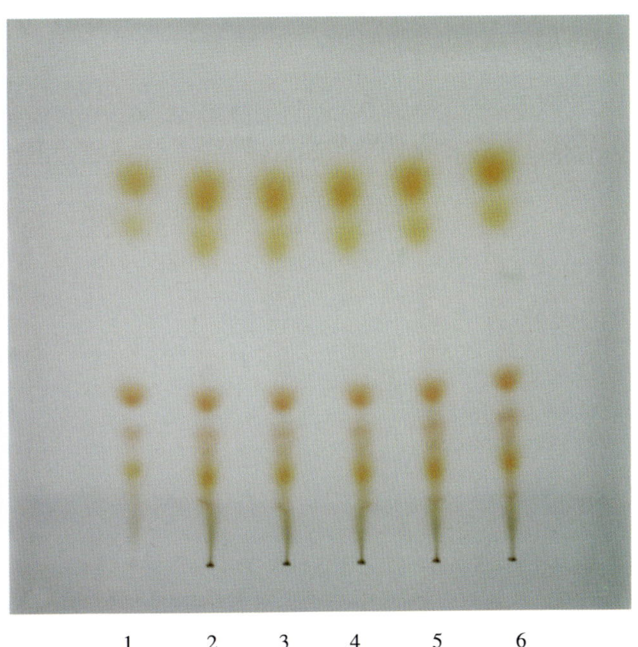

氨蒸气中熏后，日光下检视

1. 大黄对照药材　2～6. 供试品

厚朴的薄层色谱鉴别

供试品溶液制备 取本品4 g，加甲醇20 ml，浸渍30分钟，时时振摇，滤过，滤液浓缩至约5 ml，作为供试品溶液。

对照溶液制备 取厚朴酚对照品与和厚朴酚对照品，加甲醇制成每1 ml分别含2 mg和1 mg的混合溶液，作为对照品溶液。

薄层板 硅胶GF_{254}薄层板，厚度500 μm。

点样 供试品溶液与对照品溶液各5 μl。

展开剂 三氯甲烷－苯－乙酸乙酯(5∶4∶1)。

展开方式 上行展开；展距8 cm。

显色 置紫外光灯(254 nm)下检视。

色谱识别 供试品色谱中，在与对照品色谱相应的位置上，显相同颜色的两个斑点。

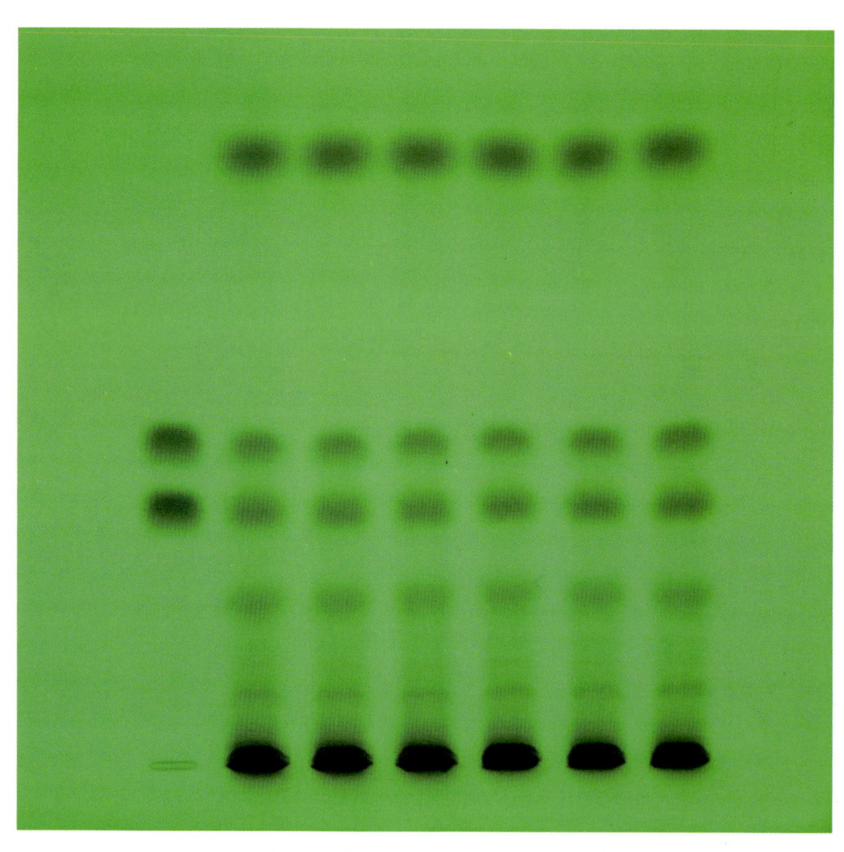

1 2 3 4 5 6 7

1. 厚朴酚(上)与和厚朴酚(下) 2～7. 供试品

黄连解毒散（片）

Huanglian Jiedu San (Pian)

黄连的薄层色谱鉴别

供试品溶液制备　取本品1.3 g，加甲醇20 ml，水浴加热回流15分钟，放冷，用铺有滤纸与氧化铝的滤器滤过，滤液作为供试品溶液。

对照溶液制备　取黄连对照药材0.2 g，同法制成对照药材溶液。再取盐酸小檗碱对照品，加甲醇制成每1 ml含0.5 mg的溶液，作为对照品溶液。

薄层板　硅胶G薄层板，厚度500 μm。

点样　供试品溶液、对照药材溶液与对照品溶液各2 μl。

展开剂　苯－乙酸乙酯－甲醇－异丙醇－浓氨溶液(6：3：1.5：1.5：0.5)。

展开方式　置氨蒸气饱和的展开缸内，预饱和30分钟，上行展开；展距8 cm。

显色　置紫外光灯(365 nm)下检视。

色谱识别　供试品色谱中，在与对照药材色谱和对照品色谱相应的位置上，显相同颜色的荧光斑点。

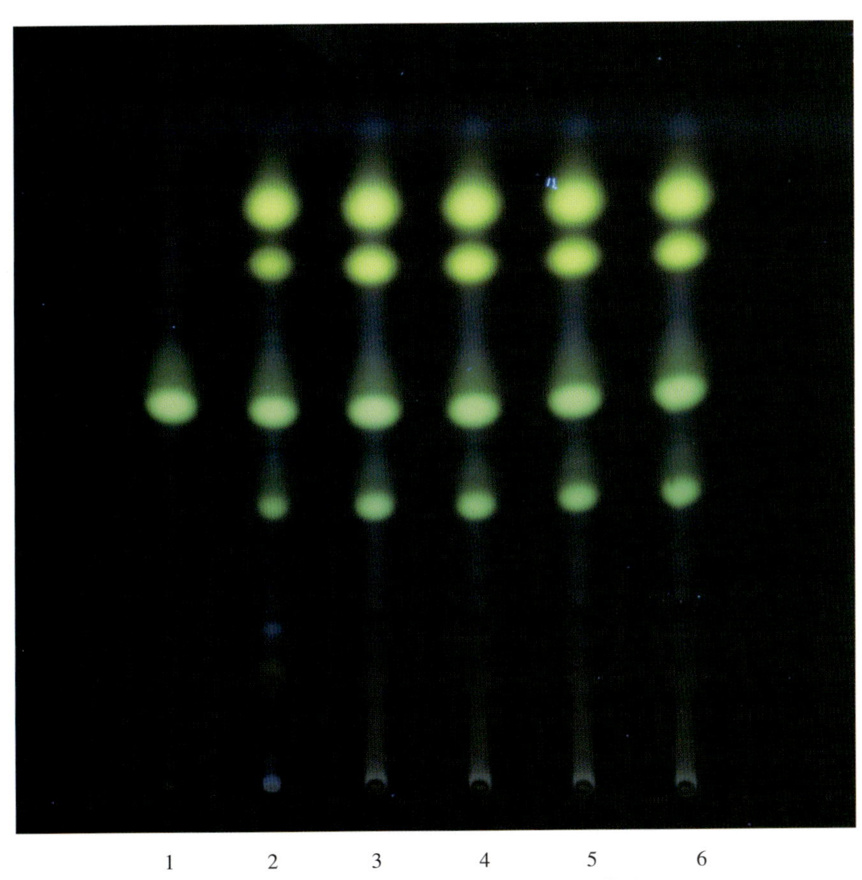

1　2　3　4　5　6

1. 盐酸小檗碱　2. 黄连对照药材　3～6. 供试品

栀子的薄层色谱鉴别

供试品溶液制备　取本品 3 g，加乙醚 20 ml，振摇 20 分钟，弃去乙醚，残渣挥干溶剂，加乙酸乙酯 30 ml，水浴加热回流 1 小时，放冷，滤过，滤液蒸干，残渣加甲醇 3 ml 使溶解，滤过，滤液作为供试品溶液。

对照溶液制备　取栀子对照药材 0.7 g，同法制成对照药材溶液。

薄层板　硅胶 G 薄层板，厚度 500 μm。

点样　供试品溶液、对照药材溶液各 5 μl。

展开剂　乙酸乙酯－丙酮－甲酸－水 (10∶7∶2∶0.5) 。

展开方式　上行展开；展距 8 cm。

显色　喷以 10% 硫酸乙醇溶液，晾干，在 110℃ 加热至斑点显色清晰。

色谱识别　供试品色谱中，在与对照药材色谱相应的位置上，显相同颜色的斑点。

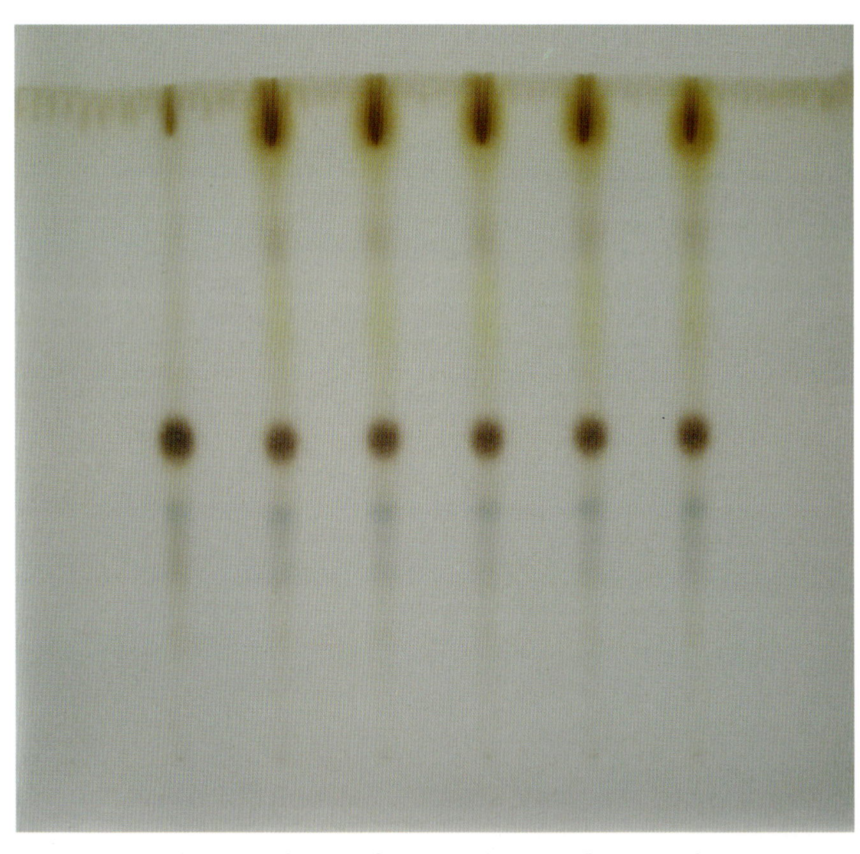

1　2　3　4　5　6

1. 栀子对照药材　2～6. 供试品

麻黄鱼腥草散

Mahuang Yuxingcao San

麻黄的薄层色谱鉴别

供试品溶液制备　取本品 6 g，加浓氨试液 2 ml 与三氯甲烷 30 ml，加热回流 1 小时，滤过，滤液蒸干，残渣加甲醇 2 ml 充分振摇，滤过，滤液作为供试品溶液。

对照溶液制备　取盐酸麻黄碱对照品，加甲醇制成每 1 ml 含 1 mg 的溶液，作为对照品溶液。

薄层板　硅胶 G 薄层板，厚度 500 μm。

点样　供试品溶液 8 μl、对照品溶液 5 μl。

展开剂　三氯甲烷－甲醇－浓氨试液 (20：5：0.5) 。

展开方式　上行展开；展距 8 cm。

显色　喷以茚三酮试液，在 105℃ 加热至斑点显色清晰。

色谱识别　供试品色谱中，在与对照品色谱相应的位置上，显一相同的紫红色斑点。

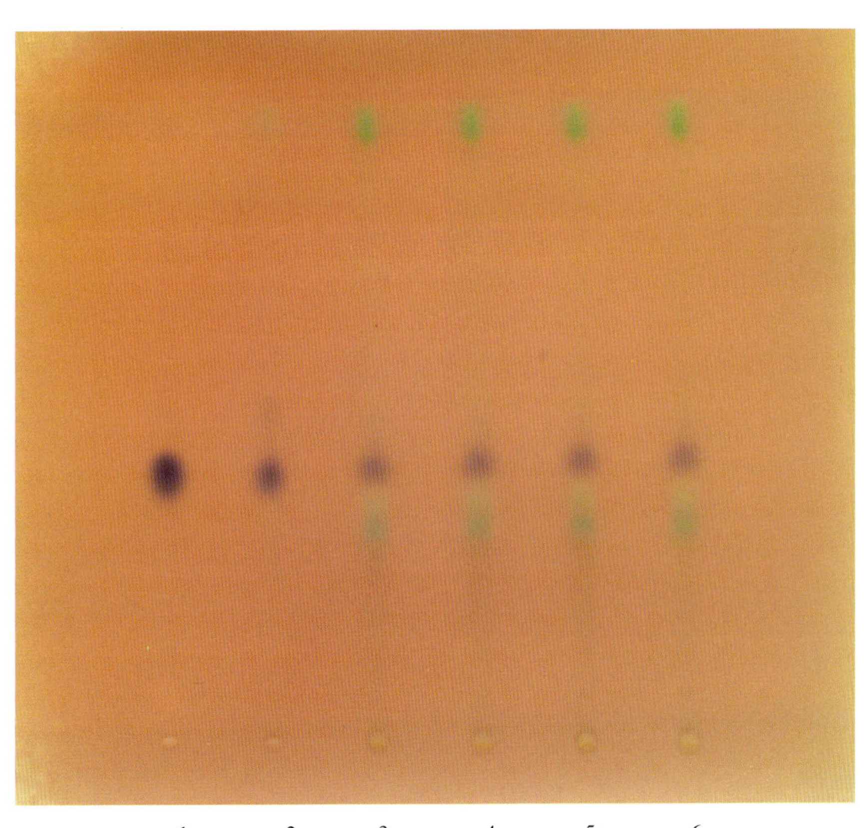

1　2　3　4　5　6

1. 盐酸麻黄碱　2. 麻黄对照药材　3～6. 供试品

清热健胃散

Qingre Jianwei San

大黄的薄层色谱鉴别

供试品溶液制备　取本品2 g，加甲醇20 ml，浸渍过夜，滤过，取滤液5 ml，蒸干，残渣加水10 ml使溶解，再加盐酸1 ml，置水浴上加热10分钟，立即冷却，用乙醚分2次提取，每次20 ml，合并乙醚液，蒸干，残渣加三氯甲烷1 ml使溶解，作为供试品溶液。

对照溶液制备　取大黄对照药材0.1 g，同法制成对照药材溶液。

薄层板　硅胶H薄层板，厚度500 μm。

点样　供试品溶液与对照药材溶液各5 μl。

展开剂　石油醚(30～60℃)－甲酸乙酯－甲酸(15：5：1)的上层溶液。

展开方式　上行展开；展距8 cm。

显色　置紫外灯(365 nm)下检视。

色谱识别　供试品色谱中，在与对照药材色谱相应的位置上，显相同的5个橙黄色荧光斑点；置氨蒸气中熏后，日光下检视，斑点变为红色。

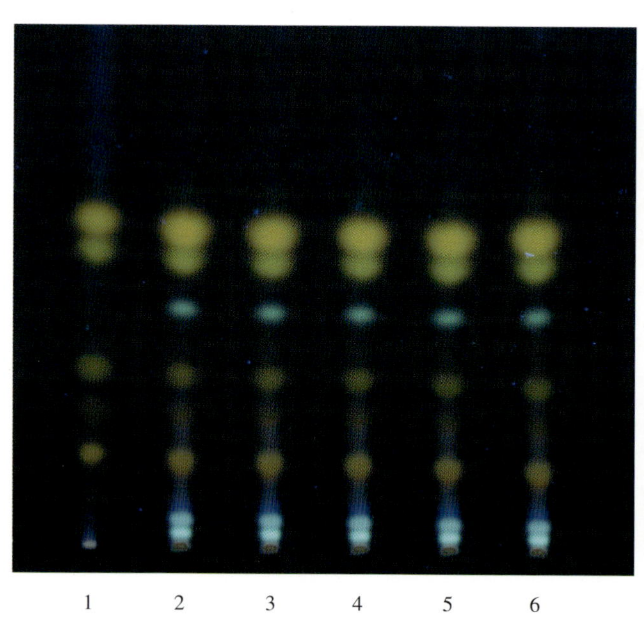

紫外灯(365 nm)下检视
1. 大黄对照药材　2～6. 供试品

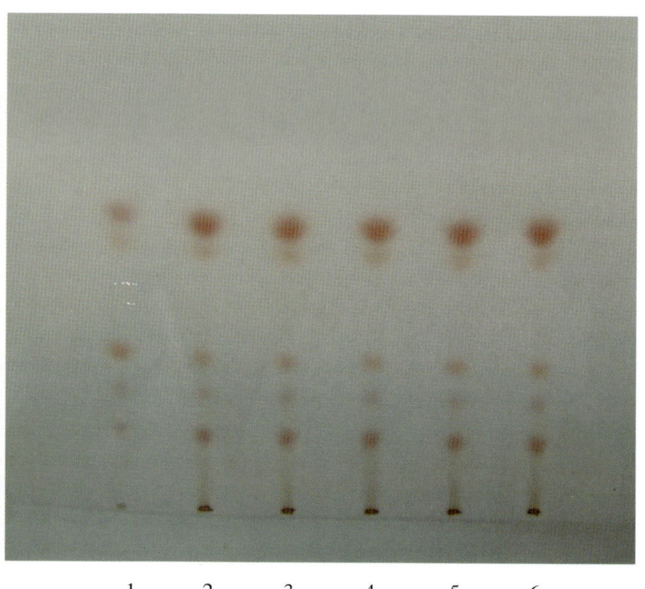

氨蒸气中熏后，日光下检视
1. 大黄对照药材　2～6. 供试品

清　解　合　剂

Qingjie Heji

金银花的薄层色谱鉴别

供试品溶液制备　取本品10 ml，置水浴上蒸发至近干，残渣加甲醇2 ml使溶解，取上清液作为供试品溶液。

对照溶液制备　取绿原酸对照品，加甲醇制成每1 ml含1 mg的溶液，作为对照品溶液。

薄层板　硅胶H薄层板，厚度500 μm。

点样　供试品溶液与对照品溶液各10 μl。

展开剂　乙酸丁酯－甲酸－水(14：5：5)的上层溶液。

展开方式　上行展开；展距8 cm。

显色　置紫外光灯(365 nm)下检视。

色谱识别　供试品色谱中，在与对照品色谱相应的位置上，显相同颜色的荧光斑点。

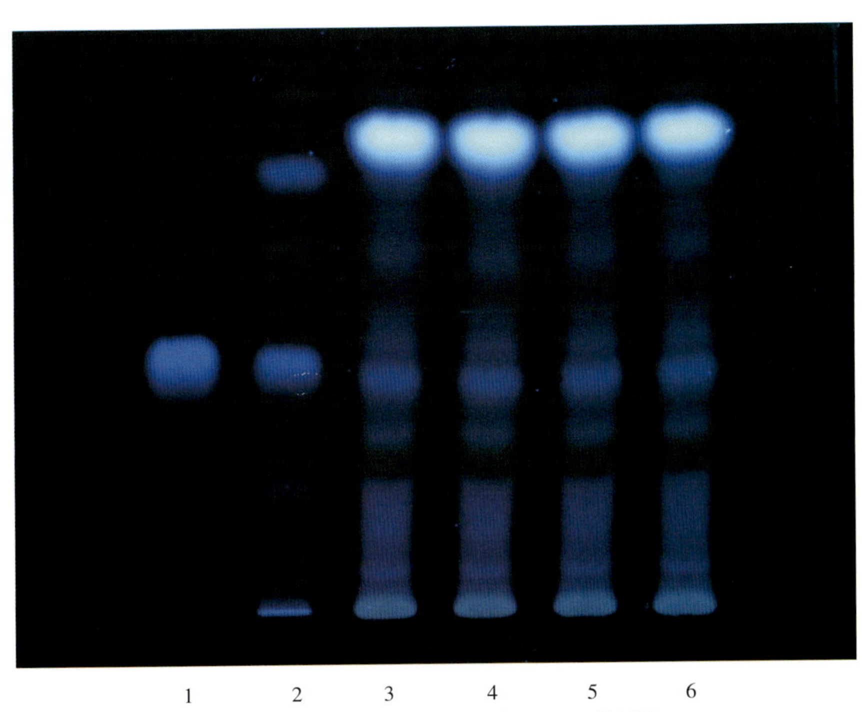

1　2　3　4　5　6

1. 绿原酸　2. 金银花对照药材　3～6. 供试品

栀子的薄层色谱鉴别

供试品溶液制备 取本品 10 ml，置水浴上蒸发至近干，残渣加丙酮 2 ml 使溶解，取上清液作为供试品溶液。

对照溶液制备 取栀子苷对照品，加丙酮制成每 1 ml 含 0.5 mg 的溶液，作为对照品溶液；取栀子对照药材 1g，加 50% 甲醇 10ml，超声 40 分钟，滤过，滤液作为对照药材溶液。

薄层板 硅胶 G 薄层板，厚度 500 μm。

点样 供试品溶液、对照品溶液与对照药材溶液各 10 μl。

展开剂 三氯甲烷－甲醇 (3∶1)。

展开方式 上行展开；展距 8 cm。

显色 喷以 50% 硫酸乙醇溶液，于 100 ℃加热至斑点显色清晰。

色谱识别 供试品色谱中，在与对照品、对照药材色谱相应的位置上，显相同颜色的斑点。

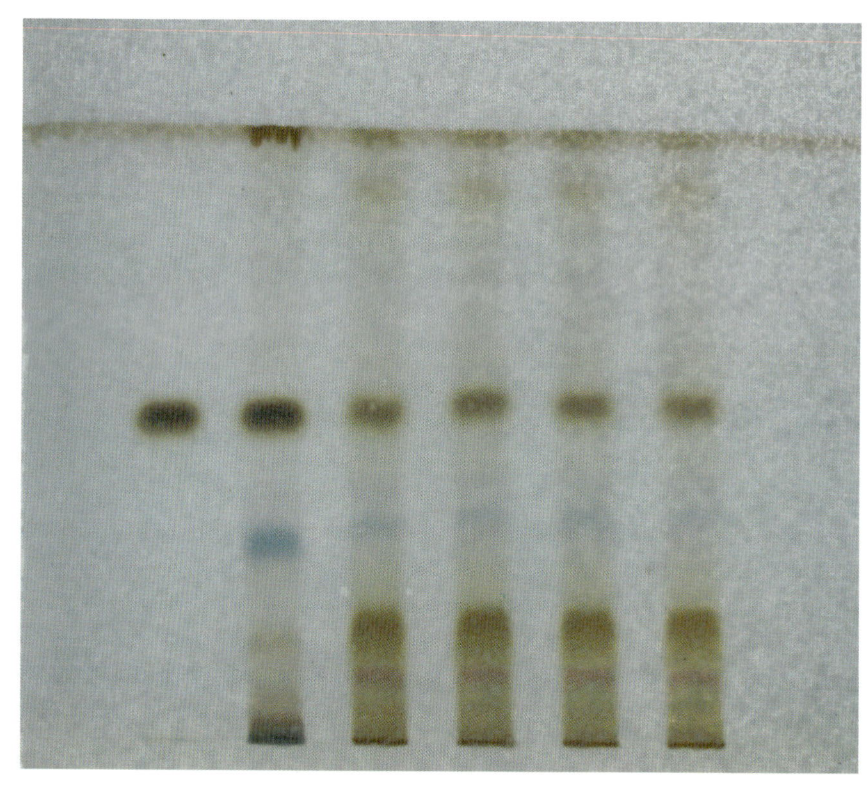

1 2 3 4 5 6

1. 栀子苷 2. 栀子对照药材 3～6. 供试品

清瘟败毒散（片）

Qingwen Baidu San (Pian)

黄连的薄层色谱鉴别

供试品溶液制备　取本品1 g，加甲醇5 ml，加热回流15分钟，滤过，滤液补加甲醇使成5 ml，作为供试品溶液。

对照溶液制备　取黄连对照药材0.1 g，同法制成对照药材溶液。再取盐酸小檗碱对照品，加甲醇制成每1 ml含0.5 mg的溶液，作为对照品溶液。

薄层板　硅胶G薄层板，厚度500 μm。

点样　供试品溶液、对照药材溶液与对照品溶液各2 μl。

展开剂　苯－乙酸乙酯－甲醇－异丙醇－浓氨溶液(12：6：3：3：1)。

展开方式　置氨蒸气饱和的展开缸内，预饱和30分钟，上行展开；展距8 cm。

显色　置紫外光灯(365 nm)下检视。

色谱识别　供试品色谱中，在与对照药材色谱和对照品色谱相应的位置上，显相同颜色的荧光斑点。

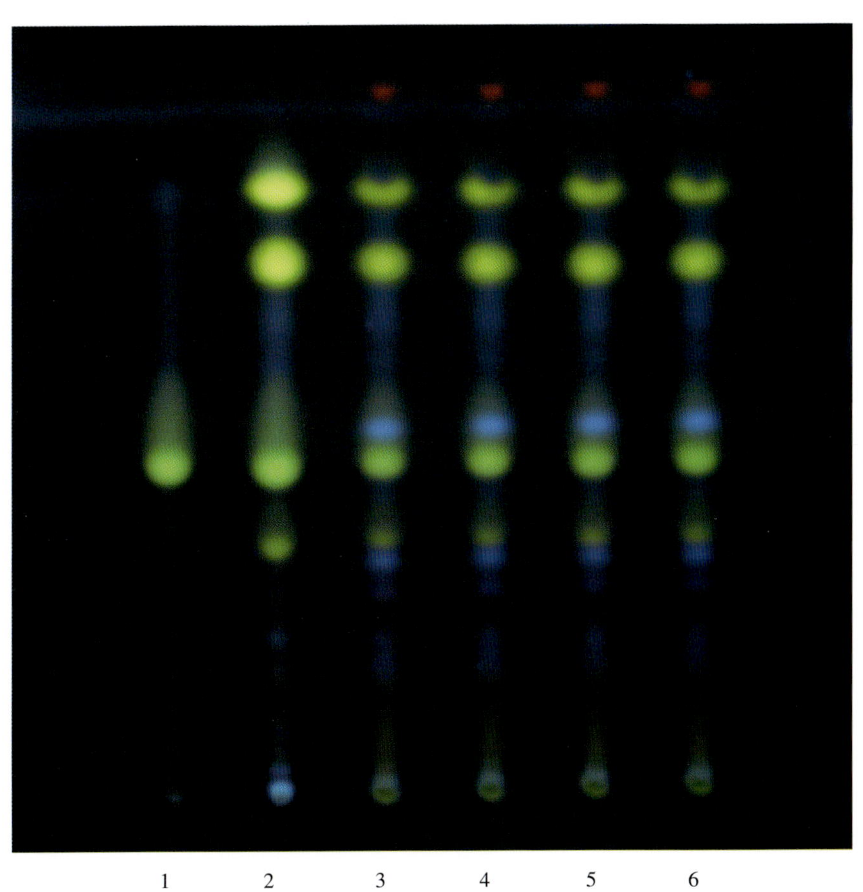

1　2　3　4　5　6

1. 盐酸小檗碱　2. 黄连对照药材　3～6. 供试品

喉 炎 净 散

Houyanjing San

蟾酥的薄层色谱鉴别

供试品溶液制备 取本品 8 g，加石油醚（30～60℃）40 ml，振摇 10 分钟。静置，弃去石油醚层，残渣挥去石油醚，加三氯甲烷 40 ml，超声处理 10 分钟，滤过，滤液蒸干，残渣加三氯甲烷 2 ml 溶解，作为供试品溶液。

对照溶液制备 取脂蟾毒配基对照品，加三氯甲烷制成每 1 ml 含 1 mg 的溶液，作为对照品溶液。

薄层板 硅胶 G 薄层板，厚度 500 μm。

点样 供试品溶液与对照品溶液各 2 μl。

展开剂 环己烷－三氯甲烷－丙酮（4∶3∶3）。

展开方式 上行展开；展距 8 cm。

显色 喷以 10% 硫酸乙醇溶液，在 105℃加热至斑点显色清晰。

色谱识别 日光下检视，供试品色谱中，在与对照品色谱相应的位置上，显相同的斑点。

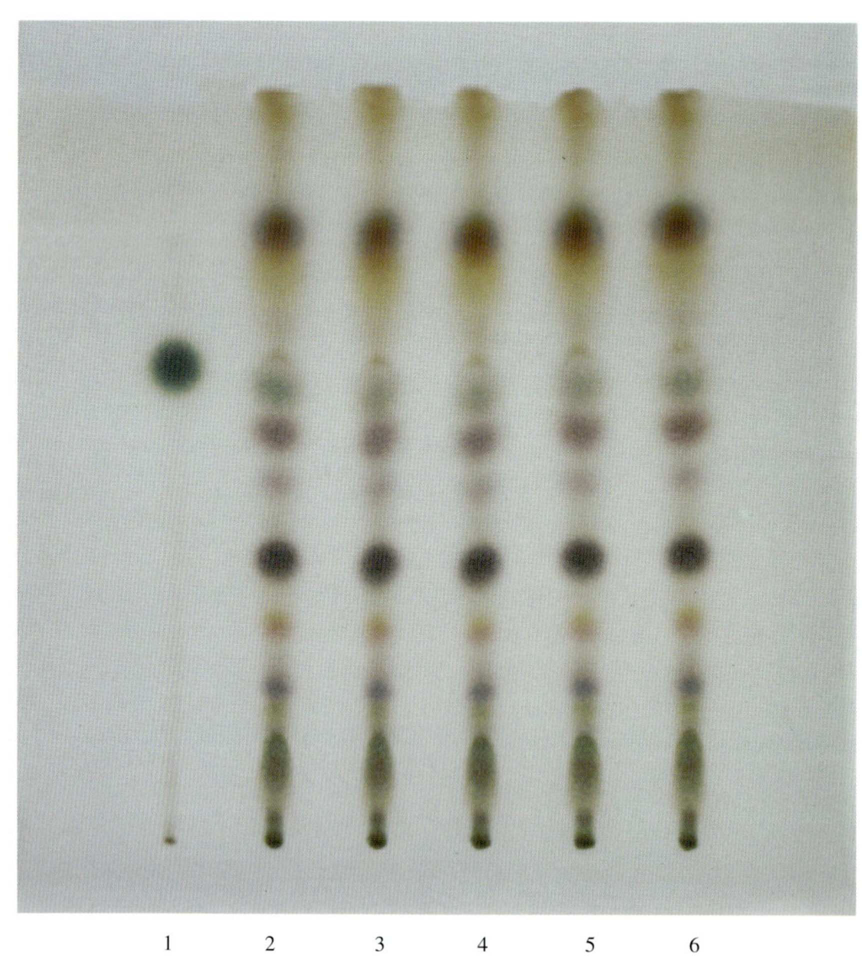

1　2　3　4　5　6

1. 脂蟾毒配基　2～6. 供试品

普济消毒散

Puji Xiaodu San

黄连的薄层色谱鉴别

供试品溶液制备　取本品1.8 g，加甲醇5 ml，超声处理20分钟，滤过，残渣用甲醇适量洗涤，滤过，合并滤液使成5 ml，作为供试品溶液。

对照溶液制备　取黄连对照药材0.05 g，同法制成对照药材溶液。再取盐酸小檗碱对照品，加甲醇制成每1 ml含0.5 mg的溶液，作为对照品溶液。

薄层板　硅胶G薄层板，厚度500 μm。

点样　供试品溶液、对照药材溶液与对照品溶液各2 μl。

展开剂　苯－乙酸乙酯－甲醇－异丙醇－浓氨溶液(12∶6∶3∶3∶1)。

展开方式　置氨蒸气预饱和15分钟的展开缸内，上行展开；展距8 cm。

显色　置紫外光灯(365 nm)下检视。

色谱识别　供试品色谱中，在与对照药材色谱及对照品色谱相应的位置上，显相同颜色的荧光斑点。

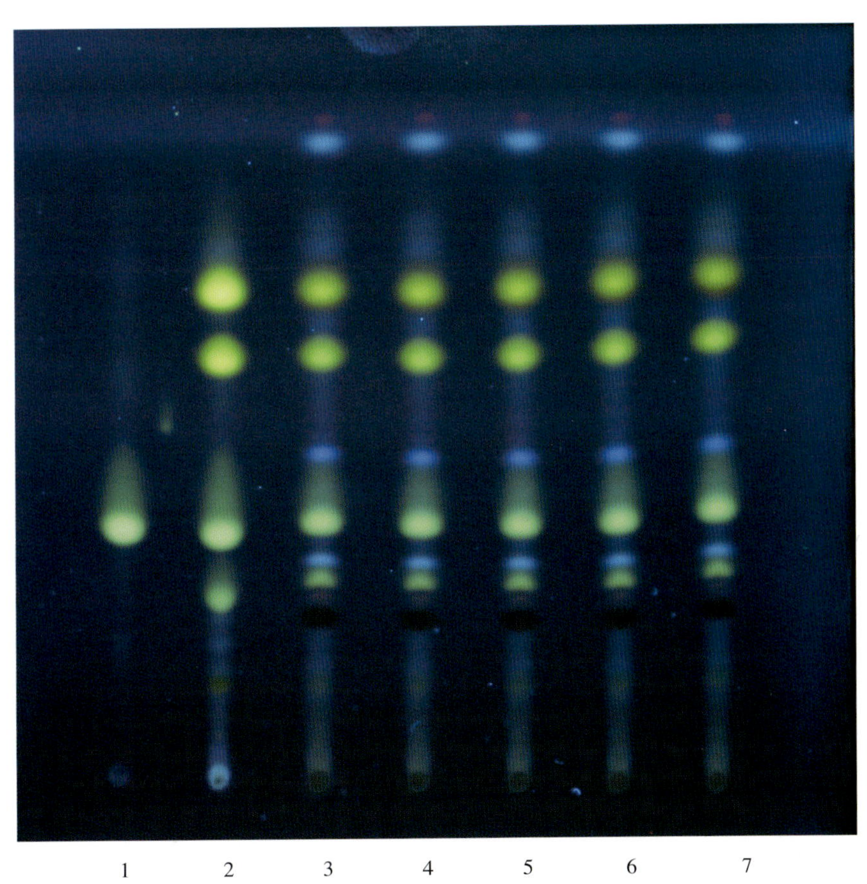

1. 盐酸小檗碱　2. 黄连对照药材　3～7. 供试品

温　脾　散

Wenpi San

厚朴的薄层色谱鉴别

供试品溶液制备　取本品2 g，加甲醇5 ml，密塞，振摇30分钟，滤过，滤液浓缩至0.5 ml，作为供试品溶液。

对照溶液制备　取厚朴酚对照品与和厚朴酚对照品，加甲醇制成每1 ml各含1 mg的混合溶液，作为对照品溶液。

薄层板　硅胶G薄层板，厚度500 μm。

点样　供试品溶液与对照品溶液各5 μl。

展开剂　苯－甲醇(27∶1)。

展开方式　上行展开；展距8 cm。

显色　喷以1%香草醛硫酸溶液，在100℃加热至斑点显色清晰。

色谱识别　供试品色谱中，在与对照品色谱相应的位置上，显相同颜色的斑点。

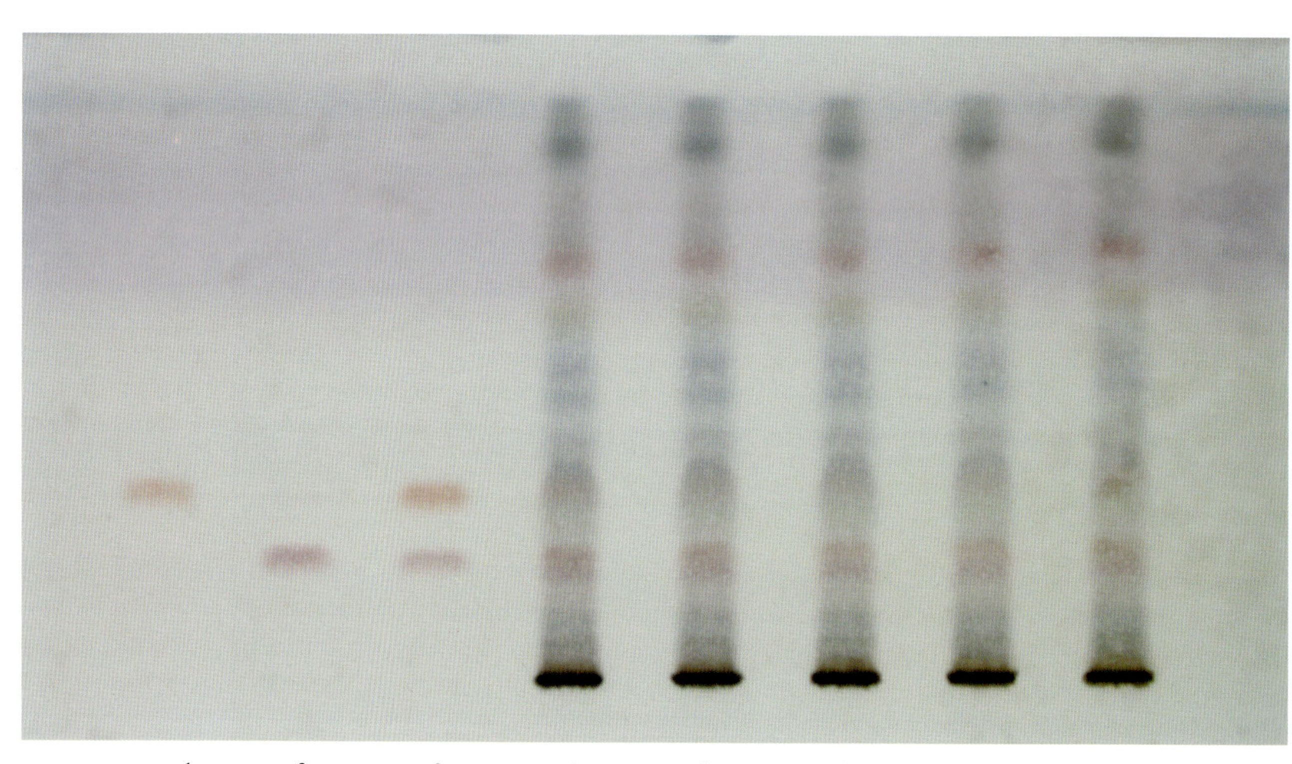

1. 厚朴酚　2. 和厚朴酚　3. 厚朴酚与和厚朴酚　4～8. 供试品

蜂 蟎 酊

Fengman Ding

马钱子的薄层色谱鉴别

供试品溶液制备 取本品10 ml，水浴蒸干，残渣分别用稀硫酸5 ml、2 ml溶解后，并入分液漏斗中，用三氯甲烷提取2次，每次5 ml，合并三氯甲烷液，加水3 ml振摇洗涤，分取水层，合并于原液中，弃去三氯甲烷液，水溶液用氨水调节pH值至9～10，用三氯甲烷提取2次，每次5 ml，合并三氯甲烷液，蒸至1 ml，作为供试品溶液。

对照溶液制备 取士的宁对照品和马钱子碱对照品，加三氯甲烷制成每1 ml各含2 mg的混合液，作为对照品溶液。

薄层板 硅胶G薄层板，厚度500 μm。

点样 供试品溶液与对照品溶液各5 μl。

展开剂 甲苯－丙酮－乙醇－浓氨溶液 (4：5：0.6：0.4) 。

展开方式 上行展开；展距8 cm。

显色 喷以稀碘化铋钾试液。

色谱识别 供试品色谱中，在与对照品色谱相应的位置上，显相同颜色的斑点。

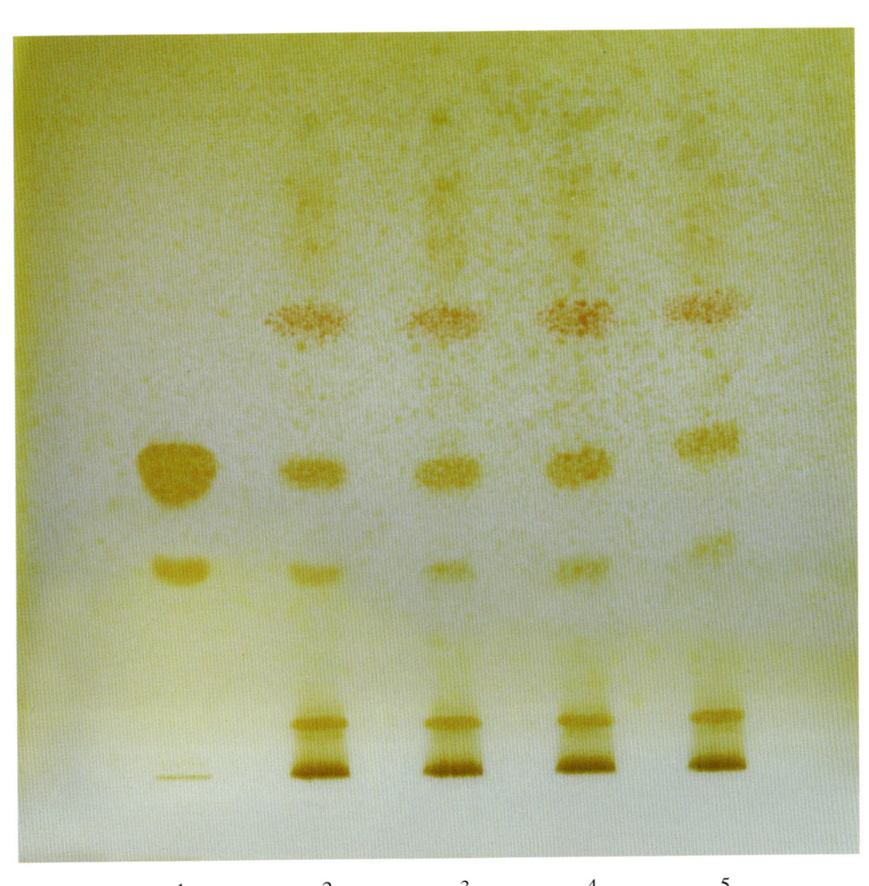

1 2 3 4 5

1. 士的宁 (上) 和马钱子碱 (下) 2～5. 供试品

雏　痢　净

Chulijing

黄连的薄层色谱鉴别

供试品溶液制备　取本品2.8 g，加甲醇20 ml，超声处理15分钟，滤过，滤液作为供试品溶液。

对照溶液制备　取黄连对照药材0.2 g，同法制成对照药材溶液。再取盐酸小檗碱对照品，加甲醇制成每1 ml含0.5 mg的溶液，作为对照品溶液。

薄层板　硅胶G薄层板，厚度500 μm。

点样　供试品溶液、对照品溶液与对照药材溶液各2 μl。

展开剂　苯－乙酸乙酯－甲醇－异丙醇－浓氨溶液（6∶3∶1.5∶1.5∶0.5）。

展开方式　置氨蒸气饱和的展开缸内，预饱和30分钟，上行展开；展距8 cm。

显色　置紫外光灯（365 nm）下检视。

色谱识别　供试品色谱中，在与对照药材和对照品色谱相应的位置上，显相同颜色的荧光斑点。

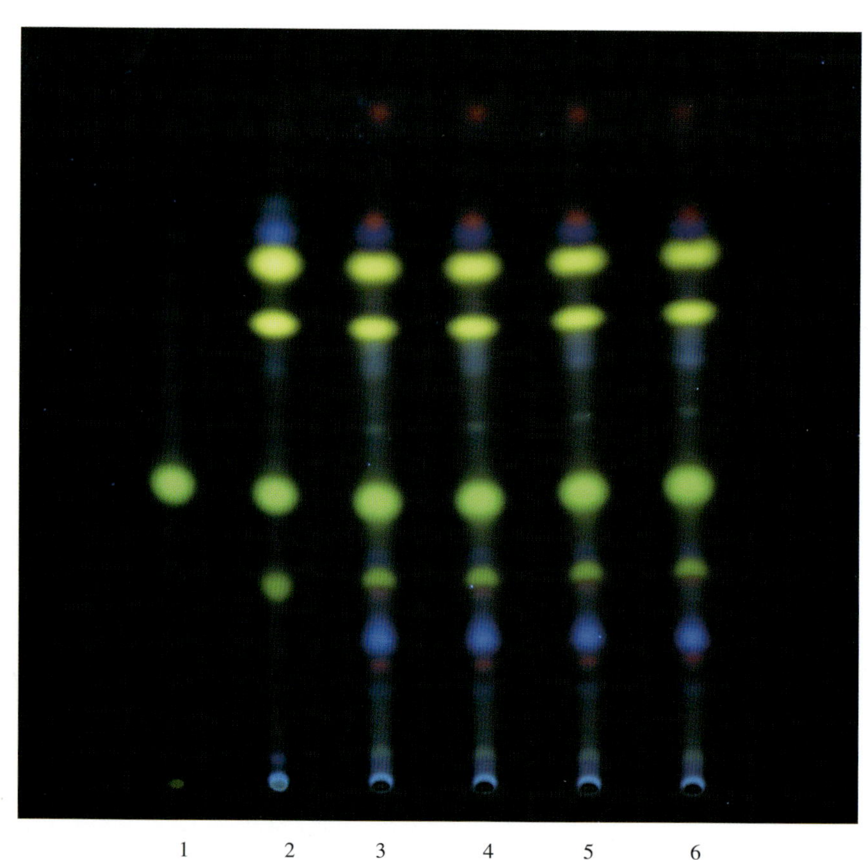

1　2　3　4　5　6

1. 盐酸小檗碱　2. 黄连对照药材　3～6. 供试品

镇　喘　散

Zhenchuan San

合成牛黄的薄层色谱鉴别

供试品溶液制备　取本品2 g，置三角瓶中，加三氯甲烷30 ml，超声处理30分钟，滤过，滤液蒸干，残渣用乙醇2 ml溶解作为供试品溶液。

对照溶液制备　取猪去氧胆酸对照品、胆酸对照品，加无水乙醇分别制成每1 ml含1 mg的溶液，作为对照品溶液。

薄层板　硅胶G薄层板，厚度500 μm。

点样　供试品溶液与对照品溶液各5 μl。

展开剂　正己烷－乙酸乙酯－甲酸－甲醇(20：25：2：3)。

展开方式　上行展开；展距8 cm。

显色　喷以10%硫酸乙醇溶液，在105℃加热至斑点显色清晰，置紫外灯(365 nm)下检视。

色谱识别　供试品色谱中，在与对照品色谱相应的位置上，显相同颜色的荧光斑点。

注意事项　胆酸显色较其他斑点慢，加热显色需稍长时间。

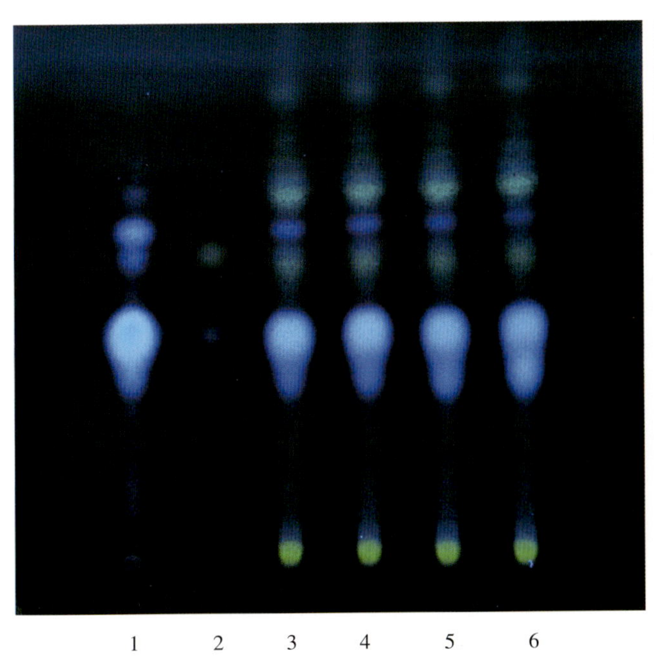

紫外灯(365 nm)下检视

1. 猪去氧胆酸　2. 胆酸　3～6. 样品

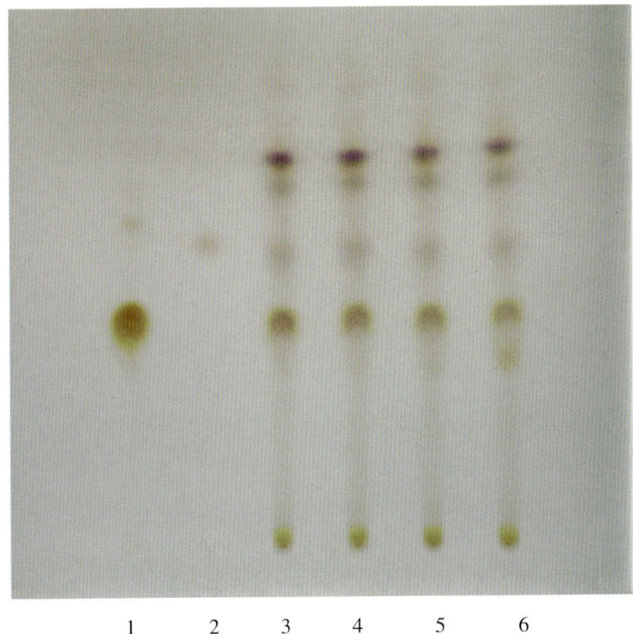

日光下检视

1. 猪去氧胆酸　2. 胆酸　3～6. 样品

橘 皮 散

Jupi San

肉桂的薄层色谱鉴别

供试品溶液制备 取本品3.5 g，加乙醇10 ml，超声处理15分钟，滤过，滤液作为供试品溶液。

对照溶液制备 取桂皮醛对照品，加乙醇制成每1 ml含2 μl的溶液，作为对照品溶液。

薄层板 硅胶G薄层板，厚度500 μm。

点样 供试品溶液5 μl，对照品溶液2 μl。

展开剂 石油醚(60～90℃)－乙酸乙酯(17∶3)。

展开方式 上行展开；展距8 cm。

显色 喷以二硝基苯肼乙醇试液。

色谱识别 供试品色谱中，在与对照品色谱相应的位置上，显相同颜色的斑点。

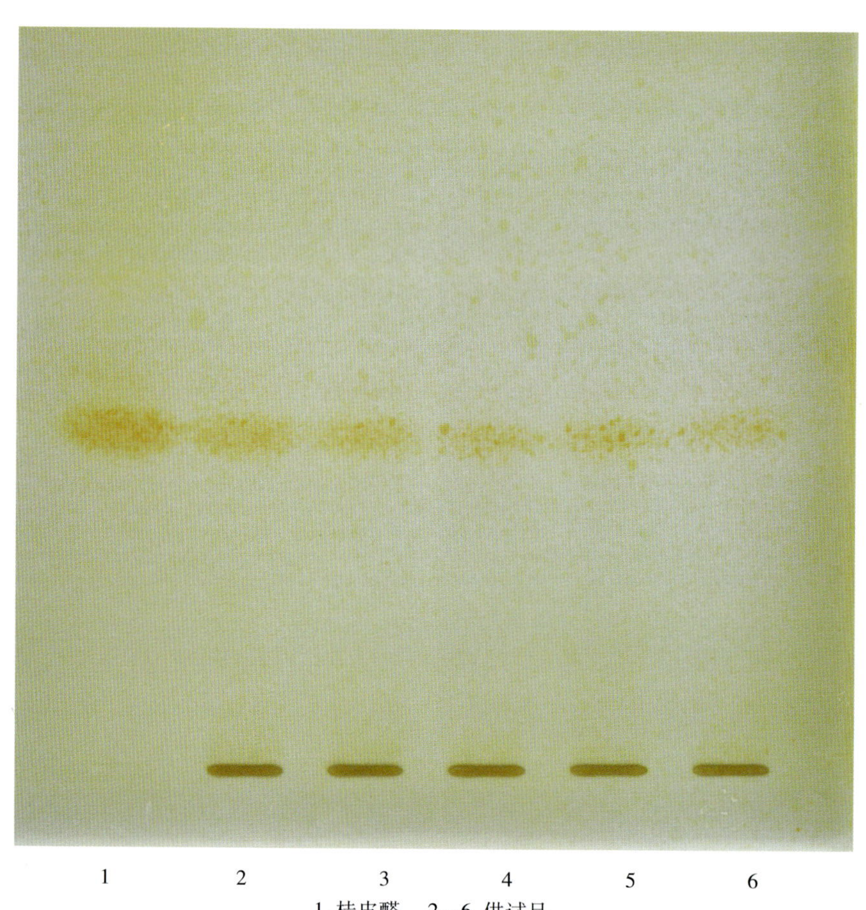

1 2 3 4 5 6

1. 桂皮醛 2～6. 供试品

藿香正气散

Huoxiang Zhengqi San

广藿香、厚朴的薄层色谱鉴别

供试品溶液制备　取本品11 g，加乙醇40 ml超声处理2次，每次30分钟，滤过，合并滤液，加水70 ml，用石油醚(30～60℃)萃取2次，每次25 ml，合并石油醚液，低温蒸干，残渣加乙酸乙酯1 ml使溶解，作为供试品溶液。

对照溶液制备　取百秋李醇对照品，加乙酸乙酯制成每1 ml含1 mg的溶液；再取厚朴酚对照品与和厚朴酚对照品，加甲醇制成每1 ml各含1 mg的混合溶液，作为对照品溶液。

薄层板　硅胶G薄层板，厚度500 μm。

点样　供试品溶液与对照品溶液各10 μl。

展开剂　石油醚(60～90℃)－乙酸乙酯－甲酸(85：15：2)。

展开方式　上行展开；展距8 cm。

显色　喷以5%香草醛硫酸溶液，在100 ℃加热至斑点显色清晰。

色谱识别　供试品色谱中，在与百秋李醇对照品色谱相应的位置上，显相同的紫红色斑点；在与厚朴酚、和厚朴酚对照品色谱相应的位置上，显相同颜色的斑点。

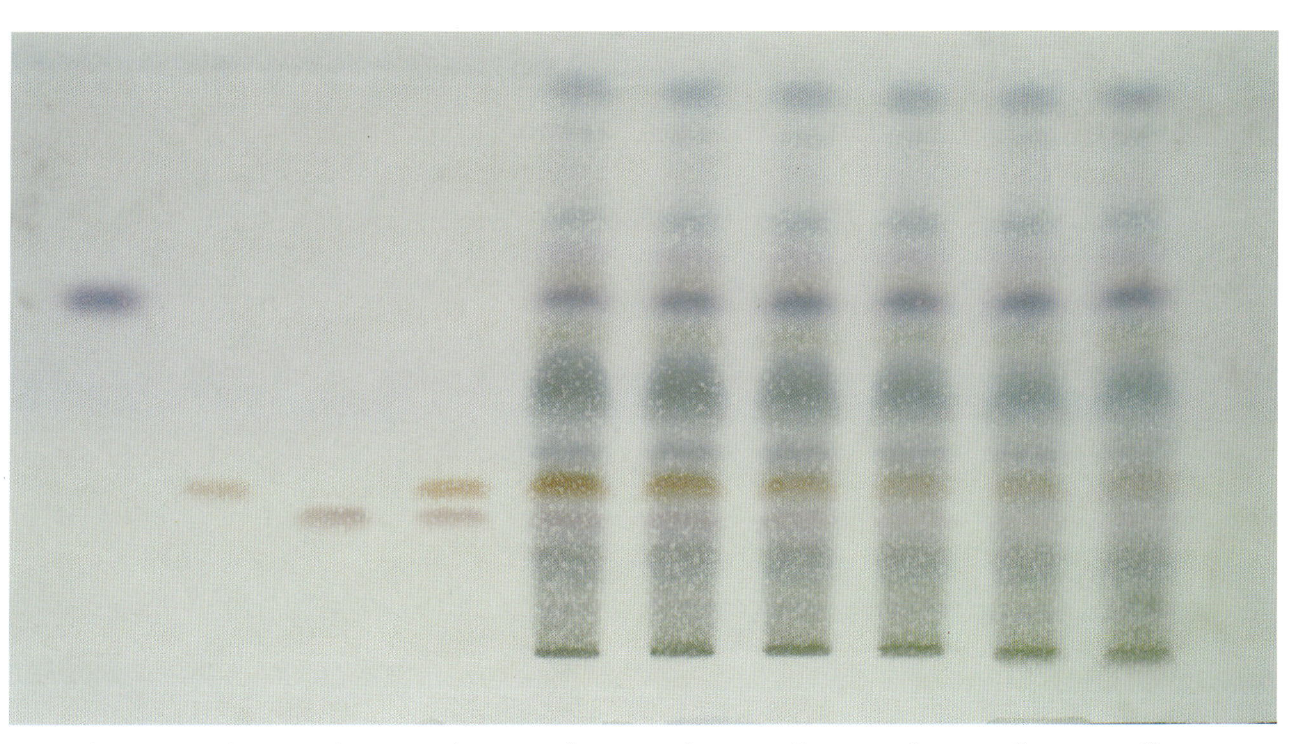

1　2　3　4　5　6　7　8　9　10

1. 百秋李醇　2. 厚朴酚　3. 和厚朴酚　4. 厚朴酚与和厚朴酚　5～10. 供试品

附录1　兽用中药成方制剂中药材显微鉴别特征检索

A		
ai	艾叶	T字形毛弯曲，柄2～4细胞。
B		
ba	巴豆	草酸钙簇晶直径8～24 μm，存在于类圆形薄壁细胞中。
	巴戟天	草酸钙针晶多成束，存在于薄壁细胞中，针晶长至184 μm。
bai	白扁豆	种皮栅状细胞成片，无色，长26～213 μm，宽5～26 μm。
	白附子	草酸钙针晶束多存在于黏液细胞中，针晶长约至136 μm。
	白及	草酸钙针晶成束，长27～88 μm。
	白芥子	种皮栅状细胞表面观细小多角形，壁厚，侧面观类长方形，侧壁及内壁增厚。
	白蔹	草酸钙针晶成束或散在，长86～169 μm。
	白芍	草酸钙簇晶直径18～32 μm，存在于薄壁细胞中，常排列成行，或一个细胞中含有数个簇晶。
	白头翁	非腺毛单细胞，直径13～33 μm，基部稍膨大，壁大多木化，有的可见螺状或双螺状纹理。
	白芷	油管碎片含黄棕色分泌物。
	白术	草酸钙针晶细小，长10～32 μm，不规则地充塞于薄壁细胞中。
ban	板蓝根	木纤维多成束，淡黄色，多碎断，直径14～25 μm，微木化，纹孔及孔沟较明显；石细胞类方形或形状不规则，边缘稍有凹凸，2个并列或单个散在，壁厚，孔沟细，有的一边较稀疏。
	半夏	草酸钙针晶成束，长32～144 μm，存在于黏液细胞中或散在。
bei	北沙参	油管含棕黄色分泌物。
bi	荜茇	种皮细胞红棕色或黄棕色，长多角形，壁略作波状或连珠状增厚。
bin	槟榔	内胚乳碎片无色，壁较厚，有较多大的类圆形纹孔。
bo	薄荷	腺鳞头部8细胞，扁球形，直径约至90 μm，柄短，单细胞。
bu	补骨脂	草酸钙结晶成片存在于灰绿色的中果皮碎片中，结晶长方形、长条形或呈骨状，长9～22 μm，直径2～4 μm；种皮栅状细胞淡棕色或红棕色，表面观类多角形，壁稍厚，胞腔含红棕色物。
C		
cang	苍术	草酸钙针晶细小，长5～32 μm，不规则地充塞于薄壁细胞中。
cao	草豆蔻	种皮表皮细胞表面观呈长条形，直径约至30 μm，壁稍厚，常与下皮细胞上下层垂直排列；下皮细胞表面观长多角形或类长方形。
chai	柴胡	油管含淡黄色或黄棕色条状分泌物，直径8～25 μm。
chan	蝉蜕	几丁质皮壳碎片淡黄棕色，半透明，密布乳头状或短刺状突起。
che	车前子	种皮下皮细胞表面观狭长，壁稍波状，以数个细胞为一组，略作镶嵌状排列。
chen	陈皮	草酸钙方晶成片存在于薄壁组织中。
chi	赤芍	草酸钙簇晶直径7～41 μm，存在于薄壁细胞中，常排列成行或一个细胞中含有数个簇晶。
chuan	川贝母	淀粉粒广卵形或贝壳形，直径40～64 μm，脐点短缝状、人字状或马蹄状，层纹可察见。
	川楝子	果皮纤维束旁的细胞中含草酸钙方晶或少数簇晶，形成晶纤维，含晶细胞壁厚薄不一，木化。
	川芎	螺纹导管直径8～23 μm，加厚壁互相联结，似网状螺纹导管。
	穿心莲	叶表皮组织中含钟乳体晶细胞。

（续）

D		
da	大腹皮	中果皮纤维成束细长，直径8～15 μm，微木化，纹孔明显，周围细胞中含有圆簇状硅质块，直径约8 μm。
	大黄	草酸钙簇晶大，直径60～140 μm。
	大青叶	靛蓝结晶蓝色，存在于叶肉组织和表皮细胞中，呈细小颗粒状或片状，常聚集成堆。
dan	丹参	木栓细胞红棕色，多角形，壁薄；具缘纹孔导管直径29～48 μm，具缘纹孔细密。
dan	淡竹叶	表皮细胞狭长，垂周壁深波状弯曲，有气孔，保卫细胞哑铃状。
dang	当归	薄壁细胞纺锤形，壁略厚，有极微细的斜向交错纹理。
	党参	联结乳管直径12～15 μm，含细小颗粒状物；石细胞斜方形或多角形，一端稍尖，壁较厚，纹孔稀疏。
deng	灯心草	星状薄壁细胞彼此以星芒相接，形成大的三角形或四边形气腔。
di	地黄	薄壁组织淡灰棕色至黑棕色，细胞多皱缩，内含棕色核状物。
ding	丁香	花粉粒三角形，直径约至16 μm。
du	杜仲	橡胶丝条状或扭曲成团，表面带颗粒性。
E		
e	阿胶	不规则透明块片微黄色，有圆孔纹及细小孔点，并有油滴渗出，放置久后溶化。
F		
fang	防风	油管含金黄色分泌物，直径17～60 μm。
fei	沸石	不规则或类圆形碎片无色，透明或半透明，表面有的有层纹。
fu	茯苓	不规则分枝状团块无色，遇水合氯醛液溶化；菌丝无色或淡棕色，直径4～6 μm。
	茯苓皮	不规则分枝状团块无色，遇水合氯醛液溶化；菌丝无色或淡棕色，直径4～6 μm。
	浮小麦	淀粉粒单粒圆形或广卵形，略扁，直径12～40 μm。
	覆盆子	非腺毛单细胞，壁厚，木化，脱落后残迹似石细胞状。
G		
gan	干姜	淀粉粒长卵形、广卵形或形状不规则，有的较小端略尖凸，直径25～32 μm，长约至50 μm，脐点点状，位于较小端；分隔纤维壁稍厚，非木化，斜纹孔明显。
	甘草	纤维束周围薄壁细胞含草酸钙方晶，形成晶纤维。
ge	葛根	纤维成束，周围细胞中含草酸钙方晶，形成晶纤维，含晶细胞的壁木化增厚。
	蛤蚧	肌肉纤维淡黄色，密布细密横纹，明暗相间，横纹呈平行的波峰状。
gou	钩吻	纤维状石细胞黄色，呈长梭形，一端或两端钝尖或具短分叉，长400～900 μm，直径20～140 μm，孔沟明显。
guan	关木通	具缘纹孔导管大，直径约至328 μm，具缘纹孔类圆形，排列紧密。
guang	广藿香	非腺毛1～6细胞，壁有疣状突起。
gui	桂枝	石细胞类方形或类圆形，壁一面菲薄。
H		
he	诃子	果皮纤维层淡黄色，斜向交错排列，壁较薄，有纹孔。
	何首乌	淀粉粒单粒类球形，脐点星状或三叉状，复粒由2～9分粒组成；草酸钙簇晶直径约至80 μm。
hong	红花	花粉粒类圆形或椭圆形，直径43～66 μm，外壁具短刺和点状雕纹，有3个萌发孔。
hou	厚朴	石细胞分枝状，壁厚，层纹明显。
hu	胡芦巴	种皮支持细胞底面观呈类圆形或六角形，有密集的放射状条纹增厚，似菊花纹状，胞腔明显。
	槲寄生	草酸钙簇晶散在，或1至数个存在于壁稍厚的薄壁细胞中，呈类圆形、矩圆形或扇形，直径14～54 μm，棱角大小不一，多短钝或细小而密集，似绒球状。
hua	滑石	不规则块片无色，有层层剥落痕迹。
huai	槐花	花冠下表皮细胞多角形，有不定式气孔；薄壁细胞含草酸钙方晶。
huang	黄柏	纤维束鲜黄色，周围细胞含草酸钙方晶，形成晶纤维，含晶细胞的壁木化增厚。

（续）

huang	黄豆	种皮支持细胞侧面观呈哑铃状或骨状，长26～170 μm，宽20～73 μm，缢缩部位宽12～26 μm。
	黄连	纤维束鲜黄色，壁稍厚，纹孔明显。
	黄芪	纤维成束或散离，壁厚，表面有纵裂纹，两端断裂成帚状或较平截。
	黄芩	纤维淡黄色，梭形，壁厚，孔沟细。
	黄药子	草酸钙针晶成束，长约至85 μm。
huo	藿香	非腺毛1～4细胞，壁有疣状突起。
	J	
ji	蒺藜	果皮纤维上下层纵横交错排列。
jiang	姜黄	糊化淀粉粒团块黄色。
	僵蚕	体壁碎片无色，表面有极细的菌丝体。
jie	桔梗	菊糖团块不规则形，有时可见放射状纹理，加热后溶解；联结乳管直径14～25 μm，含淡黄色颗粒状物。
jin	金银花	花粉粒类圆形，直径约至76 μm，外壁有刺状雕纹，具3个萌发孔。
	金荞麦	木纤维成束，直径10～38 μm，纹孔呈单斜纹孔或十字形纹孔；草酸钙簇晶，直径10～62 μm；木薄壁细胞类方形、椭圆形，直径28～37 μm，长约至100 μm，壁厚约5 μm，胞腔可见稀疏纹孔；具缘纹孔导管及网纹导管直径21～83 μm。
jing	荆芥	非腺毛1～6细胞，大多具壁疣；外果皮细胞表面观多角形，壁黏液化，胞腔含棕色物。
ju	菊花	花粉粒类圆形，直径24～34 μm，外壁有刺，长3～5 μm，具3个萌发孔。
jue	决明子	种皮栅状细胞1列，长40～72 μm，其下数列细胞含草酸钙簇晶及方晶。
	K	
ku	枯矾	不规则块片无色透明，可见棱柱晶体堆积。
	苦参	纤维束无色，周围薄壁细胞含草酸钙方晶，形成晶纤维。
	苦杏仁	种皮石细胞橙黄色，贝壳形，壁较厚，较宽一边纹孔明显。
kuan	款冬花	花粉粒球形，直径约至32 μm，外壁有刺，较尖。
	L	
la	辣蓼	厚角细胞内含黄棕色物，草酸钙簇晶散在。
lai	莱菔子	种皮碎片黄色或棕红色，细胞小，多角形，壁厚。
lang	狼毒	无节乳管多碎断。所含的油滴状分泌物散在，有时可见乳管内充满黄色分泌物。
lei	雷丸	不规则菌丝团块多无色，遇水合氯醛液黏化成胶冻状，加热后菌丝团块部分溶化，露出菌丝。
lian	连翘	内果皮纤维上下层纵横交错，纤维短梭形。
	莲须	花粉粒类球形或长圆形，直径45～86 μm，具3孔沟，表面有颗粒网纹。
	莲子	子叶薄壁细胞类长圆形或类圆形，细胞壁稍厚，部分呈细密连珠状。
long	龙胆（草）	薄壁细胞含细小草酸钙针晶；外皮层细胞表面观纺锤形，每个细胞由横壁分隔成数个小细胞。
	龙骨	不规则碎块淡灰褐色，有的具凹凸纹理。
lu	路路通	果皮石细胞类方形、梭形、不规则形或分枝状，直径53～398 μm，壁极厚，孔沟分枝状。
	M	
ma	麻黄	气孔特异，保卫细胞侧面观呈哑铃状。
	麻黄根	木栓细胞呈长方形或六角形，棕色，含草酸钙砂晶。
	马齿苋	草酸钙簇晶直径7～37 μm，存在于叶肉组织中。
mai	麦冬	草酸钙针晶成束或散在，长24～50 μm，直径约3 μm；石细胞类方形或长方形，直径30～64 μm，壁较厚，有时一面甚薄，纹孔细密。
	麦芽	果皮细胞纵列，常有1个长细胞与2个短细胞相间排列，长细胞壁厚，波状弯曲，木化。

（续）

mian	绵马贯众	间隙腺毛类圆形或广卵形，直径23～48 μm，基部延长似柄状，有的含有黄色或黄棕色分泌物。
mo	没药	不规则碎块淡黄色，半透明，渗出油滴，加热后油滴溶化，现正方形草酸钙结晶。
mu	牡丹皮	草酸钙簇晶存在于薄壁细胞中，有时数个排列成行；木栓细胞淡红色至微紫色，壁稍厚。
	牡蛎	不规则块片无色或淡黄褐色，表面具细纹理。
	木鳖子	子叶细胞长方形或多角形，含糊粉粒及脂肪油块。
	木通	纤维管胞大多成束，有明显的具缘纹孔，纹孔口斜裂缝状或十字状。
	木香	菊糖团块形状不规则，有时可见微细放射状纹理，加热后溶解；木纤维长梭形，直径16～24 μm，壁稍厚，纹孔口横裂缝状、十字状或人字状。
	木贼	表皮细胞长方形，壁厚，密波状弯曲，内含砂粒状硅酸盐结晶；气孔特异，保卫细胞壁放射状增厚。
N		
niu	牛膝	薄壁细胞含草酸钙砂晶；草酸钙砂晶存在于薄壁细胞中。
P		
pi	枇杷叶	非腺毛大型，单细胞，多弯曲，完整者长约至1 260 μm。
pu	蒲黄	花粉粒黄棕色呈类圆形，直径约至30 μm，外壁具细点状。
Q		
qian	牵牛子	分泌腔类圆形或长圆形，直径30～150 μm，周围子叶细胞扁圆形，腔内含油滴；种皮栅状细胞淡棕色或棕色，长48～80 μm。
	前胡	木栓细胞淡棕黄色，常多层重叠，表面观呈长方形。
	芡实	淀粉粒复粒，多由百余分粒组成，类球形，直径13～35 μm。
qiang	羌活	油管内含棕黄色分泌物，直径约至100 μm。
qing	青黛	不规则块片或颗粒蓝色。
	青皮	草酸钙方晶成片存在于薄壁组织中。
	青葙子	种皮细胞暗棕红色，表面观多角形，有网状增厚纹理。
qu	瞿麦	纤维束周围薄壁细胞含草酸钙簇晶，形成晶纤维，含晶细胞纵向成行。
quan	全蝎	体壁碎片淡黄色至黄色，有网状纹理及圆形毛窝，有时可见棕褐色刚毛。
R		
rou	肉豆蔻	脂肪油滴众多，放置后析出针簇状结晶。
	肉桂	石细胞类圆形或类长方形，壁一面菲薄。
ru	乳香	不规则团块无色或淡黄色，表面及周围扩散出众多细小颗粒，久置溶化。
S		
sang	桑白皮	草酸钙方晶多面形、正立方形或菱形，直径11～32 μm；纤维无色，直径13～26 μm，壁厚，孔沟不明显。
	桑寄生	叠生星状毛，完整者2～5叠生，每叠3～4出分枝，分枝多弯曲，末端渐尖，壁稍厚。
	桑叶	钟乳体晶细胞甚大，直径47～77 μm，周围表皮细胞放射状排列。
sha	沙苑子	表皮栅状细胞为一列，上端有纵向纹理，无色或含棕色物。
	砂仁	内种皮厚壁细胞黄棕色或棕红色，表面观类多角形，壁厚，胞腔含硅质块。
shan	山药	草酸钙针晶束存在于黏液细胞中，长80～240 μm，直径2～8 μm；淀粉粒三角状卵形或矩圆形，直径24～40 μm，脐点短缝状或人字状。
	山楂	果皮石细胞淡紫红色、红色或黄棕色，类圆形或多角形，直径约至125 μm。
	山茱萸	果皮表皮细胞橙黄色，表面观类多角形，垂周壁略连珠状增厚。
she	射干	草酸钙柱晶直径约至34 μm。

（续）

sheng	升麻	木纤维成束，多碎断，淡黄绿色，末端狭尖或钝圆，有的有分叉，直径14～41 μm，壁稍厚，具十字形纹孔对，有的胞腔中含黄棕色物。
	生地黄	薄壁组织淡灰棕色至黑棕色，细胞多皱缩，内含棕色核状物。
	生石膏	不规则片状结晶无色，有平直纹理。
	生天南星	草酸钙针晶成束或散在，长约至90 μm。
shi	石菖蒲	油细胞圆形，直径约至50 μm，含黄色或黄棕色油状物。
	石膏	不规则片状结晶无色，有平直纹理。
	石决明	不规则团块暗灰色，不透明，加酸发生气泡。
	石榴皮	石细胞无色，椭圆形或类圆形，壁厚，孔沟细密。
	使君子	种皮表皮细胞淡黄色，多角形，壁薄，下方叠合有网纹细胞。
shou	熟地黄	薄壁组织灰棕色至黑棕色，细胞多皱缩，内含棕色核状物。
shui	水牛角	不规则碎片多呈柴片状，稍有光泽，具有规则纵长裂缝。
su	苏木	纤维束橙黄色，周围薄壁细胞含草酸钙方晶，形成晶纤维。
		T
tao	桃仁	石细胞橙黄色，贝壳形，壁较厚，较宽的一边纹孔明显。
tian	天花粉	淀粉粒类球形、半圆形或盔帽形，直径27～48 μm，脐点点状、短缝状、人字状或星状，层纹隐约可见；具缘纹孔导管大，多破碎，有的具缘纹孔六角形或斜方形，排列紧密；石细胞黄绿色，长方形、椭圆形、类方形、多角形或纺锤形，直径27～72 μm，壁较厚，纹孔细密。
	天麻	草酸钙针晶成束或散在，长25～48 μm；含糊化多糖类物的组织碎片，遇碘液显棕色或淡棕紫色。
	天南星	草酸钙针晶成束或散在，长约至90 μm。
	天仙子	种皮外表皮细胞淡黄色，椭圆形或类长方形，长100～150 μm，直径50～100 μm，细胞壁呈波状突起，显透明波状纹理。
ting	葶苈子	种皮下皮细胞黄色，多角形或长多角形，壁稍厚。
tong	通草	薄壁细胞椭圆形、类圆形或近多角形，纹孔明显。
tu	土鳖虫	体壁碎片黄色或棕红色，有圆形毛窝，直径8～24 μm，有的具长短不一的刚毛。
	菟丝子	种皮栅状细胞2列，内列较外列长，有光辉带。
		W
wang	王不留行	种皮表皮细胞红棕色或黄棕色，表面观多角形或长多角形，直径50～120 μm，垂周壁增厚，星角状或深波状弯曲。
wei	威灵仙	表皮细胞深棕色，表面观呈类长方形，直径22～53 μm，现颗粒性。
wu	乌梅	果皮表皮细胞淡黄棕色，细胞表面观类多角形，壁稍厚，表皮布有单细胞非腺毛或毛茸脱落后的痕迹。
	乌梢蛇	条状肌肉纤维淡黄色，现横波状纹理。
	蜈蚣	不规则块片淡棕色，具有圆突状毛或尖突的毛。
	五味子	种皮表皮石细胞淡黄棕色，表面观类多角形，壁较厚，孔沟细密，胞腔含暗棕色物。
		X
xi	细辛	下皮细胞长方形，壁细波状弯曲，夹有类方形或长圆形分泌细胞。
xian	仙茅	草酸钙针晶长至180 μm。
xiang	香附	分泌细胞类圆形，含淡黄棕色至红棕色分泌物，其周围细胞作放射状排列。
	香薷	叶肉组织碎片中散有草酸钙方晶。
xiao	小茴香	内果皮镶嵌层细胞表面观狭长，壁非薄，常数个细胞为一组，以其长轴作不规则方向嵌列，常与较大的多角形中果皮细胞重叠。
xin	辛夷	非腺毛1～4细胞，多碎断，先端锐尖，直径10～33 μm。

（续）

xiong	雄黄	不规则碎块金黄色或橙黄色，有光泽。
xu	续断	草酸钙簇晶，直径约至45 μm，存在于淡棕黄色皱缩的薄壁细胞中，常数个排列成行。
xuan	玄明粉	用乙醇装片观察，不规则形结晶近无色，边缘不整齐，表面有细长裂隙且现颗粒性。
	玄参	石细胞黄棕色或无色，类长方形、类圆形或形状不规则，直径约至94 μm。
	旋覆花	花粉粒类球形，直径22～33 μm，外壁有刺，长约3 μm，具3个萌发孔。
xue	血竭	不规则块片血红色，周围液体显鲜黄色，渐变红色。
		Y
yang	洋金花	花粉粒类球形或长圆形，直径42～65 μm，表面有条纹状雕纹。
yi	益母草	非腺毛1～3细胞，稍弯曲，壁有疣状突起。
yin	茵陈	T形非腺毛，具柄部及单细胞臂部，两臂不等长，壁厚，柄细胞1～2个；T形毛众多，多碎断，臂细胞较平直，胞腔常呈细缝状，柄细胞1～2个。
	淫羊藿	非腺毛3～10细胞，长200～1 000 μm，顶端细胞长，有的含棕色或黄棕色物；叶表皮细胞壁深波状弯曲。
yu	郁金	含糊化淀粉粒的薄壁细胞无色透明或半透明。
	郁李仁	石细胞类圆形或贝壳形，壁较厚，较宽一边纹孔明显，胞腔含橙红色物。
	鱼腥草	叶表皮细胞多角形，有较密的波状纹理，油细胞散在，类圆形，直径70～80 μm，其周围有6～7个表皮细胞呈放射状排列。
yuan	远志	草酸钙簇晶存在于薄壁细胞中或散在，直径14～55 μm，棱角较宽而薄，先端大多较平截。
		Z
ze	泽泻	薄壁细胞类圆形，有椭圆形纹孔，集成纹孔群。
zhe	浙贝母	淀粉粒卵圆形，直径35～48 μm，脐点点状、人字状或马蹄状，位于较小端，层纹细密。
zhen	珍珠母	不规则碎片灰白色或近无色，表面呈颗粒性，边缘呈不规则锯齿状。
zhi	知母	草酸钙针晶成束或散在，长26～110 μm；木化厚壁细胞类长方形、长多角形或延长作短纤维状，稍弯曲，略交错排列，直径16～48 μm，木化，孔沟较密。
	栀子	种皮石细胞黄色或淡棕色，多破碎，完整者长多角形、长方形或形状不规则，壁厚，有大的圆形纹孔，胞腔棕红色。
	枳壳 枳实	草酸钙方晶成片存在于薄壁组织中。
zhu	朱砂	不规则细小颗粒暗棕红色，有光泽，边缘暗黑色。
	猪苓	菌丝黏成团，大多无色；草酸钙方晶正八面体形，直径32～60 μm。
	猪牙皂	纤维束淡黄色，周围细胞含草酸钙方晶及少数簇晶，形成晶纤维，并常伴有类方形厚壁细胞。
zi	紫苏叶	叶肉组织中有细小草酸钙簇晶，直径4～8 μm。
	紫苏子	种皮细胞类圆形、长圆形或形状不规则，壁网状增厚似花纹样。
	紫菀	下皮细胞长方形，垂周壁波状弯曲，有的含紫色色素。

附录2 成方制剂中显微特征所描述的药材表

——《中国兽药典》(2005年版)

对《中国兽药典》(2005年版)二部收载的153种有显微鉴别的成方制剂，按显微特征描述顺序所对应的药材排序，列出对应表。《中国兽药典》显微特征描述方式为，一个句子描述一味药材的特征，分号隔开同一味药材的不同特征，个别显微特征为两味药材共同拥有的，在本表中用括号表示（即括号中药材的显微特征与括号前的药材相同）。

成方制剂品名	显微特征描述的药材顺序
二母冬花散	知母　浙贝母　款冬花　桔梗　苦杏仁　黄芩　桑白皮　金银花
二陈散	茯苓　半夏　陈皮　甘草
七补散	党参　茯苓　黄芪　山药　白术　当归　陈皮　香附　甘草　麦芽
七味胆膏散	连翘　麦冬　香附　丹参　木鳖子　关木通
八正散	关木通　瞿麦　车前子　滑石　甘草　栀子　大黄　灯心草
三子散	川楝子　栀子　诃子
三白散	滑石　石膏　玄明粉
三香散	丁香　木香　陈皮(青皮)　槟榔　牵牛子　藿香
大承气散	大黄　厚朴　枳实　玄明粉
大黄末	大黄
大戟散	滑石　黄芪　大黄　牵牛子
千金散	旋覆花　僵蚕　天麻　乌梢蛇　何首乌　天南星　阿胶　蝉蜕　细辛　全蝎　升麻　藿香
小柴胡散	柴胡　姜半夏　党参　黄芩　甘草
天麻散	茯苓　党参　防风　甘草　蝉蜕　天麻　何首乌
无失散	槟榔　牵牛子　郁李仁　木香　关木通　青皮　大黄
木香槟榔散	木香　槟榔　陈皮(枳壳、青皮)　香附　黄连　黄柏　大黄　牵牛子
木槟硝黄散	大黄　槟榔　木香
五皮散	桑白皮　陈皮　大腹皮　茯苓皮
五苓散	茯苓　泽泻　猪苓　白术　肉桂
五虎追风散	全蝎　天麻　蝉蜕　僵蚕　天南星
五味石榴皮散	红花　肉桂　荜茇　石榴皮
止咳散	知母　陈皮(枳壳)　麻黄　桔梗　苦杏仁　葶苈子　石膏　射干　甘草　枇杷叶
止痢散	雄黄　藿香　滑石
公英散	金银花　连翘　浙贝母
风湿活血散	荆芥　红花　威灵仙　槲寄生　苍术　川楝子
乌梅散	诃子　乌梅　黄连　姜黄

（续）

成方制剂品名	显微特征描述的药材顺序
六味地黄散	山药　茯苓　熟地黄　牡丹皮　山茱萸　泽泻
巴戟散	巴戟天　小茴香　槟榔　肉桂　肉豆蔻　补骨脂　胡芦巴　陈皮（青皮）
龙胆泻肝散	车前子　柴胡　当归　栀子　生地黄　甘草　黄芩　泽泻　龙胆
龙胆碳酸氢钠片	龙胆
平胃散	苍术　厚朴　陈皮　甘草
四君子散	党参　白术　茯苓　甘草
四味穿心莲散	穿心莲　辣蓼　大青叶
生肌散	血竭　没药
生乳散	黄芪　白术　甘草　王不留行
白术散	白术　当归　党参　甘草　砂仁　陈皮　白芍　黄芩
白龙散	白头翁　黄连　龙胆
白头翁散	黄连　黄柏　白头翁
白矾散	黄芩　大黄　黄连　葶苈子　甘草
半夏散	半夏　升麻　防风
加味知柏散	知母　黄柏　木香　桔梗　金银花　甘草　防风
加减消黄散	大黄　连翘　栀子　知母　甘草　浙贝母
百合固金散	白芍　川贝母　甘草　玄参　麦冬　生地黄（熟地黄）
当归苁蓉散	当归　瞿麦　木香　厚朴　枳壳　香附　通草
当归散	枇杷叶　天花粉　牡丹皮　红花　当归　大黄　黄药子
曲麦散	麦芽　山楂　厚朴　陈皮（枳壳、青皮）　苍术　甘草
朱砂散	朱砂　党参　茯苓　黄连
伤力散	党参　白术　黄芪　当归　陈皮　甘草　香附　茯苓　山药
多味健胃散	槟榔　白芍　厚朴　陈皮（枳壳）　黄柏　苍术　大黄　香附　苦参
壮阳散	熟地黄　补骨脂　淫羊藿　菟丝子　五味子　山药　肉桂　车前子　续断　覆盆子
决明散	石决明　决明子　栀子　大黄　黄芪　黄芩　黄药子
阳和散	熟地黄　白芥子　肉桂　干姜　麻黄　甘草
防己散	黄芪　茯苓　肉桂　葫芦巴　厚朴　补骨脂　泽泻　猪苓　川楝子　巴戟天
防风散	防风　连翘　升麻　柴胡　羌活　当归　山药
防腐生肌散	枯矾　乳香　没药　血竭
如意金黄散	姜黄　黄柏　大黄　白芷　苍术　甘草　厚朴　天南星　陈皮　天花粉
红花散	红花　桔梗　陈皮（枳壳）　当归　山楂　厚朴　甘草　黄药子
苍术香连散	黄连　木香　苍术
扶正解毒散	黄芪　淫羊藿
牡蛎散	牡蛎　黄芪　麻黄根　浮小麦
肝蛭散	绵马贯众　槟榔　苏木　厚朴　茯苓　泽泻　龙胆　肉豆蔻
辛夷散	辛夷　知母　黄柏　北沙参　木香　郁金
补中益气散	黄芪　党参　白术　甘草　当归　陈皮　升麻　柴胡

（续）

成方制剂品名	显微特征描述的药材顺序
补肾壮阳散	熟地黄　胡芦巴　五味子　覆盆子　莲须　补骨脂　淫羊藿　菟丝子
鸡痢灵散(片)	雄黄　藿香　白头翁　马齿苋　黄柏　诃子　滑石
驱虫散	使君子　槟榔　大黄　雷丸　木香
青黛散	青黛　黄连　黄柏　桔梗
郁金散	郁金　诃子　黄芩　大黄　黄连　黄柏　栀子　白芍
拨云散	黄连
金花平喘散	洋金花　麻黄　石膏　苦杏仁
金荞麦片	金荞麦
金锁固精散	沙苑子　芡实　莲须　龙骨　牡蛎　莲子
肥猪菜	白芍　陈皮　前胡　滑石
肥猪散	绵马贯众　何首乌　麦芽　黄豆
定喘散	黄芩　栀子　葶苈子　紫苏子　大黄　白术　桑白皮　莱菔子　关木通
降脂增蛋散	仙茅　何首乌　当归　艾叶　党参　白术　山楂
参苓白术散	党参　茯苓　白术　山药　甘草　白扁豆　砂仁　陈皮
荆防败毒散	荆芥　防风　柴胡　枳壳　茯苓　桔梗　甘草
荆防解毒散	金银花　连翘　生地黄　牡丹皮　防风　甘草　蝉蜕
茵陈木通散	当归　苍术　陈皮(青皮)　槟榔　升麻
茵陈蒿散	栀子　大黄　茵陈
茴香散	小茴香　肉桂　槟榔　白术　当归　牵牛子　巴戟天　肉豆蔻
厚朴散	厚朴　陈皮(青皮)　砂仁　肉桂　麦芽　五味子　牵牛子
胃肠活	黄芩　陈皮(青皮)　白术　木通　槟榔　知母　牵牛子　大黄
虾蟹脱壳促长散	沸石　龙胆
钩吻末	钩吻
香薷散	香薷　黄芩　黄连　甘草　柴胡　当归　连翘　天花粉　栀子
复明蝉蜕散	蝉蜕　木贼　苍术　防风　黄芩　决明子　栀子　蒺藜　青葙子　珍珠母
保胎无忧散	当归　熟地黄　黄芩　党参　白术　黄芪　陈皮(枳壳)　甘草　白芍　艾叶
保健锭	大黄　龙胆　甘草　陈皮
独活寄生散	细辛　茯苓　甘草　党参　白芍　当归　熟地黄　肉桂　防风　牛膝　杜仲　桑寄生
洗心散	天花粉　黄芩　黄连　连翘　黄柏　茯苓　桔梗　白芷　栀子
秦艽散	蒲黄　黄芩　瞿麦　当归　红花　大黄　白芍　栀子　天花粉　淡竹叶　甘草
泰山盘石散	黄芪　当归　黄芩　白芍　白术　砂仁　甘草
桂心散	肉桂　白术　厚朴　当归　陈皮(青皮)　砂仁　甘草　肉豆蔻　五味子
破伤风散	甘草　蝉蜕　防风　大黄　黄芪　荆芥　关木通
柴葛解肌散	柴胡　葛根　甘草　黄芩　桔梗　白芍　石膏
蚌毒灵散	黄芩　黄柏　大青叶　大黄
健鸡散	党参　黄芪　麦芽　甘草　槟榔　茯苓　山楂
健胃散	山楂　麦芽　槟榔

（续）

成方制剂品名	显微特征描述的药材顺序
健猪散	大黄　苦参　陈皮
健脾散	当归　白术　陈皮(青皮)　厚朴　肉桂　茯苓　五味子　砂仁　泽泻　甘草
益母生化散	甘草　当归　川芎　益母草　干姜
消食平胃散	槟榔　山楂　苍术　厚朴　甘草　陈皮
消疮散	天花粉　当归　防风　陈皮　金银花　甘草　赤芍
消积散	山楂　麦芽　莱菔子　大黄　玄明粉
消黄散	知母　浙贝母　黄芩　甘草　大黄
通关散	猪牙皂　细辛
通肠芍药散	大黄　槟榔　山楂　枳实　赤芍　木香　黄芩　黄连
通肠散	大黄　厚朴　槟榔　枳实
通乳散	当归　黄芪　红花　王不留行
桑菊散	桑叶　菊花　连翘　薄荷　苦杏仁　桔梗　甘草
理中散	党参　干姜　甘草　白术
理肺止咳散	麦冬　紫菀　甘草　茯苓　知母　北沙参
理肺散	浙贝母　知母　天花粉　栀子　蛤蚧　枇杷叶　紫苏子
黄连解毒散(片)	黄连　黄芩　黄柏　栀子
银翘散	金银花　连翘　桔梗　甘草　淡竹叶
猪苓散	猪苓　泽泻　肉桂　干姜　天仙子
猪健散	龙胆草　苍术　柴胡　干姜
麻杏石甘散(片)	石膏　苦杏仁　麻黄　甘草
麻黄鱼腥草散	麻黄　黄芩　鱼腥草　穿心莲
麻黄桂枝散	麻黄　桂枝　羌活　桔梗　紫苏叶　槟榔　苍术　枳壳
清肺止咳散	知母　金银花　连翘　甘草　黄芩　桑白皮
清肺散	葶苈子　浙贝母　桔梗　板蓝根　甘草
清胃散	石膏　大黄　知母　黄芩　陈皮(枳壳)　天花粉　甘草　玄明粉　麦冬
清热健胃散	山楂　黄柏　大黄　麦芽　陈皮　厚朴　知母
清热散	大青叶　板蓝根　大黄　石膏
清暑散	香薷　麦冬　金银花　菊花　茯苓　石菖蒲　茵陈
清瘟败毒散(片)	石膏　地黄　黄连　水牛角　栀子　黄芩　玄参　知母　连翘
蛋鸡宝	党参　黄芪　茯苓　白术　淫羊藿　麦芽　山楂　菟丝子
雄黄散	雄黄　白蔹　大黄　龙骨
跛行镇痛散	当归　红花　桃仁　丹参　桂枝　牛膝　土鳖虫　乳香
喉炎净散	板蓝根　甘草　雄黄　青黛
普济消毒散	大黄　黄芩　黄连　甘草　陈皮　桔梗　升麻　连翘
温脾散	当归　厚朴　陈皮(青皮)　牵牛子　苍术　甘草
滑石散	滑石　泽泻　知母　黄柏　猪苓　瞿麦
强壮散	党参　麦芽　山楂　黄芪　白术　茯苓　草豆蔻
槐花散	槐花　枳壳

（续）

成方制剂品名	显微特征描述的药材顺序
催奶灵散	王不留行　黄芪　当归　党参　路路通
催情散	淫羊藿　当归　香附　益母草　菟丝子
解暑抗热散	滑石　甘草
雏痢净	白头翁　黄连　黄柏　马齿苋　诃子　苍术　苦参
镇心散	朱砂　远志　栀子　茯苓　黄连　黄芩　麻黄
镇喘散	黄连　甘草　桔梗　香附　雄黄
镇痫散	当归　白芍　全蝎　蜈蚣　僵蚕　朱砂
橘皮散	陈皮（青皮）　厚朴　肉桂　当归　槟榔
激蛋散	菟丝子　当归　牡蛎　白芍
擦疥散	狼毒　巴豆　猪牙皂　雄黄
藿香正气散	广藿香　茯苓　陈皮　厚朴　半夏　甘草　白术　大腹皮

中文笔画索引

【二画】

【三画】

【四画】

【五画】

【六画】

【七画】

【八画】

汉语拼音索引

B

C

D

E

F

G

H

J